内科常见病 诊治与重症救护

（上）

周 宁等◎主编

吉林科学技术出版社

图书在版编目（CIP）数据

内科常见病诊治与重症救护/ 周宁，贾海鹏，单德伟主编. -- 长春 :吉林科学技术出版社，2016.8
ISBN 978-7-5578-1000-9

Ⅰ．①内… Ⅱ．①周…②贾…③单…Ⅲ．①内科—常见病—诊疗②内科—险症—急救③内科—险症—护理 Ⅳ．①R5②R473.5

中国版本图书馆CIP数据核字(2016) 第167798号

内科常见病诊治与重症救护
Neike changjianbing zhenzhi yu zhongheng jiuhu

主　编	周　宁　贾海鹏　单德伟
出版人	李　梁
责任编辑	许晶刚　陈绘新
封面设计	长春创意广告图文制作有限责任公司
制　版	长春创意广告图文制作有限责任公司
开　本	787mm×1092mm　1/16
字　数	799千字
印　张	32.5
版　次	2016年8月第1版
印　次	2017年6月第1版第2次印刷

出　版	吉林科学技术出版社
发　行	吉林科学技术出版社
地　址	长春市人民大街4646号
邮　编	130021
发行部电话/传真	0431-85635177　85651759　85651628
	85652585　85635176
储运部电话	0431-86059116
编辑部电话	0431-86037565
网　址	www.jlstp.net
印　刷	虎彩印艺股份有限公司

书　号	ISBN 978-7-5578-1000-9
定　价	130.00元

编委会

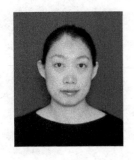

周宁,女,汉族,1981年出生。东营市人民医院呼吸内科主治医师。2004年毕业于济宁医学院。从事呼吸内科工作10年,擅长呼吸内科各种常见病、多发病、疑难病例的诊断与治疗,积累了丰富的临床经验。精于支气管镜的诊断及镜下治疗、内科胸腔镜等技术。发表核心期刊多篇。

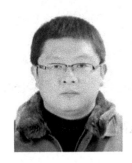

贾海鹏,男,1981年6月生,内科学硕士,泰山医学院附属医院血液内科主治医师,中国医疗保健国际交流促进会氢分子医学分会会员,泰安市血液病专业委员会委员。2005年毕业于山西省长治医学院获临床医学学士学位,2014年毕业于山东省泰山医学院内科学硕士学位。从事血液肿瘤临床工作10余年,积累了丰富的临床经验,熟练掌握骨髓穿刺活检、胸腹腔穿刺置管灌注、腰椎穿刺鞘内注射、颈内静脉穿刺置管等多项临床操作技能。擅长不明原因发热、贫血、出血性疾病及白血病、淋巴瘤、多发性骨髓瘤的规范性诊治,尤其是擅长诊治疑难危重病例及对恶性血液病进行个体化治疗。主持省级及市级课题各一项,在国家核心期刊及SCI收录期刊发表论文多篇,参编著作一部,荣获国家研究生全额奖学金。工作期间多次荣获"优秀医务工作者"称号,多次被评为"泰安市优秀公益医疗志愿者"。

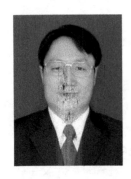

单德伟,男,1971年10月出生,山东省枣庄市薛城区人民医院肾内科主治医师,1999年在山东省立医院肾内科进修,2009年接受山东省红十字会院前急救培训,获院前急救师资证书。山东省中西医结合肾病学专业、中西医结合风湿病学专业、结防重症医学委员会委员。中华医学会枣庄市肾病学分会、急诊分会委员,枣庄市中西医结合肾病、风湿病委员。长期从事肾脏病学临床工作,擅长内科常见病及多发病诊治、各种急危重症抢救、原发性及继发性肾病诊治、血液净化治疗。主编和参编著作6部,发表论文6篇。

前　言

内科在临床医学中占有极其重要的位置，不仅是临床医学的基础，而且与各科存在密切的联系，是临床医学各科的基础。内科主要包括呼吸内科，消化内科，心血管内科，神经内科，内分泌科，血液内科，传染病科，小儿科等等。我们从实践中逐渐对内科疾病的病理生理产生了更加深入的认识。而内科重症患者病情危急且复杂多变，医务人员必须动态掌握患者病情变化，给予准确救治方案并根据患者实际病情变化及时合理地调整救治方法。

医学科技伴随而来的是更多科学先进的诊疗设备与方法，我们将其逐步应用于临床，以帮助我们更好地服务于患者，帮助患者更好的摆脱疾病困扰。鉴于临床内科的飞速发展，本编委会特编写此书，为广大内科一线临床医务人员提供借鉴与帮助。

本书共分为九章，内容涉及临床各系统常见内科疾病与重症的诊断与治疗方法，包括：神经内科疾病、心血管内科疾病、呼吸内科疾病、消化系统疾病、内分泌疾病、肾内科疾病、感染性疾病、老年病以及急性创伤的救治。

针对书中涉及各临床疾病均给予了详细叙述，包括：病因、病理、临床表现、辅助检查、诊断、鉴别诊断、救治方法、预防以及预后等。本书内容丰富，结合临床，旨在为广大内科临床医护人员起到一定的参考借鉴用途。

为了进一步提高内科医务人员的临床诊疗水平，本编委会人员在多年内科诊治经验基础上，参考诸多书籍资料，认真编写了此书，望谨以此书为广大医务人员提供微薄帮助。

本书在编写过程中，借鉴了诸多内科及重症相关临床书籍与资料文献，在此表示衷心的感谢。由于本编委会人员均身负内科临床诊治工作，故编写时间仓促，难免有错误及不足之处，恳请广大读者见谅，并给予批评指正，以更好地总结经验，以起到共同进步、提高内科医务人员诊疗水平的目的。

《内科常见病诊治与重症救护》编委会

2016 年 8 月

前　言

目　　录

第一章　神经内科疾病 ……………………………………………………………… (1)

　　第一节　短暂性脑缺血发作 ……………………………………………………… (1)

　　第二节　高血压脑病 ……………………………………………………………… (4)

　　第三节　多发性周围神经病 ……………………………………………………… (6)

　　第四节　运动神经元病 …………………………………………………………… (13)

　　第五节　肌营养不良症 …………………………………………………………… (20)

　　第六节　重症肌无力 ……………………………………………………………… (24)

　　第七节　脊髓血管病 ……………………………………………………………… (30)

　　第八节　脑梗死 …………………………………………………………………… (32)

　　第九节　脑动脉硬化症 …………………………………………………………… (37)

　　第十节　脑栓塞 …………………………………………………………………… (40)

第二章　心血管内科疾病 …………………………………………………………… (44)

　　第一节　隐匿型冠状动脉粥样硬化性心脏病 …………………………………… (44)

　　第二节　动脉粥样硬化 …………………………………………………………… (45)

　　第三节　慢性心肌缺血综合征 …………………………………………………… (53)

　　第四节　急性冠状动脉综合征 …………………………………………………… (64)

　　第五节　慢性心力衰竭 …………………………………………………………… (85)

　　第六节　急性心力衰竭 …………………………………………………………… (95)

　　第七节　心律失常 ………………………………………………………………… (101)

　　第八节　高血压的防治 …………………………………………………………… (125)

　　第九节　病毒性心肌炎 …………………………………………………………… (131)

　　第十节　扩张型心肌病 …………………………………………………………… (135)

　　第十一节　肥厚型心肌病 ………………………………………………………… (138)

　　第十二节　限制型心肌病 ………………………………………………………… (142)

　　第十三节　酒精性心肌病 ………………………………………………………… (144)

　　第十四节　致心律失常性右室心肌病 …………………………………………… (147)

　　第十五节　感染性心内膜炎 ……………………………………………………… (151)

　　第十六节　动脉粥样硬化和周围血管病 ………………………………………… (158)

　　第十七节　主动脉疾病 …………………………………………………………… (166)

　　第十八节　特发性肺动脉高压 …………………………………………………… (171)

第三章　呼吸内科疾病 ……………………………………………………………… (173)

　　第一节　呼吸系统常见症状 ……………………………………………………… (173)

　　第二节　病毒性肺炎 ……………………………………………………………… (197)

　　第三节　肺炎支原体肺炎 ………………………………………………………… (199)

　　第四节　肺结核 …………………………………………………………………… (200)

第五节　吸入性肺炎 ………………………………………………（202）

第六节　肺源性心脏病 ………………………………………………（205）

第七节　急性上呼吸道感染 …………………………………………（207）

第八节　急性气管－支气管炎 ………………………………………（209）

第九节　慢性支气管炎 ………………………………………………（210）

第十节　肺脓肿 ………………………………………………………（212）

第十一节　慢性阻塞性肺疾病 ………………………………………（214）

第十二节　支气管哮喘 ………………………………………………（217）

第十三节　支气管扩张 ………………………………………………（220）

第十四节　肺不张 ……………………………………………………（221）

第十五节　肺栓塞 ……………………………………………………（222）

第十六节　特发性肺动脉高压 ………………………………………（229）

第十七节　肺动静脉瘘 ………………………………………………（234）

第十八节　呼吸衰竭 …………………………………………………（235）

第十九节　急性呼吸窘迫综合征 ……………………………………（241）

第二十节　重症哮喘 …………………………………………………（246）

第二十一节　慢性阻塞性肺疾病急性加重 …………………………（249）

第二十二节　上气道阻塞 ……………………………………………（255）

第四章　消化系统疾病 ………………………………………………（262）

第一节　急性胃炎 ……………………………………………………（262）

第二节　慢性胃炎 ……………………………………………………（264）

第三节　病毒性胃肠炎 ………………………………………………（275）

第四节　十二指肠炎 …………………………………………………（279）

第五节　急性出血性坏死性肠炎 ……………………………………（281）

第六节　甲型病毒性肝炎 ……………………………………………（284）

第七节　乙型病毒性肝炎 ……………………………………………（288）

第八节　酒精性肝病 …………………………………………………（297）

第九节　非酒精性脂肪性肝病 ………………………………………（302）

第十节　自身免疫性肝炎 ……………………………………………（308）

第十一节　肝硬化 ……………………………………………………（315）

第十二节　胃和十二指肠异物 ………………………………………（321）

第十三节　胃扭转 ……………………………………………………（323）

第十四节　胃憩室 ……………………………………………………（325）

第十五节　十二指肠梗阻 ……………………………………………（327）

第十六节　胆囊和胆管的先天性异常 ………………………………（333）

第十七节　胆石病 ……………………………………………………（335）

第十八节　胆囊炎和胆管炎 …………………………………………（339）

第五章　内分泌疾病 …………………………………………………（342）

第一节　甲状腺功能亢进症 …………………………………………（342）

第二节 甲状腺功能减退症 …………………………………………………… (348)

第六章 肾内科疾病 ……………………………………………………………… (352)

第一节 急性感染后肾小球肾炎 ……………………………………………… (352)

第二节 急进性肾炎 …………………………………………………………… (354)

第三节 肾病综合征 …………………………………………………………… (356)

第四节 慢性肾小球肾炎 ……………………………………………………… (359)

第五节 无症状性蛋白尿和（或）血尿 ……………………………………… (361)

第六节 IgA肾病 ……………………………………………………………… (362)

第七节 狼疮性肾炎 …………………………………………………………… (364)

第八节 糖尿病肾脏病 ………………………………………………………… (368)

第九节 高尿酸血症肾病 ……………………………………………………… (370)

第十节 肥胖相关性肾小球病 ………………………………………………… (372)

第十一节 多发性骨髓瘤肾病 ………………………………………………… (373)

第十二节 肾脏淀粉样变病 …………………………………………………… (375)

第十三节 高血压肾硬化症 …………………………………………………… (376)

第十四节 肾动脉狭窄 ………………………………………………………… (380)

第十五节 肾静脉血栓 ………………………………………………………… (381)

第十六节 肾动脉血栓栓塞 …………………………………………………… (383)

第十七节 粥样硬化栓塞肾病 ………………………………………………… (385)

第十八节 急性间质性肾炎 …………………………………………………… (386)

第十九节 肾小管酸中毒 ……………………………………………………… (387)

第二十节 肾盂肾炎 …………………………………………………………… (389)

第二十一节 多囊肾病 ………………………………………………………… (391)

第二十二节 肝肾综合征 ……………………………………………………… (393)

第二十三节 急性肾损伤的诊断 ……………………………………………… (395)

第二十四节 急性肾损伤的临床表现 ………………………………………… (407)

第二十五节 肾脏替代治疗的实施 …………………………………………… (413)

第七章 感染性疾病 ……………………………………………………………… (440)

第一节 细菌感染性疾病的免疫学检验 ……………………………………… (440)

第二节 病毒感染性疾病的免疫学检验 ……………………………………… (442)

第三节 其他微生物感染的免疫学检验 ……………………………………… (450)

第四节 寄生虫感染的免疫学检验 …………………………………………… (453)

第五节 流行性腮腺炎 ………………………………………………………… (457)

第六节 麻疹 …………………………………………………………………… (461)

第七节 水痘和带状疱疹 ……………………………………………………… (466)

第八章 老年病 …………………………………………………………………… (473)

第一节 老年帕金森病 ………………………………………………………… (473)

第二节 老年痴呆 ……………………………………………………………… (477)

第三节 老年糖尿病 …………………………………………………………… (484)

第四节 老年消化不良 ……………………………………………（490）

第九章 急性创伤的救治 ………………………………………（492）

第一节 胸部创伤 …………………………………………………（492）

第二节 腹部创伤 …………………………………………………（495）

第三节 颅脑损伤 …………………………………………………（498）

第四节 脊柱与四肢损伤 …………………………………………（501）

第五节 危重创伤的急救 …………………………………………（506）

参考文献 …………………………………………………………（511）

第一章　神经内科疾病

第一节　短暂性脑缺血发作

一、概述

1.概念　历时短暂并经常反复发作的脑局部供血障碍,导致供血区局限性神经功能缺失症状称为短暂性脑缺血发作。每次发作持续数分钟,通常在 30min 内完全恢复,但常反复发作。

2.传统的 TIA 定义时限　神经症状 24h 内恢复。TIA 为缺血性卒中最重要的危险因素。近期发作频繁的 TIA 是脑梗死的特级警报,4%～8%完全性卒中发生于 TIA 之后。

二、病因及发病机制

病因尚不完全清楚。发病与多种病因有关。

1.微栓塞　微栓子阻塞小动脉后出现缺血症状,当栓子溶解或破碎移向远端时,则血流恢复,症状消失。微栓子来源于动脉粥样硬化斑块的脱落、颈内动脉系统动脉狭窄处的附壁血栓及胆固醇结晶等。

2.脑血管痉挛　脑动脉硬化后的狭窄形成血流漩涡,刺激血管壁发生血管痉挛;用钙拮抗剂治疗 TIA 有效支持血管痉挛学说。

3.血液成分、血流动力学改变　血小板增多症、真性红细胞增多症、异常蛋白血症、贫血和白血病等,低血压和心律失常所致的高凝状态或血流动力学改变可引起 TIA。

4.其他　脑实质内的血管炎或小灶出血、脑外盗血综合征和颈椎病的椎动脉受压等。

三、临床表现

(一)共同临床症状

1.年龄和性别　好发于中老年人(50～70 岁),男性多于女性。

2.既往史　常有高血压、糖尿病、心脏病和高脂血症病史。

3.发病特点　发病突然,持续时间短,恢复快,不留后遗症状。发病时迅速出现局限性神经功能或视网膜功能障碍,多于 5min 左右达到高峰,可反复发作,每次发作的症状相对较恒定。

4.注意　一般不表现为症状仅持续数秒钟即消失的闪击样发作。

(二)颈内动脉系统 TIA 的表现

1.常见症状　对侧单肢无力或轻偏瘫,可伴有对侧面部轻瘫,系大脑中动脉供血区或大脑中动脉与大脑前动脉皮层支的分水岭区缺血的表现。

2.特征性症状

(1)眼动脉交叉瘫:病变侧单眼一过性黑矇或失明、对侧偏瘫及感觉障碍。

(2)Horner 征交叉瘫:病变侧 Horner 征、对侧偏瘫。

(3)失语症:主侧半球受累可出现。

3.可能出现的症状

(1)对侧单肢或半身感觉异常:如偏身麻木或感觉减退,为大脑中动脉供血区缺血的表现。

(2)对侧同向性偏盲:较少见;大脑中动脉与大脑后动脉皮层支或大脑前动脉、中动脉、后动脉皮层支分水岭区缺血,使顶、枕、颞交界区受累所致。

(三)椎-基底动脉系统 TIA 的表现

1.常见症状　眩晕、平衡失调,多不伴有耳鸣,为脑干前庭系统缺血表现;少数可伴耳鸣,系内听动脉缺血致内耳受累。

2.特征性症状

(1)跌倒发作:转头或仰头时,下肢突然失去张力而跌倒,无意识丧失,很快自行站起,系脑干网状结构缺血所致。

(2)短暂性全面性遗忘症(transient global amnesia,TGA):出现短时间记忆丧失。患者对此有自知力,持续数分钟至数十分钟;发作时伴时间、地点定向障碍,但书写、谈话和计算能力保持;系大脑后动脉颞支缺血累及边缘系统的颞叶海马、海马旁回和穹隆所致。

(3)双眼视力障碍发作:双侧大脑后动脉距状支缺血致枕叶视皮质受累,引起暂时性皮质盲。

3.可能出现的症状

(1)吞咽障碍、构音不清:脑干缺血所致球麻痹或假性球麻痹的表现。

(2)意识障碍伴或不伴瞳孔缩小:高位脑干网状结构缺血累及网状激活系统及交感神经下行纤维(由下丘脑交感神经区到脊髓睫状中枢的联系纤维)所致。

(3)一侧或双侧面、口周麻木或交叉性感觉障碍:三叉神经脊束核及同侧脊髓丘脑束缺血的表现。

(4)眼外肌麻痹和复视:中脑或脑桥缺血的表现。

(5)共济失调:因椎动脉及基底动脉小脑分支缺血导致小脑功能障碍。

(6)交叉性瘫痪:典型的一侧脑干缺血表现,因脑干缺血的部位不同出现 Weber、Foville 综合征等。

四、辅助检查

1.EEG、CT 或 MRI 检查　大多正常,部分病例脑内有小的梗死灶或缺血灶。弥散加权 MRI 可见片状缺血区。

2.DSA/MRA 或 TCD　可见血管狭窄、动脉粥样硬化斑块,TCD 微栓子监测适合发作频繁的 TIA 患者。

五、诊断及鉴别诊断

(一)诊断

1.诊断　诊断主要依靠病史(绝大多数 TIA 患者就诊时症状已消失)。有典型临床表现者诊断不难。进行某些辅助检查对确定病因,有助于选择适当的治疗方法。

2.以下症状不属于 TIA 的特征性症状

(1)不伴有后循环(椎－基底动脉系统)障碍其他体征的意识丧失。

(2)躯体多处持续进展性症状。

(3)强直性及/或阵挛性痉挛发作。

(4)闪光暗点。

(二)需与以下疾病鉴别

1.单纯部分性发作癫痫

(1)肢体抽搐:从躯体的一处开始,并向周围扩展,持续数秒至数分钟。

(2)脑电图:多有异常。

(3)CT/MRI:发现脑内局灶性病变。

2.梅尼埃病

(1)发作性眩晕、恶心、呕吐:与椎－基底动脉 TIA 相似,每次发作持续时间多超过 24h,发病年龄多在 50 岁以下。

(2)伴有症状:耳鸣、耳阻塞感、听力减退等。

(3)定位体征:只有眼球震颤。

3.心脏疾病

(1)多种疾病:阿－斯(Adams－Stokes)综合征,严重心律失常如室上性心动过速、多源性室性早搏、室性心动过速、心房扑动、病态窦房结综合征等引起阵发性全脑供血不足,出现头昏、晕倒和意识丧失。

(2)常无神经系统局灶性症状和体征。

(3)心电图、超声心动图和 X 线检查:常有异常发现。

4.其他

(1)脑内寄生虫、颅内肿瘤、脓肿、慢性硬膜下血肿:可出现类似 TIA 发作症状,

(2)原发或继发性自主神经功能不全:可因血压或心律的急剧变化引起短暂性全脑供血不足,出现发作性意识障碍。

六、治疗

治疗目的为消除病因、减少及预防复发、保护脑功能。

(一)病因治疗

1.针对病因治疗　对有明确病因者,如高血压患者应控制高血压,使 Bp＜18.7/12.0kPa(140/90mmHg),糖尿病患者伴高血压者血压宜控制在更低水平[Bp＜17.3/11.3kPa(130/85mmHg)]。

2.有效地控制危险因素　治疗糖尿病、高脂血症(使胆固醇＜6.0mmol/L,LDL＜2.6mmol/L)、血液系统疾病、心律失常等。

3.颈动脉内膜剥离术、血栓内膜切除术、颅内外动脉吻合术或血管内介入治疗　对颈动脉有明显动脉粥样硬化斑块、狭窄(＞70%)或血栓形成,影响脑内供血并有反复发作 TIA 者可试行。

(二)预防性药物治疗

1.抗血小板聚集剂　宜长期服用,治疗期间应监测临床疗效和不良反应,减少微栓子发生,减少 TIA 复发。

(1)阿司匹林:50～100mg/d,晚餐后服用。

(2)噻氯匹定:125~250mg,1~2 次/d;副作用如皮炎和腹泻,引起白细胞减少,在治疗的前 3 个月定期检查白细胞计数。

(3)氯吡格雷:75mg/d,单独应用或与双嘧达莫联合应用。

2.抗凝药物　对频繁发作的 TIA,特别是颈内动脉系统 TIA 较抗血小板药物效果好;对渐进性、反复发作和一过性黑矇的 TIA 可起预防卒中的作用。

(1)肝素:100mg 加入 5% 葡萄糖或 0.9% 生理盐水 500ml 内,以 20~30 滴/min 的滴速静脉滴注;若情况紧急可用肝素 50mg 静脉推注,再用 50mg 静脉滴注维持;或选用低分子肝素 4000U,2 次/d,腹壁皮下注射,较安全。

(2)华法林(苄丙酮香豆素钠):2~6mg/d,口服。

(三)脑保护治疗

钙拮抗剂(如尼莫地平、西比灵、奥力保克)具有脑保护作用,可用于频繁发作的 TIA,影像学显示有缺血或脑梗死病灶者。

(四)其他

1.中医　中药丹参、川芎、红花、水蛭、葛根等单方或复方制剂。

2.血管扩张药　如脉栓通或烟酸占替诺静脉滴注,罂粟碱口服、扩容药物(如低分子右旋糖苷)。

七、预后

未经治疗或治疗无效的病例,约 1/3 发展为脑梗死,1/3 继续发作,1/3 可自行缓解。

(祁建国)

第二节　高血压脑病

高血压脑病是指血压骤然急剧升高引起的一过性急性全脑功能障碍综合征。

一、病因及发病机制

(一)病因

任何原因引起的血压急剧过度升高均可导致本病。

1.高血压　急进型恶性高血压最常见;其次为急性或慢性肾小球肾炎、肾盂肾炎、子痫、原发性高血压及嗜铬细胞瘤等,少见原发性醛固酮增多症及主动脉缩窄。

2.抑郁症　个别用单胺氧化酶抑制剂时可发生高血压脑病;食用含酪胺食物(干酪、扁豆、腌鱼、红葡萄酒、啤酒等)可诱发。

3.急性或慢性脊髓损伤　因膀胱充盈或胃肠潴留等过度刺激自主神经诱发。

(二)发病机制

发病机制尚不十分清楚,可能与下列因素有关:

1.脑血流自动调节崩溃　当平均动脉压迅速升高到 18mmHg(24.0kPa)以上时,脑血流自动调节机制崩溃,血管被动扩张,脑血流量增加,血管内压超过脑间质压,使脑血管床液体外流,迅速出现脑水肿及颅内压增高。

2.小动脉痉挛　血压迅速升高,自动调节过强而致小动脉痉挛,血流量减少,血管壁缺血坏死,通透性增高,血管内液体外渗,也可使病情加重。

二、病理

高血压脑病的主要病理表现是:

1. 脑水肿　脑重量增加,外观苍白,脑回变平、脑沟变浅、脑室变小。

2. 脑小动脉玻璃样变性　血管内皮增厚,外膜增生,血管腔变小或阻塞,导致纤维蛋白性血栓和脑实质微梗死。

三、临床表现

1. 年龄和性别　发病年龄与病因有关,恶性高血压30~50岁多见,急性肾小球肾炎多见于儿童或青年,慢性肾小球肾炎青少年及成年多见,子痫常见于年轻妇女。

2. 病势特点　起病急骤,病情发展迅速,发病历经12~48h,短则数分钟。主要表现为呕吐、头痛、烦躁、嗜睡、意识模糊、黑矇、视物模糊和癫痫发作等。及时降血压治疗后症状在数分钟至数日内完全消失,不留后遗症。

3. 血压　舒张压在140mmHg(18.7kPa)以上,儿童、孕妇或产后妇女血压突升至180/120mmHg(24.0/16.0kPa)即可发病。眼底检查呈Ⅳ级高血压眼底改变,视乳头水肿,视网膜出血。

4. CT、MRI和脑电图　CT可见脑水肿所致弥漫性白质密度降低,脑室变小。MRI显示脑水肿敏感,呈长T_1与长T_2信号。顶枕叶水肿是高血压脑病的特征。脑电图常见双侧同步的慢波活动。

四、诊断及鉴别诊断

(一)诊断

1. 原发或继发性高血压病史。

2. 血压骤升(舒张压>18.7kPa)。

3. 颅内压增高症状,或有短暂的神经系统局灶体征。

4. 眼底高血压视网膜病变。

5. CT或MRI显示特征性顶、枕叶水肿。

6. 降压治疗后症状和体征在数小时内消失。

(二)鉴别诊断

本病应与高血压性脑出血、脑梗死、蛛网膜下腔出血鉴别,脑卒中有低密度或高密度病灶;高血压脑病与高血压危象均表现血压急剧升高,鉴别点如表1-1。

表1-1　高血压脑病与高血压危象的鉴别点

鉴别点	高血压脑病	高血压危象
发病机制	脑血流自动调节机制崩溃	全身小动脉短暂性强烈痉挛
血压升高	以舒张压为主	以收缩压为主
心率	多缓慢	多增快
脑水肿及颅内压增高	为主要症状	不明显,除非伴高血压脑病
心绞痛、心衰、肾衰	少见	多见
抽搐失语及暂时性偏瘫	较多见	少见

五、治疗

治疗原则：尽快降低血压、减轻水肿、降低颅内压和控制抽搐。

(一)降低血压

高血压脑病发作时应在数分钟至 1h 内使血压下降。舒张压应降至 110mmHg (14.7kPa)以下（原有高血压）、80mmHg(10.7kPa)或以下（原血压正常），并维持 1～2 周，使脑血管自动调节恢复适应性；但降压不要过快、过低，以防诱发心肌梗死和脑梗死。常用药物：

1.硝普钠　降压迅速稳定，无不良反应；50mg 加入 5％葡萄糖 500ml 静脉滴注，滴速为 1ml/min，每 2～3min 测一次血压，根据血压值调整滴速和用量，以维持适宜水平；本药理化性质不稳定，配制后须在 2h 内使用。

2.硝苯地平(心痛定)　为钙通道阻滞剂，10～20mg 口含，3 次/d，20～30min 起效，1.5～2h 降压明显。

3.硝酸甘油　作用迅速且监护较硝普钠简单，副作用少，适宜合并冠心病、心肌供血不足和心功能不全者。20mg 加于 5％葡萄糖 500ml 静脉滴注，根据血压调节滴速。

(二)减轻脑水肿，降低颅内压

1.20％甘露醇 250ml 快速静脉滴注，1 次/6～8h，心肾功能不全者慎用。

2.地塞米松 10～20mg 静脉滴注，1～2 次/d，与甘露醇联合使用疗效更好。

3.呋塞米 40mg，静脉注射。

4.10％人体清蛋白 50ml 静脉滴注。

(三)控制抽搐

1.严重抽搐者首选安定 10～20mg 缓慢静脉注射。

2.苯巴比妥 0.2～0.3g 肌注，以后每 6～8h 重复注射 0.1g。

3.10％水合氯醛成人可用 30～40ml 灌肠。

4.控制发作 1～2d 后可改用苯妥英钠或卡马西平口服，维持 2～3 个月以防复发。

六、预后

预后与病因和是否得到及时治疗有关。若能紧急处理，多预后良好。意识障碍加重以至昏迷或频发抽搐，提示预后不良。

（祁建国）

第三节　多发性周围神经病

一、多发性周围神经病的分类与临床症状

多发性周围神经病也称末梢性神经病，是肢体远端的多发性神经损害，主要表现为肢体远端对称性的感觉、运动和自主神经障碍。

(一)病因分类

引起多发性周围神经病的原因很多。

1.感染性疾病 见于带状疱疹、巨细胞病毒、人类免疫缺陷病毒1(HIV－1)、白喉、Lyme病、麻风、锥虫病、败血症。

2.免疫介导性疾病 见于吉兰－巴雷综合征及其变异(GBS)、慢性炎症性脱髓鞘性神经病(CIDP)、多灶性传导阻滞的运动神经病(MNMCB)、感觉性神经病或多发性神经病(神经节神经炎)、自主神经病。

3.血管炎性疾病 见于系统性红斑狼疮、干燥综合征、类风湿关节炎、巨细胞动脉炎、硬皮病、冷沉淀球蛋白血症、Churg－Strauss综合征。

4.副肿瘤性疾病 见于肺癌、淋巴瘤。

5.肉芽肿性疾病 见于类肉瘤病。

6.代谢和内分泌疾病 见于尿毒症、肝功能衰竭、甲状腺功能低下、肢端肥大症、糖尿病。

7.营养性疾病和酒精中毒 见于酒精中毒、维生素 B_1 缺乏、维生素 B_{12} 缺乏、维生素 B_6 缺乏或过多、维生素 E 缺乏。

8.中毒 见于铅、砷、汞、铊、有机磷等中毒。

9.药物诱发 氯喹、氨苯砜、戒酒硫、呋喃妥英、长春新碱、异烟肼、顺铂、氯霉素、乙胺丁醇、甲硝唑、胺碘酮、苯妥英钠、青霉胺、丙咪嗪、吲哚美辛等引起的嗜酸粒细胞增多症－肌痛综合征。

10.副蛋白血症(IgG 或 IgA) 见于非恶性肿瘤、骨髓瘤、POEMS综合征、淀粉样变性、冷球蛋白血症及 IgM 自身抗体(单克隆或多克隆)、抗 MAG 抗体、抗 GM1 或 GDIa 抗体、抗脑硫脂或抗 GDIb 和双唾液酸神经节糖苷抗体等相关性周围神经疾病。

11.淀粉样变性。

12.遗传性疾病 见于腓骨肌萎缩症(CMT)、压力性麻痹的遗传性神经病、卟啉病、Dezerin－Sottas 病、遗传性感觉和自主神经病(HSAN)、Refsum 病、Krabbe 病、无 β 脂蛋白血症、异染色性脑白质营养不良、脊髓小脑性共济失调伴神经病、原发性红斑性肢痛症、Tangier 病、线粒体细胞病的多神经病和巨轴突神经病。

(二)临床表现

本病由于病因不同,病程可有急性、亚急性、慢性、复发性之别。本病可发生在任何年龄。大部分患者症状在几周到几个月内发展。其临床症状大致相同。

1.感觉障碍 在肢体远端有感觉异常,如刺痛、蚁走感、灼热、触痛等感觉。客观检查时可发现有手套－袜子型的深、浅感觉障碍,病变区皮肤有触痛及肌肉压痛。

2.运动障碍 肢体远端对称性无力,其程度可自轻瘫以至全瘫,大多有垂腕、垂足的表现。肌张力减低。如果病程较久则可出现肌萎缩,上肢以骨间肌、蚓状肌、大鱼际肌、小鱼际肌,下肢以胫前肌、腓骨肌为明显。

3.腱反射 上肢的桡骨膜、肱二头肌、肱三头肌反射,下肢的踝、膝反射常见减低或消失。

4.自主神经功能障碍 肢体末端皮肤菲薄、干燥、变冷、苍白或发绀,汗少或多汗,指(趾)甲粗糙、松脆。

(三)辅助检查

1.脑脊液 少数患者可见蛋白质增高。

2.神经传导速度和肌电图 如果仅有轻度轴突变性,则传导速度尚可正常。当有严重轴突变性及继发性髓鞘脱失时则传导速度变慢,肌电图则有去神经性改变。在节段性髓鞘脱失而轴突变性不显著时，则传导速度变慢，但肌电图可正常。

3. 血生化检查 对某些患者可检测血糖、血维生素 B_{12} 水平、尿素氮、肌酐、T_3、T_4、SGPT 等。

4. 免疫检查 对疑有免疫疾病者，可作免疫球蛋白、类风湿因子、抗核抗体、抗磷脂抗体等检测，以及淋巴细胞转化试验和花环形成试验等。

5. 神经活检 如怀疑为遗传性的患者，可作腓肠神经活检。

（四）治疗

针对不同的病因加以治疗，一般常用的药物有 B 族维生素药物（如维生素 B_1、B_{12}、B_6）、烟酸、ATP、胞二磷胆碱、辅酶 A 等。对某些早期的多发性神经病，如感染性、血清性、胶原疾病等引起的则可选用激素治疗。有严重疼痛的则作对症处理，单纯止痛剂作用有限，三环类抗抑郁剂（TCAs）、抗惊厥药物、钠通道阻滞剂、鸦片类或非麻醉性止痛剂、一些皮肤外用止痛剂被证实疗效确凿且安全性好。TCAs 能同时阻滞去甲肾上腺素和 5－羟色胺这两种疼痛相关递质的再摄取，并能阻滞钠离子通道。阿米替林、去甲替林或去甲丙咪嗪从 $10\sim25$mg 小剂量起用，逐渐加量至 $75\sim150$mg 治疗剂量，对疼痛有效。TCAs 用于老年患者剂量酌减，对有缺血性心脏病、窄角性青光眼或前列腺肥大患者慎用或禁用。选择性 5－羟色胺再摄取抑制剂（selective serotonin reuptake inhibitors，SSRIs）对神经病理性痛不如 TCAs 有效。但去甲肾上腺素和 5－羟色胺双重再摄取抑制剂（serotonin and norepinephrine reuptake inhibitors，SNRIs）如文拉法辛和度洛西汀对神经病理性疼痛疗效好，不良反应较 TCAs 少。与抗抑郁药相比，抗惊厥药（卡马西平、奥卡西平、拉莫三嗪、加巴喷丁和普瑞巴林）是二线用药，但对于刺痛疗效较好。有研究提示非麻醉型中枢止痛剂曲马多对糖尿病引起的神经病理痛有效。有重金属中毒的则用螯合剂。肢体瘫痪严重的则宜维持其功能位，预防破损及发生压疮。理疗、体疗、针灸等方法均可促使其恢复。

二、继发性多发性周围神经病

（一）中毒性周围神经病

周围神经病是神经系统对毒性化学物质的最常见反应。工业性、环境、生物制剂、重金属均会导致中毒性周围神经病，药物是临床实践中导致中毒性周围神经病的最常见原因。神经毒性制剂会导致远端轴突变性（轴突病）、神经细胞体变性（神经元病）或原发性脱髓鞘（髓鞘病）。临床诊断需满足以下两点：①明确的毒物接触史。且在时间上与临床症状相关，需要有神经系统体征和异常电生理表现。②去除毒物后症状停止进展，但可能两者之间有一定的滞后，有些轴突病可能在停止接触毒物 2 个月内症状仍在加重。

临床实践中，需详细询问患者的职业背景、环境及药物接触史。

本节主要介绍药物所致周围神经病（表 1－2）。

表1-2 药物所致周围神经病

药物	临床及病理学特点	备注
抗肿瘤类		
顺铂	S,DA,N	与DNA结合,破坏轴突运输
苏拉明	SM,DA,SD	DA:抑制神经生长因子结合;SD:免疫调节作用
紫杉烷类	S,DA	干扰微管装配,破坏轴突运输
长春新碱	S>M,M,DA	干扰微管装配,破坏轴突运输
抗微生物类		
氯喹	SM,DA	肌病
氨苯砜	M,DA	视神经萎缩
异烟肼	SM,DA	吡多醇拮抗剂
甲硝唑	S,DA	
呋喃妥因	SM,DA	
抗病毒类		
去羟肌苷	SM,DA	可逆性神经病
非阿尿苷	S,DA	不可逆性神经病,肌病
拉米夫定	S,DA	少见核苷类似物逆转录酶抑制剂神经病
司他夫定	SM,DA	与脂肪代谢障碍综合征有关
扎西他滨	SM,DA	核苷类似物逆转录酶抑制剂神经病
齐多夫定		肌病
心血管类		
胺碘酮	SM,SD	神经肌病,肌酸激酶水平增高
肼酞嗪	SM,DA	吡多醇拮抗剂
哌克昔林	SM,SD	
其他		
秋水仙碱	SM,DA	神经肌病,肌酸激酶水平增高
双硫仑	SM,DA	
金制剂	SM,DA	肌纤维颤搐
他汀	SM,DA	可导致肌红细胞溶解
氧化亚氮	S,DA	抑制维生素B_{12}依赖的蛋氨酸合成酶,脊髓病
苯妥英钠	SM,DA	多数无症状
吡多醇	S,N,DA	大剂量致病(>250mg/d)
沙利度胺	S,N	
左旋色氨酸	SM,DA	嗜酸性肌痛综合征

注:DA:远端轴索病;M:运动;N:神经元病;S:感觉;SD:节段性脱髓鞘;SM:感觉运动神经病

（二）营养缺乏性和代谢性周围神经病

新中国成立以来,人民生活水平不断提高,营养缺乏性神经病已近绝迹,仅偶见于胃大部切除后和长期消化道疾病的个别病例,因此不作专门介绍。糖尿病、尿卟啉病所致周围神经病,将在某些内科病的神经系统并发症中介绍。本节仅述酒精中毒性周围神经病、低血糖性神经病、黏液水肿性神经病和淀粉样变性多发性周围神经病。

1.酒精中毒性多发性神经病　慢性酒精中毒主要见于长期饮酒者,如果按其酒龄往往在20年以上,而在国内又以饮用白酒者为多。至于其量目前亦无肯定的数据,一般均在每日250g以上。

酒精中毒性多发性神经病常隐潜发病,呈慢性进行性,但也有病情在几天内迅速发展。主要症状为肢体无力,感觉异常和疼痛。症状先发生在下肢,然后影响上肢,但通常仅限于下肢,并以远端为主。运动和感觉症状常同时发生,患者诉在足和小腿有疼痛,此常为一种特征性症状,间歇性有锐痛或撕裂痛,也有诉在足底有冷感或烧灼感,严重者不能行走或不能耐受被褥的触碰。2/3的患者有手套－袜子型的感觉障碍,深浅感觉常同时受累,也有25％的患者仅有浅感觉障碍,而10％的患者仅有深感觉障碍。无力症状也以肢体远端为主,严重者可有腕垂、足垂,如近端受累则不能起坐,但完全瘫痪者极少见。全身肌肉有明显按痛,但以足和腓肠肌为突出。

腱反射常减退,但踝反射的减退或丧失为最早的征象,因此常早于肌无力症状的出现,并且即使运动和感觉症状均已恢复,而踝反射仍可持久消失。

肢体远端常有出汗异常,通常为出汗减少,但有些患者有手、足过度出汗。

下肢皮肤常变得菲薄,常有淤滞性水肿、色素沉着和发亮。

在严重的酒精性神经病患者可有足底溃疡、吞咽困难、声哑、低血压、食管蠕动障碍或心率变慢等现象。

脑脊液检查大多正常,亦有少数患者可出现蛋白质中度增高现象。慢性酒精中毒性神经病往往伴有全身症状,如有皮肤干燥、面部色素沉着(特别在前额和颧骨突)、痤疮、酒渣鼻、糙皮病、贫血、肝肿大、肝功能异常、黄疸、腹水、蜘蛛痣、肝性脑病、眼震、眼外肌瘫痪、直立性低血压或精神错乱等。

本病的主要病理变化是周围神经非炎症性的变性,神经髓鞘和轴索均有破坏,以神经远端为主,偶有背根神经节细胞丧失,脊髓前角细胞有"轴反应",脊髓后柱、迷走神经、交感神经和神经节亦可有变性。

电生理检查示运动和感觉传导速度有轻到中度的减慢,感觉动作电位明显减低。曾有人研究长期饮酒者,虽然临床上尚未证实有周围神经病,但H反射、F反应、单纤维肌电图已可显示在肢体远端有周围神经功能受累的征象。足趾神经的动作电位也可减低。

关于本症的病因认为是营养不良而非酒精的毒性所致,因为饮酒者常常进食不平衡,缺乏维生素 B_1、叶酸。至于其他诱发因素亦可能与肝功能不良、胃肠消化吸收功能减退等有关。

治疗宜补充多种维生素,注意肠胃道疾病,调整饮食结构,宜摄取高碳水化合物,热量每日需 12552J(3000cal)。

药物可应用维生素 B_1、烟酸、维生素 B_2、维生素 B_6 等。肢体疼痛可应用镇痛剂如卡马西平、七叶莲片、虎杖方(虎杖30g,丹参15g,延胡索15g,土大黄30g,银花藤30g,婆婆针30g),有足垂可用理疗、推拿、针灸等治疗。宜及时戒酒,使身体早日恢复健康。

2.低血糖性神经病　胰岛细胞腺瘤患者有低血糖症者,主要表现为中枢神经系统症状,有时尚有周围神经受损症状,如四肢远端麻木、感觉异常、肢体远端肌肉软弱无力,检查时可有感觉减退,甚至有肌萎缩及垂足,肌萎缩可在临床低血糖发生后数周出现。

3.黏液水肿性神经病 黏液性水肿主要是由于甲状腺功能减退所致,除有全身症状外,在神经系统可产生周围神经病,常见有单神经病,以正中神经受累为主,主要是由于在腕管处受压。另外也可产生多发性神经病,在肢体上有感觉异常和疼痛,在肢体的远端有深、浅感觉障碍。有肌肉痉挛、肌肉收缩和松弛期延长,使动作变慢。肢体远端肌无力或有共济失调现象。腱反射特别是踝反射的松弛期变慢。远端周围神经的运动和感觉传导速度变慢。

脑脊液中蛋白质含量增高,可高达 1000mg/L,γ 球蛋白明显增高。血清中胆固醇增高,甲状腺^{131}I 吸收率低于正常,24h 低于 10%。

病理上出现髓鞘神经纤维的脱髓鞘和复髓鞘变化,轴索可有变性,在施万细胞的细胞质内有糖原颗粒沉积。中枢神经系统尤其在小脑也有糖原的局限性增加。骨骼肌可见肌纤维肥大坏死,大纤维内有糖原增加、线粒体丧失等变化。

本症可应用甲状腺素治疗,可使临床症状及病理变化都得到改善。其他可合用维生素 B 族药物,有助于神经病变的恢复。

(三)淀粉样变性多发性神经病

淀粉样变性是一种代谢性疾病,主要是一种淀粉样物质沉积在血管壁及组织中而引起病变。该沉积物主要是微纤维蛋白,其化学特性目前所知有两种,一为轻链免疫球蛋白,另一为非免疫性蛋白质 A,它们沉积在细胞外,随着沉积物的增多而产生血管阻塞或组织被压逐渐引起脏器功能障碍。

1.分类 本病的临床分类较多,下面介绍 Heller 的一种分类法。

(1)血液病伴淀粉样变性

1)原发性淀粉样变性。

2)多发性骨髓瘤。

3)Waldenstrom 巨球蛋白血症。

(2)无丙种球蛋白血症伴淀粉样变性

(3)慢性病变淀粉样变性

1)慢性感染(如骨髓炎)。

2)慢性炎症(如风湿样关节炎)。

3)霍奇金病。

4)肾癌和其他实质性肿瘤。

(4)遗传性淀粉样变性

1)家族性地中海热。

2)家族性淀粉样多发性神经病(如 Portuguese 型)。

(5)与内分泌器官有关:甲状腺髓质癌。

(6)老年淀粉样变性:①心脏;②心房;③脑。

(7)局限性浆细胞瘤(髓外)。

2.病理 本病的神经病理变化主要是有淀粉样物质浸润神经上的血管壁,严重者可导致血管阻塞,由于缺血引起神经继发性变性(轴突变性和脱髓鞘),因球样淀粉样物质的沉积,可压迫神经纤维,造成神经纤维扭曲和轴索变性。自主神经节亦可见有结节样沉积物,还可有无髓纤维丧失。

3.临床表现　不管哪一种类型的淀粉样变性,其临床症状取决于淀粉样物沉积部位、程度及器官功能受累的结果。肾脏、消化道、肝、肺、脾、皮肤、神经、肌肉、舌、血液均可产生相应的症状,有关内科情况此处不再赘述,现将神经系统受累的情况叙述于下。

(1)感觉障碍:常在早期出现,以下肢为主,远端有麻木、过敏、感觉异常,偶尔有不能缓解的疼痛,呈烧灼感或固定的疼痛,亦可整个下肢有尖锐的抽痛发作,在检查时可有温觉丧失而触觉过敏现象。

感觉丧失常呈对称性手套-袜子型,疼痛丧失者其皮肤可有萎缩性溃疡出现,随着病情的发展,症状可进而扩展到上肢。

(2)运动障碍:常发生在后期,肢体远端无力,有时有束颤,日久可见手肌萎缩,行走步态蹒跚。由于下肢的运动感觉障碍可并发水肿、溃疡,手足屈曲挛缩甚至骨折。偶有形成 Charcot 关节,导致严重行动不能。当正中神经受压,则常见腕管综合征。

(3)反射:腱反射常减低,以踝、膝反射为主。

(4)自主神经系统:受累时引致自主神经功能不良,常发生在原发性淀粉样变性中,而继发性者少见。其症状可有阳痿、直立性低血压、吞咽不良、间歇性便秘、腹泻、夜间泄泻、出汗减少、味觉减退、声音嘶哑、大小便功能障碍,因此如果患者没有糖尿病而有自主神经障碍伴感觉运动周围神经病时则应强烈考虑有淀粉样神经病。

(5)体征:在体格检查时如发现有针刺皮肤或者在轻度压迫皮肤后有斑点,可怀疑有淀粉样变性病,这种现象是由于损伤了皮下浅的有淀粉样沉积的血管所致。

4.辅助检查　可作神经传导速度检查,通常变慢,有时患者尚未出现临床症状前即可有此种改变。检查正中、尺和腓神经时常可显示异常。

脑脊液可有轻到中度的蛋白质增加,但亦可正常。

腓肠神经活检常有助于明确诊断。

5.诊断　对本病的确切诊断常要依靠活检,其阳性率直肠为80%,牙龈60%,皮肤50%,肝、肾90%。但活检必须慎重,以防出血。有人提出作腹部皮下脂肪活检较为可取。活检后经刚果红染色,在偏振光显微镜下可显示绿色双折光像,可明确诊断。本-周蛋白检查或可协助诊断。

6.治疗　本病的防治应积极预防各种伴发病。对系统性者可选用青霉胺、泼尼松、苯丙酸氮芥、环磷酰胺、秋水仙碱等,肾功能严重障碍者可作肾移植。有人局部应用二甲硫氧化物,认为对周围神经病有效。宜防止外伤、烫伤,以免发生溃疡,有时需用广谱抗生素,以控制肠道细菌过度生长。其他亦可辅以理疗、针灸,以改善肢体的症状。

(四)麻风性神经炎

麻风是麻风分支杆菌引起的一种慢性传染病,主要侵犯皮肤和周围神经,少数病例也可累及内脏器官。在周围神经的病理变化上可有各种不同类型。在结核型中表现为神经轴突变性,髓鞘破坏,神经膜增生变厚;在瘤型麻风中则有神经受压,神经膜不增生而变薄;在未分类型中表现为神经束膜周围有袖口状浸润,神经束内细胞增多。本病在施万细胞中或可找到麻风杆菌。后根神经节、半月神经节、交感神经节、脊髓前角细胞均可受累。

麻风常侵犯的周围神经依次为尺、耳大、正中、腓总、眶上、面、桡及胫神经。触摸时可感到神经呈梭状、结节状或均匀粗大,压之有疼痛,以尺神经沟中的尺神经及耳后的耳大神经最易摸到。

本病起病缓慢,神经症状依不同受累神经而异,在受累神经支配区有:①感觉障碍:主观症状有感觉过敏、感觉异常,客观检查以浅感觉受损较重,依次为温、痛,触觉发生障碍。②运动障碍:有肌肉萎缩、无力,尺神经受累时呈"爪形手";正中神经受累时呈"猿手";桡神经受累呈垂腕形;腓总神经受累呈垂足形;胫神经受累时脚外翻畸形,不能跖屈;面神经受累则有周围性面瘫的表现。③反射:受累神经支配的腱反射减低或消失。④自主神经障碍:在皮肤上出现发绀、变冷、肿胀、干燥萎缩,易发生水疱或溃疡,指甲增厚,变脆易断裂,或骨质疏松等症。

诊断可根据病史、临床表现,皮损或组织切片内找到麻风杆菌,病理检查中有特异性病变可作出诊断。但本病常需与周围神经损伤、肘管综合征、腕管综合征、脊髓空洞症、进行性脊肌萎缩症、肌萎缩侧束硬化症、颈椎病、周围神经肿瘤、肥大性间质性多发性神经病、颈髓血管畸形、胸腔出口综合征等鉴别。治疗可选用抗麻风杆菌药,认为从氨苯枫、利福平、氯苯吩嗪及丙硫异烟胺等药物中,选用三种联合用药效果较好,可收效快,复发少,并减少对某一种药物的耐药性。

(祁建国)

第四节　运动神经元病

运动神经元病(motor neuron disease,MND)是一组病因尚未明确的选择性侵犯脊髓前角细胞、脑干运动神经元、皮质锥体细胞及锥体束的慢性进行件变性疾病,其病理特征为进行性上、下运动神经元的变性、坏死及凋亡。临床上兼有上和(或)下运动神经元受损表现,为肌无力、肌肉萎缩和锥体束征的不同组合,最终常因呼吸衰竭致死,感觉和括约肌功能一般不受影响。由于症状和体征的组合不同,形成不同类型的运动神经元病,包括肌萎缩侧索硬化(amyotrophic lateral sclerosis,ALS)、脊肌萎缩症(spinal muscular atrophy,SMA)、原发性侧索硬化(primary lateral sclerosis,PLS)和进行性延髓麻痹(progressive bulbar palsy,PBP)等。其中ALS是慢性运动神经元病的最常见类型,本节重点阐述该病。

一、运动神经元病的临床类型及特点

运动神经元病常按运动神经丧失的解剖部位、遗传及起病年龄分类,表1-3列出依据解剖进行的临床分类,便于临床诊断与鉴别诊断。

表1-3 运动神经元病的解剖分类

全身性运动神经元病
　　散发性肌萎缩侧索硬化
　　家族性肌萎缩侧索硬化
　　肌萎缩侧索硬化－帕金森－痴呆复合
下运动神经元疾病(LMND)或脊肌萎缩症(spinal muscular atrohy,SMA)
　　散发性SMA
　　儿童SMA
　　遗传性SMA
　　　显性遗传性SMA
　　　隐性遗传性SMA
　　　X－连锁遗传性SMA
　　延髓脊肌萎缩(bulbospinal museular atrophy)
上运动神经元疾病(UMND)
　　原发性侧索硬化
　　进行性假性延髓麻痹
　　局灶运动神经元疾病
　　拟似运动神经元病疾病

（一）全身性运动神经元病

ALS搓显常见的MNU,为(1～5)/10000人,男性多见,随着年龄增长,ALS的危险性也增加,家族性ALS平均起病年龄为47～52岁,散发性ALS平均起病年龄为58～63岁。ALS是一组以上运动神经元(upper motor neurons,UMN)和下运动神经元(lower motor neurons,LMN)变性症状和体征为特点的疾病,导致进行性的球麻痹、肢体瘫痪,呼吸肌无力,而眼球运动和括约肌功能罕受累及。认知功能损害见于20%～50%的患者,有3%～5%患者进展为额颞型痴呆,由于呼吸衰竭而死亡一般见于起病后2～4年,但也有患者可以存活十余年。约5%ALS有阳性家族史家族性的临床表现与散发性者无区别,某些病例可显示后束受累。20%～30%家族性病例有铜锌SOD基因突变。受影响家族中突变的识别可以有助于遗传咨询。SOD基因中很多突变的外显率尚未确立,因此个别患者的突变存在并不表示会100%发病的危险,无突变则排除了发生ALS的危险性增加。

在临床工作中,ALS可以分为散发性和家族性ALS。另外还有多种类似ALS的疾病,重要注意进行鉴别。

1.散发性ALS　为临床典型的ALS,单独发生,但有些患者也可伴有并存的其他已知与ALS无关的疾病。

2.遗传性或家族性ALS　某些ALS患者可以检测到病理性基因异常,且在一代或几代人中连续出现,如超氧化物歧化酶SOD1基因缺陷或氨基己糖苷酶A或氨基己糖酶B缺乏等,则可诊断为实验室支持、临床确诊的家族性ALS。但是,如果临床上存在遗传的特点,甚至可以判断出遗传方式,而没有检测到基因异常时,仍应诊断为散发的ALS。

3.ALS叠加综合征　临床具有ALS表现同时还伴有与ALS同时发生的其他神经系统体征,如锥体外系表现、痴呆、小脑变性、自主神经功能异常、眼球运动异常(核上性或核性)、客观感觉异常等。

4.伴有意义不明实验室异常的 ALS 临床表现为 ALS,同时存在某些实验室检查的异常,但其与 ALS 发病之间的关系并不清楚,如异常球蛋白血症、自身抗体(GM$_1$ 抗体滴度增高)等。

5.类 ALS 综合征 该组疾病包括多种与 ALS 发病机制完全不同的其他疾病,而并非 ALS 的不同类型,如脊髓灰质炎后综合征、多灶性运动神经病伴或不伴传导阻滞、内分泌疾病(特别足甲状腺功能亢进或甲状旁腺功能亢进)、铅等金属中毒、病毒感染和副肿瘤综合征。

(二)LMND(lower motor neuron disease)

进行性下运动神经元变性疾病病变只累及下运动神经元,可以是先天性的,或呈现于儿童及成年人,常称为脊肌萎缩症(SMA),根据起病年龄可分为婴儿型、中间型、青少年型和成年型。在婴儿和儿童中的 SMA 中,以遗传原因占多数,而且遗传性的 LMND 的严重度与起病年龄相关,起病越早全身症状越重、存活时间越短,一般为常染色体隐性遗传,最严重病例为先天性或呈现于早期儿童,即 Werding Hoff-mann 病(SMA1 型)。婴儿及儿童型可表现为胎儿运动减少,软婴综合征,早期运动发育不全或失去行走能力较晚起病者表现为近或远端肢体无力、肌萎缩及反射减低等下运动神经元瘫痪症状体征,呈缓慢进行性,逐渐丧失肢体运动功能,成人型 SMA3 患者的寿命正常。较良性型者为成人起病型肌萎缩侧索硬化(SMA4 型),为隐性或性连锁遗传。成人型常为散发性。

进行性延髓麻痹表现为进行性构音及吞咽困难,常伴有下运动神经元受累征(舌肌萎缩及舌肌颤动),通常患者在延髓症状出现前后,ALS 的其他上、下运动神经元受损的锥体束症状都相继出现。如果女性患者有 MND,比男性更易发生进行性延髓麻痹。进行性延髓麻痹病情进展迅速,通常在症状出现后 2~3 年,由于本身疾病造成的呼吸肌麻痹、循环衰竭或肺部感染而死亡。

(三)UMND(upper motor neuron disease)

原发性侧索硬化及进行性假性延髓麻痹主要为上运动神经元变性,两者均起病于成人晚期。原发性侧索硬化表现为渐进性下肢痉挛性瘫痪,多年后进展到上肢,但罕见于延髓支配肌肉,呼吸功能受累不常见。进行性假性延髓麻痹表现为缓慢进展的构音及吞咽困难,常伴有上运动神经元受累征(强哭、强笑、下颌反射或掌颏反射亢进),最终进展成似 ALS 的全身性 MND。

二、辅助检查

1.神经电生理检查 当临床考虑为 ALS 时,需要进行神经电生理检查,以确认临床受累区域为下运动神经元病变,并证实在临床未受累区域也存在下运动神经元病变,排除其他疾病。

(1)常规针极 EMG:常规同芯圆针极 EMG 检查表现为同时存在进行性的失神经和慢性神经再生。进行性失神经的表现为纤颤电位和(或)正锐波。慢性神经再生的表现为:运动单位电位时限延长伴有多相波增多,通常有波幅增高;大力收缩时募集相减少;运动单位电位不稳定。为了诊断 ALS,肌电图至少应该有三个节段(脑干的球部脑神经运动神经元,以及颈段、胸段和腰骶段的前角运动神经元)存在异常。其中脑干节段可以测定一块肌肉,如舌肌、面肌、胸锁乳突肌或咀嚼肌。胸段可在第6胸椎水平以下的脊旁肌或腹部肌群进行测定。对于颈段和腰骶段,应至少测定不同神经根和不同周围神经支配的两块肌肉。

(2)神经传导测定:神经传导测定主要用来诊断或排除其他周围神经疾病。ALS患者神经传导应该正常或大致正常。但当肌肉萎缩明显时复合肌肉动作电位波幅可明显降低;当存在嵌压性周围神经病或同时存在其他的周围神经病时,感觉神经传导可以异常;在进行下肢的感觉神经传导测定时,有些老年患者很难引出感觉神经动作电位,并不一定是异常。

(3)运动单位计数(motor unit number estimates,MUNE):当MUNE减少时,提示所测定的神经存在轴索性损害。适用于慢性运动神经前角细胞或轴索病变的辅助判定,能够定量反映运动单位(motor unit,MU)数目,是测量运动神经元损失数量的重要的电生理技术。在ALS的早期诊断中有重要价值,目前主要用于对ALS患者的随诊研究以及药物治疗效果的评价,判断预后。

(4)单纤维肌电图(SFEMG):ALS由于病变进展快,再生的神经尚未形成成熟的神经末梢或运动终板,神经冲动的传导尚未达到同步,故表现为jitter明显增宽、纤维密度(fiber density,FD)增高和阻滞,并且jitter增宽、FD增高与肌肉无力的程度呈明的负相关。而颈椎病患者由于病变进展慢,FD一般正常或增高,jitter可以有增宽,但程度一般较轻微,很少出现阻滞。

(5)运动诱发电位(motor evoked potential,MEP):上运动神经元损害时经颅磁刺激的中枢运动传导时间延长30%以上,最大用力收缩肌肉时运动单位电位的发放频率下降。

2.神经影像学检查 在某些ALS患者,头颅MRI T_2 加权像可以在皮质脊髓束通路出现高信号但影像学检查并不能提供确诊ALS的依据,临床主要用于ALS与其他疾病的鉴别,排除结构性损害。

3.神经肌肉病理检查 ALS的诊断并不需要行神经或肌肉活检。只有当临床、电生理或实验室检查发现不典型改变,怀疑为其他疾病时,尤其是肌肉疾病时,肌活检才有价值。在某些情况下,尸检可起到支持或排除ALS的作用。

4.实验室检查 无确诊ALS的实验室指标,开展实验室检查的目的主要在于鉴别和排除其他疾病。

三、诊断

根据中年以后隐袭起病,进行性加重,病变局限于上、下运动神经元,无感觉障碍,典型的神经源性肌电图(EMG)改变,一般诊断运动神经元病不难。但由于ALS早期表现多样,缺乏诊断的生物学标志,故有时诊断非常困难。1994年,世界神经病学联合会(World Federation of Neurology,WFN)制定了一个ALS的诊断标准,称为El Escorial标准,同时还对诊断的步骤提出了相应的标准。但按此标准,确诊的ALS已有广泛的临床及EMG受损征,以致患者已属相对发展期。鉴于ALS的致命预后,迄今又无有效治疗,因此1998年WFN对该诊断标准提出了修订,有利于早期诊断ALS,试验可能有效的药物,以期延迟疾病的发生或延缓疾病的进展。根据临床和电生理检查所显示的病变累及范围,可以将ALS分为不同的诊断级别。

临床确诊ALS:通过临床检查,证实在4个节段中至少有3个节段存在上、下运动神经元同时受累的证据。

实验室支持—临床确诊的 ALS:1 个节段存在上和（或）下运动神经元受累证据,证实携带致病性基因突变。

临床很可能的 ALS:通过临床检查,在 4 个节段中至少有 2 个节段存在上、下运动神经元同时受累的证据,并且上运动神经元受累的体征位于下运动神经元病变节段的上端。

临床很可能—实验室支持的 ALS:临床上仅有 1 个节段存在上下运动神经元同时受累的体征,或仅在 1 个节段存在上运动神经元体征时,如果肌电图检查发现至少 2 个节段存在下运动神经元受累,并且通过选择适当的影像学检查和实验室检查排除其他疾病,则可以诊断为临床很可能—实验室支持的 ALS。

临床可能 ALS:临床检查仅有 1 个节段存在上下运动神经元受累证据,或在 2 个或以上节段仅有上运动神经元受累的证据,或者下运动神经元受累的体征位于上运动神经元受累节段的上方;在进行神经电生理检查、影像学检查以及实验室检查后,仍达不到实验室支持—临床拟诊的 ALS 标准。在诊断临床可能 ALS 之前,必重要排除其他疾病。

四、鉴别诊断

1. 颈椎病 颈椎病在临床上较常见,可产生上肢 LMN 受损征及下肢 UMN 受损征,很容易与 MND 混淆。颈椎病一般有肢体麻木,尤其是上肢,可出现大小便障碍,无延髓症状,颈髓 MRI 可见与症状相对应的椎间盘突出,EMG 为局限在中下颈段的神经源性损害,胸锁乳突肌、胸段脊旁肌及下肢不出现神经源性损害。

2. 慢性炎症性脱髓鞘性多发性神经病(CIDP) CIDP 临床主要表现为感觉运动神经病,即运动与感觉均有累及的周围神经病,少数可发生以运动障碍为主的类型,但不出现 UMN 受损征,电生理检查出现神经传导减慢、F 波消失或潜伏期延长,一般脑脊液有蛋白—细胞分离现象。

3. 平山病 平山病(hirayama disease)又称青少年上肢远端肌萎缩症,好发于青春早期,男性多见。平山病是一种良性自限性下颈髓运动神经元受累疾病,多表现为一侧上肢前臂以下肌无力、肌萎缩,病情在一定时间内呈进展性,多于 5 年内停止。临床上与 ALS、SMA 的早期有相似表现,但预后却截然不同。大多数平山病患者肌电图检测有节段性下颈髓前角损害的特征性异常,但少数患者亦可能出现广泛神经源性损害,容易误诊为 MND,故疑诊平山病患者应进行常规颈椎生理位及前屈位 MRI 平扫,前屈位 MRI 扫描可见颈胸段椎管后方硬膜前移,脊髓呈明重受压变形、变细改变,以 $C_{5\sim7}$ 水平明显,而 MND 不具有此特征性改变。

4. 多灶性运动神经病 多灶性运动神经病(mul—tifocal motor neuropathy,MMN)是一种罕见的免疫介导的周围神经病,约 50% 患者血清中 IgM 型抗神经节苷脂抗体(GM1)滴度增高。MMN 仅影响运动不影响感觉,临床与 MND 很相似,该病以成人男性多见,最初为不对称的上肢远端无力萎缩,逐渐累及上肢近端及下肢,也可下肢起病。受累肌肉分布呈现多数单神经病的特点,不出现 UMN 征。神经传导检查有助于诊断,采用 inching 技术可发现多处(至少 2 处以上)非嵌压部位的运动传导阻滞。静脉应用丙种球蛋白和环磷酰胺治疗有效。

5. 副肿瘤性运动神经元综合征 副肿瘤性运动神经元综合征(paraneoplastic motor neu-

ron synd—rome,PNS)也称亚急性运动神经元病(subacute motor neuro—nopathy,SMN)是临床表现为运动神经元病的肿瘤远隔症状,是一种罕见的副肿瘤综合征,常伴发于支气管肺癌、霍奇金病和其他淋巴瘤等,发病通常在肿瘤缓解期,与原有肿瘤的病情不一致,常亚急性起病,以双下肢无力萎缩为主要表现,上肢受累较轻,脑神经运动核支配肌群不受累。For-syth 将其分为 3 种类型:①快速进展的肌萎缩和肌束颤动,伴或不伴反射亢进,抗 Hu 抗体阳性;②以上运动神经元受累为主,类似 PLS;③临床与 ALS 无异。除非发现肿瘤或抗 Hu 抗体阳性,一般很难与 MND 鉴别。

6.肯尼迪病　肯尼迪病也称 X—连锁隐性遗传性脊髓延髓肌萎缩症(X—linked spinal and bulbar muscular atrophy,SBMA)是编码雄激素受体的基因中 CAG 重复序列异常增加所致的 X—连锁遗传病。该病患者均为男性,多在 30~40 岁以后起病,病程长,如注意预防并发症,一般不影响寿命。肩带肌和骨盆带肌先受累,典型表现为双侧对称的以近端为主的肌无力和肌萎缩,继而累及咀嚼肌、面肌和延髓肌,舌肌及面肌肌束颤动多见,通常无上运动神经元受累表现。2/3 男性患者出现内分泌紊乱,男性乳房发育和性功能减退、糖尿病等。血清肌酸激酶(CK)可增高,甚至可致正常值的 10 倍。EMG 除神经源性损害外,尚可有感觉神经病,这在 MND 中不存在,基因检查可明确诊断。

7.包涵体肌炎　男性多见,50 岁以后起病,60~70 岁常见,隐袭起病,缓慢进展,表现为多灶性、不对称无痛性无力和萎缩,肌电图示肌源性损害,肌肉活检有特征性改变。

五、治疗

(一)神经保护及修复治疗

谷氨酸抑制剂利如唑(rilnzole),是目前唯一被证明有效的神经保护治疗药物,多项研究证明其确实有效且安全,目前已获各国药品监督部门批准,但只能减慢 ALS 疾病进展,适用于早中期 ALS,对晚期 ALS 无效。依据不良反应及效果,各国指南均推荐 50mg,每日 2 次,并建议尽早及规律服药,但目前尚未明确随着疾病进展利如唑的治疗是否需要以及何时停止,根据循证医学 I 级证据(最高级别)临床指南推荐利如唑治疗用于临床确诊的和很可能的 ALS 患者(症状持续时间少于 5 年,FVC 预测值>60%且没有气管切开)。基于循证医学 III 级证据(专家意见),临床指南推荐利如唑治疗用于临床可能的 ALS 患者(症状持续时间超过 5 年,FVC 预测值<60%和为预防误吸做气管切开但不依赖呼吸机的患者)。但对气管切开后需要通气、合并其他不能医治的疾病和在 ALS 之外的患有前角细胞疾病的患者益处不确定,不建议使用利如唑。恶心、疲乏及肝功能异常约见于 10%患者,肝功能异常约 3%,建议利如唑治疗患者,肝功能应 3 个月复查 1 次(表 1—4)。

表1-4 ALS的症状治疗

症状	第一线治疗	第二线治疗	小结
无力进展	利如唑 50mg,bid	Vit E 2000U/cl	唯一证明可减慢 ALS 无力进展
痉挛	物理措施	咪噻二唑 2mg,tid,qid(逐渐增量,最大 36mg/d)	需经常调节剂量,在下肢无力情况下免用(跌倒)
痉挛	巴氯芬 5～20mg,q6h		停用巴氯芬无须逐渐减量(痫性发作,脑病)
体重减轻,由于进食热量不足	限制单调饮食;用食物粉碎机,液状加稠;补充热量	经皮内镜胃造瘘(PEG)	在通气量<50%前 PEG,尽量减少呼吸道并发症
疲乏	适当注意睡眠卫生	Modafinil 200mg	考虑原因(抑郁,夜间通气不足)
流涎	小剂量抗胆碱能性抗抑郁剂,阿米替林 25mg,qd 或 bid		避免过量化,分泌减少称为黏液而难以处理
上呼吸道感染	若有支气管炎症状应用抗生素	一旦上呼吸道感染者即用抗生素	
便秘	维持液体摄入;摄入水果、蔬菜及含高纤维饮食	大便软化,通便栓剂	便秘可因治疗抑郁或流涎的药物而加剧
夜间通气不足	夜间经鼻正压呼吸,BiPAP(双相正压)	气管切开及正压呼吸	在终末呼吸衰竭时需镇静或抗焦虑
抑郁	抗抑郁治疗如伴其他慢性病;三环类抗抑郁药	SSRI	用抗胆碱酯酶作用的抗抑郁剂以减少流涎
肌肉骨骼痛	非麻醉镇痛剂	麻醉镇痛剂	可辅以按摩、理疗
情绪失禁	三环抗抑郁药	SSRI	小剂量常已够
不能完成 ADL	家庭帮助及职业治疗师帮助	社会服务	支持组织可行某些患者及其家庭

临床症状体征与 ALS 高度相近的 PBP 及 SMA 患者应考虑予以利如唑治疗,但缓慢进展的 PBP、SMA 或 HSP 则不推荐予以利如唑治疗。无论是否有家族史,所有有进行性运动神经元病症状并携带有 SOD1 基因突变的患者,均应予以利如唑治疗。

尽管近些年做过大量药物临床试验,包括:维生素、睾酮、抗氧化剂(如辅酶 Q_{10} 和二叶银杏等)、静脉注射免疫球蛋白、环孢菌素、干扰素及神经营养因子等,但尚无其他药物显示对 ALS 病程和存活期有显著影响。

(二)基因治疗

5%～10%的 ALS 是遗传性,其中 20%～30%与 21q22.1 的 Cu/Zn-SOD1 基因突变有关。散发病例 1%～2%存在 SOD1 基因突变。遗传性 ALS 与散发性 ALS 有相同的临床特点,提示两者有共同的最终途径,目前的研究认为 SOD1 基因造成运动神经元死亡不是由于基因产物功能丧失,而是通过基因产物直接毒性作用或形成聚集体影响细胞功能从而造成运动神经元死亡。目前注射疫苗和输入免疫球蛋白以清除 ALS 患者体内异常蛋白产物的研究取得了一定的成果,如给 ALS SOD1 转基因小鼠注射针对 SOD1 突变蛋白的疫苗能延缓 ALS 的发生并延长存活期;注射 SOD1 抗体可延长实验动物的存活期,但其安全性还有待研究,目前临床研究尚未开展。

（三）干细胞移植

干细胞作为一种具有较强自我更新能力和多向分化潜能的细胞,近年来在细胞治疗和基因治疗的可能性方面引起了医学界的普遍关注,但目前无证据支持干细胞治疗 ALS 有效,尽管有一些探索性试验,包括将干细胞诱导分化成运动神经元以替代死亡的运动神经元或将干细胞诱导分化成星型胶质细胞或小胶质细胞提供特殊的生长因子或酶,从而保护损害的神经元,但干细胞真正进入临床还需要较长的时间和过程。

（四）支持治疗

运动神经元病患者的支持及症状性治疗是很重要的,主要包括呼吸功能,饮食、吞咽、抑郁及交流的处理。

（祁建国）

第五节　肌营养不良症

肌营养不良症(muscular dystrophy,MD)是指一类与基因相关的肌肉进行性变性疾病。病因为基因异常,绝大多数肌营养不良症的基因定位及基因产物都已阐明,病理改变为肌纤维变性与缺失。临床上以迪谢内(Duchenne)肌营养不良症(DMD)及强直性肌营养不良症最常见,肌营养不良症的共同的临床表现为缓慢起病进行性加重的肌肉无力和萎缩,但不同类型的肌营养不良症的起病年龄、发展速度、受累肌肉部位及合并表现有所差异。迪谢内肌营养不良症一般在 5 岁左右出现症状,10 岁后失去行走能力,20 岁后死亡。肌无力可累及全身骨骼肌,但以肢体近端为重,也出现最早。可出现 Gower 征、鸭步、小腿肌肉假性肥大、智能低下及脊柱畸形。并常累及心脏,出现各种心律失常。贝克(Becker)肌营养不良症(BMD)发病年龄较晚(平均 11 岁),进展慢,25～30 岁失去行走能力,40 岁后死亡。智能正常,心脏受累少见。Emery－Dreifuss 肌营养不良症主要表现为上臂、肩及腿前部肌肉无力和萎缩,早期便有肌挛缩(肘部肌挛缩具有特征性),并常有心脏并发症。强直性肌营养不良症为多系统疾病,大多数为 10～40 岁发病,病程进展缓慢。主要临床表现为骨骼肌无力、萎缩及强直,并有平滑肌无力、心肌损害及非肌肉组织损害(白内障、内分泌紊乱、秃头、失听、智能低下等)。眼咽肌营养不良症发病年龄晚(常于 45 岁后),主要表现为眼肌及咽部肌肉的无力。而肩肱肌营养不良症发病年龄一般为 6～20 岁,进展比较缓慢,主要表现为面肌及肩部肌肉的无力和萎缩。肢带肌营养不良症多为 10～30 岁发病,进展缓慢。常以下肢近端无力为首发表现,数年后出现上肢近端无力,最后出现四肢远端无力。

一、诊断

根据病史、临床表现,并结合血清肌酸激酶(CK)增高及肌电图表现,临床诊断一般比较容易(表 1—5)。但肯定诊断需进行基因或基因产物检查。如检查发现有抗肌营养不良(dystrophin)基因缺失或复制突变,或肌肉免疫组化发现肌细胞膜缺乏抗肌营养不良蛋白并基因测序发现有基因突变,便可肯定迪谢内肌营养不良症。

表 1-5 不同类型肌营养不良症的特征性表现

种类	临床表现	血 CK	肌电图	肌活检	基因检查
DMD 及 BMD		增高(50 倍)		异常	dystrophin 基因缺乏
Kmery－Dreifuss MD	早期肌挛缩				emerin 基因缺陷
	房性停顿				
强直性 MD	肌强直、白内障		肌强直		CTG 或 CCTG 重复
眼咽 MD				包涵体	

二、发病机制

肌营养不良症属于基因性肌病,常与肌肉结构蛋白异常有关,与 DMD 及 BMD 有关的基因位于染色体 Xp21 的短臂上,有 250 万以上的醯基对和 79 个外显子或编码区。大约 2/3 患者存在基因片段的缺失或重复(可检测出),其他患者可能是因点突变太小,用标准技术不能检测到基因缺失最常出现在外显子 43～52(特别是 44～49)。如缺失的基因位于阅读框架内,则肌肉中缺乏 dystrophin,临床表现为重型即 DMD;如缺失的基因位于阅读框架外,则肌肉中 dystrophin 减少,临床表现为轻型即 BMD。

三、治疗

目前,肌营养不良症仍缺乏特效的治疗方法,多数患者以支持治疗为主。有下列方法可选用。

(一)药物治疗

1.皮质类固醇 泼尼松是目前唯一的在 MD 的药物干预中证明有效的药物,其机制尚不完全清楚,可能与抗炎、稳定细胞膜、减少肌肉分解代谢、延迟肌肉凋亡及抑制生长等作用有关。

1989 年,一项大样本随机双盲试验发现 DMD 患者应用泼尼松 0.75mg/(kg·d),连续 6 个月,在 1 个月便可起效,在 3 个月左右达高峰,可维持 6 个月以上。可延缓 DMD 的进展,使患者维持运动功能的时间较未治疗者延长 30%～35%。1995 年又发现小剂量泼尼松[0.35mg/(kg·d),连用 6 个月]对 DMD、及 BMD 均有效。2011 年的随机双盲试验发现 DMD 患者应用泼尼松周末疗法[5mg/(kg·d),周六及周日应用,持续 1 年],其疗效及不良反应与泼尼松每日疗法[0.75mg/(kg·d)]无差异,而体重指数较小。

2000 年进行的多中心随机双盲试验表明,合成类固醇地夫可特(deflazacort)在改善 DMD 的运动功能方面具有与泼尼松相同的治疗效果,但不良反应较少,主要是可增加白内障的发生率。用法为每天 0.9mg/kg,连续治疗 1 年。

对尚可行走的 DMD 患者皮质类固醇的最佳开始治疗时间还没有共识性指南。如患者的运动功能正处于增长者(尤其是 2 岁内)不推荐应用,2 岁以上的患者如其运动功能已不再增长或已开始衰减,便应给予皮质类固醇治疗。

2.同化类固醇 睾酮及其他雄激素类固醇具有同化作用,能促进肌肉生长。促进肌肉生长的确切机制并不清楚,可能是通过增强 IGF-1 效果或增加 IGF-1 产生来介导。

(1)睾酮:强直性肌营养不良伴有肾上腺雄激素水平的低下,其肌无力及肌萎缩可能部分与缺乏肌肉的同化作用有关。1989 年发现睾酮每周 3mg/kg,持续 12 个月可使肌肉体积明显增加,但肌力无明显增加。

(2)双氢表雄酮:属于肾上腺雄激素。1998 年一项研究发现强直性肌营养不良患者给予双氢表雄酮硫酸盐 200mg/d,8 周可明显改善肌力及日常活动,停药后疗效可维持 4 周,对肌强直及心脏传导异常的疗效更明显。此治疗作用与雄激素无关。

(3)氧甲氢龙:是一种合成睾酮衍生物。1997 年的一项初步研究发现 0.1mg/(kg・d)3 个月能改善 DMD 肌力,效果与泼尼松相当。2001 年对 51 例 DMD 患者进行的随机双盲对照试验发现,口服氧甲氢龙 0.1mg/(kg・d)6 个月对肌力评分无明显改善作用,但可改善定量肌肉试验,延缓疾病进展,且无不良反应。

但目前的研究均未显示同化类固醇对 DMD 有肯定性效果,不推荐应用于 DMD 患者。

3.生长激素(GH)及胰岛素样生长因子(IGF) GH 可诱导肝产生 IGF-1,GH 及 IGF 对肌肉具有同化作用。

(1)生长激素:强直性肌营养不良患者 GH 释放异常,导致肌肉蛋白合成损害。1993 年发现强直性肌营养不良患者用重组人 GH 治疗 16 周可明显改善肌肉体积及蛋白合成率,但对肌力无明显改善。

(2)IGF-1:强直性肌营养不良的一个突出的代谢异常是胰岛素抵抗,并与肌肉蛋白合成减少有关。1995 年进行的一项小样本研究发现重组人 IGF-1(5mg/d,连用 4 个月)可改善强直性肌营养不以患者的胰岛素抵抗及肌肉体积,肌力及功能无好转。但进一步的分析发现,剂量>70μg/kg 的治疗患者的肌力及功能明显改善,构音障碍、睡眠过多、视力减退及肠道功能也改善。

4.β-肾上腺能药物 拟 β₂ 药物对肌肉的代谢和功能具有作用,包括卫星细胞的增生、增加肌肉蛋白产生及抑制肌肉蛋白分解。2001 年,对 84 例面肩肱 MD 患者进行的沙丁胺醇随机双盲安慰剂对照试验发现,沙丁胺醇低剂量(8mg,bid)及高剂量(16mg,bid)治疗 1 年对患者的总体肌力和功能并无改善作用,但均可改善握力,高剂量还可增加肌肉体积。不良反应有肌肉痛性痉挛、震颤、失眠及神经质,均可耐受。

5.肌酸 肌酸是正常机体所需要的一种物质,肌酸在肌肉内被转化为磷肌酸,以 ATP 形式提供能量。肌酸可增强短时间的高强度运动,但对耐力运动无益。2001 年对 36 例 MD 患者(12 例为面肩肱性 MD,10 例为 BMD,8 例为 DMD,6 例为缺乏 sarcoglycan 的肢带性 MD)进行的双盲对照试验发现口服肌酸(成人剂量为 10g/d,儿童为 5g/d)8 周对肌力及日常生活活动有轻度改善作用。2005 年的随机对照试验显示,肌酸对 DMD 无效。

6.肌强直的药物治疗 强直性肌营养不良症的肌强直治疗首选苯妥英钠,剂量为 5mg/(kg・d)口服。苯妥英钠对肌强直症状有较好效果,且心脏不良反应较其他药物少。其他可选择的药物有:普鲁卡因胺,剂量为 50mg/(kg・d)(分 3~4 次口服);奎宁 5~10mg/(kg・d)(分 6 次口服)。

目前无文献或专家推荐对肌营养不良症患者补充辅酶 Q₁₀、肉碱、氨基酸、抗炎或抗氧化剂。

(二)物理治疗

物理治疗的目的是尽可能保持关节松弛,主要针对 DMD 患者。在病程早期,髂胫带肌肉及跟腱挛缩是影响患者行走的主要问题;疾病后期,肘、腕及手指挛缩又影响患者的功能。通过关节的被动活动,可预防或延缓肌肉挛缩,发病后早期即开始每天进行物理治疗,可预防肌肉挛缩的发生。夜间还应使用塑料夹板,以维持足的功能位。

（三）支撑物

恰当地使用支撑物可让儿童推迟 2 年左右才失去站立或行走能力。患者不能站立或行走的主要因素是股四头肌无力。使用长腿支撑物（膝-脚支具）可稳定膝部,防止膝部屈曲,帮助患儿站立。支撑物可选用塑料或金属材料,塑料材料较轻,但稳定性不如金属材料。如配合使用高帮鞋,其稳定效果更好。

使用支撑物的指征：当膝伸肌不能使膝关节对抗重力而伸直时便是应用支撑物的适应证。

（四）手术

有肌肉挛缩、关节畸形（包括脊柱畸形）者可考虑重建手术（矫形手术）,手术后常需配合使用支撑物。否则,其重建手术的意义不大。

（五）并发症的处理

1.呼吸并发症的处理 DMD 患者在疾病后期可出现呼吸储备降低及夜间（睡眠）通气不足。睡眠通气不足是呼吸肌无力、快眼动睡眠相关性低氧血症及阻塞性呼吸暂停所致,患者可出现白天思睡、头痛、恶心及疲乏,在轻度肺部感染时出现呼吸衰竭。如在此时不对患者进行处理,患者的存活期不到 1 年,延长生命的方法是气管切开给予机械通气或夜间鼻罩式间歇性正压通气;因后者无创,并发症少,故优于前者。有作者报道,夜间鼻罩式间歇性正压通气可使有睡眠通气不足的 DMD 患者 1 年生存率达 85％,5 年生存率达 73％。

2.心脏并发症的处理 肌营养不良症可累及心脏,出现心肌病、传导阻滞及肺心病 DMD 常出现心脏受累,是患者的一个死亡原因。

有心肌病症状者需请心脏病专家来进行评价,治疗药物有利尿剂、血管紧张素转换酶抑制剂及 β 受体阻滞剂,有慢性心力衰竭的严重心肌病患者可能需要心脏移植。Emery－Drei-fuss 肌营养不良症患者出现传导阻滞大多发生于 30 岁前,如不治疗可发生突然死亡。有传导阻滞的患者位进行 Holter 心电图监测,必要时需安心脏起搏器。

（六）营养支持

肌营养不良症患者可能因咀嚼及吞咽肌无力,出现咀嚼及吞咽困难,容易出现胃食管反流及吸入性肺炎。处理上可给予改变食物的性状（增加黏稠度）,选用恰当的进食体位,安置鼻饲管,严重者可行胃造瘘术或胃底折叠术。

（七）一般治疗

肌营养不良症患者应避免肥胖,否则会影响其活动能力。采用高纤维饮食,并保证足够的液体摄入量,以减少便秘,并可使呼吸道分泌物稀薄。有便秘者可给予轻泻剂或灌肠,有胃食管反流者可给予抗酸剂（质子泵抑制剂或 H_2 受体拮抗剂）、促动力药及硫糖铝。

卧床患者应防止周围性水肿,将肢体抬高,加强肢体活动,低盐饮食,必要时可用利尿剂。有水肿者应先检查有无心脏病及呼吸衰竭,尽可能避免应用可引起水肿的药物（β 受体阻滞剂、非类固醇抗炎药及钙通道阻滞剂）。

对患者还应给予心理社会方面的辅导治疗。

四、预防

由于肌营养不良症缺乏特效的治疗方法,其预防显得更加重要。携带有异常基因的母亲可考虑不要孩子或进行产前诊断。取羊膜细胞或绒毛膜绒毛活检便可对胎儿进行产前诊断。

（祁建国）

第六节　重症肌无力

重症肌无力（myasthenia gravis，MG）是一种获得性的 T 淋巴细胞依赖性自身免疫性疾病，累及神经肌肉接头信息传递导致骨骼肌无力及疲劳。其原因未明，可能与胸腺异常或病毒感染有关。抗骨骼肌乙酰胆碱受体抗体（acetylcholine receptor antibodies，AChR－ab）导致运动终板上乙酰胆碱受体（acetylcholine receptor，AChR）破坏或封闭，是 MG 的主要病理生理过程，补体也参与运动终板的破坏。本病并不少见，估计我国的患病率为 5/100000。

一、病史及体征

1.年龄　所有年龄组入群均可受累，我国主要发病年龄高峰为 1～5 岁，第二高峰出现在 20～40 岁。西方国家报道的发病年龄高峰女性为 30～40 岁，男性为 40～50 岁。

2.性别　我国女性发病比男性稍多，两者比例为（1.01～1.5）∶10。

3.家族史　绝大部分病例为散发。少部分患者有家族史，但缺乏典型的单基因遗传特征。单卵双生子的发病一致率为 40%～80%。新生儿的母亲如患病可能出现一过性 MG 症状，为新生儿从胎盘获得的少量自身抗体所致，但随着抗体滴度的衰减，症状逐渐恢复。

4.起病及诱因　大部分患者无明显诱因。部分患者在使用抗生素、感染或预防接种后起病。

5.症状特点及受累肌肉　MG 特征性症状为受累骨骼肌的无力及异常疲劳。骨骼肌无力的分布具有一定特征性。眼外肌最常受累，往往表现为单眼或双眼部分性眼肌麻痹、复视、上睑下垂及斜视等，重者双侧眼球固定但瞳孔正常。表情肌和咀嚼肌也较常受累，表现为肌病面容、眼轮匝肌及咀嚼肌无力。咽喉肌受累出现构音及吞咽困难，可产生误吸或吸入性肺炎。颈肌无力常引起抬头或竖颈困难。肢带肌及躯干无力主要导致全身疲劳及完成日常工作困难，但很少导致卧床不起或肢体完全瘫痪。呼吸肌无力会导致换气无力及咳痰困难，重者导致呼吸麻痹、换气障碍而危及生命（肌无力危象）。上述无力症状往往在休息或睡眠后明显减轻，劳累后明显加重，呈现特征性的"晨轻暮重"现象（病理性疲劳）。这种症状的波动在疾病病程早几年比较明显。呼吸肌受累的患者常常并发呼吸道感染。患者无肌肉疼痛或感觉异常。

6.骨骼肌无力的演变　通常肌无力首先影响眼外肌，继而顺序累及面肌、咀嚼肌、咽喉部肌肉、躯干及肢体肌肉。我国单纯眼肌型起病者约占 60%，后期约 90% 的患者存眼外肌受累。单独影响肢体肌肉的病例不到 10%。

7.体征　可发现多种受累骨骼肌无力的体征如上睑下垂、斜视、眼球固定、肌病面容、球麻痹或肢体无力等。肌萎缩少见。腱反射往往保留。无肌肉压痛，感觉正常。

8.其他　少部分患者可能有心肌、肠道及括约肌受累。

9.肌无力危象　呼吸道感染、过度劳累、用药不当（如使用影响神经肌肉接头信息传递的抗生素、Mg^{2+}、肾上腺皮质激素等）或各种应急等可导致呼吸肌无力急剧加重、显著影响换气功能而危及生命。5%～15% 的 MG 患者会发生肌无力危象。

10. 自然病程 大部分病例呈缓慢波动性进展病程。另外,少部分患者在短时间内快速发展而出现肌无力危象。少部分患者症状相对稳定无进展,或获得长时间缓解。眼肌型发展为全身型的具体模式尚不清楚,有报道部分眼肌型患者(约 15%)可在数年内发展为全身型 MG。总体死亡率为 4%～10%,死亡原因往往为严重并发症。

11. 伴发病 胸腺异常(胸腺瘤及胸腺增生)的发病率约为 75%,甲亢的发生率为 3%～5%,并发其他身免疫性疾病(如风湿性关节炎、硬皮病或狼疮)也显著增高。

二、辅助检查

1. 免疫性检查 AChR－ab 测定为诊断本病较为特征性的检查,约 85%的患者中 AChR－ab 滴度升高。一般而言,单纯眼肌受累患者的阳性率较低,滴度也相对较低,而重者及全身型患者滴度升高较为明显。抗体滴度对群体而言与疾病的严重程度并不严格相关,但对个体而言,治疗所致的抗体滴度下降则与症状严重程度的波动明显相关。约 15%患者 AChR－ab 滴度并不升高,称"血清阴性 MG"。近来发现这类所谓阴性患者 MuSK(muscle specific receptor kinase)抗体滴度升高,并且发现该抗体与重症难治性 MG 相关。抗横纹肌抗体(anti－SM)可作为 40 岁以下患者胸腺瘤的筛选指标。

2. 药物学试验 有两种药物试验可以选用,试验时需评估易于观察的症状如上睑下垂、眼肌麻痹或咳嗽困难等。成人使用硫酸新斯的明 1～1.5mg 及阿托品 0.5mg 肌内注射,症状在 15～20min 内显著改善为阳性。或静脉注射 edrophonium chloride(Tensilon,剂量为 10mg)。方法为首先注射 2mg,观察约 60s 症状明显改善则为阳性,若无反应则注入剩余的 8mg,症状在 3～5min 内显著改善为阳性。建议同时准备阿托品 0.6mg 以备急需。部分 Tensilon 试验阴性患者对硫酸新斯的明反应良好。判断结果时需注意其他神经肌肉疾病也可能出现弱阳性结果。在做这两种药物试验之前,要确认患者没有严重心脏疾病、青光眼及哮喘等。

3. 电生理检查 试验前需停用胆碱酯酶抑制剂至少 24h。神经刺激(RNS)可发现其特征性的递减波型(递减＞10%～15%),尤其在 2～3Hz 的低频刺激更有意义,阳性率 45%～65%。注意约 10%的患者会出现电位的急剧递减,可使用一个剂量的 Tensilon 进行进一步试验来逆转这种电位衰减。单纤维肌电图显示同一运动单位内各肌纤维间的电位差异(jitters)增大而纤维密度正常,敏感性为 100%,而且这一改变不受胆碱酯酶抑制剂应用的影响。

4. 胸腺异常的探查 胸部 X 线平片、CT 及 MRI 均可用于探查胸腺异常,其中以 MRI 敏感性及特异性最高。因胸部平片敏感性低,CT 应作为所有患者的常规检查,儿童可能存在胸腺肥大,而发现成人胸腺增大需高度怀疑为胸腺瘤。

5. 其他伴发病的探查 其他自身免疫性疾病(如 Graves 病或结缔组织疾病等)的存在可通过试验检查证实。

6. 肺功能检查 对于有呼吸肌受累的患者,可测定肺活量评估其呼吸肌受累的程度。有研究发现反复测定肺活量并不是预测或决定是否需要机械通气的良好指标,因为 MG 的病程受众多因素影响(如感染、治疗、并发症、应急及心理因素等)。

三、鉴别诊断

1. 其他原因所致眼外肌麻痹 神经源性眼肌麻痹往往符合神经损害的分布,而且症状固定,没有波动性。动眼神经病变时有瞳孔散大。肌源性损害的常见原因包括线粒体肌病和眼咽型肌营养不良。症状往往隐袭起病,缓慢进展,症状无波动。对药物试验反应不明显。必要时进行头部影像学检查或肌肉活检。

2.其他原因所致球麻痹　常见原因有多发性周围神经损害、多发性肌炎及延髓病变等。它们缺乏对药物试验的明确反应。多发性肌炎有显著酶谱升高。延髓病变往往有长索受损的体征,以及神经影像学能够提供病损证据。

3.Eatom—Lambert 肌无力综合征　以肢带肌受累为主,少部分患者有眼外肌麻痹。特征为运动后症状减较,腱反射减低或消失。此外,患者还有口干及性功能障碍等自主神经受累的表现。肌无力对 Tensilon 或硫酸新斯的明试验反应差。RNS 示特征性的递增波型。约70％患者血清中存在抗 Ca^{2+} 通道的抗体。大部分患者可发现恶性肿瘤。

4.甲状腺功能亢进性肌病　甲亢可导致眼外肌及肢带肌无力及易疲劳。眼外肌麻痹时往往有突眼(Graves 眼病)。肢带肌受累时往往有肌肉酸痛及消瘦。甲状腺功能测定能明确诊断。注意 MG 合并甲充的情况。

5.抑郁症　抑郁症患者的动力缺乏及易疲劳可能与轻度全身型 MG 相似。抑郁症患者虽动力缺乏,但能完成日常活动,体格检查肌力受损不明显,用抗抑郁治疗效果较好。MG 患者存在明显的日常活动能力受限,体格检查示肌力减退,肌无力对药物试验反应良好,RNS 示典型的递减波型。

6.球麻痹　以咽部肌肉受累为主要或为唯一症状的 MG 患者,需与其他原因所致球麻痹、癔症、破伤风和食管疾病进行鉴别。

四、病因

MG 病因不明。研究认为胸腺异常或病毒感染是触发免疫异常的最初原因。

1.胸腺异常　大部分患者有胸腺异常,而且切除胸腺后症状显著好转。该假说认为在胸腺的某些异常细胞如肌样细胞(myoid cells)中表达 AChR,在发育过程中为针对 AChR 的自身免疫细胞识别了这些异常表达的 AChR 而出现免疫反应、产生 AChR－ab,进而攻击骨骼肌 AChR 而发病。这些针对 AChR 的免疫异常细胞离开胸腺进入血液循环继续发挥病理作用,同时免疫记忆细胞可长期存在于胸腺及外周循环中。最近有证据表明 MG 患者外周血中针对 AChR 的病理性 T 淋巴细胞来自于胸腺。这些发现可以解释为什么 MG 的免疫异常会长期存在,而胸腺切除后仍持续不愈。但有研究发现 MG 患者胸腺组织 AChR 亚单位的表达与正常人群胸腺组织 AChR 的表达并无不同之处。

2.病毒感染　该假说认为外源性病毒感染可能通过分子模拟(molecular mimicry)机制触发了针对 AChR 的免疫反应。已发现单纯疱疹病毒(herpes simplex virus,HSV)的蛋白质中有一段氨基酸序列与 AChR 的一段序列高度相似。机体产生针对 HSV 的免疫反应错误地攻击了骨骼肌 AChR 而发病。此外,人类免疫缺陷病毒(HIV)、丙型肝炎病毒及人类嗜 T 淋巴细胞性病毒 1 型(HTLV21)或 Epstein－Barr 病毒感染也被认为与 MG 的发病有关。同时也有实验研究表明流感病毒或埃可病毒感染能损害健康人的神经－肌肉接头信号传递。

3.青霉胺(penicillamine)　被证实可导致获得性自身免疫性 MG。

4.加重 MG 症状的常用药物　抗生素(如氨基糖苷类、红霉素、喹诺酮类及阿莫西林)、β_2 受体拮抗剂(如普萘洛尔)、锂盐、镁离子、普鲁卡因酰胺、异搏定、喹宁、氯喹、泼尼松、镇静安眠药及神经－肌肉接头阻滞剂等。

五、发病机制

20 世纪 70 年代以来大量的研究证实了自身免疫反应在 MG 发病中的作用。AChR－ab 的产生是关键性的病理生理环节。自身抗体的产生是 T 淋巴细胞依赖性的,针对 AChR 抗原位点 T 淋巴细胞克隆的激活、增殖是重要的上游环节,HLA－Ⅱ基因多态性也可能决定个体的敏感性。尽管 AChR－ab 可能是多克隆性的,但主要克隆是针对 AChRα 链主要免疫原区(MIR)的。这些自身抗体主要与 AChRα 链结合导致后者降解加速、神经递质结合位点被封闭,同时补体也被激活导致运动终板的破坏。最终,运动终板上有效 AChR 的数量显著减少,以及终板皱褶的破坏和简单化,使神经肌肉接失信息传递的安全系数明显降低,从而导致肌无力及病理性疲劳。然而,其他机制也可能导致 MG 的发生,如 MuSK 抗体等。

可见,MG 应该是一组免疫异质性特征的神经肌肉接头传递障碍性疾病,进一步明确其中的发病机制实施个性化治疗,是下一步临床工作者努力的方向。

六、治疗

(一)胆碱酯酶抑制剂(AchEI)治疗

自 20 世纪 30 年代该药问世以来,已成功治疗和抢救了众多的 MG 患者,成为对症治疗 MG 的有效药物,但不能从根本上改变 MG 的免疫病理学过程。长期应用此类药物会加重神经肌肉接头处的病理改变,表现为对这类药物的敏感性降低、需求量增加,并且不良反应也更为明显。常用的有溴吡斯的明(pyridostigmine),每次 60～120mg,每日 3～4 次,应从小剂量开始。注射剂有新斯的明、普鲁斯的明(neostigmine),应用于诊断试验及严重吞咽困难和肌无力危象患者。新斯的明每次 1～1.5mg＋阿托品 0.5mg 肌内注射。

(二)胸腺切除术

胸腺病变在 MG 的发病中起重要的作用。70%～80%的 MG 患者伴胸腺病变,胸腺切除术可使患者获得较好的远期效果,故胸腺切除是目前推荐的治疗 MG 重要手段之一,但 AChR－ab 阴性而 MuSK－ab 阳性的患者不推荐胸腺切除。重症、年老、年幼及体弱患者耐受手术创伤的能力差,其术后病情恶化率和近期死亡率较高,因此,围手术期管理非常重要。围手术期管理的目的是尽量控制症状,降低术后发生危象的风险。主要适应证包括胸腺瘤及非瘤的全身型 MG 患者,目前也有学者认为该方法对难治性眼肌型也有疗效。虽然本治疗并不能完全使患者彻底恢复,但能改善大部分患者的生活质量,减轻症状。若是恶性胸腺瘤,适当进行放射治疗有助于控制肿瘤。

(三)肾上腺皮质激素治疗

肾上腺皮质激素(以下简称激素)是公认的治疗 MG 的常规药物。其常用给药方法有以下几种。

(1)大剂量冲击、逐渐减量维持疗法:即甲泼尼龙 1000mg 静脉滴注,每日 1 次,连用 3d;随后地塞米松 20mg,静脉滴注,每日 1 次,连用 7～10d;继用泼尼松 100mg,每日顿服 1 次,以后每周减 2 次,每次减 10mg,直到每天 40mg;而后每周减 1 次,每次减 5mg,直到完全停药。

(2)中剂量冲击、小剂量维持疗法:①地塞米松中剂量冲击、泼尼松小剂量维持疗法适用于延髓肌型、全身型和各类 MG 危象患者。成人地塞米松 20mg 静脉滴注,每日 1 次,连用 5

～7d;地塞米松 10mg 静脉滴注,每日 1 次,连用 10～14d,同时应用 AchEI 和相应的抗生素;随后改为泼尼松每日 30mg,早晨顿服,连服 2 周;后改为每日 20mg,1～3 个月后改为每日 5mg,维持 1 年后停药。②泼尼松中剂量冲击、小剂量维持疗法。这种方法主要在门诊采用,适用于眼肌型、较轻的延髓肌型和全身型 MG 患者。开始剂量成人为 1mg/(kg·d),儿童为 1.0～1.5mg/(kg·d),顿服或分 3 次口服;1 周后成人 40mg/d,连服 2 周后改为 30mg/d;以后每周减 5mg,至 5～7.5mg/d(儿童 2.5～5mg/d),维持 1 年。对一般体质较弱或对激素有顾虑的患者,上述剂量还可以减半。有感染征象者加用适当抗生素,同时口服氯化钾。

(3)小剂量长程维持疗法:此疗法适用于年老体弱,或者有高血压等老年疾病的患者。

(四)免疫抑制剂治疗

此类药物适用于伴肺结核、溃疡病和糖尿病的 MG 患者;胸腺切除术后及血浆交换后症状有反复的 MG 患者;长期应用激素效果越来越差和对激素有依赖的 MG 患者。

1.环磷酰胺 能破坏细胞内 DNA、抑制 RNA 的合成,因抑制免疫活性细胞的分泌、增殖,对 B 淋巴细胞尤为显著,对体液和细胞免疫均有作用。使用方法各不相同。常用方法包括小剂量脉冲疗法及大剂量冲击疗法。小剂量脉冲使用方法是环磷酰胺 200mg＋维生素 $B_6$100mg＋5％葡萄糖或生理盐水 500ml 静脉滴注,每日 1 次,连用 5d。每 1～3 月重复使用。不良反应有胃肠道反应、脱发、肝损害、出血性膀胱炎、白细胞减少和血小板减少。大剂量冲击方法也可试用于难治性病例。

2.硫唑嘌呤 通过抑制 DNA 和 RNA 合成,主要抑制 T 淋巴细胞功能,对 B 淋巴细胞功能也有较弱的抑制作用。每日 1～3mg/kg,分 3 次口服,疗程 1～3 年。不良反应同环磷酰胺,但对生殖腺抑制作用较轻微。

3.环孢素 2A 可能通过抑制 IL－2 的释放或抑制 IL－2 受体来抑制 T 辅助细胞和毒性细胞,可使 AchRab 滴度下降。每日 6mg/kg,12 个月为 1 个疗程。主要不良反应为肾毒性,但在减药或停药后可恢复。恶性胸腺瘤患者不推荐使用该治疗。

4.FK506,又名他克莫司 较强大的抗活性 T 淋巴细胞增殖效应,是因为它干扰了 IL－2 的产生。FK506 的起始剂量为 0.1mp/(kg·d),分 2 次口服,直到患者的血浆浓度达到 7～8ng/ml,泼尼松可逐渐减量,直到最终完全停药。治疗时间为 4～20 个月,平均 12 个月。不良反应较少,少数患者可出现血压、血脂升高和消化道出血。

(五)血浆交换疗法

血浆交换疗法主要用于 MG 危象患者的抢救和胸腺瘤切除术术前准备。方法为将患者血浆分离抽出,同时补入健康人血浆、白蛋白和晶体溶液,每周 1～2 次,一般 3～5 次往往显示出较好效果。严格按照操作规程、采取必要的防治措施,本疗法一般是安全的,但由于该方法费用较昂贵,必须严格掌握适应证。

(六)免疫吸附疗法

免疫吸附疗法适用于全身型 MG 和危象患者。该疗法是将患者血浆中的致病抗体经吸附泵特异性吸附后,将血浆和其他血液成分重新回输给患者的一种治疗方法。

(七)淋巴细胞交换疗法

淋巴细胞交换疗法是定期用正常人血淋巴细胞来交换患者血淋巴细胞,以去除产生乙酰胆碱受体抗体的 B 淋巴细胞及其相应的辅助与诱导 T 淋巴细胞。

(八)大剂量丙种球蛋白静脉滴注疗法

目前认为 IVIg 治疗危重和难治性 MG 的有效方法。方法为每次 0.2g/d,连用 5d,每周 1 次。5～7 天开始显效,疗效维持 3～4 周。IVIg 的主要不良反应包括头痛,过敏等。心肾功能不全、IgA 缺乏为适应证。

(九)造血干细胞移植疗法

已有个案报道造血干细胞移植治疗难治性 MG,但其疗效和安全性仍需进一步论证。

(十)单克隆抗体疗法

Rituximab 商品名美罗华,是针对 B 淋巴细胞 CD20 的单克隆抗体。有较多的小规模报道认为 Rituximab 对 MuSK－ab 阳性的难治性 MG 有效。其可能的不良反应为进行性多灶性白质脑病。

(十一)辅助疗法

(1)极化液(不含镁):由于长期应用 AChEI,使神经－肌肉接头处发生退行性病变,极化液可使终板功能恢复,使乙酰胆碱 2 胆碱酯酶系统的代谢功能恢复。方法为成人每次 10％葡萄糖 1000ml＋10％氯化钾 30ml＋胰岛素 12～16U,静脉滴注,每日 1 次,可连用 14d。

(2)胸腺肽注射液:有小规模报道认为胸腺肽能调节 MG 患者的免疫异常,有助于 MG 症状的稳定。

七、危象的抢救

肌无力危象(myasthenie crisis),是多种原因导致的急行呼吸肌麻痹、使患者换气功能严重受损而危及生命的危急状态。常见诱因是感染、疲劳、应急、不适当使用药物或手术等,临床征象为呼吸费力、咳嗽咳痰无力、氧饱和度下降、大汗及心律增快等。血气分析可协助诊断。

MG 危象抢救的主要措施包括快速开发气道辅助通气、干涸疗法、去除诱因、治疗并发症及免疫治疗等。如果初步判断为过度疲劳或溴化吡啶斯的明用药不够所致,可肌内注射新斯的明 1～1.5mg 或静脉缓慢注射 0.5mg(成人),然后密切观察并准备行气管插管及辅助通气。如果诱因为感染、手术或其他药物,需立即插管进行辅助通气。插管方法最好经鼻腔插管,这样可以维持大概 2 周而不需进行气管切开。也有报道认为无创性呼吸通气(BiPAP)能有效缓解 MG 危象,并且能减少肺部并发症,在保证安全有效的通气情况下停用所有 AChEI 药物(干涸疗法)经过 2～3d 后再次从小剂量开始使用 AChEI 药物,以恢复 AChR 对药物的敏感性。其他治疗包括使用抗生素控制肺部感染、保护重要器官的功能、鼻饲保证营养供给及使用极化液等。IVIg 或血浆交换有助于尽早脱离呼吸机。激素或免疫抑制剂能调节免疫功能,巩固疗效。一般经过 1～2 周的治疗,大部分患者能脱离呼吸机。待危象缓解后,需进行免疫调节治疗或胸腺切除等,以维持疗效。发生危象后,其死亡率是增加的。死亡原因包括心脏异常、肺栓塞或重症呼吸机相关性肺炎(ventilator－associated pneumonia)等。同时,发生危象后,再次发生危象的概率也是增加的,故应尽量避免人为因素诱发危象。

(祁建国)

第七节 脊髓血管病

一、简介

脊髓血管病是一组供应脊髓的血管阻塞或破裂引起脊髓运功、感觉和括约肌功能障碍的疾病。脊髓血管病分为缺血性、出血性及血管畸形三类。发病率远低于脑血管疾病,但脊髓内结构紧密,较小的血管损害可导致严重后果。

二、病因学

脊髓血管病分为脊髓缺血性血管病、脊髓出血性血管病和脊髓血管畸形。脊髓缺血性血管病病因包括:心肌梗死、心搏骤停、主动脉破裂、主动脉造影、胸腔和记住等引起严重低血压;动脉粥样硬化、梅毒性动脉炎、肿瘤、蛛网膜粘连等;夹层动脉瘤引起的肋间动脉或腰动脉闭塞,胸腔或脊柱手术,颈椎病,椎管内注射药物,选择性脊髓动脉造影并发症。脊髓出血性血管病按其部位分硬膜外、硬膜下、蛛网膜下和脊髓内出血,其病因包括:外伤、脊髓动静脉畸形、动脉瘤、血液病、肿瘤继发出血和抗凝治疗后等,其中外伤是椎管内出血的主要原因。脊髓血管病常作为其他疾病的并发症,易被原发病掩盖。脊髓血管畸形是常见的脊髓血管病,最多见为蔓状静脉畸形和动、静脉畸形,畸形血管可压迫脊髓,闭塞引起脊髓缺血,破裂引起出血导致脊髓功能受损,约1/3的患者合并病变脊髓节段皮肤血管瘤、颅内血管畸形和脊髓空洞症等。

三、临床症状

1. 缺血性疾病

(1)脊髓短暂性缺血发作突然发作的间歇性跛行是本病的典型表现,持续数分钟至数小时,可完全恢复,不遗留任何后遗症。也可表现自发性下肢远端发作性无力,反复发作,可自行缓解,休息或使用血管扩张剂可缓解,间歇期症状消失。

(2)脊髓梗死呈卒中样起病,脊髓症状常在数分钟或数小时达到高峰。①脊髓前动脉综合征,脊髓前动脉供应脊髓前2/3区域,易发生缺血性病变,以中胸段或下胸段多见,首发展症状常突发病损水平相应部位根性痛或弥漫性疼痛,短时间内发生弛缓性瘫,脊髓休克期过后转变为痉挛性瘫;传导束型分离性感觉障碍,痛温觉缺失而深感觉保留(后索未受累),尿便障碍较明显。②脊髓后动脉综合征,脊髓后动脉极少闭塞,因有良好侧支循环,即使发生症状也较轻且恢复较快;表现急性根痛,病变水平以下深感觉缺失和感觉性共济失调,痛温觉和肌肉力保存,括约肌功能常不受影响。③中央动脉综合征,病变水平相应节段的下迅速神经元性瘫痪、肌张力减轻、肌萎缩,多为锥体束损害和感觉障碍。

2. 出血性疾病 出血性疾病包括硬膜外、硬膜下和脊髓内出血,均骤然出现剧烈背痛,截瘫、病变水平以下感觉缺失和括约肌功能障碍等积形脊髓横贯性损害表现。硬膜下血肿远较硬膜外血肿少见。脊髓蛛网膜下腔出血起病急骤,表现颈背痛、脑膜刺激征和截瘫等;脊髓表面血管破裂出血可能只有背痛,无脊髓受压表现。

3.血管畸形　血管畸形绝大多数为动静脉畸形,多见于胸腰段,其次为中胸段,颈段少见;动脉性及静脉性罕见。动静脉畸形分为四种类型:精脊膜动脉瘘、髓内动静脉畸形、青年型动静脉畸形和髓周动静脉瘘等。多在45岁前发病,约半数在14岁前发病,男女之比为3∶1。缓慢起病着多见,亦可为间歇性病程,有症状缓解期;突然发病为畸形血管破裂所致,多以急性疼痛为首发症状,表现脑膜刺激征、不同程度截瘫、根性或传导束性感觉障碍,如脊髓半侧受累表现脊髓板切综合征。括约肌功能障碍早期为尿便困难,晚期失禁;也有少数患者表现为单纯脊髓蛛网膜下腔出血。

四、临床分类

脊髓血管病中部分类型分类尚不统一,从临床症状表现的角度大致分为脊髓缺血性血管病、脊髓出血性血管病和脊髓血管畸形。

五、辅助检查

1.脑脊液检查　脊髓蛛网膜下降出血脑脊液呈血性;椎管梗阻时脑脊液蛋白量增高,压力低。

2.MRI 检查　可显示脊髓局部增粗、出血或梗死,增强后可能发现血管畸形。脊髓造影可确定血肿部位,显示脊髓表面畸形血管位置和范围,但不能区别病变类型。

3.脊髓数字减影血管造影(DSA)　对确诊脊髓血管畸形颇有价值,可明确显示畸形血管的大小、形态、位置、范围、类型、供血动脉及引流静脉,对指导手术或放射介入治疗很有帮助。

六、诊断

脊髓血管病临床表现复杂,缺乏特异性检查手段,缺血性病变诊断更有一定难度,常依据动脉硬化、外伤、血压波动等,配合脊髓影像学和脑脊液检查确诊。

七、治疗措施

脊髓缺血性血管病和脊髓出血性血管病在临床上多为急诊,需要及时处理,采取药物或手术治疗,尽量避免各种并发症的发生。脊髓血管畸形应视畸形大小和分布范围选择导管介入治疗或手术切除治疗之。后遗截瘫病者按脊髓炎恢复期办法进行康复治疗和护理。

患者保持精神愉快、避免情绪激动,给予低脂低盐易消化富含纤维素的食物,保持大便通畅,便秘者可用缓泻剂或开塞露,排便时避免屏气用力,注意加强护理。对症处理缺血性脊髓血管病,治疗原则与缺血性卒中相似,可应用血管扩张剂及促进神经功能恢复的药物,低血压者应予纠正血压,疼痛明显者可给予镇静止痛剂。

出血性脊髓血管病,硬膜外或硬膜下血肿应紧急手术清除血肿,解除脊髓受压。其他类型椎管内出血应针对病因治疗,使用脱水剂、止血剂等。

脊髓血管畸形,视畸形大小和分布范围,可行血管结扎、切除或介入栓塞治疗。

八、预后

脊髓体积小,结构紧密,一旦脊髓发生病变,就会出现明显症状,上颈段病变有时会影响呼吸,危及生命,脊髓血管病需早诊断、早治疗,能够取得较好疗效,如治疗延误,本病常易造成截瘫。

(贾海鹏)

第八节　脑梗死

一、简介

脑梗死又称缺血性脑卒中或中风,指因动脉管腔狭窄或者堵塞形成脑血栓,引发局部脑组织血液供应障碍,继而发生缺血缺氧性病变后局部脑组织坏死和脑软化,最终导致相应的神经功能缺失的脑血管疾病。脑梗死的发病率高,病死率高,致残率高,复发率高。

二、流行病学

中国 1986 年—1990 年大规模人群调查显示,脑卒中发病率为 109.7/10 万～217/10 万,患病率为 719/10 万～745.6/10 万,死亡率为 116/10 万～141.8/10 万。男性发病率高于女性,男：女约为 1.3：1～1.7：1。脑卒中发病率患病率和死亡率随年龄增加 45 岁后均呈明显增加,65 岁以上人群增加最明显,75 岁以上者发病率是 45～54 岁组的 5～8 倍,存活者中 50%～70%患者遗留瘫痪失语等严重残疾给社会和家庭带来沉重的负担。1990 年全国性流行病学调查显示重症脑血管病的发病率为 115.61/10 万,患病率为 256.94/10 万,死亡率为 81.33/10 万。我国每年新发生脑卒中患者近 150 万人年死亡数近 100 万人。脑梗死患者约占全部脑卒中的 70%。

三、病因学

脑梗死临床常见的脑血管疾病之一,主要是由于供应脑部血液的动脉出现粥样硬化和血栓形成,使管腔狭窄甚至闭塞,导致局灶性急性脑供血不足而发病;也有因异常物体(固体、液体、气体)沿血液循环进入脑动脉或供应脑血液循环的颈部动脉,造成血流阻断或血流量骤减而产生相应支配区域脑组织软化坏死者。

无症状脑梗死发生的比较少,但是死亡率较高,它是由于脑供血障碍引起的脑组织缺血、缺氧而引起的脑软化,引起这类脑梗死发生的原因主要有以下几方面:第一,患者年龄较大,兼有动脉硬化性等疾病,一旦精神高度紧张或抑郁可能导致发病;第二,在脑部缺血部位或血肿较小,仅有轻微的或偶发的麻木感或疼痛感,未引起重视;第三,原来就有脑部疾病,如脑血肿或血管瘤等,随着运动或饮食不当(如饮酒、吸烟)逐渐加重。

外伤性脑梗死一般是在外伤 24 小时后经头颅 CT 检查时出现的一种并发症。发生的原因主要有:第一,蛛网膜下腔出血,它占颅脑外伤患者 40 以上,而这类患者可以出现脑血管痉挛、脑缺氧或循环障碍,最后导致脑梗死。第二,有些患者年龄较大,多为 50 岁以上,再伴有高血压、高血脂病史，本来血管已经老化，若遭受外伤后，可导致脑内血肿或脑水肿，结果颅内血压增高，最后产生脑梗死，可见外伤是这类患者脑梗死的重要诱因。第三，外伤引起内源性脑损伤因子积聚从而引起脑梗死，部分患者在遭受外伤后，使神经递质的含量发生变化，体内的自由基或代谢废物积累增加，而这些物质都可增加脑梗死的概率。

四、临床表现

根据部位可以分为颈内动脉系统（前循环）脑梗死和椎基底动脉系统（后循环）脑梗死。颈内动脉系统（前循环）脑梗死可以分为颈内动脉血栓形成、大脑中动脉血栓形成、大脑前动脉血栓形成。椎基底动脉系统（后循环）脑梗死可以分为大脑后动脉血栓形成、椎动脉血栓形成、基底动脉血栓形成。

颈内动脉血栓形成，临床表现复杂多样。大脑中动脉血栓形成，大脑中动脉主干闭塞可出现对侧偏瘫、偏身感觉障碍和同向性偏盲，可伴有双眼向病灶侧凝视，优势半球受累可出现失语，非优势半球病变可有体像障碍。大脑前动脉血栓形成，大脑前动脉阻塞时由于前交通动脉的代偿，可全无症状。

大脑后动脉血栓形成，大脑后动脉闭塞引起的临床症状变异很大，动脉的闭塞位置和Willis 环的构成在很大程度上决定了干梗死的范围和严重程度。椎动脉血栓形成，若两侧椎动脉的粗细差别不大，当一侧闭塞时，通过对侧椎动脉的代偿作用，可以无明显症状。在小脑后下动脉或椎动脉供应严肃外侧的分支闭塞时发生延髓背外侧综合征。基底动脉血栓形成，基底动脉主干闭塞，表现为眩晕、恶心、呕吐、及眼球震颤，复视，构音障碍，吞咽困难及共济失调等，病情进展迅速而出现球麻痹，四肢瘫，昏迷，并导致死亡。基底动脉的短旋支闭塞，表现为同侧面神经和外展神经麻痹，对侧瘫痪，即为脑桥腹外侧综合征。当脑桥基底部双侧梗死，表现为双侧面瘫，球麻痹，四肢瘫，不能讲话，但因脑干网状结构未受累，患者意识清楚，能随意睁闭眼，可通过睁闭眼或眼球垂直运动来表达自己的意愿，即为闭锁综合征。当基底动脉尖端分出两对动脉，大脑后动脉和小脑上动脉，供血区域包括中脑、丘脑、小脑上部、颞叶内侧和枕叶。临床表现眼球运动障碍，瞳孔异常，觉醒和行为障碍，可伴有记忆丧失，及对侧偏盲或皮质盲，少数患者可出现大脑脚幻觉。这是基底动脉尖综合征。

五、分类

目前进展性脑梗死的诊断标准国内外有所不同。国外对进展性缺血性卒中定义为发病 1 周内临床症状和体征逐渐进展或呈阶梯式加重的缺血性卒中。其标准为病情在 1 周内逐渐进展，当 Canadian 卒中量表评分下降 1 分、Scandinavian 卒中量表（SSS）评分下降 2 分或更多、美国国立卫生研究所卒中量表（NItiSS）评分下降 3 分或更多时，可诊断为进展性卒中。国内学者多认为发病后 48 小时内神经功能缺损症状逐渐进展或星阶梯式加重的缺血性卒中为进展性缺血性卒中。

根据临床表现，进展性脑梗死可分为以下四种类型：①急性进展型：病情可在 1 到数小时明显加重，当时即可观察或被患者及家属觉察，该型占 53.6%。②缓慢进展型：病情多在 3～5 天加重，个别在 2 周内病变达高峰，逐渐缓慢加重，不易被察觉，特别是发生在椎基底动脉系统上行网状结构时，有嗜睡、昏睡逐渐加重，该型占 36.4%。③台阶式进展型：病变达高峰后病情稳定，或略为好转，产生一个平台期，数小时或数天后再次加重，达到另一高峰，稳定后再次形成平台期,该型占6.2%。④波浪式进展型:发病初期类似短暂性脑缺血发作发作,早期CT不显示,常诊断为短暂性脑缺血发作,经过数小时、数天再次短暂性脑缺血发作样发作,行颅脑CT发现已有小灶性梗死,该梗死灶实际上是上次发作所致,该型占3.8%。

六、诊断措施

1.CT血管成像 通过静静脉注射碘化造影剂后,经螺旋CT扫描进行血管重建成像,它可检测到颅外颈动脉的狭窄程度及是否形成血液斑块,还可检测到颅内血管狭窄的程度、血栓的大小或有无动脉瘤;可直观看到脑血液循环情况,非常有利于脑梗死的早期诊断。

2.CT灌注成像 这项技术是通过注射碘对比剂显示毛细血管的变化动态,从而观察脑组织密度有无改变,该技术可用于发病早期的检测,特别是发病2～4小时的超早期,如果发现脑部的低密度病灶,可判断形成了缺血性脑梗死。

3.核磁共振(MR)检测 核磁共振成像(MRI)技术是目前最重要的辅助检查之一,特别是超早期检测(如脑梗死数分钟后)发现异常,就可确定病情,对症治疗。该技术主要有以下几类:

(1)磁共振弥散加权成像(DWI)技术:这种检测方法对早期缺血改变非常敏感,如果脑血管缺血发生仅1～5分钟都能收集高信号,它能反映细胞是否发生了水肿,所以在脑梗死发生早期,利用DWI检测可特异性观察到病情的严重程度。

(2)磁共振灌注成像(PWI)技术:利用团注对比剂追踪技术可观察到血流灌注情况,从成像上可直接看到脑部血流的变化,一旦发现脑部缺血,就非常敏感地观察到各种信息。

(3)磁共振血管成像(MRA)技术:这是一项血流依赖性技术,由于血流信号消失的因素是多方面的,不一定是血管完全闭塞,因此,必须细致区分血流缓慢、无血流形成的原因,再加上其他技术的联合应用,以免误诊。

(4)磁共振频谱(MRS)技术:该技术可判断特定脑区的代谢活动是否正常,脑部某些代谢产物的含量是否超标,最大限度地进行早期诊断,对脑梗死的严重程度做出判断。

4.诊断 中老年患者,有动脉粥样硬化及高血压等脑卒中的危险因素,安静状态下活动起病,并前可有反复的短暂性脑缺血发作发作,症状常在数小时或数天内达高峰。出现局灶性神经功能缺损,梗死的范围与某一脑动脉的供应区域相一致。一般意识清楚。头部CT在早期多正常,24～28小时内出现低密度病灶。脑脊液正常,SPECT、DWI和PWI有助于早期诊断,血管造影可发现狭窄或闭塞的动脉。

七、治疗措施

(一)对症支持治疗

卧床休息,注意对皮肤、口腔及尿道的护理,按时翻身,避免出现褥疮和尿路感染等。

1.调控血压 如收缩压小于180毫米汞柱或舒张压小于110毫米汞柱,不需降血压治疗,以免加重脑缺血;如收缩压在185～210毫米汞柱或舒张压在115～120毫米汞柱之间,也不需降血压治疗,应严密观察血压变化;如收缩压大于220毫米汞柱,舒张压大于120毫米汞柱以上,则应给予缓慢降血压治疗,应严密观察血压变化,防治血压降得过低。

2.控制血糖 脑卒中急性期血糖增高可以是原有糖尿病的表现或是应激反应。当患者血糖增高超过11.1毫摩/升时,应立即给予胰岛素治疗,将血糖控制在8.3毫摩/升以下。

3. 吞咽困难的处理 大约 30%～65% 的急性卒中患者会出现吞咽困难,吞咽困难治疗的目的时预防吸入行肺炎,避免因饮食社区不足导致的体液缺失和营养不良。水、茶等稀薄液体最易导致误吸。

4. 肺炎的处理 约 5.6% 卒中患者合并肺炎,误吸时卒中合并肺炎的主要原因,肺炎时患者死亡的一个主要原因,急性脑卒中还可以并发急性神经源性肺水肿。治疗主要包括呼吸治疗(如氧疗)和抗生素治疗,药敏实验有助于抗生素的选择。

5. 上消化道出血的处理 是脑卒中患者急性期临床上较常见的严重并发症,病死率较高,是由于胃、十二指肠黏膜出血性糜烂合计行溃疡所所致。主要采用胃内灌洗和使用制酸止血药物进行治疗。

6. 水电解质紊乱的处理 由于神经内分泌功能的紊乱、意识障碍、进食减少、呕吐、中枢性高热等原因,尤其是脱水治疗时,常并发水电解质紊乱,进一步加重脑组织的损害,严重时可危及生命。

7. 心脏损伤的处理 主要包括急性心肌缺血、心肌梗死、心律紊乱及心力衰竭等,失急性期脑血管病的主要死亡原因之一。早期密切观察心脏清苦抗,必要时行动态心电监测及心肌酶谱测查,及时发现心脏损伤。

(二)溶栓治疗

主要是在缺血脑组织出现坏死之前,迅速重建缺血脑组织的血供循环,挽救受损脑细胞,尽可能地缩小因缺血缺氧对脑组织造成的不可逆性损伤,改善脑梗死的预后。溶栓治疗因受梗死脑组织生理特性差异以及脑梗死患者个体差异的限制,具有一定的不确定性,因而临床应用时具有其相应的适应证和禁忌证。一般认为,18～80 岁;脑功能损害的体征比较严重,持续存在超过 1 小时;颅内无出血,无早期大面积脑梗死影像学改变;红细胞、血红蛋白、血小板、凝血功能正常的患者在 6 小时内溶栓是安全有效的。主要包括静脉溶栓,动脉溶栓和药物溶栓。

(三)静脉溶栓

一般采用静脉滴注或静脉推注的方法,设备简单,操作便捷,创伤较小,耗时较短,费用较低,患者易于接受,但该溶栓方法用药剂量较大,对纤溶系统影响较大,出血较多见,对大血管的血栓再通率较低,因而适于弥散性微血栓的溶栓。

(四)动脉溶栓

一般采用 Seldinger 技术穿刺股动脉或颈动脉,根据血管数字减影的图像示踪,将微导管插入血栓部位,注入溶栓药物,进行超选择性动脉内溶栓治疗。动脉溶栓法对设备要求高、操作复杂、用药量小、耗时长、溶栓效率高,对纤溶系统影响小,适于大血管内单一或少量血栓栓塞的患者。

(五)药物溶栓

1. 尿激酶 非选择性的纤维蛋白溶解剂,直接将纤溶酶原激活转化为纤溶酶,裂解血栓表面和游离于血液中的的纤维蛋白,在血栓内外发挥纤溶作用,抗原性小,安全有效,较为常用。

2. 链激酶 非选择性纤维蛋白溶解剂,可经血浆及血清中的蛋白激活,提高体内纤维蛋白溶解系统的活力,将纤溶酶原激活转化为纤溶酶,溶解血栓,有一定抗原性,给药前应静脉推注地塞米松。

3.重组组织型纤溶酶原激活物　是目前公认的最有效的溶栓药,特异性地降解血栓部位的纤维蛋白原,不产生自身纤溶作用,脑梗死发作3小时内静脉输入该药有较好的预后。

（六）抗凝药物治疗

抗凝药物治疗是为了防止脑梗死患者因血栓扩展引发再梗死,神经功能缺失加重。适用于心源性脑梗死和进展型脑血栓患者。主要治疗药物有阿司匹林、肝素、低分子肝素钙和奥扎格雷钠等。

1.阿司匹林　抗血小板聚积,广泛地应用于缺血性脑血管病的治疗,服用后有效降低脑梗死的复发率和病死率。研究显示,阿司匹林联合氯吡格雷效果可能优于阿司匹林单用。

2.肝素　通过阻止凝血酶原转变为凝血酶,抑制纤维蛋白原转变为纤维蛋白,阻止血小板的凝聚。

3.低分子肝素钙　通过结合抗凝血酶Ⅲ及其复合物,抑制Ⅹa因子和凝血酶,同时还可促进血浆纤溶酶原激活物释放,发挥纤溶作用。临床使用时无需监测凝血指标,使用方便,治疗急性脑梗死安全有效。

4.奥扎格雷钠　血栓烷（TX）合酶抑制剂,抑制前列腺素 H2（PGH2）生成血栓烷 A2（TXA2）,促进血小板所衍生的 PGH2 转向内皮细胞后合成前列腺素（PGI2）,改善 TXA2 与 PGI2 的平衡异常,发挥抑制血小板聚集和扩血管的作用,改善缺血区微循环。

（七）脑神经保护剂

脑梗死患者局部脑组织的神经元损伤,同时神经元的蛋白合成停止,膜离子转运停止,神经元发生去极化,钙离子内流促进氨基酸—谷氨酸的释放,进一步加强钙离子的内流和神经元的去极化,加重神经元损伤。因此,及时使用脑神经保护剂一方面可以阻断神经细胞损伤及凋亡的病理生理过程,另一方面增强脑细胞对缺血缺氧的耐受性,从而保护神经细胞,促进脑梗死局部组织的恢复。主要治疗药物包括钙离子拮抗剂、NO 合酶抑制剂、自由基清除剂、神经营养药物。

1.钙离子拮抗剂　代表性药物为尼莫地平,易通过血脑屏障而选择性地作用于脑血管平滑肌,有效阻止 Ca^{2+} 进入细胞内,抑制血管平滑肌收缩,减轻血管痉挛,扩张脑血管,改善病灶区血液循环;另有降低血浆黏稠性,抑制血小板聚集并防止微血栓形成的作用。

2.NO 合酶抑制剂　代表性药物为 NG 位硝基左型精氨酸（IN-NA）。NO 是一种血管、神经活性物质,而氧化亚氮合酶（NOS）是合成 NO 的关键酶,包括神经元型 NOS（nNOS）,内皮细胞型 NOS（eNOS）和诱导型 NOS（iNOS）,其中 nNOS 和 iNOS 过度表达释放的 NO 具有神经毒性,损伤神经元。NO 合酶抑制剂可以缓解 NO 的神经毒性作用,减轻脑损伤。

3.神经营养药物　代表性药物为脑神经生长素、吡拉西坦、思尔明、脑活素、都可喜等,此类药物能促进脑细胞对葡萄糖的利用和能量的储存,促进脑组织的新陈代谢,增加脑血流量,刺激神经传导,兴奋受抑的中枢神经,促进损伤神经元的修复再生。

4.自由基清除剂　代表性药物为维生素 C、维生素 E、超氧化物歧化酶（SOD）、甘露醇、糖皮质激素、依达拉奉等,此类药物通过清除自由基,抑制脑细胞的脂质过氧化,延迟神经细胞死亡,减小梗死面积。

（八）亚低温疗法

该方法是将人体体温降至32℃～35℃而保护人体组织,特别是可保护脑组织。其机理是通过降低脑组织内葡萄糖的利用率和耗氧量而减缓脑代谢,若在脑梗死发病2～5天用亚低温疗法治疗,并持续 72 小时,就能减轻脑水肿高发期的脑损伤。

(九)高压氧疗法

将患者置于高压氧舱中吸纯氧或高浓度氧,提高患者体内的氧含量,改善梗死病变组织氧气供应量,使受损的神经细胞得以修复,促进毛细血管的再生,提高循环系统的快速运转,缩小缺血脑组织。同时,由于血液中氧气含量增加,促使血管内皮生成因子的表达,尽量减少脑梗死的体积。

八、预后

大约 30%幸存者不能达到完全恢复,尽管日常活动不需要帮助。另外 20%的幸存者至少有一项活动需要接受帮助,多数(60%)需要接受医疗机构的帮助。脑卒中患者的幸存者的寿命会急剧减少,并且脑血管事件复发的可能性迅速增高。

(贾海鹏)

第九节　脑动脉硬化症

一、概述

脑动脉粥样硬化主要侵犯管径 $500\mu m$ 以上的脑部大、中动脉,东方人 Willis 环周围主要脑动脉病变严重,并与高血压密切相关。以往认为,小动脉主要承担和调节血管阻力,高血压主要引起小动脉硬化,近来发现正常时脑主要动脉占整个脑血管阻力 20%～30%,慢性高血压时可达 50%,长期高血压必然导致脑部主要动脉壁粥样硬化损害。脑动脉硬化常发生于 40 岁以上的中老年人,男性多于女性,有高血压、糖尿病、高脂血症、长期吸烟、饮酒及精神紧张的人多见。

二、临床表现

脑动脉硬化症由于血管壁增厚,管腔狭窄,使脑实质慢性缺血,常引起大脑功能减退,主要是高级神经活动。

1. 神经衰弱征候群　早期脑动脉硬化可没有症状,但发展到相当程度大多数患者会逐渐出现慢性弥漫性脑功能不全的轻微症状和体征,如头痛、头晕、疲乏、注意力不集中、记忆力减退、情绪不稳、思维迟缓、睡眠障碍(睡眠减少或嗜睡)等症状,呈波浪式发展。

2. 脑动脉硬化性痴呆　主要表现为精神情感障碍。不能准确计算和说出时间、地点、人物,出现明显性格改变,如情感淡漠、思维迟缓、行为幼稚、不拘小节,有时其举动像平常所说的"老顽童",严重者还可出现妄想、猜疑、幻觉等各种精神障碍。

3. 假性球麻痹("球"指脑干的延髓)　表现为四肢肌张力增高,出现难以自我控制的强哭强笑,哭笑相似分不清、吞咽困难伴呛咳及流涎等。

4. 帕金森综合征　面部缺乏表情,直立时身体向前弯,四肢肌强直而肘关节略屈,手指震颤呈搓丸样,步态小而身体前冲。

5. 反复短暂脑缺血发作　有症状与无症状动脉粥样硬化两者并无不可逾越的界线。无症状的颈动脉粥样硬化的斑块微栓子脱落可反复出现反复短暂脑缺血发作,一旦斑块破裂出血、血栓形成,就可引起脑卒中。

三、诊断措施

1.血脂测定　胆固醇>200~250mg%,甘油三酯>130mg%,β脂蛋白>450~600mg%。

2.X线表现改变　①心影丰满,左心室扩大。②主动脉弓突出,明显迂曲、延长。③主动脉结钙化。

3.颅脑CT　常有程度不等的脑萎缩和大小、数量不等的梗死灶。

异常心电图的表现主要是T波,S—T段的改变,或提示左心室肥厚合并劳损。异常脑电图:α波频率稍趋慢化,过渡换气后出现阵发怯,双侧同步,以中高波幅慢节律,这类脑电图变化对于脑动脉硬化症引起一过性脑缺血发作有助于诊断。

4.脑血流图　脑血流图有上升时间延长,重搏波减弱或消失,主峰夹角变钝,波幅下降表现。

5.诊断标准　脑动脉硬化除引起反复短暂脑缺血发作和脑卒中等急性脑循环障碍外,还引起慢性及非定位性脑缺血症状。在无症状脑血管疾病与脑卒中之间除反复短暂脑缺血发作外还应有脑动脉硬化症这一过渡类型。在无症状脑血管疾病患者发作过反复短暂脑缺血发作和无明显后遗症的脑卒中后1年以上,只能诊断为脑动脉硬化症,而不应诊断为无症状或继续诊断为反复短暂脑缺血发作或脑卒中。

一般认为,50岁以后,有隐袭起病、进行性加重的脑功能不全综合征,无严重脑局灶损害的体征,有明显的眼底动脉和全身动脉硬化表现,尤其有高血压、高血脂、糖尿病者,均应考虑脑动脉硬化症。根据上述的体征和有阳性辅助检查结果结合病史询问不难除外神经官能症。根据神经官能症的典型症状,诊断同时合并脑动脉硬化症也不困难。但由于老年人中有动脉硬化的相当普遍,当首诊时不要轻易就下脑动脉硬化症的诊断,应进行全面检查,既要注意有无慢性颅内病变,如脑瘤、慢性感染等,也要警惕全身性疾病引起的脑症状。对精神障碍较明显者,要注意除外老年性痴呆、老年性精神病。为防止诊断扩大化,应在严格排除其他疾病后作出。对发生过反复短暂脑缺血发作或脑卒中的脑动脉硬化患者可定为"确诊的脑动脉硬化症"。对无临床症状的正常老人,不能只根据影像学发现有动脉硬化改变就诊断为脑动脉硬化症,因为从病理上说,60岁以上的老人几乎100%都有不同程度的脑动脉硬化。

四、治疗措施

(一)一般疗法

饮食应避免经常使用过多的动物性脂肪及含胆固醇较高的食物。提倡饮食情况,多吃含维生素食物。如:新鲜蔬菜、水果。含谷固醇食物。如:豆油、花生油、菜籽油、茶油等作为食用油。戒烟,禁饮烈性酒。

参加一定得体力劳动及体育活动,如跑步、散步、保健体操、太极拳等活动。有利于增强体质,控制体重,防治肥胖,锻炼循环系统调节功能,调整血脂代谢等。

注意劳逸结合,生活起居尽量规律,保持乐观,愉快的情绪,避免过度劳累和情绪激动。

(二)药物治疗

1.淤酸及其衍生物　此类药物可使高的胆固醇、磷脂和甘油三酯降低,并能减少肝内总胆固醇、磷脂的存积,对动脉粥样硬化的斑块有抑制其发展作用,临床应用对心、脑动脉硬化有较好的治疗及预防作用。副作用常见皮肤潮红及瘙痒。用量:菸酸100毫克,每日三次,菸酸肌醇脂200～400毫克,每日三次。饮后服用副作用可减少。

2.苯氧乙酸衍化物　此类药物作用主要是抑制甘油三酯由肝脏转移到血液,血中极低密度脂蛋白含量降低。此外尚能增加纤维蛋白原的含量及降低血小板的粘附性。副作用较少,偶有胃肠不适,食欲不振、恶心呕吐,少数可有脱发、白细胞减少、粒性白细胞缺乏等。故服药期间,应定期检查肝功能和白细胞,肝肾功能不全及孕妇应忌服此类药物。常用的药物有:安妥明又名祛脂乙酯;剂量每天1.5～2.0克,分三次,饭后服用。脉康(每斤含安妥明80毫克)其他20％为槐花粉及芹菜籽,每日三次,每次三片。心脉宁主要成分为毛冬青(每片含50毫克),安妥明(每片含50毫克)及各种维生素。此外,还有安妥明铝盐,双安妥明等。

3.不饱和脂肪酸及其复发制剂　常用的有亚油酸丸、益寿宁、脉通、心脉乐、血脂平等。此类药物可使胆固醇沉积化血管外组织,从而改变胆固醇的分布,但作用缓慢,疗效亦不恒定。

右旋甲状腺素,能促进胆固醇的分解,并加速分解物的排泄,同时使脂蛋白明显下降。剂量:开始1～2毫克/天,以后每隔一个月增加1～2毫克,直至4毫克/天。副作用:长期应用可出现甲亢症状,停药后可消除。冠心病患者可诱发加重心绞痛,故应特别小心。

4.雌激素　此药有抗动脉硬化作用,可阻断脂质对动脉内膜的浸润,防止缓激对血管的损害,其作用可能与雌激素对网状内皮系统有刺激作用。剂量:口服2～3毫克/天,一般用20天,停药5～7天。

5.β-谷固醇　其分子机构与胆固醇十分相似,但不能很好地被肠道吸收,具有竞争抑制作用,能降低胆固醇,增加胆固醇的排泄,剂量:4～6克,每天三次,饭前服用。

6.维丙胺　此药原为一种治疗肝类的药物,毒性低。动物试验中观察到有明显改善肝脏机能的作用,并能促进肝细胞再生能力。临床发现有降脂作用,并有降压作用。剂量:每片25毫克,每次50～75毫克,每天三次。针剂每支30毫克,肌注,每日一次。

7.其他抗动脉硬化的药物　如酸性粘多糖,临床应用证明有降低血脂,抗动脉粥样硬化及抗斑块形成。剂量:每片0.13克,每天三次,每次五片。安吉宁,此药能对抗缓激肽,具有抗动脉粥样硬化作用。剂量:每片0.25,每次1～2片,每天三次。副作用主要是肠胃反应和肝脏毒性。故应慎用。

8.异去氧胆酸片　本品是由上海中药一厂从猪胆中提取的一种胆醛酸,具有抑制胆酸形成及溶解脂肪的作用,能降低胆固醇及甘油三酯,无其他副作用。剂量:每片含云氧胆酸150毫克,每次1～2片,每天三次。

9.维生素C　维生素C在临床治疗动脉硬化症具有重要的作用。

10.增加脑血流量的药物　罂粟碱0.1～0.3毫克,3次/日,地巴唑20～40毫克,3次/日,脑益嗪25～50毫克,3次/日。川芎嗪每片50毫克,每次2片,3次/日。针剂:80～100毫克,加入10％葡萄糖250毫升内静滴,每天一次,15次为一疗程。5％碳酸氢钠300毫升,静滴,1次/日,3～7天。

11.促进脑代谢的药物　维生素B族,三磷酸胞苷、细胞色素丙、ATP、辅酶A等。

(贾海鹏)

第十节 脑栓塞

一、概述

脑栓塞是指脑动脉被进入血液循环的栓子堵塞所引起的急性脑血管疾病,是一种常见的缺血性脑血管病。它是指血液中的各种栓子,如心脏的附壁血栓、动脉硬化斑块、脂肪、肿瘤细胞、空气等随血流进入脑动脉而阻塞血管,当侧支循环不能代偿时,引起该动脉供血区脑组织缺血性坏死,出现局灶性神经功能缺损,约占脑卒中的 12%～20%。按栓子来源分为心源性脑栓塞、非心源性脑栓塞和来源不明的脑栓塞,其中以心源性脑栓塞最常见。其起病急骤,常在数秒钟或数分钟内症状达高峰,少数呈进行性恶化,如未能及时诊治,常导致严重后果。

二、流行病学

脑栓塞的发病率大约为十万分之 0.2～0.5,从 1952 年至 1961 年,每百万人中每年平均有 0.39 人死于脑栓塞,脑栓塞的病死率大约为 20%～50%。在荷兰,脑栓塞的发病率大约为十万分之 1.32,女性(十万分之 1.86)的发病率显著高于男性(十万分之 0.75)。

三、病因学

1995 年第 4 届全国脑血管病会上将脑栓塞分为心源性、动脉源性、脂肪性和其他等类型。以心源性脑栓塞较为多见。由于抗生素的广泛应用,风湿热发病率大为减少,而老年性、非风湿性心脏病患者的脑栓塞发病率有上升趋势,60.3% 的老年非风湿性房颤患者曾发生脑缺血症状,其中 2/3 是由于心源性栓子所致脑栓塞。心脏手术引起的脑栓塞中,发生于术后 24 小时内者占 79%,大多表现为多发性脑栓塞,部位以大脑后部、小脑多见。严重的主动脉粥样硬化所形成的附壁血栓或斑块脱落也可成为脑梗死的病因。脂肪栓塞多见于长骨骨折后,脂肪的残片通过颈内动脉分支逆行,引起眼和脑的栓塞。研究显示,因子 V(Leiden/G1691A)、凝血酶原(G20210A)和亚甲基四氢叶酸还原酶(C677T)与脑栓塞相关。

四、临床表现

患者发病前曾有肢体发麻,运动不灵、言语不清、眩晕、视物模糊等征象。常于睡眠中或晨起发病,患肢活动无力或不能活动,说话含混不清或失语,喝水发呛。多数患者意识消除或轻度障碍。面神经及舌下神经麻痹,眼球震颤,肌张力和腹反射减弱或增强,病理反射阳性,腹壁及提睾反射减弱或消失。

脑血栓轻微者表现为一侧肢体活动不灵活、感觉迟钝、失语,严重者可出现昏迷、大小便失禁甚至死亡。但由于发生的部位不一样,脑血栓的症状也不一样。

病变发生在颈内动脉时,脑血栓的症状在临床上表现为"三偏症"即偏瘫、偏身感觉障碍、偏盲。同时有可能伴有精神症状,主侧半病变尚有不同程度的失语、失用和失认,还出现特征性的病侧眼失明伴对侧偏瘫称黑蒙交叉性麻痹,动眼神经麻痹,和视网膜动压下降。

病变发生在大脑前动脉时,由于前交通动脉提供侧支循环,近端阻塞时可无症状;周围支受累时,常侵犯额叶内侧面,常出现下肢瘫痪,并可伴有下肢的皮质性感觉障碍及排尿障碍;

深穿支阻塞,影响内囊前支,常出现对介中枢性面舌瘫及上肢轻瘫。双侧大脑前动脉闭塞时可出现精神症状伴有双侧瘫痪。

病变发生在大脑中动脉时,主干闭塞时有三偏征,主侧半球病变时尚有失语。这种部位血栓最为常见。

当病变出现在小脑前下动脉时,脑血栓的症状为眩晕、眼球震颤,两眼球向病灶对侧凝视,病灶侧耳鸣、耳聋,Horner 征及小脑性共济失调,病灶侧面部和对侧肢体感觉减退或消失。

当病变出现在小脑后下动脉时,引起延髓背外侧部梗死,出现眩晕、眼球震颤,病灶侧舌咽、迷走神经麻痹,小脑性共济失调及 Hroner 征,病灶侧面部对侧躯体、肢体感觉减退或消失。

五、诊断措施

1.经颅多普勒　能追踪脑血管血流中的微栓子;有助于发现无症状性脑栓塞,能发现脑栓塞的危险因素之一:颅内和颈部大动脉狭窄,尤其是狭窄程度在 70% 以上者,经颅多普勒诊断的阳性率高达 95% 以上。

2.经食道超声心动图　能发现心房附壁血栓、大动脉斑块等,心源性脑栓塞患者早期应用经食道超声心动图能探测左房栓子并预报并发栓塞的危险度。

3.单光子发射断层扫描　利用单光子发射断层扫描半定量地测量不对称性的脑血流灌注,得以评估栓塞后脑组织损害程度和残存脑组织的功能。还可利用单光子发射断层扫描研究脑缺血的病理生理变化。

4.磁共振影像　脂肪性脑栓塞中,头部 CT 未发现异常,MRI 则显示 T_2 加权像上分散的、高信号的脑梗死灶,单光子发射断层扫描和经颅多普勒也在急性期显示出脑部血流量降低。MRI 在诊断脂肪性栓塞方面比头部 CT 敏感性高,应作为此类栓塞影像学检查的首选方法。还有一些新型 MRI 如:弥散加权磁共振影像(DWI)、灌注加权磁共振影像(PWI)等,目前多用来监测溶栓治疗过程及评价溶栓效果。

5.D-二聚体检测　D-二聚体是测定纤溶系统主要因子,对于诊断与治疗纤溶系统疾病(如各种血栓)及与纤溶系统有关疾病(如肿瘤,妊娠综合征),以及溶栓治疗监测,有着重要的意义。纤维蛋白降解产物 D 的水平升高,表明体内存在着频繁的纤维蛋白降解过程。因此,纤维 D-二聚体是深静脉血栓、肺栓塞、弥漫性血管内凝血的关键指标。D-二聚体的敏感性为 93.9%,特异度为 89.7%。

六、治疗措施

脑栓塞的治疗应包括对于原发病即栓子来源器官病变的治疗和脑栓塞的治疗两部分。脑栓塞的治疗主要在于改善脑循环,减轻缺血缺氧所致的脑损害。各种治疗措施与脑梗死大致相同,由于脑栓塞极易发生梗死后出血,故抗凝治疗必须慎重。

(一)一般处理

卧床及镇静处理;保持呼吸道通畅和心脏功能;注意营养状况,保持水和电解质的平衡;加强护理防止肺炎、泌尿系感染和褥疮等并发症的发生。

（二）脱水降颅压

治疗脑栓塞的主要措施之一，目的在于减轻脑水肿，防止脑疝形成，以降低病死率。常用的是高渗脱水剂、利尿药和肾上腺皮质激素。

（三）血管扩张药

若有意识障碍、颅内压增高或脑脊液有红细胞，禁忌应用血管扩张药；病程已超过24小时或心功能不全者，也不宜使用。常用的有罂粟碱、烟酸、碳酸氢钠或山莨菪碱（654－2）静滴，二氧化碳气体间断吸入和口服桂利嗪（脑益嗪）、双氢麦角碱（海特琴）或桂利嗪（肉桂哌嗪）等，以促进侧支循环，增加缺血区的局部血容量。

（四）抗血小板聚集剂

阻止血小板的聚集，有助于预防心内新血栓的形成，防止血管内血栓继续增殖扩展，故在脑栓塞发病后就必须重视使用抗血小板聚集剂。通常可选用阿司匹林、双嘧达莫（潘生丁）、磺吡酮（苯磺唑酮）等。

（五）抗凝及溶栓治疗

应用抗凝及溶栓疗法，比动脉粥样硬化性脑梗死的适应证更严格，考虑溶栓剂易发生出血的并发症，应特别慎用。由于临床上心源性脑栓塞最多见，为预防心内形成新血栓以杜绝栓子的来源，同时防止脑血管内的栓子或母血栓继续增大，以避免脑梗死范围扩大，多采用抗凝治疗。炎症性病变所致的脑栓塞，如亚急性感染性心内膜炎等，禁忌应用。通常在严格观察出、凝血时间，凝血酶原活动度和时间的条件下，先给予肝素钙（低分子肝素）治疗，也可选用新双豆素，剂量应随时调整。

（六）颈星状交感神经节封闭

颈星状交感神经节封闭能减轻脑栓塞的症状。操作简易，无需特殊的器械和药物，故常被采用。但是治疗应早期进行，开始越早，疗效就越佳，临床常见在起病24小时内封闭可明显好转。一般1次/天，约10次为1疗程。通常应注意先行普鲁卡因皮试以排除过敏，穿刺部位不能过低，以防刺入脊髓蛛网膜下隙、颈或椎动脉、颈静脉、肺尖等。严重肺气肿者禁用，如患者已开始抗凝治疗也不宜使用。

（七）神经保护剂

缺血超早期，神经元膜离子转运停止，神经元去极化，钙离子内流导致兴奋性氨基酸增多，加剧钙离子内流和神经元去极化，致细胞的结构破坏。常用的神经保护剂有：钙通道阻滞药；兴奋性氨基酸受体拮抗药；自由基清除剂；神经营养因子；神经节苷脂等。

（八）亚低温治疗

在急性期，如条件允许可考虑适当早期给予亚低温治疗。亚低温对缺血性的脑损伤亦有肯定意义，不但减轻梗死后的病理损害程度，而且能促进神经功能恢复，并不产生严重的并发症。尽量在发病6小时内给予。

（九）康复治疗

宜早期开始，病情稳定后，积极进行康复知识和一般训练方法的教育，鼓励患者树立恢复生活自理的信心，配合医疗和康复工作，争取早日恢复，同时辅以针灸、按摩、理疗等，以减轻病残率提高生存质量。

七、脑血栓的二级预防

脑血栓是五年内平均复发率在 40％以上的缺血性脑血管疾病,脑血栓的病理基础是动脉硬化,是属于发病率高的进展性慢性疾病,所以脑血栓具有复发率高、致残率高等特点,脑血栓预防包括一级预防(对未发生脑血栓疾病的危险人群而言)和二级预防(对脑血栓患者而言),预防措施无论对脑血栓患者或脑血栓高发危险人群都十分必要。脑血栓的预防应该是从饮食,锻炼,用药,危险因素控制等综合性的进行防治,尤其对已发生的脑血栓患者而言,预防的目的就是改善症状,防止进展及复发。脑血栓的防治应该包括两个 ABCDE,贯穿在脑血栓急性后期、恢复期、后遗症期的各个阶段,只有坚持二级预防才能够有效针对病因进行治疗,有效降低复发。

二级预防提倡"双有效",即有效药物、有效剂量。吃吃停停,停停吃吃,是脑血栓二级预防的禁忌,不但效果不好,而且更危险。二级预防有两个"ABCDE",缺一不可。

A. 阿司匹林　主要是抗血小板凝集和释放,改善前列腺素与血栓素 A2 的平衡,预防动脉硬化血栓形成,从临床上看,每天常规服用阿司匹林肠溶片 100 毫克,能够防止脑血栓的复发。但阿司匹林有 47％的人存在用药抵抗,所以常与长效中药一起服用,以增加疗效,降低副作用及抗药性。

B. 血压血脂　高血压可加快加重动脉硬化发展的速度和程度,血压越高发生脑血栓或复发脑血栓的机会越大;高血脂一方面使得血液粘稠,血流缓慢,供应脑的血液量减少,另一方损伤血管内皮,沉积在血管壁形成粥样硬化斑块,直接导致心脑血管疾病的发生和发展。都属于原发性高危因素疾病,有效治疗可预防心脑血管病的复发。

C. 中药防治　大复方道地取材的现代中药防治脑血栓有确切而全面的临床效果,包括具有传统医药特色的活血化瘀芳香开窍,降脂抗凝类中药。

D. 控制糖尿病　80％以上糖尿病导致脂质代谢异常,常伴动脉硬化、高血脂并发心脑血管病,而且血内葡萄糖含量增多也会使血黏度和凝固性增高,利于脑血栓形成。糖尿病患者宜低糖低热量饮食,适当用降糖药。

E. 康复教育　通过网络宣传、免费赠阅实用读物、定期康复指导等方式,加强脑血栓、冠心病、动脉硬化、高血压预防知识的普及。积极干预危险因素,让患者能耐心接受长期的防治措施,主动配合药物治疗。

(贾海鹏)

第二章　心血管内科疾病

第一节　隐匿型冠状动脉粥样硬化性心脏病

隐匿型冠心病无临床症状,但客观检查有心肌缺血表现的冠心病,亦称无症状性冠心病。患者有冠状动脉粥样硬化,但病变较轻或有较好的侧支循环,或患者痛阈较高因而无疼痛症状。其心肌缺血的心电图表现可见于静息时,或仅在增加心脏负荷时才出现,常为动态心电图记录所发现,又被称为无症状性心肌缺血。

一、临床表现

患者多属中年以上,无心肌缺血的症状,在体格检查时发现心电图(静息、动态或负荷试验)有 ST 段压低,T 波倒置等变化,放射性核素心肌显影(静息或负荷试验)或超声心动图有心肌缺血表现。

此类患者与其他类型的冠心病患者之不同,在于并无临床症状,但它又不是单纯的冠状动脉粥样硬化,因为已有心肌缺血的客观表现,即心动图、放射性核素心肌显影或超声心动图显示心脏已受到冠状动脉供血不足的影响。可以认为是早期的冠心病(但不一定是早期冠状动脉粥样硬化)它可能突然转化为心绞痛或心肌梗死,亦可能逐渐演变为心肌纤维化出现心脏扩大,发生心力衰竭或心律失常,个别患者亦可能猝死。诊断出这类患者,可为他们提供较早期治疗的机会。

二、诊断

诊断本病主要根据静息、动态或负荷试验的心动图检查,放射性核素心肌显影和(或)超声心动图发现,患者有心肌缺血的改变而无其他原因解释,又伴有动脉粥样硬化的易患因素。确诊可进行选择性冠状动脉造影检查。

三、鉴别诊断

1. 自主神经功能失调,此病有肾上腺素能 β 受体兴奋性增高的类型中,患者心肌耗氧量增加,心电图可以出现 ST 段压低和 T 波到置等改变,患者多表现为精神紧张和心率增快。口服普奈洛尔 10~20mg 后 2h,心率减慢再做心电图检查,可见 ST 段和 T 波恢复正常,有助于鉴别。

2. 心肌炎、心肌病、心包病、其他心脏病、电解质紊乱、内分泌疾病和药物作用等情况都可以引起 ST 段和 T 波改变,诊断时要注意摒除,但根据其各自的临床表现不难作出鉴别。

四、预后

由于本病是冠心病的早期或建立了较好的侧支循环的阶段,故预后一般较好,防治得当可防治法为严重类型。

五、防治

积极防治冠状动脉粥样硬化,具体为:充分发挥患者的主观能动性配合治疗,合理膳食,适当的体力劳动和体育活动,合理安排工作和生活,提倡不吸烟、不饮烈性酒或大量饮酒,积极治疗高血压、肥胖症、高脂血症、糖尿病等与本病有关的疾病。防止粥样斑块加重,争取粥样斑块消退和促进冠状动脉侧支循环的建立。

静息时心动图或放射性核素心肌显影示已有明显心肌缺血改变者,宜适当减轻工作或选用尼可地尔、β阻滞剂、钙拮抗剂等治疗。

(张磊)

第二节 动脉粥样硬化

动脉粥样硬化是西方发达国家的流行性疾病,随着我国人民生活水平提高和饮食习惯的改变,该病亦成为我国的主要死亡原因。动脉粥样硬化始发于儿童时代而持续进展,通常在中年或中老年出现临床症状。由于动脉粥样硬化斑块表现为脂质和坏死组织的聚集,因此以往被认为是一种退行性病变。目前认为本病变是多因素共同作用的结果,首先是局部平滑肌细胞、巨噬细胞及 T 淋巴细胞的聚集;其次是包括胶原、弹力纤维及蛋白多糖等结缔组织基质和平滑肌细胞的增生;再者是脂质积聚,其中主要含胆固醇结晶及游离胆固醇和结缔组织。粥样硬化斑块中脂质及结缔组织的含量决定斑块的稳定性以及是否易导致急性缺血事件的发生。

一、病因与发病机制

本病的病因尚不完全清楚,大量的研究表明本病是多因素作用所致,这些因素称为危险因素。

(一)病因

1. 血脂异常 血脂在血液循环中以脂蛋白形式转运,脂蛋白分为乳糜微粒、极低密度脂蛋白(VLDL)、低密度脂蛋白(LDL)、中等密度脂蛋白(IDL)及高密度脂蛋白(HDL)。各种脂蛋白导致粥样硬化的危险程度不同:富含甘油三酯(TG)的脂蛋白如乳糜微粒和 VLDL 被认为不具有致粥样硬化的作用,但它们脂解后的残粒如乳糜微粒残粒和 IDL 能导致粥样硬化。现已明确 VLDL 代谢终末产物 LDL 以及脂蛋白(a)[LP(a)]能导致粥样硬化,而 HDL 则有心脏保护作用。

血脂异常是指循环血液中的脂质或脂蛋白的组成成分浓度异常,可由遗传基因和(或)环境条件引起,使循环血浆中脂蛋白的形成、分解和清除发生改变,血液中的脂质主要包括总胆固醇(TC)和 TG。采用 3-羟甲基戊二酰辅酶 A(HMG-CoA)还原酶抑制剂(他汀类)降低血脂,可以使各种心血管事件(包括非致命性 MI、全因死亡、脑血管意外等)的危险性降低30%。其中 MI 危险性下降 60%左右。调整血脂治疗后还可能使部分粥样硬化病灶减轻或消退。

2. 高血压 无论地区或人种,血压和心脑血管事件危险性之间的关系连续一致,持续存在并独立于其他危险因素。年龄在 40~70 岁之间,血压在 $15.3/10.0 \sim 24.7/15.3 kPa$(115/

75～185/115mmHg)的个体，收缩压每增加 2.7kPa(20mmHg)，舒张压每增加 1.3kPa (10mmHg)，其心血管事件的危险性增加一倍，临床研究发现，降压治疗能减少 35%～45%的脑卒中、20%～25%的 MI。

血压增高常伴有其他危险因素，如胰岛素抵抗综合征(代谢性 X 综合征)，其表现有肥胖、糖耐量减退、高胰岛素血症、高血压、高 TG、HDL－C 降低；患者对胰岛素介导的葡萄糖摄取有抵抗性，可能还有微血管性心绞痛、高尿酸血症和纤溶酶原激活剂抑制物－1(PAI－1)浓度增高。

3. 糖尿病　胰岛素依赖型和非胰岛素依赖型糖尿病是冠心病的重要危险因素，在随访观察 14 年的 Rancho Bemardo 研究中，与无糖尿病者相比，非胰岛素依赖型糖尿病患者的冠心病死亡相对危险度在男性是 1.9，在女性是 3.3。糖尿病患者中粥样硬化发生较早并更为常见，大血管疾病也是糖尿病患者的主要死亡原因，冠心病、脑血管疾病和周围血管疾病在成年糖尿病患者的死亡原因中占 75%～80%。

4. 吸烟　Framingham 心脏研究结果显示，平均每天吸烟 10 支，能使男性心血管死亡率增加 18%，女性心血管死亡率增加 31%。此外，对有其他易患因素的人来说，吸烟对冠心病的死亡率和致残率有协同作用。

5. 遗传因素　动脉粥样硬化有在家族中聚集发生的倾向，家族史是较强的独立危险因素。冠心病患者的亲属比对照组的亲属患冠心病的危险增大 2.0～3.9 倍，双亲中有 70 岁前患 MI 的男性发生 MI 的相对危险性是 2.2。阳性家族史伴随的危险性增加，可能是基因对其他易患因素介导而起作用，如肥胖、高血压、血脂异常和糖尿病等。

6. 体力活动减少　定期体育活动可减少冠心病事件的危险，不同职业的发病率回顾性研究表明，与积极活动的职业相比，久坐的职业人员冠心病的相对危险增加 1.9。从事中等度体育活动者中，冠心病死亡率比活动少的人降低 1/3。

7. 年龄和性别　病理研究显示，动脉粥样硬化是从婴儿期开始的缓慢发展的过程；出现临床症状多见于 40 岁以上的中、老年人，49 岁以后进展较快；致死性 MI 患者中约 4/5 是 65 岁以上的老年人；高胆固醇血症引起的冠心病死亡率随年龄增加而增高。

本病多见于男性，男性的冠心病死亡率为女性的 2 倍，男性较女性发病年龄平均早 10 岁，但绝经期后女性的发病率迅速增加。糖尿病对女性产生的危险较大，HDL－C 降低和 TG 增高对女性的危险也较大。

8. 酒精　摄入大量观察表明，适量饮酒可以降低冠心病的死亡率。这种保护作用被认为与酒精对血脂及凝血因子的作用有关，适量饮酒可以升高 HDL 及载脂蛋白(Apo)A1 并降低纤维蛋白原浓度，另外还可抑制血小板聚集。以上都与延缓动脉粥样硬化发展、降低心脑血管死亡率有关。但是大量酒精摄入可导致高血压及出血性脑卒中的发生。

9. 其他因素　其他的一些危险因素包括：①肥胖，以腹部脂肪过多为特征的腹型肥胖；不良饮食方式，含高热量、较多动物性脂肪和胆固醇、糖等；②A 型性格(性情急躁、进取心和竞争性强、强迫自己为成就而奋斗)；③微量元素铬、锰、锌、钒、硒等的摄取减少，铅、镉、钴的摄取增加；④存在缺氧、抗原－抗体复合物沉积、维生素 C 缺乏、动脉壁内酶的活性降低等能增加血管通透性的因素；⑤一些凝血因子增高，如凝血因子Ⅶ的增加与总胆固醇浓度直接相关；⑥血液中同型半胱氨酸增高，PAI－1，尿酸升高；⑦血管紧张素转换酶基因过度表达；⑧高纤维蛋白原血症；⑨血液中抗氧化物浓度低。

（二）发病机制

曾有多种学说从不同角度来阐述该病的发病机制。最早提出的是脂肪浸润学说，认为血中增高的脂质（包括 LDL、VLDL 或其残粒）侵入动脉壁，堆积在平滑肌细胞、胶原和弹性纤维之间，引起平滑肌细胞增生。后者与来自血液的单核细胞一样可吞噬大量脂质成为泡沫细胞。脂蛋白降解而释出胆固醇、胆固醇酯、TG 和其他脂质，LDL－C 还和动脉壁的蛋白多糖结合产生不溶性沉淀，都能刺激纤维组织增生，所有这些成分共同组成粥样斑块。其后又提出血小板聚集和血栓形成学说以及平滑肌细胞克隆学说。前者强调血小板活化因子（PAF）增多，使血小板黏附和聚集在内膜上，释出血栓素 A_2（TXA_2）、血小板源生长因子（PDGF），成纤维细胞生长因子（FGF）、第Ⅷ因子、血小板第 4 因子（PF4）、PAI－1 等，促使内皮细胞损伤、LDL 侵入、单核细胞聚集、平滑肌细胞增生和迁移、成纤维细胞增生、血管收缩、纤溶受抑制等，都有利于粥样硬化形成。后者强调平滑肌细胞的单克隆性增殖，使之不断增生并吞噬脂质，形成动脉粥样硬化。

动脉粥样硬化形成的损伤－反应学说，由于近些年新资料的不断出现，该学说也不断得到修改。此学说的内容涵盖了上述 3 种学说的一些论点，目前多数学者支持这种学说。该学说的关键是认为内皮细胞的损伤是发生动脉粥样硬化的始动因素，而粥样斑块的形成是动脉对内膜损伤作出反应的结果。可导致本病的各种危险因素最终都损伤动脉内膜，除修饰的脂蛋白外，能损伤内膜的因素还包括病毒（如疱疹病毒）以及其他可能的微生物（如在斑块中已见到的衣原体），但微生物存在的因果关系还未确立。

内皮损伤后可表现为多种的内皮功能紊乱，如内膜的渗透屏障作用发生改变而渗透性增加；内皮表面抗血栓形成的特性发生改变，促凝血特性增加；内皮来源的血管收缩因子或扩张因子的释放发生改变，血管易发生痉挛。正常情况下内皮细胞维持内膜表面的连贯性和低转换率，对维持内皮自身稳定状态非常重要，一旦内皮转换加快，就可能导致内皮功能发生一系列改变，包括由内皮细胞合成和分泌的物质如血管活性物质、脂解酶和生长因子等的变化。因此，内皮损伤可引起内皮细胞功能的改变，进而引起严重的细胞间相互作用并逐渐形成动脉粥样硬化病变。

在长期高脂血症情况下，增高的脂蛋白中主要是氧化低密度脂蛋白（ox－LDL）和胆固醇，对动脉内膜产生功能性损伤，使内皮细胞和白细胞表面特性发生改变。高胆固醇血症增加单核细胞对动脉内皮的黏附力，单核细胞黏附在内皮细胞的数量增多，通过趋化吸引，在内皮细胞间迁移，进入内膜后单核细胞转化成有清道夫样作用的巨噬细胞，通过清道夫受体吞噬脂质，主要为内皮下大量沉积的 ox－LDL，巨噬细胞吞噬大量脂质后成为泡沫细胞并形成脂质条纹，巨噬细胞在内膜下的积聚，导致内膜进一步发生改变。ox－LDL 对内皮细胞及微环境中的其他细胞也有毒性作用。

正常情况下，巨噬细胞合成和分泌的大量物质能杀灭吞入的微生物和灭活毒性物质。而异常情况下，巨噬细胞能分泌大量氧化代谢物，如 ox－LDL 和超氧化离子，这些物质能进一步损伤覆盖在其上方的内皮细胞。巨噬细胞的另一重要作用是分泌生长调节因子，已证实，活化的巨噬细胞至少能合成和分泌 4 种重要的生长因子：PDGF、FGF、内皮细胞生长因子样因子和 TGF－β。PDGF 是一种强有力的促平滑肌细胞有丝分裂的物质，在某些情况下，FGF 有类似的作用。这些生长因子协同作用，强烈刺激成纤维细胞的迁移和增生，也可能刺激平滑肌细胞的迁移和增生，并刺激这些细胞形成新的结缔组织。

TGF-β不仅是结缔组织合成的强刺激剂,并且还是迄今所发现的最强的平滑肌增殖抑制剂。大多数细胞能合成TGF-β,但其最丰富的来源为血小板和活化的巨噬细胞,细胞分泌的TGF-β大多数呈无活性状态,在PH值降低或蛋白质水解分裂后才有活性。增生抑制剂如TGF-β和增生刺激剂如PDGF之间的平衡决定了平滑肌的增生情况及随之而引起的粥样病变。因此当巨噬细胞衍生的泡沫细胞在内皮下间隙被激活,能分泌生长因子,从而趋化吸引平滑肌细胞从中膜向内膜迁移,引起一系列改变并能导致内膜下纤维肌性增生病变,进入内膜下的平滑肌细胞也能吞噬ox-LDL,从而成为泡沫细胞的另一重要来源。巨噬细胞在粥样硬化形成过程中对诱发和维持平滑肌细胞增生起关键作用,约20%的巨噬细胞中存在含有PDGF-β链的蛋白,PDGF-β是最强的生长因子,能刺激平滑肌细胞的迁移、趋化和增生。另外病变中富含淋巴细胞提示炎症和免疫应答在动脉粥样硬化的发生发展过程中起重要作用。如反复出现内皮细胞损伤与巨噬细胞积聚和刺激的循环,至少有两种能在内膜下释放生长因子的细胞(活化的内皮细胞和活化的巨噬细胞),可持续导致病变进展。

损伤反应学说还提供了第三种细胞—血小板作用的机会。内皮损伤后内皮细胞与细胞的连接受到影响,引起细胞之间的分离,内皮下泡沫细胞或(和)结缔组织的暴露,血小板发生黏附、聚集并形成附壁血栓。此时,血小板成为生长因子的第三种来源,可分泌与活化巨噬细胞所能分泌的相同的4种生长因子,从而在平滑肌细胞的增生和纤维组织的形成中起非常重要的作用。

必须指出,内膜的损伤并不一定需要引起内皮细胞的剥脱,而可仅表现为内皮细胞的功能紊乱,如内皮渗透性的改变、白细胞在内皮上黏附的增加和血管活性物质与生长因子的释放等。另外,从粥样硬化病变中分离出的平滑肌细胞能表达PDGF基因中的一种,在体外培养时能分泌PDGF,若体内进展病变中的平滑肌细胞也能分泌PDGF,则它们自身分泌的PDGF进一步参与病变进展,形成恶性循环。

二、病理解剖

动脉粥样硬化是累及体循环系统从大型弹力型(如主动脉)到中型肌弹力型(如冠状动脉)动脉内膜的疾病。其特征是动脉内膜散在的斑块形成,严重时这些斑块也可以融合。每个斑块的组成成分不同,脂质是基本成分。内膜增厚严格地说不属于粥样硬化斑块而是血管内膜对机械损伤的一种适应性反应。

正常动脉壁由内膜、中膜和外膜3层构成,动脉粥样硬化斑块大体解剖上有的呈扁平的黄斑或线(脂质条纹),有的呈高起内膜表面的白色或黄色椭圆形丘(纤维脂质性斑块)。前者(脂质条纹)见于5~10岁的儿童,后者(纤维脂质性斑块)始见于20岁以后,在脂质条纹基础上形成。

根据病理解剖,可将粥样硬化斑块进程分为6期。

1. 第Ⅰ期(初始病变)　单核细胞黏附在内皮细胞表面,并从血管腔面迁移到内皮下。

2. 第Ⅱ期(脂质条纹期)　主要由含脂质的巨噬细胞(泡沫细胞)在内皮细胞下聚集而成。

3. 第Ⅲ期(粥样斑块前期)　Ⅱ期病变基础上出现细胞外脂质池。

4. 第Ⅳ期(粥样斑块期)　两个特征是病变处内皮细胞下出现平滑肌细胞以及细胞外脂质池融合成脂核。

5. 第Ⅴ期(纤维斑块期)　在病变处脂核表面有明显结缔组织沉着形成斑块的纤维帽。

有明显脂核和纤维帽的斑块为Ⅴa型病变;有明显钙盐沉着的斑块为Ⅴb型病变;主要由胶原和平滑肌细胞组成的病变为Ⅴc型病变。

6.第Ⅵ期(复杂病变期) 此期又分为3个亚型:Ⅵa型病变为斑块破裂或溃疡,主要由Ⅳ期和Ⅴa型病变破溃而形成;Ⅵb型病变为壁内血肿,是由于斑块内出血所致;Ⅵc型病变指伴血栓形成的病变,多由于在Ⅵa型病变的基础上并发血栓形成,可导致管腔完全或不完全堵塞。

三、临床表现

根据粥样硬化斑块的进程可将其临床过程分为:

(一)无症状期或隐匿期

其过程长短不一,对应于Ⅰ～Ⅲ期病变及大部分Ⅳ期和Ⅴa型病变,粥样硬化斑块已形成,但尚无管腔明显狭窄,因此无组织或器官受累的临床表现。

(二)缺血期

由于动脉粥样硬化斑块导致管腔狭窄、器官缺血所产生。对应于Ⅴb和Ⅴc及部分Ⅴa型病变。根据管腔狭窄的程度及所累及的靶器官不同,所产生的临床表现也有所不同。冠状动脉狭窄导致心肌缺血可表现为心绞痛,长期缺血可导致心肌冬眠及纤维化。肾动脉狭窄可引起顽固性高血压和肾功能不全。在四肢动脉粥样硬化中以下肢较为多见,尤其是腿部动脉。由于血供障碍,引起下肢发凉、麻木和间歇性跛行,即行走时发生腓肠肌麻木、疼痛以至痉挛,休息后消失,再走时又出现,严重时可持续性疼痛,下肢动脉尤其是足背动脉搏动减弱或消失。其他内脏器官血管狭窄可产生靶器官缺血的相应症状。

(三)坏死期

由于动脉管腔堵塞或血管腔内血栓形成而产生靶器官组织坏死的一系列症状。冠状动脉闭塞表现为AMI。下肢动脉闭塞可表现为肢体的坏疽。

(四)纤维化期

组织坏死后可经纤维化愈合,但不少患者可不经坏死期而因长期缺血而进入纤维化期,而在纤维化期的患者也可发生缺血期的表现。靶器官组织纤维化、萎缩而引起症状。心脏长期缺血纤维化,可导致心脏扩大、心功能不全、心律失常等表现。长期肾脏缺血可导致肾萎缩并发展为肾衰竭。

主动脉粥样硬化大多数无特异症状,叩诊时可发现胸骨柄后主动脉浊音区增宽,主动脉瓣区第二心音亢进而带金属音调,并有收缩期杂音。收缩期血压升高,脉压增宽,桡动脉触诊可类似促脉。X线检查可见主动脉结向左上方凸出,主动脉影增宽和扭曲,有时可见片状或弧状钙质沉着阴影。

主动脉粥样硬化还可形成主动脉瘤,以发生在肾动脉开口以下的腹主动脉处最为多见,其次在主动脉弓和降主动脉。腹主动脉瘤多在体检时因查见腹部有搏动性肿块而发现,腹壁上相应部位可听到杂音,股动脉搏动可减弱。胸主动脉瘤可引起胸痛、气急、吞咽困难、咯血、声带因喉返神经受压导致声音嘶哑、气管移位或受压、上腔静脉或肺动脉受压等表现。X线检查可见相应部位血管影增大。二维超声、多排螺旋CT或磁共振成像可显示瘤样主动脉扩张,主动脉瘤一旦破裂,可因急性大量内出血,迅速致命。动脉粥样硬化也可形成动脉夹层分离,但较少见。

四、实验室检查

(一)实验室检查

本病尚缺乏敏感而又特异的早期实验室诊断方法。血液检查有助于危险因素如脂质或糖代谢异常的检出,其中的脂质代谢异常主要表现为 TC 增高、LDL－C 增高、HDL－C 降低、TG 增高、Apo－A 降低、Apo－B 和 Lp(a)增高。部分动脉的病变(如颈动脉、下肢动脉、肾动脉等)可经体表超声检测到。X 线平片检查可发现主动脉粥样硬化所导致的血管影增宽和钙化等表现。

(二)特殊检查

CT 或磁共振成像有助于判断脑动脉的功能情况以及脑组织的病变情况。电子束 CT 根据钙化的检出来评价冠状动脉病变,而随着技术的进步,多排螺旋 CT 血管造影技术已被广泛用于无创性地评价动脉的病变,包括冠状动脉。静息和负荷状态下的放射性核素心脏检查、超声心动图检查、ECG 检查以及磁共振技术,有助于诊断冠状动脉粥样硬化所导致的心肌缺血。数字减影血管造影(DSA)可显示动脉粥样硬化病变所累及的血管如冠状动脉、脑动脉、肾动脉、肠系膜动脉和四肢动脉的管腔狭窄或动脉瘤样病变以及病变的所在部位、范围和程度,有助于确定介入治疗或外科治疗的适应证和选择施行手术的方式。

血管内超声显像(IVUS)和光学相干断层扫描(OCT)是侵入性检查方法,可直接观察粥样硬化病变,了解病变的性质和组成,因而对病变的检出更敏感和准确。血管镜检查在识别粥样病变基础上的血栓形成方面有独特的应用。

五、诊断和鉴别诊断

本病的早期诊断相当困难。当粥样硬化病变发展引起管腔狭窄甚至闭塞或血栓形成,从而导致靶器官出现明显病变时,诊断并不困难。年长患者有血脂异常,动脉造影发现血管狭窄性病变,应首先考虑诊断本病。

主动脉粥样硬化引起的主动脉变化和主动脉瘤,需与梅毒性主动脉炎和主动脉瘤鉴别,胸片发现主动脉影增宽还应与纵隔肿瘤相鉴别。其他靶器官的缺血或坏死表现需与其他原因的动脉病变所引起者相鉴别。冠状动脉粥样硬化引起的心绞痛和心肌梗死,需与其他原因引起的冠状动脉病变如冠状动脉炎、冠状动脉畸形、冠状动脉栓塞等相鉴别。心肌纤维化需与其他心脏病特别是原发性扩张型心肌病相鉴别。肾动脉粥样硬化所引起的高血压,需与其他原因的高血压相鉴别,肾动脉血栓形成需与肾结石相鉴别。四肢动脉粥样硬化所产生的症状,需与多发性动脉炎等其他可能导致动脉病变的原因鉴别。

六、防治和预后

首先应积极预防其发生,如已发生应积极治疗,防止病变发展并争取逆转。已发生器官功能障碍者,应及时治疗,防止其恶化,延长患者寿命。血运重建治疗可恢复器官的血供,其效果取决于可逆性缺血的范围和残存的器官功能。

(一)一般预防措施

1.发挥患者的主观能动性配合治疗　经过防治,本病病情可得到控制,病变可能部分消退,患者可维持一定的生活和工作能力。此外,病变本身又可以促使动脉侧支循环的形成,使病情得到改善。因此说服患者耐心接受长期的防治措施至关重要。

2.合理的膳食

(1)膳食总热量不能过高,以维持正常体重为度,40岁以上者尤应预防发胖。正常体重的简单计算方法为:身高(cm)－105＝体重(kg);或BMI<24为正常,可供参考。

(2)超过正常标准体重者,应减少每天饮食的总热量,食用低脂(脂肪摄入量不超过总热量的30%,其中动物性脂肪不超过10%)、低胆固醇(每天不超过300mg)膳食,并限制摄入蔗糖及含糖食物。

(3)年过40岁者即使血脂无异常,也应避免经常食用过多的动物性脂肪和含胆固醇较高的食物,如肥肉、肝、脑、肾、肺等内脏,鱿鱼、墨鱼、鳗鱼、骨髓、猪油、蛋黄、蟹黄、鱼子、奶油及其制品、椰子油、可可油等。如血TC、TG等增高,应食用低胆固醇、低动物性脂肪食物,如鱼肉、鸡肉、各种瘦肉、蛋白、豆制品等。

(4)已确诊有冠状动脉粥样硬化者,严禁暴饮暴食,以免诱发心绞痛或心肌梗死。合并有高血压或心衰者,应同时限制盐的摄入。

(5)提倡饮食清淡,多食富含维生素C(如新鲜蔬菜、瓜果)和植物蛋白(如豆类及其制品)的食物,在可能条件下,尽量以豆油、菜籽油、麻油、玉米油、茶油、米糠油、红花油等为食用油。

3.适当的体力劳动和体育锻炼　一定的体力劳动和体育活动对预防肥胖、锻炼循环系统的功能和调整血脂代谢均有益,是预防本病的积极措施。体力活动量根据个体的身体情况、体力活动习惯和心脏功能状态来规定,以不过多增加心脏负担和不引起不适感觉为原则。体育活动要循序渐进,不宜勉强做剧烈活动;对老年人提倡散步(每天1h,分次进行)、做保健体操、打太极拳等。

4.合理安排工作和生活　生活要有规律,保持乐观、愉快的情绪,避免过度劳累和情绪激动,注意劳逸结合,保证充分睡眠。

5.提倡不吸烟,不饮烈性酒。

6.积极治疗与本病有关的一些疾病,包括高血压、肥胖症、高脂血症、痛风、糖尿病、肝病、肾病综合征和有关的内分泌病等。

不少学者认为,本病的预防措施应从儿童期开始,即儿童也应避免摄食过量高胆固醇、高动物性脂肪的饮食,防止肥胖。

(二)药物治疗

1.降血脂药　降血脂药又称调脂药物,血脂异常的患者,经上述饮食调节和进行体力活动后仍未正常者,可按血脂的具体情况选用下列调血脂药物:

(1)HMG－CoA还原酶抑制剂(他汀类药物):HMG－CoA还原酶是胆固醇合成过程中的限速酶,他汀类药物部分结构与HMG－CoA结构相似,可和HMG－CoA竞争与酶的活性部位相结合,从而阻碍HMG－CoA还原酶的作用,因而抑制胆固醇的合成,血胆固醇水平降低。细胞内胆固醇含量减少又可刺激细胞表面LDL受体合成增加,从而促进LDL、VLDL通过受体途径代谢降低血清LDL含量。常见的不良反应有乏力、胃肠道症状、头痛和皮疹等,少数病例出现肝功能损害和肌病的不良反应,也有横纹肌溶解症致死的个别报道,长期用药要注意监测肝、肾功能和肌酸激酶。常用制剂有洛伐他汀20～40mg,普伐他汀20～40mg,辛伐他汀10～40mg,氟伐他汀40～80mg,阿托伐他汀10～40mg,瑞舒伐他汀5～20mg,均为每天1次。一般他汀类药物的安全性高和耐受性好,其疗效远远大于产生不良反应的风险,但对高龄、低体重、基础肾功能不全及严重心功能不全者应密切监测。

(2)氯贝丁酯类:又称贝丁酸或纤维酸类。其降血 TG 的作用强于降总胆固醇,并使 HDL－C 增高,且可减少组织胆固醇沉积。可选用以下药物:非诺贝特 100mg,3 次/天,其微粒型制剂 200mg,1 次/天;吉非贝齐(吉非罗齐)600mg,2 次/天;苯扎贝特 200mg,2～3 次/天;环丙贝特 50～100mg,1 次/天等。这类药物有降低血小板黏附性、增加纤维蛋白溶解活性和减低纤维蛋白原浓度、削弱凝血的作用。与抗凝药合用时,要注意抗凝药的用量。少数患者有胃肠道反应、皮肤发痒和荨麻疹以及一过性血清转氨酶增高和肾功能改变。宜定期检查肝、肾功能。

(3)烟酸类:烟酸口服 3 次/天,每次剂量从 0.1g 逐渐增加到最大量 1.0g。有降低血甘油三酯和总胆固醇、增高 HDL－C 以及扩张周围血管的作用。可引起皮肤潮红和发痒、胃部不适等不良反应,故不易耐受;长期应用还要注意检查肝功能。同类药物有阿昔莫司(吡莫酸),口服 250mg,3 次/天,不良反应较烟酸少,适用于血 TG 水平明显升高、HDL－C 水平明显低者。

(4)胆酸螯合树脂类:为阴离子交换树脂,服后吸附肠内胆酸,阻断胆酸的肠肝循环,加速肝中胆固醇分解为胆酸,与肠内胆酸一起排出体外而使血 TC 下降。有考来烯胺(消胆胺)4～5g,3 次/天;考来替泊 4～5g,3～4 次/天等。可引起便秘等肠道反应,近年采用微粒型制剂,不良反应减少,患者较易耐受。

(5)其他调节血脂药:①普罗布考 0.5g,2 次/天,有抗氧化作用并可降低胆固醇,但 HDL－C 也降低,主要的不良反应包括胃肠道反应和 Q－T 间期延长;②不饱和脂肪酸类,包括从植物油提取的亚油酸、亚油酸乙酯等和从鱼油中提取的多价 4 不饱和脂肪酸如 20 碳 5 烯酸(EPA)和 22 碳 6 烯酸(DHA),后两者用量为 3～4g/d;③维生素类,包括维生素 C(口服至少 1g/d)、维生素 B_6(口服 50mg,3 次/天)、泛酸的衍生物泛硫乙胺(口服 200mg,3 次/天)、维生素 E(口服 100mg,3 次/天)等,其降脂作用较弱。

以上调节血脂药多需长期服用,但应注意掌握好用药剂量和不良反应。

2.抗血小板药物　抗血小板黏附和聚集的药物,可防止血栓形成,有助于防止血管阻塞性病变病情发展。可选用:①阿司匹林:主要抑制 TXA_2 的生成,较少影响前列环素的产生,建议剂量 50～300mg/d;②氯吡格雷或噻氯匹定:通过 ADP 受体抑制血小板内 Ca^{2+} 活性,并抑制血小板之间纤维蛋白原桥的形成,氯吡格雷 75mg/d,噻氯匹定 250mg,1～2 次/天,噻氯匹定有骨髓抑制的不良反应,应随访血常规,已较少使用;③血小板糖蛋白Ⅱb/Ⅲa(GPⅡb/Ⅲa)受体阻滞剂,能通过抑制血小板 GPⅡb/Ⅲa 受体与纤维蛋白原的结合而抑制血小板聚集和功能,静脉注射制剂有阿昔单抗(或称 ReoPro)、替罗非班等,主要用于 ACS 患者,口服制剂的疗效不肯定;④双嘧达莫(潘生丁)50mg,3 次/天,可使血小板内环磷酸腺苷增高,抑制 Ca^{2+} 活性,可与阿司匹林合用;⑤西洛他唑是磷酸二酯酶抑制剂,50～100mg,2 次/天。

(三)预后

本病的预后随病变部位、程度、血管狭窄发展速度、受累器官受损情况和有无并发症而不同。重要器官如脑、心、肾动脉病变导致脑卒中、心肌梗死或肾衰竭者,预后不佳。

(张磊)

第三节 慢性心肌缺血综合征

慢性心肌缺血综合征主要包括慢性稳定型心绞痛、隐匿性冠心病和缺血性心肌病在内的慢性心肌缺血所致的临床类型。其中最具代表性的是稳定型心绞痛。

一、稳定型心绞痛

心绞痛是因冠状动脉供血不足,心肌发生急剧的、暂时的缺血与缺氧所引起的临床综合征,可伴心功能障碍,但没有心肌坏死。其特点为阵发性的前胸压榨性或窒息样疼痛感觉,主要位于胸骨后,可放射至心前区与左上肢尺侧面,也可放射至右臂和两臂的外侧面或颈与下颌部,持续数分钟,往往经休息或舌下含化硝酸甘油后迅速消失。

Braunwald 根据发作状况和机制将心绞痛分为稳定型、不稳定型和变异型心绞痛 3 种,而WHO 根据心绞痛的发作性质进行如下分型:

1.劳力性心绞痛 它是由运动或其他心肌需氧量增加情况所诱发的心绞痛。包括 3 种类型:①稳定型劳力性心绞痛,1~3 个月心绞痛的发作频率、持续时间、诱发胸痛的劳力程度及含服硝酸酯类后症状缓解的时间保持稳定;②初发型劳力性心绞痛,1~2 个月初发;③恶化型劳力性心绞痛,一段时间内心绞痛的发作频率增加,症状持续时间延长,含服硝酸甘油后症状缓解所需时间延长或需要更多的药物,或诱发症状的活动量降低。

2.自发性心绞痛 与劳力性心绞痛相比,疼痛持续时间一般较长,程度较重,且不易为硝酸甘油所缓解。包括 4 种类型:①卧位型心绞痛;②变异型心绞痛;③中间综合征;④梗死后心绞痛。

3.混合性心绞痛 劳力性和自发性心绞痛同时并存。

可以看出,WHO 分型中除了稳定型劳力性心绞痛外,其余均为不稳定型心绞痛,此广义不稳定型心绞痛除去变异型心绞痛即为 Braunwald 分型的不稳定型心绞痛。

一般临床上所指的稳定型心绞痛即指稳定型劳力性心绞痛,常发生于劳力或情绪激动时,持续数分钟,休息或用硝酸酯制剂后消失。本病多见于男性,多数患者在 40 岁以上,劳力、情绪激动、饱餐、受寒、阴雨天气、急性循环衰竭等为常见诱因。本病多为冠状动脉粥样硬化引起,还可由主动脉瓣狭窄或关闭不全、梅毒性主动脉炎、风湿性冠状动脉炎、肥厚型心肌病、先天性冠状动脉畸形、心肌桥等引起。

(一)发病肌制

对心脏予以机械性刺激并不引起疼痛,但心肌缺血、缺氧则引起疼痛。当冠状动脉的供血和供氧与心肌的需氧之间发生矛盾,冠状动脉血流量不能满足心肌代谢的需要,引起心肌急剧的、暂时的缺血缺氧时,即产生心绞痛。

心肌耗氧量的多少由心肌张力、心肌收缩力和心率所决定,故常用"心率×收缩压"(即二重乘积)作为估计心肌耗氧的指标。心肌能量的产生要求大量的氧供,心肌细胞摄取血液氧含量的 65%~75%,而身体其他组织则摄取 10%~25%。因此心肌平时对血液中氧的摄取比例已接近于最大,需氧量再增大时,只能依靠增加冠状动脉的血流量来提供。在正常情况下,冠状循环有很大的储备力量,其血流量可随身体的生理情况而有显著的变化:在剧烈体力活动时,冠状动脉适当地扩张,血流量可增加到休息时的 6~7 倍;缺氧时,冠状动脉也扩张,能使血流量增加 4～5 倍;动脉粥样硬化而致冠状动脉狭窄或部分分支闭塞时,其扩张性能减弱、血流量减少,且对心肌的供血量相对比较固定。心肌的血液供应减低但尚能应付心脏平时的需要,则休息时可无症状。一旦心脏负荷突然增加,如劳力、激动、左心衰等,使心肌张力增加(心腔容积增加、心室舒张末期压力增高)、心肌收缩力增加(收缩压增高、心室压力曲线的最大压力随时间变化率增加)和心率增快等致心肌耗氧量增加时,心肌对血液的需求增加;或当冠状动脉发生痉挛(吸烟过度或神经体液调节障碍,如肾上腺素能神经兴奋、TXA_2 或内皮素增多)或因暂时性血小板聚集、一过性血栓形成等,使冠状动脉血流量进一步减少;或突然发生循环血流量减少(如休克、极度心动过速等),冠状动脉血流灌注量突降,心肌血液供求之间矛盾加深,心肌血液供给不足,遂引起心绞痛。严重贫血的患者,在心肌供血量虽未减少的情况下,可因血液携氧量不足而引起心绞痛。慢性稳定型心绞痛心肌缺血的主要发生机制是在心肌因冠状动脉狭窄而供血固定性减少的情况下发生耗氧量的增加。

在多数情况下,劳力诱发的心绞痛常在同一"心率×收缩压"的水平上发生。产生疼痛感觉的直接因素,可能是在缺血缺氧的情况下,心肌内积聚过多的代谢产物如乳酸、丙酮酸、磷酸等酸性物质,或类似激肽的多肽类物质,刺激心脏内自主神经的传入纤维末梢,经 1～5 胸交感神经节和相应的脊髓段,传至大脑,产生疼痛感觉。这种痛觉反映在与自主神经进入水平相同脊髓段的脊神经所分布的区域,即胸骨后及两臂的前内侧与小指,尤其是在左侧,而多不在心脏部位。有人认为,在缺血区内富有神经供应的冠状血管的异常牵拉或收缩,可以直接产生疼痛冲动。

(二)病理和病理生理

稳定型心绞痛患者冠状动脉粥样硬化病变的病理对应于上一节中提到的斑块的Ⅴb型和Ⅴc型,但也有部分为Ⅳ型和Ⅴa型,一般来说,至少一支冠状动脉狭窄程度＞70%才会导致心肌缺血。稳定型心绞痛的患者,造影显示有 1、2 或 3 支冠状动脉狭窄＞70%的病变者,分别各有 25%左右、5%～10%有左冠状动脉主干狭窄,其余约 15%患者无显著狭窄,可因微血管功能不全或严重的心肌桥所致的压迫导致心肌缺血。

1.心肌缺血、缺氧时的代谢与心肌改变

(1)对能量产生的影响:缺血引起的心肌代谢异常主要是缺氧的结果。在缺氧状态下,有氧代谢受限,从三磷酸腺苷(ATP)、肌酸磷酸(CP)或无氧糖酵解产生的高能磷酸键减少,导致依赖能源活动的心肌收缩和膜内外离子平衡发生障碍。缺氧时无氧糖酵解增强,除了产生的 ATP 明显减少外,乳酸和丙酮酸不能进入三羧酸循环进行氧化,生成增加,冠状静脉窦乳酸含量增高;而乳酸在短期内骤增,可限制无氧糖酵解的进行,使心肌能源的产生进一步减少,乳酸及其他酸性代谢产物积聚,可导致乳酸性酸中毒,降低心肌收缩力。

(2)心肌细胞离子转运的改变及其对心肌收缩性的影响:正常心肌细胞受激动而除极时,细胞质:内释出钙离子,钙离子与原肌凝蛋白上的肌钙蛋白 C 结合后,解除了对肌钙蛋白 I 的抑制作用,促使肌动蛋白和肌浆球蛋白合成肌动球蛋白,引起心肌收缩,这就是所谓兴奋-收缩耦联作用。当心肌细胞受缺血、缺氧损害时,细胞膜对钠离子的渗透性异常增高,钠离子在细胞内积聚过多;加上酸度(氢离子)的增加,减少钙离子从肌浆网释放,使细胞内钙离子浓度降低并可妨碍钙离子对肌钙蛋白的结合作用,使心肌收缩功能发生障碍,因而心肌缺血后可迅速(1min 左右)出现收缩力减退。缺氧也使心肌松弛发生障碍,可能因细胞膜上钠-钙离子交换系统的功能障碍及部分肌浆网钙泵对钙离子的主动摄取减少,室壁变得比较僵硬,左室顺应性减低,充盈的阻力增加。

(3)心肌电生理的改变:心肌细胞在缺血性损伤时,细胞膜上的钠-钾离子泵功能受影响,钠离子在细胞内积聚而钾离子向细胞外漏出,使细胞膜在静止期处于低极化(或部分除极化)状态,在激动时又不能完全除极,产生所谓损伤电流。在体表心电图(ECG)上表现为 ST 段的偏移。心室壁内的收缩期压力在靠心内膜的内半层最高,而同时由于冠状动脉的分支从心外膜向心内膜深入,心肌血流量在室壁的内层较外层为低。因此,在血流供不应求的情况下,心内膜下层的心肌容易发生急性缺血。受到急性缺血性损伤的心内膜下心肌,其电位在心室肌静止期较外层为高(低极化),而在心肌除极后其电位则较低(除极受阻);因此,左心室表面所记录的 ECG 出现 ST 段压低。在少数病例,心绞痛发作时急性缺血可累及心外膜下心肌,则 ECG 上可见相反的 ST 段抬高。

2.左心室功能及血流动力学改变　由于粥样硬化狭窄性病变在各个冠状动脉分支的分布并不均匀,因此,心肌的缺血性代谢改变及其所引起的收缩功能障碍也常为区域性的。缺血部位心室壁的收缩功能,尤其在心绞痛发作时,可以明显减弱甚至暂时完全丧失,以致呈现收缩期膨出,正常心肌代偿性收缩增强。如涉及范围较大,可影响整个左心室的排血功能,心室充盈阻力也增加。心室的收缩及舒张障碍都可导致左室舒张期终末压增高,最后出现肺淤血症状。

以上各种心肌代谢和功能障碍常为暂时性和可逆性的,随着血液供应平衡的恢复,可以减解或者消失。有时严重的暂时性缺血虽不引起心肌坏死,但可造成心肌顿抑,心功能障碍可持续 1 周以上,心肌收缩、高能磷酸键储备及超微结构均异常。

(三)临床表现

1.症状　心绞痛以发作性胸痛为主要临床表现,疼痛的特点为:

(1)部位:主要在胸骨体上段或中段之后,可波及心前区,有手掌大小范围,甚至横贯前胸,界限不很清楚。常放射至左肩、左臂内侧达无名指和小指,或至颈、咽或下颌部。

(2)性质:胸痛常为压迫、发闷或紧缩感,也可有烧灼感,但不尖锐,不像针刺或刀扎样痛,偶伴濒死的恐惧感。发作时,患者往往不自觉地停止原来的活动,直至症状缓解。

(3)诱因:发作常由体力劳动或情绪激动(如愤怒、焦急、过度兴奋等)所激发,饱食、寒冷、吸烟、心动过速、休克等亦可诱发。疼痛发生于劳力或激动的当时,而不是在一天劳累之后。典型的稳定型心绞痛常在相似的条件下发生。但有时同样的劳力只在早晨而不是在下午引起心绞痛,提示与晨间痛阈较低有关。

(4)持续时间和缓解方式:疼痛出现后常逐步加重,然后在 3~5min 内逐渐消失,一般在停止原来诱发症状的活动后即缓解。舌下含用硝酸甘油也能在几分钟内使之缓解。可数天或数星期发作一次,亦可一日内发作多次。

稳定型劳力性心绞痛发作的性质在 1~3 个月并无改变,即每天和每周疼痛发作次数大致相同,诱发疼痛的劳力和情绪激动程度相同,每次发作疼痛的性质和部位无改变,疼痛时限相仿(3~5min),用硝酸甘油后,也在相同时间内发生疗效。

根据心绞痛的严重程度及其对体力活动的影响,加拿大心血管学会(CCS)将稳定型心绞痛分为 5 级(表 2-1)。

表2-1 稳定型心绞痛的加拿大心血管学会(CCS)分级

Ⅰ级	一般体力活动如步行或上楼不引起心绞痛,但可发生于费力或长时间用力后
Ⅱ级	体力活动轻度受限。心绞痛发生于快速步行或上楼,或者在寒冷、顶风逆行、情绪激动时。平地行走两个街区(200～400m),或以常速上相当于3楼以上的高度时,能诱发心绞痛
Ⅲ级	日常体力活动明显受限。可发生于平地行走1～2个街区,或以常速上3楼以下
Ⅳ级	任何体力活动或休息时均可出现心绞痛

2.体征 胸痛发作间隙期体检通常无特殊异常发现,但仔细体检能提供有用的诊断线索,可排除某些引起心绞痛的非冠状动脉疾病如瓣膜病、心肌病等,并确定患者的冠心病危险因素。胸痛发作期间体检,能帮助发现有无因心肌缺血而产生的暂时性左心室功能障碍,心绞痛发作时常见心率增快、血压升高、表情焦虑、皮肤冷或出汗,有时出现第四或第三心音奔马律。缺血发作时,可有暂时性心尖部收缩期杂音,由乳头肌缺血、功能失调引起二尖瓣关闭不全所致;可有第二心音逆分裂或出现交替脉;部分患者可出现肺部啰音。

(四)辅助检查

1.心电图 ECG是发现心肌缺血、诊断心绞痛最常用的检查方法。

(1)静息ECG检查:稳定型心绞痛患者静息ECG一般是正常的。最常见的ECG异常是ST-T改变,包括ST段压低(水平型或下斜型)、T波低平或倒置,ST段改变更具特异性。少数可伴有陈旧性MI的表现,可有多种传导障碍,最常见的是左束支传导阻滞和左前分支传导阻滞。不过,静息ECG上ST-T改变在普通人群常见,在Framingham心脏研究中,8.5%的男性和7.7%的女性有ECG上ST-T改变,并且检出率随年龄时增加;在高血压、糖尿病、吸烟者和女性中,ST-T改变的检出率也增加。其他可造成ST-T异常的疾病包括左心室肥大和扩张、电解质异常、神经因素和抗心律失常药物等。然而在冠心病患者中,出现静息ECG的ST-T异常可能与基础心脏病的严重程度有关,包括病变血管的支数和左心室功能障碍。另外,各种心律失常的出现也增加患冠心病的可能。

(2)心绞痛发作时ECG检查:据估计,将近95%病例的心绞痛发作时出现明显的、有相当特征的ECG改变,主要为暂时性心肌缺血所引起的ST段移位。心内膜下心肌容易缺血,故常见ST段压低0.1mV以上,有时出现T波倒置,症状缓解后ST-T改变可恢复正常,动态变化的ST-T对诊断心绞痛的参考价值较大。静息ECG上ST段压低(水平型或下斜型)或T波倒置的患者,发作时可变为无压低或直立的所谓"假性正常化",也支持心肌缺血的诊断。T波改变虽然对反映心肌缺血的特异性不如ST段,但如与平时ECG比较有动态变化,也有助于诊断。

(3)ECG负荷试验:ECG负荷试验是对疑有冠心病的患者给心脏增加负荷(运动或药物)而激发心肌缺血的ECG检查。ECG负荷试验的指征为:临床上怀疑冠心病;对有冠心病危险因素患者的筛选;冠状动脉搭桥及心脏介入治疗前后的评价;陈旧性MI患者对非梗死部位心肌缺血的监测。禁忌证包括:AMI;高危的UA;急性心肌、心包炎;严重高血压[收缩压≥26.7kPa(200mmHg)和(或)舒张压≥14.7kPa(110mmHg)];心功能不全;严重主动脉瓣狭窄;肥厚型梗阻性心肌病;静息状态下有严重心律失常;主动脉夹层。静息状态下ECG即有明显ST段改变的患者如完全性左束支或右束支传导阻滞,或心肌肥厚继发ST段压低等也不适合行ECG负荷试验。负荷试验终止的指标:ST-T降低或抬高≥0.2mV、心绞痛发作、收缩压超过29.3kPa(220mmHg)、血压较负荷前下降、室性心律失常(多源性、连续3个室早和持续性室速）。

运动负荷试验为最常用的方法,敏感性可达到约 70%,特异性 70%～90%。有典型心绞痛并且负荷 ECG 阳性者,诊断冠心病的准确率达 95%以上。运动方式主要为分级踏板或蹬车,其运动强度可逐步分期升级,以前者较为常用。常用的负荷目标是达到按年龄预计的最大心率或 85%～90%的最大心率,前者称为极量运动试验,后者称为次极量运动试验。运动中应持续监测 ECG 改变,运动前和运动中每当运动负荷量增加一级均应记录 ECG,运动终止后即刻和此后每 2min 均应重复 ECG 记录,直至心率恢复运动前水平。记录 ECG 时应同步测定血压。最常用的阳性标准为运动中或运动后 ST 段水平型或下斜型压低 0.1mV(J 点后 60～80ms),持续超过 2min。

(4)动态 ECG:连续记录 24h 或 24h 以上的 ECG,可从中发现 ST-T 改变和各种心律失常,可将出现 ECG 改变的时间与患者的活动和症状相对照。ECG 上显示缺血性 ST-T 改变而当时并无心绞痛症状者,称为无痛性心肌缺血。

2.超声心动图 超声心动图可以观察心室腔的大小、心室壁的厚度以及心肌舒缩状态;另外,还可以观察到陈旧性 MI 时梗死区域的运动消失及室壁瘤形成。稳定型心绞痛患者的静息超声心动图大部分无异常表现,与静息 ECG 一样。负荷超声心动图可以帮助识别心肌缺血的范围和程度,包括药物负荷(多巴酚丁胺常用)、运动负荷、心房调搏负荷以及冷加压负荷。

3.放射性核素检查

(1)静息和负荷心肌灌注显像:心肌灌注显像常用 ^{201}Tl 或 ^{99m}Tc-MIBI 静脉注射使正常心肌显影而缺血区不显影的“冷点”显像法,结合运动或药物(双嘧达莫、腺苷或多巴酚丁胺)负荷试验,可查出静息时心肌无明显缺血的患者。

(2)放射性核素心腔造影:用 ^{113m}In^{99m}Tc 标记红细胞或白蛋白行心室血池显影有助于了解室壁运动,可测定 LVEF 及显示室壁局部运动障碍。

4.磁共振成像 可同时获得心脏解剖、心肌灌注与代谢、心室功能及冠状动脉成像的信息。

5.心脏 X 线检查 可无异常发现或见主动脉增宽、心影增大、肺淤血等。

6.CT 检查 电子束 CT(EBCT)可用于检测冠状动脉的钙化、预测冠状动脉狭窄的存在。近年发展迅速的多排螺旋 CT 冠状动脉造影,能建立冠状动脉三维成像以显示其主要分支,并可用于显示管壁上的斑块。随硬件设备和软件的进步,诊断的准确性得到很大的提高,已被广泛地用于无创性地诊断冠状动脉病变。

7.左心导管检查 主要包括冠状动脉造影术和左心室造影术,是有创性检查方法。选择性冠状动脉造影术目前仍是诊断冠状动脉病变并指导治疗方案选择尤其是血运重建术方案的最常用方法,常采用穿刺股动脉或桡动脉的方法,选择性地将导管送入左、右冠状动脉口,注射造影剂使冠状动脉主支及其分支显影,可以准确地反映冠状动脉狭窄的程度和部位。而左心室造影术是将导管送入左心室,用高压注射器将 30～40ml 造影剂以 12～15ml/s 的速度注入左心室,以评价左心室整体功能及局部室壁运动状况。

根据冠状动脉的灌注范围,将冠状动脉供血类型分为:右冠状动脉优势型、左冠状动脉优势型和均衡型(“优势型”的命名是以供应左室间隔后半部分和左室后壁的冠状动脉为标准)。85%为右冠状动脉优势型;7%为右冠状动脉和左冠回旋支共同支配,即均衡型;8%为左冠状动脉优势型。85％的稳定型劳力性心绞痛患者至少有一支冠状动脉主要分支或左主干存在高度狭窄（＞70％）或闭塞。

8.其他的有创性检查技术　由于冠状动脉造影只是通过造影剂充填的管腔轮廓反映冠状动脉病变，因此在定性和定量判断管壁上的病变方面存在局限性。而 IVUS 成像是将微型超声探头送入冠状动脉，显示血管的横断面，可同时了解管腔的狭窄程度和管壁上的病变情况，根据病变的回声特性了解病变性质。OCT 的成像原理与 IVUS 相似，但分辨率更高，不过穿透力较低。血管镜在显示血栓性病变方面有独特的应用价值。血管内多普勒血流速度测定技术能测定冠状动脉血流速度及血流储备，评价微循环功能。冠状动脉内压力测定技术得到的血流储备分数可评价狭窄病变导致的机械性梗阻程度。上述有创的技术对冠状动脉病变的形态和冠状动脉循环的功能评价能提供更多有价值的信息。

（五）诊断和鉴别诊断

根据典型的发作特点和体征，休息或含用硝酸甘油后缓解，结合年龄和存在的冠心病危险因素，除外其他疾病所致的心绞痛，即可建立诊断。发作不典型者，诊断要依靠观察硝酸甘油的疗效和发作时 ECG 的变化。未记录到症状发作时 ECG 者，可行 ECG 负荷试验或动态 ECG 监测，如负荷试验出现 ECG 阳性变化或诱发心绞痛时亦有助于诊断。诊断困难者，可行放射性核素检查、冠状动脉 CTA 或选择性冠状动脉造影检查。考虑介入治疗或外科手术者，必须行选择性冠状动脉造影。

胸痛患者需考虑多种疾病，见表 2－2。稳定型心绞痛尤其需要与以下疾病进行鉴别。

表 2－2　需与稳定型心绞痛相鉴别的疾病

心源性胸痛	肺部疾患	消化道疾病	神经肌肉疾病	精神性疾病
主动脉夹层	胸膜炎	胃—食管反流	肋间神经痛	焦虑性疾病
心包炎	肺栓塞	食管痉挛	肋骨肋软骨病	情感性疾病（如抑郁症）
心肌病	肺炎	食管失弛缓综合征	带状疱疹	躯体性精神病
重度主动脉瓣狭窄	纵隔肿瘤	食管裂孔疝		思维型精神病
心脏神经症	气胸	消化性溃疡		
心肌梗死		胰腺炎		
		胆囊炎		
		胆囊结石		

1.心脏神经症　本病患者常诉胸痛，但为短暂（几秒钟）的刺痛或持久（几小时）的隐痛，患者常喜欢不时地吸一大口气或作叹息性呼吸。胸痛部位多在左胸乳房下心尖部附近，或经常变动。症状多在疲劳之后出现，而不在疲劳的当时，作轻度体力活动反觉舒适，有时可耐受较重的体力活动而不发生胸痛或胸闷。含用硝酸甘油无效或在 10 多分钟后才"见效"，常伴有心悸、疲乏及其他神经衰弱的症状。

2.不稳定型心绞痛和急性心肌梗死　与稳定型劳力性心绞痛不同，UA 包括初发型心绞痛、恶化型心绞痛及静息型心绞痛，仔细病史询问有助鉴别。AMI 临床表现更严重，有心肌坏死的证据。

3.其他疾病引起的心绞痛　包括主动脉瓣严重狭窄或关闭不全、冠状动脉炎引起的冠状动脉口狭窄或闭塞、肥厚型心肌病、X 综合征等疾病均可引起心绞痛，要根据其他临床表现来鉴别。其中 X 综合征多见于女性，ECG 负荷试验常阳性，但冠状动脉造影阴性且无冠状动脉痉挛,预后良好,与微血管功能不全有关。

4.肋间神经痛　疼痛常累及 1～2 个肋间,但并不一定局限在胸前,为刺痛或灼痛,多为持续性而非发作性,咳嗽、用力呼吸和身体转动可使疼痛加剧,沿神经行经处有压痛,手臂上举活动时局部有牵拉疼痛,故与心绞痛不同。

5.不典型疼痛　还需与包括胃－食管反流、食管动力障碍、食管裂孔疝等食管疾病以及消化性溃疡、颈椎病等鉴别。

（六）治疗

有两个主要目的:一是预防 MI 和猝死,改善预后,延长患者的生存期;二是减少缺血发作和缓解症状,提高生活质量。

1.一般治疗　发作时立刻休息,一般在停止活动后症状即可消除;平时应尽量避免各种已知的诱发因素,如过度的体力活动、情绪激动、饱餐等,冬天注意保暖;调节饮食,一次进食不宜过饱,避免油腻饮食,戒烟限酒;调整日常生活与工作量;减轻精神负担;保持适当的体力活动,以不发生疼痛症状为度;治疗高血压、糖尿病、贫血、甲状腺功能亢进等相关疾病。

2.药物治疗　药物治疗首先考虑预防 MI 和死亡,其次是减少缺血、缓解症状及改善生活质量。

（1）抗心绞痛和抗缺血治疗

1）硝酸酯类药物:能降低心肌需氧,同时增加心肌供氧,从而缓解心绞痛。除扩张冠状动脉、降低阻力、增加冠状循环的血流量外,还通过对周围容量血管的扩张作用,减少静脉回流心脏的血量,降低心室容量、心腔内压和心室壁张力,降低心脏前负荷;对动脉系统有轻度扩张作用,减低心脏后负荷和心脏的需氧。

①硝酸甘油:为即刻缓解心绞痛发作,可使用作用较快的硝酸甘油舌下含片,1～2 片(0.5～1.0mg),舌下含化,迅速为唾液所溶解而吸收,1～2min 即开始起作用,约半小时后作用消失。延迟见效或完全无效者,首先要考虑药物是否过期或未溶解,如属后者可嘱患者轻轻嚼碎后继续含化。服用戊四硝酯片剂,持续而缓慢释放,口服半小时后起作用,可持续 4～8h,每次 2.5mg。用 2% 硝酸甘油油膏或橡皮膏贴片(含 5～10mg)涂或贴在胸前或上臂皮肤而缓慢吸收,适用于预防夜间心绞痛发作。

②硝酸异山梨酯(消心痛),口服 3 次/天,每次 5～20mg,服后半小时起作用,持续 3～5h,缓释制剂药效可维持 12h,可用 20mg,2 次/天。本药舌下含化后 2～5min 见效,作用维持 2～3h,每次可用 5～10mg。

以上两种药物还有供喷雾吸入用的气雾制剂。

③5－单硝酸异山梨酯:多为长效制剂,每天 20～50mg,1～2 次。

硝酸酯药物长期应用的主要问题是耐药性,其机制尚未明确,可能与巯基利用度下降、RAAS 激活等有关。防止发生耐药的最有效方法是每天保持足够长(8～10h)的无药期。硝酸酯药物的不良反应有头晕、头胀痛、头部跳动感、面红、心悸等,偶有血压下降。

2）β受体阻滞剂:机制是阻断拟交感胺类对心率和心收缩力的刺激作用,减慢心率、降低血压、减低心肌收缩力和氧耗量,从而缓解心绞痛的发作。此外,还减少运动时血流动力的反应,使同一运动量水平上心肌氧耗量减少;使不缺血的心肌区小动脉(阻力血管)缩小,从而使更多的血液通过极度扩张的侧支循环(输送血管)流入缺血区。不良反应有心室射血时间延长和心脏容积增加,虽然可能使心肌缺血加重或引起心肌收缩力降低,但其使心肌耗氧量减少的作用远超过其不良反应。常用的制剂是美托洛尔25～100mg,2～3次/天,其缓释制剂每天仅需口服1次;阿替洛尔12.5～50mg,1～2次/天;比索洛尔5～10mg,1次/天。

本药常与硝酸酯制剂联合应用,比单独应用效果好。但要注意:①本药与硝酸酯制剂有协同作用,因而剂量应偏小,开始剂量尤其要注意减少,以免引起直立性低血压等不良反应;②停用本药时应逐步减量,如突然停用有诱发MI的可能;③支气管哮喘以及心动过缓、高度房室传导阻滞者不用为宜;④我国多数患者对本药比较敏感,可能难以耐受大剂量。

3)钙通道阻断剂(CCB):本类药物抑制钙离子进入心肌内,也抑制心肌细胞兴奋—收缩耦联中钙离子的作用。因而抑制心肌收缩,减少心肌氧耗;扩张冠状动脉,解除冠状动脉痉挛,改善心内膜下心肌的供血;扩张周围血管,降低动脉压,减轻心脏负荷;还降低血黏度,抗血小板聚集,改善心肌的微循环。

常用制剂包括:①二氢吡啶类:硝苯地平10～20mg,3次/天,亦可舌下含用,其缓释制剂20～40mg,1～2次/天。非洛地平、氨氯地平为新一代具有血管选择性的二氢吡啶类。同类制剂有尼群地平、尼索地平、尼卡地平、尼鲁地平、伊拉地平等;②维拉帕米:40～80mg,3次/天,或缓释剂120～480mg/d,同类制剂有噻帕米等;③地尔硫䓬:30～90mg,3次/天,其缓释制剂45～90mg,1～2次/天。

对于需要长期用药的患者,目前推荐使用控释、缓释或长效剂型。低血压、心功能减退和心衰加重可以发生在长期使用该药期间。该药的不良反应包括周围性水肿和便秘,还有头痛、面色潮红、嗜睡、心动过缓或过速和房室传导阻滞等。

CCB对于减轻心绞痛大体上与β受体阻滞剂效果相当。本类药可与硝酸酯联合使用,其中硝苯地平尚可与β受体阻滞剂同服,但维拉帕米和地尔硫䓬与β受体阻滞剂合用时则有过度抑制心脏的危险。变异型心绞痛首选CCB治疗。

4)代谢类药物:曲美他嗪通过抑制脂肪酸氧化、增加葡萄糖代谢而增加缺氧状态下高能磷酸键的合成,治疗心肌缺血,无血流动力学影响,可与其他药物合用。可作为传统治疗不能耐受或控制不佳时的补充或替代治疗。口服40～60mg/d,每次20mg,2～3次/天。

5)窦房结抑制剂伊伐布雷定:该药是目前唯一的高选择If离子通道抑制剂,通过阻断窦房结起搏电流If通道、降低心率,发挥抗心绞痛的作用,对房室传导功能无影响。该药适用于对β受体阻滞剂和CCB不能耐受、无效或禁忌又需要控制窦性心率的患者。

(2)预防心肌梗死和死亡的药物治疗

1)抗血小板治疗:稳定型心绞痛患者至少需要服用一种抗血小板药物。常用药物包括:①阿司匹林:通过抑制血小板环氧化酶和TXA_2,抑制血小板在动脉粥样硬化斑块上的聚集,防止血栓形成,同时也通过抑制TXA_2导致的血管痉挛。能使稳定型心绞痛的心血管事件的危险性平均降低33%。在所有急性或慢性缺血性心脏病的患者,无论有否症状,只要没有禁忌证,就应每天常规应用阿司匹林75～300mg。不良反应主要是胃肠道症状,并与剂量有关,使用肠溶剂或缓释剂、抗酸剂可以减少对胃的不良作用。禁忌证包括过敏、严重未经治疗的高血压、活动性消化性溃疡、局部出血和出血体质。②氯吡格雷和噻氯匹定:通过二磷酸腺苷(ADP)受体抑制血小板内Ca^{2+}活性,并抑制血小板之间纤维蛋白原桥的形成。氯吡格雷的剂量为75mg,每天1次;噻氯匹定为250mg,1～2次/天,由于后者胃肠道不适和过敏发生率高,也可以引起白细胞、中性粒细胞(2.4%)和血小板减少,因此要定期作血常规检查,目前已较少使用。前者粒细胞减少的不良反应小并且起效更快,一般不能耐受阿司匹林者可口服氯吡格雷。③其他的抗血小板制剂：西洛他唑是磷酸二酯酶抑制剂，50～100mg，2次/天。

2）降脂药物：降脂（或称调脂）药物在治疗冠状动脉粥样硬化中起重要作用，胆固醇的降低与冠心病死亡率和总死亡率降低有明显关系。他汀类药物可以进一步改善内皮细胞的功能，抑制炎症、稳定斑块，使部分动脉粥样硬化斑块消退，显著延缓病变进展。慢性稳定性心绞痛患者即使只是出现轻到中度 LDL－C 升高，也建议采用他汀类治疗，建议目标是将 LDL－C 水平降到＜1g/L。

3）血管紧张素转换酶抑制剂（ACEI）：ACEI 并非控制心绞痛的药物，但可降低缺血性事件的发生。ACEI 能逆转左室肥厚及血管增厚，延缓动脉粥样硬化进展，能减少斑块破裂和血栓形成，另外有利于心肌氧供/氧耗平衡和心脏血流动力学，并降低交感神经活性。可应用于已知冠心病患者的二级预防，尤其是合并有糖尿病者。对收缩压＜12.0kPa（90mmHg）、肾衰竭、双侧肾动脉狭窄和过敏者禁用。不良反应主要包括干咳、低血压和罕见的血管性水肿。常用药物包括培哚普利 4～8mg，1次/天，福辛普利 10～20mg，1次/天，贝那普利 10～20mg，1次/天，雷米普利 5～10mg，1次/天，赖诺普利 10～20mg，1次/天，依那普利 5～10mg，2次/天，卡托普利 12.5～25mg，3次/天。

3.经皮冠状动脉介入术（PCI）　PCI 已成为冠心病治疗的重要手段，介入治疗的手术数量已超过外科旁路手术。与内科药物保守疗法相比，能使患者的生活质量明显提高（活动耐量增加），但是总体的 MI 发生和死亡率无显著差异。随着新技术的出现，尤其是新型支架及新型抗血小板药物的应用，PCI 不仅可以改善生活质量，而且对存在大面积心肌缺血的高危患者可明显降低其 MI 的发生率和死亡率。PCI 的适应证也从早期的简单单支病变扩展为更复杂的病变，如多支血管病变、慢性完全闭塞病变及左主干病变等。

4.冠状动脉旁路手术（CABG）　使用患者自身的大隐静脉或游离内乳动脉或桡动脉作为旁路移植材料，一端吻合在主动脉，另一端吻合在有病变的冠状动脉段的远端；引主动脉的血流以改善该病变冠状动脉所供心肌的血流供应。CABG 术在冠心病发病率高的国家已成为最普通的择期性心脏外科手术，对缓解心绞痛和改善患者的生存有较好效果。最近的微创冠状动脉旁路手术，采用心脏不停跳的方式进行冠状动脉旁路手术，并发症少、患者恢复快。

本手术适应证：①冠状动脉多支血管病变，尤其是合并糖尿病的患者；②冠状动脉左主干病变；③不适合行介入治疗的患者；④MI 后合并室壁瘤，需要进行室壁瘤切除的患者；⑤闭塞段的远段管腔通畅，血管供应区有存活心肌。

5.运动锻炼疗法　谨慎安排进度适宜的运动锻炼，有助于促进侧支循环的发展，提高体力活动的耐受量而改善症状。

（七）预后

心绞痛患者大多数能生存很多年，但有发生 AMI 或猝死的危险，有室性心律失常或传导阻滞者预后较差，但决定预后的主要因素为冠状动脉病变范围和心功能。左冠状动脉主干病变最为严重，左主干狭窄患者第一年的生存率为 70%，三支血管病变及心功能减退（LVEF＜25%）患者的生存率与左主干狭窄相同，左前降支近段病变较其他两支的病变严重。患者应积极治疗和预防，二级预防的主要措施可总结为所谓的 ABCDE 方案：A.阿司匹林和 ACEI；B.β受体阻滞剂和控制血压；C.控制胆固醇和吸烟；D.控制饮食和糖尿病；E.健康教育和运动。

二、隐匿型冠心病

隐匿型冠心病是无临床症状,但有心肌缺血客观证据(心电活动、心肌血流灌注及心肌代谢等异常)的冠心病,亦称无症状性冠心病。其心肌缺血的 ECG 表现可见于静息时,或在负荷状态下才出现,常为动态 ECG 记录所发现,又称为无症状性心肌缺血。这些患者经过冠状动脉造影或尸检,几乎均证实冠状动脉有明显狭窄病变。

(一)临床表现

本病有 3 种临床类型:①患者有因冠状动脉狭窄引起心肌缺血的客观证据,但从无心肌缺血的症状;②患者曾患 MI,现有心肌缺血但无心绞痛症状;③患者有心肌缺血发作,但有些有症状,有些则无症状,此类患者临床最多见。

心肌缺血而无症状的发生机制尚不清楚,可能与下列因素有关:①生理情况下,血浆或脑脊液中内源性阿片类物质(内啡肽)水平的变化,可能导致痛阈的改变;②心肌缺血较轻或有较好的侧支循环;③糖尿病性神经病变、冠状动脉旁路移植术后、MI 后感觉传入径路中断所引起的损伤以及患者的精神状态等,均可导致痛阈的改变。隐匿性冠心病患者可转为各种有症状的冠心病临床类型,包括心绞痛或 MI,亦可能逐渐演变为缺血性心肌病,个别患者发生猝死。及时发现这类患者,可为他们提供及早治疗的机会。

(二)诊断和鉴别诊断

诊断主要根据静息、动态或负荷试验的 ECG 检查、放射性核素心肌显像,发现患者有心肌缺血的改变,而无其他原因解释,又伴有动脉粥样硬化的危险因素。能确定冠状动脉存在病变的影像学检查(包括多排螺旋 CT 造影、有创性冠状动脉造影或再加 IVUS 检查),有重要诊断价值。

鉴别诊断要考虑能引起 ST 段和 T 波改变的其他疾病,如各种器质性心脏病,尤其是心肌炎、心肌病、心包病,电解质失调,内分泌病和药物作用等情况,都可引起 ECG 的 ST 段和 T 波改变,诊断时要注意摒除。但根据这些疾病和情况的临床特点,不难作出鉴别。心脏神经症患者可因肾上腺素能 β 受体兴奋性增高而在 ECG 上出现 ST 段和 T 波变化,应予鉴别。

(三)防治

采用防治动脉粥样硬化的各种措施,硝酸酯类、β 受体阻滞剂和 CCB 可减少或消除无症状性心肌缺血的发作,联合用药效果更好。药物治疗后仍持续有心肌缺血发作者,应行冠状动脉造影以明确病变的严重程度,并考虑进行血运重建手术治疗。

(四)预后

与冠状动脉病变的范围、程度相关,而与有无症状无关。总缺血负荷,即有症状与无症状缺血之和,可作为预测冠心病患者预后的指标。

三、缺血性心肌病

缺血性心肌病为冠状动脉粥样硬化病变使心肌缺血、缺氧而导致心肌细胞减少、坏死、心肌纤维化、心肌瘢痕形成的疾病。其临床特点是心脏变得僵硬、逐渐扩大,发生心律失常和心力衰竭。因此也被称为心律失常和心衰型冠心病或心肌硬化型冠心病。

(一)病理解剖和病理生理

缺血性心肌病主要由冠状动脉粥样硬化性狭窄、闭塞、痉挛和毛细血管网的病变所引起。

心肌细胞的减少和坏死可以是 MI 的直接后果,也可因长期慢性心肌缺血累积而造成。心肌细胞坏死,残存的心肌细胞肥大、纤维化或瘢痕形成以及心肌间质胶原沉积增加等均可发生,可导致室壁张力增加及室壁硬度异常、心脏扩大及心衰等。病变主要累及左心室肌和乳头肌,也累及起搏和传导系统。心室壁上既可以有块状的成片坏死区,也可以有非连续性多发的灶性心肌损害。

近年的研究认为心肌细胞凋亡是缺血性心肌病的重要细胞学基础。细胞凋亡与坏死共同形成了细胞生命过程中两种不同的死亡机制。心肌坏死是细胞受到严重和突然缺血后所发生的死亡,而心肌细胞凋亡是指程序式死亡,可以由严重的心肌缺血、再灌注损伤、MI 和心脏负荷增加等诱发。此外,内皮功能紊乱可以促进患者发生心肌缺血,从而影响左心室功能。

(二)临床表现

1.心脏增大 患者有心绞痛或心肌梗死的病史,常伴有高血压。心脏逐渐增大,以左心室增大为主,可先肥厚,以后扩大,后期则两侧心脏均扩大。部分患者可无明显的心绞痛或 MI 史,由隐匿性冠心病发展而来。

2.心力衰竭 心衰的表现多逐渐发生,大多先出现左心衰竭。在心肌肥厚阶段,心脏顺应性降低,引起舒张功能不全。随着病情的发展,收缩功能也衰竭。然后右心也发生衰竭,出现相应的症状和体征。

3.心律失常 可出现各种心律失常,这些心律失常一旦出现常持续存在,其中以期前收缩(室性或房性)、房颤、病态窦房结综合征、房室传导阻滞和束支传导阻滞为多见,阵发性心动过速亦时有发现。有些患者在心脏还未明显增大前已发生心律失常。

(三)诊断和鉴别诊断

诊断主要依靠冠状动脉粥样硬化的证据,并且除外可引起心脏扩大、心衰和心律失常的其他器质性心脏病。ECG 检查除可见心律失常外,还可见到冠状动脉供血不足的变化,包括 ST 段压低、T 波平坦或倒置、Q-T 间期延长、QRS 波电压低等;放射性核素检查见心肌缺血;超声心动图可显示室壁的异常运动。如以往有心绞痛或 MI 病史,有助于诊断。冠状动脉造影可确立诊断。

鉴别诊断要考虑与心肌病(特别是特发性扩张型心肌病、克山病等)、心肌炎、高血压性心脏病、内分泌病性心脏病等鉴别。

(四)防治

早期的内科防治甚为重要,有助于推迟充血性心衰的发生发展。积极控制冠心病危险因素,治疗各种形式的心肌缺血,对缺血区域有存活心肌者,血运重建术可显著改善心肌功能。治疗心衰以应用利尿剂和 ACEI(或 ARB)为主。β 受体阻滞剂长期应用可改善心功能、降低病死率。能阻滞 β_1、β_2 和 α_1 受体的新一代 β 受体阻滞剂卡维地洛 12.5~100mg/d,效果较好。正性肌力药可作为辅助治疗,但强心苷宜选用作用和排泄快速的制剂,如毒毛花苷 K、毛花苷丙、地高辛等。曲美他嗪可改善缺血,解除残留的心绞痛症状并减少对其他辅助治疗的需要。对既往有血栓栓塞史、心脏明显扩大、房颤或超声心动图证实有附壁血栓者应给予抗凝治疗。心律失常中的病态窦房结综合征和房室传导阻滞出现阿一斯综合征发作者,宜及早安置永久性人工心脏起搏器;有房颤的患者,如考虑转复窦性心律,应警惕同时存在病态窦房结综合征的可能,避免转复窦性心律后心率极为缓慢,反而对患者不利。晚期患者常是心脏移植手术的主要对象。近年来,新的治疗技术如自体骨髓干细胞移植、血管内皮生长因子

(VEGF)基因治疗已试用于临床,为缺血性心肌病治疗带来了新的希望。

(五)预后

本病预后不佳,5年病死率50%～84%。心脏显著扩大特别是进行性心脏增大、严重心律失常和射血分数明显降低,为预后不佳的预测因素。死亡原因主要是进行性充血性心衰、MI和严重心律失常。

(武聪娜)

第四节　急性冠状动脉综合征

急性冠状动脉综合征(ACS)指心病中急性发病的临床类型,包括ST段抬高型心肌梗死、非ST段抬高型心肌梗死和不稳定型心绞痛。近年又将前者称为ST段抬高型ACS,约占1/4(包括小部分变异型心绞痛),后两者合称为非ST段抬高型ACS,约占3/4。它们主要涵盖了以往分类中的Q波型急性心肌梗死(AMI)、非Q波型AMI和不稳定型心绞痛。

一、不稳定型心绞痛和非ST段抬高型心肌梗死(非ST段抬高型急性冠状动脉综合征)

不稳定型心绞痛(UA)指介于稳定型心绞痛和急性心肌梗死之间的临床状态,包括了除稳定型劳力性心绞痛以外的初发型、恶化型劳力性心绞痛和各型自发性心绞痛。它是在粥样硬化病变的基础上,发生了冠状动脉内膜下出血、斑块破裂、破损处血小板与纤维蛋白凝集形成血栓、冠状动脉痉挛以及远端小血管栓塞引起的急性或亚急性心肌供氧减少所致。它是ACS中的常见类型。若UA伴有血清心肌坏死标志物明显升高,此时可确立非ST段抬高型心肌梗死(NSTEMI)的诊断。

(一)临床表现

UA的临床表现一般具有以下3个特征之一。

1.静息时或夜间发生心绞痛常持续20min以上。

2.新近发生的心绞痛(病程在2个月内)且程度严重。

3.近期心绞痛逐渐加重(包括发作的频度、持续时间、严重程度和疼痛放射到新的部位)。发作时可有出汗、皮肤苍白湿冷、恶心、呕吐、心动过速、呼吸困难、出现第三或第四心音等表现。而原来可以缓解心绞痛的措施此时变得无效或不完全有效。UA患者中约20%发生NSTEMI需通过血肌钙蛋白和心肌酶检查来判定。UA和NSTEMI中很少有严重的左心室功能不全所致的低血压(心源性休克)。

UA或NSTEMI的Braunwald分级是根据UA发生的严重程度将之分为Ⅰ、Ⅱ、Ⅲ级,而根据其发生的临床环境将之分为A、B、C级。

Ⅰ级:初发的、严重或加剧性心绞痛。发生在就诊前2个月内,无静息时疼痛。每日发作3次或3次以上,或稳定型心绞痛患者心绞痛发作更频繁或更严重,持续时间更长,或诱发体力活动的阈值降低。

Ⅱ级:静息型亚急性心绞痛。在就诊前1个月内发生过1次或多次静息性心绞痛,但近48h内无发作。

Ⅲ级:静息型急性心绞痛。在48h内有1次或多次静息性心绞痛发作。

A级:继发性UA。在冠状动脉狭窄的基础上,同时伴有冠状动脉血管床以外的疾病引起心肌氧供和氧需之间平衡的不稳定,加剧心肌缺血。这些因素包括:贫血、感染、发热、低血压、快速性心律失常、甲状腺功能亢进、继发于呼吸衰竭的低氧血症。

B级:原发性UA。无可引起或加重心绞痛发作的心脏以外的因素,且患者2周内未发生过MI。这是UA的常见类型。

C级:MI后UA。在确诊MI后2周内发生的UA。约占MI患者的20%。

(二)实验室检查和辅助检查

1.心电图检查 应在症状出现10min内进行。UA发作时心电图有一过性ST段偏移和(或)T波倒置;如心电图变化持续12h以上,则提示发生NSTEMI。NSTEMI时不出现病理性Q波,但有持续性ST段压低≥0.1mV(aVR导联有时还有V₁导联则ST段抬高),或伴对称性T波倒置,相应导联的R波电压进行性降低,ST段和T波的这种改变常持续存在(图2-1)。

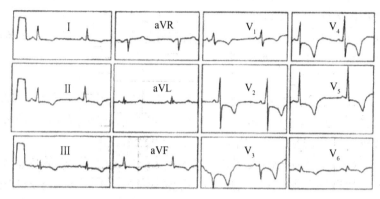

图2-1 急性非Q波性心肌梗死的心电图

图示除Ⅰ、aVL、aVR外各导联ST段压低伴T波倒置

2.心脏标志物检查 UA时,心脏标志物一般无异常增高;NSTEMI时,血CK-MB或肌钙蛋白常有明显升高(详见后文"ST段抬高型心肌梗死")。肌钙蛋白T或I及C反应蛋白升高是协助诊断和提示预后较差的指标。

3.其他 需施行各种介入性治疗时,可先行选择性冠状动脉造影,必要时行血管内超声或血管镜检查,明确病变情况。

(三)诊断

对年龄>30岁的男性和>40岁的女性(糖尿病患者更年轻)主诉符合上述临床表现的心绞痛时应考虑ACS,但须先与其他原因引起的疼痛相鉴别。随即进行一系列的心电图和心脏标志物的检测,以判别为UA、NSTEMI抑或是STEMI。

(四)鉴别诊断

鉴别诊断要考虑下列疾病。

1.急性心包炎 尤其是急性非特异性心包炎,可有较剧烈而持久的心前区疼痛,心电图有ST段和T波变化。但心包炎患者在疼痛的同时或以前已有发热和血白细胞计数增高,疼痛常于深呼吸和咳嗽时加重,坐位前倾时减轻。体检可发现心包摩擦音,心电图除aVR外,各导联均有ST段弓背向下的抬高,无异常Q波出现。

2.急性肺动脉栓塞 肺动脉大块栓塞常可引起胸痛、咯血、气急和休克,但有右心负荷急剧增加的表现,如发绀、肺动脉瓣区第二心音亢进、三尖瓣区出现收缩期杂音、颈静脉充盈、肝大、下肢水肿等。发热和白细胞增多出现也较早,多在 24h 内。心电图示电轴右偏,1 导联出现 S 波或原有的 S 波加深,Ⅲ导联出现 Q 波和 T 波倒置,aVR 导联出现高 R 波,胸导联过渡区向左移,右胸导联 T 波倒置等。血乳酸脱氢酶总值增高,但其同工酶和肌酸磷酸激酶不增高,D—二聚体可升高,其敏感性高但特异性差。肺部 X 线检查、放射性核素肺通气—灌注扫描、X 线 CT 和必要时选择性肺动脉造影有助于诊断。

3.急腹症　急性胰腺炎、消化性溃疡穿孔、急性胆囊炎、胆石症等,患者可有上腹部疼痛及休克,可能与 ACS 患者疼痛波及上腹部者混淆。但仔细询问病史和体格检查,不难作出鉴别。心电图检查和血清肌钙蛋白、心肌酶等测定有助于明确诊断。

4.主动脉夹层分离　以剧烈胸痛起病,颇似 ACS。但疼痛一开始即达高峰,常放射到背、肋、腹、腰和下肢,两上肢血压及脉搏可有明显差别,少数有主动脉瓣关闭不全,可有下肢暂时性瘫痪或偏瘫。X 线胸片示主动脉增宽,X 线 CT 或 MRI 主动脉断层显像以及超声心动图探测到主动脉壁夹层内的液体,可确立诊断。

5.其他疾病　急性胸膜炎、自发性气胸、带状疱疹等心脏以外疾病引起的胸痛,依据特异性体征、X 线胸片和心电图特征不难鉴别。

(五)治疗

ACS 是内科急症,治疗结局主要受是否迅速诊断和治疗的影响,因此应及早发现及早住院,并加强住院前的就地处理。UA 或 NSTEMI 的治疗目标是稳定斑块、治疗残余心肌缺血、进行长期的二级预防。溶栓治疗不宜用于 UA 或 NSTEMI。

1.一般治疗　UA 或 NSTEMI 患者应住入冠心病监护病室,卧床休息至少 12～24h,给予持续心电监护。病情稳定或血运重建后症状控制,应鼓励早期活动。下肢作被动运动可防止静脉血栓形成。活动量的增加应循序渐进。应尽量对患者进行必要的解释和鼓励,使其能积极配合治疗而又解除焦虑和紧张,可以应用小剂量的镇静剂和抗焦虑药物,使患者得到充分休息和减轻心脏负担。保持大便通畅,便时避免用力,如便秘可给予缓泻剂。有明确低氧血症(动脉血氧饱和度低于 92%)或存在左心室功能衰竭时才需补充氧气。在最初 2～3 天饮食应以流质为主,以后随着症状减轻而逐渐增加粥、面条等及其他容易消化的半流质,宜少量多餐,钠盐和液体的摄入量应根据汗量、尿量、呕吐量及有无心力衰竭而作适当调节。

2.抗栓治疗　抗栓治疗可预防冠状动脉内进一步血栓形成、促进内源性纤溶活性溶解血栓和减少冠状动脉狭窄程度,从而可减少事件进展的风险和预防冠状动脉完全阻塞的进程。

(1)抗血小板治疗,主要药物包括以下几种。

环氧化酶抑制剂:阿司匹林可降低 ACS 患者的短期和长期死亡率。若无禁忌证,ACS 患者入院时都应接受阿司匹林治疗,起始负荷剂量为 160～325mg(非肠溶制剂),首剂应嚼碎,加快其吸收,以便迅速抑制血小板激活状态,以后改用小剂量维持治疗。除非对阿司匹林过敏或有其他禁忌证外,主张长期服用小剂量 75～100mg/d 维持。

二磷酸腺苷(ADP)受体拮抗剂:氯吡格雷和噻氯匹定能拮抗血小板 ADP 受体,从而抑制血小板聚集,可用于对阿司匹林不能耐受患者的长期口服治疗。氯吡格雷起始负荷剂量为 300mg,以后 75mg/d 维持;噻氯匹定起效较慢,副反应较多,已少用。对于非 ST 段抬高型 ACS 患者不论是否行介入治疗,阿司匹林加氯吡格雷均为常规治疗,应联合应用 12 个月,对于放置药物支架的患者这种联合治疗时间应更长。

血小板膜糖蛋白Ⅱb/Ⅲa(GPⅡb/Ⅲa)受体拮抗剂:激活的 GPⅡb/Ⅲa 受体与纤维蛋白

原结合,形成在激活血小板之间的桥梁,导致血小板血栓形成。阿昔单抗是直接抑制GPⅡb/Ⅲa受体的单克隆抗体,在血小板激活起重要作用的情况下,特别是患者进行介入治疗时,该药多能有效地与血小板表面的GPⅡb/Ⅲa受体结合,从而抑制血小板的聚集;一般使用方法是先静注冲击量0.25mg/kg,然后10μg/(kg·h)静滴12~24h。合成的该类药物还包括替罗非班和依替巴肽。以上3种GPⅡb/Ⅲa受体拮抗剂静脉制剂均适用于ACS患者急诊PCI(首选阿昔单抗,因目前其安全性证据最多),可明显降低急性和亚急性血栓形成的发生率,如果在PCI前6h内开始应用该类药物,疗效更好。若未行PCI,GPⅡb/Ⅲa受体拮抗剂可用于高危患者,尤其是心脏标志物升高或尽管接受合适的药物治疗症状仍持续存在或两者兼而有的患者。GPⅡb/Ⅲa受体拮抗剂应持续应用24~36h,静脉滴注结束之前进行血管造影。不推荐常规联合应用GPⅡb/Ⅲa受体拮抗剂和溶栓药。近年来还合成了多种GPⅡb/Ⅲa受体拮抗剂的口服制剂,如西拉非班、珍米洛非班、拉米非班等,但其在剂量、生物利用度和安全性方面均需进一步研究。

环核苷酸磷酸二酯酶抑制剂:近年来一些研究显示西洛他唑加阿司匹林与噻氯匹定加阿司匹林在介入治疗中预防急性和亚急性血栓形成方面有同等的疗效,可作为噻氯匹定的替代药物。

(2)抗凝治疗:除非有禁忌证(如活动性出血或已应用链激酶或复合纤溶酶链激酶),所有患者应在抗血小板治疗的基础上常规接受抗凝治疗,抗凝治疗药物的选择应根据治疗策略以及缺血和出血事件的风险。常用的抗凝药包括普通肝素、低分子肝素、磺达肝癸钠和比伐卢定。需紧急介入治疗者,应立即开始使用普通肝素或低分子肝素或比伐卢定。对选择保守治疗且出血风险高的患者,应优先选择磺达肝癸钠。

肝素和低分子肝素:肝素的推荐剂量是先给予80U/kg静注,然后以18U/(kg·h)的速度静脉滴注维持,治疗过程中需注意开始用药或调整剂量后6h测定部分激活凝血酶时间(APTT),根据APTT调整肝素用量,使APTT控制在45~70s。但是,肝素对富含血小板的血栓作用较小,且肝素的作用可由于肝素结合血浆蛋白而受影响。未口服阿司匹林的患者停用肝素后可能使胸痛加重,与停用肝素后引起继发性凝血酶活性增高有关。因此,肝素以逐渐停用为宜。低分子肝素与普通肝素相比,具有更合理的抗Xa因子及Ⅱa因子活性的作用,可以皮下应用,不需要实验室监测,临床观察表明,低分子肝素较普通肝素有疗效肯定、使用方便的优点。使用低分子肝素的参考剂量:依诺肝素40mg,那曲肝素0.4ml或达肝素5000~7500U,皮下注射,每12h1次,通常在急性期用5~6天。磺达肝癸钠是Xa因子抑制剂,最近有研究表明在降低非ST段抬高型ACS的缺血事件方面效果和低分子肝素相当,但出血并发症明显减少,因此安全性较好,但不能单独用于介入治疗中。

直接抗凝血酶的药物:在接受介入治疗的非ST段抬高型ACS人群中,用直接抗凝血酶药物比伐卢定较联合应用肝素/低分子肝素和GPⅡb/Ⅲa受体拮抗剂的出血并发症少,安全性更好,临床效益相当。但其远期效果尚缺乏随机双盲的对照研究。

3.抗心肌缺血治疗

(1)硝酸酯类药物:硝酸酯类药物可选择口服,舌下含服,经皮肤或经静脉给药。硝酸甘油为短效硝酸酯类,对有持续性胸部不适、高血压、急性左心衰竭的患者,在最初24~48h的治疗中,静脉内应用有利于控制心肌缺血发作。先给予舌下含服0.3~0.6mg,继以静脉点滴,开始5~10fμg/min,每5~10min增加5~10μg,直至症状缓解或平均压降低10%但收缩压不低于 12.0kPa(90mmHg)。目前推荐静脉应用硝酸甘油的患者症状消失 24h 后，就改用口服制剂或应用皮肤贴剂。药物耐受现象可能在持续静脉应用硝酸甘油 24～48h 内出现。由于在 NSTEMI 患者中未观察到硝酸酯类药物具有减少死亡率的临床益处，因此在长期治疗中此类药物应逐渐减量至停用。

(2)镇痛剂：如硝酸酯类药物不能使疼痛迅速缓解，应立即给予吗啡，10mg 稀释成 10ml，每次 2～3ml 静脉注射。哌替啶 50～100mg 肌内注射，必要时 1～2h 后再注射 1 次，以后每 4～6h 可重复应用，注意呼吸功能的抑制。给予吗啡后如出现低血压，可仰卧或静脉滴注生理盐水来维持血压，很少需要用升压药。如出现呼吸抑制，应给予纳洛酮 0.4～0.8mg。有使用吗啡禁忌证(低血压和既往过敏史)者，可选用哌替啶替代。疼痛较轻者可用罂粟碱，30～60mg 肌内注射或口服。

(3)β 受体阻滞剂。β 受体阻滞剂可用于所有无禁忌证(如心动过缓、心脏传导阻滞、低血压或哮喘)的 UA 和 NSTEMI 患者，可减少心肌缺血发作和心肌梗死的发展。使用 β 受体阻滞剂的方案如下：①首先排除有心力衰竭、低血压[收缩压低于 12.0kPa(90mmHg)]、心动过缓(心率低于 60 次/分)或有房室传导阻滞(PR 间期＞0.24s)的患者；②给予美托洛尔，静脉推注每次 5mg，共 3 次；③每次推注后观察 2～5min，如果心率低于 60 次/分或收缩压低于 13.3kPa(100mmHg)，则停止给药，静脉注射美托洛尔的总量为 15mg；④如血流动力学稳定，末次静脉注射后 15min，开始改为口服给药，每 6h 50mg，持续 2 天，以后渐增为 100mg，2 次/日。作用极短的 β 受体阻滞剂艾司洛尔静脉注射 50～250μg/(kg·min)，安全而有效，甚至可用于左心功能减退的患者，药物作用在停药后 20min 内消失，用于有 β 受体阻滞剂相对禁忌证，而又希望减慢心率的患者。β 受体阻滞剂的剂量应调整到患者安静时心率 50～60 次/分。

(4)钙拮抗剂：钙拮抗剂与 β 受体阻滞剂一样能有效地减轻症状。但所有的大规模临床试验表明，钙拮抗剂应用于 UA，不能预防 AMI 的发生或降低病死率，目前仅推荐用于全量硝酸酯和 β 受体阻滞剂之后仍有持续性心肌缺血的患者或对 β 受体阻滞剂有禁忌的患者，应选用心率减慢型的非二氢吡啶类钙拮抗剂。对心功能不全的患者，应用 β 受体阻滞剂后再加用钙拮抗剂应特别谨慎。

(5)血管紧张素转换酶抑制剂(ACEI)：近年来一些临床研究显示，对 UA 和 NSTEMI 患者，短期应用 ACEI 并不能获得更多的临床益处。但长期应用对预防再发缺血事件和死亡有益。因此除非有禁忌证(如低血压、肾衰竭、双侧肾动脉狭窄和已知的过敏)，所有 UA 和 NSTEMI 患者都可选用 ACEI。

(6)调脂治疗：所有 ACS 患者应在入院 24h 之内评估空腹血脂谱。近年的研究表明，他汀类药物可以稳定斑块，改善内皮细胞功能，因此如无禁忌证，无论血基线 LDL-C 水平和饮食控制情况如何，均建议早期应用他汀类药物，使 LDL-C 水平降至＜800g/L。常用的他汀类药物有辛伐他汀 20～40mg/d、普伐他汀 10～40mg/d、氟伐他汀 40～80mg/d、阿托伐他汀 10～80mg/d 或瑞舒伐他汀 10～20mg/d。

4. 血运重建治疗

(1)经皮冠状动脉介入术(PCI)。UA 和 NSTEMI 的高危患者，尤其是血流动力学不稳定、心脏标志物显著升高、顽固性或反复发作心绞痛伴有动态 ST 段改变、有心力衰竭或危及生命的心律失常者，应早期行血管造影术和 PCI(如可能，应在入院 72h 内)。PCI 能改善预后,尤其是同时应用 Gp Ⅱ b/Ⅲ a 受体拮抗剂时。对中危患者以及有持续性心肌缺血证据的患者,也有早期行血管造影的指征,可以识别致病的病变、评估其他病变的范围和左心室功能。对中高危患者,PCI 或 CABG 具有明确的潜在益处。但对低危患者,不建议进行常规的介入性检查。

(2)冠状动脉旁路移植术(CABG)。对经积极药物治疗而症状控制不满意及高危患者(包括持续 ST 段压低、cTnT 升高等),应尽早(72h 内)进行冠状动脉造影,根据下列情况选择治疗措施:①严重左冠状动脉主干病变(狭窄>50%),最危及生命,应及时外科手术治疗。②有多支血管病变,且有左心室功能不全(LVEF<50%)或伴有糖尿病者,应进行 CABG。③有二支血管病变合并左前降支近段严重狭窄和左心室功能不全(LVEF<50%)或无创性检查显示心肌缺血的患者,建议施行 CABG。④对 PCI 效果不佳或强化药物治疗后仍有缺血的患者,建议施行 CABG。⑤弥漫性冠状动脉远端病变的患者,不适合行 PCI 或 CABG。

二、ST 段抬高型心肌梗死

心肌梗死(MI)是在冠状动脉病变的基础上,发生冠状动脉血供急剧减少或中断,使相应的心肌严重而持久地急性缺血所致的部分心肌急性坏死。临床表现为胸痛,急性循环功能障碍,反映心肌急性缺血、损伤和坏死一系列特征性心电图演变以及血清心肌酶和心肌结构蛋白的变化。MI 的原因常是在冠状动脉粥样硬化病变的基础上继发血栓形成所致,其中 NSTEMI 前已述及,本段阐述 ST 段抬高型心肌梗死(STEMI)。其他非动脉粥样硬化的原因如冠状动脉栓塞、主动脉夹层累及冠状动脉开口、冠状动脉炎、冠状动脉先天性畸形等所导致的 MI 在此不作介绍。

(一)临床表现

按临床过程和心电图的表现,本病可分为急性期、演变期和慢性期三期,但临床症状主要出现在急性期,部分患者还有一些先兆表现。

1.诱发因素 本病在春、冬季发病较多,与气候寒冷、气温变化大有关,常在安静或睡眠时发病,以清晨 6:00 至午间 12:00 发病最多。大约有 1/2 的患者能查明诱发因素,如剧烈运动、过重的体力劳动、创伤、情绪激动、精神紧张或饱餐、急性失血、出血性或感染性休克,主动脉瓣狭窄、发热、心动过速等引起的心肌耗氧增加、血供减少都可能是 MI 的诱因。在变异型心绞痛患者中,反复发作的冠状动脉痉挛也可发展为 AMI。

2.先兆 半数以上患者在发病前数日有乏力、胸部不适,活动时心悸、气急、烦躁、心绞痛等前驱症状,其中以新发生心绞痛(初发型心绞痛)或原有心绞痛加重(恶化型心绞痛)为最突出。心绞痛发作较以往频繁、性质较剧、持续较久、硝酸甘油疗效差、诱发因素不明显;疼痛时伴有恶心、呕吐、大汗和心动过速,或伴有心功能不全、严重心律失常、血压大幅度波动等;同时心电图示 ST 段一过性明显抬高(变异型心绞痛)或压低,T 波倒置或增高("假性正常化"),应警惕近期内发生 MI 的可能。发现先兆及时积极治疗,有可能使部分患者避免发生 MI。

3.症状 随梗死的大小、部位、发展速度和原来心脏的功能情况等而轻重不同。

(1)疼痛:是最先出现的症状,疼痛部位和性质与心绞痛相同,但常发生于安静或睡眠时,疼痛程度较重,范围较广,持续时间可长达数小时或数天,休息或含用硝酸甘油片多不能缓解,患者常烦躁不安、出汗、恐惧,有濒死之感。在我国,1/6～1/3 的患者疼痛的性质及部位不典型,如位于上腹部,常被误认为胃溃疡穿孔或急性胰腺炎等急腹症;位于下颌或颈部,常被误认为牙病或骨关节病。部分患者无疼痛,多为糖尿病患者或老年人,一开始即表现为休克或急性心力衰竭;少数患者在整个病程中都无疼痛或其他症状,而事后才发现患过 MI。

(2)全身症状:主要是发热,伴有心动过速、白细胞增高和血细胞沉降率增快等,由坏死物质吸收所引起。一般在疼痛发生后 24~48h 出现,程度与梗死范围常呈正相关,体温一般在 38℃上下,很少超过 39℃,持续 1 周左右。

(3)胃肠道症状:约 1/3 有疼痛的患者,在发病早期伴有恶心、呕吐和上腹胀痛,与迷走神经受坏死心肌刺激和心排血量降低组织灌注不足等有关;肠胀气也不少见;重症者可发生呃逆(以下壁心肌梗死多见)。

(4)心律失常:见于 75%~95% 的患者,多发生于起病后 1~2 周内,尤以 24h 内最多见。各种心律失常中以室性心律失常为最多,尤其是室性期前收缩;如室性期前收缩频发(每 min5 次以上),成对出现,心电图上表现为多源性或落在前一心搏的易损期时,常预示即将发生室性心动过速或心室颤动。冠状动脉再灌注后可能出现加速性室性自主心律与室性心动过速,多数历时短暂,自行消失。室上性心律失常则较少,阵发性心房颤动比心房扑动和室上性心动过速更多见,多发生在心力衰竭患者中。窦性心动过速的发生率为 30%~40%,发病初期出现的窦性心动过速多为暂时性,持续性窦性心动过速是梗死面积大、心排血量降低或左心功能不全的反映。各种程度的房室传导阻滞和束支传导阻滞也较多,严重者发生完全性房室传导阻滞。发生完全性左束支传导阻滞时 MI 的心电图表现可被掩盖。前壁 MI 易发生室性心律失常。下壁(膈面)MI 易发生房室传导阻滞,其阻滞部位多在房室束以上,预后较好。前壁 MI 而发生房室传导阻滞时,往往是多个束支同时发生传导阻滞的结果,其阻滞部位在房室束以下,且常伴有休克或心力衰竭,预后较差。

(5)低血压和休克:疼痛期血压下降常见,可持续数周后再上升,但常不能恢复以往的水平,未必是休克。如疼痛缓解而收缩压低于 10.7kPa(80mmHg),患者烦躁不安、面色苍白、皮肤湿冷、脉细而快、大汗淋漓、尿量减少(<20ml/h)、神志迟钝、甚至昏厥者,则为休克的表现。休克多在起病后数小时至 1 周内发生,见于 20% 的患者,主要是心源性,为心肌广泛(40%以上)坏死、心排血量急剧下降所致,神经反射引起的周围血管扩张为次要的因素,有些患者还有血容量不足的因素参与。严重的休克可在数小时内致死,一般持续数小时至数天,可反复出现。

(6)心力衰竭:主要是急性左心衰竭,可在起病最初数日内发生或在疼痛、休克好转阶段出现,为梗死后心脏舒缩力显著减弱或不协调所致,发生率为 20%~48%。患者出现呼吸困难、咳嗽、发绀、烦躁等,严重者可发生肺水肿或进而发生右心衰竭的表现,出现颈静脉怒张、肝肿痛和水肿等。右心室 MI 者,一开始即可出现右心衰竭的表现。

发生于 AMI 时的心力衰竭称为泵衰竭,根据临床上有无心力衰竭及其程度,常按 Killip 分级法分级:第 I 级为左心衰竭代偿阶段,无心力衰竭征象,肺部无啰音,但肺楔压可升高;第 II 级为轻至中度左心衰竭,肺啰音的范围小于肺野的 50%,可出现第三心音奔马律、持续性窦性心动过速、有肺淤血的 X 线表现;第 III 级为重度心力衰竭,急性肺水肿,肺啰音的范围大于两肺野的 50%;第 IV 级为心源性休克,血压 12.0kPa(90mmHg),少尿,皮肤湿冷、发绀,呼吸加速,脉搏快。

AMI 时,重度左心室衰竭或肺水肿与心源性休克同样是左心室排血功能障碍所引起。在血流动力学上,肺水肿是以左心室舒张末期压及左房压与肺楔压的增高为主,而在休克则心排血量和动脉压的降低更为突出，心排血指数比左心室衰竭时更低。因此，心源性休克较左心室衰竭更严重。此两者可以不同程度合并存在，是泵衰竭的最严重阶段。

4.血流动力学分型 AMI时心脏的泵血功能并不能通过一般的心电图、胸片等检查而完全反映出来及时进行血流动力学监测，能为早期诊断和及时治疗提供很重要依据。Forrester等根据血流动力学指标肺楔压(PCWP)和心脏指数(CI)评估有无肺淤血和周围灌注不足的表现，从而将AMI分为4个血流动力学亚型。

Ⅰ型：既无肺淤血又无周围组织灌注不足，心功能处于代偿状态。CI＞2.2L/(min·m²)，PCWP≤2.4kPa(18mmHg)，病死率约为3％。

Ⅱ型：有肺淤血，无周围组织灌注不足，为常见临床类型。CI＞2.2L/(min·m²)，PCWP＞2.4kPa(18mmHg)，病死率约为9％。

Ⅲ型：有周围组织灌注不足，无肺淤血，多见于右心室梗死或血容量不足者。CI≤2.2L/(min·m²)，PCWP≤2.4kPa(18mmHg)，病死率约为23％。

Ⅳ型：兼有周围组织灌注不足与肺淤血，为最严重类型。CI≤2.2L/(min·m²)，PCWP＞18mmHg(2.4kPa)，病死率约为51％。

由于AMI时影响心脏泵血功能的因素较多，因此Forrester分型基本反映了血流动力学变化的状况，不能包括所有泵功能改变的特点。AMI血流动力学紊乱的临床表现主要包括低血压状态、肺淤血、急性左心衰竭、心源性休克等状况。

5.体征 AMI时心脏体征可在正常范围内，体征异常者大多数无特征性：心脏可有轻至中度增大；心率增快或减慢；心尖区第一心音减弱，可出现第三或第四心音奔马律。前壁心肌梗死的早期，可能在心尖区和胸骨左缘之间扪及迟缓的收缩期膨出，是由心室壁反常运动所致，常在几天至几周内消失。10％～20％的患者在发病后2～3天出现心包摩擦音，多在1～2天内消失，少数持续1周以上。发生二尖瓣乳头肌功能失调者，心尖区可出现粗糙的收缩期杂音；发生心室间隔穿孔者，胸骨左下缘出现响亮的收缩期杂音，常伴震颤。右室梗死较重者可出现颈静脉怒张，深吸气时更为明显。除发病极早期可出现一过性血压增高外，几乎所有患者在病程中都会有血压降低，起病前有高血压者，血压可降至正常；起病前无高血压者，血压可降至正常以下，且可能不再恢复到起病之前的水平。

(二)并发症

并发症可分为机械性、缺血性、栓塞性和炎症性。

1.机械性并发症

(1)心室游离壁破裂：3％的MI患者可发生心室游离壁破裂，是心脏破裂最常见的一种，占MI患者死亡的10％。心室游离壁破裂常在发病1周内出现，早高峰在MI后24h内，晚高峰在MI后3～5天。早期破裂与胶原沉积前的梗死扩展有关，晚期破裂与梗死相关室壁的扩展有关。心脏破裂多发生在第一次MI、前壁梗死、老年和女性患者中。其他危险因素包括MI急性期的高血压、既往无心绞痛和心肌梗死、缺乏侧支循环、心电图上有Q波、应用糖皮质激素或非甾体抗炎药、MI症状出现后14h以后的溶栓治疗。心室游离壁破裂的典型表现包括持续性心前区疼痛、心电图ST－T改变、迅速进展的血流动力学衰竭、急性心包压塞和电机械分离。心室游离壁破裂也可为亚急性，即心肌梗死区不完全或逐渐破裂，形成包裹性心包积液或假性室壁瘤，患者能存活数月。

(2)室间隔穿孔：比心室游离壁破裂少见，有0.5％～2％的MI患者会发生室间隔穿孔，常发生于 AMI 后 3~7 天。AMI 后,胸骨左缘突然出现粗糙的全收缩期杂音或可触及收缩期震颤,或伴有心源性休克和心力衰竭,应高度怀疑室间隔穿孔,此时应进一步作 Swan-Ganz 导管检查与超声心动图检查。

(3)乳头肌功能失调或断裂:乳头肌功能失调总发生率可高达 50%,二尖瓣乳头肌因缺血、坏死等使收缩功能发生障碍,造成不同程度的二尖瓣脱垂或关闭不全,心尖区出现收缩中晚期喀喇音和吹风样收缩期杂音,第一心音可不减弱,可引起心力衰竭。轻症者可以恢复,其杂音可以消失。乳头肌断裂极少见,多发生在二尖瓣后内乳头肌,故在下壁 MI 中较为常见。后内乳头肌大多是部分断裂,可导致严重二尖瓣反流伴有明显的心力衰竭;少数完全断裂者则发生急性二尖瓣大量反流,造成严重的急性肺水肿,约 1/3 的患者迅速死亡。

(4)室壁膨胀瘤:或称室壁瘤。绝大多数并发于 STEMI,多累及左心室心尖部,发生率为 5%~20%。为在心室腔内压力影响下,梗死部位的心室壁向外膨出而形成。见于 MI 范围较大的患者,常于起病数周后才被发现。发生较小室壁瘤的患者可无症状与体征;但发生较大室壁瘤的患者,可出现顽固性充血性心力衰竭以及复发性、难治的致命性心律失常。体检可发现心浊音界扩大,心脏搏动范围较广泛或心尖抬举样搏动,可有收缩期杂音。心电图上除了有 MI 的异常 Q 波外,约 2/3 的患者同时伴有持续性 ST 段弓背向上抬高。X 线透视和摄片、超声心动图、放射性核素心脏血池显像、磁共振成像以及左心室选择性造影可见局部心缘突出,搏动减弱或有反常搏动(图 2-2)。室壁瘤按病程可分为急性和慢性室壁瘤。急性室壁瘤在 MI 后数日内形成,易发生心脏破裂和形成血栓。慢性室壁瘤多见于 MI 愈合期,由于其瘤壁为致密的纤维瘢痕所替代,所以一般不会引起破裂。

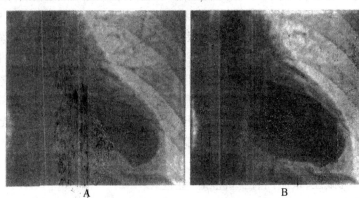

图 2-2 左心室室壁瘤的左心室造影(右前斜位)

A 图示心脏收缩期左心缘外突,腔内充满造影剂;B 图示心脏舒张期左心腔内充满造影剂,与收缩期比较,左心缘的变化不大

2.缺血性并发症

(1)梗死延展:指同一梗死相关冠状动脉供血部位的 MI 范围的扩大,可表现为心内膜下 MI 转变为透壁性 MI 或 MI 范围扩大到邻近心肌,多有梗死后心绞痛和缺血范围的扩大。梗死延展多发生在 AMI 后的 2~3 周内,多数原梗死区相应导联的心电图有新的梗死性改变且 CK 或肌钙蛋白升高时间延长。

(2)再梗死:指 AMI4 周后再次发生的 MI,既可发生在原来梗死的部位,也可发生在任何其他心肌部位。如果再梗死发生在 AMI 后 4 周内,则其心肌坏死区一定受另一支有病变的冠状动脉所支配。通常再梗死发生在与原梗死区不同的部位,诊断多无困难;若再梗死发生在与原梗死区相同的部位,尤其是 NSTEMI 的再梗死、反复多次的灶性梗死,常无明显的或特征性的心电图改变,可使诊断发生困难,此时迅速上升且又迅速下降的酶学指标如 CK－MB 比肌钙蛋白更有价值。CK－MB 恢复正常后又升高或超过原先水平的 50％对再梗死具有重要的诊断价值。

3.栓塞性并发症 MI 并发血栓栓塞主要是指心室附壁血栓或下肢静脉血栓破碎脱落所致的体循环栓塞或肺动脉栓塞。左心室附壁血栓形成在 AMI 患者中较多见,尤其在急性大面积前壁 MI 累及心尖部时,其发生率可高达 60％左右,而体循环栓塞并不常见,国外一般发生率在 10％左右,我国一般在 2％以下。附壁血栓的形成和血栓栓塞多发生在梗死后的第 1 周内。最常见的体循环栓塞为脑卒中,也可产生肾、脾或四肢等动脉栓塞;如栓子来自下肢深部静脉,则可产生肺动脉栓塞。

4.炎症性并发症

(1)早期心包炎:发生于 MI 后 1~4 天内,发生率约为 10％。早期心包炎常发生在透壁性 MI 患者中,系梗死区域心肌表面心包并发纤维素性炎症所致。临床上可出现一过性的心包摩擦音,伴有进行性加重的胸痛,疼痛随体位而改变。

(2)后期心包炎(心肌梗死后综合征或 Dressier 综合征)发病率为 1％~3％,于 MI 后数周至数月内出现,并可反复发生。其发病机制迄今尚不明确,推测为自身免疫反应所致;而 Dressler 认为它是一种变态反应,是机体对心肌坏死物质所形成的自身抗原的变态反应。临床上可表现为突然起病,发热,胸膜性胸痛,白细胞计数升高和血沉增快,心包或胸膜摩擦音可持续 2 周以上,超声心动图常可发现心包积液,少数患者可伴有少量胸腔积液或肺部浸润。

(三)危险分层

STEMI 的患者具有以下任何 1 项者可被确定为高危患者。

1.年龄＞70 岁。

2.前壁 MI。

3.多部位 MI(指 2 个部位以上)。

4.伴有血流动力学不稳定如低血压、窦性心动过速、严重室性心律失常、快速心房颤动、肺水肿或心源性休克等。

5.左、右束支传导阻滞源于 AMI。

6.既往有 MI 病史。

7.合并糖尿病和未控制的高血压。

(四)实验室和辅助检查

1.心电图检查 虽然一些因素限制了心电图对 MI 的诊断和定位的能力,如心肌损伤的范围、梗死的时间及其位置、传导阻滞的存在、陈旧性 MI 的存在、急性心包炎、电解质浓度的变化及服用对心电有影响的药物等。然而,标准 12 导联心电图的系列观察(必要时 18 导联),仍然是临床上对 STEMI 检出和定位的有用方法。

(1)特征性改变。在面向透壁心肌坏死区的导联上出现以下特征性改变:①宽而深的 Q 波(病理性 Q 波)。②ST 段抬高呈弓背向上型。③T 波倒置,往往宽而深,两支对称;在背向梗死区的导联上则出现相反的改变,即 R 波增高,ST 段压低,T 波直立并增高。

(2)动态性改变:①起病数小时内,可尚无异常,或出现异常高大、两支不对称的 T 波。②数小时后,ST 段明显抬高,弓背向上,与直立的 T 波连接,形成单向曲线。数小时到 2 天内出现病理性 Q 波(又称 Q 波型 MI),同时 R 波减低,为急性期改变。Q 波在 3~4 天稳定不变,以后 70%~80% 永久存在。③如不进行治疗干预,ST 段抬高持续数日至 2 周左右,逐渐回到基线水平,T 波则变为平坦或倒置,是为亚急性期改变。④数周至数月以后,T 波呈"V"形倒置,两支对称,波谷尖锐,为慢性期改变,T 波倒置可永久存在,也可在数月到数年内逐渐恢复(图 2-3、图 2-4)。合并束支传导阻滞尤其左束支传导阻滞时、在原来部位再次发生 AMI 时,心电图表现多不典型,不一定能反映 AMI 表现。

微型的和多发局灶型 MI,心电图中既不出现 Q 波也始终无 ST 段抬高,但有心肌坏死的血清标志物升高,属 NSTEMI 范畴。

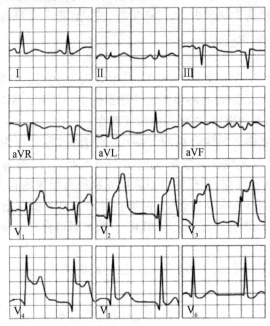

图 2-3 急性前壁心肌梗死的心电图

图示 V₃、V₄ 导联 QRS 波呈 qR 型,ST 段明显抬高,V₂ 导联呈 qRS 型,ST 段明显抬高,V₁ 导联 ST 段亦抬高

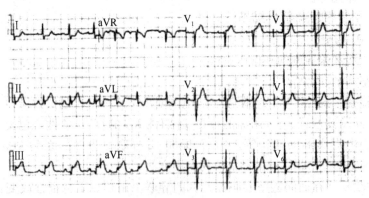

图 2-4 急性下壁心肌梗死的心电图

图示 II、III、aVF 导联 ST 段抬高,III 导联 QRS 波呈 qR 型,I、aVL 导联 ST 段压低

(3)定位和定范围:STEMI 的定位和定范围可根据出现特征性改变的导联数来判断(表 2-3)。

表 2-3　ST 段抬高型心肌梗死的心电图定位诊断

导联	前间隔	局限前壁	前侧壁	广泛前壁下壁*	下间壁	下侧壁	高侧壁**	正后壁***
V1	+			+	+			
V2	+			+	+			
V3	+	+		+	+			
V4		+		+				
V5		+	+	+		+		
V6			+			+		
V7			+			+		+
V8								+
aVR								
AVL		±		±	−			
aVF		…	…	…	+	+	+	−
I		±	+	±				+
II		…	…		+	+	+	−
III			…		+	+		−

注:①+:正面改变,表示典型 Q 波、ST 段抬高及 T 波倒置等变化;②−:反面改变,表示与+相反的变化;③±:可能有正面改变;④…:可能有反面改变

＊即膈面,右心室 MI 不易从心电图得到诊断,但此时 CR$_{4R}$(或 V$_{4R}$)导联的 ST 段抬高,可作为下壁 MI 扩展到右心室的参考指标

＊＊在 V$_5$、V$_6$、V$_7$ 导联高 1~2 肋间处有正面改变

＊＊＊V$_1$、V$_2$、V$_3$ 导联 R 波增高

2.心脏标志物测定

(1)血清酶学检查。以往用于临床诊断 MI 的血清酶学指标包括:肌酸磷酸激酶(CK 或 CPK)及其同工酶 CK-MB、天门冬酸氨基转移酶(AST,曾称 GOT)、乳酸脱氢酶(LDH)及其同工酶,但因 AST 和 LDH 分布于全身许多器官,对 MI 的诊断特异性较差,目前临床已不推荐应用。AMI 发病后,血清酶活性随时相而变化。CK 在起病 6h 内增高,24h 内达高峰,3~4 天恢复正常。

CK 的同工酶 CK-MB 诊断 AMI 的敏感性和特异性均极高,分别达到 100%和 99%,在起病后 4h 内增高,16~24h 达高峰,3~4 日恢复正常。STEMI 静脉内溶栓治疗时,CK 及其同工酶 CK-MB 可作为阻塞的冠状动脉再通的指标之一。冠状动脉再通,心肌血流再灌注时,坏死心肌内积聚的酶被再灌注血流"冲刷",迅速进入血循环,从而使酶峰距 STEMI 发病时间提早出现,酶峰活性水平高于阻塞冠状动脉未再通者。用血清 CK-MB 活性水平增高和峰值前移来判断 STEMI 静脉溶栓治疗后冠状动脉再通,约有 95%的敏感性和 88%的特异性。

(2)心肌损伤标志物测定:在心肌坏死时,除了血清心肌酶活性的变化外,心肌内含有的一些蛋白质类物质也会从心肌组织内释放出来,并出现在外周循环血液中,因此可作为心肌损伤的判定指标。这些物质主要包括肌钙蛋白和肌红蛋白。

肌钙蛋白(Tn)是肌肉组织收缩的调节蛋白,心肌肌钙蛋白(cTn)与骨骼肌中的 Tn 在分

子结构和免疫学上是不同的,因此它是心肌所独有,具有很高的特异性。cTn 共有 cTnT、cT-nI、cTnC₃ 个亚单位。

cTnT 在健康人血清中的浓度一般小于 0.06ng/L。通常,在 AMI 后 3～4h 开始升高,2～5 天达到峰值,持续 10～14 天;其动态变化过程与 MI 时间、梗死范围大小、溶栓治疗及再灌注情况有密切关系。由于血清 cTnT 的高度敏感性和良好重复性,它对早期和晚期 AMI 以及 UA 患者的灶性心肌坏死均具有很高的诊断价值。

cTnI 也是一种对心肌损伤和坏死确具高度特异性的血清学指标,其正常值上限为 3.1ng/L,在 AMI 后 4～6h 或更早即可升高,24h 后达到峰值,约 1 周后降至正常。

肌红蛋白在 AMI 发病后 2～3h 内即已升高,12h 内多达峰值,24～48h 内恢复正常,由于其出现时间均较 cTn 和 CK—MB 早,故它是目前能用来最早诊断 AMI 的生化指标。但是肌红蛋白广泛存在于心肌和骨骼肌中,二者在免疫学上也是相同的,而且又主要经肾脏代谢清除,因而与血清酶学指标相似,也存在特异性较差的问题,如慢性肾功能不全、骨骼肌损伤时,肌红蛋白水平均会增高,此时应予以仔细鉴别。

(3)其他检查:组织坏死和炎症反应的非特异性指标 AMI 发病 1 周内白细胞可增至(10×10⁹/L)～(20×10⁹/L),中性粒细胞多在 75%～90%,嗜酸性粒细胞减少或消失。血细胞沉降率增快,可持续 1～3 周,能较准确地反映坏死组织被吸收的过程。血清游离脂肪酸、C 反应蛋白在 AMI 后均增高。血清游离脂肪酸显著增高者易发生严重室性心律失常。此外,AMI 时,由于应激反应,血糖可升高,糖耐量可暂降低,2～3 周后恢复正常。STEMI 患者在发病 24～48h 内血胆固醇保持或接近基线水平,但以后会急剧下降。因此所有 STEMI 患者应在发病 24～48h 内测定血脂谱,超过 24～48h 者,要在 AMI 发病 8 周后才能获得更准确的血脂结果。

3.放射性核素心肌显影 利用坏死心肌细胞中的钙离子能结合放射性锝焦磷酸盐或坏死心肌细胞的肌凝蛋白可与其特异性抗体结合的特点,静脉注射⁹⁹ᵐTc—焦磷酸盐或¹¹¹In—抗肌凝蛋白单克隆抗体进行"热点"显像;利用坏死心肌血供断绝和瘢痕组织中无血管以至²⁰¹Tl 或⁹⁹ᵐTc—MIBI 不能进入细胞的特点,静脉注射这些放射性核素进行"冷点"显像;均可显示 MI 的部位和范围。前者主要用于急性期,后者用于慢性期。用门电路 γ 闪烁显像法进行放射性核素心腔造影(常用⁹⁹ᵐTc—标记的红细胞或白蛋白),可观察心室壁的运动和左心室的射血分数。有助于判断心室功能,判断梗死后造成的室壁运动失调和室壁瘤。目前多用单光子发射计算机断层显像(SPECT)来检查,新的方法正电子发射计算机断层扫描(PET)可观察心肌的代谢变化,判断心肌是否存活。如心脏标志物或心电图阳性,作诊断时不需要做心肌显像。出院前或出院后不久,症状提示 ACS 但心电图无诊断意义和心脏标志物正常的患者应接受负荷心肌显像检查(药物或运动负荷的放射性核素或超声心动图心肌显像)。显像异常的患者提示在以后的 3～6 个月内发生并发症的危险增加。

4.超声心动图 根据超声心动图上所见的室壁运动异常可对心肌缺血区域作出判断。在评价有胸痛而无特征性心电图变化时,超声心动图有助于除外主动脉夹层。对 MI 患者,床旁超声心动图对发现机械性并发症很有价值,如评估心脏整体和局部功能、乳头肌功能不全、室壁瘤(图 2—5)和室间隔穿孔等。多巴酚丁胺负荷超声心动图检查还可用于评价心肌存活性。

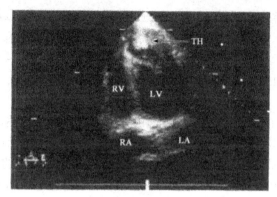

图2-5 超声心动图心尖四腔心切面像

显示前壁心肌梗死后,心尖部室壁瘤形成,室壁瘤内有附壁血栓(箭头)

LA:左心房;LV:左心室;RA:右心房;RV:右心室;TH:血栓

5.选择性冠状动脉造影 需施行各种介入性治疗时,可先行选择性冠状动脉造影,明确病变情况,制定治疗方案。

(五)诊断和鉴别诊断

WHO 的 AMI 诊断标准依据典型的临床表现、特征性的心电图改变、血清心肌坏死标志物水平动态改变,3 项中具备 2 项特别是后 2 项即可确诊,一般并不困难。无症状的患者,诊断较困难。凡年老患者突然发生休克、严重心律失常、心力衰竭、上腹胀痛或呕吐等表现而原因未明者,或原有高血压而血压突然降低且无原因可寻者,都应想到 AMI 的可能。此外有较重而持续较久的胸闷或胸痛者,即使心电图无特征性改变,也应考虑本病的可能,都宜先按AMI 处理,并在短期内反复进行心电图观察和血清肌钙蛋白或心肌酶等测定,以确定诊断。当存在左束支传导阻滞图形时,MI 的心电图诊断较困难,因它与 STEMI 的心电图变化相类似,此时,与 QRS 波同向的 ST 段抬高和至少 2 个胸导联 ST 段抬高>5mm,强烈提示 MI。一般来说,有疑似症状并新出现的左束支传导阻滞应按 STEMI 来治疗。无病理性 Q 波的心内膜下 MI 和小的透壁性或非透壁性或微型 MI,鉴别诊断参见前文"不稳定型心绞痛和非 ST段抬高型心肌梗死"段。血清肌钙蛋白和心肌酶测定的诊断价值更大。

2007 年欧洲和美国心脏病学会对 MI 制定了新的定义,将 MI 分为急性进展性和陈旧性两类,把血清心肌坏死标志物水平动态改变列为诊断急性进展性 MI 的首要和必备的条件。

1.急性进展性 MI 的定义

(1)心肌坏死生化标志物典型的升高和降低,至少伴有下述情况之一:①心肌缺血症状;②心电图病理性 Q 波形成;③心电图 ST 段改变提示心肌缺血;④做过冠状动脉介入治疗,如血管成形术。

(2)病理发现 AMI。

2.陈旧性 MI 的定义

(1)系列心电图检查提示新出现的病理性 Q 波,患者可有或可不记得有任何症状,心肌坏死生化标志物已降至正常。

(2)病理发现已经或正在愈合的 MI。

然后将 MI 再分为 5 种临床类型。Ⅰ型:自发性 MI,与原发的冠状动脉事件如斑块糜烂、破裂、夹层形成等而引起的心肌缺血相关;Ⅱ型:MI 继发于心肌的供氧和耗氧不平衡所导致的心肌缺血,如冠状动脉痉挛、冠状动脉栓塞、贫血、心律失常、高血压或低血压;Ⅲ型:心脏性猝死,有心肌缺血的症状和新出现的 ST 段抬高或新的左束支传导阻滞,造影或尸检证实冠状动脉内有新鲜血栓,但未及采集血样之前或血液中心肌坏死生化标志物升高之前患者就已死亡;Ⅳa 型:MI 与 PCI 相关;Ⅳb 型:MI 与支架内血栓有关,经造影或尸检证实;Ⅴ型:MI 与 CABG 相关。

此外,还需与变异型心绞痛相鉴别。本病由 Prinzmetal 首先描述,心绞痛几乎都在静息时发生,常呈周期性,多发生在午夜至上午 8 时之间,常无明显诱因,历时数十秒至 30min。发作时心电图显示有关导联的 ST 段短时抬高、R 波增高,相对应导联的 ST 段压低,T 波可有高尖表现(图 2—6),常并发各种心律失常。本病是冠状动脉痉挛所引起,多发生在已有冠脉狭窄的基础上,但其临床表现与冠脉狭窄程度不成正比,少数患者冠脉造影可以正常。吸烟是本病的重要危险因素,麦角新碱或过度换气试验可诱发冠脉痉挛。药物治疗以钙拮抗剂和硝酸酯类最有效。病情稳定后根据冠脉造影结果再定是否需要血运重建治疗。

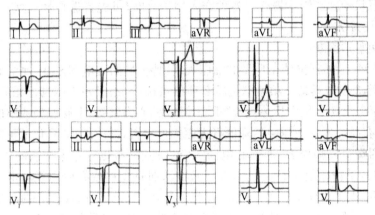

图 2—6　变异型心绞痛的心电图

上两行为心绞痛发作时,示Ⅱ、Ⅲ、aVF ST 段抬高,aVL ST 段稍压低,V₂、V₃、V₅、V₆、T 波增高。下两行心绞痛发作过后上述变化消失

（六）预后

STEMI 的预后与梗死范围的大小、侧支循环产生的情况、有无其他疾病并存以及治疗是否及时有关。总死亡率约为 30%,住院死亡率约为 10%,发生严重心律失常、休克或心力衰竭者病死率尤高,其中休克患者病死率可高达 80%。死亡多在第 1 周内,尤其是在数 h 内。出院前或出院 6 周内进行负荷心电图检查,运动耐量好不伴有心电图异常者预后良好,运动耐量差者预后不良。MI 长期预后的影响因素中主要为患者的心功能状况、梗死后心肌缺血及心律失常、梗死的次数和部位以及患者的年龄、是否合并高血压和糖尿病等。AMI 再灌注治疗后梗死相关冠状动脉再通与否是影响 MI 急性期良好预后和长期预后的重要独立因素。

（七）防治

治疗原则是保护和维持心脏功能,挽救濒死的心肌,防止梗死面积扩大,缩小心肌缺血范围及时处理各种并发症,防止猝死,使患者不但能度过急性期,且康复后还能保持尽可能多的有功能的心肌。

1.再灌注治疗　及早再通闭塞的冠状动脉,使心肌得到再灌注,挽救濒死的心肌或缩小心肌梗死的范围,是一种关键的治疗措施。它还可极有效地解除疼痛。

（1）溶栓治疗：纤维蛋白溶解（纤溶）药物被证明能减小冠脉内血栓,早期静脉应用溶栓药物能提高 STEAMI 患者的生存率,其临床疗效已被公认,故明确诊断后应尽早用药,来院至开始用药时间应<30min。而对于非 ST 段抬高型 ACS,溶栓治疗不仅无益反而有增加 AMI 的倾向,因此标准溶栓治疗目前仅用于 STEAMI 患者。

溶栓治疗的适应证：①持续性胸痛超过 30min,含服硝酸甘油片症状不能缓解。②相邻 2 个或更多导联 ST 段抬高>0.2mV。③发病 6h 以内者。若发病 6～24h 内,患者仍有胸痛,并且 ST 段抬高导联有 R 波者,也可考虑溶栓治疗。发病至溶栓药物给予的时间是影响溶栓治疗效果的最主要因素,最近有研究认为如果在发病 3h 内给予溶栓药物,则溶栓治疗的效果和直接 PCI 治疗效果相当,但 3h 后进行溶栓其效果不如直接 PCI 术,且出血等并发症增加。④年龄在 70 岁以下者。对于年龄>75 岁的 AMI 患者,溶栓治疗会增加脑出血的并发症,是否溶栓治疗需权衡利弊,如患者为广泛前壁 AMI,具有很高的心源性休克和死亡的发生率,在无条件行急诊介入治疗的情况下仍应进行溶栓治疗。反之,如患者为下壁 AMI,血流动力学稳定可不进行溶栓治疗。

溶栓治疗的禁忌证：①近期（14 天内）有活动性出血（胃肠道溃疡出血、咯血、痔疮出血等）,作过外科手术或活体组织检查,心肺复苏术后（体外心脏按压、心内注射、气管插管）,不能实施压迫的血管穿刺以及外伤史者；②高血压患者血压>24.0/14.7kPa(180/110mmHg),或不能排除主动脉夹层分离者；③有出血性脑血管意外史,或半年内有缺血性脑血管意外（包括 TIA）史者；④对扩容和升压药无反应的休克；⑤妊娠、感染性心内膜炎、二尖瓣病变合并心房颤动且高度怀疑左心房内有血栓者；⑥糖尿病合并视网膜病变者；⑦出血性疾病或有出血倾向者,严重的肝肾功能障碍及进展性疾病（如恶性肿瘤）者。

治疗步骤：①溶栓前检查血常规、血小板计数、出凝血时间、APTT 及血型,配血备用；②即刻口服阿司匹林 300mg,以后每天 100mg,长期服用；③进行溶栓治疗。

溶栓药物：①非特异性溶栓剂,对血栓部位或体循环中纤溶系统均有作用的尿激酶（UK 或 rUK）和链激酶（SK 或 rSK）；②选择性作用于血栓部位纤维蛋白的药物,有组织型纤维蛋白溶酶原激活剂（tPA）、重组型组织纤维蛋白溶酶原激活剂（r－tPA）；③单链尿激酶型纤溶酶原激活剂（SCUPA）、甲氧苯基化纤溶酶原链激酶激活剂复合物（APSAC）；④新的溶栓剂还有 TNK－组织型纤溶酶原激活剂（TNK－tPA）、瑞替普酶（rPA）、拉诺普酶（nPA）、葡激酶（SAK）等。

给药方案：①UK：30min 内静脉滴注 100 万～150 万 U；或冠状动脉内注入 4 万 U,继以每分钟 0.6 万～2.4 万 U 的速度注入,血管再通后用量减半,继续注入 30～60min,总量 50 万 U 左右。②SK：150 万 U 静脉滴注,60min 内滴完；冠状动脉内给药先给 2 万 U,继以 0.2 万～0.4 万 U 注入,共 30min,总量 25 万～40 万 U。对链激酶过敏者,宜于治疗前半小时用异丙嗪（非那根）25mg 肌内注射,并与少量的地塞米松(2.5～5mg)同时滴注,可防止其引起的寒战、发热副作用。③r－tPA：100mg 在 90min 内静脉给予,先静注 15mg,继而 30min 内静脉滴注 50mg,其后 60min 内再给予 35mg（国内有报道,用上述剂量的一半也能奏效）。冠状动脉内用药剂量减半。用 r－tPA 前,先用肝素 5000U,静脉推注；然后,700～1000U/h,静脉滴注 48h；以后改为皮下注射 7500U,每 12h1 次,连用 3～5 天,用药前注意出血倾向。④TNK－tPA：40mg 静脉一次性注入,无需静脉滴注。溶栓药应用期间密切注意出血倾向,并需监测 APTT 或 ACT。冠状动脉内注射药物需通过周围动脉置入导管达冠状动脉口处才能实现,因此比较费时,只宜用于介入性诊治过程中并发的冠脉内血栓栓塞;而静脉注射药物可以迅速实行,故目前多选静脉注射给药。

溶栓治疗期间的辅助抗凝治疗:UK 和 SK 为非选择性的溶栓剂,故在溶栓治疗后短时间内(6～12h)不存在再次血栓形成的可能,对于溶栓有效的 AMI 患者,可于溶栓治疗 6～12h后开始给予低分子量肝素皮下注射。对于溶栓治疗失败者,辅助抗凝治疗则无明显临床益处。r－tPA 和葡激酶等为选择性的溶栓剂,故溶栓使血管再通后仍有再次血栓形成的可能,因此在溶栓治疗前后均应给予充分的肝素治疗。溶栓前先给予 5000U 肝素冲击量,然后以1000U/h 的肝素持续静脉滴注 24～48h,以出血时间延长 2 倍为基准,调整肝素用量。亦可选择低分子量肝素替代普通肝素治疗,其临床疗效相同,如依诺肝素,首先静脉推注 30mg,然后以 1mg/k 的剂量皮下注射,每 12h1 次,用 3～5 天为宜。

溶栓再通的判断指标如下。

1)直接指征:冠状动脉造影观察血管再通情况,冠状动脉造影所示血流情况通常采用 TIMI 分级。TIMI0 级:梗死相关冠状动脉完全闭塞,远端无造影剂通过。TIMI1 级:少量造影剂通过血管阻塞处,但远端冠状动脉不显影。TIMI2 级:梗死相关冠状动脉完全显影,但与正常血管相比血流较缓慢。TIMI3 级:梗死相关冠状动脉完全显影且血流正常。根据 TIMI 分级达到 2 级、3 级者表明血管再通,但 2 级者通而不畅。

2)间接指征:①心电图抬高的 ST 段于 2h 内回降＞50％;②胸痛于 2h 内基本消失;③2h内出现再灌注性心律失常(短暂的加速性室性自主节律,房室或束支传导阻滞突然消失,或下后壁心肌梗死的患者出现一过性窦性心动过缓、窦房传导阻滞)或低血压状态;④血清 CK－MB 峰值提前出现在发病 14h 内。具备上述 4 项中 2 项或 2 项以上者,考虑再通;但第②和第③两项组合不能被判定为再通。

(2)介入治疗:直接经皮冠状动脉介入术(PCI)是指 AMI 的患者未经溶栓治疗直接进行冠状动脉血管成形术,其中支架植入术的效果优于单纯球囊扩张术。近年试用冠脉内注射自体干细胞希望有助于心肌的修复。目前直接 PCI 已被公认为首选的最安全有效的恢复心肌再灌注的治疗手段,梗死相关血管的开通率高于药物溶栓治疗,尽早应用可恢复心肌再灌注,降低近期病死率,预防远期的心力衰竭发生,尤其对来院时发病时间已超过 3h 或对溶栓治疗有禁忌的患者。一般要求患者到达医院至球囊扩张时间＜90min。在适宜于做 PCI 的患者中,PCI 之前应给予抗血小板药和抗凝治疗。施行 PCI 的适应证还包括血流动力学不稳定、有溶栓禁忌证、恶性心律失常、需要安装经静脉临时起搏或需要反复电复律以及年龄＞75 岁。溶栓治疗失败者,即胸痛或 ST 段抬高在溶栓开始后持续＞60min 或胸痛和 ST 段抬高复发,则应考虑做补救性 PCI,但是只有在复发起病后 90min 内即能开始 PCI 者获益较大,否则应重复应用溶栓药,不过重复给予溶栓药物会增加严重出血并发症。直接 PCI 后,尤其是放置支架后,可应用 GpⅡa/Ⅲa 受体拮抗剂辅助治疗,持续用 24～36h。直接 PCI 的开展需要有经验的介入心脏病医生、完善的心血管造影设备、抢救设施和人员配备。我国 2001 年制定的"急性心肌梗死诊断和治疗指南"提出具备施行 AMI 介入治疗条件的医院应:①能在患者来院 90min 内施行 PTCA;②其心导管室每年施行 PTCA＞100 例并有心外科待命的条件;③施术者每年独立施行 PTCA＞30 例;④AMI 直接 PTCA 成功率在 90％以上;⑤在所有送到心导管室的患者中,能完成 PTCA 者达 85％以上。无条件施行介入治疗的医院宜迅速将患者送到测算能在患者起病 6h 内施行介入治疗的医院治疗。如测算转送后患者无法在 6h 内接受 PCI,则宜就地进行溶栓治疗或溶栓后转送。

发生 STEAMI 后再灌注策略的选择需要根据发病时间、施行直接 PCI 的能力(包括时间间隔)、患者的危险性(包括出血并发症)等综合考虑。优选溶栓的情况一般包括:①就诊早,发病<3h 内,且不能及时进行 PCI;②介入治疗不可行,如导管室被占用,动脉穿刺困难或不能转运到达有经验的导管室;③介入治疗不能及时进行,如就诊至球囊扩张时间>90min。优选急诊介入治疗的情况包括:①就诊晚,发病>3h;②有经验丰富的导管室,就诊至球囊扩张时间<90min,就诊至球囊扩张时间较就诊至溶栓时间延长<60min;③高危患者,如心源性休克,Killip 分级≥Ⅲ级;④有溶栓禁忌证,包括出血风险增加及颅内出血;⑤诊断有疑问。

(3)冠状动脉旁路移植术(CABG)。下列患者可考虑进行急诊 CABG:①实行了溶栓治疗或 PCI 后仍有持续的或反复的胸痛;②冠状动脉造影显示高危冠状动脉病变(左冠状动脉主干病变);③有 MI 并发症如室间隔穿孔或乳头肌功能不全所引起的严重二尖瓣反流。

2.其他药物治疗

(1)抗血小板治疗:抗血小板治疗能减少 STEMI 患者的主要心血管事件(死亡、再发致死性或非致死性 MI 和卒中)的发生,因此除非有禁忌证,所有患者应给予本项治疗。其用法见前文"不稳定型心绞痛和非 ST 段抬高型心肌梗死"段。

(2)抗凝治疗:除非有禁忌证,所有 STEMI 患者无论是否采用溶栓治疗,都应在抗血小板治疗的基础上常规接受抗凝治疗。抗凝治疗能建立和维持梗死相关动脉的通畅,并能预防深静脉血栓形成、肺动脉栓塞以及心室内血栓形成。其用法见前文"不稳定型心绞痛和非 ST 段抬高型心肌梗死"段。

(3)硝酸酯类药物:对于有持续性胸部不适、高血压、大面积前壁 MI、急性左心衰竭的患者,在最初 24~48h 的治疗中,静脉内应用硝酸甘油有利于控制心肌缺血发作,缩小梗死面积,降低短期甚至可能长期病死率。其用法见前文"不稳定型心绞痛和非 ST 段抬高型心肌梗死"段。有下壁 MI,可疑右室梗死或明显低血压的患者[收缩压低于 12.0kPa(90mmHg)],尤其合并明显心动过缓或心动过速时,硝酸酯类药物能降低心室充盈压,引起血压降低和反射性心动过速,应慎用或不用。无并发症的 MI 低危患者不必常规给予硝酸甘油。

(4)镇痛剂:选择用药和用法见前文"不稳定型心绞痛和非 ST 段抬高型心肌梗死"段。

(5)β受体阻滞剂:MI 发生后最初数小时内静脉注射 β受体阻滞剂可通过缩小梗死面积、降低再梗死率、降低室颤的发生率和病死率而改善预后。无禁忌证的 STEMI 患者应在 MI 发病的 12h 内开始 β受体阻滞剂治疗。其用法见前文"不稳定型心绞痛和非 ST 段抬高型心肌梗死"段。

(6)血管紧张素转换酶抑制剂(ACEI):近来大规模临床研究发现,ACEI 如卡托普利、雷米普利、群多普利等有助于改善恢复期心肌的重构,减少 AMI 的病死率,减少充血性心力衰竭的发生,特别是对前壁 MI、心力衰竭或心动过速的患者。因此,除非有禁忌证,所有 STEMI 患者都可选用 ACEI。给药时应从小剂量开始,逐渐增加至目标剂量。对于高危患者,ACEI 的最大益处在恢复期早期即可获得,故可在溶栓稳定后 24h 以上使用,由于 ACEI 具有持续的临床益处,可长期应用。对于不能耐受 ACEI 的患者(如咳嗽反应),血管紧张素Ⅱ受体拮抗剂可能也是一种有效的选择,但目前不是 MI 后的一线治疗。

(7)调脂治疗:见前文"不稳定型心绞痛和非 ST 段抬高型心肌梗死"段。

(8)钙拮抗剂:非二氢吡啶类钙拮抗剂维拉帕米或地尔硫草用于急性期 STEMI,除了能控制室上性心律失常，对减少梗死范围或心血管事件并无益处。因此不建议对 STEMI 患者常规应用非二氢吡啶类钙拮抗剂。但非二氢吡啶类钙拮抗剂可用于硝酸酯和 β 受体阻滞剂之后仍有持续性心肌缺血或心房颤动伴心室率过快的患者。血流动力学表现在 KilliP Ⅱ 级以上的 MI 患者应避免应用非二氢吡啶类钙拮抗剂。

(9)葡萄糖－胰岛素－钾溶液(GIK)：应用 GIK 能降低血浆游离脂肪酸浓度和改善心脏做功，GIK 还给缺血心肌提供必要的代谢支持，对大面积 MI 和心源性休克患者尤为重要。氯化钾 1.5g，普通胰岛素 8U 加入 10％的葡萄糖液 500ml 中静脉滴注，每天 1～2 次，1～2 周为 1 个疗程。近年，还有建议在上述溶液中再加入硫酸镁 5g，但不主张常规补镁治疗。

3.抗心律失常治疗

(1)室性心律失常：应寻找和纠正导致室性心律失常可纠治的原因。血清钾低者推荐用氯化钾，通常可静脉滴注 10mmol/h 以保持在血钾在 4.0mmol/L 以上，但对于严重的低钾血症(K^+＜2.5mmol/L)，可通过中心静脉滴注 20～40mmol/h。在 MI 早期静脉注射 β 受体阻滞剂继以口服维持，可降低室性心律失常(包括心室颤动)的发生率和无心力衰竭或低血压患者的病死率。预防性应用其他药物(如利多卡因)会增加死亡危险，故不推荐应用。室性异位搏动在心肌梗死后较常见，不需做特殊处理。非持续性(＜30s)室性心动过速在最初 24～48h 内常不需要治疗。多形性室速、持续性(＞3s)单形室速或任何伴有血流动力学不稳定(如心力衰竭、低血压、胸痛)症状的室速都应给予同步心脏电复律。血流动力学稳定的室速可给予静脉注射利多卡因、普鲁卡因胺或胺碘酮等药物治疗。

利多卡因，50～100mg 静脉注射(如无效，5～10min 后可重复)，控制后静脉滴注，1～3mg/min 维持(利多卡因 100mg 加入 5％葡萄糖液 100ml 中滴注，1～3ml/min)。情况稳定后可考虑改用口服美西律 150～200mg，每 6～8h 一次维持。

胺碘酮，静脉注射首剂 75～150mg 稀释于 20ml 生理盐水中，于 10min 内注入；如有效继以 1.0mg/min 维持静脉滴注 6h 后改为 0.5mg/min，总量＜1200mg/d；静脉用药 2～3 天后改为口服，口服负荷量为 600～800mg/d，7 天后酌情改为维持量 100～400mg/d。

索他洛尔，静脉注射首剂用 1～1.5mg/kg，用 5％葡萄糖液 20ml 稀释，于 15min 内注入，疗效不明显时可再注射一剂 1.5mg/kg，后可改为口服，160～640mg/d。

无论血清镁是否降低，也可用硫酸镁(5min 内静脉注射 2g)来治疗复杂性室性心律失常。发生心室颤动时，应立即进行非同步直流电除颤，用最合适的能量(一般 300J)，争取一次除颤成功。在无电除颤条件时可立即作胸外心脏挤压和口对口人工呼吸，心腔内注射利多卡因 100～200mg，并施行其他心脏复苏处理。急性期过后，仍有复杂性室性心律失常或非持续性室速尤其是伴有显著左心室收缩功能不全者，死亡危险增加，应考虑安装 ICD，以预防猝死。在 ICD 治疗前，应行冠状动脉造影和其他检查以了解有无复发性心肌缺血，若有则需要行 PQ 或 CABG。加速的心室自主心律一般无需处理，如由于心房输送血液入心室的作用未能发挥而引起血流动力学失调，则可用阿托品以加快窦性心律而控制心脏搏动，仅在偶然情况下需要用人工心脏起搏或抑制异位心律的药物来治疗。

(2)缓慢的窦性心律失常：除非存在低血压或心率＜50 次/分，一般不需要治疗。对于伴有低血压的心动过缓(可能减少心肌灌注)，可静脉注射硫酸阿托品 0.5～1mg，如疗效不明显，几分钟后可重复注射。最好是多次小剂量注射，因大剂量阿托品会诱发心动过速。虽然静脉滴注异丙肾上腺素也有效，但由于它会增加心肌的氧需量和心律失常的危险，因此不推荐使用。药物无效或发生明显副作用时也可考虑应用人工心脏起搏器。

(3)房室传导阻滞:二度Ⅰ型和Ⅱ型房室传导阻滞 QRS 波不宽者以及并发于下壁 MI 的三度房室传导阻滞心率>50 次/分且 QRS 波不宽者,无需处理,但应严密监护。下列情况是安置临时起搏器的指征:①二度Ⅱ型或三度房室传导阻滞 QRS 波增宽者;②二度或三度房室传导阻滞出现过心室停搏;③三度房室传导阻滞心率<50 次/分,伴有明显低血压或心力衰竭,经药物治疗效果差;④二度或三度房室传导阻滞合并频发室性心律失常。AMI 后 2～3 周进展为三度房室传导阻滞或阻滞部位在希氏束以下者应安置永久起搏器。

(4)室上性快速心律失常:如窦性心动过速、频发房性期前收缩、阵发性室上性心动过速、心房扑动和心房颤动等,可选用 β 受体阻滞剂、洋地黄类、维拉帕米、胺碘酮等药物治疗。对后三者治疗无效时可考虑应用同步直流电复律器或人工心脏起搏器复律,尽量缩短快速心律失常持续的时间。

(5)心脏停搏:立即作胸外心脏按压和人工呼吸,注射肾上腺素、异丙肾上腺素、乳酸钠和阿托品等,并施行其他心脏复苏处理。

4.抗低血压和心源性休克治疗 根据休克纯属心源性,抑或尚有周围血管舒缩障碍,或血容量不足等因素存在,而分别处理。

(1)补充血容量:约 20% 的患者由于呕吐、出汗、发热、使用利尿剂和不进饮食等原因而有血容量不足,需要补充血容量来治疗,但又要防止补充过多而引起心力衰竭。可根据血流动力学监测结果来决定输液量。如中心静脉压低,在 $0.49～0.98kPa(5～10cmH_2O)$ 之间,肺楔压在 $0.8～1.6kPa(6～12mmHg)$ 以下,心排血量低,提示血容量不足,可静脉滴注低分子右旋糖酐或 5%～10% 葡萄糖液,输液后如中心静脉压上升>$1.76kPa(18cmH_2O)$,肺楔压>$2.0～2.4kPa(15～18mmHg)$,则应停止。右心室梗死时,中心静脉压的升高则未必是补充血容量的禁忌。

(2)应用升压药:补充血容量,血压仍不升,而肺楔压和心排血量正常时,提示周围血管张力不足,可选用血管收缩药:①多巴胺:10～30mg 加入 5% 葡萄糖液 100ml 中静脉滴注,也可和间羟胺同时滴注;②多巴酚丁胺:20～25mg 溶于 5% 葡萄糖液 100ml 中,以 2.5～10pg/(kg·min)的剂量静脉滴注,作用与多巴胺相类似,但增加心排血量的作用较强,增快心率的作用较轻,无明显扩张肾血管的作用;③间羟胺(阿拉明):10～30mg 加入 5% 葡萄糖液 100ml 中静脉滴注,或 5～10mg 肌内注射。但对长期服用胍乙啶或利血平的患者疗效不佳;④去甲肾上腺素:作用与间羟胺相同,但较快、较强而较短,对长期服用胍乙啶或利血平的人仍有效。0.5～1mg(1～2mg 重酒石酸盐)加入 5% 葡萄糖液 100ml 中静脉滴注。渗出血管外易引起局部损伤及坏死,如同时加入 2.5～5mg 酚妥拉明可减轻局部血管收缩的作用。

(3)应用血管扩张剂:经上述处理,血压仍不升,而肺楔压增高,心排血量低,或周围血管显著收缩,以至四肢厥冷,并有发绀时,可用血管扩张药以减低周围循环阻力和心脏的后负荷,降低左心室射血阻力,增强收缩功能,从而增加心排血量,改善休克状态。血管扩张药要在血流动力学严密监测下谨慎应用,可选用硝酸甘油(50～100μg/min 静滴)或二硝酸异山梨酯(2.5～10mg/次,舌下含服或 30～100μg/min 静滴)、硝普钠(15～400μg/min 静滴)、酚妥拉明(0.25～1mg/min 静滴)等。

（4）治疗休克的其他措施：包括纠正酸中毒、纠正电解质紊乱、避免脑缺血、保护肾功能，必要时应用糖皮质激素和洋地黄制剂。

上述治疗无效时可用主动脉内球囊反搏术（IABP）以增高舒张期动脉压而不增加左心室收缩期负荷，并有助于增加冠状动脉灌流，使患者获得短期的循环支持。对持续性心肌缺血、顽固性室性心律失常、血流动力学不稳定或休克的患者如存在合适的冠状动脉解剖学病变，应尽早作选择性冠状动脉造影，随即施行 PCI 或 CABG，可挽救一些患者的生命。

5. 心力衰竭治疗　主要是治疗左心室衰竭。

治疗取决于病情的严重性。病情较轻者，给予襻利尿剂（如静脉注射呋塞米 20～40mg，每天 1 次或 2 次），它可降低左心室充盈压，一般即可见效。病情严重者，可应用血管扩张剂（如静脉注射硝酸甘油）以降低心脏前负荷和后负荷。治疗期间，常通过带球囊的右心导管（Swan－Ganz 导管）监测肺动脉楔压。只要体动脉收缩压持续＞13.3kPa（100mmHg），即可用 ACEI。开始治疗最好给予小剂量的短效 ACEI（如口服卡托普利 3.125～6.25mg，每 4～6h1 次；如能耐受，则逐渐增加剂量）。一旦达到最大剂量（卡托普利的最大剂量为 50mg，每天 3 次），即用长效 ACEI（如福辛普利、赖诺普利、雷米普利）取代作为长期应用。如心力衰竭持续在 NYHA 心功能分级 Ⅱ 级或 Ⅱ 级以上，应加用醛固酮拮抗剂（如依普利酮、螺内酯）。严重心力衰竭者给予动脉内球囊反搏可提供短期的血流动力学支持。若血管重建或外科手术修复不可行时，应考虑心脏移植。永久性左心室或双心室植入式辅助装置可用作心脏移植前的过渡；如不可能做心脏移植，左心室辅助装置有时可作为一种永久性治疗。这种装置偶可使患者康复并可 3～6 个月内去除。

6. 并发症治疗　对于有附壁血栓形成者，抗凝治疗可减少栓塞的危险，如无禁忌证，治疗开始即静脉应用足量肝素，随后给予华法林 3～6 个月，使 INR 维持在 2～3 之间。当左心室扩张伴弥漫性收缩活动减弱、存在室壁膨胀瘤或慢性心房颤动时，应长期应用抗凝药和阿司匹林。室壁膨胀瘤形成伴左心室衰竭或心律失常时可行外科切除术。AMI 时 ACEI 的应用可减轻左心室重构和降低室壁膨胀瘤的发生率。并发心室间隔穿孔、急性二尖瓣关闭不全都可导致严重的血流动力改变或心律失常，宜积极采用手术治疗，但手术应延迟至 AMI 后 6 周以上，因此时梗死心肌可得到最大程度的愈合。如血流动力学不稳定持续存在，尽管手术死亡危险很高，也宜早期进行。急性的心室游离壁破裂外科手术的成功率极低，几乎都是致命的。假性室壁瘤是左心室游离壁的不完全破裂，可通过外科手术修补。心肌梗死后综合征严重病例必须用其他非甾体类消炎药（NSAIDs）或皮质类固醇短程冲击治疗，但大剂量 NSAIDs 或皮质类固醇的应用不宜超过数天，因它们可能干扰 AMI 后心室肌的早期愈合。肩手综合征可用理疗或体疗。

7. 右室心肌梗死的处理　治疗措施与左心室 MI 略有不同，右室 MI 时常表现为下壁 MI 伴休克或低血压而无左心衰竭的表现，其血流动力学检查常显示中心静脉压、右心房和右心室充盈压增高，而肺楔压、左心室充盈压正常甚至下降。治疗宜补充血容量，从而增高心排血量和动脉压。在血流动力学监测下，静脉滴注输液，直到低血压得到纠治，但肺楔压如达 2.0kPa（15mmHg），即应停止。如此时低血压未能纠正，可用正性肌力药物。不能用硝酸酯类药和利尿剂，它们可降低前负荷（从而减少心排血量），引起严重的低血压。伴有房室传导阻滞时,可予以临时起搏。

8.康复和出院后治疗　出院后最初 3～6 周体力活动应逐渐增加。鼓励患者恢复中等量的体力活动(步行、体操、太极拳等)。如 AMI 后 6 周仍能保持较好的心功能,则绝大多数患者都能恢复其所有正常的活动。与生活方式、年龄和心脏状况相适应的有规律的运动计划可降低缺血事件发生的风险,增强总体健康状况。对患者的生活方式提出建议,进一步控制危险因素,可改善患者的预后。

(贾海鹏)

第五节　慢性心力衰竭

一、概述

慢性心力衰竭(chronic heart failure,CHF)也称慢性充血性心力衰竭(congestive heart failure,CHF),是由于任何原因的初始心肌损伤(如心肌梗死、心肌病、血流动力学负荷过重、炎症等)引起心肌结构和功能的变化,最后导致心室泵血和/或充盈功能低下的复杂临床综合征。在临床上主要表现为气促、疲劳和体液潴留,是一种进展性疾病,其发生率近年呈上升趋势。据 2006 年我国心血管病报告,我国心力衰竭患者有 400 万,心力衰竭患病率为 0.9%,其中男性为 0.7%,女性为 1.0%,且随着年龄增加,心力衰竭发病率增高。尽管心力衰竭的治疗水平有明显提高,但其病死率居高不下,住院心力衰竭患者 1 年和 5 年病死率分别为 30% 和 50%。

心力衰竭的进程主要表现为心肌重量、心室容量增加及心室形态改变即心肌重构。心肌重构的机制主要为神经内分泌激活,在初始的心肌损伤后,肾素－血管紧张素－醛固酮系统(RAAS)和交感神经系统兴奋性增高;多种内源性神经内分泌和细胞因子激活,促进心肌重构,加重心肌损伤和心功能恶化,进一步激活神经内分泌和细胞因子等,形成恶性循环。

根据临床症状及治疗反应,常将心力衰竭分为:①无症状性心力衰竭(silent heart failure,SHF):指左室已有功能障碍,左室射血分数降低,但无临床"充血"症状的这一阶段,可历时数月至数年;②充血性心力衰竭:临床已出现典型症状和体征;③难治性心力衰竭(refractory heart failure,RHF):指心力衰竭的终末期,对常规治疗无效。

根据心力衰竭发生的基本机制分为:收缩功能障碍性心力衰竭(systolic heart failure)和收缩功能保留的心力衰竭(HF with preserved systolic function)。收缩性心力衰竭定义为左心室射血分数(LVEF)≤40%,大多数为缺血性心肌病且既往有过心肌梗死病史,其次为非缺血性心肌病如扩张性心肌病、瓣膜病等。收缩功能保留的心力衰竭也称为舒张功能障碍性心力衰竭,是由于左心室舒张期主动松弛能力受损和心肌顺应性降低,亦即僵硬度增加(心肌细胞肥大伴间质纤维化),导致左心室在舒张期的充盈受损,心搏量(即每搏量)减少,左室舒张末期压增高而发生的心力衰竭。往往发生于收缩性心力衰竭前。既往心脏疾病主要为高血压、糖尿病、肥胖,以及冠心病(表 2-4)。

表2-4 心力衰竭常见病因

收缩性心力衰竭	收缩功能保留的心力衰竭
冠心病	高血压
高血压	糖尿病
心肌炎	冠心病
感染	二尖瓣狭窄
心肌病	淀粉样变性
瓣膜病	肥厚性心肌病
毒物诱导	心包疾病
酒精	高心输出量
可卡因	动静脉畸形
基因	动静脉瘘
致心律失常右室心肌病	甲状腺功能亢进
肌营养不良心肌病	贫血
心动过速心肌病	
糖尿病	

二、CHF 的诊断

当首次接诊心力衰竭患者时,病史内容主要包括:心力衰竭的病因;评估疾病的进展和严重程度;评估容量状态。

首先,弄清病因非常重要,病史询问应有针对性。考虑缺血性心肌病时,应询问既往有无心肌梗死、胸痛、动脉粥样硬化危险因素;考虑心肌炎或心肌病时,应询问近期有无病毒感染或上呼吸道感染史,有无家族性心肌病史;是否存在高血压病或糖尿病等。

对于初发的或已经确诊的心力衰竭患者,明确其心功能状态和运动耐力下降非常重要。需要仔细询问患者有无端坐呼吸(orthopnea)、夜间阵发性呼吸困难(paroxysmal),此外,体重有无增加、下肢有无水肿等有助于了解水钠潴留状态。

(一)临床诊断

1. 左心衰竭的诊断

(1)症状:主要表现为肺循环淤血,表现为疲劳、乏力;呼吸困难(劳力性呼吸困难、阵发性夜间呼吸困难、端坐呼吸)。

(2)体征:心脏扩大,心率增快,奔马律,收缩期杂音,两肺底闻及湿啰音,继发支气管痉挛时,可闻及哮鸣音或干啰音。

(3)实验室检查:①胸部X线:肺门动脉和静脉均有扩张,肺门阴影范围和密度均有增加;②心电图:明确有无心肌缺血和心律失常;③超声心动图:了解左心室舒张末期内径(LVEDd)增大、LVEF下降等。

2. 右心衰竭的诊断

(1)症状:胃肠道症状(食欲不振、恶心、呕吐、腹胀、便秘及上腹疼痛),肾脏症状(夜尿增多、肾功能减退),肝区疼痛(肝脏淤血肿大、右上腹饱胀不适,肝区疼痛),失眠、嗜睡、精神错乱。

(2)体征：颈静脉怒张，肝大与压痛(肝颈静脉回流征阳性)，低垂部位、对称性水肿，甚至出现胸腔积液，多见右侧胸腔积液，腹水，发绀，心包积液，营养不良、消瘦、恶病质。

(3)实验室检查：①胸部 X 线：以右心室和右心房增大为主；②超声：肝脏肿大明显；③静脉压升高：中心静脉压＞1.18kPa(12cmH$_2$O)，肘静脉压＞1.37kPa(14cmH$_2$O)；④肝功异常：胆红素升高、GPT 升高。

3.全心衰竭诊断　如果患者左、右心功能不全的表现同时存在，称为全心衰竭，但患者或以左心功能不全的表现为主，或以右心功能不全的表现为主。

4.舒张性心力衰竭的诊断　①有典型心力衰竭的症状和体征；②LVEF 正常(＞45％)，左心腔大小正常；③超声心动图有左室舒张功能异常的证据，并可排除心瓣膜病、心包疾病、肥厚型心肌病、限制性(浸润性)心肌病等。

(二)心功能不全程度的判断

1.纽约心脏病协会(NYHA)分级法和 ACC/AHA 心力衰竭分期法对心力衰竭患者进行评估并指导治疗(表 2-5)。

表 2-5　心力衰竭的分类

NYHA 心功能分级		ACC/AHA 心力衰竭分期	
		A 期	有心力衰竭危险但无结构性心脏疾病和心力衰竭症状
Ⅰ级	有心脏病，无明显活动受限	B 期	有结构性心脏疾病但无心力衰竭症状
Ⅱ级	一般体力活动出现心力衰竭症状	C 期	有结构性心脏疾病并既往或当前有心力衰竭症状
Ⅲ级	轻微活动即出现心力衰竭症状		
Ⅳ级	静息时仍有心力衰竭症状	D 期	顽固性心力衰竭需特殊治疗

2.6min 步行试验　在平直走廊尽可能快行走，测定 6min 步行距离。＜150m 为重度，150～425m 为中度，426～550m 为轻度。评定运动耐量、心功能、疗效及预后。

(三)BNP/NT-proBNP 在心力衰竭诊断中的作用

血清脑利钠肽(BNP)和 N 端脑利钠肽前体(NT-proBNP)的测定在心力衰竭诊断中的地位不断提高。2008 年中西方 BNP 专家共识指出，BNP 的作用已经得到所有重要指南的推荐，用于辅助诊断、分期、判定入院及出院治疗时机，以及判断患者发生临床事件的危险程度(表 2-6)。

表 2-6　BNP 水平测定的意义

1.高 BNP 水平提示包括死亡在内的严重心脏事件

2.如果心力衰竭患者的 BNP 水平治疗后下降，患者的预后可得到改善

3.存在心源性呼吸困难患者的 BNP 水平通常高于 400ng/L

4.如果 BNP＜100ng/L，则不支持心力衰竭的诊断

5.如果 BNP 水平在 100～400ng/L 之间，医生必须考虑呼吸困难的其他原因，如慢性阻塞性肺病，肺栓塞以及心力衰竭的代偿期

2009 年关于 NT-proBNP 临床应用中国专家共识出台，该共识指出 NT-proBNP 可以作为慢性心力衰竭的客观检测指标，采用双截点进行判别(表 2-7)，其水平高于正常人和非心力衰竭患者，但增高程度不及急性心力衰竭。NT-proBNP 受肾功能影响较大。2008 年

ESC 心力衰竭诊治指南关于利钠肽诊断心力衰竭的应用(图 2—7)。

表 2—7　NT—proBNP 截点的意义

1.排除截点　NT—proBNP<300ng/L,心力衰竭可能性很小
2.诊断截点　以下情况心力衰竭可能性很大 　　　　　　<50 岁,NT—proBNP>450ng/L 　　　　　　50～75 岁,NT—proBNP>900ng/L 　　　　　　>75 岁,NT—proBNP>2000ng/L
3.两截点之间为灰区　可能是较轻的急性心力衰竭,或是非急性心力衰竭原因所致(心肌缺血、心房颤动、肺部感染、肺癌、肺动脉高压或肺栓塞等)

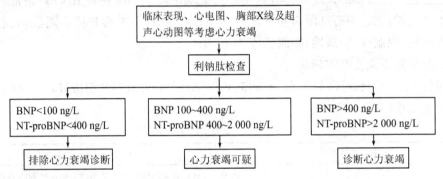

图 2—7　利钠肽诊断心力衰竭的流程

三、CHF 的治疗

治疗策略从以前短期血流动力学/药理学措施转为长期的、修复性的策略,目的是改变衰竭心脏的生物学性质。治疗关键是阻断神经内分泌的过度激活,阻断心肌重构。

目标:改善症状、提高生活质量、防止和延缓心肌重构的发展,降低心力衰竭病死率和住院率。

(一)一般治疗

1.去除诱因　预防、识别与治疗引起或加重心力衰竭的特殊事件,特别是感染;控制心律失常、纠正电解质紊乱及酸碱失衡;处理或纠正贫血、肾功能损害等其他临床合并疾病。

2.监测体重　每天测定体重以早期发现液体潴留;通过体重监测调整利尿剂剂量,了解心力衰竭控制情况。

3.调整生活方式

(1)限钠:轻度心力衰竭患者 2～3g/d,中到重度心力衰竭患者<2g/d;心力衰竭患者应全程限盐。

(2)限水:控制盐、水负荷是心力衰竭最基础的治疗。应尽量避免不必要的静脉输注。

(3)营养和饮食:低脂饮食,戒烟,肥胖患者应减轻体重;心脏恶液质者,给予营养支持,如清蛋白。

(4)休息和适度运动:失代偿期需卧床休息,多做被动运动以预防深部静脉血栓形成。临床情况改善后应鼓励患者在不引起症状的情况下,进行体力活动,但要避免用力的等长运动。

4.心理和精神的治疗　压抑、焦虑和孤独在心力衰竭恶化中发挥重要作用,也是心力衰竭患者主要的死亡预后因素;给予情感干预,心理疏导;酌情应用抗抑郁药物可改善患者生活质量及预后。

5.氧气治疗　氧疗用于急性心力衰竭,对慢性心力衰竭无应用指征。无肺水肿心力衰竭患者,氧疗可能导致血流动力学恶化。当心力衰竭伴夜间睡眠呼吸障碍者,夜间给氧可减少低氧血症的发生。

(二)基本药物治疗

药物治疗是心力衰竭治疗的基石。

1.利尿剂　是心力衰竭治疗的基础药物,通过抑制肾小管特定部位钠、氯重吸收,遏制心力衰竭时钠潴留,减少静脉回流、减低前负荷,从而减轻肺淤血,提高运动耐量。对存在液体潴留的心力衰竭患者,利尿剂是唯一能充分控制液体潴留的药物,是标准治疗中必不可少的组成部分。

(1)利尿剂的选择见表2-8。

表2-8　常用襻利尿剂达到最大利尿效果时的剂量

	静脉一次剂量(mg)		
	呋塞米	布美他尼	托拉塞米
正常人	40	1	15～20
心力衰竭(GFR正常)	80～120	2～3	20～30
肾功能不全			
中度	80	3	60
重度	200	10	200

1)襻利尿剂(呋噻米)是大部分心力衰竭患者的首选药物,适用于有明显液体潴留或伴肾功能受损患者;呋噻米剂量一效应呈线性关系,剂量不受限制。

2)噻嗪类(氢氯噻嗪)用于有轻度液体潴留、伴高血压且肾功能正常的心力衰竭患者。在肾功能中度损害(肌酐清除率<30ml/min)时失效;氢氯噻嗪100mg/d已达最大效应,再增加剂量也无效。

由于利尿剂可激活内源性神经内分泌因子活性,尤其是 RAAS,因此应与 ACEI(或 ARB)联合应用,可有较好协同作用。应用利尿剂过程中应每天监测体重变化,这是最可靠监测利尿剂效果、以利及时调整利尿剂剂量的指标。利尿剂应用过程中出现低血压和氮质血症而无液体潴留,可能是利尿剂过量、血容量减少所致,应减少利尿剂剂量。

利尿剂(表2-9)应用从小剂量开始,逐渐加量,直至尿量增加,以每天体重减轻 0.5～1.0kg 为宜。

表2-9　口服利尿剂的用量(mg)

襻利尿剂		
速尿	20～40	1～3 次/日
托拉塞米	5～10	1～2 次/日
噻嗪类		
双氢克尿塞	25	1～3 次/日
保钾利尿剂		
安体舒通	20	1～3 次/日
氨苯喋啶	50	1～3 次/日
依普利酮	50	1～2 次/日

（2）利尿剂抵抗：心力衰竭进展和恶化时常需加大利尿剂剂量，最终患者对大剂量无反应时，即出现利尿剂抵抗。解决办法：静脉用药如呋噻米 40mg 静脉注射，继以微泵持续静脉注射（10～40mg/h）；2 种或 2 种以上利尿剂联合应用；应用增加肾血流的药物，如短期应用小剂量多巴胺为 2～5μg/(kg·min)。

2.抗神经内分泌激活药物

（1）血管紧张素转换酶抑制剂（ACEI）：通过抑制 RAAS，竞争性阻断 Ang Ⅰ 转化为 Ang Ⅱ，降低循环和组织的 AngⅡ 水平；阻断 Ang1－7 的降解，使其水平增加进一步起到扩血管及抗增生作用；同时作用于激肽酶Ⅱ，抑制缓激肽的降解，提高缓激肽水平，缓激肽降解减少可产生扩血管的前列腺素生成增多和抗增生的效果。ACEI 是证实能降低心力衰竭患者病死率的第一类药物，也是循证医学证据最多的药物，是治疗心力衰竭的基石和首选药物。

1）ACEI 应用方法：采用临床试验中所规定的目标剂量；如不能耐受，可应用中等剂量，或患者能够耐受的最大剂量（表 2－10）；极小剂量开始，能耐受每隔 1～2 周剂量加倍。滴定剂量及过程需个体化，一旦达到最大耐受量即可长期维持应用；起始治疗后 1～2 周内应监测血压、血钾和肾功能，以后定期复查。如肌酐增高<30%，为预期反应，不需特殊处理，但应加强监测。如肌酐增高 30%～50%，为异常反应，ACEI 应减量或停用；应用 ACEI 不必同时加用钾盐，或保钾利尿剂。合用醛固酮受体拮抗剂时，ACEI 应减量，并立即应用襻利尿剂。如血钾>5.5mmol/L 停用 ACEI。

表 2－10　ACEI 制剂与剂量

	起始剂量	目标剂量
卡托普利	6.25mg,3 次/日	50mg,3 次/日
依那普利	2.5mg,2 次/日	10～20mg,2 次/日
赖诺普利	2.5～5mg/d	30～35mg/d
福辛普利	5～10mg/d	40mg/d
雷米普利	2.5mg/d	5mg,2 次/日或 10mg/d
培哚普利	2mg/d	4～8mg/d
西拉普利	0.5mg/d	1～2.5mg/d
苯那普利	2.5mg/d	5～10mg/d

2）ACEI 应用要点：全部心力衰竭患者包括阶段 B 无症性心力衰竭和 LVEF<45% 的患者，除有禁忌证或不能耐受，ACEI 需终身应用；突然撤除 ACEI 有可能导致临床状况恶化，应予避免；ACEI 症状改善往往出现于治疗后数周至数月；即使症状改善不显著，ACEI 仍可减少疾病进展的危险性；ACEI 与 β 受体阻滞剂合用有协同作用；ACEI 治疗早期可能出现一些不良反应，但一般不影响长期应用；ACEI 一般与利尿剂合用，如无液体潴留可单独应用，一般不需补充钾盐。

3）ACEI 禁忌证：严重血管性水肿、无尿性肾衰及妊娠女性。

以下情况须慎用：双侧肾动脉狭窄；血肌酐水平显著升高[>265.2μmol/L(3mg/dl)]；高钾血症(>5.5mmol/L)；低血压[收缩压<12.0kPa(90mmHg)]，需经其他处理，待血流动力学稳定后再决定是否应用 ACEI；左室流出道梗阻，如主动脉瓣狭窄，肥厚性心肌病等。

4）ACEI 不良反应：在治疗开始几天或增加剂量时常见低血压；肾功能恶化：重度心力衰

竭 NYHA Ⅳ 级、低钠血症者,易发生肾功能恶化。起始治疗后 1～2 周内应监测肾功能和血钾,以后需定期复查;高血钾:ACEI 阻止 RAAS 而减少钾的丢失,可发生高钾血症;肾功能恶化、补钾、使用保钾利尿剂,尤其并发糖尿病时尤易发生高钾血症,严重者可引起心脏传导阻滞;咳嗽:干咳,见于治疗开始的几个月内,需排除其他原因,尤其肺部淤血所致咳嗽。咳嗽不严重可以耐受者,鼓励继续使用 ACEI,如持续咳嗽,影响正常生活,可改用 ARB;血管性水肿:较为罕见(<1%),可出现声带甚至喉头水肿等严重状况,危险性较大。多见于首次用药或治疗最初 24h 内。

(2)血管紧张素 Ⅱ 受体拮抗剂(ARB):理论上可阻断所有经 ACE 途径或非 ACE 途径生成的 Ang Ⅱ 与 AT_1 受体结合,从而阻断或改善因 AT_1 受体过度兴奋导致的诸多不良作用;可能通过加强 Ang Ⅱ 与 AT_2 受体结合发挥有益效应;对缓激肽代谢无影响,一般不引起咳嗽,但不能通过提高血清缓激肽浓度水平发挥可能的有利作用。近年 ARB 在心力衰竭治疗中的地位逐渐提高。

ARB 应用要点:ARB 可用于 A 阶段患者,以预防心力衰竭的发生;亦可用于 B、C 和 D 阶段患者,不能耐受 ACEI 者,可替代 ACEI 作为一线治疗,以降低病死率和并发症发生率;ARB 各种剂型均可考虑使用(表 2-11),其中坎地沙坦和缬沙坦证实可降低病死率和病残率的有关证据较为明确;ARB 应用中需注意的事项同 ACEI,如要监测低血压、肾功能不全和高血钾等。

表 2-11 ARB 制剂及剂量

	起始剂量(mg/d)	推荐剂量(mg/d)
氯沙坦	25～50	50～100
缬沙坦	20～40	160×2
坎地沙坦	4～8	32
厄贝沙坦	150	300
替米沙坦	40	80
奥美沙坦	10～20	20～40

(3)β受体阻滞剂:慢性心力衰竭患者,肾上腺素能受体通路持续、过度激活对心脏有害。人体衰竭心脏去甲肾上腺素浓度足以产生心肌细胞损伤,且慢性肾上腺素能系统激活介导心肌重构,而 $β_1$ 受体信号转导的致病性明显大于 $β_2$、$α_1$ 受体。此为应用 β 受体阻滞剂治疗慢性心力衰竭的根本基础。由于 β 受体阻滞剂是负性肌力药,治疗初期对心功能有抑制作用,LVEF↓;长期治疗(>3 个月时)则改善心功能,LVEF↑;治疗 4～12 个月,能降低心室肌重和容量、改善心室形状,提示心肌重构延缓或逆转。

1)β受体阻滞剂应用要点:慢性收缩性心力衰竭,NYHA Ⅱ、Ⅲ级病情稳定患者,及阶段 B、无症状性心力衰竭或 NYHA Ⅰ 级的患者(LVEF<40%),除非有禁忌证或不能耐受外均需无限期终身使用 β 受体阻滞剂;NYHA Ⅳ 级心力衰竭患者,需待病情稳定(4d 内未静脉用药),已无液体潴留并体重恒定,达到"干重"后,在严密监护下应用。应在 ACEI 和利尿剂基础上加用 β 受体阻滞剂。

2)β受体阻滞剂目标剂量或最大耐受量(表 2-12):清晨静息心率 55～60 次/分,不宜低于 55 次/分。β受体阻滞剂应用需监测低血压、液体潴留和心力衰竭恶化、心动过缓、房室阻滞及无力等不良反应,酌情采取相应措施。

表 2-12 β受体阻滞剂制剂及剂量

	起始剂量(mg/d)	目标剂量(mg/d)
比索洛尔	1.25	10
酒石酸美托洛尔	6.25×2	50×2
琥珀酸美托洛尔	12.5~25	200
卡维地洛	3.125×2	25×2

3)推荐应用琥珀酸美托洛尔、比索洛尔和卡维地洛。从极小剂量开始,每2~4周剂量加倍。症状改善常在治疗2~3个月后才出现,即使症状不改善,亦能防止疾病的进展;不良反应常发生在治疗早期,一般不妨碍长期用药。

4)β受体阻滞剂禁忌证:支气管痉挛性疾病、心动过缓(心率<60次/分)、Ⅱ度及以上房室阻滞(除非已安置起搏器):心力衰竭患者有明显液体潴留,需大量利尿者,暂时不能应用,应先利尿,达到干体重后再开始应用。

(4)醛固酮受体拮抗剂:醛固酮有独立于 AngⅡ 和相加于 AngⅡ 的对心肌重构的不良作用,特别是对心肌细胞外基质。衰竭心脏中心室醛固酮生成及活化增加,且与心力衰竭严重程度成正比。短期使用 ACEI 或 ARB 均可降低醛固酮水平,但长期应用时醛固酮水平却不能保持稳定、持续的降低,即"醛固酮逃逸"。在 ACEI 基础上加用醛固酮受体拮抗剂,进一步抑制醛固酮的有害作用,可望有更大的益处。

1)应用要点:适用于中、重度心力衰竭,NYHAⅢ-Ⅳ级患者;AMI 后并发心力衰竭且 LVEF<40%患者亦可应用;螺内酯起始量20mg/d,最大剂量为60mg/d,隔日给予;应加用襻利尿剂,停用钾盐,ACEI 减量;监测血钾和肾功能,血钾>5.5mmol/L 即应停用或减量;螺内酯可出现男性乳房增生症,可逆性,停药后消失。

2)醛固酮受体拮抗剂禁忌证、慎用情况:高钾血症和肾功能异常,此两种状况列为禁忌,有发生此两种状况潜在危险的慎用。应用醛固酮受体拮抗剂应权衡其降低心力衰竭死亡与住院的益处和致命性高钾血症的危险之间的利弊。

(5)神经内分泌抑制剂的联合应用

1)ACEI 与 β受体阻滞剂:临床试验已证实两者有协同作用,可进一步降低 CHF 患者病死率,已是心力衰竭治疗的经典常规,应尽早合用。

2)ACEI 与醛固酮受体拮抗剂:醛固酮受体桔抗剂的临床试验均是与以 ACEI 为基础的标准治疗作对照,证实 ACEI 加醛固酮受体拮抗剂可进一步降低 CHF 患者死亡率。

3)ACEI 与 ARB:尚有争论,临床试验结论并不一致,目前大部分情况不主张合用。

4)ACEI、ARB 与醛固酮受体拮抗剂:缺乏证据,可进一步增加肾功能异常和高钾血症的危险,不推荐联合应用。ACEI 与醛固酮拮抗剂合用,优于 ACEI 与 ARB 合用。

3.地高辛 是唯一被美国 FDA 确认能有效地治疗 CHF 的洋地黄制剂。主要益处与指征是减轻症状与改善临床状况,对总病死率的影响为中性,在正性肌力药中是唯一长期治疗不增加病死率的药物,且可降低死亡和因心力衰竭恶化住院的复合危险。

(1)应用要点:主要目的是改善慢性收缩性心力衰竭患者的临床状况,适用于已应用 ACEI/ARB、β受体阻滞剂和利尿剂治疗,而仍持续有症状的心力衰竭患者。重症患者上述药物可同时应用;适用于伴快速心室率的心房颤动患者,合用β受体阻滞剂对运动时心室率增

快的控制更有效;不推荐地高辛用于无症状的左室收缩功能不全(NYHAⅠ级)的治疗;

临床多采用固定维持剂量疗法,0.125～0.25mg/d。70岁以上,肾功能减退者宜用0.125mg每天或隔天1次。

(2)不良反应:主要见于大剂量时,包括:①心律失常(期前收缩、折返性心律失常和传导阻滞);②胃肠道症状(厌食、恶心和呕吐);③神经精神症状(视觉异常、定向力障碍、昏睡及精神错乱)。常出现于血清地高辛药物浓度>2.0μg/L时,也可见于地高辛水平较低时,特别在低血钾、低血镁、甲状腺功能低下时发生。

(3)地高辛禁忌证和慎用的情况:①伴窦房传导阻滞、二度或高度AVB患者,禁忌使用。除非已安置永久心脏起搏器;②AMI后患者,特别是有进行性心肌缺血者应慎用或不用;③与能抑制窦房结或房室结功能的药物(如胺碘酮、β受体阻滞剂)合用时须谨慎;④奎尼丁、维拉帕米、胺碘酮、克拉霉素、红霉素等与地高辛合用时可使地高辛血药浓度增加,增加地高辛中毒的发生率,需谨慎,地高辛宜减量。

4.其他

(1)血管扩张剂:见表2-13。血管扩张剂可使外周循环开放,周围血管阻力下降,降低后负荷;同时可不同程度扩张静脉,减少回心血量,降低前负荷,减轻肺淤血和肺毛细血管楔压(PCWP);有利于心脏做功,改善血流动力学变化,缓解症状。不仅对急性左心力衰竭十分有效,而且对难治性和CHF也被证明有效。

表2-13 血管扩张剂种类和用法

类别	药物	作用	用法
静脉扩张剂	硝酸甘油	减轻前负荷	起始剂量5～10μg/min
			可增加至100～200μg/min
	消心痛		5～10mg,3次/日
	单硝酸异山梨酯		50mg/d
动脉扩张剂	酚妥拉明	减轻后负荷	1～4μg/(kg·min)
动静脉扩张剂	硝普钠	减轻前后负荷	起始剂量5～10μg/mm
			最大剂量300μg/min
	ACEI		

(2)钙通道阻滞剂:缺乏CCB治疗心力衰竭的有效证据。当心力衰竭患者并发高血压或心绞痛需用CCB时,可选择氨氯地平。

(3)正性肌力药物的静脉应用:由于缺乏有效的证据并考虑到药物的毒性,对CHF者不主张长期间歇应用。阶段D患者可作为姑息疗法应用。心脏移植前终末期心力衰竭、心脏手术后心肌抑制所致的急性心力衰竭可短期应用3～5d。

应用方法:多巴酚丁胺剂量为100～250μg/min;多巴胺剂量为250～500μg/min;米力农负荷量为2.5～3mg,继以20～40μg/min,均静脉给予。

(三)CHF治疗流程

第一步:利尿剂应用:对于所有伴液体潴留的CHF患者均应首先应用利尿剂,直至处于"干重"状态。

第二步:ACEI或β受体阻滞剂:欧美指南均建议先用ACEI,再加用β受体阻滞剂。因为心力衰竭的临床试验几乎均是在ACEI的基础上加用β受体阻滞剂并证实有效的。

第三步:联合应用 ACEI 和 β 受体阻滞剂:这两种药物的联合可发挥协同作用,进一步改善患者预后,为"黄金搭档"。在 ACEI 不能耐受时改用 ARB 类。

第四步:其他药物应用:对于前三步治疗后效果不满意的患者,可考虑加用洋地黄制剂(地高辛)和醛固酮拮抗剂等。

(四)非药物治疗

1.心脏再同步化治疗 心脏再同步化(cardiac resynchronization therapy,CRT)以其卓越的疗效逐渐成为一种 CHF 的有效治疗手段。大规模临床试验已证实,CRT 不但能改善 CHF 患者生活质量,还能降低病死率。

在最佳药物治疗基础上 NYHAⅢ~Ⅳ级,窦性心律,左心室射血分数≤35%;QRS 时限≥120ms 者;而 NYHAⅡ级者,则要求 QRS 时限≥150ms;心房颤动合并心力衰竭者,QRS 时限≥130ms 作为 CRT 治疗的推荐。

2.ICD 治疗 适应证:LVEF≤35% 的心肌梗死 40d 以上患者,且 NYHAⅡ-Ⅲ级者;LVEF≤35% 的非缺血性心肌病患者,且 NYHAⅡ-Ⅲ级者;LVEF≤30% 的心肌梗死 40d 以上患者,且 NYHAⅠ级者;LVEF≤40% 的心肌梗死患者,存在非持续性室性心动过速,且可为电生理诱发心室颤动或持续性室性心动过速者。ICD 治疗对于预期寿命不足 1 年者,不能带来临床获益。因此,准确估算患者的预期寿命对是否 ICD 治疗十分必要。

3.心脏移植 可作为终末期心力衰竭的一种治疗方式,主要适用于无其他可选择治疗方法的重度心力衰竭患者。

(五)舒张性心力衰竭的治疗

1.积极控制血压 舒张性心力衰竭患者的达标血压宜低于单纯高血压患者的标准,即收缩压<17.3kPa(130mmHg),舒张压<10.7kPa(80mmHg)。

2.控制 AF 心率和心律 慢性 AF 应控制心室率;AF 转复并维持窦性心律,可能有益。

3.应用利尿剂 可缓解肺淤血和外周水肿,但不宜过度,以免前负荷过度降低而致低血压。

4.血运重建治疗 由于心肌缺血可以损害心室舒张功能,CHD 患者如有症状性或可证实的心肌缺血,应考虑冠状动脉血运重建。

5.逆转左室肥厚,改善舒张功能 可用 ACEI、ARB、β 受体阻滞剂等;维拉帕米有益于肥厚型心肌病。

(六)瓣膜性心脏病心力衰竭的治疗

治疗瓣膜性心脏病的关键就是修复瓣膜损害。国际上较一致的意见:所有有症状的瓣膜性心脏病心力衰竭(NYHAⅡ级及以上),以及重度主动脉瓣病变伴有晕厥或心绞痛者,均必需进行手术置换或修补瓣膜。

(七)CHF 合并心律失常的治疗

心力衰竭常并发心律失常,包括室上性心律失常以 AF 最多见,以及室性心律失常。

处理要点:首先要治疗基本疾病、改善心功能、纠正神经内分泌过度激活;同时积极纠正其伴同或促发因素如感染、电解质紊乱、心肌缺血、高血压、甲状腺功能亢进症等。

1.室性心律失常 CHF 并发心脏性猝死约占总死亡的 40%~50%,其中部分由快速室性心律失常引起,少数可能与缺血事件如 AMI、电解质紊乱、栓塞及血管事件有关。

β 受体阻滞剂用于心力衰竭可降低心脏性猝死率,单独或与其他药物联合可用于持续或非持续性室性心律失常;抗心律失常药物仅适用于严重、症状性 VT,胺碘酮可作为首选药物;无症状、非持续性室性心律失常(包括频发室早、非持续 VT)不建议常规或预防性使用除 β 受体阻滞剂外的抗心律失常药物治疗(包括胺碘酮);Ⅰ类抗心律失常药可促发致命性室性心律失常,增加病死率,应避免使用;胺碘酮可用于安置 ICD 患者以减少器械放电。

2.合并房颤　CHF 患者的 10%~30%可并发 AF,并与心力衰竭互为因果,使脑栓塞年发生率达 16%。

治疗要点:CHF 伴 AF 者采用复律及维持窦性心律治疗的价值尚未明确,因而目前治疗的主要目标是控制心室率及预防血栓栓塞并发症。

β受体阻滞剂、洋地黄制剂或两者联合可用于心力衰竭伴 AF 患者心室率控制,如 β 受体阻滞剂禁忌或不能耐受,可用胺碘酮。胺碘酮可用于复律后维持窦性心律的治疗,不建议使用其他抗心律失常药物;有条件也可用多非力特;CHF 伴阵发或持续性 AF,或曾有血栓栓塞史患者,应给予华法林抗凝治疗。

(八)治疗效果的评估

根据患者的临床状况和心力衰竭生物学标志物(BNP/NT－proBNP)进行评估。

1.临床状况的评估　根据患者心力衰竭的症状和体征(包括血压)、运动耐受性和生活质量有无改善,心脏大下如心胸比例及超声心动图测定的左室舒张末与收缩末直径有无缩小、LVEF 和 6min 步行距离有无提高等进行判断。

2.BNP/NT－proBNP 测定　治疗后测定值应较基线降低>30%。如与基线值相比较,其水平升高、不变或降幅较小,即便临床状况有所改善、心脏缩小、LVEF 有所提高,仍属于高危人群。

(白雯)

第六节　急性心力衰竭

一、概念

急性心力衰竭(acute heart failure,AHF)临床上以急性左心衰竭最为常见。急性左心力衰竭指急性发作或加重的心功能异常所致的心肌收缩力明显降低、心脏负荷加重,造成急性心输出量骤降、肺循环压力突然升高、周围循环阻力增加,可引起肺循环充血而出现急性肺淤血、肺水肿并可伴组织器官灌注不足和心源性休克的临床综合征。急性右心力衰竭是指某些原因使右心室心肌收缩力急剧下降或右心室的前后负荷突然加重,从而引起右心输出量急剧降低的临床综合征。

在过去 10 年中,美国因急性心力衰竭而急诊、就医者达 1 千万例次。急性心力衰竭患者中 15%~20%为首诊心力衰竭,大部分则为原有的心力衰竭加重。每年心力衰竭的总发病率为 0.23%~0.27%,AHF 患者病情危重,预后极差,住院病死率为 3%,3 年和 5 年病死率分别高达 30%和 60%。急性心肌梗死所致的急性心力衰竭病死率则更高。急性肺水肿患者的院内病死率为 12%,1 年病死率达 30%。

我国对 42 家医院在 1980、1990、2000 年的 3 个时段住院病历所做的回顾性分析表明,因心力衰竭住院占住院心血管病患者的 16.3%~17.9%,入院时心功能以 NYHAⅢ级居多

（42.5%～43.7%），基本为慢性心力衰竭的急性加重。

二、AHF 的临床诊新

(一)临床分类

国际上尚无统一的急性心力衰竭临床分类。根据急性心力衰竭的病因、诱因、血流动力学与临床特征作出的分类便于理解，也有利于诊断和治疗（表2－14）。

表2－14　急性心力衰竭的临床分类

急性左心衰竭
慢性心力衰竭急性失代偿
急性冠状动脉综合征
高血压急症
急性心瓣膜功能障碍
急性重症心肌炎
围生期心肌病
急性严重心律失常
急性右心衰竭
非心源性急性心力衰竭
高心输出量综合征（如甲状腺亢进危象、贫血、动静脉分流综合征、败血症等）
严重肾脏疾病（心肾综合征）
严重肺动脉高压
大块肺栓塞

(二)AHF 诊断

AHF 的诊断流程详见图2－8。

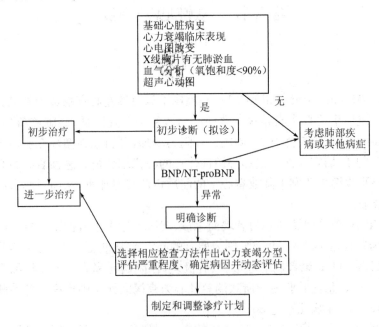

图2－8　AHF 的诊断流程

主要依靠症状和体征，辅以适当的检查（心电图、胸部摄片、心脏超声、BNP 检查），必要时可选择血管造影、血流动力学监测和肺动脉球囊漂浮导管(PAC)等有创检查。

1. 主要临床表现和体征

(1)呼吸困难:劳力性、夜间阵发性呼吸困难。

(2)急性肺水肿:突发严重的呼吸困难、端坐呼吸,咯粉红色泡沫痰。

(3)心源性休克:持续性低血压,收缩压<12.0kPa(90mmHg)、组织低灌注、心动过速(心率>110次/分)、尿量减少(<20ml/h)、意识障碍。

(4)查体:左心室扩大、奔马律、窦速、交替脉、两肺出现湿啰音和哮鸣音。

2. 实验室检查

(1)胸部 X 线检查:肺门动脉和静脉均有扩张,肺门阴影范围和密度均有增加。急性肺水肿时,肺野呈云雾阴影。

(2)ECG 检查:明确有无心肌缺血和心律失常。

(3)超声心动图检查:了解左心室舒张末期内径(LVEDd)增大、LVEF 下降等。

(4)动脉血气分析:有无低氧血症、酸中毒。

(5)心力衰竭标志物:检测 BNP 和 NT－proBNP 水平,当 BNP>400ng/L 或 NT－proBNP>l500ng/L 心力衰竭可能性很大,阳性预测值为 90%。急诊就医的明显气急患者,如 BNP 和 NT－proBNP 水平正常或偏低,几乎可以除外急性心力衰竭的可能性。

(6)心肌坏死标志物:评价是否存在心肌损伤或坏死,检测肌钙蛋白(TnI、TnT)、肌酸磷酸激酶同工酶(CK－MB)、肌红蛋白水平。

(三)急性心力衰竭的分级

急性心力衰竭分级与预后密切相关,分级越高,病死率亦越高。主要有 3 种不同分级方案。

1. 急性心肌梗死的 Killip 分级　详见表 2－15。

表 2－15　Killip 分级

分级	症状与体征
Ⅰ级	无心力衰竭
Ⅱ级	有心力衰竭,两肺中下部湿性啰音,占肺野下 1/2,可闻及奔马律,胸部 X 线片有肺淤血
Ⅲ级	严重心力衰竭,有肺水肿,细湿啰音遍布两肺(超过肺野下 1/2)
Ⅳ级	心源性休克、低血压[SBP≤12.0kPa(90mmHg)]、发绀、少尿、出汗

2. 根据临床表现和血流动力学特点分级　详见表 2－16。

表 2－16　Forrester 分级

分级	PCWP(mmHg)	CI(ml/s·m²)	组织灌注状态
Ⅰ级	≤18	>36.7	无肺淤血,无组织灌注不良
Ⅱ级	>18	>36.7	有肺淤血
Ⅲ级	<18	≤36.7	无肺淤血,有组织灌注不良
Ⅳ级	>18	≤36.7	有肺淤血,有组织灌注不良

注:PCWP:肺毛细血管楔压;CI:心脏排血指数。

3. 根据临床严重性分级　详见表 2－17。

表 2-17 临床严重性分级

分级	皮肤	肺部啰音
Ⅰ级	干、暖	无
Ⅱ级	湿、暖	有
Ⅲ级	干、冷	无/有
Ⅳ级	湿、冷	有

三、急性心力衰竭的治疗

目的:快速改善症状和稳定血流动力学状况,维持水、电解质平衡和避免心肾损伤。

1. 氧疗 伴低氧血症患者应尽早使用氧疗,使氧饱和度≥95%。

常用鼻导管吸氧:低流量(1~2L/min);高流量吸氧(6~8L/min)可用于低氧血症,无 CO_2 潴留者;乙醇吸氧,可使肺泡内的泡沫表面张力降低而破裂,改善肺泡通气。方法:在湿化瓶中加50%~70%酒精或有机硅消泡剂。

早期需要判断患者是否需要呼吸支持,包括气管插管或无创通气。

2. 镇静或止痛 对于明显呼吸困难、焦虑或胸痛患者予以吗啡3~5mg稀释后静脉注射,必要时可在5~10min后重复给药3mg,总量一般不超过10mg。呼吸衰竭、明显 CO_2 潴留者、低血压、意识障碍者慎用。也可用哌替啶30~100mg,肌内注射。

3. 利尿剂 AHF利尿剂剂量和适应证详见表2-18。

表 2-18 急性心力衰竭利尿剂剂量和适应证

尿潴留的严重程度	利尿剂	剂量(mg)	备注
中度	呋塞米或	20~40	根据临床症状选择口服或静脉注射
	布美他尼或	0.5~1.0	根据临床反应逐步增加剂量
	托拉塞米	10~20	监测 K^+、Na^+、肌酐和血压
重度	呋塞米口服或	40~100	静脉持续给药比大剂量弹丸给药效果好
	呋塞米静脉注射	5~40mg/h	
	布美他尼或	1~4	口服或静脉注射
	托拉塞米	20~100	口服
襻利尿剂抵抗	加用氢氯噻嗪或	25~50,每天2次	与襻利尿剂联合应用比单一大剂量用祥利尿剂效果好
	美托拉宗或	2.5~10,每天1次	如肌酐清除率<30ml/min,美托拉宗更有效
	螺内酯	25~50,每天1次	如无肾功能衰竭,血清 K^+ 正常或偏低,螺内酯是最佳选择
存在碱中毒	乙酰唑胺	0.5	静脉注射
襻利尿剂和	加用多巴胺以扩张		如并存肾功能衰竭,考虑超滤或血液透析
噻嗪类利尿剂抵抗	肾动脉,或给予正性肌力药物多巴酚丁胺		

主要为减轻肺淤血和容量负荷过重。需静脉用药。如呋噻米 20~40mg(布美他尼 0.5~1mg,托拉塞米 10~20mg)静脉注射,可根据临床症状增加剂量或持续静脉滴注。呋噻米静脉滴注 5~40mg/h,在最初 6h<100mg,第一个 24h<240mg;与其他利尿剂联合应用,如醛固

酮拮抗剂(螺内酯 20～40mg)。

4. 血管扩张剂 能降低患者收缩压、左心室和右心室充盈压及外周血管阻力,改善呼吸困难。

(1)适应证:收缩压>14.7kPa(110mmHg)的急性心力衰竭患者,推荐静脉注射硝酸甘油和硝普钠。收缩压在 12.0～14.7kPa(90～110mmHg)的患者慎用。

(2)使用方法:初始硝酸甘油静脉推荐剂量 10～20μg/min,如果需要,每 3～5 分钟按 5～10μg/min 增加剂量。注意监测血压,避免收缩压过度降低;慎用硝普钠,起始剂量 0.3μg/(kg·min),逐步滴定到 5μg/(kg·min),要建立动脉通路;奈西立肽静脉滴入速度可先按 2μg/kg,再以 0.015～0.030μg/(kg·min)的速度滴入。要严密监测血压,不推荐与其他扩血管药联用。

(3)不良反应:头痛、低血压。

5. 正性肌力药物

(1)西地兰:增加急性心力衰竭患者的心输出量和降低充盈压。尤其用于伴有快速心室率的心房颤动患者。一般 0.2～0.4mg 缓慢静脉注射,2～4h 后可重复用药。

(2)多巴胺:通过刺激 β－肾上腺素能受体来增加心肌收缩力和心输出量。一般 3～5μg/(kg·min)即有正性肌力作用。多巴胺和多巴酚丁胺对心率>100 次/分的心力衰竭患者应慎用。一般情况下,多采用小剂量多巴胺与较高剂量多巴酚丁胺联合使用。

(3)多巴酚丁胺:通过刺激 $β_1$－受体兴奋产生剂量－依赖正性肌力作用。起始剂量为 2～3μg/(kg·min)静脉滴注,无负荷剂量。可依据临床症状、对利尿剂的反应和临床状态调整静脉滴注速度。可调至 15μg/(kg·min),同时监测血压。接受受体阻滞剂治疗的患者,多巴酚丁胺剂量应增加至 20μg/(kg·min),才能恢复其正性肌力作用。

(4)米力农:磷酸二酯酶(phosphodiesterase,PDE)抑制剂,可抑制环磷酸腺苷(cAMP)降解而发挥正性肌力和周围血管扩张的作用。同时增加心输出量和每搏输出量,而肺动脉压力、肺毛细血管楔嵌压、总外周及肺血管阻力下降。使用方法:每 10～20min 给予 25～75μg/kg 静脉注射,然后 0.375～0.750μg/(kg·min)的速度静脉滴注。冠心病患者应慎用,因其可增加中期病死率。常见不良反应为低血压和心律失常。

(5)左西孟旦:是钙增敏剂,通过 ATP－敏感 K 通道介导作用和轻微 PDE 抑制作用以扩张血管。其可增加急性失代偿心力衰竭患者心输出量、每搏输出量,降低肺毛细血管楔嵌压、外周血管和肺血管阻力。使用方法:先 3～12μg/kg 静脉滴注,10min 后以每分钟 0.05～0.20μg/kg 的速度连续静脉滴注 24h。一旦病情稳定,滴注速度可增加。如收缩压<13.3kPa(100mmHg),不需要弹丸静脉注射,可直接先开始维持剂量静脉滴注,以避免发生低血压。

(6)去甲肾上腺素:不作为一线药物。如正性肌力药物仍不能将收缩压恢复到>12.0kPa(90mmHg),则患者处于心源性休克状态时,就应该 0.2～1.0μg/(kg·min)使用。

6. AHF 的非药物治疗

(1)主动脉内球囊反搏(IABP):是一种有效改善心肌灌注同时又降低心肌耗氧量和增加 CO 的治疗手段,适用于:①急性心肌梗死或严重心肌缺血并发心源性休克,且不能由药物治疗纠正;②伴有血流动力学障碍的严重冠心病(如急性心肌梗死伴机械并发症);③心肌缺血伴顽固性肺水肿。

(2)机械通气:急性心力衰竭者行机械通气的指征:①出现心跳呼吸骤停而进行心肺复苏

时;②合并Ⅰ型或Ⅱ型呼吸衰竭。

机械通气的方式有无创呼吸机辅助通气、气道插管和人工机械通气,前者适用于呼吸频率<25次/分、能配合呼吸机通气的早期呼吸衰竭患者;后者适用于严重呼吸困难经常规治疗不能改善,尤其是出现明显的呼吸性和代谢性酸中毒并影响到意识状态的患者。

(3)血液净化治疗:对急性心力衰竭有益,但并非常规应用的手段,出现以下情况可以考虑:①高容量负荷如肺水肿或严重的外周组织水肿,且对襻利尿剂和噻嗪类利尿剂抵抗;②低钠血症(血钠<110mmol/L)且有相应的临床症状如神智障碍、肌张力减退、腱反射减弱或消失、呕吐以及肺水肿等。③肾功能进行性减退,血肌酐>500μmol/L或符合急性血透指征的其他情况。

(4)心室机械辅助装置:急性心力衰竭经常规药物治疗无明显改善时,有条件的可应用此种技术。此类装置有:体外模式人工肺氧合器(ECMO)、心室辅助泵(如可置入式电动左心辅助泵、全人工心脏)。应用心室辅助装置只是短期辅助心脏恢复,作为心脏移植或心肺移植的过渡。

(5)急诊介入治疗或外科手术:对于急性心肌梗死并发低血压或心源性休克,有条件者应在IABP或ECMO支持下,行急诊介入治疗以重建血运,甚至在体外循环支持下行冠状动脉旁路移植术(CABG);对于心肌梗死后合并机械并发症,如心室游离壁破裂、室间隔穿孔、重度二尖瓣关闭不全,应在积极药物治疗,且IABP、ECMO、机械通气支持下行外科手术治疗。

四、急性心力衰竭处理原则

(一)急性右心衰竭

1.右心室梗死伴急性右心衰竭

(1)扩容治疗:如存在心源性休克,在监测中心静脉压的基础上首要治疗是大量补液,可应用706代血浆、低分子右旋糖酐或平衡液,直至PCWP上升至2.00~2.40kPa(15~18mmHg),血压回升和低灌注症状改善。24h的输液量为3500~5000ml。对于充分扩容而血压仍低者,可予多巴酚丁胺或多巴胺。

(2)禁用的药物:治疗过程中禁用利尿剂、吗啡和硝酸甘油等血管扩张剂,以免进一步降低右心室充盈压。

(3)不可盲目扩容:如右室梗死同时合并广泛左心室梗死,则不宜盲目扩容,防止造成急性肺水肿。应考虑IABP的使用。

2.急性大块肺栓塞所致急性右心力衰竭 给予吸氧、止痛、溶栓等治疗,经内科治疗无效的危重患者(如休克),若经肺动脉造影证实为肺总动脉或较大分支栓塞,可作介入治疗,必要时可在体外循环下紧急早期切开肺动脉摘除栓子。

3.右心瓣膜病所致的急性右心衰竭 治疗上主要应用利尿剂以减轻水肿,但要防止过度利尿造成的心输出量减少。

(三)急性心力衰竭稳定后处理

进行预后评估;针对原发疾病的治疗;优化的心力衰竭治疗(方案同慢性心力衰竭,应尽早应用ACEI或ARB、β受体阻滞剂等)方案;对患者进行教育及随访。

(白雯)

第七节　心律失常

一、阵发性室上性心动过速

阵发性室上性心动过速的起止突然,持续时间长短不一。房室结双径路为基础的房室结折返性心动过速和房室旁路参与的房室折返性心动过速占全部阵发性室上性心动过速(PSVT)的95%左右,其余的5%为房性心动过速或阵发性窦性心动过速。

心动过速发作期间,心电图多为正常 QRS 波群,心律规整,心率150～250 次/分。当伴有室内差异传导时,QRS 波群变宽。从体表心电图确定心动过速的起源部位与机制极为困难,但某些特征对诊断有益:①P 波的位置:房室结折返性心动过速时,P 波常埋藏在 QRS 波群中,不能分辨,但可出现在紧贴于 QRS 波之终末处,在 V—导联类似"不完全右束支阻滞"的波,实为假波,真的 P 波。相应在Ⅱ、Ⅲ、avF 出现假"s"波,也是 P 波。房室折返性心动过速时,P 波在 QRS 后方的 S 段上,而房性心动过速时,P 波在 QRS 波之前方。困难的是在心动过速发作的心电图上常常难以辨认 P 波,用食管导联心电图有助于显示常规心电图不能辨认之 P 波;②心动过速时出现 QRS 波群的电压交替多见于房室折返性心动过速;③心动过速终止时之心电图如有预激的表现,其心动过速大多为房室折返性。

阵发性室上性心动过速绝大多数发生在心脏正常的青年患者,完全无症状或感焦虑和心悸。当心动过速发生于器质性心脏病患者时,患者的症状可有心绞痛、呼吸困难、低血压、眩晕,接近晕厥,甚至晕厥。

发作的诱因包括饮咖啡、浓茶、饮酒、吸烟和精神或体力上的紧张。在另一些患者,心动过速的发作可能与低氧血症、甲状腺功能亢进、拟交感活性药物有关。

二、心房扑动

心房扑动多为阵发性,但持续性并不罕见。短阵发作的心房扑动常见于慢性肺疾患、急性肺栓塞、甲亢、心包炎、肺炎、开胸术后、酒精中毒,也可见于无明显器质性疾病的正常人。

心电图上扑动波(F 波)的频率为 250～350 次/分,形状类似锯齿,在Ⅱ、Ⅲ、aVF 导联为负向,扑动波之间无等电位线。在绝大多数的心房扑动,房室传导的比率为 2：1,因此心室率为 125～175 次/分,常为 150 次/分左右。心率 150 次/分左右的正常 QRS 心动过速,P 波不易分辨时,应警惕心房扑动。压迫眼球或颈动脉窦按摩可使房室传导比例变为 4：1,容易分辨 F 波,加用食管导联心电图也有助于心房扑动时心房活动的显示。

患者主诉心悸、眩晕、接近晕厥或晕厥。快速的心室率可诱发或加重心绞痛或充血性心力衰竭。

三、心房颤动(房颤)

房颤是临床上仅次于室性期前收缩的最常见的心律失常,房颤的心房活动完全没有规律。心房丧失有效的机械收缩。

心电图上无 P 波,代之以完全不规整的颤动波(f 波),频率≥350 次/分。在风湿性心脏病等情况时,f 波较粗大,而在冠心病时,f 波极小,甚至完全看不见。心室律完全不规整,心室率 60~80 次/分。如心室率＞200 次/分,应警惕有房室附加旁路。QRS 波群大多正常,但当发生室内差异传导(Ashman 现象)时,QRS 增宽。Ashman 现象表现为在一个长的 RR 间期后紧随而来一个短 RR 间期时,容易发生室内差异传导,多为右束支阻滞图形。

房颤可为阵发性,持续数小时至数日,也可为慢性持续性。阵发性房颤可见于健康的正常人,但更常见于甲亢、风湿性瓣膜病的早期阶段、Ami、肺栓塞、肺部感染或发生于心力衰竭发作时。慢性房颤见于晚期风湿性瓣膜病、高血压、冠心病、心肌病、缩窄性心包炎、房间隔缺损、心脏手术和病窦综合征。房颤通常表明心房肌发生病理性改变或在二尖瓣病变或左心衰竭时心房内压力升高导致心房肌肥厚或扩张。

四、室性心律失常

(一)室性期前收缩

室性期前收缩为最常见的心律失常,许多患者无症状,有的患者觉有"心脏漏搏"或感觉到期前收缩后的强有力搏动,或有心悸感。频发的室性期前收缩可产生头晕或使原有的心绞痛加重。大多数患者运动时减少或消失。但在一些冠心病患者,运动使期前收缩增多。

健康人,尤其老年人可有室性期前收缩。浓茶、咖啡、饮酒、拟交感类药物、焦虑、低氧血症以及各种心脏病都可产生室性期前收缩。室性期前收缩尤其常见于急性心肌梗死、洋地黄中毒、充血性心力衰竭和二尖瓣脱垂。

室性期前收缩的预后主要取决于基础心脏病的类型和严重程度。如无明显器质性心脏病,室性期前收缩并不影响患者的预期寿命。无猝死危险。而在心肌梗死患者发生的频繁复杂室性期前收缩是猝死危险增高、预后不好的危险因素。

(二)室性心动过速

室性心动过速的频率 100~250 次/分。在同次发作中 QRS 波群形态单一时,称为单形性室性心动过速;在同次发作中 QRS 波群有两种或更多的不同形态,称多形性室性心动过速。根据每次发作持续的时间又可分为持续性和非持续性。持续性室性心动过速至少持续30 秒,或虽未达 30 秒,患者已发生意识丧失,需紧急直流电转复。非持续性室性心动过速每次发作持续时间＜30 秒。叩间期延长伴发的多形性室性心动过速称尖端扭转型室性心动过速。患者可有晕厥,甚至猝死。

心脏的基础状况对室性心动过速的血流动力学作用程度起重要决定作用。室性心动过速的症状包括心悸、呼吸困难、心绞痛或心力衰竭恶化加重、头晕、接近晕厥或晕厥。体检显示颈静脉搏动有不规则的炮 A 波,S_1 强弱不一,低血压或心力衰竭。

室性心动过速常见于急性心肌梗死、慢性冠心病、心肌病、洋地黄中毒、心脏手术、麻醉、心导管检查,但也可见于无明显器质性心脏病的健康人。室性心动过速的其他病因有长 QT 间期、低血钾/镁、二尖瓣脱垂、Ⅰ类抗心律失常药物和噻嗪类药物。

五、缓慢性心律失常

(一)病窦综合征

病窦综合征指由于窦房结病变及(或)窦房结受过度迷走神经兴奋的作用产生以下表现:①明显的窦性心动过缓;②窦性停搏或窦房阻滞;③慢-快综合征,交替发生室上性快速心律失常和上述缓慢性心律失常,部分患者可同时有房室传导障碍。

病因以原发性退行性变化或炎症最为常见。病变累及窦房结与相邻的心房组织,甚至房室结和希氏束。部分患者同时有冠心病、心肌病或高血压。最常见症状为心悸、乏力。活动耐量减少,头晕,接近晕厥或晕厥。轻度患者可毫无症状。24 小时动态心电图、运动负荷心电图、阿托品试验、食管调搏等无创伤性检查有助于明确诊断和评价窦房结功能。

（二）房室阻滞

房室阻滞通常分为三度:Ⅰ度、Ⅱ度和Ⅲ房室阻滞。

1. Ⅰ度房室阻滞　每个 P 波均可下传心室,但传导减慢和延迟,PR 间期>0.20s。SI 低钝,常见病因包括迷走神经张力增高,洋地黄、阻断剂、异搏定等药物,风湿性心肌炎和下壁急性心肌梗死。Ⅰ度房室阻滞的处理主要为病因治疗。

2. Ⅱ度房室阻滞　此时部分室上的兴奋不能下传心室,因而部分 P 波之后,无相应的 ORS 波群。Ⅱ度房室阻滞进一步分为文氏型(莫氏Ⅰ型)和莫氏Ⅱ型两类。以文氏型最为常见。文氏型的心电图特征为:①PR 间期逐渐延长,直至发生 P 波后 QRS 脱落;②RR 间期逐渐缩短;③P 波未能下传心室之后的 PR 间期最短;④P 波未能下传心室之前的 PR 间期最长。但文氏型的心电图表现常不典型,即逐次心搏之间 PR 间期递增不明显,此时应特别注意 P 波未下传一次心搏前后的 PR 间期,之前最长,之后最短,差别明显。文氏型阻滞中 75% 发生于房室结,QRS 波群正常。预后良好。常见病因为迷走神经张力增高、洋地黄类药物、急性下壁心肌梗死和风湿性心肌炎。少数文氏阻滞可发生在希氏束或束支,此时 QRS 多增宽。传导系统的退行性改变多为其病因。这些患者可能发展为更严重房室阻滞。发生晕厥,需起搏治疗。

莫氏Ⅱ型阻滞的心电图特征为无 PR 逐渐延长,而突然出现 P 波后的 QRS 脱落,阻滞部位几乎都在希氏束或束支。QRS 群常增宽。患者可有接近晕厥或晕厥。有症状者需起搏治疗。莫氏Ⅱ型阻滞的常见病因有传导系统的退行性变化、急性前壁心肌梗死、钙化性主动脉瓣病变、高血压性心脏病和心肌病。

3. Ⅲ度房室阻滞　为完全性房室阻滞,即所有 P 波都不能下传心室,而发生房室分离。心房大多被窦房结控制,P 波频率 60～100 次/分。QRS 波群可窄可宽,取决于阻滞部位之高低。预后取决于阻滞部位,房室结阻滞预后良好,结下(希氏束或束支)的阻滞可能预后不良,可能因心脏停搏或室颤而猝死。房室结阻滞见于急性下壁心肌梗死、洋地黄中毒、心肌炎和先天性房室阻滞。急性下壁心肌梗死合并的Ⅲ度房室阻滞大多在一周内自动消失,无明显症状。先天性完全房室阻滞的 QRS 波群正常,逸搏心律 40～60 次/分,随运动加快。结下完全性房室阻滞的病因包括传导系统的退行性改变、钙化性主动脉瓣狭窄、手术创伤、慢性冠心病和心肌病。QRs 波群增宽,逸搏心律 20～40 次/分,不随运动增快。结下Ⅲ度房室阻滞可见于急性广泛前壁心肌梗死,死亡率高达 70%。但如患者存活下来,房室阻滞多于 1 周内消失。

完全性房室阻滞可有头晕,接近晕厥或晕厥,甚至猝死,它可诱发或加重心绞痛或充血性心力衰竭。听诊时心率缓慢,S₁ 弱不等,可闻炮击音。有症状的房室结Ⅲ度房室阻滞和所有结下Ⅲ度阻滞需起搏治疗。

六、抗心律失常的药物治疗

自首次描述奎尼丁开始应用于临床,经几十年的医学研究和实践,现在已有几十种抗心律失常药物,药物的分类主要是基于心肌纤维的电生理学作用和对活体心脏电生理学的影响。目前抗心律失常药一般应分为两大类别：①是对缓慢性心律失常的作用药物，主要提高心脏起搏功能和传导功能，如肾上腺素类药物，肾上腺素、异丙肾上腺素，交感神经拟阿托品、山莨菪碱(654－2)和兴奋剂如多巴胺类、舒喘灵等等；②抑制心肌兴奋性，减慢心脏传导性药物，建立在电生理基础上第二大类药物，由 Vaughan Williams 首先提出四分法，后又经 Singh 和 Vaughan Williams 加以修改而被普遍的接受，尽管它仍存在一些问题，引起一些争论，但是当今并没有更新分类法来取代它，而被沿用下来。Singh 和 Vaughan Williams 把现有抗异位性和快速性药物分为四大类。

（一）抗心律失常的 I_A 类药物治疗

抗心律失常药物分为四大类开始使用这种分类方法是便于描述，目前，已采用了非常复杂的 Sicilian Gambit 分类法，其中有一些关于离子机制的内容。I_A 类药物主要抑制快钠通道(动作电位 0 位相)。I_A 类药物(奎尼丁、丙吡胺、普鲁卡因胺)在常用治疗浓度时通过两种途径延长有效不应期。首先按其分类定义，本类药抑制快钠通道；其次它们也延长动作电位时间。因此也有很轻的Ⅲ类药物作用。此类药物亦有促心律失常的副作用，其原因是在某些易感患者引起 Q－T 间期延长，或是抑制传导功能因而促成了折返性心律。

1. 奎尼丁　虽然新近报道有严重的副作用，奎尼丁在美国仍为广泛应用的抗心律失常药。这可能是由于其他同样具有广泛的抗心律失常的药物，如氟卡胺和胺碘酮都有副作用。奎尼丁有促心律失常作用，并与其他许多药物产生相互作用，因而可能产生有害作用。目前需要长期的前瞻性研究以解决奎尼丁的利弊问题。

（1）药理学特性

1）电生理作用：奎尼丁是典型的Ⅰ类药物。它的作用范围广，对于折返性或异位性房性或室性心动过速均有效。在房室结折返性心动过速中可增加逆传支的不应期和减慢传导。在预激综合征的折返性心动过速，奎尼丁可以增加顺传支和逆传支的不应期。在预激综合征伴房颤时，奎尼丁可减少心室对房颤的反应。

2）受体效应：奎尼丁抑制末梢和心肌的 α 肾上腺能受体，因此当静脉用药时，有引起低血压的危险。奎尼丁能过抑制毒蕈碱受体发挥迷走神经阻断作用，反射性地增加交感神经张力。因此，奎尼丁可引起窦性心动过速，在房颤或房扑进促进房室传导，加快心室率。这种增加交感神经张力的作用部分解释了其促心律失常作用。

3）药代动力学和有效治疗浓度：奎尼丁主要在肝脏羟化代谢，很小一部分由肾脏排泄；平均生物可利用度约为 90%。但个体差异较大。奎尼丁的排泄不正常，导致血中浓度升高。奎尼丁的血浆衰期随年龄而延长，因此应随年龄的增长而减少剂量。血中有效治疗浓度为 7.04～15.4μmol/L(2.3～5.0μg/ml)，须经特殊法测定。

（2）适应证：过去奎尼丁常常用来作为转复房扑和房颤的药物，但目前电转复已大部分取代了药物转复。在以奎尼丁作为药物转复时，应与维拉帕米或与地高辛合用，以防止转复至窦性心律前房率增快，更多的房性激动经房室结下传，使心室率过快。转复后常用奎尼丁维持窦性心律，然而这有增加病死率的危险。奎尼丁可以有效地减少室上性心动过速(包括附加束引起的)和反复发作的室性心动过速，但并不是理想的药物。

（3）剂量与用法：患者应常规住院，给予心电监护72h，因为此时奎尼丁的促心律失常作用最明显，包括早期室性期前收缩增多。传统的方法是，给患者 0.2g 奎尼丁试验剂量，以判断患者是否对奎尼丁过敏，如心血管虚脱，不过这种严重的副作用很少见。然后开始持续的口服方法。在欧美国家常规剂量是:奎尼丁硫酸盐,300mg 或 400mg,每日 4 次或每 6h1 次,每日总量通常为 1.2~1.6g,最多不超过 2g。在我国,常规的作用法是先服 0.1g 观察 2h,如无不良反应,以后 0.2g,每 2h1 次,连续 5 次。如第一天未能转为窦性心律,且无明显毒副反应,第二天用 0.3g 每 2h1 次,连续 5 次,仍未转为窦性心律后可改维持量,每 6h1 次,每次 0.2g。长效制剂为奎尼丁葡萄糖酸盐(每片 330mg 或 325mg,剂量限制同奎尼丁硫酸盐)和奎尼丁多乳糖酸盐(每片 275mg,8~12h1 次)。以上 3 种制剂疗效是相同的。由于半衰期的个体差异很大,故需要监测奎尼丁血浆浓度。若应用长效制剂,在服用首剂前 1h 应先给予 0.6~0.8g 负荷量的奎尼丁硫酸盐,可以使血浆浓度在初 3h 即保持平衡。静脉注射奎尼丁可导致低血压(血管扩张作用),现已极少用。

(4)禁忌证:若室性心律失常与 Q-T 间期延长有关,或由 Q-T 间期延长所致,禁用奎尼丁。如已用易致尖端扭转型室速的药物,也不宜用奎尼丁;当有 Q-T 间期延长或 QRS 时间延长,或临床上有充血性心衰时,用奎尼丁应当小心,由从小剂量开始,严密监护。其他相对禁忌证有:病窦综合征、束支传导阻滞、重症肌无力、严重的肝功能衰竭(药代动力学改变)、溃疡性结肠炎以及局限性肠炎。注意观察药物之间的相互作用,长期服用奎尼丁应定期复查血象。

(5)副作用:特异性过敏体质者在服用首剂后立即发生严重的副作用,也可因剂量积累而逐渐发生。注意检查 QRS 时间和 Q-T 间期。一项双盲研究观察了奎尼丁的客观副作用。139 例患者服用奎尼丁 300~400mg,6h1 次,最常见的副作用是腹泻(33%)、恶心(18%)、头痛(13%)和头晕(8%);有 21 例因上述副作用而停药;没有早期副作用的病例,长期应用的耐受性良好。奎尼丁的变态反应包括发热、皮疹、血管神经性水肿、血小板减少症、粒细胞缺乏症、肝炎和红斑狼疮、促心律失常作用使病死率增加。

(6)用法说明及注意事项:预防奎尼丁过量的最好方法是连续测定心电图的 QRS 时间和 Q-T 间期。传导延迟和促心律失常作用可能是很严重的。下列情况应减少奎尼丁剂量或调整治疗:①QRS 时间延长超过 50%,或在原有室内传导障碍患者 QRS 时间延长超过 25%;②整个 QRS 时间超过 140ms;③Q-T 或 Q-Tu 间期延长超过 500ms。上述标准虽然合理,但还缺乏足够有力的论证。除了需要监测 QRS 和 Q-T 间期外,应避免低血钾症。低血钾易引致转型室速,这可能是奎尼本丁晕厥的原因。在有病窦综合征的患者,可以看到奎尼丁的直接抑制作用。在其他患者,奎尼丁对结区的抑制可因消除了迷走神经作用表现不出来。发生奎尼丁急性中毒时应停药;若血钾高降血钾;酸化尿液以利奎尼丁的排泄。发生尖端扭转型室速或严重的传导障碍可以用临时心室起搏和(或)硫酸镁。

(7)药物相互作用:奎尼丁可增加地高辛的血浓度(须减少地高辛剂量并重新测定其血浓度)。奎尼丁可增强其他降压药和窦房结抑制药(β阻滞剂和钙拮抗剂)的作用。通过对肝脏的作用,奎尼丁增加华法令有效果。某些可诱导肝脏酶类的药物,如苯妥英钠、巴比妥类及利福平可以明显增强奎尼丁的肝脏代谢,并使稳定期所需的血浓度降低。相反,西咪替丁减弱奎尼丁的代谢,引起血浓度的升高。奎尼丁可能抑制普罗帕酮、美托洛尔、氟卡胺及其他与 P_{450} 酶有关的药物在肝脏中的代谢。低血钾症减弱奎尼丁的作用,增加 Q-T 时间或 QRS 间期的延长。若与胺碘酮、索他洛尔、或其他可以延长 Q-T 间期的药物合用时,必须特别谨慎,最好避免合用。奎尼丁通过其消除迷走神经作用而减低那些如按压颈动脉窦以增强迷走神经张力的反射作用。奎尼丁在重症肌无力中减少抗乙酰胆碱酯酶的作用(抑制毒蕈碱受体),增加抗生素诱发的肌无力症状。

2.普鲁卡因胺　普鲁卡因胺一般来说对各种不同的室上性和室性心律失常(包括室速)均有效。和奎尼丁一样,尚无资料证实普鲁卡因胺对病死率和存活率有影响。若利多卡因无效时,可加用普鲁卡因胺静脉注射,但通常是口服给药。相反,其他副作用较奎尼丁(胃肠道QRS时间或扭转型室速,低血压)低。此药与地高辛无相互作用。

(1)药理学特性

1)电生理:普鲁卡因胺与奎尼丁一样属于 I_A 类药物,但延长 Q-T 间期的作用不如奎尼丁强,且毒蕈碱受体的相互作用也弱于奎尼丁。

2)受体效应:普鲁卡因胺与毒蕈碱受体的相互作用不如奎尼丁强。可直接抑制交感神经,因此普鲁卡因胺扩张血管,但作用机制与奎尼丁不同。

3)药代动力学:肾脏排泄迅速(肾功能正常时半衰期 3.5h)。在肾功能减退的老年人剂量应减半。在轻度心衰,剂量应减少 1/4。静注速度不能超过 25mg/分钟。普鲁卡因胺在血浆中乙酰化产生有活性的 N-醋酸乙酰普鲁卡胺(NAPA),半衰期 6~8h,具有Ⅲ类抗心律失常药物活性。

(2)适应证:在急性心肌梗死,即使合并有心衰和低心输血量,仍可使用普鲁卡因胺。对于急性发作的室作心动过速可缓慢地静脉注射;有时还可用于预防室性心动过速,但尚无资料证实长期疗效。像其他 I_A 类物一样,普鲁卡因胺对室上性心动过速,包括发生于附加束的室上速有效,也可转复急性发作的心房颤动。

(3)剂量与用法:口服普鲁卡因胺负荷量 1g,继以 500mg,每 8h1 次。普鲁卡因胺缓释剂可以每 6h 服 1 次,每次 500~1500mg。静脉注射剂量为 100mg,注射 2min,然后以 25mg/min 静点。第一小时最大量用至 1g,以后可用 2~6mg/min 继续静点。

(4)禁忌证:包括休克、重症肌无力、心脏传导阻滞及严重的肾衰。严重的心衰是相对禁忌证。

(5)副作用:1 组 39 例患者长期口服普鲁卡因胺期间,9 例发生早期副作用(皮疹、发热),16 例中 14 例晚期出现副作用(关节痛、皮疹)。用药后可发生狼疮样综合征,因此疗程最长不应超过 6 个月。虽然普鲁卡因胺有疗效尚好,但用药 6 个月以上者约 1/3 有发生狼疮的危险。粒细胞缺乏症可能是晚期副作用,特别是用缓释制剂时。

若静脉用药,特别是剂量超过 25mg/min 时常发生低血压。在治疗房颤或房扑时,普鲁卡因胺减慢心房率,心室率可加快,因此应当同时洋地黄化。普鲁卡因胺的迷走神经阻滞作用比奎尼丁弱得多。促心律失常作用,包括扭转型室速,可能与剂量有关。

(6)药物相互作用:西咪替丁抑制普鲁卡因胺的肾脏排泄,延长清除半衰期,故应当减少剂量。引起尖端扭转室速的危险性低于奎尼丁。

3.丙吡胺

(1)药物学特性:丙吡胺是 I_A 类药,电生理作用同奎尼丁,有相似的抗心律失常谱,它也延长 QRS 时间和 Q-T 间期,可引起扭转型室速,此点与奎尼丁相同。与奎尼丁不同的是,丙吡胺不延长房室传导,与奎尼丁最重要的区别在于副作用:丙吡胺的胃肠道副作用较少,而抗胆碱能作用,如尿潴留却大大强于奎尼丁,因为前者是比后者强 40 倍的毒蕈碱受体抑制剂。因此交感神经活动相对增强,可以掩盖丙吡胺对窦房结和传导组织的直接抑制作用。

药代动力学:丙吡胺药物结构中的磷酸盐和游离基有相似的生物利用度和药代动力学。

口服大部分被利用,大约一半在肝外经去烷基化作用代谢,另一半以原型经肾脏排出。半衰期通常为8h。一种代谢产物仍为强有力的抗胆碱能剂。血浓度越高,血浆蛋白结合率越低,潜在的毒性越高。

(2)适应证:在美国,仅允许使用口服制剂治疗威胁生命的室性心律失常。在阵发性室速,其他 I_A 类物如奎尼丁或普鲁卡因胺无效时,丙吡胺可能有效。目前对其原因不清楚,可能是微小的电生理作用和副作用的不同。对室上性心动过速,口服或静脉注射丙吡胺 [0.5mg/kg,5min 注完,继以 1mg/(kg·h)速度静滴]可使之转复为窦性心律,尤其对新近发生的室上速效果更好。其作用机制不是直接抑制房室结本身,而是抑制逆行快径的传导,故可中止房室结折返性心动过速。在预激综合征中发生的室上性心律失常,丙吡胺抑制旁路传导和延长其不应期。此药在减少房颤复发上优于安慰剂。对肥厚性心肌病,丙吡胺通过其负性肌力作用影响血流动力学。

(3)禁忌证:绝对禁忌证,失代偿的 CHF、青光眼、低血压,未经治疗的尿潴留,先前存在的显著 Q-T 间期延长。相对禁忌证:①代偿的 CHF;②前列腺肥大;③已治疗青光眼或有青光眼家族史;④严重的便秘;⑤窦房结功能不全(病窦综合征)。

(4)副作用

1)负性肌力作用;

2)可能因严重的抗胆碱能活性在下列情况下易出现副作用:老年人(前列腺肥大梗阻)、严重的青光眼、重症肌无力或原已有便秘时(与维拉帕米合用);

3)偶尔出现低血糖和梗阻性黄疸;

4)Q-T 间期过度延托和尖端扭转型室速。在一项大规模分析中,预期中的促心律失常作用未得到特异性证实。口服胆碱酯酶抑制剂可能减轻副作用。

(5)注意事项:从心电图上说,丙吡胺可延长 Q-T 间期和 QRS 时间,因此若 QRS 时间和 Q-T 间期延长>25%时应停药。在未安置人工心脏起搏器的情况下,如发生 II 度或 III 度房室传导阻滞,或单、双或三束支传导阻滞应停药。在临界或可疑心衰用此药治疗房扑、房颤时,为防止用药后房室传导突然加快,应先行洋地黄化。妊娠期用丙吡胺可刺激子宫收缩,也可从母乳中分泌。

(6)药物相互作用:与其他 I 类抗心律失常或 β 阻滞剂的联合应用仅适用于对单一抗心律失常药无反应的致命性心律失常(负性肌力作用和延长传导的危险);与利尿剂或 III 类药或红霉素合用有增加尖端扭转型室速危险;与三环尖抗抑制郁剂合用具有抗胆碱能作用。

有益的药物相互作用:与吡啶斯的明或氨甲酰甲胆大碱合用可以通过抑制胆碱酯酶活性,减轻丙吡胺的抗胆碱能副作用。

(二)抗心律失常的 I_B 类药物治疗

I_B 类药物抑制快钠通道(典型的 I 类作用),缩短动作电位时间。前一种作用更强些,后一种实际上易于出现心律失常,但却肯定无 Q-T 间期延长作用。I_B 类药物选择性地作用于病变或缺血组织,改善传导,因而打断折返环。它们对未激活的钠通道(具有快速出现—消失动力学)有特殊亲和力,这可能是就是 I_B 类药对房性心律失常无效的原因,因为其动作电位时间太短。

1.利多卡因 利多卡因是心肌梗死和心脏手术时发生心律失常的标准静脉用药。在 AMI 时预防性地用利多卡因以防室速或室颤的观点已过时。它不适用于慢性复发性室性心律失常,也多不主张使用利多卡因预防 AMI 时的室速和室颤。利多卡因优先作用于缺血心肌,而且当细胞外高钾时更有效。为此必须纠正低血钾以发挥其最大效益(与其他 I 类药物相同)。

(1)药理学特性:利多卡因静注后迅速在肝微粒体中去乙基化。决定利多卡因的代谢因而也决定其效果的两个重要因素,一是肝血流(在老年人,心衰和用 β 阻滞剂,西咪替丁者中肝血流减低),二是肝微粒体活性(酶诱导剂)。由于利多卡因在首次静注后数分钟内便迅速分布,因此必须继以静脉点滴以维持有效血浓度。

利多卡因的代谢产物以高浓度循环于血液中,虽可发挥疗效,但易于引起中毒。

(2)适应证:在 AMI 患者、心脏手术或全身麻醉期间发生严重的心动过速性心律失常,并干扰血流动力学的稳定性,此时应用利多卡因。是否所有 AMI 患者都应给予利多卡因? 此问题的提出至少已 16 年,越来越多的回答是否定的。过去对所有 AMI 患者均使用利多卡因并被认为是正确的,但目前已过时。由于溶栓剂和 β 阻滞剂的广泛应用,目前室颤的发生率相当低,需用利多卡因治疗 400 例可疑 AMI 的患者才能挽救 1 例室颤患者。因此不能完全肯定预防性使用利多卡因是否值得,特别是已有研究结果显示,使用利多卡因可增加病死率。对于患有室性快速性心律失常打算行电除颤的患者是否需常规使用利多卡因? 回答是否定,因为延搁转复前的时间可能导致治疗的失败。

(3)剂量与用法:利多卡因需持续点滴 5~9h 才能达到有效治疗血浓度($1.4~5.0\mu g/ml$),故标准用法包括,负荷量 75~100mg 静脉注射,或 400mg 肌内注射。然后继以 2~4mg/min 速度静点 24~30h(3mg/min 最理想),可以预防室颤。但在大约 15% 的患者中可引起严重的副作用,约有半数患者的利多卡因不得不减量。肝血流量低(低心排血量或用 β 阻滞剂),肝脏疾病或者用西米替丁氟烷治疗时剂量须减半。老年人同样须减量,因为在静点 12~24h 后更易于出现毒性反应。

(4)禁忌证:心动过缓或心动过缓伴室性心动过速时,须用阿托品而不是利多卡因。

(5)副作用:一般情况下利多卡因即使在 CHF 患者中也无抑制血流动力学的副作用。利多卡因也极少抑制结性组织或其传导功能。3~4mg/min 的高速静点可引起昏昏欲睡、麻木、语言困难和头昏,特别是在 60 岁以上的老年患者。即使静点速度仅 2~3mg/min,在大约一半的患者也可以出现轻微的神经系统反应,而须减量。

肝血流量减少时(心输血量降低或使用 β 受体阻滞剂),肝病或与西咪替丁、氟烷类药物合用时应将剂量减半。老年人也须减量使用,在这些患者中连续静点 12~24h 易出现毒性作用。

(6)用法说明及注意事项:若利多卡因无效,应首先查明有无低血钾,是否有技术上的错误,是否有利多卡因适应证,或是否应当选用 β 阻滞剂而不是利多卡因。如果不存在上述因素,则应查血浓度(可能情况下),小心地增加滴速直到出现中枢神经系统的作用(意识不清,说话含糊)。可以换用或同时合用 I_A 类药(特别是普鲁卡因胺)。若仍无效,可以换用 III 类药,如溴苄胺或胺碘酮。作者的经验是若单独用利多卡因不能减少频发室早时,可与美西律静点合用。开始用量在 10min 内缓慢静注 100~200mg,继以在 1h 内静点 200~250mg,以后 2h 内再静点 200~250mg,以后剂量约为每分钟静点 1mg。多数患者在利多卡因效果不佳时合用美西律可取得较好的治疗效果,而无毒副作用。美西律无延长 Q-T 间期或负性肌力作用,与利多卡因合用虽同为 I_B 类药物,美西律作用缓和,可控制室速或室早。

（7）药物相互作用：应用西咪替丁、普萘洛尔或氟烷时，肝脏对利多卡因的清除降低，更易出现毒性反应，应当减量。与肝酶诱导剂（巴比妥类药物、苯妥英钠、利福平）合用时应加量。利多卡因早期与β阻滞剂合用虽然还没有经验报道，但这种合用并非禁忌证。需特别注意的是，β阻滞剂减少肝血流量，这种合用可能增中心动过缓性心律失常的发生率。因此标准剂量的利多卡因可能产生较多的副作用，包括对窦房结的抑制作用。

2.室安卡因　又称妥卡尼，这是一种口服的利多卡因类似药。主要的副作用是神经系统的，胃肠道副作用也较常见。中性粒细胞缺乏症和粒细胞缺乏症虽然罕见，但却限制了此药的应用。此药的主要优点是药物间相互作用极少。

（1）适应证：在美国，已获批准的适应证是症状性室性心律失常，包括用常规抗心律失常药，如奎尼丁、普鲁卡因胺和普萘洛尔治疗无效的难治性心律失常。

（2）剂量与用法：通常的口服剂量是 300～600mg，3/d，但 2/d 用药也可能有效。在肾衰（肾排泄减少）和老年人（肾小球滤降低）时应减量。

（3）禁忌证：对本药过敏者，在没有人工心脏起搏器时可以引起Ⅱ度或Ⅲ度心脏阻滞。在包装说明中提到，未经洋地黄化的房颤和房扑是相对禁忌证，因为室安卡因对心房组织的作用并未能预料，有加速室率的危险。

（4）副作用：室安卡因可引起头昏、四肢感觉异常或麻木、颤抖、恶心、呕吐或腹泻。这种副作用与剂量有关，约 1/5 患者需中止治疗。严重的免疫系统副作用，如肺纤维化也可发生。约 0.2% 用药者可出现严重的血液疾病，如白细胞减少症和血小板减少症。因此，室安卡因仅限于用在致命性室性心律失常，或在不太严重的心律失常患者经小心地选择后应用；有促心律失常作用，心衰者用药可恶化。最初 3 个月每周复查血象，然后定期复查。应嘱患者注意报告医生有无青肿、出血或感染症状（咽、胸等）。

3.美西律　又称慢心律、美西律缓释胶囊（欧洲）。美西律像利多卡一样主要用于控制室性心律失常。不同的是，美西律可以口服用药。对于需要治疗的室性心律失常，美西律是几种第一线首选的抗室性心律失常药物之一，其理由是：①疗效与奎尼丁相仿；②基本上对血流动力学无抑制作用；③无 Q-T 间期延长；④无迷走神经阻滞作用。然而，胃肠道及中枢神经系统的副作用往往限制了此药的剂量和可能获得的疗效，与其他 I_B 类药物相同，此药并不能改善病死率。

（1）药理学特性：美西律吸收完全，生物利用度高，用药后 2～4h 达高血浓度。有效血浓度是 1～2μg/ml。约 90% 在肝脏代谢，其代谢产物无活性，其余在尿中以原型排泄。此药在正常人的半衰期 10～17h。慢性肝病者血浓度升高，肾功能不全者则无影响。美西律属脂溶性。可以进入脑（中枢神经系统副作用）。

（2）适应证：主要适应证是治疗有症状的室性心律失常。美西律 300mg，每 8h1 次，长期口服用于预防梗死后的室性心律失常与普鲁卡因胺同样有效。上述剂量的美西律可与奎尼丁（每日大约 1g）合用，副作用发生率低，其抗心律失常作用比这两种药单独大剂量应用都好。对常用抗心律失常药物治疗无效的室速。单独用美西律显示的效果有限。在一大组心梗患者的临床研究中，头 6 个月中美西律使动态心电图监测到的心律失常减少，但并未使 1 年中的病死率降低。实际上病死率却趋于增加。

（3）剂量与用法：如果开始就需要达到血浆高浓度，可口服负荷量 400mg，2～6h 后继以 300～1200mg，每日分 3 次口服。在美国，每日最大剂量为 900mg。静注的方法（在美国的方法)是开始 $100\sim250mg(2.5mg/kg)$,注射速度为 $12.5mg/min$,然后以 $2.0mg/(kg \cdot h)$ 的速度点滴 $3.5h$,最后以 $0.5mg/(kg \cdot h)$ 的速度维持点滴,需多久即可维持多久。在欧洲,缓释胶囊的通常剂量是 $360mg$,$2/d$。在严重肝脏疾病和 CHF 的患者,美西律应减量。尽管此药在孕妇可穿过胎盘屏障,但仍是安全的。老年人肝血流量降低,并可能发生中枢神经系统的副作用,应减量。我国常用剂量为 $150mg$,$3\sim4/d$。用到 $600mg$ 以上常出现头晕、摔倒的副作用。

(4)禁忌证:心源性休克,Ⅱ度或Ⅲ度心脏传导阻滞而未安装起搏器者。相对禁忌证包括心动过缓、传导障碍、低血压、肝衰竭以及严重的肾衰或心衰。在有肝害或肝病发作患者应当小心。

(5)副作用:主要问题是治疗剂量与中毒剂量太接近。因此当室性心律失常对常用抗心律失常药无效时,美西律只能在不到 25% 的患者中达到有效抗心律失常效果而没有明显的副作用。首次口服 $400mg$ 剂量就可能引起头晕和定向力障碍。长期治疗中副作用包括消化不良(40%)、颤抖或眼球震颤(10%,某些报告中更高),约 10% 的患者有精神混乱。在每日服用 $1g$ 以上的患者中约 35% 有严重的副作用。进食时服药可减轻恶心,约 5% 的患者有心动过缓或低血压。不能排除此药有促心律失常作用,但扭转型室速罕见。偶有肝损害。于美西律静注前 $5min$ 静脉使用甲哌氯丙嗪 $12.5mg$ 可减轻头晕和呕吐。我国应用此药同样感到治疗量与中毒量接近,但治疗范围较上述者低。

(6)药物相互作用:麻醉剂延缓美西律在胃肠道的吸收,肝酶诱导剂降低美西律的血浆浓度。与丙吡胺或 β 阻滞剂合用易于引起负性肌力作用。美西律可提高茶碱的血浆浓度。此药与奎尼丁和胺碘酮,只要不是禁忌证或只要找到两药合用的合适剂量就可合用。

4.苯妥英钠

(1)适应证

1)洋地黄中毒性心律失常,它可以维持传导甚或增强传导,特别是在低血钾时,它可以抑制延迟的后除极。

2)先天性心脏手术后的室性心律失常,此药有效。

3)先天性长 Q—T 间期综合征单独用 β 阻滞剂治疗无效时,可用此药,但尚缺乏可靠的对比研究。为什么苯妥英钠在小儿室性心律失常如此有效还不清楚。

4)偶尔在癫痫合并心律失常的患者中,苯妥英钠显示的双重作用使之成为首选。

(2)剂量及用法:静脉应用的剂量是在 $1h$ 内静点 $10\sim15mg/kg$,然后口服维持,每日 $400\sim600mg$[小儿 $2\sim4mg/(kg \cdot d)$]。此药半衰期长,可以 $1/d$,然而却有严重的副作用的危险,包括语言障碍、肺浸润、狼疮及大细胞性贫血。

(3)注意事项:苯妥英钠是肝酶诱导剂,同时应用其他心脏药物,如奎尼丁、利多卡因和美西律需要调整剂量。

5.莫雷西嗪

(1)药理学特性:雷莫西嗪为芬噻嗪的衍生物,最初在前苏联发展应用,最近被批准在美国应用于医生确定为高危性的室性心律失常。从电生理上说,它具有利多卡因一样的 I_B 类特点,但同时也延长 P—R 间期和 QRS 时间,但 Q—T 间期无变化。因此,可将莫雷西嗪看成是 I_B 和 I_C 类混合体药。芬噻嗪类的结构(易于延长 Q—T 间期)又提示它通过中枢神经系统的作用还具备第三种抗心律失常的机制。临床上它可以有效地治疗室上性心律失常,在有房室强折返性心动过速的患者,此药通过减慢逆行传导而起作用。在 WPW 综合并心动过速的患者,此药可增加折返旁束中的顺传和逆传的不应期。莫雷西嗪在肝脏广泛代谢,半衰期 2～5h。

(2)剂量及用法:成人通常剂量是每日 600～900mg,分 3 次口服,每 8h1 次,老年人应减量。

(3)副作用:静脉应用(美国不用静脉制剂)时以神经系统副作用最明显,如神经质、头晕和眩晕。口服期间副作用很轻,包括头昏、感觉异常、头痛和恶心。在 CAST－Ⅱ研究中约 13％患者有头晕。此药对心梗后室性期前收缩的疗效已有评价。在 CAST 研究中,氟卡胺和英卡胺用于治疗心梗后室性期前收缩,不得不中止治疗。最后发现莫雷西嗪不但无效,而且有害。此药在开始治疗后的最初 2 周内诱发的心脏停搏的数量最多。

(三)抗心律失常的Ⅰc类药物治疗

CAST 研究(氟卡胺)和 CASH 研究(普罗帕酮)的结果,这类药物的促心律失常作用格外引人注目。Ⅰc 类药物主要有 3 种电生理作用:第一,强有力地抑制快钠通道,显著抑制心脏动作电位的 0 位相。第二,明显抑制希氏束－浦肯野系统传导功能,QRS 时间增宽。第三明显缩短浦肯野纤维的动作电位时间,但不改变其周围心肌纤维的动作电位时间。用于对其他药物治疗无疗的室性快速心律失常,Ⅰc 类药物都很有效。它们对传导系统显著的抑制作用可以解释其明显的促心律失常作用。由于此类药对浦肯野纤维和心室肌组织动用电位的作用不同,使这些组织间不应期的差别拉大,易于促发心律失常。Ⅰc 类药物的促心律的失常作用限制了它们在有器质性心脏病患者中用于治疗室上性心动过速,特别是复发性房颤或房扑。

1.氟卡胺 又称氟卡尼,氟卡胺可有效地治疗室上性和室性心律失常。此药的促心律失常作用又限制了它的应用,其原因在于有器质性心脏病时,左室功能不全可加重这种促心律失常作用。由于此药有负性肌力作用,故在缺血性心脏病和扩张型心肌病中的应用受限制。因此应当在仔细观察下开始用药,最好住在医院,从小剂量开始逐渐增加剂量,并检测血药浓度。然而正如 CAST 研究所显示的,这种方法并不能避免增加病死率这一副作用。

(1)药理学特性:此药吸收完全,生物利用度高达 95％,2～4h 达血浆高峰浓度。在可能情况下,应监测血浆谷值浓度,维持在 $1.0\mu g/ml$ 以下防止心肌抑制。血浆半衰期是 12～27h,解放军总医院用高效液相色谱法测定的此药半衰期为 8～13h,氟卡胺约 2/3 经肝脏代谢产生无活性代谢产物,1/3 经肾脏以原形排出,很小部分经粪便排出。

(2)适应证

1)致命性的持续性室性心动过速;

2)阵发性室上性心动过速,包括 WPW 综合征的心律失常、阵发性房颤或房扑,但仅限于无器质性心脏病者。

(3)剂量及用法:治疗持续性室速从 100mg 开始,12h1 次,每 4d 增加 50mg,2/d,最大剂量为 400mg/d。治疗阵发性室上性心动过速、房颤或房扑,开始剂量为 50mg,每 12h1 次,最大剂量 300mg/d。用于左室功能受损,或严重肾衰竭的患者,或与胺碘酮合用时,氟卡胺剂量宜小。解放军医院应用氟卡胺,对病例选择很严格,凡有左心室功能不全及传导阻滞者,不予应用,因而无一例发生意外事故。治疗室性心律失常口服剂量为 100～200mg,每 12h1 次,或每 8h1 次,维持量为 50～150mg,每 12h1 次。

(4)禁忌证:非致命性室性和室上性心动过速;左束支传导阻滞伴左前支阻滞而未安置起搏器者;病态窦房结综合征;左室功能受损或心肌梗死后。

(5)副作用:心脏副作用包括,在5%～12%的患者中加重室性心律失常,原有左心衰竭者更严重,而且有猝死的危险(CAST研究显示)。促心律失常作用与其非均一地减慢传导有关,监测QRS时间是合理的,但还没有找到安全限度。此外,正如CAST研究显示,氟卡胺可以有晚期促心律失常作用。在原有窦房结或房室传导障碍的患者,用氟卡胺后可加重功能障碍。

治疗房性心律失常而导致室性心律失常,称为房性促心律失常作用。这种作用包括两方面:过去在快速室上性心律失常患者应用奎尼丁时,按传统方法合用洋地黄以防止心房率减慢,结果使房室传导加快和导致室性心律失常。在用氟卡胺时可能有相似情况出现,甚至更严重。在心房率减慢时,心室率可能增快。因此,氟卡胺用于预防房颤或房扑时,应与洋地黄、β阻滞剂或维拉帕米合用,以防止加速房室传导。另外,还可触发室性心律失常。

心脏以外的副作用主要在中枢神经系统(视力模糊、头昏、恶心、感觉异常、颤抖及紧张不安)。但还有一组报告显示这些副作用并不常见,而且与安慰剂无差异。解放军总医院应用的病例中变无上述副作用。

(6)药物相互作用:在下列情况下,氟卡胺的抑制作用增强,需特别小心:①与其他抑制窦性房结或房室结功能的药物(β阻滞剂、维拉帕米、地尔硫草、洋地黄)合用;②与负性肌力作用剂(β阻滞剂、维拉帕米、丙吡胺)合用;③与其他可能对希氏束－浦肯野传导系统有协同作用的药物(奎尼丁、普鲁卡因胺、作用较轻的丙吡胺)合用时,胺碘酮使用氟卡胺血浆浓度升高,合用时应将氟卡胺剂量减半。合用β阻滞剂可减轻促心律失常作用。

2.普罗帕酮 又称心律平、普罗帕酮是一种较新的抗心律的失常药,以Ic类特点为主。它的作用范围及某些副作用,包括促心律失常作用与Ic类药相似,患者通常对此药耐受良好。在CASH研究中,由于总病死率及心搏骤停的发生率增加,普罗帕酮被停用。一般认为普罗帕酮用于抑制室上性心律失常较为安全,包括WPW综合征和复发性房颤。国产此药名为心律平,仅对室性期前收缩有效,但对防止房颤、室上速效果不大。副作用少。现在个别医院正在重新评定德国原产的普罗帕酮的治疗作用。

(1)药理学特性

1)电生理作用,作为Ic类药物,普罗帕酮阻滞快钠通道,有强力的膜稳定作用,增加P－R间期和QRS时间,但对Q－T间期无影响。它还有轻度的β阻滞作用和钙拮抗剂作用。

2)药代动力学:普罗帕酮的代谢存在明显的个体差异,因此剂量也要因人而异。血药浓度及半衰期不同(正常人2～10h,在代谢减退者12～32h),可用遗传性肝脏代谢的不同来解释。约7%的白种人遗传性缺乏肝细胞色素同工酶P－4502D6,普罗帕酮的分解十分缓慢。

(2)适应证:在美国适应证包括,①致命性室性心律失常;②室上性心律的失常,包括WPW综合征,复发性房颤或房扑,但必须是无器质性心脏病者。国产心律平对此类心律失常效果不佳。

(3)剂量及用法:口服150～300mg,3/d,每日最大剂量为1200mg,有的患者需分4次服,有人仅需2/d。国内很少用到1200mg/d,多限于每日600mg/d。

(4)相对禁忌证:原已存在的窦房结、房室结或束支传导障碍,或左室功能减退。哮喘也是相对禁忌证,特别是当剂量超过450mg/d时,可能与此药有轻度的β阻滞作用有关。

（5）副作用：与剂量相关。心脏副作用包括 P—R 间期和 QRS 时间延长、传导阻滞以及抑制窦房结功能。此药有中度的负性肌力作用，可能诱发 CHF。国内用药剂较小，诱发心律失常极为罕见。在 ESVEM 研究中，约 25％的患者因上述副作用和其他心脏副作用而停药。促心律失常作用表现为连续宽大 QRS 型的室速，表现为典型的 I 类药的副作用。CASH 研究中病死率增高可能与此有关。

（6）药物相互作用：像其他 I_c 类药物一样，若与抑制结组织功能、心室内传导或负性肌力药物合用时，普罗帕酮会引起不良反应。普罗帕酮可与奎尼丁或普鲁卡因胺合用（两药均减量）治疗室性期前收缩。普罗帕酮可提高地高辛血浓度，并增强华法令的抗凝效果。

（四）抗心律失常的 II 类药物治疗

关于心梗心后病死率问题，从长远观点来看，人们对 I 类药物已提出越来越多的疑问，而β阻滞剂已显示了可降低梗死后病死率的效果。建议使用β阻滞剂的理由包括：①由心动过速引起的心律失常，特别是那些与触发活动有关的心动过速中的作用；②交感神经活性增强引起的持续性室速以及在 AMI 患者中的作用；③β肾上腺能活性的第二信使－cAMP 在产生由缺血引起的室速中的作用；④这些药物合并有抗高血压的抗缺血作用。β阻滞剂对梗死后患者有利的作用机制尚并不明了，可能为多因素的，其中部分可能与抗心律失常有关。

β阻滞剂抗心律失常的适应证包括如下情况：①不适当、不必要的窦性心动过速；②情绪激动或运动诱发的阵发性房性心动过速；③运动引起的室性心律失常；④嗜咯细胞瘤引起的心律失常（与α阻滞剂同用可避免高血压危象）；⑤遗传性 Q—T 间期延长综合征；⑥有时用于与二尖瓣脱垂有关的心律失常。在 AMI，由于β阻滞剂有心血管抑制作用，曾被认为不能将其作为抗心律失常的首选药物，但若是用量适当，患者没有明显的心衰表现，β阻滞剂可以预防和控制室上性和室性心律失常。上述各种β阻滞剂的适应证可以统一归纳为交感神经β肾上腺能活性增强。在病因中无明显缺血的反复发作的严重室速，单独用β阻滞剂治疗也是有效的。根据经验选用β阻滞剂，其疗效与根据电生理研究结果选用 I 类或 III 类药物治疗是相同的。

（五）混合的 III 类药物治疗

由于长期应用 I 类药物可能出现的有害作用，目前注意力已转移至 II 类药物。特别是 III 类药物（表 2—19）ESVEM 研究表明，索他洛尔优于 6 种 I 类抗心律失常药物。与 I 类药物不同的是，根据大规律分析结果，胺碘酮对心肌梗死后患者十分有益。索洛尔和胺碘酮决非单纯的 III 类药物，而是混合性 III 类药物，这种特性非常重要。

III 类药物的主要问题如下：此类药物通过延长动作电位时间，因而延长有效不应期而起作用，不可避免地延长 Q—T 间期方能有效。当有低血钾或其他特殊情况时，Q—T 间期延长易于导致尖端扭转型室速。应用此类药物后如同时引起心动过缓时，特别可能出现尖端扭转型室速，因为此时此类药物如索他洛尔更加有效地延长动作电位时间，即出现相反的应用依赖性。则于各种 III 类药物仅仅作用于动作电位复极相，因此不引起传导的改变。然而胺碘酮、索他洛尔和溴苄胺都附加地影响传导：胺碘酮明显抑制钠通道，索他洛尔阻滞β受体，溴苄胺最初还有释放儿茶酚胺的作用。

在 III 类药物中，长期服用胺碘酮使心肌各部的动作电位变化更趋于一致。导致严重室性心律失常的电生理学基础是动作电位变化的不均一性，胺碘酮的特性恰好与之相反。因此一般认为，胺碘酮的效果超过其他抗心律失常药。

尽管有这些共同的电生理特点，Ⅲ类药物无论从结构、药代动力学和电生理学上说都是互不相同的。因此，不论其抗心律失常作用还是其临床适应证上，这些Ⅲ类药物不是可以互换使用的。

目前正在进一步评价两种主要Ⅲ类药物：胺碘酮和索他洛尔。虽然这两种药物都易于引起尖端扭转型室速，但这种严重促心律失常作用的发生率在胺碘酮治疗组明显低于索他洛尔治疗组，其原因尚不清楚。但是另一方面，胺碘酮有多系统潜在的副作用，而索他洛尔则没有。

表2-19 两种混合性Ⅲ类药物—索他洛尔与胺碘酮特性的对比

项目	索他洛尔	胺碘酮
作用机制	Ⅱ、Ⅲ类药	Ⅰ、Ⅲ类（Ⅱ，Ⅳ）
剂量	逐渐增加剂量	负荷量后逐渐减量
室上速	++	++
复发性室颤	++	++
WPW引起的律失常	++	++
持续性室速	++	++
梗死后早期	+，+/0	++
梗死后晚期	++	++
促心律失常作用	4%扭转型室速[1]	扭转型室速或其他心律失常（2%～5%）[1]
其他副作用	疲乏，心动过缓，呼吸困难	每日剂量≥400mg时极为常见，可达75%

注：[1]室速/室颤总人数所占比例。

1.胺碘酮 又称可达龙，胺碘酮是一种"广谱"的抗心律失常药，主要属于Ⅲ类药，但也有强力的Ⅰ类活性，以及伴随的Ⅱ类和Ⅳ类活性。此药的有益之处需与它如下的特点相权衡。首先，口服起效慢，因此需用较大的口服负荷量。第二，严重的副作用，特别是肺纤维化，意味着必须在药物最大的抗心律失常作用和药物的副作用之间寻找最佳选择。第三，它与许多药物之间可能有严重的相互作用，其中有些可以引起尖端扭转型室速；但若单独应用，则极少发生。对于复发性室上性心动过速，小剂量胺碘酮有显著的疗效而且极少有副作用。另一方面，这种尽可能小剂量应用胺碘酮的方法应当仅限于难治性心律失常的患者，特别是心肌梗死后的患者。一般来说，对于致命性心律失常的治疗，这种药物的地位正在从"最后的绝境"转变为日益受到重视。然而，必须在充分了解此药的副作用之后才可以应用。

（1）药理学特性

1）电生理作用：胺碘酮在所有心肌组织中，包括附加传导束，延长动作电位时间，因而延长不应期。它也抑制失活的快钠通道，有强力的Ⅰ类抗心律失常药的作用，胺碘酮也是一种非竞争性的α和β肾上腺受体阻滞剂（Ⅱ类作用）。它的钙拮抗作用（Ⅳ类作用）或许可解释心动过缓、房室结抑制以及尖端扭转型室速的发生率较低。此外，它可扩张冠状动脉和周围血管。因此，胺碘酮是一种复合性抗心律失常药，它兼有电生理上分为四类的各类抗心律失常药的某些特性。

2）药代动力学：胺碘酮在胃肠道不同程度地（30%～50%）缓慢地吸收，排泄亦缓慢，半衰期约为25～110d。口服后胺碘酮起效慢，除非开始用大的负荷剂量，否则数月时间仍可能达不到药物作用的稳定阶段（胺碘酮化）。即使静脉用药，其充分的电生理起效时间仍延迟出现。胺碘酮为脂溶性,在体内广泛分布,许多组织中浓度很高,尤其在肝和肺。此药经过广泛的肝脏代谢,成为仍有药理学活性的代谢产物去乙基胺碘酮。此药的临床疗效与血药浓度或代谢产物血浓度之间的关系仍不清楚。但是口服剂量与血药浓度之间,以及其代谢产物浓度与某些晚期疗效,如对心室功能性不应期的疗效之间却有直接的相关关系。此药的有效治疗度尚未很好确定,可能为 1.0～2.5μg/ml,其中几乎全部(95%)是以蛋白结合的形式存在。在胺碘酮不经肾脏排泄,而经泪腺,皮肤和胆管排泄。

(2)适应证:对于预防性控制致命性室速,特别是梗死后发生的室速,目前一般认为胺碘酮是现有的最有效药物之一。然而还缺乏严格的对照研究。在预防复发性的阵发性房颤或房扑、阵发性室上速以及预防 WPW 综合征的心律失常,胺碘酮均十分有效。此药也可试用于伴有严重室性心律失常的变异型心绞痛。当前进行的几项不同的临床试验结果提示,对心梗死后出现症状性复杂的室性心律失常的患者,胺碘酮可降低病死率。在另一项规模较小的研究中,不适宜使用 β 阻滞剂的患者接受胺碘酮或安慰剂治疗 1 年,显示胺碘酮使心脏病病死率降低,复杂性室性心律失常减轻。目前正在等待加拿大和欧洲心肌梗死胺碘酮试验的结果。在 CASCAE 研究中,对存活于医院外发生的室颤,但未发生 Q 波性心梗的患者,随机以经验性使用胺碘酮,或根据电生研究,或 Holter 结果,或两者选用常规抗心律失常药。总共228 例患者参加此项研究,其中 105 例植入自动除颤器。在胺碘酮治疗组中存活者人数,包括室颤复苏后或发生晕厥行自动电除颤者,以及未发生心性猝死者,多于常规治疗组(主要用药为奎尼丁、普鲁卡因胺、氟卡胺或联合用药)。

(3)剂量及用法:当确实需要迅速控制心律失常时,在欧美开始的负荷量是 1200～1400mg,分 2～4 次给药,通常连续用药 7～14d,然后减至每天 400～800mg,连续用 1～3 周,最后维持量一般极少超过每天 200～400mg,1 次服用。在我国胺碘酮的负荷及维持用时较欧美国家上述用量小,通常开始口服 200mg,3/d,待心律改善后(一般 3～4d)可改为 200mg,2/d。连续用 4～5d 后改为维持量。维持量一般为 200mg,1/d,或每周 5 次,亦有 100mg,1/d。若长期服用,可每周服 5d,停 2d,可减少副作用。开始的负荷剂量很重要,因为充分起效很慢,大约 10d。通过使用负荷剂量,平均 5d 后可控制持续性室速。

(4)禁忌证:在美国,除非剂量合适的其他抗心律失常药物均无效或患者不能耐受,才考虑使用胺碘酮。禁忌证包括伴有心动过缓和晕厥的窦房结功能不全,Ⅱ度和Ⅲ度心脏传导阻滞,已知过敏者。

(5)副作用:大剂量用药可发生少见的毒性反应,其中最严重的是肺炎,可能导致肺纤维化。在每日用药约 400mg 时,其发生率为 10%～17%,其中 10% 可能是致命性的。

肺的副作用:肺毒性可能呈剂量依赖性。如果发现得早,及时停用胺碘酮,并通过对症治疗(包括皮质激素),肺的并发症可以消退,患者可继续存活。在国外,无论胺碘酮的负荷量及维持量均数倍于我国,这也是他们用药后副作用(肺纤维化)发生率如此高的原因。我国使用胺碘酮十几年来,虽然长期用药,产生肺纤维化的病例极为少见。

心脏副作用及尖端扭转型室速:胺碘酮对窦性房结和房室结有抑制作用(2%～5%)。从血流动力学观点来看,胺碘酮通常是安全的。但最近有报告提示,胺碘酮对有左室功能不全的患者可能增加病死率,因为在这些患者中,负性肌力作用较血管护张作用更占优势,尤其是在服用负荷量期间。胺碘酮很少引起尖端扭转型室速,但是 CHF 患者服用此药时需特别谨慎地避免发生低血钾症和地高辛中毒。

中枢神经系统副作用:近端肌肉无力、末梢神经病变、神经症状(头痛、运动失调、记忆受损、失眠、多梦)。发生率各家报告不一。

甲状腺副作用:胺碘酮对甲状腺激素的代谢有复杂的影响(它含有大量碘,与甲状腺素有相似的结构)。胺碘酮的主要作用是抑制 T_4 在周围血中转变为 T_3 浓度增加与胺碘酮的剂量和治疗时间有关。对大多数患者,胺碘酮不引起甲状腺功能改变,约 3%～5% 患者发生甲状腺功能亢进或低下,其发生率依不同地理区域而异。应用小剂量的胺碘酮时(每日 200～400mg),大约 10% 的患者可发生仅有生化改变而无临床症状的甲状腺功能改变。在检查甲状腺功能时 TSH 可能最有用。为此建议每 2 年作此检查。

消化道副作用:在 GESICA 研究中消化道副作用不常见。然而 25% 的 CHF 患者,即使仅每日服用胺碘酮 200mg,也可出现恶心症状。10%～20% 患者有肝脏酶升高。减少剂量上述副作用可消失。

睾丸的副作用:此为最近报道的一个副作用,发现长期服用胺碘酮的患者促进性腺激素水平升高。

不太严重的副作用:长期服用此药的成年患者几乎均出现角膜碘微粒沉积。症状和视力受损情况少见,且减量后可以恢复。长期使用本药时,点滴 1% 甲基纤维素可使此类沉积的发生率大为降低。退化斑罕见。长期用药(一般超过 18 个月),约 10% 患者可有光敏性暗灰色或浅蓝色的皮肤色泽改变。停药后色素可缓慢消退。

(6)注意事项及用法说明:检查肺、甲状腺和肝功能,血浆电解质水平。当开始治疗时,患者应住院,特别是有致命性室速和室颤的患者。对于复发性房颤,治疗可在门诊开始,必须考虑到药物的相互作用。在长期治疗时,应监测心电图和 24h 动态心电图,定期复查 X 线胸片和甲状腺功能。尽可能使用小剂量胺碘酮。静脉使用胺碘酮治疗影响血流动力学的严重的室速、

持续性室速和室颤与溴苄胺疗效相同,但溴苄胺用药后 48h 内较易引起低血压。

长期用药:在一组患者中,用胺碘酮防治室速和室颤的成功率在 12 个月时仅为 50%,在 2 年时降为 30%,4 年时若患者仍存活并继续用胺碘酮治疗,则成功率仅为 20%。

另一方面,①停用胺碘酮可导致病情恶化;②一些研究者指出,在其他抗心律失常药物无效的患者,应用此药即使 5 年以上也仍有近 60% 的疗效。

20% 患者由于副作用而停药。停药的危险性在于,停药后不同时间内再次出现致命性室性心律失常。胺碘酮减量也有同样的问题。这样,在药物的排泄期需延长住院时间,这一时间的长短取决于排泄期的长短,这是由于胺碘酮极长的半衰期。应当考虑到停用胺碘酮后,此药排泄迟缓,与新的抗心律失常药仍可能发生不利的相互作用。

(7)药物的相互作用:最严重的药物相互作用是胺碘酮与其他延长 Q-T 间期的药物合用时,如 I_A 类抗心律失常药、芬噻嗪、三环类抗抑郁药、噻嗪类利尿剂和索他洛尔等,可增加促心律失常作用。胺碘酮增加血奎尼丁和普鲁卡因胺浓度(不提倡这种联合用药)。与苯妥英钠合用时有双重的药物相互作用。胺碘酮的转变提高苯妥英钠水平,同时苯妥英钠增强胺碘酮向去乙基胺碘酮的转变。胺碘酮延长凝血酶原时间,与华法令合用时可引起出血,其原因可能是在肝脏的相互作用。应将华法令剂量减少 1/3,并空腔测定 INR。胺碘酮增加血地高辛浓度,易于引起地高辛中毒反应(因胺碘酮的保护作用较少引起心律失常)。应将地高辛剂量减半,并重复测定地高辛浓度。胺碘酮还具有较弱的 β 阻滞和钙拮抗作用,趋于抑制结

性组织的活性,当与β阻滞剂和钙拮抗合用时可加重不良反应。

2.索他洛尔 除美国外,索他洛尔早已开始在世界各地用于控制严重的室性心律失常,尤其是担心胺碘酮的毒性作用时。最近美国批准索他洛尔用于治疗致命性的室性心律失常,包括持续性室性心动过速。作为Ⅲ类药物,胺碘酮通过延长心房、房室结、旁路传导束及心室的不应期而具有附加的抗心律失常特性。由于兼有Ⅱ类和Ⅲ类抗心律失常药的特点,索他洛尔还具有β阻滞剂所有的有利效应,必然也易于发生尖端扭转型室速。

目前正在研究中的纯Ⅲ类制剂是d-索他洛尔,无一般索他洛尔的β阻滞作用,对AMI后伴左室射血分数降低的患者可增加病死率。另一项研究对比了d-索洛尔与胺碘酮治疗严重的室性心动过速的疗效,目前这项研究还未结束。

(1)药理学特性

1)电生理作用:在离体组织中加入高浓度的索他洛尔可延长动作电位时间和引起后除极,推测后一种作用可能是由于动作电位时间延长使过多的钙进入细胞内所致。细胞质内钙负荷过多也是产生与尖端扭转型室速有关的早期后除极的假说之一。对人类,Ⅱ类药物有抑制窦房结和房室结的功能,Ⅲ类药物延长心房和心室组织的动作电位时间及不应期,以及抑制旁路传导束的正向和逆向传导的功能。索他洛尔延长动作电位时间,使更多的钙进入细胞内,因此它的负性肌力作用较预期的要小。

2)药化动力学:索他洛尔为一种非心脏选择性、水溶性(亲水性)及非蛋白结合药物,全部经肾脏排泄,血浆半衰期为12h。每12h服药1次,药物的谷值浓度为峰值的一半。

(2)适应证:由于索他洛尔兼有Ⅱ类和Ⅲ类抗心律失常药物的特性,因此从理论上讲,对多种心律失常,包括窦性心动过速,阵发性室上速,WPW综合征前向性或逆向性传导引起的心律失常、复发性房颤、缺血性室性心律失常、反复发作的持续性室速或室颤等均有效。对心肌梗死后患者的研究结果表明有一定的保护作用,但还没有像普萘洛尔那样令人信服。此外也不建议在AMI后早期使用大剂量索他洛尔。可能由于在这种情况下,索他洛尔较易引起尖端扭转型室速的发生抵消了它的β阻滞作用。

主要的临床试验:ESVEM试验研究了索他洛尔对预后的影响。在此研究中索他洛尔每日平均剂量是400mg,可降低死亡率和室性心律失常的发生率,其疗效优于6种Ⅰ类药物。主要适应证是由心内电生理研究诱发的持续性单形性室性心动过速(或室颤)。然而,这一研究中所有这些药的疗效均未设对照组进行比较,另外研究对象也都是事先经过选择的。

(3)剂量及用法:剂量范围是每日160~640mg,分2次口服。每日剂量保持在320mg或以下可减少副作用,包括减少尖端扭转型室速的发生。但是也可能需要每日服用320~480mg以预防复发性室速或室颤。在AMI后早期应慎用索洛尔,并从小剂量开始。逐渐增加有效剂量。若以2/d服用,2~3d可达到稳态血药浓度。对老年人患者,或肾功能受损,或有发生促心律失常作用的危险因素时,应减少剂量,并延长用药间隔。静脉用药为100mg 5min注完。

(4)副作用:除β阻滞剂有的副作用以外,索他洛尔还有发生尖端扭转型室速的危险。可加重心力衰竭,但较一般的β阻滞剂要轻。

(5)禁忌证:在有严重传导异常,包括病窦综合征、支气管痉挛性疾病、糖尿病、明显的CHF以及有明显的促心律失常危险性的患者中应禁用。在妊娠期此药属B类。此药并不导致四联症,但可通过胎盘,抑制胎儿的生理功能。此外,索他洛尔还可经母乳排泄。

(6)注意事项:低血钾症服用大剂量索他洛尔,有校正的 Q-T 间期延长、心动过缓、左室功能不全、女性均为发生尖端扭转型室速的易发因素。索他洛尔与 I 类药物、胺碘酮及其他延长 Q-T 间期的药物合用时,发生尖端扭转型室速的危险性增加,只要开始就用索他洛尔治疗,或增加索他洛尔剂量,都有发生尖端扭转型室速的危险,应当监测 Q-T 间期(Q-T 间期不超过 500ms)。在开始使用索他洛尔前应测定血钾、镁浓度,与利尿剂合用时,也应定期复查血钾、镁浓度。

(7)药物的相互作用:索他洛尔作为一种 β 阻滞剂,与其他抑制左室功能、窦房结、房室结的药物,包括钙拮抗剂和丙吡胺均可发生不良的相互作用。与地高辛无药代动力学方面的相互作用。应避免与其他易诱发尖端扭转型室速的药物合用,包括利尿剂、I$_A$ 类抗心律失常药、胺碘酮、芬噻嗪和普罗布,可这种保守的做法并非绝对严格。小剂量索他洛尔(最多不超过每日 360mg)与 I$_A$ 类抗心律失常药合用,有明显的改善或控制持续性室速的效力。

对比研究:与利多卡因比较,同为 100mg 5min 内注完,索他洛尔终止持续性室速的疗效优于利多卡在。对于复发性房颤,索他洛尔与奎尼丁和普萘洛尔同样有效。索他洛尔控制心室率还有优越性。在唯一的一项直接对索他洛尔与胺碘酮疗效的研究中,在 I$_A$ 类药物治疗无效的持续性室速患者中分别用药 1 年,两种药物的疗效相同。胺碘酮的负荷剂量为每日 1600mg,然后减量至平均维持量 400mg/d。另一方面,索他洛尔开始剂量为 160~320mg/d,然后逐渐增量至 160~640mg/d(平均 491mg)。部分国外作者认为,长期应用胺碘酮的毒性作用较多,当此药因副作用或毒性作用不得不停药时,由于半衰期过长(25d 或更长),可能出现的问题较多。因此他们建议将索他洛尔作为首选的 III 类药物,而不是胺碘酮。国内应用索他洛尔的最大障碍是在药物发生作用时心率往往明显降低。我国曾试用较低剂量,在未发生抗心律失常作用前,已发生明显的心动过缓。在国内胺碘酮虽然也减慢心率,但不甚明显,因而较索他洛尔容易被耐受。

3.溴苄胺 溴苄胺的应用仅限于 AMI 患者中复发性室颤和室速且应用利多卡因和电转复无效者。与其他抗心律失常药不同的是,此药浓集于交感神经末梢,开始聚集,并促进储存的去甲肾上腺素释放,继而再抑制其释放,表现为交感神经的"化学"阻断作用。

由于上述原因,开始用溴苄胺时血压升高,继而降低。这种血压大幅度的波动,使之不能在一般情况下使用。溴苄胺在浦肯野纤维中有 III 类药物的作用,而在心室肌中此作用较弱,心房肌中则无此作用。它对结性或传导组织几乎无抑制作用。

(1)药理学特性:静注后溴苄胺广泛分布于各种组织,然后几乎完全地经肾小管分泌自肾外排。此药不经肝脏代谢,清除半衰期为 7~9h(肾功衰竭时明显延长)。

(2)适应证:溴苄胺的特殊适应证是已行电除颤和胸外按压的患者。在 7 例 AMI 有室颤的患者中给予溴苄胺 5~10mg/kg 静注(注射的上肢应抬高于心脏),同时继续进行复苏抢救。其中 5 例患者不经电除颤室颤消除。另 1 组 27 例患者,在医院内心脏停搏后经常规电除颤或常规药物治疗(利多卡因加上下述一种或多种药:普鲁卡因胺、普萘洛尔和苯妥英钠)后,室颤仍持续存在长达 30min。但在给予单剂量溴苄胺 5mg/kg 静注后,其中 20 例经再一次电除颤即达到除颤目的。在 147 例临床观察中,对院外发生的室颤分别应用溴苄胺和利多卡因治疗,两组效果相同。同样,静脉注射溴苄胺和胺碘酮对持续性室速和室颤疗效相同,但是溴苄胺治疗组中半数患者发生低血压。

(3)剂量及用法:开始剂量为 5mg/kg,若不发生低血压,可以增加到 10mg/kg。用 5％葡萄糖或生理盐水按 1 : 4 稀释此药,至少溶于 50ml 液体内,在 10～30min 内静滴完,以减少恶心和呕吐。但是在紧急情况下,此药可不经稀释直接快速静注。在首剂负荷后可以继续按每分钟 1～2mg 速度静点,或在 1～2h 间隔后重复负荷量。

(4)副作用:主要的副作用是低血压,可以用血管收缩剂。儿茶酚胺或(5mg,每 6h1 次)纠正这种低血压,因为这些药物都有抗血压的作用。用溴苄胺后,开始有拟交感效应(短暂性血压升高和引起心律失常),可能是由于神经末梢短暂地释放出去甲肾上腺素所致。快速静注常常引起恶心呕吐。

4. Inbutilide 一种新型的Ⅲ类抗心律失常药物,通过增加内向除极来延长心房和心室的复极期。此药主要用于中止阵发性房颤和房扑的发作。

(六)抗心律失常的Ⅳ类药物治疗

1. 维拉帕米和硫氮䓬酮 维拉帕米和硫氮䓬酮抑制房室结内依赖于慢通道的传导。维拉帕米治疗急性室上性心律失常是一个很大进展。硫氮䓬酮与维拉帕米疗效相同,在美国已批准静脉内使用,①以控制房颤或房扑时的快速心室率(但不能用于 WPW 综合征的心律失常);②在房室结折返性心过速时迅速转复至窦性心律;这一适应证包括 WPW 综合征引起的窄 QRS 复合波的室上速。剂量为 2min 静注维拉帕米 0.05～0.45mg/kg,主要副作用是低血压。

2. 腺苷 腺苷是一种具有多种细胞效应的药物,包括使钾通道开放,使细胞膜超极化,从而取消了使慢钙通道开放所需要的膜极化,因此对房室结折返性室上速特别有效。还可抑制窦房结,特别是对房室结的抑制力更强。目前在许多国家,腺苷是治疗 QRS 波不宽的阵发性室上速的一线药物。由于腺苷的半衰期极短,很少造成严重的血流动力学的副作用。

(1)药理学特性:腺苷的半衰期极短,仅为 10～30s。但是腺苷在哮喘患者引起支气管痉挛可持续延长达 30min。

(2)适应证:腺苷的主要适应证是 QRS 波不宽的室上速(房室结折返性心动过速,WPW 综合征的房室性心动过速)。腺苷对房性心律失常,如房早或房扑无效,此药可终止房室结性心动过速,但对房扑或房速的心房活动无影响。出现 QRS 波宽大的心动过速时,即可能是室速,也可能是室上速(伴差异性传导),腺苷有助于治疗。此时若为室上速,腺苷可能中止心动过速。若为室速,腺苷不会引起显著的血流动力学的副作用,对室速也无效。因此使用腺苷可成为治疗一论断性试验。极少见的情况下,腺苷对某些类型的室速也有效,例如解剖上无异常的心脏在运动后诱发的那种室速(右室流出道性心动过速)。

(3)剂量及用法:开始时迅速静注腺苷 6mg,然后盐水冲洗,以在心脏达到高浓度。若在用药后 1～2min 无效,可再静注 12mg,必要时可再重复 1 次,如剂量合适,一旦药物达到房室结,则可表现出抗心律失常效应。在已使用钙拮抗剂。β阻滞剂或丙吡胺的患者,或在有病窦综合征的老年患者,腺苷剂量需减至 3mg 或更小。

(4)禁忌证:哮喘或有此病史,Ⅱ度或Ⅲ度房室传导阻滞、病窦综合征。

(5)副作用:腺苷对钾通道的作用而引起的副作用持续时间较短,包括头痛、胸痛、颜面潮红以及过度抑制窦房结和房室结功能。支气管收缩可能持续时间较长,尤其在哮喘患者可诱发呼吸困难。在用药物转复心律时,有 65% 的患者发生短暂的新的心律失常。

(6)药物相互作用:潘生丁抑制腺苷的分解,因此腺苷与潘生丁合用时,腺苷应减量。甲基黄嘌呤,如咖啡因、茶碱能竞争性地拮抗腺苷与其受体的相互作用,减弱腺苷的效果。

腺苷与维拉帕米或地尔硫草的对比：在先用了 β 阻滞剂或有心衰的患者中，腺苷治疗室上速比维拉帕米更好，可以防止对窦房结和房室结的双重抑制。因此当需迅速中止 QRS 波正常的室上速，腺苷有可能取代静脉注射维拉帕米或地尔硫草。维拉帕米有负性肌力作用和扩张周围血管，用于治疗室速有致命的危险。此时若用腺苷，仅极短暂的作用，但并不能中止真正的室速。若为 QRS 波增宽的室上速（差异性传导），腺苷可有效地中止发作。

3. 三磷酸腺苷　ATP 可能先转化为腺苷再发挥作用，因此同样可用于治疗室上性心律失常。静注 ATP10～20mg 治疗阵发性室上速有时比静注维拉帕米 5～10mg 还有效，但副作用较多（房室阻滞、新的心律失常、腺苷的非心脏副作用）。Striadyne 是 APT、腺苷及其他核酸的混合剂，在欧洲应用较多。

4. 代谢作用剂　低血钾症易于引起室性心律失常，尤其是 AMI 后，或者在有尖端扭转型室速危险时，使用了延长动作电位时间的药物后更为明显。在这种情况下，需要静脉补钾。在抗心律失常治疗中，地高辛治疗期间以及 AMI 的早期，测定血钾是十分重要的。

据报道，静脉补充镁盐对治疗尖端扭转型室速和 AMI 早期的心律失常是有益的。大规模的 ISIS—4 研究结果显示，AMI 后常规使用镁盐并非有益，因此目前常规用这种疗法未得到普遍接受。

当单用一种抗心律失常药治疗无效，或由于药物的副作用必须减量时，可考虑联合应用抗心律失常药。目前尚无关于联合用药后果的研究。一些合理的规则：第一，不要将同类或同亚类，或在副作用上可能相加的药物联合应用，例如将 I_A 类与 I_C 类合用特别危险；I_A 类与索他洛尔或胺碘酮合用时 Q—T 间期延长更为显著。第二，合理的联合用药是在 I 类药中，将易于与失活的钠通道结合的 I_B 类与易于激活的钠通道结合的 I_A 类药物合用，由此可以解释美西律与奎尼丁；美西律与普鲁卡因胺联合应用的优点；第三，普萘洛尔与氟卡胺合用希望能够减少氟卡胺的促心律失常作用，但是此两种药合用可增加负性肌力作用。索他洛尔，然后是胺碘酮均无效时，胺碘酮与 β 阻滞剂合用也不合理，因为胺碘酮也有轻度的 β 阻滞特性。此时美西律或普鲁卡因胺与胺碘酮或索他洛尔合用将是合适的。美西律和普鲁卡因胺很少或无促心律失常作用。若口服多种抗心律失常药物均无效时，越来越多地使用埋藏式自动心脏复律除颤器（AICD）。另一方面，随着时间推移，这一规律也可能改变，例如 I_A 类药物与索他洛尔合用，但是关于这种联合用药的安全性和有效性仍缺乏资料。

七、室性心动过速（VT）

首先需要进行全面检查，使心脏和电解质水平保持在最佳状态。目前心脏病学家们对于抗心律失常药的治疗原则及适应证，以及对选择药物时采用侵入性或非侵入性监测法的利弊尚未达成一致意见。不论怎样，在 EVSEM 研究中，根据动态心电图结果经验性地选用索他洛尔，可作为一种有效的程序。近来发现根据一系列的电生理研究结果选用药物的程序过于复杂，也并不优于经验性地选用美托洛尔。因此使用前一种复杂程序的热情也逐渐降低。许多心脏病学家对抗心律失常治疗经验不足，因而在治疗上仅限于使用少数几种药或限于动态心电图监测。而对于这方面的专家来说，至少一次创伤性的电生理研究就可得到较多的信息，这样做也是值得的。在不同的患者，需要参照临床表现来掌握每一类药物的电生理学及血流动力学的副作用。需要强调抗心律失常药物的有促心律失常作用，并且强调至今尚无有力的证据说明抗心律失常药可预防猝死顽强。但是，这种说法有几种例外情况：①心梗后应用β阻滞剂确要延长生命,减少猝死。②心梗后应用胺碘酮很显然是有益的,但研究还在进行中。③急性药物治疗真正致命性的严重的症状性室性心律失常,如果有任何药物确可中止室速,那么这种治疗就可防止猝死的发生(但并不必然会改善总病死率)。

对复发性室速或心搏骤停的治疗方法已发生某些变化。首先,更多地选用Ⅲ类药物而不是Ⅰ类药。第二,可使用一种或两种抗心律失常药。如果无效,选用埋藏式自动心脏复律除颤器(AICD),而不是继续试用三种或更多种抗心律失常药。左室射血分数低于30%～35%的患者,特别适于选用AICD,因为能在这些患者中找到一种有效的抗心律失常药的可能性较小,而这些患者猝死的危险性较高。

应当提及AICD的某些限制。AICD可减少猝死,但不能降低总病死率。由美国国家卫生研所组织的AVID试验(抗心律失常药与埋藏式除颤器)正在对比AICD与最佳药物治疗心律失常(胺碘酮和索他洛尔)的疗效。

抗心律失常药物与埋藏式装置:抗心律失常药物可影响AICD的除颤阈值,或起搏刺激阈值。一般来说,动物实验证明Ⅰc类药和胺碘酮增加这些阈值。相反,β阻滞剂和索他洛尔并不改变室颤阈或起搏阈值。一个患者已安置AICD,如果改变抗心律失常药物,则需要诱发室速发重新在AICD上设立合适的指标,因为此时室速频率可能变化。如果室速频率慢于AICD设立的指标,就不可能激活此装置。

总之,现有的大量抗心律失常药物使用情况复杂,副作用不断增加,还有促心律失常作用,均要求医生严密监测使用此类药物的患者,评价对心脏情况的利弊。根据药物的作用,在室上性心律失常的治疗中,维拉帕米和腺苷对房室结折返性室上速有显著疗效,并且日趋重要。钠通道阻滞剂可以抑制房室旁路传导束或逆行的房室结纤维,与索他洛尔或胺碘酮等Ⅲ类药的作用相同。消融术对难治性病例则为首选。

八、心房纤颤

(一)心房纤颤

心房纤颤这种最常见的心律失常并不容易处理(表2－20)。当前正在强调两个问题,第一,由于应用奎尼丁使死亡率比对照组增加了3倍,因此房颤患者及房颤转复后的患者要不要长期用抗心律失常药物引起了越来越多的疑问。而且一般说来,几种其他抗心律失常药物引起的危险如不比奎尼丁更大,至少也是相似的。因此,目前趋向于只要有可能就尽早电转复。第二,要承认血栓栓塞的危险不仅存在于复发性房颤的患者,也存在于房颤电转复时。因为转复伴有一个短暂的心房"顿抑",这即使在心房不大的患者也有可能成为血栓形成的危险因素。因此,转复前应尽可能给予抗凝剂。

1.新近发生的房颤　必须先处理诱发因素,应用房室结抑制剂尽快控制心室率。如:①Ⅳ类药、维拉帕米或地尔硫䓬;②静脉β阻滞剂艾司洛尔;③地高辛;④上述药物的联合。其中最好的联合是艾司洛尔加地高辛。其他静脉可用的药有氟卡胺、心律平、索他洛尔和胺碘酮。一旦患者应用抗凝剂,则应考虑电转复。

紧急转复用于心室率不能控制时。此时,房颤发生时间短,来不及常规用口服抗凝剂,由于转复时心房处于"顿抑"状态有利血栓形成,因此这时应当静脉应用肝素抗凝。

表 2—20 心房纤颤的处理原则

新发生的房颤

(1)处理诱发因素(感染、饮酒、发热等等)

(2)应用静脉房室结抑制剂控制心室率(地尔硫䓬、维拉帕米或β阻滞剂,有时西地兰,不用腺苷)

(3)若房颤持续<48h,试用药物转复,普鲁卡因酰胺 i. v. 15～20mg/min,直到总量 1000mg

(4)常常需电转复电转复的准备

电转复的准备

(1)房颤<3 个月,左房内径<5cm

(2)控制心室率(如有心衰,用地高辛,否则用维拉帕米或地尔硫䓬或β阻滞剂)除外甲亢引起

(3)口服抗凝剂 3～4 周直到电转复前,此期间常用胺碘酮,第 1 周 800～1600mg/d,200～400mg/d 维持

(4)住院

(5)若患者不能接受胺碘酮,则开始用其他转复药物:奎尼丁、丙吡胺、索他洛尔。奎尼丁或丙吡胺需加地高辛。奎尼丁和胺碘,增加地高辛血浓度。氟卡胺或心律平只用于无器质性心脏患者,通常与β阻滞剂或钙拮抗剂联合防止心室率过快

(6)电转复

转复后的处理采取下列两原则之一:

(1)用药慢性维持窦性心律,如索他洛尔或低剂量胺碘酮,若无器质性心脏病,可用氟卡胺或心律平,普鲁卡因酰胺可用,但不应超过 6 个月,抗凝剂持续用 3～6 个月,如不复发则停用

(2)不用药物,如果复发,仅控制心室率(心衰时地高辛,否则β阻滞剂或钙拮抗剂),口服抗凝剂十分重要

　　转复前后应注意,如应用房室结抑制剂已控制了心室率,而且已用阿司匹林或华法令抗凝,则应继续维持药物治疗。心房不大和房颤不到半年是有利于转复的因素。在转复时发生梗死者占 1%～2%,因此标准疗法是先预防性抗凝 3 周。转复房颤应当在用药前 2 天收患者入院,然后应用下列一种抑制心房不应期的药物开始药物转复,如普鲁卡因胺,丙吡胺、若无器质性心脏病,还可用氟卡胺或心律平。应用奎尼丁时,要同时给地高辛减慢心率,因为奎尼丁的迷走抑制作用可以增结房室强的传导,致使房颤转成房扑时发生极快的心室率。在电转复前一般须停用洋地黄制剂。需注意的是 60 岁以上的患者,用奎尼丁时常不与洋地黄合用,因为老年患者房室结功能已衰减,转复中即使出现短暂的房扑,也很少引起极快的心室率。转复后应继续抗凝治疗,因为即使食管超声没有发现心房栓子也不能除外梗死发生的可能。

　　2.复发性房颤　　如果两次转复都不能成功,或已知房颤是复发性时,最好选用低剂量的索他洛尔或低剂量胺碘酮。每天平均 277mg 的胺碘酮可以维持 76% 的顽固性房颤患者窦性心律长达 2 年,只有 3% 的患者有肺部的副作用。心律平和氟卡胺虽然有致心律失常作用,但只要选择没有器质性心脏病者也可以应用。除了用抗心律失常药物转复并维持窦性心律外;另一个重要办法是认可房颤的存在并用房室结抑制剂控制心室率,同时口服抗凝剂。用于维持窦性心律的所有药物都可以用于此方法(奎尼丁、氟卡胺、心律平、索他洛尔和胺碘酮),但它们都有毒副作用。因此,现在有一项多中心研究正在进行旨在观察维持窦性心律和控制室性心率哪种办法更好。

　　3.慢性房颤　　目前,所有慢性房颤患者只要没有禁忌证都必须服用阿司匹林或华法令抗凝,根据高危因素的不同,可以区别哪些患者适用阿司匹林,哪些更适合华法令。当心室率对洋地黄药物如地高辛无反应时,应当首选核查患者是否配合了治疗,并应当测定洋地黄血浓度和血钾浓度,弄清有无甲亢或其他全身性或心脏性疾病。此后,才可以小心增加地高辛剂

量,但要达到运动时心率也能控制在适当范围,就需要加用口服的房室结抑制剂和维拉帕米、地尔硫草或β阻滞剂如阿替洛尔。在没有左心衰的患者,维拉帕米或地尔硫草优于地高辛,是首选药物,特别是在有心绞痛和高血压者。如果需要紧急减慢心室率时,首先不能忘记的是去除诱发因素,静脉减慢心率药物可选点滴维拉帕米或艾司洛尔,但要注意用于已用洋地黄化的患者时应特别小心,因心可能发生严重的房室传导阻滞,是很危险的。反过来,已接受β阻滞剂或钙拮抗剂如维拉帕米的患者应用洋地黄也应小心地从低剂量开始,在心电监护下缓慢给药。此外,老年人或有传导障碍如病窦综合征者,即使发生房颤,若心室率不快,也常常无须用药。

迷宫手术是近年来房颤治疗的重要进展。慢性房颤是所有持续性心律失常中最常见的一种,其发病率及死亡率正在增加,而对治疗又常常产生耐受。因此,Cox 等创建了一种电迷宫法,方法是在心房做多处迷宫或曲折错综的缝合以中止潜在微折返环,或者在心房做某些切口使冲动从窦房结发出后沿兴奋通道到房室结引起正常的心房收缩,如左房隔离术和窦结走廊术。这种迷宫手术的初步结果令人鼓舞,但有些患者需要永久起搏。另外,近年来应用的射频消融术和射频导管切除术也有较好的疗效。

九、其他室上性心律失常

(一)心房扑动

房扑时心室率很难用药物控制到满意程度,但用低能量电转复很容易成功。可以试用索他洛尔或低剂量胺碘酮预防发作。对于顽固病例,导管消融加起搏器的方法应用日增。在术后室上性心动过速,用心房快速起搏,超速抑制方法十分有效。

(二)室上性心动过速

典型伴房室结折返的 PSVT 可以用迷走刺激法中止,如 Vlasalva 动作、面部浸于冷水、颈动脉按压等。在按压颈动脉窦前一定要在颈动脉区仔细听诊,若闻及血管杂音(提示颈动脉狭窄或硬化)则不能进行,否则可引起晕厥。因此,此法对老年人适宜。如果上述方法无效,可以静脉应用维拉帕米、艾司洛尔或腺苷。必须注意,若正在用β阻滞剂、切勿紧接应用静脉维拉帕米,否则可造成严重传导阻滞,心动过缓甚至停搏而致命。腺苷是超短效剂因而安全,特别是在难以区别 PSVT 伴差传还是室速时。如果仍无效,可重要迷走刺激法,然后可选用静脉洋地黄化,静脉胺碘酮或Ⅰc类药物(最好心律平)或根据临床情况进行电转复。

经过改进的外科技术和导管消融法已从根本上改善了顽固性 PSVT 患者的治疗,室率极快,常规药物无效,可在常规心电图中有宽大 QRS 综合波(提示差异性传导,前向性预激或室速)的患者,有进行介入性电生理检查的指征。然而在大多数其他患者,药物治疗是成功的。

防止室上速发作,须应用β阻滞剂维拉帕米硫氮草酮或胺碘酮治疗初始的异位搏动。胺碘酮对室上速包括发作性房颤和伴附加束的心律失常有良效,而且低剂量使用可以减少副作用。Ⅰc类药物(心律平或氟卡胺)间或有效,但根据 CAST 的研究的结果,在有器质性心脏病者存在时不应使用。这在药品包装介绍上有说明。

(三)预激(W-P-W)综合征

预激综合征的房室结附加束多数具有双向传导性能,少数仅单向传导。逆向性 QRS 正常,而前向性 QRS 宽大。根据患者的发作情况,预激综合征的处理可以分为:药物治疗、手术或导管消融切除房室附加以及植入自动除颤起搏器。

有房颤、房扑,心室率快,影响血液动力学稳定时应首选电转复。如果 QRS 波不宽大,可以像其他 PSVT 一样静脉用药,对于宽 QRS 前向性传导的发作,可以选用 I_c 类或 III 类药物,如应用心律平、胺碘酮和氟卡胺。心律平抑制附加束传导,抑制前向性传导强于逆向性传导,延长前向不应期,在预激合并房颤房扑者疗效较好,胺碘酮明显延长附加束前向不应期并减慢传导速度,氟卡胺变是抑制附加束前传导并能终止房颤发作,因此都是治疗预激合并房颤和房扑的有效药物。但应注意心律平与氟卡胺的负性肌力作用及传导抑制作用,胺碘酮静注过快导致血压下降。在老年人,最好采用快速静滴而不是静脉注射。在 QRS 宽大的前向性发作,洋地黄是绝对禁忌的,因为有时可以缩短附加束与不应期从而引起极快的心室率,甚至可以导致心室颤动而致命。维拉帕米、地尔硫䓬和 β 阻滞剂因可以阻滞房室结而使冲动沿附加束下传,有时也是危险的。索他洛尔因具备 III 类抗心律失常药物特点有时也可以应用。宽 QRS 波心动过速的鉴别诊断有时很困难,对于宽 QRS 发作,如果一时难以鉴别室速,室上速伴差传或前向性预激发作,可以静脉应用普鲁卡因酰胺、心律平或胺碘酮,这些药物对上述发作均有效且相对安全。室上速伴差传和前向性预激的鉴别可以应用维拉帕米静脉注射,前者有效而后者无效,但此法有可能加重后者,故应慎用。预防预激综合征的发作,可以用口服心律平,胺碘酮或氟卡胺。但最好在有适应证者进行手术导管消融治疗,后者在我国已十分普遍。在有经验的治疗组,成功率在 90%~95%,而死亡率极低。植入抗心动过速的起搏器是一项新的治疗方法。但因价格昂贵,且没有足够的资料证明它优于导管消融或手术切除附加束,因而在我国尚未用于预激综合征患者。无论是哪一种室上速,在治疗前都必须首先排除病窦综合征的快-慢综合征,否则在应用抑制窦房结和房室结的药物(如维拉帕米,I_c 类及 III 类药)之后,虽可以控制室上速发作,但也会引起严重心脏阻滞而危及生命,因此,详细了解病史,特别了解患者本次发作前的 Holter 记录特别重要,此点对老年人尤其应注意。

十、缓慢性心律失常

无症状的窦性心动过缓不需治疗,因为在运动员及老年人可能是正常心律。对于有症状的窦性心动过缓、病窦综合征和完全性房室传导阻滞的患者应当治疗。普鲁苯辛、阿托品和异丙肾上腺素均可以使用,但副作用多,长期应用疗效也不令人满意,因此最后常常需要安装人工起搏器。不过,首先必须排除下列药物的副作用,如 β 阻滞剂、洋地黄、维拉帕米、地尔硫䓬、奎尼丁、普鲁卡因酰胺、胺碘酮、利多卡因、甲基多巴、可乐宁和碳酸锂。在快-慢综合征,窦房结功能不全很难处理,最终都需要安装起搏器。β 阻滞剂可以加重此综合征中的心动过缓成分。但吲哚洛尔因兼有内源性拟交感作用可能有效,可以在减慢心动过速的同时限制心动过缓。此类患者一般都是最后起搏器加抗心律失常药物维持。

当房室阻滞伴晕厥发作时,可紧急使用经胸临时起搏器或阿托品、异丙肾上腺素静滴,作为安装起搏器前的临时措施。

(黄竹林)

第八节 高血压的防治

一、高血压病治疗的目标及原则

据许多国家及地区统计,心血管病的死亡人数在人口总死亡数中占首位,而促进心血管病发生发展的重要危险因素是高血压病。积极防治高血压病可使脑卒中及心肌梗死的死亡率分别下降 50% 和 58%。在我国,高血压病是最常见的心血管病。据统计,我国心血管病占总死亡率的 34%,其中脑卒中和冠心病的死亡率分别为 58% 和 17%。高血压病是一个累及多器官的全身性疾病。防治的关键在于按危险因素分层,其目的在于减少心血管事件的发生率和死亡率。

(一)高血压病治疗的目标

高血压病治疗的主要目的是最大限度地降低总的心血管病死亡率及病残率。治疗目标不仅在于降低血压,而且还应消除已明确的可逆性的危险因素(包括吸烟、饮酒、高脂血症及糖尿病等),对高血压靶器官损害及有关的临床心血管疾病(如脑血管疾病、心脏疾病、肾脏疾病、血管疾病及严重的高血压性视网膜病变等)进行综合治疗,制定防治策略。

(二)高血压病治疗策略和计划

1.高血压病治疗的策略

(1)对高危和极危患者,应立即进行治疗。包括对高血压病及存在的其他危险因素或相关的临床疾病进行药物治疗。

(2)对中危者,在决定药物治疗前应对血压及其他危险因素进行数周观察,在非药物治疗措施无效时,应给予药物治疗。

(3)对低危者,应进行较长一段时间的观察、当非药物治疗 3~6 个月无效则用药物治疗。

(4)除非某些高血压急症,否则应使血压在数日内逐渐下降,避免血压下降过猛过速所导致的心脑缺血症状的发生。

(5)血压控制后,可停药观察 3~6 个月,若血压不再升高者,可不必服药,否则应终身服药。

2.高血压病治疗计划 根据上述的治疗策略(原则),可为每一个患者制定一个综合治疗计划,以达到确定的治疗目标。

(1)监测血压及其他危险因素。

(2)改良生活方式,以降低血压,控制危险因素。

(3)药物治疗,以降低血压,控制其他危险因素和相关的临床情况。

二、非药物治疗

生活方式的调整,可有效降低血压及其他心血管危险因素,且花费少,危险性小,已成为治疗轻型高血压病的首选方法,同时也是高血压病治疗的基础方法。

(一)控制体重

超重,系指体重指数 BMI=体重(kg)/体表面积(m^2)>27,它与血压升高密切相关。过多的脂肪在身体的上半部沉积,表现为女性腰围≥34 英寸(85cm),男性腰围≥39 英寸

(98cm)。超重还与脂代谢紊乱、糖尿病或冠心病死亡的危险性有关。减轻体重有助于控制伴随的危险因素,如胰岛素抵抗、糖尿病、高脂血症和左室肥厚。减轻体重的方法包括限制热量及增加体力活动。

(二)限盐

高钠可使交感神经活性升高;影响机体小动脉自身调节,使外周阻力升高、血压升高。临床试验研究结果表明,限盐前的血压越高,则限盐的降压作用越强。限盐还可减少降压药物的用量。在正常情况下,人体对钠盐的需要量为5g/d。在日常生活中,人们膳食的含盐量一般为10～15g,远远超过机体的需要量。因此建议,每人每日摄盐量应在5g以内。对高血压病患者,则应限盐在1.5～3.0g/d。在日常膳食的食物中,天然含钠盐2～3g。故中度限盐膳食烹调时,仅能加入1g盐,但常不易被患者耐受。可采用下述方法:将盐集中放入一个菜中;可将盐末撒在菜面,使舌部味蕾受刺激而引起食欲;充分利用酸味佐料;肉食最好用烤法来烹制,加以芬香类蔬菜如芹菜、辣椒等;可调制成糖醋风味;避免食用盐渍食物。

(三)限制饮酒量

研究资料表明,收缩压及舒张压均可随饮酒量增加而升高。饮酒致血压升高的可能机制:长期饮酒者,皮质激素及儿茶酚水平升高;影响肾素系统的活性;影响细胞膜 Na^+-K^+-ATP酶活性及离子转运功能,使细胞内钙离子增加,外周血管阻力升高,血压升高。因此建议高血压病患者饮酒量应限制在25g/d以下(白酒1两),必要时,应完全戒酒。

(四)储力活动

多数研究指出,耐力性运动或有氧运动均有中度降压作用。如快步行走、慢跑、骑自行车、游泳及滑雪等。一般认为1～8个月,每周3次,每次30～120min,运动强度为50%～90%的运动极量,可使高血压病患者收缩压下降11mmHg,舒张压下降6mmHg。运动除降压外,还可减轻体重,提高胰岛素敏感性,降低血清总胆固醇及低密度脂蛋白胆固醇,提高高密度脂蛋白胆固醇。

运动训练强度可根据Karvonen公式计算:运动时心率＝[X·(最大心率－休息时心率]＋休息时心率。

X＜50%为轻度运动量,X＞75%为重度运动量,X介于两者之间为中度运动量。最大心率可用运动试验估计,也可用公式计算,即最大心率＝210－年龄(岁)。一般应从轻度运动量开始,逐渐增加。当运动中出现呼吸困难或胸痛等症状时,应予以高度重视。以免发生可能与运动有关的猝死。在运动训练前,最好作运动试验,以选择合适的运动强度和时间。

(五)气功及太极拳

有资料表明,气功锻炼有降低交感神经活性及调节自主神经功能的作用,在气功锻炼1个疗程(6个月)后,可使每搏出量及左室射血分数(EF)增加,同时使总外周阻力降低。因此,气功可改善高血压病患者的血流动力学效应。此外,还可使血清总胆固醇及甘油三酯降低,使高密度脂蛋白升高,抑制血小板聚集,降低血黏度。太极拳也有同样作用,而且是负荷强度不大,安全有效的保健方法。尤其适合于中老年人及有心血管并发症的高血压病患者。

(六)戒烟

吸烟是心血管疾病的重要危险因素,每吸1支烟都可使血压明显升高,故戒烟是高血压病患者预防心血管疾病最有效的措施。

（七）合理的膳食

一系列对照饮食试验结果表明,对血压的影响取决于水果、蔬菜、纤维素和不饱和脂肪的联合摄入。应适当增加含蛋白质较高而脂肪较少的禽类和鱼类。蛋白质占总热量的15%左右,动物蛋白占总蛋白的20%。合理的饮食可使血压下降11/6mmHg。

（八）心理因素和环境压力

情感应激可显著升高血压。正确对待环境压力对控制血压和提高对降压药物治疗的顺从性极为重要。

三、药物治疗

（一）常用降压药的特点及作用机制

理想降压药应具有的条件:降压同时有良好的血流动力学效应:外周阻力降低,无反射性心率增快、心排出量增加及水钠潴留;保持良好的器官组织灌注;防止和逆转靶器官损害;不增加冠心病的危险性;对伴随病无不良影响;对血糖、血脂、血尿酸及电解质无不良影响;半衰期长,每日服用1次能有效平稳降压达24h;无明显副作用,提高生活质量;价格合理。

根据WHO/ISH推荐,结合我国国情,目前认为利尿剂、β阻滞剂、钙拮抗剂(CaA),转换酶抑制剂(ACEI)、α_1受体阻滞剂及血管紧张素Ⅱ受体拮抗剂(ATⅡ-RA)为一线降压药。

1. 利尿剂　其降压机制,在早期,是通过排钠利尿,使血容量及心排出量降低而降压;数周后,则是通过降低小动脉平滑肌细胞内Na^+浓度,使血管扩张而降压。

业已证明,利尿剂能减少脑卒中发生率,使高血压患者心血管病的死亡率及致残率降低。其风险/效益之比,呈剂量依赖性。常见副作用如糖耐量降低、脂质代谢紊乱、低钾等均发生在大剂量。小剂量利尿剂(如DHCT12.5~25mg/d)不仅能保持良好的降压作用,而且不良反应极少。目前认为,利尿剂是最有价值的降压药之一。对老年单纯收缩期高血压、肥胖者及容量依赖性高血压患者疗效较好,对顽固性高血压也有一定疗效。此外,它还是一个较好的辅助降压药。

2. β阻滞剂　其确切的降压机制尚未完全清楚。可能机制:抑制心脏β受体,使心率减慢、心肌收缩力及心排出量降低;抑制肾脏肾素释放;阻滞突触前β受体,使去甲肾上腺素及肾上腺素分泌减少;阻滞中枢神经的β受体,使外周交感神经张力降低,血管扩张而使血压下降。

β阻滞剂用于临床已40余年,目前用于治疗高血压病的β阻滞剂多达数10种。包括非选择性、心脏选择性、有内源拟交感活性及兼有α_1受体阻滞作用的β阻滞剂。是一类安全、有效且价格低廉的一线降压药。特别适合:有冠心病的高血压患者。可同时有抗心绞痛及心肌梗死后二级预防的作用;合并心律失常(快速性室上性和室性心律失常)及高动力性高血压患者(常伴心动过速、心排出量增加、血压波动大的年轻患者);伴有偏头痛、青光眼,意向震颤、精神焦虑及窦性心动过速的高血压患者。

使用β阻滞剂应注意下列事项:①小剂量开始,以心率作为调整剂量的指标。心率应维持在60bpm左右。当心率≤50bpm,活动时可增快,且无低排症状和不良反应者,可不必减量或停药;当心率≤50bpm且伴明显低排症状(乏力、气急、头晕、心绞痛发作)则需减量或停药;②合并严重心力衰竭者,一般不用β阻滞剂,必要时,可与洋地黄类药物联合应用或用极小量β_1阻滞剂;③当β阻滞剂过量致低排症状严重时,可用阿托品对抗;④由于β阻滞剂对血糖、血脂及血尿酸有不良影响,故应用受到一定限制。但晚近有资料报道,比索洛尔(Bisolol)对上述情况影响极微,必要时可考虑应用。但需严密观察;⑤有内源拟交感活性的β阻滞剂,由于能改善心功能,适于有潜在心功能不全、心率较慢的老年高血压患者;⑥使用较大剂量β阻滞剂,不能突然停药。

禁忌证:①心动过缓性心律失常(病态窦结综合征、Ⅱ、Ⅲ度房室传导阻滞及双束支传导阻滞);②心力衰竭(可考虑使用小剂量心脏选择性 β_1 阻滞剂);③心源性休克;④慢性阻塞性肺部疾病(可考虑用 β_1 阻滞剂);⑤妊娠和哺乳的妇女;⑥代谢性酸中毒;⑦在治疗中的糖尿病患者(可选用 β_1 阻滞剂);⑧外周血管病(可选用 β_1 阻滞剂);⑨嗜铬细胞瘤患者。

副作用:非特异性副作用包括食欲缺乏、恶心呕吐、腹痛腹泻、疲乏无力及皮疹等。

3. Ca^{2+} 拮抗剂 米贝地尔(mibefmdil)为一新型 CaA,不仅能阻滞 L 型 Ca^{2+} 通道,而且还能选择性阻滞 T 型 Ca^{2+} 通道。对 T 型通道的阻滞作用比 L 型强 30~100 倍。可选择性扩张冠状动脉和周围血管。由于直接抑制窦结而使心率减慢,无反射性心动过速及负性肌力作用,不影响 RAS 及儿茶酚胺水平。可抑制损伤血管内膜的增生和压力负荷过重引起的心肌肥厚。口服迅速吸收,生物利用度>90%,经肝代谢。75%以无效产物由胆管排出。25%经肾排泄。达峰时间 1~2h,消除半衰期 17~25h。每日服药 1 次 50~100mg,3~4 天血药浓度达稳态,降压作用持续 84h,谷/峰比值>85%。常见副作用为头晕,下肢水肿、副作用与剂量有关。

汉防己甲素是从防己科植物汉防己的根块中提取的双苄基异奎林生物碱,为 Ca^{2+} 通道阻滞剂。其作用类似维拉帕米。笔者所在医院用于治疗高血压病,有效率为 74.2%。高浴等报道,对一组 270 例高血压患者静注汉防己甲素每次 120~180mg,进行观察,注射后 1min 即出现降压作用。5~10min 血压下降至最低水平。平均下降 25.4/9mmHg,持续 1.5~2h,之后逐渐回升。其降压有效率达 84.4%。口服剂量为 0.1/次,3 次/日。降压总有效率达 90%左右。少数患者有轻度肠胃不适,恶心及大便次数增多。汉防己甲素 120mg,iv,能有效缓解心绞痛,报道汉防己甲素 120mg,iv 能终止室上速。因此,汉防己甲素适合合并冠心病心绞痛或/和快型心律失常的高血压患者。

4. 转换酶抑制剂(ACEI) ACEI 的降压作用可能涉及多种机制:①抑制循环 RAS 活性;②抑制组织和血管的 RAS 活性;③减少末梢神经释放去甲肾上腺素及肾上腺素;④减少内皮素形成;⑤增加缓激肽释放;⑥减少醛固酮生成,增加肾血流,从而有利于排钠利尿;⑦对中枢神经(脑干)作用可能与激肽、P 物质、鸦片样多肽、加压素等作用有关。

副作用:①咳嗽、发生率为 3%~22%,且女性多于男性,最迟可发生在用药 2 年之后;②低血压,开始使用小剂量可避免此副作用发生;③触发一过性肾功能不良;④高血钾、故不宜与保钾利尿剂合用;⑤血管性水肿,此为罕见而严重的副作用。常在首剂或开始治疗 48h 内出现。当出现声带水肿时,应立即静注肾上腺素。

禁忌证:①双侧肾动脉狭窄或单肾并肾动脉狭窄;②主动脉狭窄;③妊娠哺乳期妇女。

适应证:①重度顽固性高血压合并糖尿病者首选;②与利尿剂合用治疗高血压合并心力衰竭;③合并间歇跛行的高血压患者;④适合所有轻中度高血压病伴 LVH、冠心病、肾功能减退、心衰及糖尿病患者。是目前应用最广泛的降压药。

5. 血管紧张素Ⅱ受体拮抗剂(ATⅡ-RA) ATⅡ-RA 降压机制:①降低外周血管阻力,同时维持心率及心排出量不变;②降低中枢和外周交感神经活性;③降低肾小管对 Na^+ 的重吸收;④降低 ATⅡ介导的醛固酮释放;⑤通过阻断 ATⅠ受体的激活,刺激舒血管物质前列环素的释放;⑥抑制血管平滑肌细胞增生肥厚性改变。

口服吸收快,经肝代谢、代谢产物由胆汁或肾排出。谷/峰比值较高＞50％～88％。

不良反应:首剂低血压罕见,可有头痛、头晕、咳嗽。对胎儿有损伤可引起死亡。因此,孕妇禁用。

ATⅡ－RA 在降压同时对靶器官有明显的保护作用。可使 LVH 逆转、抑制心肌梗死后左室重塑,改善心功能;高血压病患者合并糖尿病性肾衰竭时,ATⅡ－RA 还有保护肾功能、降低微蛋白尿的作用;可防止脑卒中。

6.α₁ 受体阻滞剂　α₁ 受体阻滞剂降压机制:降低外周总阻力,使血压下降。这类药物有明显扩张动静脉作用;改善心功能;改善组织灌注,对心脑肾等重要器官具有保护作用;可使 LVH 逆转,改善糖及脂质代谢。

禁忌证:妊娠哺乳妇女,主动脉瓣狭窄;从事司机和机械操作者慎用。

(二)降压药物的合理使用

1.个体化用药　根据患者年龄、血生化参数改变、靶器官损害、心脑肾血管并发症以及血压水平等因素选择降压药。

(1)高血压患者不伴靶器官损害者;年轻患者多属高动力型,表现为心排出量增加,脉压增大,血压波动大及心动过速等特点,应首选 β 阻滞剂。老年患者多为盐敏感和外阻力增加,因此,利尿剂、ACEI、CaA 及 β 阻滞剂均可应用。

(2)中年患者纯舒张压升高,可选用长效二氢吡啶类及维拉帕米缓释剂联合应用,或 CaA 及 ACEI;或缓释维拉帕米及 α₁ 阻滞剂(如特拉唑嗪)联合应用。

(3)按昼夜节律改变选用:应激状态有昼夜节律变化者,适合使用 β₁ 阻滞剂、或 α₁ 阻滞剂和 α₁ 阻滞剂联合应用。无昼夜节律改变者,宜选择有等幅度降低昼夜血压作用的药物,包括硝苯地平控释片、长效 CaA 及长效 ACEI。

(4)肥胖高血压患者常伴胰岛素抵抗,糖尿病、高甘油三酯血症,可选择 ACEI、ATⅡ－RA,长效 CaA、吲哒帕胺及受体阻滞剂。

有并发症或合并证的降压治疗:脑梗死者选用 CaA 或/和 ACEI;TAI 者选用 CaA;心力衰竭者选用 ACEI 或/和利尿剂;心肌缺血者选用 CaA、ACEI,阻滞剂;肾功能损害者选用 CaA、襻利尿剂、ACEI(血肌酐＞3mg/dl 者慎用)、dl 阻滞剂。脂代谢异常者选用 CaA、ACEI 或 α₁ 阻滞剂;高尿酸血症者选用 CaA、ACEI;糖尿病合并蛋白尿者选用 ACEI、吲哒帕胺、CaA;妊娠高血压者选用 CaA;支气管病变者选用 CaA、利尿剂、ACEI;周围血管病者选用 CaA、ACEI。

2.小剂量多种药物联合应用　可提高疗效、减少副作用,提高生活质量。HOT 研究表明,在达到目标血压值的患者中,70％需要联合用药、最多 4 种药物联合应用。

新指南推荐以下 5 种有效的联合降压治疗方案,即:利尿剂和 β 阻滞剂;利尿剂和 ACEI 或 ATⅡ－RA;二氢吡啶类 CaA 和 β－阻滞剂;CaA 和 ACEI;α₁ 阻滞剂和 β 阻滞剂。ACEI ＋CaA⁺利尿剂＋α₁ 阻滞剂 4 种药物联合应用,是目前治疗顽固性高血压的常用方法。

3.顽固性高血压的处理　包括一种利尿剂在内的足够而适宜的 3 种药物治疗方案,而且所用 3 种药物已最大剂量时,血压仍未控制在 140/90mmHg 以下者,应考虑为顽固性高血压。对老年单纯收缩期高血压者,经上述处理后,收缩压未能降至 160mmHg 以下者亦应考虑为顽固性高血压。

真正顽固性高血压的原因包括:假性顽固性高血压,包括白大衣性高血压、老年假性高血压及肥胖者上臂使用常规袖带(应使用加宽的袖带);不能坚持治疗者;容量负荷过重;摄盐量过多,进行性肾功能减退,血压下降所引起的水钠潴留;与药物相关原因:药物剂量不足,利尿剂使用不当,不适宜的联合用药,同时应用使血压升高的药物(如拟交感药、抑制食欲的药物、可卡因等毒品、咖啡因、口服避孕药、糖皮质激素、环孢霉素、红细胞生成素、抗抑郁药、非甾体抗炎药等);相关情况:吸烟、肥胖、饮酒过量、焦虑、持续性头痛、睡眠呼吸暂停、胰岛素抵抗或高胰岛素血症,脑器质性病变;继发性高血压。

4.降压药物的相互作用

(1)协同作用:①利尿剂与其他降压药的协同作用:由于扩管药(包括小动脉直接扩张剂,如肼苯哒嗪、哌唑嗪、心痛定)及交感神经抑制剂(如胍乙啶)等均可致水钠潴留造成假性耐药现象。因此,常需与利尿剂合用,以消除水钠潴留提高疗效。利尿剂与β阻滞剂的协同作用表现在β阻滞剂可预防由于利尿剂引起低钾所诱发的严重室性心律失常,以预防猝死。此外,还可降低利尿剂对肾素系统的激活现象。利尿剂与转化酶抑制剂联合应用可明显增强疗效并可减轻消除利尿剂引起的低钾血症。②其他降压药之间的协同作用:二氢吡啶类、CaA与β阻滞剂联合应用,其降压作用相加,而且β阻滞剂还可减轻二氢吡啶类 CaA 所引起的心率及心排出量增加的副作用。此外,CaA 还可减少 β 阻滞剂升高外周血管阻力的副作用。CaA 与 ACEI 联合应用,可通过不同环节降低外周阻力而增加降压效果。β阻滞剂与扩管药的联合应用,主要是由于β阻滞剂可减轻和消除扩管所引起的心动过速,提高患者对扩管降压药的耐受性。

(2)降压药之间的配伍禁忌,原则上,同类药物不宜联合应用(除硝苯地平+异搏停外)。β阻滞剂不宜与利血平(或胍乙啶或异搏停)合用。因为两者均有负性肌力及负性频率作用使心排出量降低。β阻滞剂与可乐宁联合应用,可加重心动过缓,突然停用可乐宁而继用β阻滞剂则可致"停药综合征"引起高血压反应及周围动脉缺血。可乐宁与甲基多巴两者同属中枢交感神经抑制剂,可加重患者嗜睡和心动过缓的副作用,故不宜联合应用。优降宁不宜与节后交感神经末梢抑制剂合用(如胍乙啶、利血平、降压灵及甲基多巴等),也不宜与含酪胺类食物(如干酪、红葡萄酒)合用,否则大量儿茶酚胺及酪胺可诱发高血压危象,致命性心律失常及急性心肌梗死发生。

四、高血压的预防策略及防治计划

预防高血压最重要的战略要放在一级预防,应从儿童时期开始,以降低高血压发生的危险性。明确降低血压的预防措施有减轻体重、减少酒精摄入,减少食盐摄入和增加体力活动,吸烟可增加冠心病和脑卒中的危险,因此要停止吸烟。

高血压的二级预防对于减少其并发症的危险性有重要意义,受益时间快。及时检出高血压个体并给予合理干预治疗,可减少高血压并发症的发生。

(一)高血压防治的目标

近期目标:提高群众对自己血压水平的知晓率及高血压病预防的知识水平、改变不良的生活习惯、提高高血压患者的检出率和服药率以减少并发症发生。

远期目标:降低高血压的发生率、致残率及死亡率。

（二）高血压预防战略

1.高血压健康教育 公众教育应着重于宣传高血压病的特点、原因和并发症的有关知识；对高血压病患者的教育要强调有效治疗和调节生活方式的益处。应长期甚至终身治疗的原则。

2.不同场所的干预策略 建立医院内科门诊35岁以上患者测血压制度；居民社区设立血压测量站；学校的健康教育课应包括预防高血压的知识内容；学生定期体检包括血压测量；工厂医院定期为职工测量血压，对高血压进行随访、治疗和效果评估。

（三）培训

包括医学院校的教育和在职工作人员的培训，以提高对高血压患者的检出、预防指导和治疗水平。

（四）高血压防治计划

1.促进观点转变和策略调整 高血压防治策略的确定，要以有利于群体预防为目标，积极推动并实现高血压防治由专家行为向政府行为、由医疗科研为主向预防为主、由个体治疗为主向群体预防为主、由以城市为主向城乡并举、由高层向基层、由专业行动向群众运动、由卫生部门职责向社会参与等方面的转变，为高血压防治创造支持性环境。

2.积极开展高血压病的三级预防，以一级预防为主，二三级预防并重的策略。在开展群体预防的同时，要做好高血压患者的规范化管理工作，建立健全社区人群高血压患者的检出、登记、随访、复查、治疗、行为指导等管理制度、制定社区高血压规范化管理程序。

3.提高高血压患者的检出率和规范化防治水平 近年将重点做好两件事，即：高血压防治指南的宣传、培训和推广；35岁首诊患者测血压制度出台的论证和准备工作。

4.采取分类指导原则、促进各地高血压防治工作的开展 对各类不同地区的高血压防治要采取分类指导的原则，采取有针对性的、适合当地情况的措施，大的预防、医疗、科研和教学机构应承担基层组织的培训和指导任务。

5.加强高血压防治队伍的建设 包括建立健全社区高血压三级防治网；促进各级卫生机构调整服务方向及加强高血压防治专业队伍的培训。

（张磊）

第九节 病毒性心肌炎

病毒性心肌炎是临床较为常见的心血管疾病之一，系由病毒感染（尤其是柯萨奇B组病毒）所致的局限性或弥漫性心肌炎性改变，其患病率有逐年增高的趋势。大多数病毒性心肌炎患者可以自愈，部分迁延而遗留有各种心律失常，严重时可能发生高度或三度房室阻滞，甚至需置入永久心脏起搏器。有少数病毒性心肌炎可急性暴发，导致心力衰竭或猝死，也可有急性期后的持续性心腔扩大和（或）心力衰竭，甚至演变成扩张型心肌病。病毒性心肌炎的发病以年轻人多见，男性多于女性。

一、诊断要点

（一）临床表现

临床表现不尽一致，轻者几无症状，重者可致猝死，主要取决于个体差异、对抗体反应、既往心功能状态和感染病毒的类型等。

1.症状

(1)大部分病毒性心肌炎患者有过发热、头痛、咳嗽、咽痛、乏力等感冒样全身症状或恶心、呕吐、腹泻等消化道症状,提示病毒感染;也可无任何前驱症状。

(2)90%的患者有心悸、胸闷、发热、乏力、气急、心前区隐痛、肌痛、关节痛、少尿、尿闭、晕厥,甚至阿-斯综合征等。

(3)严重者可因心肌病变弥漫而呈暴发性发作,发生急性心力衰竭、大面积急性心肌坏死、心源性休克或猝死。

2.体征

(1)心脏扩大、心率增快或缓慢,第一心音降低,有时可闻及舒张期奔马律和第三、四心音,心尖区可有轻度收缩期杂音,舒张期杂音少见。

(2)可出现多种心律失常,以室性期前收缩、房室阻滞多见。

(3)重症弥漫性心肌炎患者可出现急性心力衰竭,表现为低血压、肺部湿性啰音、颈静脉怒张、肝大、双下肢凹陷性水肿等体征,严重者可出现心源性休克。

(二)辅助检查

1.实验室检查

(1)心肌酶谱及肌钙蛋白测定。临床上以往主要以心肌酶谱检测结果作为判断心肌损伤的辅助指标。心肌特异性肌钙蛋白(cTnI/cTnT)是近年发展起来的一种反映心肌损伤敏感而特异的血清学标记物,一般在发病后 24 小时开始升高,维持 2~3 周降至正常,少数可持续 2~3 个月。cTnI/cTnT 升高是判断病毒性心肌炎心肌损伤的重要依据。

(2)免疫学测定

1)病毒中和抗体测定。一般将早期及恢复期血清中和抗体效价≥4 倍,或一次≥1:64 作为阳性标准。

2)特异性 IgM 抗体测定。用酶联免疫吸附试验(ELISA)在血清中检测到病毒 IgM 抗体,通常表明患者存在急性或持续病毒感染。

3)细胞免疫测定。病毒性心肌炎患者外周血中总 T 细胞(CD_3)、T 辅助细胞(CD_4)及抑制 T 细胞(CD_8)低于正常,而 C_4/CD_8 比值不变。

4)心肌自身抗体测定。40%~100%的心肌炎患者的血清中存在 10 余种抗心肌自身抗体,它们可识别心脏组织中的各种自身抗原。

(3)病毒检测。有条件可用心内膜心肌活检组织进行病毒分离及病毒基因检测。

2.心电图　由于病毒性心肌炎患者通常有心肌实质细胞变性、坏死,间质炎症细胞浸润,心肌纤维化等病理改变,因此可出现心电活动的一系列异常,出现相应的心电图改变。

(1)心律失常:主要表现为室性期前收缩、窦性心动过速和房室阻滞,也可出现心房颤动、窦房结功能障碍、持续性室性心动过速、心室扑动,甚至心室颤动等严重心律失常,可引发猝死。

(2)心肌损害的表现:主要表现为 ST 段压低,T 波低平、双相、倒置,范围可波及所有导联。当累及心外膜下心肌或心包时,可有 ST 段抬高。

(3)其他心电图表现:如 QT 间期延长,QRS 波低电压等,随着病情的痊愈可好转。病毒性心肌炎患者的心电图变化是非特异性的,它往往是心肌炎症改变的一个佐证,既可是炎症活动的表现,也可是炎症修复后遗症的结果。

3.心脏超声 急性心肌炎患者可出现局部室壁收缩活动减弱、消失或不协调,其部位多位于室间隔及心尖部,甚至可并发室壁瘤。急性重症心肌炎患者可能出现一过性左心室扩大,左心室收缩活动减弱,左心室射血分数明显下降,但随着病情的改善,心功能可逐渐恢复正常。

4.X线检查 局灶性心肌炎患者的X线表现多无明显异常;少数重症病毒性心肌炎患者可表现为心影增大、心胸比例>50%;如合并心包炎可出现心包积液;伴有心力衰竭则可有相应的肺淤血、水肿等改变。

5.磁共振(MRI) 应用于病毒性心肌炎诊断具有敏感性高、无创及可重复性等特点,且该检查的空间分辨率优于放射性核素心肌显像,对组织特征的诊断有一定意义,可作为临床诊断心肌炎的重要辅助手段之一。心肌炎在MRI的T_2加权图上主要表现为局灶性信号增高,提示心肌组织内炎症病灶和水肿,而T_1加权图上可无明显改变。

6.放射性核素心肌显像 采用^{111}In或^{99m}Tc标记抗肌凝蛋白重链抗体,与受损心肌细胞内的肌凝蛋白重链特异性结合,形成"热区"显像,显示坏死或损伤的心肌。此检查具有很高的敏感性,而且起病后第四周仍可呈阳性,可用来筛选急性心肌炎。

7.心内膜心肌活检 心内膜心肌活检的组织病理学或分子生物学证据被不少学者认为是确诊心肌炎的"金标准"。心肌炎的主要组织病理学特征是心肌炎症细胞浸润,并伴有心肌细胞损害的特征。但是,应用心内膜心肌活检诊断心肌炎尚存在不少缺点。其有创性使患者不易接受;炎性组织在心肌中一般呈灶性分布,不一定能取到病灶组织;受取样时间和部位的影响,使活检诊断敏感性低,特异性也不高,诊断的可靠性大打折扣,不应作为临床的常规检查。

(三)诊断依据

1.病史与体征 在上呼吸道感染、腹泻等病毒感染后3周内出现心脏表现,如出现不能用一般原因解释的感染后严重乏力、第一心音明显减弱、舒张期奔马律、心包摩擦音、心脏扩大、充血性心力衰竭或阿-斯综合征等。

2.心律失常 上述感染后1~3周或同时新出现下列心律失常或心电图改变者:ST-T改变、异常Q波出现、室性期前收缩、窦性心动过速、房室阻滞、窦房阻滞或束支阻滞等。

3.心肌损伤的实验室依据

(1)病程中血清心肌肌钙蛋白I或T,甚至CK-MB明显增高。

(2)超声心动图示心腔扩大或室壁活动异常。

(3)放射性核素心功能检查证实左心室收缩或舒张功能减弱。

4.病原学依据

(1)在急性期从心内膜、心肌、心包或心包穿刺液中检测出病毒、病毒基因片段或病毒蛋白抗原。

(2)病毒抗体第二份血清中同型病毒抗体(如柯萨奇B组病毒中和抗体或流行性感冒病毒血凝抑制抗体等)滴度较第一份血清升高4倍(2份血清应相隔2周以上);或一次抗体效价≥640者为阳性,320者为可疑(如以1:32为基础者则宜以≥256为阳性,128为可疑阳性,根据不同实验室标准作决定)。

(3)病毒特异性IgM阳性(≥1:320)。如同时有血中肠道病毒核酸阳性者更支持有近期病毒感染。

注:同时具有上述(1)、(2)项中的任何一项、(3)项中的任何2项,急性心肌炎诊断成立。在排除其他原因心肌疾病后,临床上可诊断急性病毒性心肌炎。如具有(4)项中的2、3项在病原学上严格讲只能拟诊为急性病毒性心肌炎。

如患者有包括阿—斯综合征发作、充血性心力衰竭伴或不伴心肌梗死样心电图改变、心源性休克、急性肾衰竭、持续性室性心动过速伴低血压发作或心肌心包炎等在内的一项或多项表现,可诊断为重症病毒性心肌炎。

如仅在病毒感染后1~3周出现少数期前收缩或轻度T波改变,不要轻易诊断为急性病毒性心肌炎。对难明确诊断者可进行长期随访,在有条件时可做心内膜心肌活检进行病毒基因检测及病理学检查。

(四)鉴别诊断

1.风湿性心肌炎 两者都有抗溶血性链球菌"O"增高及红细胞沉降率增快,但风湿性心肌炎一般常伴有大关节游走性炎症,可有皮下小结、环形红斑或舞蹈症等体征,心电图改变以房室阻滞为常见,心瓣膜受损性杂音亦较明显。

2.β受体功能亢进综合征 本综合征见于年轻患者,主诉常多变,带有一般精神因素的诱因,心电图常示ST-T改变及窦性心动过速,给予β受体阻滞药(如美托洛尔、普萘洛尔)症状好转,有助于鉴别。

3.冠心病 冠心病患者常存在危险因素,如年龄在50岁以上,以及高血压、高血脂、糖尿病、肥胖和吸烟等。心电图多有ST-T改变。冠状动脉造影可资鉴别。

4.原发性扩张型心肌病 急性病毒性心肌炎时可出现心脏扩大、充血性心力衰竭而表现为扩张型心肌病样改变,在慢性期随访中也有演变为扩张型心肌病的心脏表现,并在扩张型心肌病患者心肌中用分子杂交可检测到肠道病毒核酸或巨细胞病毒脱氧核糖核酸,提示某些原发性扩张型心肌病由病毒性心肌炎演变而来。详细询问病史对两者的鉴别有所帮助。放射性核素单克隆抗肌凝蛋白抗体显影阳性者,提示有心肌坏死而有助于心肌炎的诊断。

二、治疗

1.一般治疗 休息是减轻心脏负荷的最好方法,也是病毒性心肌炎急性期重要的治疗措施。鼓励患者进食易消化及富含维生素和蛋白质的食物,是病毒性心肌炎非药物治疗的另一重要环节。

2.抗病毒治疗 干扰素对病毒感染早期的心肌细胞有明显抗病毒及保护心肌细胞免受病毒损害的作用。α干扰素具有广谱抗病毒能力,可抑制病毒的繁殖。

3.心律失常的治疗 大多数病毒性心肌炎患者以期前收缩尤其是快速心律失常最为多见,绝大部分预后良好。如期前收缩频发或多源性且伴有明显的临床症状,或有潜在直接致命危险的心律失常时,才是应用抗心律失常药物治疗的适应证。

4.改善心肌代谢及抗氧化治疗 氧自由基升高与病毒性心肌炎的发病密切相关,抗氧化剂治疗病毒性心肌炎有肯定疗效。药物包括维生素C、辅酶Q10、辅酶A、维生素E等。一般可选用三磷腺苷10~20mg,或辅酶A50U,或环磷腺苷20~40mg,或细胞色素C 15mg,肌内注射,每日2~3次。维生素C2~4g,加入葡萄糖注射液40ml,静脉注射,1~2次。辅酶Q10 20~60mg,每日3次,口服。

5.免疫治疗　Garg 等荟萃分析了 1980—1997 年应用免疫抑制药治疗心肌炎的资料,以病死率和左心室功能为评估指标,发现 374 个临床试验中只有 6 个符合随机与安慰剂对照的原则,其中结果也显示泼尼松对左心室功能和病死率并无影响。环磷酰胺、他克莫斯(FK506)等免疫抑制药在临床上也未见有成功的报道。免疫调节剂包括白细胞介素 2(IL—2)及抗 IL—2 单克隆抗体、肿瘤坏死因子、特异性免疫球蛋白及抗淋巴血清和针对辅助性、溶细胞性或抑制性 T 细胞的单克隆抗体,以及左旋咪唑等,在实验性心肌炎模型中应用均可不同程度地减轻心肌的炎症反应或减少淋巴细胞的浸润,但在临床上的应用效果还有待于进一步验证。

(黄竹林)

第十节　扩张型心肌病

扩张型心肌病为原发性心肌病中最为常见的类型之一,病因不明确,心脏左心室或右心室或双心室有明显扩大,收缩功能损害,临床表现以充血性心力衰竭和各种心律失常为主,治疗较困难,预后较差。扩张型心肌病是多种因素长期作用引起心肌损害的最终结果。感染或非感染性心肌炎、酒精中毒、代谢等多种因素均可能与扩张型心肌病发病有关。本病起病缓慢,可在任何年龄发生,以 30～50 岁多见。

一、诊断要点

(一)临床表现

1.症状

(1)左心功能不全:劳累后出现心慌、气短、乏力、咳嗽、胸闷、心悸等症状,进一步发展为急性左心功能不全,表现为夜间阵发性呼吸困难,可出现端坐呼吸、咳粉红色泡沫样痰等。

(2)右心功能不全:可出现食欲缺乏、腹胀、水肿(从下肢向上发展)。

(3)各种类型的心律失常:如室性心动过速或心房颤动,可以是致死原因。患者可出现心悸、心慌、晕厥。

(4)栓塞表现:扩张型心肌病,如合并心房颤动,容易形成血栓。血栓一旦脱落可随血流栓塞不同的部位或器官;脑栓塞可导致偏瘫、失语;下肢动脉栓塞可引起下肢缺血、发冷、疼痛。

2.体征

(1)一般表现:可出现发绀、脉搏细弱、血压正常或降低、脉压低、出汗、精神紧张。

(2)心脏:心尖搏动向左下移位,心尖搏动减弱,心浊音界向左扩大,心室率增快;有心律失常时,心律可不规则,如期前收缩或心房颤动,常可闻及奔马律,包括第三心音奔马律和第四心音奔马律。如出现心力衰竭,心尖区或三尖瓣区可闻及收缩期吹风样杂音。肺动脉高压者,有第二心音六进。

(3)肺部体征:呼吸音减低,肺底部有湿性啰音。

(4)外周静脉系统瘀血表现:颈静脉怒张、肝大、下肢水肿,严重者可出现腹水、胸腔积液。

(二)辅助检查

1.X 线检查　心影扩大,心胸比例常＞0.5;晚期心脏外观如球形,说明各心腔均增大,外形颇似心包积液。少数患者以左心室、左心房或右心室增大为主,外观类似二尖瓣病变。透视下见心脏搏动较正常减弱;病程较长的患者常有肺淤血和肺间质水肿,两肺肋膈角处可有间隔线,肺静脉和肺动脉影可扩大;胸腔积液可见。

2.心电图检查　在有症状的患者中几乎都不正常,无症状者不少已有心电图改变,以心脏肥大、非特异性 ST-T 改变和心律失常为主。窦性心律下可见二尖瓣型 P 波或 Ptfv≤-0.03。少数患者可有病理性 Q 波,类似心肌梗死,其部位多在前间隔(V_1、V_2 导联),可能为间隔纤维化的结果。心室内传导阻滞常见,左束支、右束支或左束支分支的传导阻滞都可出现。心房颤动也不少见。

3.超声心动图　在本病早期即可见到心腔轻度扩大,尤以左心室为著,室壁运动减弱,室间隔厚度大多正常。后期各心腔均扩大,室间隔与左室后壁运动也减弱;二尖瓣前叶双峰可消失,而前后叶呈异向运动;左室射血分数减至 50% 以下,可能有少量心包积液。

4.放射性核素扫描　心血池显像可显示心腔扩大与室壁运动减弱,左室射血分数下降,运动后更为明显。

5.化验检查　肝淤血时可引起肝功能异常和球蛋白异常。血气分析提示 I 型呼吸衰竭多见,即氧分压降低(PaO_2<60mmHg),二氧化碳分压($PaCO_2$)正常或下降,可有代谢性酸中毒。偶有血清心肌酶增高。

(三)诊断依据

扩张型心肌病主要表现为不明原因的左心室或双心室扩大、心室收缩功能受损、伴有或不伴有充血性心力衰竭和心律失常,但须排除其他原因。本病的诊断参考标准如下:

1.临床表现　心脏扩大、心室收缩功能减低伴有或不伴有充血性心力衰竭,常有心律失常,可发生栓塞和猝死等并发症。

2.心脏扩大　X 线检查心胸比>0.5;超声心动图示全心扩大,尤以左心室扩大为著,心脏可呈球形。

3.心室收缩功能减低　超声心动图检测室壁运动弥漫性减弱,室壁厚度正常或变薄,射血分数小于正常值。

4.必须排除继发性原因　如缺血性心肌病、围生期心肌病、酒精性心肌病、代谢性和内分泌性疾病(如甲状腺功能亢进、甲状腺功能减退、淀粉样变性、糖尿病等)所致的心肌病,家族遗传性神经肌肉障碍所致的心肌病,全身系统性疾病(如系统性红斑狼疮、类风湿关节炎等)所致的心肌病,中毒性心肌病等,必须排除以上继发性原因才可诊断原发性扩张型心肌病。

(四)鉴别诊断

1.风湿性心脏病　扩张型心肌病亦可有二尖瓣或三尖瓣区收缩期杂音,但一般不伴舒张期杂音,且在心力衰竭时较响,心力衰竭控制后减轻或消失,风湿性心脏病则与此相反。扩张型心肌病时常有多心腔同时扩大,而风湿性心脏病以左房、左室或右室扩大为主。病史及超声检查有助于区别。

2.心包疾病　扩张型心肌病时心脏扩大、心搏减弱,须与心包疾病,尤其是心包积液区别。扩张型心肌病时心尖搏动向左下方移位,与心浊音界的左外缘相符;心包积液时心尖搏动常不明显或处于心浊音界左外缘之内侧。二尖瓣或三尖瓣区可闻及收缩期杂音,心电图上心室肥大、异常 Q 波、各种复杂的心律失常,均提示扩张型心肌病,超声检查不难将二者区别,心包内多量液体平段或暗区说明心包积液,心脏扩大则为扩张型心肌病。必须注意到扩张型心肌病时也可有少量心包积液,但既不足以引起心脏压塞,也不至于影响心脏的体征与心脏功能,仅是超声的发现。心脏收缩间期在扩张型心肌病时有明显异常,心包疾病则正常。

3. 高血压性心脏病　扩张型心肌病可有暂时性高血压,但舒张压多不超过110mmHg,且出现于急性心力衰竭时,心力衰竭好转后血压下降。与高血压性心脏病不同,扩张型心肌病患者的眼底、尿常规、肾功能常无明显异常。

4. 冠心病　中年以上患者若有心脏扩大、心律失常或心力衰竭而无其他原因者,必须考虑冠心病和扩张型心肌病。有高血压、高血脂或糖尿病等易患因素,室壁运动呈节段性异常者,有利于诊断冠心病。近年来,对冠状动脉病变引起心脏长期广泛缺血而纤维化,并发展为心功能不全的情况称之为"缺血性心脏病",若过去无心绞痛或心肌梗死病史,与扩张型心肌病区别须依靠冠状动脉造影检查。

5. 继发性心肌病　全身性疾病(如系统性红斑狼疮、硬皮病、血色病、淀粉样变性、神经肌肉疾病等)都有其原发病的表现可资区别。较重要的是与心肌炎的区分:急性心肌炎常发生于病毒感染的当时或不久,区别不十分困难;慢性心肌炎若无明确的急性心肌炎病史则与扩张型心肌病较难区分,实际上不少扩张型心肌病是从心肌炎发展而来的,即所谓"心肌炎后心肌病"。

二、治疗

由于本病的病因尚不明确,难以针对病因进行特异性治疗,目前主要是治疗慢性心力衰竭。

1. 一般治疗　必须十分强调休息及避免劳累,如有心脏扩大、心力衰竭者,宜长期休息,以免病情恶化。避免呼吸道感染。

2. 药物治疗

(1)心力衰竭治疗:有心力衰竭者,治疗原则与一般心力衰竭相同,采用强心药、利尿药和扩血管药。其中,血管紧张素转化酶抑制药、β受体阻滞药可延长患者的寿命,而利尿药、洋地黄类药(地高辛)可以改善患者的心力衰竭症状。

(2)心律失常治疗:对于期前收缩、短阵室性心动过速等心律失常不需要特殊治疗,重点治疗心力衰竭。当心律失常引起症状,尤其是影响患者血流动力学时,需积极应用抗心律失常药物或电学方法治疗,对快速室性心律与高度房室阻滞而有猝死危险者治疗应积极。心室再同步化治疗(CRT)和置入式心脏复律除颤器的应用,大大减少了因缓慢型心律失常和快速室性心律失常而猝死的患者数量。

(3)预防栓塞:对预防血栓栓塞并发症可用口服抗凝药华法林,口服华法林开始的3~5日需同时应用低分子肝素皮下注射,1mg/kg,需注意密切监测凝血酶原时间和国际标准化比值(INR),使INR维持在1.5~2.5。

3. 非药物治疗

(1)心室再同步起搏治疗:通过三腔起搏器进行心室的同步起搏。适应证:心功能Ⅲ至Ⅳ级;左室射血分数≤35%;窦性心律QRS波群增宽,尤其是左束支阻滞者。

(2)心脏移植:对于长期心力衰竭的患者,内科治疗无效时应考虑做心脏移植。

(白雯)

第十一节　肥厚型心肌病

肥厚型心肌病指原因不明的或以特发性心肌肥厚为特征的疾病,心室腔大小正常或缩小,同时伴有收缩期高动力状态和舒张功能障碍,病变主要累及左心室,偶尔也累及右心室,后期可出现心力衰竭。根据左心室流出道梗阻与否,可分为梗阻性和非梗阻性肥厚型心肌病。

肥厚型心肌病多为常染色体显性遗传。我国的患病率约为 0.16%,绝大部分患者没有临床症状,大约 25%患者发生左心室的流出道梗阻,其中仅有 5%～10%的患者因为症状明显或因用药物不良反应严重而选择介入或外科手术治疗。本病为青年人猝死的常见原因。

一、诊断要点

(一)临床表现

1.症状

(1)呼吸困难:以劳力性呼吸困难和夜间阵发性呼吸困难最常见,是由于左心室舒张功能减退引起左心室充盈受损和左心室舒张压力升高,进而引起左心房和肺静脉压力升高,肺淤血所致。后期可由左心衰竭引起。

(2)心前区疼痛:多在劳累后出现,持续时间长,对硝酸甘油反应不佳,是由肥厚的心肌需氧增加而冠状动脉供血相对不足所致,约 1/3 患者合并冠心病心肌缺血。

(3)晕厥:多发生于突然站立和运动后。

(4)猝死:心律失常为主要原因。

2.体征

(1)心界可正常或扩大,触诊心尖部可有抬举性搏动,对本病有诊断意义,偶尔可扪及双峰脉。

(2)听诊第一心音正常,其前可闻及第四心音,可有第二心音分裂。部分患者还可闻及第三心音。非梗阻型肥厚型心肌病患者,心尖区可闻及舒张中期轻微杂音,是由于左心室充盈受阻所致。

(3)梗阻性肥厚型心肌病听诊最大特点是在心尖部和胸骨左缘之间的收缩期杂音,呈全收缩期性和吹风样,可伴有收缩期震颤。杂音开始于第一心音之后,常向胸骨缘下端、腋窝部、心底部传导,但不向颈部血管传导。左室负荷减少(屏气、服用硝酸酯类药物)或心肌收缩力增强(运动、应用洋地黄类药物)时杂音增强。反之,左室前负荷增加(下蹲位时)或心肌收缩力减弱时(应用 β 受体阻滞药)则杂音减弱。

(二)辅助检查

1.心电图表现　肥厚型心肌病患者常有心电图异常,且早于超声心动图改变,可作为肥厚型心肌病的初筛方法。

(1)ST-T 改变:绝大多数肥厚型心肌病患者的心电图有 ST-T 异常,普遍肥厚型心肌病表现为 $V_4 \sim V_6$ 导联 T 波倒置或伴有 II、III、aVF 导联 T 波倒置;心尖肥厚型心肌病主要表现为 I、aVL、$V_2 \sim V_6$ 导联巨大倒置 T 波(0.5～1.0mV),$V_3 \sim V_5$ 导联 ST 段下移,左室高电压,但一般无病理性 Q 波。

(2)病理性 Q 波:间隔肥厚型心肌病可表现为 Ⅰ、Ⅱ、Ⅲ、aVL、aVF、V_4～V_6 导联病理性 Q 波,同导联 T 波可直立、低平或倒置。

(3)心律失常:50％以上患者有心律失常,其中室性和房性期前收缩最为常见;可存在其他异常(包括完全性左束支或右束支阻滞、心房颤动、心室颤动、预激综合征等),但有时需通过动态心电图才能检出。

2.X 线检查　早期多正常,或轻度左心室增大;后期心力衰竭时出现左心室和左心房扩大。

3.超声心动图　是确定诊断本病的依据,同时可直观判定局限性心肌肥厚部位和肥厚的程度及局部运动情况。

(1)诊断标准:非对称肥厚,室间隔与左室后壁厚度之比(IVS/LVPW)＞1.3～1.5;室壁增厚＞15mm,以室间隔肥厚为多。

(2)超声检查的其他改变:左室流出道狭窄＜20mm。二尖瓣前叶收缩期前向移动(SAM 现象),与肥厚的室间隔相接触,进一步形成左室流出道狭窄。主动脉瓣在收缩期提前关闭,呈半闭锁状态,等容舒张期时间延长,反映左室顺应性降低。舒张期二尖瓣前叶与室间隔距离较正常者小。25％肥厚型心肌病患者存在主动脉瓣关闭不全,大多数梗阻性肥厚型心肌病存在二尖瓣反流。心功能改变以舒张功能障碍为主。少数患者可出现室壁瘤。运用彩色多普勒法可计算梗阻前后的压力阶差。

(3)分型:根据心室壁肥厚的部位,将肥厚型心肌病分成四型。

Ⅰ型,局限于前间隔。

Ⅱ型,局限于前间隔和后间隔。

Ⅲ型,广泛性左心室壁肥厚,但左心室后壁基底段厚度正常。

Ⅳ型,心尖肥厚型。

但要注意的是,心尖肥厚型心肌病局限于心尖部,以前侧壁心尖部尤为明显,如不仔细检查,很容易漏诊。此外,根据左室流出道是否梗阻,分为梗阻型和非梗阻型。

4.影像学检查

(1)放射性核素[99m]Tc 锝或[201]Tl 心肌显像。可确定心肌非对称性肥厚的部位和程度。

(2)心脏磁共振检查。可发现局限性心肌肥厚的部位和肥厚的程度。心室腔变小,舒张期肥厚的室间隔厚度＞14mm,室间隔厚度与左室后壁厚度之比＞1.3 倍时,此为室间隔非对称性肥厚型心肌病的特征性表现。

5.心导管检查和造影　左心室舒张末期压上升。有梗阻者在左心室腔流出道部位有收缩压差。心室造影显示左心室腔变形,呈香蕉状、犬舌状、纺锤状(心尖部肥厚时)。冠状动脉造影检查显示冠状动脉增粗,多无狭窄病变,仅少部分合并冠心病。

6.心肌活组织检查　通过活检钳取肥厚部位的心内膜心肌组织,光镜检查可见心肌细胞畸形肥大,排列紊乱。

(三)鉴别诊断

1.冠心病

(1)冠心病以中年以后发病常见,常有冠心病的危险因素。

(2)多有较典型的劳力性胸闷或胸痛症状。

(3)心电图常伴有相关导联缺血性 ST－T 动态改变。

(4)超声心动图无心肌异常局限性肥厚特征。

(5)舌下含用硝酸甘油胸痛可好转。

(6)冠状动脉造影可确诊冠心病。

2. 室间隔缺损

(1)心室间隔缺损为全收缩期杂音,非喷射性,不易变化,向胸骨右侧方向传导。

(2)X 线检查肺循环血量增多征象。

(3)心电图无病理性 Q 波。

(4)超声心动图示心室间隔缺损特征,而无心室局部肥厚改变。

3. 主动脉瓣狭窄

(1)收缩期杂音常以胸骨右缘第二肋间最响亮,向右颈部传导,主动脉瓣第二心音减弱。

(2)X 线示升主动脉扩张,主动脉瓣可有钙化。

(3)心电图无病理性 Q 波。

(4)超声心动图示主动脉瓣狭窄病变,左心室无对称性向心性肥厚。

(5)左心导管检查示左心室与流出道之间无压力阶差,左心室与主动脉之间有明显压力阶差。

(四)并发症

1. 心律失常　期前收缩较常见,其中室性心律失常和心房颤动需要治疗。

2. 心内膜炎　发生率较低,是由于血液中的细菌黏附在心脏内血流紊乱处造成的,如主动脉瓣、二尖瓣。

3. 心脏传导阻滞　在窦房结和房室结较常见,也是影响药物治疗的因素之一。

4. 猝死　较少,但却是肥厚型心肌病最为严重的并发症。室性心动过速导致的心室颤动最为常见,严重的心动过缓和梗阻也是不容忽视的因素。

二、治疗

1. 治疗原则　弛缓肥厚的心肌,改善左心室的顺应性,减轻左室流出道狭窄,控制心律失常,维持正常窦性心律,防止心力衰竭和心脏猝死。

2. 一般治疗　避免剧烈的体力活动、情绪激动及屏气,根据病情决定参加轻或中度体力劳动或体育活动,慎用降低心脏前、后负荷的药物及措施(如硝酸酯类、洋地黄类药物),因为其可加重梗阻。避免发生感染性心内膜炎。

3. 药物治疗　目的为控制心率,使心室充盈及舒张末容量最大化;减低心室肌收缩性,改善心肌顺应性;控制心律失常。主要治疗药物,包括 β 受体阻滞药、苯烷胺类钙拮抗药(维拉帕米)和(或)丙吡胺。也有研究认为,钙拮抗药和 β 受体阻滞药对预防猝死无效。由于洋地黄类药物能增加心肌收缩力,有可能加重左室流出道梗阻,应避免使用。

(1)β 受体阻滞药:一线用药或首选药物,临床常用普萘洛尔、美托洛尔、比索洛尔等。对于无症状的肥厚型心肌病患者是否应该应用尚无定论。

①作用原理:降低心肌收缩力;减慢心率;减轻运动时外周血管扩张,因而可降低左心室与流出道之间的压差;增加心室顺应性和容量,降低心肌耗氧量,增加运动耐受量,从而防止心绞痛和呼吸困难;治疗心律失常,防止晕厥和猝死发生。

②使用方法:从小剂量开始,逐步加量,直到最大耐受量,心室率一般应控制在 55～

65bpm,左室流出道(LVOT)压差应控制在<20mmHg。普萘洛尔,每次 10～20mg,每日 3 次起始,口服;以后可增加到每次 30～50mg,每日 3 次,口服。美托洛尔,开始每次 6.25～12.5mg,每日 3 次,口服;以后可增加到每次 25～50mg,每日 3 次,口服。比索洛尔,每次开始1.25～2.5mg,每日 1 次,口服;以后可增加到每次 5～10mg,每日 1 次,口服。

(2)钙拮抗药:主要治疗药物之一,临床广泛应用的有维拉帕米和地尔硫䓬。对于心率偏慢者,可使用硝苯地平。

①作用原理:通过选择性抑制心肌细胞膜的钙内流,抑制心肌收缩;改善心室舒张期充盈;减少心肌耗氧量、改善心肌缺血;有利于左室流出道压力阶差的降低及症状与运动耐量改善。

②使用方法:从小剂量开始,逐渐加量。需观察患者的血压,避免低血压的发生。但对老年人,特别是已经有严重的窦房结和房室结传导障碍者要慎用。也有人认为,对于严重流出道梗阻症状的患者慎用维拉帕米。适用于心率偏慢的肥厚型心肌病的药物包括以下几种。

维拉帕米(异搏定)每次 40～120mg,每日 3 次,口服。

地尔硫䓬每次 30mg,每日 3 次,口服。

硝苯地平每次 5～20mg,每日 3 次,口服。

(3)丙吡胺:Ⅰa 类抗心律失常药,由于其负性肌力作用,使左室流出道梗阻间接减轻,对可能出现心房颤动的患者有益处。由于丙吡胺可能缩短房室结传导时间,因而在有阵发性心房颤动患者中可增加心率,建议与小剂量 β 受体阻滞药合用。每次 200mg,每日 3 次,口服。

(4)血管紧张素转化酶抑制药:有明显逆转心肌肥厚、减轻心肌质块的作用,故早期用于治疗肥厚型心肌病可能有预防左室舒张功能不全发展为充血性心力衰竭的作用。卡托普利每次 12.5～25mg,每日 3 次,口服。

(5)抗心律失常药物:肥厚型心肌病患者常发生心源性猝死,可能由于室性心律失常所致。比较有效的抗室性心律失常药是Ⅲ类的胺碘酮和索他洛尔,可在经过选择的患者(如心室颤动幸存者或有持续性室性心动过速的患者)中使用。患者如有心房颤动,应予药物或电复律,复律成功后口服胺碘酮以维持窦性心律。

若心房颤动反复发生或为持久性心房颤动,因有发生血栓栓塞并发症的危险,应给予华法林抗凝治疗。

4.非药物治疗 适应证为:有明显症状,药物治疗效果不好;室间隔厚度>18mm,与左室游离壁厚度之比>1.5;左心室流出道压力阶差静息状态下>30mmHg,激发时>60mmHg;有二尖瓣收缩前向运动现象(SAM 现象);猝死幸存者。

(1)室间隔化学消融:采用介入性技术,将导管送入冠状动脉左前降支的第一间隔支,注射无水乙醇,造成该支血管所供血的室间隔上部心肌梗死,使室间隔上部变薄,运动减弱,从而使左心室流出道增大,收缩期压力阶差降低,二尖瓣反流减轻,症状得以改善。除了上述的适应证外,存在下列因素的患者优先考虑化学消融:不能耐受外科手术的情况,如高龄、伴随有肺部及肾脏疾病者、或估计寿命不长者;外科心肌切除术或双腔感知、双腔起搏、房室顺序型生理性起搏器(DDD 起搏)治疗不理想者;穿隔支清晰者。

(2)起搏治疗:20 世纪 80 年代末开始用双腔起搏器治疗肥厚型心肌病,取得了肯定疗效。其原理是通过起搏器起搏右心室心尖部或间隔,使室间隔先收缩,左心室游离壁后收缩,从而减轻左心室流出道的同步收缩,降低压力阶差,改善患者症状。

双腔起搏器治疗的指征除了上述非药物治疗的适应证条件外,还包括不愿接受手术治疗或化学消融治疗;合并传导系统障碍或心动过缓,需要置入起搏器;已有传导系统障碍而行经皮室间隔心肌消融术(PTSMA)术前预防治疗;外科手术或 PTSMA 术后并发传导系统障碍的补救治疗。

对于有恶性室性心律失常、晕厥病史的患者,应该考虑置入可置入式心脏转复除颤器。

(3)外科治疗:外科治疗最常用经主动脉途径进行室间隔心肌切开或部分切除术,手术的死亡率为 10%。

(4)心脏移植:当各种内科和外科治疗均无效时,可考虑行心脏移植术。

(白雯)

第十二节　限制型心肌病

限制型心肌病以单侧或双侧心室充盈受限和舒张容量下降为特征,但收缩功能和室壁厚度正常或接近正常。在原发性心肌病中,限制型心肌病远较肥厚型心肌病和扩张型心肌病少见,大多为零散发生,多发于热带和温带地区,儿童和成年人均可患病,男女患病率大致相等。确切发病率不清,我国少见。本病病因不明。病理变化主要表现为心脏间质纤维化,即心内膜增厚、硬化,心内膜下心肌纤维化,心内膜上厚层血栓形成,单侧或双侧心室均可受累。本病预后不良,5 年死亡率为 6%～7%,通常右室病变预后较差,左室病变预后较好。

一、诊断要点

1.临床表现

(1)发病早期可无症状,也可有发热,全身倦怠、乏力,全身淋巴结肿大、脾大、白细胞增多,特别是以嗜酸性粒细胞增多较为特殊。

(2)随着病情进展,左室受累,左室舒张功能受限,患者主要表现为劳力性呼吸困难、疲劳、心悸,进而出现阵发性夜间呼吸困难、端坐呼吸;右室或双侧心室受累时,肝脏和消化道淤血、腹水和周围性水肿,表现为少尿、恶心、呕吐、水肿,其临床表现与缩窄性心包炎极为相似。

(3)出现体循环、肺循环栓塞症成为本病的主要临床表现。

(4)血压低,脉压小,脉搏细弱。

(5)心尖搏动弱,心界增大,心率快,心音减弱;肺动脉瓣听诊区可闻及第二音亢进,心尖部可闻及第三心音、第四心音。

(6)双肺可闻及湿啰音。

(7)右室或双侧受累出现右心功能不全体征,如颈静脉怒张、肝大、腹水、下肢或全身水肿等。

2.辅助检查

(1)实验室检查

①血常规:早期可见嗜酸性粒细胞增多。

②免疫学检查:免疫球蛋白 M(IgM)、免疫球蛋白 G(IgG)异常增高。

(2)心电图检查

①心电图非特异性改变多见,包括 P 波增宽、QRS 波群低电压、ST 段压低、T 波普遍低

平或倒置。

②心房扩大或左室肥厚等改变。

③各种类型的心律失常,其中窦性心动过速和心房颤动多见;心脏传导障碍,尤以右束支阻滞多见。

(3)X线检查:心影可正常或扩大,可呈球形,偶见心室内膜钙化影。以左心室病变为主的患者可见肺淤血,右心室病变为主的患者可见肺淤血减少。有时可见心包积液或胸膜腔积液。

(4)超声心动图检查:超声心动图对本病的诊断有较大帮助。

①室壁运动幅度明显减低。

②左室舒张期末内径及容积减少。

③左室后壁和室间隔明显增厚,多呈对称性。

④心内膜增厚,回声增强,测量内膜增厚、心腔狭窄,心尖部心腔闭塞具有诊断价值。

(5)心内膜心肌活检:本病有特征性的病理改变,心内膜心肌活检对诊断及鉴别诊断具有重要价值。镜检可见心内膜炎症、坏死、肉芽肿及纤维化,心内膜下心肌坏死、间质纤维化,心内膜上可见附着血栓,血栓内可有嗜酸性粒细胞浸润。如果病变在心内膜呈散发性病灶等,可出现活检阴性,应紧密结合临床。

(6)心导管检查:心导管检查是鉴别限制型心肌病和缩窄性心包炎的重要手段,本病特征性改变是舒张末压增高,舒张期压力曲线形态似平方根号,即舒张早期压力迅速下降,然后又迅速上升至平台,使舒张中晚期压力呈平顶高原波形。心室造影可见心室腔缩小,心内膜增厚,心房扩大,二尖瓣、三尖瓣反流。

(7)其他检查:放射性核素心血池显像、电子束CT、磁共振成像等检查有助于限制型心肌病的诊断和鉴别诊断。

3.鉴别诊断 本病需与缩窄性心包炎相鉴别,尤其是右室病变为主的限制型心肌病(表2—21)。

表2—21 限制型心肌病与缩窄性心包炎鉴别要点

鉴别项目	限制型心肌病	缩窄性心包炎
病史	多发于热带和温带地区	有结核和化脓性感染
心脏体征	二尖瓣、三尖瓣关闭不全杂音,S_3 奔马律	心包叩击音
心肌活检	心内膜增厚、钙化、血栓,心肌纤维化	心包钙化
X线检查	心影正常或扩大,偶见心室内膜钙化影	心影偏小、正常或轻度增大
心脏超声	心内膜增厚,房室瓣反流	心包增厚,无房室瓣反流
CT检查	心内膜增厚、钙化	心包增厚
磁共振成像	心房血液滞留征	心包增厚
心导管检查	PCWP>RAP	PCWP=RAP
RAP	<15mmHg	>15mmHg

注:RAP:右心房压力;PCWP:肺毛细血管楔压

二、治疗

限制型心肌病主要病理改变是心内膜增厚,主要影响心脏舒张功能,本病无特效治疗手段,主要对舒张性心力衰竭治疗,但心力衰竭对常规治疗反应较差。

1.一般治疗 不宜过劳,避免呼吸道感染,预防心力衰竭的各种诱因等。

2.药物治疗

(1)心力衰竭的治疗:药物治疗主要是改善舒张功能,包括血管紧张素转化酶抑制药、β受体阻滞药和钙拮抗药。右心功能不全者可给予适当利尿药,但应注意避免过度利尿引起血容量不足,左室充盈压下降而发生排血量降低,血管扩张药也需谨慎使用。

(2)激素:初发现的心内膜心肌纤维化的婴幼儿,如果心内膜增厚达5mm以上,可应用小剂量地塞米松(每日0.5mg/kg)以抑制心内膜纤维组织增生,剂量需参考年龄。

(3)洋地黄类药物:心房颤动患者可适量应用洋地黄药物(一般剂量的1/2~1/3),主要是控制心室率。

(4)抗心律失常:持续性心律失常或伴随症状时,宜选用抗心律失常药。

(5)抗凝:同时可选用抗凝药华法林预防血栓栓塞,定期监测国际标准化速率(INR),使INR维持在2.0~2.5。

3.手术治疗 当心内膜心肌病发展到纤维化阶段时,行外科手术剥离心内膜效果良好,必要时加瓣膜置换术。疾病活动期则不宜行手术治疗。心功能Ⅳ级的患者内科治疗效果不佳时,应尽快手术治疗,左室病变为主时早期手术尤为重要。右室病变为主者早期手术可避免不可逆的肝损害和心脏肥厚。肝硬化出现前可行心脏移植,已有肝硬化时疗效不佳,不宜行手术治疗。

(张磊)

第十三节　酒精性心肌病

酒精性心肌病是指长期大量饮酒,使心肌细胞发生变性,形成一种非缺血性的扩张型心肌病。临床表现为心脏扩大、心功能不全、心律失常,类似于扩张型心肌病,在临床上也常常被误诊为扩张型心肌病或缺血性心肌病,失去了"强制戒酒"作为有效的治疗方法。好发年龄段为30~35岁,以男性居多,女性患者仅占14%左右,症状一般为隐匿性。女性比男性更容易患酒精性心肌病,但是女性患者的病情发展较男性患者缓慢。患者有长期过量饮酒史或反复大量酗酒史。长期大量饮酒是指1周最少4天饮酒,而且每天饮纯酒精125ml以上,或者1日饮白酒150g以上,或者1日饮啤酒4瓶以上,持续上述的饮酒量6~10年。

一、诊断要点

1.临床表现 酒精性心肌病分为无症状期和有症状期。

(1)无症状期临床表现:患者长期大量饮酒史超过5年就有可能发展为酒精性心肌病,但早期为无症状期。此时患者几乎没有任何不适,通过心脏超声检查能发现心室轻微扩张和室壁变薄。如果患者在无症状期及时戒酒,就不会发展成有症状期的酒精性心肌病。

(2)有症状期临床表现

①消化道症状:早期患者因酒精性肝病、黄疸、消化道出血等不适就诊。

②一般心脏症状:无明显活动后心悸、气促,但饮酒后感到心悸、气促、胸部不适或晕厥、阵发性心房颤动,体检除发现心脏稍扩大外,无特殊心脏疾病体征。

③心力衰竭:中晚期患者可发生心力衰竭,常常以左心衰竭为主,表现为劳力性或夜间阵发性呼吸困难、气短、端坐呼吸、心脏扩大、奔马律、肺部湿性啰音。出现右心衰竭时表现为恶心、呕吐、食欲下降、腹胀、肝大、水肿、腹腔积液、胸腔积液等充血性心力衰竭的体征。

④心律失常:患者可出现多种心律失常,以室性期前收缩最多见,其次是心房颤动、室性心动过速、病态窦房结综合征。这些表现常常靠心电图,尤其是动态心电图才能诊断。

2.辅助检查

(1)实验室检查

①血脂:以三酰甘油升高为主。

②肝功能:谷氨酸氨基转移酶(ALT)、天门冬氨酸氨基转移酶(AST)、球蛋白升高,白蛋白降低。晚期导致肝硬化,出现凝血时间延长,凝血酶原活动度明显下降,血清胆红素升高。值得注意的是,在酒精性肝损害的指标中,天门冬氨酸氨基转移酶的升高往往比谷氨酸氨基转移酶升高更明显,这与一般肝脏病不同。

③肾功能:尿素氮、肌酐、血尿酸升高。

④血气分析:心力衰竭急性发作时可出现低氧血症(1型呼吸衰竭)、代谢性酸中毒,严重时合并二氧化碳潴留(2型呼吸衰竭),呼吸性酸中毒。

⑤尿常规:尿胆原高于正常。

(2)心电图

①非特异性的ST-T改变。

②心电轴左偏、左心室肥大。

③室性期前收缩、心房颤动、室性心动过速、窦房结功能低下,在24小时动态心电图更容易发现。

(3)X线摄片

①心影增大,心胸比例>0.55。

②两肺纹理增多、粗乱,肺淤血或肺水肿改变。

③部分心力衰竭的患者可出现胸腔积液。

(4)心脏超声

①心腔扩大,以左右心室、左心房扩大为主。

②室壁运动弥漫性减弱,部分患者可见室间隔增厚。

③左心室射血分数下降(<50%)。

④舒张功能受损,E峰与A峰比值<1.0。

(5)腹部超声:由于酒精性心肌病患者都有长期酗酒史,常会发现肝脏损害,如肝大、肝淤血、脂肪肝、脾大,晚期患者会出现肝硬化、腹水。

(6)心脏磁共振:表现为心脏扩大、室壁变薄、室壁运动弥漫性减弱,类似于扩张型心肌病改变。

3.鉴别诊断 由于酒精性心肌病缺乏特异性诊断标准,主要表现为心脏扩大和心力衰竭,与其他心肌病类似,因此很容易误诊、漏诊,最重要的原因是医生忽视了患者的饮酒史。

(1)扩张型心肌病:根据临床症状、体征、心脏彩超结果,很难与酒精性心肌病鉴别。一般长期严重的酗酒史;戒酒能使酒精性心肌病各个阶段的病情获得逆转,甚至可以痊愈,有助于鉴别。

（2）缺血性心肌病：由于冠状动脉病变引起心脏长期广泛或反复缺血导致心肌小灶性坏死或纤维化，发展为心脏扩大、心功能不全或心律失常。有心绞痛或心肌梗死的既往史，心电图有心肌梗死的表现，心脏彩超提示室壁节段性运动异常，即应考虑缺血性心肌病。冠状动脉造影可发现冠状动脉多支、多处病变，而酒精性心肌病患者的冠状动脉多正常。

（3）围生期心肌病：多发生在妊娠最后 3 个月或产后 6 个月内，常见于多产妇女，无其他心脏病史，临床表现为心脏扩大、心功能不全，可有附壁血栓。有别于酒精性心肌病。

（4）中毒性心肌病：某些药物直接作用产生心肌炎症反应，或者导致慢性损害的特异性扩张型心肌病。抗肿瘤药（多柔比星）剂量较大（蓄积剂量 7550mg/m²）时即可引起心肌病，发生心功能不全。应用大剂量的环磷酰胺可在 2 周内或很快出现心肌水肿、出血性坏死及心功能不全。滥用毒品可卡因可引起致命的心脏并发症，如心肌炎、扩张型心肌病、急性心肌梗死（冠状动脉痉挛或血栓）、猝死。左侧乳腺癌患者的放射治疗引发的心功能不全风险增加 8～10 倍。

（5）糖尿病性心肌病：如果糖尿病病程 5 年以上，出现心脏舒张功能减退，进一步发展可出现心脏收缩功能不全，常伴有其他微血管病变（如糖尿病性视网膜病变、肾微血管损害）引起的糖尿病肾病。确定诊断需行心内膜心肌活检，发现微血管病变及 PAS 染色阳性。此类患者常有饮酒史、合并冠心病，增加了诊断的难度，常需进行冠状动脉造影。

（6）克山病：这是一种地方性、原因未明的、以心肌病变为主的未定型心肌病，临床表现以急性或慢性心功能不全，心脏扩大，心律失常及脑、肺和肾等脏器的栓塞为主，与原发性扩张型心肌病极为相似。但克山病主要发生在东北到西南的一条过渡地带上，与该地带的水土含硒量低有关，常有群发的特征，补硒治疗有效。

（7）高血压病引起的心肌病变：患者有较长期的高血压病史，而且平素血压控制不佳，查体心脏扩大，晚期可出现心力衰竭的表现。心脏彩超提示心肌肥厚。心电图提示左室高电压。以上均与酒精性心肌病不同，比较容易鉴别。

二、治疗

1. 一般治疗

（1）彻底戒酒是酒精性心肌病患者一种积极而有效的治疗方式。

（2）绝对卧床休息，尤其是已经发生心力衰竭的患者。

（3）对所有酒精性心肌病的患者，均要求低盐（钠）、低脂、高蛋白、高维生素饮食。

2. 药物治疗

（1）心力衰竭治疗：积极的抗心力衰竭治疗，包括强心、利尿、扩张血管及应用适量的血管紧张素转化酶抑制药和受体阻滞药。

①扩张血管药：心力衰竭急性发作时静脉使用硝酸甘油、硝普钠扩张血管。硝酸甘油 5～10mg，加入生理盐水 250ml 中，静脉滴注，根据血压调整滴速（每分钟 15～60 滴）。硝普钠的扩血管、降血压的作用较强，而且需要避光使用，最好由输液泵控制给药，使用方法与硝酸甘油相似，需要从小剂量开始静脉滴注，根据血压逐渐加量。

②利尿药：使用利尿药以减轻心脏负荷。急性期可用呋塞米静脉给予，24 小时内用量 20～200mg。稳定期可用呋塞米 20mg，氢氯噻嗪 25～100mg，每日 1～2 次，口服。使用利尿药时要注意电解质紊乱，尤其是低钾血症、低钠血症。

③强心药:洋地黄类药物用于心力衰竭急性发作,合并快速心房颤动的患者更适用,毛花苷丙每次 0.2~0.4mg,缓慢静脉推注,24 小时内用量不超过 0.8mg。稳定期可用地高辛,每次 0.125~0.25mg,每日 1 次,口服。洋地黄类药易发生中毒,注意监测。

④血管紧张素转化酶抑制药:此类药物能抗心肌重构、减少心力衰竭患者的病死率、改善心功能。卡托普利每次 6.25~25mg,每日 2~3 次,口服;贝那普利每次 5~10mg,每日 1 次,口服。但此类药物有引起刺激性咳嗽的不良反应,中、重度肾功能损害的患者慎用。

⑤血管紧张素Ⅱ受体拮抗药:与血管紧张素转化酶抑制药的作用相似,中重度肾功能损害的患者也要慎用。缬沙坦每次 80~160mg,每日 1 次,口服;缬沙坦钾每次 50~100mg,每日 1 次,口服。

⑥β受体阻滞药:建议在利尿、扩张血管的前提下使用该类药物,从小剂量开始,逐渐加量,直至最大耐受剂量,既可改善心力衰竭的症状,又可治疗心律失常。美托洛尔从每次口服 6.25mg,每日 2 次开始,逐渐加量。

(2)抗心律失常:患者出现室性心动过速等恶性心律失常时,胺碘酮每次 150mg,缓慢静脉注射,效果不显,30~60 分钟可重复;或每分钟 0.5~1mg,静脉滴注,24 小时最大用量不超过 2000mg;以后改为胺碘酮每次 200mg,每日 1 次,口服。对于室上性和室性心律失常均有效,但肺纤维化、肝功能异常、甲状腺功能异常的患者禁用。也可用普罗帕酮 35~70mg,缓慢静脉注射,以后可改每次口服 100~150mg,每日 3 次,但合并冠心病的患者慎用。

对于严重心动过缓的患者,急性期可给予异丙肾上腺素或阿托品治疗,效果不好可置入临时或永久性心脏起搏器。

(3)抗凝治疗

①肝素:主要用于急性期预防血栓治疗。肝素和低分子肝素适合于住院的患者,使用前要排除凝血功能异常。肝素可以每小时 600~1000IU 静脉滴注,需要监测凝血活酶时间(ACT)延长至 1 倍。如用低分子肝素,可按每次 1mg/kg,每日 2 次皮下注射。不需要特殊监测。

②阿司匹林:预防心房内附壁血栓形成,每次 100mg,每日 1 次,口服。

(4)营养心肌治疗

①补充大剂量 B 族维生素、维生素 C,急性期可静脉给予,稳定期可口服用药。

②补充钾镁:常规给予门冬氨酸钾镁,既可改善心肌代谢,保护心肌细胞,又可防治心律失常。

③盐酸曲美他嗪:是一类新型抗心绞痛药物,可改善心肌能量代谢,酒精性心肌病患者长期口服有助于阻止心肌细胞过氧化,对于心肌细胞重构起积极保护作用。

(白雯)

第十四节　致心律失常性右室心肌病

致心律失常性右室心肌病是一种临床少见的器质性心脏病,也称为致心律失常性右室发育不良,是年轻运动员猝死的最主要原因,占 25%。40 岁以下的健康年轻人占 80%,男性患病率是女性的 3 倍。其特异性病理改变是心肌被纤维、脂肪组织所取代,从而导致心电不稳定(心律失常)及进展性心室功能不全。

一、诊断要点

(一)临床表现

致心律失常性右室心肌病患者常无特异性表现,多因运动时出现心悸、胸闷不适、晕厥、猝死等症状,或因心律失常,尤其是室性心动过速,或常规心电图发现室性期前收缩而来就诊。心律失常以室性心律失常多见,可有室性期前收缩、持续性单型室性心动过速和心室颤动,以阵发性或持续性室性心动过速多见。除室性心律失常外,室上性心律失常亦不少见,占24%,出现频率依次为心房颤动、房性心动过速和心房扑动。

多数致心律失常性右室心肌病患者体检完全正常。部分患者可能由于右心室增大而导致心界向左扩大。听诊可有心动过速或第二心音宽分裂,有时可闻及第三心音、第四心音。偶可闻及心脏杂音。

(二)辅助检查

1.X线检查 胸部X线检查可正常。部分患者可有心脏扩大,心脏的形状常为球形。

2.心电图

(1)常规心电图:在疾病早期可表现为正常心电图。大多数病程长的患者窦性心律时心电图常有异常改变。

1)$V_1 \sim V_3$导联T波倒置:这是最常见的改变,约占50%。若T波改变的范围扩大到其他胸前导联,常提示左心室受累。

2)右束支阻滞:是较特异性的改变,V_1、V_2或V_3导联QRS波时限>110ms,但不完全性右束支阻滞比完全性右束支阻滞多见。

3)ε波:近1/3患者心电图可见QRS波群之后、ST段之前有一分离波,尤以V_1导联明显,称为ε波。这种低振幅电位代表右室某些部位延迟的心室激动,通常由右束支传导系统的部分阻滞引起。出现ε波及$V_1 \sim V_3$导联QRS波群延长是致心律失常性右室心肌病的主要诊断标准。

4)室性心动过速:发作时典型表现为左束支阻滞型,多形性、多源性室性期前收缩、心室颤动亦可见到。

5)其他心律失常:包括室上性心律失常也可见到,常由于其他部位受累所致。动态心电图监测可大大提高心律失常的检出率。

(2)运动负荷试验:致心律失常性右室心肌病患者,做运动负荷试验可诱发或加重室性心律失常,可能与右室牵张和儿茶酚胺增加有关。但在运动试验中室性心律失常没有加重者,不能排除致心律失常性右室心肌病。

(3)异丙肾上腺素试验:大剂量异丙肾上腺素可用于诊断致心律失常性右室心肌病,敏感性较高。以大剂量异丙肾上腺素(20~30μg/分钟)持续静脉滴注3分钟,85%诱发出短阵或持续性室性心动过速,其中80%为多形性,呈左束支传导阻滞图形。但在老年患者和疑有冠心病者需谨慎。

3.超声心动图和核素闪烁造影 致心律失常性右室心肌病患者超声心动图表现主要为轻度右室扩张、肌小梁减少或紊乱、局部膨出和矛盾运动、高回声的不规则调节带、右室流出道孤立性扩张等。超声心动图检查常可发现结构和(或)功能异常,尤其是右心室。如右室与左室舒张末直径比值>0.5,诊断致心律失常性右室心肌病的敏感性为86%,特异性为93%,

阳性预测值为 86%，阴性预测值为 93%。

超声检查可鉴别其他与室性心动过速有关的致右室解剖异常的疾病，包括 Ebstein 畸形、先天性右半心包缺损、房间隔缺损、右室梗死和三尖瓣关闭不全等。

超声心动图和核素闪烁造影联合检查诊断致心律失常性右室心肌病敏感性、特异性均很高，有助于发现右室壁局部运动异常，在持续性室性心动过速且血流动力学良好时，还有助于定位室性心动过速的来源，可代替有创的右心室造影。

4.磁共振显像(MRI)检查　MRI 非常适合检查和定位心肌内增加的脂肪组织，是诊断致心律失常性右室心肌病的有效手段。MRI 可以精确地计算右室体积和检出异常收缩部位。MRI 检出的右室异常收缩部位与右室造影一致。但该技术对致心律失常性右室心肌病诊断的敏感性差异很大(22%～100%)，与检查医师的技术也有关。

5.右心室造影　采用右前斜 30°、左前斜 60°右心室造影可显示右心室增大，在远离"调节束"的心尖部常可见到被深裂隙分离的横行肥厚(>4mm)的肌小梁，以及三尖瓣后瓣下或漏斗部前壁膨出。也有少数致心律失常性右室心肌病患者心右室不增大，而表现为右心室流出道等部位局部突出或膨出。

6.电生理检查　心脏程序电刺激可诱发出持续性单形性室性心动过速或非持续性室性心动过速，后者临床意义不大。进行心脏电生理检查旨在筛选可能发生严重室性心律失常的高危患者，并可确定室性心动过速的起源部位，必要时还可进行电药理学研究以协助选择有效药物。

7.心内膜心肌活检　心肌活检对致心律失常性右室心肌病的诊断有价值。在右室游离壁或间隔与游离壁的交界处取材，且以活检组织中纤维组织<40%，脂肪组织>3%为诊断标准，则心肌活检诊断致心律失常性右室心肌病的敏感性为 67%，特异性为 92%。而且活检阳性也可见于其他心脏病患者，如肥胖、心肌炎、酒精及药物影响心脏等均可出现。此外，致心律失常性右室心肌病的典型病变部位多位于右室游离壁，且可为节段性，而活检通常的取材部位—右室间隔，使心肌活检诊断的敏感性下降。同时，右室游离壁活检使得心肌穿孔的危险加大。因此，心内膜心肌活检不是诊断致心律失常性右室心肌病的最佳标准和方法。

(三)诊断依据

致心律失常性右室心肌病由于缺乏特异性临床特点，常难于诊断。致心律失常性右室心肌病的诊断需两个条件：一是发育不良的右室，二是致心律失常的右室，后者尤为重要。

欧洲心脏学会新的致心律失常性右室心肌病诊断标准包括 4 个主要条件和 5 个次要条件。凡符合其中 2 个主要条件或 1 个主要条件加 2 个次要条件者可确诊。

1.主要条件

(1)右心室明显扩张或右心室射血分数降低，左心室没有或仅有轻度损害；局部右心室室壁瘤(区域性不动或低动度，舒张期膨出)；重度右心室节段性扩张。

(2)心内膜心肌活检显示心肌呈纤维脂肪替代。

(3)ε 波或右胸导联($V_1 \sim V_3$)QRS 波延长(>110ms)。

(4)经尸检或手术证实呈家族发病。

2.次要条件

(1)右室整体中度扩张或右心室射血分数降低，左心室正常；右心室节段性中度扩张；右心室局部动度降低。

（2）右胸导联（V_2 与 V_3）T 波倒置；年龄在 12 岁以上，无右束支阻滞。

（3）晚电位阳性。

（4）心电图、动态心电图、运动试验有左束支阻滞型持续或非持续性室性心动过速；频发室性期前收缩（24 小时 1000 个）。

（5）疑为致心律失常性右室心肌病有早发（<35 岁以下）猝死家族史，或基于本标准临床诊断的明确家族史。

（四）鉴别诊断

诊断致心律失常性右室心肌病时需注意与其他致右室结构异常并伴有室性心律失常的疾病进行鉴别。这些疾病包括 Uhl 氏病、Ebstein 畸形、肺动脉狭窄或三尖瓣闭锁、肺静脉畸形引流、先天性右半侧心包缺损、先天性肺动脉瓣反流等。

1. Uhl 氏病　致心律失常性右室心肌病多见于男性，而 Uhl 氏病却无明显性别差异。其他还有年龄、临床表现和病理等方面的差异可供鉴别（表 2-22）。

2. 右室流出道室性心动过速　表现为左束支阻滞型室性快速性心律失常而心肌结构正常者，容易与右室流出道室性心动过速相混淆。后者的预后良好，可以通过射频消融技术根治。鉴别需结合晕厥史、家族史及窦性心律时的心电图改变，以及 MRI 等检查。

表 2-22　致心律失常性右室心肌病与 Uhl 氏病的鉴别

鉴别项目	致心律失常性右室心肌病	Uhl 氏病
家族史	有（一些患者）	无
性别比例（男/女）	2.9：1	1.3：1
发病年龄	青少年和更大一些	婴幼儿
常见临床表现	心律失常、晕厥或猝死	充血性心力衰竭
运动诱发死亡	不常见	极少
病理	右室壁被脂肪组织代替，散布有被纤维组织包绕的心肌纤维	右室壁完全缺乏心肌组织，心内、外膜贴在一起

3. 主要累及右室的心肌病　近年来，致心律失常性右室心肌病患者的左心室病变日益受到重视。当患者初诊时，若左心室射血分数略<50％时，致心律失常性右室心肌病与主要表现为右心室功能障碍的心肌病的鉴别将很困难。左心室收缩功能受损的致心律失常性右室心肌病患者通常进展很缓慢或不进展，而一般的心肌病患者则可预料其左心室收缩功能将进行性下降。

二、治疗

致心律失常性右室心肌病的治疗，包括药物治疗、导管消融治疗、置入式心脏转复除颤器和外科手术治疗。由于没有标准、有效的治疗方法，因此一般仅对有症状的患者进行治疗。治疗满意是指随访至少 1 年中无室性心动过速及恶性室性心律失常发作或发作减少 95％以上。已经诊断致心律失常性右室心肌病的患者应限制剧烈的体育运动。对致心律失常性右室心肌病患者的直系亲属筛查，包括 12 导联心电图、信号平均心电图、经胸超声及运动负荷试验。

1. 药物治疗　有限的资料研究显示，索他洛尔效果最好，其次为维拉帕米。对可通过运动、程控刺激、异丙肾上腺素诱发的室性心动过速，受体阻滞药效果较好。而胺碘酮的有效率较低。总的说来，Ⅰa和Ⅰb类无效，Ⅰc类17%有效。

2.导管消融术　导管消融术治疗致心律失常性右室心肌病的室性心动过速目前已成为一种主要的非药物疗法，成功率约为50%，而且消融后也可以出现形态与消融前不同的室性心动过速，故射频消融治疗有一定局限性。下列情况可考虑对致心律失常性右室心肌病患者进行射频消融治疗：耐药、抗心律失常药(尤其胺碘酮和/或索他洛尔)疗效不佳及不能耐受时，以及心肌病变较局限时可考虑采用。

3.置入式心脏转复除颤器(ICD)治疗　心脏停搏后复苏成功、有猝死家族史、对抗心律失常药无反应或不能耐受的室性心动过速患者常被列为高危人群，应置入ICD。

ICD治疗可以改善致心律失常性右室心肌病高危人群的长期预后。由于致心律失常性右室心肌病患者的主要心律失常是室性心动过速，因此主要应用的是ICD的抗心动过速起搏功能，置入双腔ICD可以减少由于室上性心动过速所致的误除颤。由于致心律失常性右室心肌病患者的右室壁萎缩、变薄，置入右心室电极具有潜在的危险性。

4.外科治疗　最初的外科治疗是在心外膜最早激动处简单地切除部分心肌，但术后常出现新形式的室性心动过速的发作，最晚可延至术后7年才出现。不过，复发的心律失常通常用抗心律失常药可以很好地控制。

Guiraudon等报告一种完全分离右室游离壁的手术方法：通过分离左右室，减小了心室体积(心室颤动的发生需要一定的体积)，并可防止室性心动过速从右心室向左心室"蔓延"，使从右心室游离壁起源的室性心动过速只局限于右心室。这种方法的不利结果是术后易发右心室衰竭。也有人尝试部分分离右心室游离壁。

如果能用心外膜标测对室性快速性心律失常很好地定位，联合应用心肌切除和冷凝疗法将是一种安全有效的方法。手术的长期疗效尚不可知。

进行性或顽固性心力衰竭或室性心律失常不能控制者，可考虑进行心脏移植。

（张磊）

第十五节　感染性心内膜炎

一、概述

感染性心内膜炎(infective endocarditis,IE)是指细菌、真菌或其他微生物直接感染而产生心瓣膜或心室壁内膜的炎症。是一种高致残和高病死率的疾病。

IE的年发病率为3～10例/10万人，住院的IE患者病死率9.6%～26%。影响IE预后的主要因素包括：患者的病情特征、是否有心脏和非心脏并发症、病原微生物种类、超声、心电图征象等。目前约50%患者在住院期间接受外科手术。有外科指证而手术风险较高、无法实施手术者预后差。

近年来IE的流行病学已经发生了明显变化，风湿性心脏瓣膜病患者明显减少，退行性心脏瓣膜病患者、静脉用药依赖者明显增加。人工瓣膜置换、心脏起搏器、埋藏式心脏除颤器等植入逐年增加使得器械相关性IE发病率在增高。

(一)IE病因

包括基础心血管病变及病原微生物两方面。大多数IE患者有心瓣膜病变，如二叶式主动脉瓣狭窄、二尖瓣脱垂、主动脉瓣与二尖瓣退行性病变、风湿性心瓣膜病等；其次为先天性心脏病（动脉导管未闭、室间隔缺损、法洛四联症等）、静脉注射成瘾、接受有创性检查、介入治疗和血流透析等。IE病原微生物中最常见的是细菌（＞90％），其次为真菌（约5％），其他病原体如衣原体、立克次体等均罕见。对于社区获得性IE致病菌以链球菌为主，院内感染性IE致病菌以金黄色葡萄球菌和肠球菌为主，透析患者感染性IE致病菌以金黄色葡萄球菌为主，而且绝大部分为耐甲氧西林的金黄色葡萄球菌。吸毒患者IE以金黄色葡萄球菌多见。

（二）病理生理

赘生物形成是本病的特征性病理改变。临床IE除感染征外，其他表现还基于：①心内膜感染的局部毁损作用；②赘生物碎片引起远处栓塞或迁移性感染；③持续菌血症期的远处血源性感染；④对感染细菌的免疫反应，由免疫复合物或抗体、补体与组织中的抗原相互作用，引起组织炎症损伤。

（三）2009年ESC的IE指南提出IE分类

依照感染部位及是否存在心内异物将IE分为：①左心自体瓣膜IE（native valve endocarditis，NVE）；②左心人工瓣膜IE（prosthetic valve endocarditis，PVE）瓣膜置换术后1年内发生者为早期PVE，1年后发生者晚期PVE；③右心IE；④器械相关性IE，包括发生在起搏器或除颤器导线上的IE，可伴或不伴有瓣膜受累。

根据患者来源分为：①社区获得性IE；②医疗相关性IE：院内感染和非院内感染；③经静脉吸毒者的IE。

二、临床诊断

IE的早期表现缺乏特异性，多数表现为发热等感染征象，往往被误诊为一般呼吸道感染，而且不同患者间差异较大，一些老年或免疫低下的患者甚至没有明确的发热病史。因此，IE的及时检出首先有赖于临床医师的高度警觉性，即一旦怀疑立即求证，超声心动图检查和血培养是诊断IE的两大主要依据。

（一）临床表现

1. 全身感染的表现

（1）发热：为本病最常见症状，90％左右患者有发热。各种热型均可出现，以弛张热多见，也可以是持续低热，如不治疗则发热可持续或反复出现。发病初期由于其他临床表现不明显，容易与感冒发热混淆。发热前可伴或不伴有寒战。热退时出汗较多，有时即使不发热也出汗明显。少数患者可不发热或轻微发热，主要见于老年人、严重衰弱或少数凝固酶阴性的葡萄球菌感染的自身瓣膜IE患者。

（2）其他全身症状：主要有进行性贫血、消瘦、乏力、纳差、盗汗等。进行性贫血可达严重程度，是IE的较常见表现，有时可成为突出症状之一。而乏力、虚弱、气急可部分由贫血引起。盗汗也是感染活动的重要表现，严重时白天也可虚汗不止。肌肉关节酸痛也常见，为毒血症引起。

（3）杵状指：一般多出现在病程较长者，见于20％～40％的病例，无发绀。在疾病过程中如观察到无发绀的杵状指，对诊断有较大意义。

（4）脾肿大：见于15％～50％的病例，脾肿大而软，对本病有较大的诊断价值，多见于病程较长的IE患者。脾肿大程度多不显著，少数可达脐水平。

2. 心脏受累表现 大多数 IE 患者有心脏杂音,杂音既可来自原有基础心脏病的杂音,也可因感染病灶破坏心脏瓣膜及附件或形成心脏腔室异常孔道产生新的杂音,赘生物生长或破坏可导致杂音性质改变,大的赘生物甚至可引起功能性瓣膜狭窄;也可因为瓣膜溃疡、瓣叶穿孔、腱索断裂或室间隔穿孔产生新的粗糙、响亮或音乐性收缩期杂音。三尖瓣 IE 患者的杂音多数不明显。在病程中杂音性质的改变有时也可因贫血、心动过速、心输出量变化所致。

由于感染及心脏结构破坏,导致血流动力学障碍,加重心脏负担,可引发或加重原有心力衰竭。患者呼吸困难,活动能力下降,严重时不能平卧,甚至出现急性肺水肿,特别是出现腱索断裂、瓣膜穿孔、瓣周瘘时,容易使心功能迅速恶化。也可出现下肢水肿、腹胀、黄疸、胸腔积液和腹水等。

可出现心律失常,多数为期前收缩、心房颤动。如病灶累及传导系统则可出现房室传导阻滞或束支传导阻滞,多数系主动脉瓣病灶进展所致,因其靠近传导系统。

3. 栓塞及血管损害 栓塞现象较常见,对本病诊断有重要价值。栓塞可发生于任何部位,栓塞范围可大可小,临床表现各不相同。早期发生栓塞者,往往起病急,预示病情凶险。

如风湿性心瓣膜病等疾病合并 IE 时,赘生物多位于左心,因此体循环栓塞多见。其中以脑部动脉栓塞多见。大约 1/3 IE 病例存在神经系统症状或体征,尤其多见于金黄色葡萄球菌性 IE,伴有病死率增加。患者可出现偏瘫、失语、昏迷、脑膜炎、蛛网膜下腔出血、菌性脑动脉瘤破裂引起脑出血等症状和体征。如肾动脉栓塞可引起腰痛、血尿,一般不出现严重的肾功能损害,但由感染引起的肾脏免疫性损害,可导致蛋白尿、肾功能损害。如栓塞在脾脏,可致脾区疼痛、摩擦音、脾肿大、发热,如脾脏菌性动脉瘤破裂则引起腹腔出血、休克或腹膜炎、膈下脓肿。肠系膜动脉栓塞可引起肠坏死、腹膜炎。四肢动脉栓塞可致肢体发冷、无力、疼痛及坏死。眼结膜可见瘀点,眼底可见扇形或圆形出血,有时可见圆形白色点(Roth 点);视网膜中心动脉栓塞可致突然失明;中枢神经系统病灶有时引起偏盲、复视。

如先天性心脏病患者的赘生物多位于右心腔或肺动脉壁,因此以肺动脉栓塞多见。吸毒者 IE 致病菌常为金黄色葡萄球菌,赘生物大多在三尖瓣,且容易脱落,反复肺动脉栓塞引发多灶性脓毒性肺炎是其重要的临床表现。偶见冠状动脉内栓塞,可导致患者猝死。

皮肤黏膜上的瘀点可由栓塞引起或由感染毒素使毛细血管脆性增加引起破裂所致。瘀点中心呈白色或灰色,可见于眼睑结膜、口腔黏膜、前胸皮肤及指(趾)甲下,现已较少见。大的皮内或皮下栓塞性损害直径 5～15mm,微微隆起,呈紫红色,有明显压痛。多发生在指(趾)末端的掌面,称为 Osler 小结,大多持续数天后消失,是 IE 的重要体征之一。Janeway 斑为另一种特殊性皮肤损害,呈小结节或小斑片状出血,见于手掌、足底,有时在手臂或小腿出现。Osler 小结和 Janeway 斑现较少见。

(二)辅助检查

1. 血培养 绝大部分 IE 患者存在菌血症,因此血培养阳性是诊断本病最直接的证据,而且还可以随访菌血症是否持续存在,指导正确使用抗生素。

对可疑 IE 患者应在入院 24h 内分别采血 3 次(每次采血应间隔 1h),最好在患者寒战发热时采血,且不应经输液通道采血。如患者已经使用抗生素治疗,如病情允许,可停药 3d 后再行血培养。

若 24h 或更长时间内多次血培养阳性,必须考虑 IE 诊断。仅一次阳性可靠性不高,尤其生长细菌不在 IE 的致病菌谱中,则可能是标本污染所致。如数次血培养为同一种细菌则结果可靠。必须指出,血培养阴性不能排除 IE 诊断。

2.超声心动图 经胸检查(TTE)和经食管检查(TEE)两种途径,对于 IE 诊断、处理及随访均有重大价值。TTE 诊断 IE 的敏感性为 $40\%\sim63\%$,TEE 诊断 IE 的敏感性为 $90\%\sim100\%$。

超声心动图诊断 IE 的主要标准:①赘生物,发现赘生物是 IE 特征性表现,超声心动图对赘生物有很高检出率;②脓肿,人工瓣膜裂开(超声心动图表现为瓣周漏,或瓣膜的摇摆运动。两者可单独或合并存在)。

但超声心动图也有其局限性,如不能判断赘生物是否为活动性感染病灶,过小的赘生物($<2mm$)不能检出,不能区别人工瓣上的赘生物与血栓。因此不能依据超声心动图阴性结果而排除 IE 诊断等。

3.其他检查 IE 患者常有红细胞和血红蛋白的降低,红细胞沉降率增快,蛋白尿、血尿等;心电图一般无特异性改变。在并发栓塞性心肌梗死、心包炎时可显示相应的特征性改变。伴有瓣周脓肿时可出现房室传导阻滞等。

(三)诊断标准

典型的 IE 诊断并不困难,但由于抗生素的广泛应用,使本病具有典型临床表现的患者少见,因此临床上对于有基础心脏疾病且不明原因发热 3d 以上的患者应怀疑本病的诊断;对于不能解释的贫血、顽固性心力衰竭、脑卒中、周围动脉栓塞、人工瓣膜口的进行性阻塞和瓣膜移位、撕脱等均应考虑是否有 IE 存在。

IE 的主要诊断依据:临床表现、血培养阳性及超声心动图发现赘生物等特征性病理改变。这三者当中只要有两项明确就能基本成立 IE 诊断。可参考改良的 Duke 标准(表 2—23),目前是国际上最广泛应用的诊断标准。

表 2—23 IE 的改良 Duke 诊断标准

一、主要标准

　　1.血培养阳性

　　　　①有 IE 的典型细菌(2 次不同血培养中)

　　　　②≥2 次持续性阳性(采血间隔>12h)

　　　　③伯纳特立克次体 1 次阳性,或第一相免疫球蛋白 G 抗体滴度>1∶800

　　2.心内膜受累证据

　　　　(1)超声心动图

　　　　　　①摆动性团块(赘生物)

　　　　　　②脓肿

　　　　　　③人工瓣裂开

　　　　(2)新出现的瓣膜反流(增强或改变了原来不明显的杂音)

二、次要标准

　　1.易患因素:有基础心脏病或静脉药物依赖者

　　2.发热:体温≥38℃

　　3.血管表现:主要动脉栓塞、化脓性肺栓塞,细菌性动脉瘤内出血,结膜出血,Janeway 结等

　　4.免疫系统表现:肾小球肾炎,Osler 小结,Roth 点,类风湿因子阳性等

　　5.微生物学证据:血培养阳性,但不符合上述主要标准或与 IE 一致的急性细菌感染的血清学证据

　　注:典型致病菌包括草绿色链球菌、牛链球菌、肠球菌、葡萄球菌或 HACEK 菌群(嗜血杆菌、放线杆菌、人心杆菌、金

格拉杆菌和埃肯菌属)。

1. 确诊 IE 具有 2 项主要标准,或 1 项主要标准+3 项次要标准,或 5 项次要标准。

2. 可疑 IE 具有 1 项主要标准+1 项次要标准,或 3 项次要标准。

3. 排除 IE 肯定的其他诊断可解释患者临床表现者,或抗生素治疗时间≤4d 而"心内膜炎"症状完全消失者,或抗生素治疗时间≤4d 手术或尸解没有发现 IE 证据者。

有以下一种情况者可认为属于活动性 IE:①IE 患者持续发热且血培养多次阳性;②手术时发现活动性炎症病变;③患者仍在接受抗生素治疗;④有活动性 IE 的组织病理学证据。

IE 再发有两种情况:①复发:指首次发病后 6 个月内由同一微生物引起 IE 再次发作;②再感染:指不同微生物引起的感染,或者首次发病后超过 6 个月由同一微生物引起 IE 再次发作。

(四)鉴别诊断

本病的临床表现涉及全身多脏器,故需与多种疾病相鉴别。如以发热为主,心脏表现不明显时,应与常见的长期发热疾病鉴别,如伤寒、疟疾、结核病、结缔组织病、淋巴瘤等。伤寒一般有白细胞计数减少,而非增高,血或骨髓培养可见伤寒杆菌;疟疾可有其特征性发热,血中查到疟原虫;结核往往为低热,伴有盗汗,OT 或 PPD 试验强阳性及查到结核杆菌或病灶等。

有时栓塞导致的某个局部症状突出,IE 的其他表现被掩盖或被忽视,则容易导致误诊。如突发脑栓塞或脑出血,患者无自觉发热或就诊时发热不明显,可误诊为脑血管意外。因此,对年轻人无明显原因的脑血管意外应注意感染性心内膜炎脑部并发症。有显著血尿及肾区疼痛者,可误诊为肾结石;有明显肾脏损害伴蛋白尿及全身水肿、氮质血症者,可误诊为原发性肾小球肾炎,应注意鉴别。

IE 与风湿活动鉴别有时较困难。一般风湿活动多见于青少年,而 IE30 岁后发病较多。风湿活动以低热为主,贫血不如 IE 明显,心电图 PR 段延长较多见,水杨酸钠治疗有效,一般无皮肤黏膜瘀点、脾肿大、杵状指、赘生物、血培养阳性等。

发热是多种疾病的共同点,对鉴别无帮助,但是血培养阳性和赘生物、Osler 小结、杵状指、栓塞征等是 IE 的特征,鉴别诊断要牢牢抓住这些特征。

三、治疗方法

治疗过程最主要的方法是选择合适的杀菌抗生素及必要适时的外科手术。

(一)抗生素应用

采用有效的抗生素是治愈本病最根本的治疗。抗生素治疗的原则:及时、准确、足量、长疗程。最好有细菌培养药敏试验指导选用细菌敏感的抗生素;对于病原微生物不明的,选用针对金黄色葡萄球菌、链球菌和革兰阴性杆菌均有效的广谱抗生素。有条件时应监测抗生素血药浓度,调节用药剂量,使血药浓度达到最小杀菌浓度的 8 倍以上以彻底杀灭赘生物中残存的细菌,防止复发。如治疗有效,则应当持续 4~6 周。

1. 初始经验性治疗 治疗方案见表 2—24,适用于病原体确定之前或无法确定的患者。

表 2-24　IE 初始经验性抗生素治疗方案

抗生素	剂量和用法	持续时间(周)
自体瓣膜 IE:		
①氨苄西林钠舒巴坦钠	12g/d,iv,分 4 次	4～6
或阿莫西林克拉维酸钾	12g/d,iv,分 4 次	4～6
＋庆大霉素	3mg/(kg·d),iv 或 im,分 2～3 次	4～6
②万古霉素	30mg/(kg·d),iv,分 2 次	4～6
＋庆大霉素	3mg/(kg·d),iv 或 im,分 2～3 次	4～6
＋环丙沙星	1000mg/d,口服,分 2 次	4～6
	或 800mg/d,iv,分 2 次	
早期人工瓣膜 IE:		
万古霉素	30mg/(kg·d),iv,分 2 次	6
＋庆大霉素	3mg/(kg·d),iv 或 im,分 2～3 次	2
＋利福平	1200mg/d,口服,分 2 次	6
晚期人工瓣膜 IE:		
与自体瓣膜 IE 相同		

注:iv:静脉注射;im:肌内注射。

2.对已知致病微生物时的治疗　对青霉素敏感的细菌:青霉素剂量为 1200 万～2000 万 U/d,分 4 次或持续静脉滴注。应注意青霉素用量超过 2000 万 U/d,脑脊液中浓度过高有可能引起神经毒性表现,可引起肌肉痉挛、癫痫样发作及昏迷。另外,青霉素含钾或钠,大剂量可引起高血钾、高血钠。青霉素过敏者可改用头孢菌素类如头孢唑啉、头孢拉定,剂量为 6～12g/d,分 4 次,静脉注射。对头孢菌素也过敏者,可用万古霉素,万古霉素剂量为 30mg/(kg·d),分 2 次,静脉滴注,最大剂量不超过 2g/d。青霉素敏感的链球菌引起的人工瓣膜心内膜炎,可用青霉素治疗 6 周,头 2～4 周加用庆大霉素肌内注射,剂量与自身瓣膜心内膜炎相同。

对青霉素比较不敏感的链球菌如肺炎链球菌、化脓性链球菌及 B、C、G 组链球菌感染,青霉素用量宜大(2000 万～3000 万 U/d)并加用庆大霉素 2 周。如无效可改用万古霉素。

肠球菌 IE 的治疗较困难,可用大剂量青霉素或氨苄西林-舒巴坦或万古霉素联合庆大霉素治疗,疗程为 4～6 周。治疗中应注意肾毒性和耳毒性,特别是万古霉素与庆大霉素联合时。由于肠球菌的耐药问题较严重,有的肠球菌甚至对万古霉素耐药,可试用替考拉宁静脉滴注,先给负荷剂量 0.4g/12h×3 次,之后 0.4g/d,静脉滴注。或试用达妥霉素或利奈唑胺。也可用喹诺酮类、利福平、增效磺胺治疗,或者联合手术治疗。

葡萄球菌多数对青霉素耐药,应使用半合成耐酶青霉素,如萘夫西林或苯唑西林,2g/4h,静脉注射。可在头 3～5d 加用庆大霉素,1mg/kg,1 次/8 小时肌内注射。也可选用头孢唑啉静脉注射,2g/8h,或万古霉素静脉滴注,剂量同上。对苯唑西林耐药的细菌,只能用万古霉素或者替考拉宁治疗,无效者试用达妥霉素、利奈唑胺。人工心瓣膜葡萄球菌 IE 则应在上述基础上加用利福平,0.3g/8h,口服 6 周以上和庆大霉素 2 周。

大肠埃希菌、克雷伯杆菌、沙雷菌和变形杆菌属对第三代头孢菌素、亚胺培南等高度敏感。铜绿假单胞菌可选用替卡西林加妥布霉素治疗,但往往一疗效欠佳,需手术治疗。

HACEK菌属,对第三代头孢菌素均敏感,也可选用氨苄西林－舒巴坦治疗。对头孢菌素或氨苄西林不耐受者可以用喹诺酮类药物治疗。

真菌性IE可采用氟康唑、伊曲康唑、醋酸卡泊芬净或者全剂量两性霉素B脂质体静脉注射。但药物治疗往往难于治愈,需手术治疗。立克次体IE尚无好的药物治疗,可选用强力霉素长期治疗。手术仍是有效的治疗方法。

(二)手术治疗

IE患者早期手术的三大适应证为心力衰竭、感染不能控制、预防栓塞(表2-25)。旨在通过切除感染物、引流脓肿和修复受损组织,避免心力衰竭进行性恶化和不可逆性结构破坏,预防栓塞事件。

表2-25 IE手术治疗的适应证

紧急手术(24h内)
自身的或植入性瓣膜IE导致心力衰竭或心源性休克,原因为急性瓣膜关闭不全;严重的植入瓣膜功能不全;瘘管急诊手术(几天内)
自身或植入性IE持续性心力衰竭,血流动力障碍或脓肿;植入性IE为金黄色葡萄球菌,或革兰氏阴性杆菌感染;大的赘生物>10mm伴有栓塞事件;大的赘生物>10mm伴有其他并发症;巨大的赘生物>15mm早期手术(住院期间)
严重的二尖瓣和主动脉瓣关闭不全伴心力衰竭,对药物治疗反应好;植入性瓣膜IE开裂或心力衰竭和对药物反应好;脓肿或瓣环延展;清除心内膜的持续感染;真菌或对其他药物耐药的感染

治愈标准:经过4～6周以上抗生素及其他治疗,IE症状、体征消失,实验室检查恢复正常,血培养阴性可认为临床治愈。

四、预后及预防

(一)预后

1.复发　IE复发率2.7%～22.5%。复发分为复发和再燃。同种病原微生物感染间隔<6个月者为复发,否则为再燃。

复发常见原因有初始疗程不够、抗生素选择欠佳、持续局部感染。再燃在静脉用药依赖症、人工瓣膜心内膜炎、长期透析及有多种IE危险因素者常见,且患者病死率风险较高,常需瓣膜置换。

2.心力衰竭　由于瓣膜损坏,感染治愈后仍可发生进行性心力衰竭。

3.长期生存率　IE的10年生存率60%～90%,尚无更长随访信息。

(二)预防

最有效预防措施是良好的口腔卫生习惯和定期的牙科检查,在任何静脉导管插入或其他有创性操作过程中必须严格无菌操作。

IE的抗生素预防包括高危人群及高危操作。高危人群:①有人工心脏瓣膜或应用人工材料进行瓣膜修复的患者;②既往有IE病史;③先天性心脏病者,包括发绀型先天性心脏病,未手术修复,或有残留缺损、姑息性分流或通道;先天性心脏病患者用人工材料经手术或介入方式进行完全修补术后6个月内;先天性心脏病经修补后在原位或邻近人工补片或装置附件有残余缺损者;④心脏移植后发生瓣膜病变者。

对于高危患者进行涉及齿龈或牙根尖周围组织的手术,或需要口腔黏膜穿孔的操作,考虑抗生素预防IE。主要的靶目标是口腔链球菌,推荐在操作开始前30～60min内使用下列抗生素:阿莫西林或氨苄西林,成人2g,口服或静脉注射;儿童50mg/kg,口服或静脉注射。对青霉素或氨苄西林过敏者,可用克林霉素,成人 600mg,口服或静脉注射;儿童 20mg/kg,口服或静脉注射。

(王静)

第十六节　动脉粥样硬化和周围血管病

一、动脉粥样硬化

　　动脉粥样硬化是一种长期进展性侵蚀血管壁的疾病,使血管内膜增厚变硬、失去弹性和管腔缩小,由于动脉内膜下聚集脂质后呈黄色粥样,故称其为动脉粥样硬化。其病理特点是动脉内膜下缓慢形成脂质和复合糖类沉积,可见巨噬细胞游移,平滑肌细胞增生,纤维结缔组织增生和钙质沉着形成斑块,随着内膜下斑块的进展可发生血管中膜退变。根据斑块内脂质多少和纤维帽薄厚可分为易损斑块和稳定斑块,前者易于继发斑块内出血或斑块破裂,导致局部血栓形成。

　　动脉粥样硬化病因尚未完全确定,与多种因素相关,尸检证实幼年即可发病,多见于中、老年人,目前明确的主要危险因素有高脂血症、高血压、糖尿病、高同型半胱氨酸血症、吸烟及肥胖等。

　　动脉粥样硬化按其病变发展过程可分为四期,分别为无症状期(亚临床期)、缺血期、坏死期和纤维化期,但临床上并非严格按序出现,各期之间可交替或同时出现。本病主要累及主动脉及其主要分支、冠状动脉、颈动脉、脑动脉、肾动脉、肠系膜动脉及四肢动脉等。

　　(一)诊断标准

　　1.临床表现　主要是有关器官受累后出现的病象。通常可能会出现脑力与体力减退。

　　(1)主动脉粥样硬化:多数无特异性症状。最主要的后果是形成主动脉瘤以及在动脉粥样硬化基础上形成的动脉夹层,主动脉瘤最多发生在肾动脉开口以下的腹主动脉,其次为主动脉弓和降主动脉,主动脉瘤一旦破裂,可迅速致命。

　　①主动脉广泛粥样硬化病变,可出现主动脉弹性降低的相关表现:收缩压增高、脉压增大。X 线检查可见主动脉结向左上方凸出,有时可见片状或弧状钙质沉着阴影。②腹主动脉瘤体检时可见腹部有搏动性肿块,腹壁相应部位可闻及杂音,股动脉搏动可减弱;胸主动脉瘤可有胸痛、气急、吞咽困难、咯血、声音嘶哑(喉返神经受压导致声带麻痹)、气管移位或阻塞、上腔静脉或肺动脉受压等表现;X 线检查可见主动脉的相应部位增大;主动脉造影可见梭形或囊样的动脉瘤;二维超声或磁共振显像可见瘤样主动脉扩张。

　　(2)冠状动脉粥样硬化:冠状动脉局部粥样硬化斑块破裂和(或)血栓形成是导致急性心血管事件的主要原因,临床可表现为心绞痛、心肌梗死、无症状性心肌缺血、缺血性心肌病及猝死。

　　①心绞痛主要表现有特征性的心绞痛发作,发作时心电图有缺血性 ST 段压低(≥0.1mV),发作缓解后恢复,多支血管病变者心绞痛发作时心电图可正常,不伴有明显心肌酶学改变;

　　②心肌梗死主要表现为典型的心绞痛发作、典型的心电图改变及心肌酶明显增高,可伴有心律失常、低血压、休克及心力衰竭等;

③无症状心肌缺血患者临床上无心肌缺血的症状,但心电图(静息、动态或负荷试验)有心肌缺血改变;

④缺血性心肌病主要表现为心脏增大、心力衰竭及心律失常,也有发生猝死者,确定诊断有赖于既往心绞痛或心肌梗死病史及冠状动脉造影、冠状动脉内超声或冠状动脉 CT 等。

(3)颅脑动脉粥样硬化:包括颈内动脉和椎动脉在内的颅脑动脉粥样硬化,粥样硬化斑块可导致管腔狭窄,也可导致斑块破裂或局部血栓形成,而动脉血栓形成或斑块碎片脱落的栓子可引发脑血管意外(缺血性脑卒中),长期慢性脑缺血会导致脑萎缩,进一步可发展为血管性痴呆。

①脑缺血可表现为眩晕、头痛和晕厥等症状。

②缺血性脑卒中可表现为头痛、眩晕、呕吐、意识丧失、肢体瘫痪、偏盲或失语等。

③脑痴呆可表现为精神变态、行为异常、智力和记忆力减退,甚至出现性格完全变态等。

(4)肾动脉粥样硬化:肾动脉硬化时管腔缩窄可导致肾血管性高血压,长期肾脏缺血可导致肾萎缩或进展为肾衰竭;肾动脉血栓形成,可出现肾区疼痛、尿闭和发热等症状。

(5)肠系膜动脉粥样硬化:动脉硬化导致肠系膜动脉缺血时可出现消化不良、肠道张力减低、便秘和腹痛等症状;血栓形成时,可有剧烈腹痛、腹胀和发热,肠壁坏死时可出现便血、麻痹性肠梗阻和休克等症状。

(6)四肢动脉粥样硬化:动脉硬化多见于下肢动脉,可引发下肢动脉血供障碍或动脉管腔完全闭塞。血供障碍时可出现下肢发凉、麻木和间歇性跛行(即:行走时发生腓肠肌麻木、疼痛以致痉挛,休息后消失,再走时出现),严重者可出现持续性疼痛,足背动脉搏动减弱或消失;动脉管腔完全闭塞时可发生坏疽。

2. 辅助检查　目前尚缺乏敏感而特异性的早期实验室诊断方法。

(1)化验检查可表现为血总胆固醇(TC)增高、低密度脂蛋白(LDL)增高、高密度脂蛋白(HDL)降低、甘油三酯(TG)增高,载脂蛋白 A(apoprotein A, ApoA)降低、载脂蛋白 B(ApoB)和脂蛋白(a)[Lp(a)]增高。

(2)X 线检查可见主动脉结向左上方凸出,有时可见片状或弧状钙质沉着阴影;选择性或数字减影法动脉造影可见冠状动脉、脑动脉、肾动脉、肠系膜动脉和四肢动脉粥样硬化所致的管腔狭窄或动脉瘤病变,病变的部位、范围和程度有助于确定介入或外科治疗的适应证以及选择实施手术的方式。

(3)多普勒超声检查可提示颈动脉、肾动脉和四肢动脉的血流及血管病变情况。

(4)脑电阻抗图、脑电图、电子计算机断层显像(CT)或磁共振显像有助于判断脑动脉的功能以及脑组织的病变情况。

(5)放射性核素心脏检查、超声心动图、心电图及其他们的负荷试验所示的特征性改变有助于诊断冠状动脉粥样硬化性心脏病,电子束或多层螺旋 X 线计算机断层显像(EBCT 或 MDCT),磁共振显像(MRI)和冠状动脉造影等,已用于冠状动脉显像,血管内超声显像和血管镜检查是辅助血管内介入治疗的检查方法,血管造影包括冠状动脉造影在内是诊断动脉粥样硬化最直接而有效的方法。

3. 鉴别诊断　主动脉粥样硬化引起的主动脉变化和主动脉瘤,需要与梅毒性主动脉炎和主动脉瘤以及纵隔肿瘤相鉴别;冠状动脉粥样硬化所致的心绞痛和心肌梗死,需要与其他病因引起的冠状动脉病变相鉴别;心肌纤维化需要与其他心脏病特别是原发性扩张型心肌病相鉴别;脑动脉硬化所致的脑血管意外,需要与其他原因引起的脑血管意外相鉴别;肾动脉硬化引起的高血压,需要与其他原因引起的高血压相鉴别;肾动脉血栓形成需要与肾结石相鉴别;四肢动脉粥样硬化所产生的症状需要与其他原因的动脉病变所引起症状相鉴别。

(二)治疗原则

动脉粥样硬化治疗主要包括:药物治疗、介入和外科手术治疗。

1.药物治疗

(1)调脂治疗:血脂异常患者经调整饮食及增强运动 3 个月后,血脂仍未达标者,应选择药物治疗。《中国成人血脂异常防治指南(2007 年)》建议:低危患者 LDL-C≥190mg/dl,TC≥270mg/dl 需药物治疗,治疗目标 LDL-C<160mg/dl,TC<240mg/dl;中危患者 LDL-C≥160mg/dl,TC≥240mg/dl 需药物治疗,治疗目标 LDL-C<130mg/dl,TC<200mg/dl;高危患者 LDL-C≥100mg/dl,TC≥160mg/dl 需药物治疗,治疗目标 LDL-C<100mg/dl,TC<160mg/dl;极高危患者 LDL-C≥80mg/dl,TC≥160mg/dl 需药物治疗,治疗目标 LDL-C<80mg/dl,TC<120mg/dl。

降脂药物一般分两大类,羟甲基戊二酰辅酶 A 还原酶抑制剂(他汀类)和苯氧芳酸类(贝特类)。其他还有烟酸类、胆酸螯合剂及不饱和脂肪酸等。①他汀类主要降低 TC 和低密度脂蛋白胆固醇(LDL-C),也在一定程度上降低 TG 和极低密度脂蛋白(VLDL),轻度升高 HDL-C 水平;②贝特类主要降低血清 TG、VLDL-C,也可以在一定程度上降低 TC 和 LDL-C,升高 HDL-C。

(2)抗血小板药物:能够抗血小板黏附和聚集,可防止血栓形成,有助于防止血管阻塞性病变的进展,可用于预防冠状动脉和脑血管动脉血栓栓塞。

抗血小板药物通常分三类:①抑制血小板花生四烯酸代谢:以阿司匹林为主要代表;②血小板膜受体拮抗剂又分两类,其中血小板 ADP 受体拮抗剂的代表药为氯吡格雷,而血小板 GPⅡb/Ⅲa 受体拮抗剂的代表药为替罗非班;③增加血小板内环腺苷酸(cAMP)的药物,以前列环素(PGI_2)及前列腺素 E_1 为代表。

(3)纤溶药物(溶栓药物):纤溶药物是纤溶酶原激活剂,可激活纤溶酶原形成纤溶酶,使纤溶蛋白降解,溶解已形成的纤维蛋白血栓,同时不同程度的降解纤维蛋白原。纤溶药不能溶解血小板血栓,甚至还激活血小板。纤溶药物按照纤维蛋白选择性大致分为三类:①第一代纤溶药物:不具有纤维蛋白选择性,如尿激酶、链激酶;②第二代纤溶药物:具有纤维蛋白选择性,如组织型纤溶酶原激活剂、瑞替普酶(tPA)等;③第三代纤溶药物:主要特点是半衰期延长,有的还增加了纤维蛋白亲和力,如替奈普酶(TNK-tPA)和拉诺替普酶(n-PA)等。

(4)抗凝药物:抗凝药物分间接凝血酶抑制剂、直接凝血酶抑制剂、凝血酶生成抑制剂、重组内源性抗凝剂、凝血酶受体拮抗剂、维生素 K 依赖性抗凝剂及去纤维蛋白原制剂七种类型,临床常用的药物有:普通肝素、低分子肝素及华法林等。

(5)其他:针对缺血症状的相应治疗,如心绞痛时应用血管扩张剂、β 受体阻滞剂等。

2.介入和外科手术治疗 针对狭窄或闭塞的血管,特别是冠状动脉、肾动脉及四肢动脉可进行血管再通、血管重建或血管旁路移植等外科手术治疗,使动脉恢复血供;也可以通过介入的方法,如经皮血管腔内球囊扩张成形术、经皮血管腔内支架植入术以及经皮血管腔内旋切术、旋磨术、激光成形术等,使动脉血管再通,恢复动脉血供。

（三）预防措施

积极主动预防动脉粥样硬化，是防止由此发生心脑血管急性事件、降低死亡风险的重要举措。

1.合理膳食 控制膳食总热量，维持正常体重。体重指数 BMI＝体重(kg)/身高(m)^2，一般 20～24 为正常范围，超重者应减少每日进食总热量，宜食用低脂（脂肪摄入量低于总热量的 30％，动物性脂肪低于 10％）、低胆固醇（每日低于 200mg）膳食；年过 40 岁者即使血脂正常，也以低脂饮食为宜；有明确冠状动脉粥样硬化者，在低脂饮食的同时应严禁暴饮暴食，防止诱发心绞痛或心肌梗死，合并高血压或心力衰竭者，宜同时限盐。

2.适度运动 运动是生命之本，运动对预防肥胖、减轻体重，锻炼循环系统的功能和调节血脂代谢均有裨益，是预防本病的积极措施之一。运动以不过多增加心脏负荷和无不适感觉为宜，宜循序渐进，避免剧烈运动。

3.合理安排工作及生活 生活要规律，心态要平衡，避免过劳及情绪激动。

4.提倡戒烟、避免大量饮酒，积极控制与本病相关的危险因素，如高血压、糖尿病、高脂血症、吸烟、肥胖等。

二、闭塞性周围血管病

周围血管病是指发生于心、脑血管以外的血管疾病，可分为动脉疾病、静脉疾病和淋巴系统疾病。动脉疾病包括动脉硬化闭塞症、糖尿病足、动脉栓塞、血栓闭塞性脉管炎、多发性大动脉炎以及雷诺综合征等；静脉疾病包括血栓性静脉炎、深静脉血栓形成、下肢静脉曲张及下肢深静脉血栓形成后综合征等。本节主要介绍闭塞性周围动脉粥样硬化。

周围动脉病(peripheral arterial disease,PAD)是全身动脉粥样硬化的一部分，其主要病因是动脉粥样硬化，动脉粥样硬化斑块增厚、破裂、出血或血栓形成，可导致周围动脉管腔狭窄或闭塞，在骨骼肌运动时耗氧量增加，出现氧的供需平衡失调，从而诱发缺血症状；由于缺氧以致运动早期就出现低氧代谢，增加了乳酸和乙酰肉毒碱的积聚而出现疼痛症状。本病主要表现为肢体缺血症状与体征，多数在 60 岁后发病，男性明显多于女性。在美国＞70 岁人群的患病率＞5％。

按目前公认的 Fontain 分期可分为四期；Ⅰ期为无症状期：患肢怕冷、皮温稍低、易疲乏或轻度麻木，ABI 为正常；Ⅱa 期：轻度间歇跛行，较多发生小腿肌痛，Ⅱb 期：中、重度间歇跛行，ABI 0.7～0.9；Ⅲ期：静息痛，ABI 0.4～0.7；Ⅳ期：溃疡坏死，皮温低，色泽暗紫，ABI＜0.4。

（一）诊断标准

1.临床表现 本病下肢动脉受累明显多于上肢动脉，病变累及主—髂动脉者占 30％，股—腘动脉者约 80％～90％，而胫、腓动脉受累者约 40％～50％。

(1)症状：主要和典型的症状是间歇性跛行(intermittent claudication)和静息痛。其特点为肢体运动后引发局部疼痛、紧束、麻木或无力，停止运动后症状即缓解；疼痛部位常与受累血管病变相关；臀部、髋部及大腿部疼痛导致的间歇性跛行常提示主动脉和髂动脉血管部分阻塞；临床最多见的小腿疼痛性间歇跛行常提示股、腘动脉狭窄。踝、趾间歇性跛行则提示为胫、腓动脉病变。如病变进一步加重导致血管闭塞时，可出现静息痛。

(2)体征

①血管狭窄远端的动脉搏动减弱或消失，狭窄部位可闻及收缩期杂音，若血管远端侧支

循环形成不良致舒张压很低则可闻及连续性杂音。

②患肢皮肤温度较低及营养不良,皮肤薄、亮、苍白,毛发稀疏,趾甲增厚,严重者可出现水肿、溃疡与坏疽。

③肢体位置改变测试:肢体自高位下垂到肤色转红时间>10秒和表浅静脉充盈时间>15秒,提示有动脉狭窄及侧支形成不良,反之,肢体上抬60°角,若在60秒内肤色转白也提示有动脉狭窄。

2.辅助检查

(1)节段性血压测量:在下肢不同动脉供血节段用Doppler装置测压,如发现节段间有压力阶差则提示其间存在动脉狭窄。

(2)踝/肱指数(ankle-brachial index,ABI)测定:是对下肢动脉狭窄病变实用与公认的节段性血压测量,用相应宽度的压脉带分别测定踝及肱动脉的收缩压计算而得ABI。ABI=踝动脉收缩压/肱动脉收缩压,正常值≥1,<0.9为异常,敏感性达95%;<0.5为严重狭窄。

(3)活动平板负荷试验:以出现缺血症状的运动负荷量和时间,客观评价肢体的血供状态,有利于定量评估病情及治疗干预的效果。

(4)多普勒血流速度曲线分析及多普勒超声显像:随着动脉血管狭窄程度的加重,血流速度曲线会趋于平坦,结合超声显像则结果更可靠。

(5)磁共振血管造影和CT血管造影:可明确血管病变的部位、病变的程度及侧支循环等情况,具有肯定的诊断价值。

(6)动脉造影:可直观显示血管病变及侧支循环状态,可对手术或经皮介入治疗的决策提供直接依据。

3.鉴别诊断 本病主要应与多发性大动脉炎累及腹主动脉-髂动脉者及血栓栓塞性脉管炎(Buerger病)相鉴别,前者多见于年轻女性,活动期有全身症状、发热、血沉增高及免疫指标异常,病变部位多发,也常累及肾动脉而有肾性高血压。后者好发于青年男性重度吸烟者,累及全身中、小动脉,上肢也经常受累,常有反复发作性浅静脉炎及雷诺现象;缺血性溃疡伴有剧痛应与神经病变与下肢静脉曲张所致溃疡鉴别;也应与假性跛行相鉴别,如椎管狭窄、关节炎、骨筋膜间隔综合征等,因各具特点,应予以区分。

(二)治疗原则

主要包括一般治疗、药物治疗及血运重建三个方面。

1.一般治疗

(1)积极干预与发病相关的危险因素:戒烟、控制高血压、血糖、血脂等;对患肢精心护理、清洁、保湿、防止外伤,对有静息痛者可抬高床头,以增加下肢血流,减少疼痛。

(2)步行锻炼,鼓励患者坚持步行,20~30分/次,每天尽量多次,可促进侧支循环的建立,也有认为每次步行时间应直至出现症状为止。

2.药物治疗

(1)抗血小板治疗:阿司匹林或氯吡格雷可抑制血小板聚集,能有效控制动脉粥样硬化病变的进展,有报告可降低与本病并存的心血管病死亡率25%。

(2)调脂药物:他汀类药物可以通过进一步降低血浆LDL-C水平,可使动脉粥样硬化斑块脂质核减小,纤维帽增厚,还具有抑制斑块炎症、抗氧化、保护血管内皮等功能,以达到稳定斑块的作用。

（3）血管扩张剂：扩血管治疗无明确长期疗效，肢体动脉狭窄时，在运动状态下，其狭窄的远端血管扩张而使组织的灌注压下降，而因肌肉运动所产生的组织间的压力甚至可超过灌注压。此时使用血管扩张剂将加剧这种矛盾，除非血管扩张剂可以促进侧支循环建立，否则不能使运动肌肉的灌注得到改善。换言之，缺血症状不可能缓解。对严重肢体缺血者静脉滴注前列腺素，对减轻疼痛和促使溃疡的愈合可能有效。

（4）其他：抗凝药无效，而溶栓剂仅在发生急性血栓事件时有效。

3.血运重建 经积极内科治疗后仍有静息痛、组织坏疽或严重生活质量降低致残者可作血运重建再血管化治疗，包括导管介入治疗和外科手术治疗；前者有经皮球囊扩张、支架植入与激光血管成形术。外科手术有人造血管与自体血管旁路移植术，各有相关指南参照执行。

（三）预后

因本病是全身性疾病的一部分，其预后与同时并存的冠心病、脑血管病等密切相关。经血管造影证实，约50％有肢体缺血症状的患者可同时有冠心病。寿命表分析－(life table analysis)表明，间歇性跛行患者5年生存率为70％，10年生存率为50％。死亡者大多死于心肌梗死或猝死，直接死于周围血管闭塞的比例甚小。伴有糖尿病及吸烟患者预后更差，约5％患者需行截肢手术。

三、静脉血栓症

静脉血栓形成(venous thrombosis)是静脉的一种急性非化脓性炎症，并伴有继发性血管腔内血栓形成的疾病。病变主要累及四肢浅表静脉或下肢深静脉，被分为浅静脉血栓形成及深静脉血栓形成。

肢体静脉可分为浅静脉与深静脉。下肢浅静脉包括大隐静脉、小隐静脉及其分支；下肢深静脉与大动脉伴行。深、浅静脉间由多处穿支静脉相连。两叶状静脉瓣分布在整个静脉系统内，以控制血流单向流回心脏。下肢静脉系统的疾病以静脉血栓最具临床意义。

血液高凝、血流缓慢及血管壁的损伤是造成本病的三大主要原因，凡涉及以上因素的临床情况均可导致静脉血栓形成，例如①手术：损伤血管内膜，尤其是骨科、胸腔、腹腔及泌尿生殖系手术；②肿瘤：确切机制不清，通常认为致癌因素可激活凝血瀑布，形成促血栓环境，特别是胰腺、肺、生殖腺、乳腺及泌尿道恶性肿瘤；③外伤：特别是脊柱、骨盆及下肢骨折；④长期卧床：血流缓慢；⑤妊娠：雌激素的作用；⑥高凝状态：抗凝物质缺乏、骨髓增生性疾病、异常纤维蛋白血症和弥散性血管内凝血等；⑦静脉炎或医源性静脉内膜损伤如静脉介入诊疗操作。

（一）深静脉血栓形成

1.诊断标准

（1）临床表现：深静脉血栓形成可有以下的局部症状，但有些患者临床上可以毫无局部症状，而以肺栓塞为首发症状，是严重的致死性并发症。

1)髂、股深静脉血栓形成常为单侧。患肢肿胀发热，沿静脉走向可能有压痛，并可触及索状改变，浅静脉扩张，并可见到明显静脉侧支循环。有些患者皮肤呈紫蓝色，系静脉内游积的还原血红蛋白所致，称之为蓝色炎性疼痛症，有时腿部明显水肿使组织内压超过微血管灌注压而导致局部皮肤发白，称之为白色炎性疼痛症，并可伴有全身症状，又称中央型深静脉血栓形成。

2)小腿深静脉血栓形成因有较丰富的侧支循环可无临床症状，偶有腓肠肌局部疼痛及压痛、发热、肿胀等,又称周围型深静脉血栓形成。

3)由于锁骨下静脉穿刺及置管操作日益增多,上肢静脉血栓形成病例也日渐增多,波及上肢的症状体征与下肢者相同。

(2)辅助检查

1)静脉压测定:患肢静脉压升高,提示测压处近心端静脉有阻塞。

2)超声:二维超声显像可直接见到大静脉内的血栓配合 Doppler 测算静脉内血流速度,并观察对呼吸和压迫动作的正常反应是否存在。此种检查对近端深静脉血栓形成的诊断阳性率可达 95%;而对远端者诊断敏感性仅为 50%～70%,但特异性可达 95%。

3)放射性核素检查:^{125}I—纤维蛋白原扫描偶用于本病的诊断。与超声检查相反,本检查对腓肠肌内的深静脉血栓形成的检出率可高达 90%,而对近端深静脉血栓诊断的特异性较差。本检查的主要缺点是注入放射性核素后需要滞后 48～72 小时方能显示结果。

4)阻抗容积描记法(impedance plethysmography,IPG):和静脉血流描记法(phleborheography,PRG)前者应用皮肤电极,后者采用充气袖带测量在生理变化条件下静脉容积的改变。当静脉阻塞时,随呼吸或袖带充、放气而起伏的容积波幅度小。这种试验对近端深静脉血栓形成诊断的阳性率可达 90%,对远端者诊断敏感性明显降低。

5)深静脉造影:从足部浅静脉内注入造影剂,在近心端使用压脉带,很容易使造影剂直接进入深静脉系统,如果出现静脉充盈缺损,即可作出定性及定位诊断。

(3)鉴别诊断:下肢深静脉血栓形成需与以下疾病进行鉴别。

1)下肢淋巴水肿:下肢淋巴水肿有原发性和继发性 2 种,原发性淋巴水肿往往在出生后即有下肢水肿,继发性淋巴水肿主要因手术,感染,放射,寄生虫等损伤淋巴管后使淋巴回流受阻所致,因此可有相关的病史。淋巴水肿早期表现为凹陷性水肿,足背部肿胀较明显,组织张力较静脉血栓引起的下肢肿胀小,皮温正常。中晚期淋巴水肿由于皮下组织纤维化,皮肤粗糙,变厚,组织变硬呈团块状,一般不会出现下肢静脉血栓后遗症的临床表现,如色素沉着,溃疡等。

2)下肢局部血肿:下肢外伤后,局部如形成血肿,也表现为下肢肿胀,由于血肿的治疗与静脉血栓的治疗相反,因此需注意鉴别,血肿大多有外伤史,肿胀局限,极少累及整个下肢,伴有疼痛,后期皮肤可见淤斑或皮肤泛黄,超声检查有助于鉴别。

3)急性动脉栓塞:本病也常表现为单侧下肢的突发疼痛,与下肢静脉血栓有相似之处。但急性动脉栓塞时肢体无肿胀,主要表现为足及小腿皮温降低,剧痛麻木,足背动脉 E 后动脉搏动消失,有时股腘动脉搏动也消失,根据以上特点鉴别较易。

4)全身性疾病:下肢水肿可能由于不同系统的疾病引起,包括充血性心力衰竭,慢性肾功能不全,液体过多,贫血,低蛋白血症,盆腔恶性肿瘤等,这些疾病引起的下肢水肿通常是双侧的,对称的,但无浅静脉怒张,也无皮肤颜色改变。

2.治疗原则　按照中华医学会深静脉血栓(DVT)的治疗指南,其治疗分为早期治疗及长期治疗两部分。

(1)早期治疗

1)抗凝治疗:DVT 的早期抗凝治疗可皮下注射低分子肝素或普通肝素,据病情需要,在治疗的第一天可以开始联合应用维生素 K 拮抗剂,在 INR 稳定并大于 2.0 后,停用肝素。

①普通肝素的应用:肝素剂量个体差异较大,因此静脉给予肝素必须进行监测,以确保疗

效和安全性。目前常用的监测是激活的部分凝血酶原时间(APTT),肝素的治疗效果应尽快达到和维持抗凝前的1.5～2.5倍。

对于临床高度怀疑DVT的患者,如无禁忌,在等待检查结果期间,可考虑抗凝治疗,根据确诊结果决定是否继续抗凝治疗。

②低分子肝素的应用:低分子肝素比肝素的药物动力学和生物效应具有更好的预测性。如果根据体重调整剂量的低分子肝素皮下注射每天1次或2次,大多数患者不需要实验室监测。肾功能不全或孕妇慎用。

对于急性DVT患者,推荐12小时1次的皮下注射低分子肝素;对于严重肾功能衰竭的患者,建议使用静脉肝素,谨慎考虑低分子肝素。

2)溶栓治疗:理论上使用溶栓药溶解静脉血栓,迅速减轻血管阻塞可作为DVT患者的治疗措施之一。早期溶栓治疗有效,但是溶栓治疗可能增加出血的风险。

治疗急性期的严重髂股静脉血栓在适当的抗凝治疗下,可考虑使用溶栓治疗。

①导管溶栓:导管溶栓与全身溶栓相比具有一定的优势,但有报道导管溶栓与局部和全身出血有关系,鉴于国内尚无充分的循证医学证据,目前对导管溶栓仍需严格掌握适应证。

②手术取栓:手术静脉取栓主要用于早期近端DVT,手术取栓通常的并发症是血栓复发。对于严重患者,如某些严重的髂股静脉血栓形成,股青肿患者可考虑应用。

3)下腔静脉滤器:下腔静脉滤器可以预防和减少肺栓塞的发生。放置下腔静脉滤器的适应证是抗凝治疗有禁忌或有并发症的近段DVT患者,充分抗凝治疗的情况下反复发作的血栓栓塞,肝素诱发性血小板减少综合征,反复肺栓塞发作合并肺动脉高压,行肺动脉手术取栓和内膜剥脱术时同时应用。置入滤器后,应该立即行抗凝治疗,在抗凝治疗基础上置入下腔静脉滤器可减少肺栓塞的发生。国外资料显示在充分抗凝治疗后,致死性肺栓塞发生率可以在1%以下。因此下腔静脉滤器适用于肺栓塞的高危患者。

对于大多数DVT患者,推荐不常规应用腔静脉滤器;对于抗凝治疗有禁忌或有并发症,或者充分抗凝治疗的情况下反复发作血栓栓塞症的患者,建议放置下腔静脉滤器。

4)体位治疗:早期DVT患者在进行抗凝治疗的同时推荐进行一段时间严格的卧床休息,以防止血栓脱落造成肺栓塞。但对慢性DVT患者,运动和腿部加压的患者比卧床休息的患者其疼痛和肿胀的消除速率显著要快。因此并不严格要求患者卧床休息。

推荐:早期深静脉血栓形成患者建议以卧床休息为主,抬高患肢。

(2)DVT的长期治疗:DVT患者需长期抗凝治疗以防止出现有症状的血栓发展和(或)复发性静脉血栓事件。

维生素K拮抗剂在DVT长期治疗的应用:调整剂量的维生素K拮抗剂如华法林对防止复发非常有效。检测维生素K拮抗剂抗凝效果的标准是凝血酶原时间和INR。推荐维生素K拮抗剂在整个治疗过程中应使INR维持在2.0～3.0,需定期监测。

长期治疗的疗程,推荐:对于继发于一过性危险的DVT初次发作患者,推荐使用维生素K拮抗剂至少3个月;对于特发DVT的初次发作患者,推荐使用维生素K拮抗剂至少6～12个月或更长时间的抗凝;对于有2次以上发作的DVT患者,建议长期治疗。对于长期抗凝治疗患者,应定期进行风险效益评估以决定是否继续治疗。

(3)预防措施:为避免肺栓塞的严重威胁,对所有易发生深静脉血栓形成的高危患者均应提前进行预防。股骨头骨折、较大的骨科或盆腔手术,中老年人如有血黏度增高等危险因素者,在接受超过 1 小时的手术前大多采用小剂量肝素预防。术前 2 小时皮下注射肝素 5000U,以后每 8～12 小时 1 次直至患者起床活动。急性心肌梗死用肝素治疗也同时对预防静脉血栓形成有利。华法林和其他同类药物也可选用。

阿司匹林等抗血小板药物无预防作用,对于有明显抗凝禁忌者,可采用保守预防方法,包括早期起床活动,穿弹力长袜。定时充气压迫腓肠肌有较好的预防效果。

(二)浅静脉血栓形成

由于本症不致造成肺栓塞和慢性静脉功能不全,因此在临床上远不如深静脉血栓形成重要。本症是血栓性浅静脉炎的主要临床表现,在曲张的静脉中也常可发生。本症多伴发生于持久、反复静脉输液,尤其是输入刺激性较大的药物时。由于静脉壁有不同程度的炎性病变,腔内血栓常与管壁粘连,不易脱落。

游走性浅静脉血栓往往是恶性肿瘤的征象,也可见于脉管炎如闭塞性血栓性脉管炎。

本症诊断较容易:沿静脉走向部位疼痛、发红,局部有条索样或结节状压痛区。

治疗多采取保守支持疗法:①祛除促发病因,如停止输注刺激性液体,祛除局部静脉置管的感染因素;②休息、患肢抬高、热敷;③止痛:可用非甾体抗炎药;④由于本病易复发,宜穿循序减压弹力袜;⑤对大隐静脉血栓患者应严密观察,应用多普勒超声监测;若血栓发展至股隐静脉连接处时,应使用低分子肝素抗凝或作大隐静脉剥脱术或隐股静脉结合点结扎术,以防深静脉血栓形成。

(贾海鹏)

第十七节　主动脉疾病

一、主动脉瘤

主动脉瘤是主动脉一段或几段管腔的病理性扩张。受累主动脉直径较正常大于 1.5 倍。主动脉瘤按其所在部位、大小、形态和病因描述。如主动脉为对称性扩张,即为梭形动脉瘤,如扩张主要累及一壁,则为囊状动脉瘤。此外,假性动脉瘤为血管壁外结缔组织和血液的积聚,这可能是主动脉破裂后包裹的结果,须与真性动脉瘤相鉴别。

主动脉瘤的出现是弥漫性主动脉疾病的标志之一。总体而言,在主动脉瘤患者中多发性主动脉瘤约占所有主动脉瘤的 13%,25%～28% 的胸主动脉瘤患者同时有腹主动脉瘤。因此,对主动脉瘤患者应全面检查整个主动脉以期发现其他部位的主动脉瘤。

腹主动脉瘤比胸主动脉瘤更为常见。年龄是一个重要的危险因子。55 岁以上的男性和 70 岁以上的女性发病率急剧上升,且男性发病率为女性的 5～10 倍。最近 10 年中,腹主动脉瘤的发病率似乎增加了 2～3 倍。绝大多数腹主动脉瘤发生于肾动脉水平以下的主动脉。胸主动脉瘤中,以升主动脉最为常见,其次为降主动脉,主动脉弓瘤和胸腹主动脉瘤较少见。

主动脉瘤发病原因:①最基本的病因是动脉粥样硬化。粥样硬化破坏主动脉壁中层弹力组织,最终导致主动脉壁的梭形变或囊性扩张,主动脉张力增加促进动脉瘤迅速膨大。②胸升主动脉瘤最主要的病因是囊性中层退行性变(或囊性中层坏死)。尤其在年轻人中,囊性中层退行性变与马凡综合征及 Ehlers—danlos 综合征为最常见。③遗传因素。细胞组织的缺陷也是腹主动脉瘤的发病因素,可表现为主动脉中层弹力纤维断裂和炎症反应,表明遗传性因素在腹主动脉瘤的发展中起一定的作用。且腹主动脉瘤的一级亲属中,约 28% 亦有此瘤发生。马凡综合征即为一种常染色体显性遗传性结缔组织病。④感染是一种可能的原因,许多研究已确认动脉瘤组织内存在病毒性或细菌性抗原。

(一)诊断标准

1.临床表现

(1)症状:大多数主动脉瘤患者没有症状,而是在常规体检或影像检查时意外发现的。

腹主动脉瘤如有症状,最常见的是下腹或下背痛。疼痛常持续性、绞窄性,有时可持续数小时或数天。动脉瘤膨胀或濒临破裂前,可能有新的疼痛症状,或使原有疼痛更加剧烈,常为突发性的。当动脉瘤破裂时,疼痛常伴有血压下降,腹部出现波动性肿块。

胸主动脉瘤患者可能感到胸痛,有时则为背痛。血管合并症如主动脉关闭不全(有时继发心衰)、咳血和血栓栓塞等。动脉瘤增大压迫周邻纵隔组织,能引起局部肿块效应,出现咳嗽、喘息、呼吸困难、声嘶、复发性肺炎、咽下困难等症状发生。

(2)体征:腹主动脉瘤触诊可发现搏动的包块,其范围可从剑下至脐以下。在肥胖的患者很难触诊到,体格检查不能精确地测定其大小。触诊必须轻柔,特别是瘤体有触痛者,这可能是瘤体破裂的前兆。胸主动脉瘤通常缺乏特征性体征,可因升主动脉慢性扩张引起主动脉瓣关闭不全所致的舒张期杂音,在胸骨右缘最响亮。

2.辅助检查

(1)腹部超声:诊断主动脉瘤常用的筛选工具,可获得瘤体的长轴和短轴图像,可作为随访瘤体增长的理想选择。

(2)计算机体层摄影(CT):精确了解瘤体的形状以及和分支的空间关系。但价格昂贵、应用不广泛、同时有电离辐射、需用造影剂。

(3)磁共振血管造影(MRA):可为主动脉瘤术前评估所选用,通过一系列的投影位置进一步观察主动脉及其周围解剖关系。优点是无创、无电离辐射。

(4)主动脉造影:选择性应用于部分病例,是判断肾上段主动脉瘤范围及其与髂股动脉疾病关系的极好方法。缺点是价格昂贵、有潜在风险的有创检查,且需要造影剂、有电离辐射。

(5)经食道超声:显示主动脉根部的很好检测方法,对于马凡综合征的患者尤为重要。因其能很清楚的显示整个胸主动脉,所以非常广泛的用于诊断主动脉夹层分离。

(二)治疗原则

1.内科治疗 主动脉瘤内科治疗的目的是尽量减少动脉瘤膨胀和破裂的风险。包括减少动脉粥样硬化的危险因子及减少血流对动脉瘤的冲击。具体措施包括:①戒烟;②调脂治疗;③控制高血压;④使用 β 受体阻滞剂以降低心肌收缩力;⑤避免引起动脉压力增高的动作如咳嗽、喷嚏等。如不做手术或介入治疗,应定期 CT 随访。

2.介入治疗 经皮血管内支架型血管置入术,是一种新的有应用前景的治疗方法。支架型血管可作为病变区域的"桥"使动脉血液通过支架腔流到动脉末梢。

3.手术治疗 大于 6.0cm 的腹主动脉瘤应作修复,大于 5.0cm 而手术条件好的患者也应手术。胸主动脉瘤大于 6.0cm 时,应手术修复。Mafan 综合征患者的动脉瘤大于 5.5cm 时应手术,因为这类患者的破裂风险甚高。主动脉瘤修补术包括主动脉瘤切除术和人造血管植入。

二、主动脉夹层

主动脉夹层为主动脉腔内的血液通过内膜的破口进入主动脉壁中层而形成的血肿。为一罕见但能危及生命的病变,早期死亡率高达每小时 1%。

主动脉夹层有 3 种主要的分类方法,①DeBakey Ⅰ 型、Ⅱ 型和Ⅲ 型;②Stanford 分型 A 型和 B 型;③解剖分类法的"近端"和"远端"主动脉夹层。见表 2-26。一般而言,夹层如果累及升主动脉需要手术治疗,而如果不累及升主动脉可以采用药物治疗。

表 2-26 常用的升主动脉分类方法

类型	起源及主动脉累及范围
DeBakey	
Ⅰ 型	起源于升主动脉,至少累及主动脉弓,经常累及更远处
Ⅱ 型	起源于升主动脉并局限于升主动脉
Ⅲ 型	起源于降主动脉,沿主动脉向远端延伸,罕见情况下逆行延伸至主动脉弓或升主动脉
Stanford	
A 型	所有累及升主动脉的夹层,不论起源于何处
B 型	所有不累及升主动脉的夹层
描述性	
近端	包括 DeBakey Ⅰ 型、Ⅱ 型或 Stanford A 型
远端	包括 DeBakey Ⅲ 型或 Stanford B 型

发生动脉夹层最重要的两个发病因素是:主动脉中层疾病与高血压:①高血压:四分之三的主动脉夹层患者存在高血压。高血压可使主动脉壁长期处于应激状态,弹力纤维常发生囊性变性或坏死,导致夹层形成;②结缔组织疾病:典型的马凡综合征,由于结缔组织病使主动脉壁变薄,易于受损,可较早触发主动脉夹层,约占主动脉夹层发病率的 1/4;③动脉粥样硬化:发病年龄大多在 60 岁以上,在老化过程中,主动脉夹层也常发生变化,但程度较轻,血流可经由内膜动脉粥样硬化破口进入主动脉夹层;④妊娠:年龄 40 岁以下的女性主动脉夹层患者中,约有半数夹层发生在妊娠期,尤其在妊娠后三分之一期,偶尔也发生在产后早期;⑤创伤:主动脉直接创伤可以引起主动脉夹层,如钝伤、动脉导管或主动脉球囊反搏术、心脏手术等。

(一)诊断标准

1.临床表现

(1)疼痛:是本病的主要和突出特征。疼痛非常剧烈,突然起病并立即达到最严重的程度。疼痛常被患者描述为"撕裂样""撕扯样""刀刺样""锐利地"。疼痛部位常对判断病变部位有帮助。

(2)高血压:患者有面色苍白、出冷汗及四肢发冷,心率加快,神智改变等休克样表现,但与一般休克不同,血压常常较高。

(3)心血管系统:①心脏:约半数患者发生主动脉关闭不全,于主动脉瓣听诊区可闻及舒张期杂音。严重主动脉瓣关闭不全者可发生心力衰竭;②脉搏改变:一侧脉搏减弱或消失,反映主动脉的分支受压或内膜裂片堵塞其起源。

(4)神经系统:夹层累及颈动脉、无名动脉造成动脉缺血,患者可出现头晕、晕厥、脑血管意外、缺血性周围神经病、肢体麻木等。

2.辅助检查

(1)心电图:可有左室肥厚劳损改变,累及冠状动脉时可出现心肌缺血或心肌梗死等表现。

(2)胸片:纵隔或主动脉弓影增大,主动脉外形不规则,有局部隆起。

(3)超声:对诊断升主动脉夹层有重要意义,且易识别并发症(心包积血、主动脉瓣关闭不全、胸腔积血等)从超声中可见主动脉根部扩大,夹层分离处可见正常的主动脉壁单条回声带变成两分离的回声带。二维超声中可见主动脉内膜片呈内膜摆动征。

(4)主动脉造影:可以显示裂口的部位,明确主动脉分支和主动脉瓣受累情况,估测主动脉瓣关闭不全的严重程度。但其属于有创性检查,术中有一定的危险性。

(5)CT:显示病变的主动脉扩张,发现主动脉内膜钙化优于 X 线,可显示动脉内撕裂所致内膜瓣,此瓣将主动脉夹层分为真假两腔。对降主动脉各层分离准确性高,而动脉升高段由于动脉扭曲可产生假阳性或假阴性。

(6)主动脉 CTA:CTA 断层扫描可观察到夹层隔膜将主动脉分割为真假两腔,重建图像可提供主动脉全程的二维和三维图像,其主要缺点是要注射造影剂,可能会出现相应的并发症,而主动脉搏动产生的伪影也会干扰图像和诊断。

(7)MRI:能直接显示夹层的真假两腔,确定夹层的范围和分型。但其扫描时间较长,不适用于循环状态不稳定的急诊患者,而且也不适用于体内有磁性金属植入物的患者。

3.鉴别诊断 应与急性心肌梗死、急性肺栓塞、急性心包炎,窦瘤破裂相鉴别。

(二)治疗原则

1.控制疼痛 可用吗啡和镇静剂。

2.降低与控制血压 迅速有效的控制血压是防止疾病进展的一项重要措施。临床常用血管扩张剂硝普钠,根据血压调节剂量,治疗目标是将收缩压降至 100～120mmHg(平均压60～70mmHg),或是维持重要脏器(心、脑、肾)的最低灌注水平。

3.降低心肌收缩力与收缩速度 单用硝普钠可以增加左室收缩力,这对夹层的扩展起到潜在的促进作用。所以,同时使用足够剂量的 β 受体阻滞剂是十分必要的。

4.近端夹层的治疗 急性近端夹层为防止破裂或恶化,应尽早选择手术治疗,慢性期者经观察病情恶化,也需第二次手术。

5.远端夹层的治疗 缓慢发展的远端主动脉夹层,可以内科综合治疗。

6.介入治疗 血管内支架已广泛应用于降主动脉夹层的治疗,一般认为只要瘤体距锁骨下动脉超过 2cm,动脉瘤本身无过度纤曲,介入通路通畅,假腔较小,就可以考虑采取覆膜支架介入治疗。

7.手术治疗 主动脉夹层持续扩大或主动脉壁血肿有即将破裂的危险,应尽快行手术修补。

三、多发性大动脉炎

这是一种发生在主动脉及其主要分支的非特异性炎症性疾病,或称大动脉炎,常呈慢性进行性过程,最终导致血管闭塞性病变,少数发生动脉扩张或动脉瘤。性别分布,男：女约为1：8,10～30 岁女性多见,30 岁以内发病者占 90%。

多发性大动脉炎病因尚未完全明确,目前认为:①多数认为是一种自身免疫性疾病;②可能与链球菌、结核杆菌、病毒等感染引起的主动脉及其主要分支动脉壁上的炎症反应有关;③其他尚有遗传因素、内分泌失调、营养不良等也可能在其发病中起了一定的作用。

(一)诊断标准

1.临床表现　多发性大动脉炎,一般呈缓慢进行性过程。急性炎症阶段半数患者有全身症状,包括低热、心动过速、出汗、易疲劳、肌痛、食欲不振及体重减轻等非特异性症状。病情发展至血管出现狭窄导致器官缺血,则出现相应器官的缺血症状和体征。按晚期受累动脉的部位,临床上分为4种类型。

(1)头臂动脉型(主动脉弓综合征):表现有典型的上肢无脉症,患肢出现无力、发凉、酸痛、麻木及肌肉萎缩。患侧颈动脉、肱动脉和桡动脉搏动减弱或消失,血压低于健侧10mmHg以上。约50%的患者于颈部或锁骨上区可闻及二级以上收缩期杂音,如狭窄较轻或完全闭塞,则杂音不明显。有侧支循环形成者,可出现连续性血管杂音。颈动脉和椎动脉狭窄或闭塞,可出现头晕、头痛、眩晕、记忆力减退、视物不清等,严重者可出现反复晕厥、抽搐、偏瘫等脑缺血症状。

(2)胸腹主动脉型:髂动脉受累表现有下肢无力、酸痛发凉及间歇性跛行。肾动脉受累出现高血压,尤其舒张压升高明显。胸主动脉严重狭窄,上肢血压可高于下肢血压,于背部脊柱两侧和胸骨旁、上腹部可闻及收缩期血管杂音。累及冠状动脉,则产生心绞痛甚至心肌梗死。肠系膜上动脉受累,可出现腹痛等腹部症状。

(3)广泛型:即多处病变,具有以上两种类型的表现特征。

(4)肺动脉型:约50%的患者合并肺动脉受累,单纯的肺动脉病变比较罕见。表现有心慌、气短、肺动脉瓣区第二心音亢进。晚期可出现肺动脉高压甚至发生心力衰竭。

2.辅助检查

(1)实验室检查:活动期出现红细胞沉降率增快、C反应蛋白、ASO、白细胞、α_1、α_2 及 γ 一球蛋白均增高等非特异性的阳性发现。血清抗主动脉抗体阳性对诊断有一定帮助,少数患者抗结核试验呈强阳性反应,甚至伴有活动性结核。

(2)眼底检查:头臂动脉型眼底检查可见视网膜脉络膜炎,视网膜、玻璃体出血,视神经萎缩及视神经乳头周围动静脉花冠状吻合的所谓 Takayasu 病眼底改变。

(3)影像学检查:胸部 X 线检查,可见左心室增大,升主动脉扩张、膨隆。超声可以探及相关动脉的狭窄、闭塞或扩张。其他影像学检查包括 CT 血管造影(CTA)及磁共振血管成像(MRA)能够证实病变程度,具有视野大、非侵入性等优点。

3.诊断及鉴别　19%年美国风湿病学会(ACR)关于大动脉炎诊断标准如下:①发病年龄≤40 岁;②肢体间歇性跛行;③一侧或双侧肱动脉搏动减弱;④双上肢收缩压差>10mmHg;⑤一侧或双侧锁骨下动脉或腹主动脉区闻及血管杂音;⑥动脉造影异常。符合上述 6 条中 3 条者可诊断本病,同时需除外先天性主动脉狭窄、肾动脉纤维肌性结构不良、动脉粥样硬化、血栓闭塞性脉管炎、贝赫切特病、结节性多动脉炎及胸廓出口综合征。

主要须与先天性主动脉缩窄、动脉粥样硬化、血栓闭塞性脉管炎、肾动脉肌性发育不良等相鉴别。

(二)治疗原则

1.积极控制感染。

2.糖皮质激素　对活动期患者可用泼尼松 15～60mg/d,病情好转后递减,直至病情稳定,酌情维持 5～15mg/d。

3.对糖皮质激素疗效不佳者可与免疫抑制剂合用,常用环磷酰胺,每日 1～2mg/kg。其次还可选用硫唑嘌呤、甲氨蝶呤等。

4.对症治疗　可用周围血管扩张药、改善微循环药物、抗血小板药物、降压药等。

5.外科手术治疗　对静止期患者,因重要血管狭窄、闭塞,影响脏器供血可考虑手术治疗,如介入治疗、人工血管重建术、内膜血栓清除术、肾切除术、血管搭桥术等。

（贾海鹏）

第十八节　特发性肺动脉高压

世界卫生组织将原发性肺动脉高压(primary pulmonary hypertension,PPH)改称为特发性肺动脉高压(idiopathic pulmonary hypertension,IPH),是一种不明原因的肺动脉高压。在病理上主要表现为"致丛性肺动脉病(plexogenic pulmonary arteriopathy)",即由动脉中层肥厚、向心或偏心性内膜增生及丛状损害和坏死性动脉炎等构成的疾病。

美国和欧洲普通人群中发病率约为 2～3/100 万,大约每年新增 300～1000 名患者。非选择性尸检中检出率为目前我国尚无发病率的确切统计资料。IPH 可发生于任何年龄,多见于育龄妇女,平均患病年龄为 36 岁。

特发性肺动脉高压迄今病因不明,目前认为其发病与遗传因素、自身免疫及肺血管收缩等因素有关。①遗传因素:家族性 IPH 至少占所有 IPH 的 6%,家系研究表明其遗传类型为常染色体显性遗传。②免疫因素:免疫调节作用可能参与 IPH 的病理过程。有 29% 的 IPH 患者抗核抗体水平明显升高,但却缺乏结缔组织病的特异性抗体。③肺血管内皮功能障碍:肺血管收缩和舒张由肺血管内皮分泌的收缩和舒张因子共同调控,前者主要为血栓素 A_2(TXA_2)和内皮素-1(ET-1),后者主要是前列环素和一氧化氮(NO)。由于上述因子表达的不平衡,导致肺血管处于收缩状态,从而引起肺动脉高压。④血管壁平滑肌细胞钾离子通道缺陷:IPH 患者存在电压依赖性钾离子(K^+)通道(K_v)功能缺陷,K^+ 外流减少,细胞膜处于除极状态,使 Ca 进入细胞内,从而使血管处于收缩状态。

一、诊断标准

1.临床表现

(1)症状:早期通常无症状,随肺动脉压力升高,逐渐出现全身症状。

①呼吸困难:大多数 IPH 患者以活动后呼吸困难为首发症状。

②胸痛:常于活动或情绪激动时发生。

③头晕或晕厥:常在活动时出现,有时休息时也可以发生。

④咯血:咯血量通常较少,有时也可因大咯血而死亡。

⑤其他症状,还包括疲乏、无力,雷诺现象,声音嘶哑(Ortner 综合征)。

(2)体征:IPH 的体征均与肺动脉高压和右心室负荷增加有关。

2.辅助检查　对患者进行实验室检查的目的,是为了排除肺动脉高压的继发性因素并判断疾病的严重程度。

（1）血液检查包括肝功能试验和 HIV 抗体检测及血清学检查。以除外肝硬化、HIV 感染和隐匿的结缔组织病。

（2）心电图：不直接反映肺动脉压升高，只提示右心室增大或肥厚。

（3）胸部 X 线检查：提示肺动脉高压的 X 线征象。

（4）超声心动图和多普勒超声检查：反映肺动脉高压及其相关表现。

（5）肺功能测定：可有轻度限制性通气障碍与弥散功能减低，部分重症患者可出现残气量增加及最大通气量降低。

（6）血气分析：几乎所有的患者均存在呼吸性碱中毒。早期血氧分压可以正常，随着病程延长多数患者有轻、中度低氧血症。

（7）放射性核素肺通气/灌注扫描：是排除慢性栓塞性肺动脉高压的重要手段。IPH 患者可呈弥漫性稀疏或基本正常。

（8）右心导管术：是能够准确测定肺血管血流动力学状态的惟一方法。IPH 的血流动力学诊断标准为静息 PAPm＞20mmHg，或运动 PAPm＞30mmHg，PAWP 正常（静息时为 12～15mmHg）。

（9）肺活检：对拟诊为 IPH 的患者，肺活检有相当大的益处，但对心功能差的患者应避免肺活检术。

3. 鉴别诊断　IPH 必须在除外各种引起肺动脉高压的病因后方可做出诊断，凡能引起肺动脉高压的疾病均应与 IPH 进行鉴别。

二、治疗原则

1. 药物治疗

（1）血管舒张药

①钙拮抗剂：大约 20％的 IPH 患者有效，使用剂量通常较大，如硝苯地平 150mg/d。急性血管扩张药物试验结果阳性是应用钙离子拮抗剂治疗的指征。

②前列环素：不仅能扩张血管降低肺动脉压，长期应用尚可逆转肺血管重构。常用的前列环素如依前列醇半衰期很短，须持续静脉滴注。现在已有半衰期长且能皮下注射的曲前列尼尔，口服的贝前列素，口服和吸入的伊洛前列素。

③一氧化氮（NO）：NO 吸入是一种仅选择性地扩张肺动脉而不作用于体循环的治疗方法。由于作用时间短，外源性 NO 的毒性问题，限制了临床使用。

④内皮素受体拮抗剂：该药可改善肺动脉高压患者的临床症状和血流动力学指标，提高运动耐量，改善生活质量和存活率。常用非选择性内皮素受体拮抗剂波生坦 62.5～125mg，每天 2 次。

（2）抗凝治疗：抗凝治疗并不能改善患者的症状，但在某些方面可延缓疾病的进程，从而改善患者的预后。华法林作为首选的抗凝药。

（3）其他治疗：当出现右心衰竭、肝淤血及腹水时，可用强心、利尿药治疗。使用地高辛，对抗钙拮抗剂引起心肌收缩力降低的不良反应。

2. 肺或心肺移植　疾病晚期可以行肺或心肺移植治疗。

（贾海鹏）

第三章 呼吸内科疾病

第一节 呼吸系统常见症状

一、发热

发热是人体在致热原作用下,因体温调节中枢调定点上移而引起的、以调节性体温升高为主要表现的全身性病理过程。正常人的体温受体温调节中枢控制,并通过神经、体液因素使产热和散热过程呈动态平衡,保持体温在相对恒定的范围内(一般为 $36\sim37℃$)。正常体温在不同个体之间略有差异,且常受机体内外因素的影响稍有波动,但波动范围一般不超过 $1℃$。

(一)发生机制

人体在正常情况下,产热和散热保持着动态平衡。由于各种原因导致产热增加或散热减少,则出现发热。发热是由发热激活物作用于机体,激活内生致热原细胞产生和释放内生致热原,再经一些后继环节引起体温升高。发热激活物又称内生致热原诱导物,包括外致热原和某些体内产物。

1.外致热原 来自体外的致热物质称为外致热原。包括微生物病原体及其产物、炎性渗出物、无菌性坏死组织等,不能直接作用于体温调节中枢,而是通过激活血液中的中性粒细胞、嗜酸性粒细胞和单核—吞噬细胞系统,使其产生并释放内生致热原,再经一些后继环节引起发热。

2.体内产物 如某些抗原抗体复合物、某些类固醇产物、尿酸结晶等有致热作用。

3.内生致热原 又称白细胞致热原,产内生致热原细胞在发热激活物作用下产生和释放的能引起体温升高的物质称为内生致热原。包括白介素-1、白介素-6、肿瘤坏死因子、干扰素等。通过血—脑屏障直接作用于体温调节中枢的体温调定点,使调定点上移,体温调节中枢必须对体温加以重新调节发出冲动,并通过垂体内分泌因素使代谢增加,或通过运动神经使骨骼肌阵缩(寒战)而产热增加;同时也通过交感神经使皮肤血管及竖毛肌收缩,排汗停止,散热减少。以上的综合调节作用使体温升高引起发热。

(二)病因和分类

发热的病因很多,临床通常分为感染性与非感染性两大类,其中以感染性多见。

1.感染性发热 占大多数,各种病毒、细菌、支原体、立克次体、螺旋体、真菌、寄生虫等引起的感染,包括各种急慢性传染病和急慢性全身与局灶性感染等均可引起发热,临床上最常见。

2.非感染性发热 主要有以下几种原因。

(1)无菌性坏死物质的吸收:①机械性、物理性或化学性损害,如大手术后组织损伤、大血肿、大面积烧伤等。②组织坏死与细胞破坏,如癌、白血病、淋巴瘤、溶血反应等。③由于血栓形成或血管堵塞而引起的心、肺、脾等内脏梗死或肢体坏死。

(2)抗原—抗体反应:如风湿热、血清病、药物热、结缔组织病等。

(3)内分泌代谢障碍:甲状腺功能亢进、重度脱水等。

(4)皮肤散热减少:如慢性心力衰竭、广泛性皮炎、鱼鳞病等引起的低热。

(5)体温调节中枢功能失常:①物理性,如中暑。②化学性,如重度安眠药中毒。③机械性,如脑出血、脑震荡、颅骨骨折等。以上各种因素均可直接损害体温调节中枢,使其功能失常引起发热,高热无汗是其特点。

(6)自主神经功能紊乱:属功能性发热,常见的有以下几种情况:①原发性低热:因自主神经功能紊乱所致的体温调节障碍或体质异常,低热可持续数月或数年,热型较规则,体温可波动在 0.5℃ 以内。②感染后低热:各种病毒、细菌、支原体、立克次体、螺旋体、真菌、寄生虫等引起的感染致发热后,低热不退,而原有的感染已愈,此系体温调节中枢对体温调节功能尚未恢复正常所致。但须排除其他新感染存在。③夏季低热:低热仅发生在夏季,每年反复,连续数年后可自愈。常见于幼儿,多伴有营养不良或脑发育不全者。④生理性低热:如精神紧张、剧烈运动后出现的低热,月经前及妊娠初期的低热现象等。

(三)临床表现

1.发热的分度 按发热的高低分为以下四种:低热 37.3~38℃;中度发热 38.1~39℃;高热 39.1~40℃;超高热 41℃ 以上。

2.发热的临床分期 分为体温上升、高热期、体温下降期三个阶段。

(1)体温上升期:该期产热大于散热使体温上升。体温上升期的临床表现有乏力、肌肉痛、皮肤苍白、畏寒或寒战等现象。皮肤苍白是因体温调节中枢发出的冲动使交感神经兴奋而引起皮肤浅层血管收缩,血流减少所致,或伴有皮肤温度下降。畏寒是因皮肤散热减少刺激皮肤的冷觉感受器并传至体温调节中枢引起。体温调节中枢发出的冲动传至运动终板,引起骨骼肌不随意的周期性收缩,发生畏寒及竖毛肌收缩,使产热增加,体温上升。

体温上升期有两种方式:①骤升型:体温在几小时之内升至 39~40℃ 或以上,常伴有寒战,小儿可出现惊厥。此型发热见于疟疾、败血症、大叶性肺炎、流行性感冒、输血或某些药物反应等。②缓升型:体温逐渐上升在数日内达高峰,多不伴有寒战。如结核病、伤寒、布氏杆菌病等。

(2)高热期:是指体温上升达高峰之后保持一定时间,此期产热与散热过程在较高水平保持相对平衡。此期中体温已达、或略高于体温调定点水平,体温调节中枢不再发出寒战冲动,寒战消失。皮肤血管由收缩转为舒张,使皮肤发红、发热、出汗并增多。此期持续时间因病因不同而不同。如疟疾可持续数小时,大叶性肺炎、流行性感冒可持续数日,伤寒则可为数周。

(3)体温下降期:由于病因的消除,致热原的作用逐渐减弱并消失,体温调节中枢的调定点逐渐降至正常水平,散热大于产热,使体温降至正常。临床表现为出汗较多,皮肤潮湿。体温下降有两种方式:①骤降:是指体温在几小时之内骤然降至正常,临床表现为大汗淋漓,常见于疟疾、大叶性肺炎、输液反应等。②渐降:是指体温在数日内逐渐降至正常,如伤寒、风湿热等。

3.热型 将发热患者在不同时间测得的体温数值记录在体温单上并连接成体温曲线,该体温曲线的不同形态称为热型。发热可分为以下几种类型。

(1)稽留热:体温持续于 39~40℃ 及以上的水平达数日或数周,24h 体温波动范围不超过 1℃

(2)弛张热:又称败血症热型。体温常在 39℃ 以上,24h 体温波动范围超过 2℃ 或更多,且多在正常水平以上。

（3）双峰热：体温曲线在 24h 内有两次高热波峰，形成双峰。

（4）间歇热：体温骤升达 39℃ 或以上，常伴有恶寒或寒战，持续数小时后又下降至正常水平，大汗淋漓，经 1 至数日后又突然升高，如此高热期与无热期反复出现，称为间歇热。

（5）波状热：体温在 1 至数日内逐渐上升至 39℃ 或以上，数日后又逐渐降至正常水平，不久又复发，呈波浪式起伏。

（6）回归热：又称再发热。体温骤升达 39℃ 以上，持续数日后又骤降至正常水平，热期与无热期各持续数日后规律性交替一次。

（7）双相热：第一次热程持续数日，经过 1 至数日的解热，又突然发生第二次热程，持续数日而完全解热。

（8）不规则发热：发热的持续时间、体温波动无一定的规律。

（四）诊断方法

1.病史 详细询问病史，对发热的病因诊断常能提供重要线索，不可忽视，如起病缓急，有无明显诱因，发热前有无畏寒及寒战，退热的方式，发热时的伴随症状，以及相关的流行病学资料等。

（1）流行病学资料：患者来自的地区、年龄、性别、职业、发病季节、旅游史、接触感染史、预防接种史等。传染病的地区性及季节性尤为重要。有显著地区性特点的疾病，如血吸虫病流行于南方各省；钩端螺旋体病与流行性出血热患者大多来自于农村，均以鼠类为主要传染源，常有与疫水接触史或野外作业史；黑热病、恶性疟疾、旋毛虫病也有其流行地区性。另外，季节变化对某些疾病的发生也有显著的影响，如斑疹伤寒、回归热、白喉、流行性脑脊髓膜炎流行于冬春季；流行性乙型脑炎、疟疾、伤寒、痢疾等多见于夏秋季；钩端螺旋体病的流行多见于夏秋季。中毒性痢疾、食物中毒的患者发病前多有不洁进食史。疟疾、病毒性肝炎、全身性巨细胞性包涵体病可通过输血传染。有些传染病如麻疹、猩红热、伤寒、天花等有永久性免疫，第二次发病的可能性极少，故有上述疾病免疫接种史者也可作诊断参考。与鸟类密切接触的发热疾病应考虑鹦鹉热与隐球菌感染的可能。阿米巴肝病可有慢性痢疾病史。必要时还要注意询问职业史，如五氯酚钠急性中毒所致的发热与多汗，曾有被误诊为急性感染。热射病可被误诊为乙型脑炎或恶性疟疾。

（2）热程：①短程发热以感染多见，常见的为病毒感染；其次为细菌感染，如流行性脑脊髓膜炎、扁桃体炎、细菌性痢疾、肺炎、猩红热等；再其次为原虫感染、输血反应、术后发热、过敏性发热等。②长程发热以结核病多见；其次是局灶性感染，如肾盂肾炎、胆囊炎、扁桃体炎、支气管炎、支气管扩张；再其次为慢性肝炎、结缔组织病、甲亢等。

（3）热型：病因不同其热型常也不同，许多疾病的发热具有规律性及特异性，这些热型有助于鉴别诊断，但必须注意以下几点：①抗生素的广泛应用，及时控制了感染。②解热镇痛药或糖皮质激素的应用。③个体反应性的强弱。以上因素可以影响热型使其变得不典型或不规则。

1）稽留热：常见于大叶性肺炎、伤寒、副伤寒、斑疹伤寒、恙虫病等急性传染病的高热期。

2）弛张热：又称败血症热型。可见于结核病、败血症、化脓性感染、支气管肺炎、渗出性胸膜炎、亚急性细菌性心内膜炎、风湿热、恶性组织细胞病等，也可见于伤寒、副伤寒。

3）双峰热：可见于黑热病、大肠杆菌败血症、恶性疟疾、绿脓杆菌败血症等。

4)间歇热:见于间日疟和三日疟,也可见于急性肾盂肾炎、化脓性局灶性感染等。

5)波状热:见于布鲁菌病、恶性淋巴瘤、脂膜炎、周期热等。

6)回归热:见于霍奇金病、回归热、周期热等。

7)双相热:见于某些病毒感染,如脊髓灰质炎、淋巴细胞脉络丛脑膜炎、登革热、麻疹以及病毒性肝炎等。

8)不规则发热:可见于结核病、支气管肺炎、渗出性胸膜炎、亚急性细菌性心内膜炎、风湿热、恶性疟疾等。

(4)伴随症状:询问病史时,应当重视发热的伴随症状,尤其注意具有定位意义的伴发热的局部症状,以便确定病变的存在系统。

1)发热伴呼吸道症状(咳嗽、咳痰、咯血、胸痛、呼吸困难):应做胸部 X 线检查,可见于急性支气管炎、急性肺炎、支气管扩张合并感染、肺结核、肺梗死、肺脓肿、肺坏疽、肺出血、胸腔积液等。

2)发热伴寒战:常见于大叶性肺炎、败血症、急性胆囊炎、急性肾盂肾炎、流行性脑脊髓膜炎、疟疾、钩端螺旋体病、药物热、急性溶血或输血反应等。

3)发热伴淋巴结肿大:周期性发热伴全身性淋巴结肿大是霍奇金病的临床特征。不规则发热伴淋巴结肿大常见于传染性单核细胞增多症、风疹、淋巴结结核、丝虫病、急性淋巴细胞型白血病、转移癌、系统性红斑狼疮、艾滋病等。

4)发热伴皮疹:常见于麻疹、猩红热、风疹、水痘、斑疹伤寒,风湿热、结缔组织病。

5)发热伴肝大、脾大:常见于传染性单核细胞增多症、病毒性肝炎、肝及胆管感染、布氏杆菌病、疟疾、结缔组织病、白血病、淋巴瘤、黑热病、急性血吸虫病等。

6)发热伴皮肤黏膜出血:可见于重症感染及某些急性传染病,如流行性出血热、病毒性肝炎、斑疹伤寒、败血症等;也可见于某些血液病,如急性白血病、重症再生障碍性贫血、恶性组织细胞病等。

7)发热伴关节肿痛:常见于败血症、猩红热、布氏杆菌病、风湿热、结缔组织病、痛风等。

8)发热伴昏迷:先发热后昏迷常见于流行性乙型脑炎、斑疹伤寒、流行性脑脊髓膜炎、中毒性菌痢、中暑等;先昏迷后发热见于脑出血、巴比妥类中毒等。

2.体格检查　发热患者需要全面的体格检查,包括体温、脉搏、呼吸、血压,并要重点检查皮肤、黏膜有无皮疹、淤点及肝、脾、淋巴结肿大等。

(1)脉搏、呼吸:脉搏与呼吸可伴随体温升高而加速,尤其贫血患者的心率增速更加明显。但是,伤寒及某些病毒性传染病常出现相对缓脉。

(2)血压:发热伴有中毒性休克时,患者面色青灰,脉细速,血压下降或测不到,常见于休克型肺炎、暴发性流行性脑脊髓膜炎、中毒性菌痢、败血症、流行性出血热等。

(3)面容:发热患者多数呈急性面容。伤寒患者常表情淡漠,斑疹伤寒、恙虫病、流行性出血热患者常呈醉酒面容。麻疹患者常见眼睑水肿、结膜充血、分泌物增多等。猩红热患者常可见口周苍白。面容苍白可见于急性白血病、再生障碍性贫血、恶性组织细胞病。发热伴面部蝶形红斑是系统性红斑狼疮的特殊面部表现。口唇部单纯疱疹常见于某些急性传染病,如流行性脑脊髓膜炎、大叶性肺炎、流行性感冒、大肠杆菌败血症等。

(4)神志:先发热后昏迷者,常见于中枢神经系统感染,如流行性脑脊髓膜炎、结核性脑膜炎、病毒性脑炎;严重感染性疾病引起的中毒性脑病,如斑疹伤寒、败血症、中毒性菌痢、脑型疟疾等。少数先昏迷后发热者,可见于脑外伤、脑血管意外、巴比妥类药物中毒等。

(5)皮肤:发热患者皮肤的干湿度、有无皮疹、出血点等对病因诊断都有重要的意义。多数热射病患者皮肤干燥;皮肤多汗可见于结核病＋风湿病、败血症、恶性淋巴瘤等。皮疹可见于麻疹、猩红热、风疹、水痘、伤寒、斑疹伤寒、恙虫病、传染性单核细胞增多症、丹毒、风湿热、结缔组织病、药物热、血清病等。皮肤出血点可见于流行性脑脊髓膜炎、感染性心内膜炎、流行性出血热、钩端螺旋体病、重症肝炎、败血症、血液病、药疹等。发热伴皮肤黄疸,常提示胆管感染、钩端螺旋体病、重症肝炎、急性溶血等。

(6)淋巴结:全身性淋巴结肿大是原发性淋巴组织病变或全身性感染的病症,如伴周期性发热则是霍奇金淋巴瘤的临床特征,如不规则发热,应注意传染性单核细胞增多症、结核病、急性淋巴细胞性白血病、恶性组织细胞病、系统性红斑狼疮等。局限性淋巴结肿大常提示局部有急性炎症,如口腔与咽部感染常伴有颌下淋巴结的肿大,下肢感染可有腹股沟淋巴结肿大。此外,如急性发疹性发热病伴耳后、枕骨下淋巴结肿痛,则常提示风疹的可能。

(7)心、肺:发热伴有栓塞、心脏杂音,尤其是原有器质性心脏病的患者心脏杂音发生明显改变时,应注意感染性心内膜炎的可能;发热伴心包摩擦音或心包积液体征,常提示心包炎;急性心肌炎时常表现为发热与心率不成正比,心率增快常超过发热的程度。如发现肺部实变体征或闻及肺部干湿性啰音等,应考虑呼吸系统感染。

(8)肝、脾:发热伴肝大、脾大,应考虑造血器官疾病,也可见于急性或慢性传染病、结缔组织病、急性溶血等。

(9)肌肉、关节:发热伴肌肉疼痛可见于许多传染病,一般无特殊诊断意义。如腓肠肌剧烈疼痛,甚至不能站立或行走,常提示钩端螺旋体病。如局部肌痛伴有发热与白细胞增多时,需检查深部有无脓肿,尤其是药物肌内注射引起的臀肌无菌性脓肿。发热伴多关节肿痛,常见于各种化脓性、感染中毒性、变态反应性关节炎等。淋病性、结核性关节炎常侵犯单个的大关节。多关节疼痛也可能是血清病的伴随症状。

3.实验室及其他辅助检查 对于急性发热患者如通过询问病史和体格检查能明确诊断者,可不必做有关的实验室检查,但对病因不明尤其是病变严重者,必须及时做相应的实验室检查。

(1)血细胞分析:对发热患者常规进行周围血白细胞计数及分类,对发热的病因及感染状态有重要诊断价值。

1)白细胞总数:白细胞总数增多一般指中性粒细胞增多。细菌性感染是白细胞增多最常见的原因,尤其是化脓性细菌感染,风湿热常伴白细胞增多,其他可引起白细胞增多的疾病有乙型脑炎、流行性出血热、钩端螺旋体病、回归热、鼠咬热、阿米巴病、黑尿热、急性血吸虫病等。极度的白细胞增多,可见于白血病与类白血病反应。大多数病毒感染均无白细胞增多。伤寒、副伤寒、布氏杆菌病、疟疾以及病毒性传染病的早期如流感、麻疹、病毒性肝炎等患者的白细胞计数常常减少或在正常范围内。白细胞计数增减也受机体抵抗力和反应性影响,年老体弱者即使化脓性细菌感染也可表现为白细胞计数不增多,甚至减少。此外,某些血液病如再生障碍性贫血、粒细胞缺乏症、恶性组织细胞病等患者白细胞数常明显减少。

2)中性粒细胞:发热患者血象中常可见到中性粒细胞核左移及中毒颗粒现象。由于骨髓功能受抑制,白细胞总数减少,并有杆状核中性粒细胞的左移,可见于伤寒、副伤寒、波浪热、流感等。白细胞增多并有各个阶段未成熟的中性粒细胞增多的左移,可见于各种化脓性感染、白喉、钩端螺旋体病、乙型脑炎等。中性粒细胞出现中毒颗粒,可见于严重细菌感染发病2～3d后,也可见于外因性中毒和恶性肿瘤。

3)嗜酸性粒细胞计数:发热伴有显著的嗜酸性粒细胞增多,可见于急性寄生虫病如血吸虫病、丝虫病、过敏性肺炎、热带性嗜酸性粒细胞增多症、人旋毛虫病等。轻度的嗜酸性粒细胞增多可见于猩红热、霍奇金淋巴瘤、多动脉炎、药物热等。嗜酸性粒细胞减少可见于伤寒、副伤寒等。

4)淋巴细胞计数:绝对性淋巴细胞增多,见于传染性单核细胞增多症、传染性淋巴细胞增多症、百日咳、淋巴细胞性白血病及淋巴细胞类白血病反应等。相对性淋巴细胞增多,常见于某些病毒性感染如流感、病毒性肝炎等,也可见于伤寒、波浪热、恶性组织细胞病、粒细胞缺乏症、再生障碍性贫血等。

5)单核细胞计数:轻度或中等度单核细胞增多,可见于活动性结核病、感染性心内膜炎、布氏杆菌病、斑疹伤寒、传染性单核细胞增多症、疟疾等疾病。单核细胞性白血病时,单核细胞显著增多,并出现大量形态不正常的幼稚及原始的单核细胞。

(2)病原体检测:某些病原体如微丝蚴、疟原虫、黑热病原虫、回归热螺旋体、鼠咬热病原体、钩端螺旋体等,均可从血液中直接检出而明确诊断。

(3)血红细胞沉降率(血沉):凡可引起血浆纤维蛋白原和球蛋白增多及白蛋白减少的疾病,均可引起血沉加速。病理性的血沉加速常见于炎症、结缔组织病、恶性肿瘤、中毒、严重的肝脏病以及贫血等。

(4)尿常规:发热患者的尿常规检查有时会出现轻度蛋白尿,如尿蛋白显著增多,则见于尿路感染、肾结核、肾脏肿瘤、多动脉炎、系统性红斑狼疮等疾病。

(5)血或骨髓培养:当发热原因未明时,血象或骨髓象示感染性,则应做血或骨髓培养。尤其对伤寒、副伤寒、波浪热、败血症、感染性心肉膜炎等疾病的病原学诊断十分有意义。对长期应用抗生素、抗癌药、激素治疗的患者,通过血培养还可以鉴别有无合并真菌感染或某些条件致病菌如厌氧菌、阴沟不动杆菌感染的可能性。

(6)血清学检查:血清学检查对发热的诊断有一定的价值,如肥达反应、外斐反应、钩端螺旋体病的凝集溶解试验、流行性乙脑的补体结合试验、风湿病的抗链球菌溶血素O试验、系统性红斑狼疮的抗核抗体试验等。

(7)X线检查:X线检查对发热的诊断有重要意义。发热伴呼吸系统或心血管系统体征者,应常规做胸部X线透视,检查心、肺、膈的情况,必要时做胸部X线摄片或CT以排除肺部炎症、结核、肿瘤等疾病。此外,泌尿系感染或肾脏肿瘤可行静脉肾盂造影检查,了解有无梗阻或畸形。腹部CT扫描可排除肝、脾脓肿或腹部占位性病变,尤其是腹膜后病灶如淋巴瘤、脓肿、血肿等。

(8)超声波检查:腹部超声检查对某些发热患者已成为必要的鉴别诊断方法,可用于诊断腹腔内占位性病变、肝脓肿、肝胆管结石及肾脓肿、泌尿系结石等。对疑有急性渗出性心包炎或感染性心内膜炎的患者,可行超声心动图检查。

(9)活体组织检查:为明确病因,活体组织检查如肝穿刺、皮损、皮下结节活体组织检查为有效、安全的诊断方法。骨体检查简单易行,对白血病、恶性组织细胞病等的诊断具有决定性意义。

二、胸痛

胸痛主要由胸部疾病所引起,少数由其他部位的病变所致。引起胸痛的病因很多,且痛阈个体差异大,故胸痛的程度与原发疾病的病情轻重并不完全一致。

(一)胸痛的发生机制

各种刺激因子如缺氧、炎症、肌张力改变、癌肿浸润、组织坏死以及物理、化学因子都可刺激胸部的感觉神经纤维产生痛觉冲动,并传至大脑皮质的痛觉中枢引起胸痛。胸部感觉神经纤维有:①肋间神经感觉纤维。②支配心脏和主动脉的交感神经纤维。③支配气管与支气管的迷走神经纤维。④膈神经的感觉纤维。此外,因病变内脏分布体表的传入神经进入脊髓同一节段并在后角发生联系,故来自内脏的痛觉冲动直接激发脊髓体表感觉神经元,引起相应体表区域的痛感,称放射痛或牵涉痛。如心绞痛时除出现心前区、胸骨后疼痛外还放射到左肩及左臂内侧。

(二)胸痛的病因

1.胸壁病变

(1)皮肤及皮下组织病变:急性皮炎、皮下蜂窝组织炎、带状疱疹、胸骨前水肿、痛性肥胖症、硬皮病。

(2)神经系统病变:肋间神经炎、肋间神经瘤、神经根痛、胸段脊髓压迫症、多发性硬化。

(3)肌肉病变:外伤、肌炎及皮肌炎、流行性胸痛。

(4)骨骼肌关节病变:强直性脊柱炎、颈椎病、结核性胸椎炎、化脓性骨髓炎、非化脓性肋软骨炎、骨肿瘤、急性白血病、嗜酸性肉芽肿、外伤。

2.胸腔脏器病变

(1)心血管系统疾病:①冠状动脉与心肌疾病:心绞痛、急性心肌梗死、梗阻性原发性心肌病、冠状动脉瘤。②心瓣膜病:二尖瓣膜病、二尖瓣脱垂综合征、主动脉瓣膜病。③急性心包炎。④先天性心血管病。⑤胸主动脉瘤、主动脉窦瘤、夹层主动脉瘤。⑥肺动脉疾病:肺栓塞与肺梗死、肺动脉高压症、肺动脉瘤。⑦心脏神经官能症。

(2)呼吸系统疾病:①胸膜疾病:胸膜炎、胸膜肿瘤、自发性气胸、血胸、血气胸。②气管及支气管疾病:急性气管－支气管炎、原发性支气管肺癌。③肺部疾病:肺炎、肺结核、肺癌等。

(3)纵隔疾病:纵隔炎、纵隔脓肿、纵隔肿瘤、纵隔气肿。

(4)食管疾病:食管炎、食管癌、食管裂孔疝等。

(5)胸腺疾病:胸腺瘤、胸腺囊肿、胸腺癌肿

3.肩关节及其周围组织疾病。

4.腹部脏器疾病　膈下脓肿、肝脓肿、肝癌、消化性溃疡急性穿孔、肝胆管疾病、脾梗死、胃心综合征等。

5.其他原因　过度换气综合征、痛风、胸廓出口综合征等。

(三)临床表现

1.发病年龄　青壮年胸痛,应注意胸膜炎、自发性气胸、心肌病、风湿性心脏病,40岁以上则应注意心绞痛、心肌梗死与肺癌。

2.胸痛部位　很多疾病引起的胸痛常有一定的部位,包括疼痛部位及其放射部位。①胸壁疾病特点为疼痛部位固定,局部有压痛,胸廓活动(如深呼吸、咳嗽、举臂等)时,可刺激病变

的部位,而使胸痛加剧。胸壁炎症性疾病常伴有局部出现红、肿、热、痛等改变。②带状疱疹是成簇的水疱沿一侧肋间神经分布伴神经痛,疱疹不超过中线。③流行性肌痛时可出现胸、腹部肌肉剧烈的疼痛,可向肩部、颈部放射。④非化脓性肋骨软骨炎多侵犯第1、2肋软骨,呈单个或多个隆起,对称或非对称,有压痛,但局部皮肤无红肿表现。⑤食管疾患、膈疝引起的疼痛多位于胸骨后,进食或吞咽时发作或使之加重,常伴有吞咽困难。⑥心绞痛及急性心肌梗死的疼痛多位于心前区及胸骨后或剑突下,疼痛常放射至左肩、左臂内侧,达无名指与小指,亦可放射于左颈与面颊部,误认为牙痛。疼痛常因体力活动而诱发或加剧,休息后可好转或停止。⑦自发性气胸、急性胸膜炎及肺梗死的胸痛多位于患侧的腋前线及腋中线附近,后两者如累及肺底、膈胸膜,则疼痛也可放散于同侧肩部。⑧肺尖部肺癌以肩部、腋下为主,向上肢内侧放射。

3.胸痛性质　胸痛的程度轻重不一,可表现为剧痛或隐痛。肋间神经痛呈阵发性的灼痛或刺痛。肌痛则常呈酸痛。骨痛呈酸痛和锥痛。带状疱疹呈刀割样痛或灼痛。食管炎、膈疝则多为烧灼痛或灼热感。心绞痛呈压榨样痛,可伴有窒息感;心肌梗死则痛更剧烈而持久并向左肩和左臂内侧放射。主动脉瘤侵蚀胸壁时呈锥痛。干性胸膜炎常呈尖锐刺痛或撕裂痛。原发性肺癌、纵隔肿瘤常有胸部闷痛。肺梗死则表现突然的剧烈刺痛、绞痛,并伴有呼吸困难与发绀。胸痛后速达高峰、持续性胸痛,往往提示胸腔脏器破裂,如主动脉夹层动脉瘤、气胸、纵隔气肿、食管破裂。但某些肌肉骨骼疾病,如肋软骨断裂、肋间肌痉挛等,亦可突然发病。

4.疼痛时间及影响胸痛的因素　胸痛可为阵发性或持续性。劳累、过强体力活动、精神紧张可诱发心绞痛发作,呈阵发性,含服硝酸甘油片可迅速缓解,一般1～5min胸痛即停止。心肌梗死常呈持续性剧痛,虽含服硝酸甘油片仍不缓解。心脏神经官能症所致胸痛则常因运动反而好转。胸膜炎、自发性气胸及心包炎的胸痛则可因深呼吸及咳嗽而加剧。胸壁疾病所致的胸痛常于局部压迫或胸廓活动时加剧,局部麻醉后痛可缓解。反流性食管炎的胸骨后烧灼痛,饱餐后出现,仰卧或俯卧位加重,在服用抗酸剂和促动力药物(如多潘立酮或西沙必利等)后可减轻或消失。过度换气综合征则用纸袋或面罩呼吸后胸痛可缓解。

(四)诊断方法

1.病史　引起胸痛的病因很多,必须仔细询问胸痛的部位及放射、性质、时间、有无诱因、影响因素、伴发症状,结合查体、实验室和器械检查,加以综合分析和判断。要初步判断胸痛的来源,如胸壁、胸腔或腹腔等。

病史的采集应注意以下几个方面:①发病年龄。②起病缓急、首发或再发。③胸痛的部位及放射、胸痛的性质。④疼痛时间及影响胸痛的因素。⑤伴随症状。⑥既往病史。

2.体格检查　胸壁外伤、炎症、肿瘤等疾病往往经过视诊及触诊已可确诊。而胸腔及腹部脏器疾病需详细的体格检查。体格检查时应注意以下几方面:①生命体征:体温、脉搏、呼吸、血压。②一般情况:表情、呼吸困难、发绀。③颈部:颈静脉怒张、气管移位。④胸壁:皮疹、皮下气肿、局部压痛。⑤呼吸:浊音、过清音、干湿啰音、胸膜或心包摩擦音。⑥周围血管征:肝颈静脉回流征、毛细血管搏动征、水冲脉、交替脉、奇脉、主动脉枪击音。⑦腹部:压痛、反跳痛、肌紧张、墨菲(Mulphy)征。⑧脊柱:畸形、压痛、叩击痛。

3.实验室检查　血常规检查,白细胞增多即分类变化对诊断炎症有意义。白细胞增多、血沉快、血清心肌酶增高、血尿、肌红蛋白增高对判断急性心肌梗死有价值。痰细菌检查可以确定呼吸系统感染的病原菌。痰脱落细胞学检查对肺部肿瘤的诊断有意义。

4.其他辅助检查 引起胸痛的疾病,除一般性和有针对性的化验检查外,常需要有关的器械检查以明确诊断。①心电图检查有助于明确心绞痛和心肌梗死的诊断。②B超检查对肝脓肿、胸腔积液定位及穿刺有帮助。③超声心动图能直接看到心脏结构及功能变化,对瓣膜疾病及心肌病、心包疾病的诊断十分重要。④X线检查:胸部X线对肺炎、肺结核、肺梗死、肺癌、胸膜病变、气胸等的诊断有价值。CT和磁共振成像(MRI)检查可发现X线不能显示的小肿瘤,特别是脊柱旁、心脏后、纵隔病变。⑤纤支镜检查:对气管、支气管、肺部病变的病因诊断和治疗有帮助。⑥心导管检查:对诊断先天性心脏病、心包疾患、心肌病等很有价值。

(五)鉴别诊断

遇有胸痛患者应注意其发病年龄、起病缓急、胸痛部位、范围大小及放射部位,胸痛性质、轻重及持续时间,发生胸痛的诱因,加重与缓解方式:是否伴有吞咽困难、咽下痛与反酸、咳嗽、咳痰性状、呼吸困难及其程度。

1.胸痛伴吞咽困难者提示食管(如反流性食管炎)、纵隔及心包疾病。

2.胸痛伴有咳嗽或咯血者提示为肺部疾病,可能为肺炎、肺结核或肺癌。

3.胸痛伴呼吸困难者提示肺部较大面积病变,如大叶性肺炎或自发性气胸、渗出性胸膜炎、纵隔气肿、肺栓塞、肺动脉高压、心肌梗死、主动脉瓣病变以及过度换气综合征等。

4.胸痛伴有血流动力学异常(低血压和/或颈静脉怒张)则提示致命性胸痛如心包填塞、张力性气胸、急性心肌梗死、巨大肺栓塞、主动脉夹层动脉瘤、主动脉瘤破裂、充血性心力衰竭及大量心包积液。

5.胸痛伴有深吸气或打喷嚏加重应考虑胸椎病变。

6.胸痛伴有腰背痛见于腹腔脏器疾病及主动脉夹层动脉瘤。

6.胸痛伴吸气加重应考虑胸膜痛,如早期胸膜炎、肺炎、肺梗死、气胸、纵隔气肿、食管穿孔、心包炎,偶尔亦见于心肌梗死。

7.胸痛伴特定体位缓解,如心包炎患者坐位及前倾位时胸痛则缓解,二尖瓣脱垂患者平卧位时胸痛缓解,肥厚型心肌病患者蹲位时胸痛缓解,食管裂孔疝患者立位时胸痛可缓解。

三、发绀

发绀,是指血液中还原血红蛋白绝对含量增多,使皮肤、黏膜呈青紫色的表现。广义的发绀还包括少数由于异常还原血红蛋白的衍化物(高铁血红蛋白、硫化血红蛋白)所致皮肤黏膜青紫现象。发绀在皮肤较薄、色素较少和毛细血管丰富的部位,如口唇、鼻尖、颊部、甲床、耳垂、舌、口腔黏膜和指(趾)末端等处较为明显,易于观察。

(一)发生机制

发绀是由于血液中还原血红蛋白绝对值含量增多所致。还原血红蛋白浓度可用血氧的未饱和度来表示。正常动脉血氧的未饱和度为5%,静脉内血氧的未饱和度为30%,毛细血管中血氧的未饱和度为前二者的平均数。当毛细血管血液的还原血红蛋白含量超过50g/L时,提示有近1/3血红蛋白氧不饱和,皮肤黏膜即可出现发绀。临床实践表明,在血红蛋白浓度正常的患者,如动脉血氧饱和度(SaO_2)<85%时,口腔黏膜和舌面的发绀已明确可辨。在轻度发绀的患者中,SaO_2<85%者近60%。在红细胞增多症时,SaO_2虽大于85%,亦会有发绀出现;相反重度贫血(Hb<60g/L)患者,即使SaO_2有明显降低,全部血红蛋白均处于还原状态,亦难引起发绀。因此,临床所见发绀有相当一部分并不能确切反映动脉血氧下降情况

及机体缺氧的严重程度。

异常血红蛋白(如高铁血红蛋白或硫化血红蛋白)增多所致的发绀较为少见。高铁血红蛋白或硫化血红蛋白形成后,血红蛋白分子的二价铁被三价铁所取代,不仅失去携氧能力,而且使氧离曲线左移,引起组织缺氧,高铁血红蛋白和硫化血红蛋白的颜色比血红蛋白更深,当其在血液中的含量分别超过 30g/L 和 5g/L,即可出现发绀。

(二)临床表现

1. 血液中还原血红蛋白增高

(1)中心性发绀:此类发绀是由于心、肺疾患导致 SaO_2 降低而引起。发绀的特点是全身性的,除四肢与面颊外,亦见于黏膜(包括舌与口腔黏膜)与躯干的皮肤,但皮肤温暖,按摩局部不能使发绀消退,运动后有加重的倾向,常伴有杵状指及红细胞增多、SaO_2 降低。中心性发绀又可分为:①肺性发绀:见于各种严重呼吸系统疾病,如呼吸道(喉、气管、支气管)阻塞、肺部疾病(肺炎、阻塞性肺气肿,弥漫性肺间质纤维化、肺淤血、肺水肿、急性呼吸窘迫综合征)和肺血管疾病(肺栓塞、原发性肺动脉高压、肺动静脉瘘等)、胸廓胸膜疾病(大量胸腔积液、气胸、严重胸膜肥厚或胸廓畸形等)。其发生机制是由于呼吸功能衰竭,通气或换气(通气/血流比例、弥散)功能障碍,肺氧合作用不足,致体循环血管中还原血红蛋白含量增多而出现发绀,吸氧可使发绀减轻甚至消失。②心源性混血性发绀:见于发绀型先天性心脏病,如法洛四联症、法洛三联症、肺动脉瓣闭锁或狭窄、埃勃斯坦畸形(三尖瓣下移畸形)、艾生曼格综合征、大血管错位、完全性肺静脉畸形引流、右心室双出口、单心室(二房一室)等。其发绀机制是由于心与大血管之间存在异常通道,部分静脉血未通过肺进行氧合作用,即经异常通道分流混入体循环动脉血中,如分流过量超过心排出量的 1/3 时,即可引起发绀,吸氧不能缓解。③吸入气氧分压过低:慢性高原病、高空作业(海拔 3000m 以上)及在通风不良的坑道或矿井作业。

(2)周围性发绀:此类发绀是由于周围循环血流障碍,周围血流缓慢,氧在组织中消耗过多以致出现发绀。发绀特点是常常出现于肢体末梢与下垂部位,如肢端、耳垂与鼻尖等,这些部位的皮肤温度低,发凉,若按摩或加温耳垂与肢端,使其温暖,发绀即可消失,一般无黏膜发绀,SaO_2 多正常。此点有助于与中心性发绀相鉴别,后者即使按摩或加温青紫也不消失。周围性发绀又可分为:①淤血性周围性发绀:如右心衰竭、渗出性心包炎、心包压塞、缩窄性心包炎,局部静脉病变(血栓性静脉炎、上腔静脉综合征、下肢静脉曲张)等,其发生机制是因体循环静脉淤血,周围血流缓慢,氧在组织中被过多摄取所致。②缺血性周围性发绀:常见于重症休克,由于周围血管痉挛收缩及心排出量减少,循环血容量不足,血流缓慢,周围组织血流灌注不足、缺氧,致皮肤黏膜呈青紫、苍白。此外,局部血液循环障碍,如血栓闭塞性脉管炎、雷诺病、肢端发绀症、冷球蛋白血症、网状青斑、严重受寒等,由于肢体动脉阻塞或末梢小动脉强烈痉挛、收缩,可引起局部冰冷、苍白与发绀。此外,真性红细胞增多症所致发绀亦属周围性,除肢端外口唇亦可发绀。其发生机制是由于红细胞过多,血液黏稠,致血流缓慢,周围组织摄氧过多,还原血红蛋白含量增高所致。

(3)混合性发绀:中心性与周围性发绀并存,可见于心力衰竭(左心衰竭、右心衰竭和全心衰竭),因肺淤血或支气管-肺病变,致血液在肺内氧合不足,以及周围血流缓慢,毛细血管内血液脱氧过多所致。

2. 血液中存在异常血红蛋白衍化物

(1)药物或化学物质中毒所致的高铁血红蛋白血症:由于血红蛋白分子的二价铁被三价

铁取代,致其失去与氧结合的能力,当血中高铁血红蛋白含量达 30g/L 时,即可出现发绀。此种情况通常由伯氨喹啉、亚硝酸盐、氯酸钾、磺胺类、苯丙砜、硝基苯、苯胺等中毒引起。其发绀特点是急骤出现,暂时性,病情严重,经过氧疗青紫不减,抽出的静脉血呈深棕色,暴露于空气中也不能转变成鲜红色,若静脉注射亚甲蓝溶液、硫代硫酸钠或大剂量维生素 C,均可使青紫消退。分光镜检查可证明血中高铁血红蛋白的存在。由于大量进食含有亚硝酸盐的变质蔬菜而引起的中毒性高铁血红蛋白血症,也可出现发绀,称"肠源性青紫症"。

(2)先天性高铁血红蛋白血症:患者自幼即有发绀,有家族史,而无心肺疾病及引起异常血红蛋白的其他原因,身体一般健康状况较好。分光镜检查可证明血中高铁血红蛋白的存在。此外,有所谓特发性阵发性高铁血红蛋白血症,见于女性,发绀与月经周期有关,机制未明。

(3)硫化血红蛋白血症:硫化血红蛋白并不存在于正常红细胞中。凡能引起尚铁血红蛋白血症的药物或化学物质也能引起硫化血红蛋白血症,但须患者同时有便秘或服用硫化物(主要为含硫的氨基酸),在肠内形成大量硫化氢为先决条件。所服用的含氮化合物或芳香族氨基酸则起触媒作用,使硫化氢作用于血红蛋白,而生成硫化血红蛋白,当血中含量达 5g/L 时,即可出现发绀。发绀的特点是持续时间长,可达几个月或更长时间,因硫化血红蛋白一经形成,不论在体内或体外均不能恢复为血红蛋白,而红细胞寿命仍正常;患者血液呈蓝褐色,加入抗凝剂在空气中振荡后不能变为红色,分光镜检查可确定硫化血红蛋白的存在。

(三)诊断方法

1. 病史　正确采集病史对鉴别发绀的病因非常重要,尤其应当注意以下几点:①发病年龄,起病时间,发绀出现快慢。②发绀分布与范围,是周身性抑或局部性。如为周身性,则应当询问有无心悸、气急、胸痛、咳嗽、昏厥、尿少等心、肺疾病症状。如为周围性发绀,则应当注意是上半身抑或某个肢体或肢端,有无局部肿胀、疼痛、肢凉、受寒情况。③如无心、肺表现,发病又较急,则应询问有无摄取相关药物、化学物品、变质蔬菜和在持久便秘情况下多食蛋类与硫化物病史。④患者若为育龄女性,则应了解发绀与经期关系。

(1)发绀出现的时间:出生后或幼年即出现的发绀(早显性发绀),常为发绀型先天性心脏病或先天性高铁血红蛋白血症;伴有左至右分流的先天性心脏病患者,在并发肺动脉高压后,因有反向性分流,也可出现发绀,但出现发绀的年龄较晚(迟显性发绀);肺性发绀发生的时间较迟,多于中年后开始;反复发作的肢端发绀,常为局部血液循环障碍;随月经周期性出现的发绀则为特发性高铁血红蛋白血症的特点。

(2)发绀发生的速度:呼吸、循环系统急症,如急性肺部感染、急性呼吸窘迫综合征(ARDS)、上呼吸道梗阻、急性左心衰、急性肺水肿、严重休克、获得性异常血红蛋白(药物、化学物品、食物)所致的发绀出现的速度快;慢性阻塞性肺部疾病(COPD)及心血管病引起的发绀多出现缓慢,并持续出现。

(3)伴随症状:发绀伴呼吸困难,常见于重症肺炎和急性呼吸道梗阻、气胸等;先天性高铁血红蛋白血症和硫化血红蛋白血症虽有明显发绀,而一般无呼吸困难。伴有咳嗽、咳痰等呼吸系统症状的发绀应注意肺性发绀;伴心悸、乏力、呼吸困难甚至端坐呼吸,或肝大、颈静脉怒张、下肢水肿的发绀应考虑与心功能不全有关。发绀伴意识障碍和衰竭表现,常见于某些药物或化学物质急性中毒、休克、急性肺部感染或急性充血性心力衰竭等。休克或弥散性血管内凝血(DIC)时,可出现意识障碍和全身发绀,此外,尚可出现少尿、皮肤湿冷、脉搏细速、血压下降等周围循环衰竭的表现。

(4)起病诱因:如怀疑获得性高铁血红蛋白血症所致的发绀,应了解患者发病前所服过的药物、吃过的食物,是否接触过含氮化合物或芳族氨基化合物等,往往有明确的药物或化学物品接触史,或进食过富含亚硝酸盐的食物;儿童或体弱者进食腌菜或泡菜后出现的全身性发绀,应注意肠源性发绀;婴幼儿灌肠后出现的发绀应想到有无误用亚硝酸盐的可能。

2.体格检查 主要了解患者有无心、肺或胸廓疾病的体征,如心脏杂音、肺部啰音、胸廓畸形等,以及发绀部位、血液循环状况等。尤其需要注意的是以下几个方面:

(1)发绀的程度:①重度全身性发绀多见于血液中异常血红蛋白所致的发绀和早显性发绀型先天性心脏病。前者通常无呼吸困难,可有全身衰竭、意识障碍、血压下降以致休克。后者多伴有呼吸困难、杵状指(趾)和心脏病体征。②慢性肺源性心脏病急性加重期和迟显性发绀型先天性心脏病患者,常伴有继发性红细胞增多症,发绀较明显。③急性或发生不久的发绀,多不伴有红细胞增多症,发绀表现较轻,但急性上呼吸道梗阻性病变发绀较明显。④伴有贫血的患者,其发绀可以不明显。⑤真性红细胞增多症患者的发绀常表现为紫红色或古铜色。⑥肺性发绀吸氧后发绀可减轻或消失,而心源性发绀则不受吸氧的影响。

(2)发绀的分布:中心性发绀常呈普遍性分布,累及全身皮肤和黏膜;周围性发绀仅表现在血液循环有障碍的区域,尤其是肢体末端,其中的血管痉挛性病变所致的发绀常呈对称性分布,尤其以双手手指为著,双足或足趾较轻;血管闭塞性病变常呈非对称性分布,主要累及单侧下肢。此外,某些疾病引起的发绀可呈特殊的分布形式,如风湿性心脏病二尖瓣狭窄时,常以口唇和两颊部发绀明显;动脉导管未闭合并肺动脉高压引起的发绀,以下肢及躯干明显;安全性大血管错位伴动脉导管未闭时,头部及上肢发绀明显等。

(3)发绀伴杵状指(趾):发绀型先天性心脏病、COPD、肺癌及肺血管疾病引起的发绀常伴有杵状指(趾),而急性呼吸系统感染性疾病、后天性心脏病、血液中异常血红蛋白衍生物及真性红细胞增多症所引起的发绀一般不伴有杵状指(趾)。

3.器械与实验室检查 血常规检查可初步了解血红蛋白和红细胞的高低。血气分析对缺氧的诊断有一定的帮助。胸部 X 线检查对发现心、肺疾病有很大帮助。高铁血红蛋白与硫化血红蛋白的检查需依靠有关的实验室检查方法。发绀型先天性心脏病常依靠心导管检查和(或)选择性心导管造影、多普勒超声、MRI 等方能确诊。

四、咳嗽与咳痰

咳嗽是一种人体的保护性反射动作。呼吸道内的病理性分泌物和从外界进入呼吸道内的异物,可借咳嗽反射的动作而清除体外。长期、频繁、剧烈咳嗽影响工作、休息,引起呼吸肌疼痛,则属病理现象。

(一)咳嗽、咳痰的发生机制

咳嗽是由于延髓咳嗽中枢受刺激引起。刺激可来自呼吸系统以外的器官(如脑、耳、内脏),但大部分来自呼吸道黏膜、肺泡与胸膜,经迷走神经、舌咽神经、三叉神经和皮肤的感觉神经纤维传入。激动经喉下神经、膈神经、脊神经分别传到咽肌、声门、膈与其他呼吸肌,引起咳嗽动作。

咳嗽的全过程包括快速、短促吸气,膈下降,声门迅速关闭,继而呼气肌、膈肌与腹肌快速收缩,使肺内压快速升高,然后声门突然开放,肺内高压气流喷射而出,冲出声门裂隙而发生咳嗽动作与特别音响,呼吸道内分泌物或异物亦随之被排出。

咳痰是通过咳嗽动作将呼吸道内病理性分泌物排除口腔外的病态现象。正常支气管黏膜腺体和杯状细胞只分泌少量黏液,使呼吸道黏膜保持湿润。当咽、喉、气管、支气管或肺因各种原因(微生物性、物理性、化学性、过敏性)使黏膜或肺泡充血、水肿、毛细血管通透性增高和腺体分泌增加,渗出物(含红细胞、白细胞、巨噬细胞、纤维蛋白等)与黏液、浆液、吸入的尘埃和某些组织破坏产物,一起混合成痰。黏液掺以脓性物质或血液即成为黏液脓性痰或血性痰。在呼吸道感染和肺寄生虫病时,痰中可检出病毒、细菌、肺炎支原体、立克次体、阿米巴原虫和某些虫卵等。此外,在肺淤血和肺水肿时,因毛细血管通透性增高,肺泡和小支气管内有不同程度的浆液漏出,也会引起咳痰,肺水肿时咳痰常呈粉红色泡沫状。

(二)咳嗽的常见病因

1. 呼吸道疾病　从鼻咽部到小支气管整个呼吸道受到刺激时,均可引起咳嗽。刺激效应以喉部和气管分叉部黏膜最敏感。肺泡受刺激所致咳嗽,一般认为是由于肺泡分泌物进入小支气管引起,也与分布于肺的C纤维末梢受刺激(尤其是化学性刺激)有关。呼吸道各部位,如咽、喉、气管、支气管和肺受到刺激性气体(如冷热空气、氯、溴、酸、氨等)、粉尘、异物、炎症、出血与肿瘤等的刺激,均可引起咳嗽。

2. 胸膜疾病　胸膜炎、胸膜间皮瘤或胸膜受刺激如自发性或外伤性气胸、胸腔穿刺等可引起咳嗽。

3. 心血管疾病　当二尖瓣狭窄或其他原因所致左心衰竭引起肺淤血、肺水肿,或因右心及体循环静脉栓子脱落或羊水、气栓、瘤栓引起肺栓塞时,肺泡及支气管内漏出物或渗出物,刺激肺泡壁及支气管黏膜而引起咳嗽。

4. 中枢神经疾病　从大脑皮质发出冲动传至延髓咳嗽中枢,人可随意引致咳嗽或抑制咳嗽反射,脑炎、脑膜炎时也可招致咳嗽。

(三)诊断方法

1. 病史　询问病史时应注意咳嗽的性质、咳嗽出现的时间与规律、痰量与性状、伴随症状及其职业等,对诊断线索很有帮助。同时要注意判断是咽喉病变还是支气管病变;是肺部本身病变还是心血管疾病的继发改变;是肺部炎症还是肺部肿瘤。

(1)咳嗽的性质:咳嗽无痰或痰量甚少,称干性咳嗽,见于咽炎、喉炎、喉癌、外耳道受刺激、气管支气管异物、支气管炎的初期、肺结核早期及胸膜炎等,亦可见于早期支气管肺癌;咳嗽伴有痰液时,称为湿性咳嗽,常见于慢性支气管炎、支气管扩张症、肺炎、肺脓肿及空洞型肺结核等。

(2)咳嗽的时间与节律:突然出现的发作性咳嗽,常见于吸入刺激性气体所致急性咽喉炎、气管与支气管异物,百日咳、气管或支气管分叉部受压迫(淋巴结结核或肿瘤)等;少数支气管哮喘(咳嗽变异性哮喘),也可表现为发作性咳嗽,在嗅到异味或夜间更易出现,而并无明显呼吸困难。长期慢性咳嗽,多见于慢性呼吸道疾病,如慢性支气管炎、支气管扩张症、肺脓肿、肺结核、隐源性致纤维化性肺泡炎等。此外,慢性支气管炎、支气管扩张症和肺脓肿等,咳嗽往往于清晨或夜间变动体位时加剧,并伴咳痰,前者于每年寒冷季节时加重,气候转暖时减轻或缓解。左心衰竭、肺结核夜间咳嗽明显,可能与夜间肺淤血加重及迷走神经兴奋性增高有关。

(3)咳嗽的音色:指咳嗽声音的色彩和特点,如:①单声微咳者常见于咽炎、喉炎、气管炎、肺结核。②阵发性痉挛性咳嗽常见于呼吸道异物吸入、支气管内膜结核、支气管肿瘤、支气管哮喘、百日咳等。③短促的轻咳或咳而不爽者常见于干性胸膜炎、肺炎球菌肺炎、胸腹部创伤或手术后患者。④犬吠样咳嗽常见于会厌炎、声带肿胀等咽喉疾病或气管支气管异物、气管肿瘤或气管受压等。⑤嘶哑性咳嗽常见于声带炎症、喉炎、喉结核、喉癌及纵隔肿瘤压迫喉返神经所致的声带麻痹。⑥金属音调咳嗽,常见于纵隔肿瘤、主动脉瘤或支气管癌、结节病直接压迫气管等。⑦咳嗽声音低微或无声,见于极度衰弱或声带麻痹患者。

(4)痰的性状和量:询问咳痰应注意痰量、痰味(指气味)、痰色、痰的状态。痰量增多常提示支气管和肺部炎症有进展,痰量减少常是病变改善的指征,但某些老年患者或极度衰竭的患者,因咳嗽无力或痰液黏稠而有支气管阻塞时,痰则不能顺利咳出,临床上虽表现为痰量减少,而实际上病情仍在进展,全身中毒症状亦会加重。在疾病过程中,痰量和性质亦常有变化,对评价其诊断意义是很重要的。急性呼吸道炎症时痰量则较少,而支气管扩张症、肺脓肿、支气管胸膜瘘时痰量较多,且排痰与体位有关,痰量多时静置后出现分层现象:上层为泡沫、中层为浆液或浆液脓性、下层为坏死组织。痰的性质可分为:①黏液性痰:质黏稠,五色透明或稍白,多见于支气管炎、支气管哮喘、肺炎球菌肺炎的初期。②脓性痰:痰呈脓性,为黄色或绿色,质黏稠,常见于化脓性支气管炎、支气管扩张症、肺脓肿、纵隔脓肿破溃穿过肺部造成的支气管瘘等。③黏液脓性痰:痰液性状介于黏液性痰和脓性痰之间,痰液除黏液外尚有一部分脓液,带黄白色,富黏性,常见于支气管炎、肺结核、肺炎等。系由于肺组织在形成脓液的同时,又有大量黏液分泌物相混而成。④浆液性痰或泡沫状痰:痰液稀薄且富有泡沫,常见于肺水肿,系由于肺淤血或毛细血管通透性增高,毛细血管内渗液渗入肺泡所致。⑤血性痰:痰中带有血液,血液多少不一,少者为血丝样痰,多者可为粉红色、棕红色,常见于肺癌、肺结核、肺栓塞、支气管扩张症等。⑥其他:五色透明或灰白色黏液痰见于正常人、支气管黏膜轻度炎症。黄色或绿色黏液痰见于化脓性炎症,绿色痰因含胆汁、变性血红蛋白或绿脓素所致,见于黄疸、吸收缓慢的肺炎球菌肺炎、支气管肺部铜绿假单胞菌感染;铁锈色痰,见于肺炎球菌肺炎;粉红色或血性泡沫痰见于急性肺水肿;红褐色或巧克力痰,见于肺阿米巴病;烂桃样或果酱样痰,见于肺吸虫病;灰色或黑色痰,见于各种肺尘埃沉着病,如煤尘肺等,此种痰也可见于大量吸烟者;棕色痰,见于肺栓塞、肺含铁血黄素沉着症。一般情况下痰无臭味,放置时间长时,由于痰内细菌的分解而产生臭味。痰有恶臭气味者,提示由梭形杆菌,螺旋体或厌氧菌感染所产生。黄绿色或翠绿色,提示铜绿假单胞菌(绿脓杆菌)感染;痰白黏稠、牵拉成丝难以咳出,提示有白色念珠菌感染;大量稀薄浆液性痰中含粉皮样物,提示棘球蚴病(包虫病)。日咳数百至上千毫升浆液泡沫样痰,还应考虑弥漫性肺泡癌的可能。红棕色黏稠胶冻样痰,常见于克雷伯杆菌肺炎。

(5)伴随症状:咳嗽往往并不是单一症状出现,而伴随有其他一些症状出现,我们要注意观察。

1)咳嗽伴发热:应考虑有急性或活动性感染存在,多见于急性呼吸道感染、支气管扩张并感染、胸膜炎、肺结核活动期、肺炎、麻疹等。

2)咳嗽伴有胸痛:应考虑胸膜疾患或者肺部及其他脏器疾患波及胸膜,常多见于各种肺炎、胸膜炎、支气管肺癌、肺梗死、自发性气胸、纵隔肿瘤、纵隔炎等。

3)咳嗽伴有呼吸困难:见于喉水肿、喉肿瘤、慢性阻塞性肺病、重症肺炎、肺结核、大量胸腔积液、气胸及肺淤血、肺水肿、气管与支气管异物等。

4)咳嗽伴大量脓痰:见于支气管扩张症、肺脓肿、肺囊肿合并感染、支气管胸膜瘘等。

5)咳嗽伴咯血:常见于肺结核、支气管扩张症、支气管肺癌、肺脓肿、二尖瓣狭窄、支气管结石、肺泡微结石症、肺含铁血黄素沉着症等。

6)咳嗽伴杵状指(趾):主要见于支气管扩张症、肺脓肿(尤其是慢性)、脓胸、支气管肺癌等。

7)咳嗽伴哮鸣音:见于支气管哮喘、喘息型慢性支气管炎、心源性哮喘、气管与支气管异物等。也可见于支气管肺癌引起气管与大支气管不完全阻塞时,此喘鸣音局限性分布呈吸气性。

(6)职业:矿工和长期接触有毒粉尘者应考虑肺尘埃沉着症。

2.体格检查　阳性体征有助于判断病变部位。首先应注意气管的位置,慢性脓胸、胸膜肥厚、慢性肺结核、肺不张等疾病气管可向患侧移位;大量气胸或大量胸腔积液时气管可向健侧移位。颈部皮下气肿多由于张力性气胸或纵隔气肿引起。肺一侧叩诊呈鼓音多见于气胸,双侧叩诊呈过清音多见于阻塞性肺气肿。肺下部叩诊呈浊音多考虑肺实变或胸腔积液;双侧散在哮鸣音多见于支气管哮喘。肺气肿体征伴剑突下明显心尖搏动应考虑肺源性心脏病。心血管疾病常有明显的相应体征,如血压升高、心脏杂音、心功能不全的相应表现等。

3.实验室及器械检查

(1)实验室检查:痰液检查,痰涂片、培养、动物接种对肺结核、肺真菌病的诊断有重要意义。痰病理发现癌细胞能明确支气管肺癌的诊断。另外,痰中发现肺吸虫卵可诊断肺吸虫病,痰中找到阿米巴滋养体可诊断肺阿米巴病,痰中发现包囊虫的棘球蚴的头可诊断肺棘球蚴病。

(2)胸部 X 线透视及摄片检查:能进一步明确肺部病变的部位、范围与形态,有时也可确定其性质,如肺部炎症、肺结核、肺脓肿、肺癌、肺囊虫、肺尘埃沉着病等。对于肺深部病变,则 X 线体层摄影、CT、MRI、纤支镜检查等价值较大。

(3)内镜检查:纤维支气管镜可直接窥视支气管黏膜异常改变,并通过活检、刷检、抽吸及灌洗液作组织学或病原学诊断,具有重要的鉴别诊断价值。纵隔镜可以帮助诊断纵隔肿瘤和发现纵隔淋巴结肿大。

(4)肺功能检查:对于慢性阻塞性肺部疾病或限制性肺疾病、支气管哮喘等,肺功能检查在确定疾病的严重程度、病程进展及疗效评估等有一定意义。

五、咯血

咯血指喉及喉以下的呼吸道或肺组织的出血,经咳嗽从口腔排出。咯血是呼吸系统疾病的一种常见症状,也是常见的内科急症。咯血须与口腔、鼻咽部出血或上消化道出血引起的呕血鉴别,经口腔排出的血,究竟是咯出还是呕出,鉴别时须先检查口腔与鼻咽部,观察局部有无出血灶,鼻出血多自前鼻流出,常在鼻中隔前下方发现出血灶;鼻腔后部出血,经后鼻孔沿软腭与咽后壁下流,患者感到咽后壁有异物感,用鼻咽镜检查,即可确定。此外,还须排除鼻咽癌、喉癌、口腔溃疡、咽喉炎及牙龈出血的可能性,其次参考病史、体征及其他检查方法,对咯血与呕血进行鉴别。

(一)发生机制

肺脏血液供应分别来自肺动脉和支气管动脉。前者系肺循环,压力较低,仅为主动脉压力的 1/6 左右,但血管床丰富、血流量大,全身血液的 97% 流经肺动脉进行气体交换,因而肺动脉出血的机会较多;支气管动脉则来自体循环,它供应呼吸性小支气管以上呼吸道的组织进行新陈代谢,血流量较少,但压力较高,破裂后出血量较多。支气管动脉壁弹性好,收缩力强,有时出血可骤然停止。尽管咯血的原因各异,但发生咯血的机制及病理变化可概括为以下几个方面。

1.血管壁通透性增加 肺部感染、中毒或血管栓塞时,病原体及其代谢产物可对微血管产生直接损害,或通过血管活性物质的作用使微血管壁通透性显著增加,红细胞白扩张的微血管内皮细胞间隙进入肺泡致小量咯血。

2.血管壁侵袭、破裂 肺部感染、肿瘤、结核等病变可使组织坏死、溶解,支气管黏膜溃疡,累及小血管使血管壁破裂而引起不同程度的咯血。

3.病变引起的血管瘤破裂 肺部感染使血管壁弹性纤维受损,局部形成血管瘤,在剧烈咳嗽或动作时,血管瘤破裂而大量出血,常造成窒息死亡。多见于结核空洞,偶见于主动脉瘤破入呼吸道致窒息死亡。

4.血管内压力过高 二尖瓣狭窄、肺动脉高压及高血压心脏病等情况下肺血管内压力增高,可造成血液外渗或小血管破裂引起咯血。

5.出、凝血功能障碍 常见于血小板减少性紫癜、白血病、血友病及弥散性血管内凝血等,在全身出血倾向基础上也可出现咯血。

6.机械性损伤 胸部外伤如刺伤、肋骨骨折、医疗操作(胸腔或肺穿刺、活检、纤维支气管镜检查等)引起的损伤导致咯血。支气管结石亦可引起咯血。

7.其他 有些咯血原因及机制尚不太清楚,如肺出血肾炎综合征(Goodpasture 综合征)与替代性月经。有 10%～20% 的咯血患者,经 X 线支气管碘油造影及痰液检查均未能发现引起咯血的原发病变,称为特发性咯血,这类患者咯血多次发作,虽经长期随访也未明确病灶。

(二)病因

咯血,血是咯出的,有喉痒感,血呈弱碱性,泡沫状,色鲜红,常混有痰液,咯血后数日内仍常有血丝痰或痰血,患者通常有肺部疾病或心脏病病史。如咯血已被肯定,须进一步探索其原因。引起咯血的原因很多,以呼吸系统和循环系统疾病为常见。

1.支气管疾 常见的有支气管扩张症、支气管肺癌、支气管内膜结核和慢性支气管炎等;较少见的有支气管腺瘤、支气管结石、支气管黏膜非特异性溃疡等。出血机制主要由于炎症或肿瘤损害支气管黏膜或病灶处毛细血管,使其通透性增高或黏膜下血管破裂所致。

2.肺部疾病 常见的有肺结核、肺炎、肺脓肿等;较少见的有肺淤血、肺梗死、肺真菌病、肺吸虫、肺癌、肺泡微结石症、肺泡炎、肺含铁血黄素沉着症、肺出血肾炎综合征、肺动静脉瘘等。在发生咯血的肺炎中,常见者为肺炎球菌肺炎、葡萄球菌肺炎、肺炎杆菌肺炎、军团菌肺炎,支原体肺炎在剧烈咳嗽时亦有痰中带血。肺结核为最常见的咯血原因。其出血机制为结核病变使毛细血管渗透性增高,血液渗出,表现痰中带血丝、血点或小血块;如病变侵蚀小血管,使其破溃时,则引起中等量咯血;如空洞壁肺动脉分支形成的小动脉瘤破裂,或继发的结核性支气管扩张形成的小动静脉瘘破裂,则引起大量咯血,甚至危及生命。

3.循环系统疾病 较常见的是二尖瓣狭窄。小量咯血或痰中带血丝系由于肺淤血致肺泡壁或支气管内膜毛细血管破裂所致;支气管黏膜下层支气管静脉曲张破裂,常致大咯血,当出现急性肺水肿和任何性质心脏病发生急性左心衰时,咯浆液粉红色泡沫样血痰;并发肺梗死时,咯出黏稠暗红色血痰。某些先天性心脏病如房间隔缺损、动脉导管未闭等引起肺动脉高压时,以及肺血管炎,均可发生咯血。

4.其他 血液病(如血小板减少性紫癜、白血病、血友病、再生障碍性贫血等),急性传染病(如流行性出血热、肺出血型钩端螺旋体病等),风湿性疾病(如 Wegener 肉芽肿、结节性多动脉炎、系统性红斑狼疮、白塞病、肺出血肾炎综合征等),或气管、支气管子宫内膜异位症等均可引起咯血。由此可见,引起咯血的疾病繁多,但最常见的疾病是肺结核、支气管扩张症、肺脓肿、支气管肺癌,老年患者尤应注意支气管肺癌的可能性。此外,肺寄生虫病、支气管结石、心血管疾病(特别是二尖瓣狭窄)、结缔组织病、钩端螺旋体病等也可引起咯血。

(三)临床表现

1.年龄 青壮年咯血多见于肺结核、支气管扩张症、风湿性心脏病二尖瓣狭窄等。儿童、青少年慢性咳嗽伴小量咯血与低色素性贫血,需注意特发性肺含铁血黄素沉着症。40 岁以上有长期大量吸烟史(纸烟 20 支/d×20 年以上)者,要高度警惕支气管肺癌。

2.咯血量 一般而言,24h 咯血量在 100ml 以内为小量咯血,100～500ml 为中等量咯血,24h 达 500ml 以上(或 1 次咯血量达 300～500ml)为大量咯血(有人认为一次咯血>100ml 为大量咯血)。急性(致死性)大咯血,是指急剧从口、鼻喷射出大量鲜血,出血量在 2000ml 以上。短时间内在 300～400ml 以内者,血压和脉搏可无改变;咯血量增至 700～800ml 时,血压和脉搏可有轻度改变;如一次咯血量达 1500～2000ml 或更多即可发生失血性休克。国外报道大咯血病死率可达 50%～100%。因此,应予及时救治。大量咯血主要见于肺结核空洞、支气管扩张症和慢性肺脓肿,支气管肺癌咯血主要表现为持续或间断痰中带血,少有大咯血。慢性支气管炎和支原体肺炎咳嗽剧烈时,可偶有痰中带血或血性痰。

3.咯血的颜色和性状 肺结核、支气管扩张症、肺脓肿、支气管内膜结核、出血性疾病,咯血颜色鲜红;铁锈色血痰主要见于大叶性肺炎、肺吸虫病和肺泡出血;棕红色胶冻样血痰主要见于克雷伯杆菌肺炎。二尖瓣狭窄肺淤血咯血一般为暗红色;左心衰竭肺水肿时咯浆液性粉红色泡沫样血痰;并发肺梗死时常咯黏稠暗红色血痰。

4.咯血的临床特点 除原发病的临床表现外,咯血本身引起的特点如下:①先兆症状:约60%的患者在大咯血出现前 2min 至 24h,可有出血侧胸内"发热"感、喉痒、胸部或喉部有痰鸣之声、心悸、头晕等。②发热:短期低度热多为组织内血液吸收产生的吸收热;持续中等度以上发热,应考虑咯血引起的原发病变恶化,如结核病变的播散或合并其他感染。年老、体弱的肺结核或支气管扩张患者,在咯血量较大时,因无力咳嗽或精神紧张,易致吸入性肺炎。③呼吸困难:大咯血或咳嗽反射机制减弱的老年人,即使小量、中等量咯血,也能并发急性大叶或全肺叶不张,引起不同程度的呼吸困难。咯血合并肺不张占 2%～3%;原来肺功能较差者,发生速度快者,一侧肺不张者若不及时排除积血使其肺复张,呼吸困难可明显加重,一旦有凝血块阻塞气管,可迅速导致窒息。④贫血:长期小量或短期大量咯血,均可引起不同程度的贫血。⑤休克:咯血本身并发休克者较少见,中等量以下咯血,机体可代偿而不产生血流动力异常。咯血并发失血性休克者,多由空洞内的动脉瘤破裂所致,由于出血迅速,时间短,机体来不及代偿,血容量迅速下降,此时患者恐惧、紧张、窒息引起的缺氧等,均可导致失血性休克。⑥窒息:肺部病变广泛、肺功能差、年老、体弱、咳嗽无力的患者大咯血时,易引起窒息。咯血时不恰当使用止咳剂、安眠剂、患者因怕咯血有意抑制咳嗽等,也容易引起窒息。

（四）诊断方法

1.病史　针对咯血患者,应注意其发病年龄、病程长短、咯血量、血的颜色和性状、咯血伴随的局部及全身症状等因素,对咯血病因诊断及鉴别诊断有重要价值。

(1)咯血伴发热:见于肺结核、肺炎、肺脓肿、流行性出血热、肺梗死等。

(2)咯血伴胸痛:见于大叶性肺炎、肺梗死、肺结核、支气管肺癌等。

(3)咯血伴呛咳:见于支气管肺癌、支原体肺炎等。

(4)咯血伴脓痰:见于肺脓肿、支气管扩张、空洞型肺结核并发感染、化脓性肺炎等;支气管扩张症表现反复咯血而无脓痰者,称干性支气管扩张症。

(5)咯血伴皮肤黏膜出血:应考虑血液病、流行性出血热、肺出血型钩端螺旋体病、风湿性疾病等。

(6)咯血伴黄疸:应注意钩端螺旋体病、大叶性肺炎、肺梗死等疾病。

(7)咯血伴晕厥:长期卧床、骨折、外伤、心脏病、口服避孕药者,咯血伴胸痛、晕厥时应考虑肺栓塞。

2.体格检查　内容包括血压、脉搏、呼吸情况、皮肤黏膜出血、淋巴结肿大、脾大、心肺听诊。杵状指(趾)出现提示支气管扩张、肺脓肿、肺癌的可能。心尖部舒张期雷鸣样杂音是风湿性心脏病二尖瓣狭窄诊断的主要症状。尤需注意肺部湿啰音,局限性哮鸣音多见于支气管肺癌,局限性浊音或湿啰音多见于肺炎,局限性固定性湿啰音应考虑支气管扩张症。

3.实验室及器械检查

(1)化验检查:痰液检查有助于发现结核杆菌、真菌、癌细胞、其他致病菌、肺吸虫卵等。出血时间、凝血时间、凝血酶原时间、血小板计数等检查,有助于出血性疾病的诊断。红细胞计数与血红蛋白测定,可推断出血的程度。血中嗜酸性粒细胞增多,提示寄生虫的可能性大。

(2)X线检查:对每一位咯血患者均应做X线检查。如X线胸透未能确定诊断,应做胸部平片、体层摄影、支气管造影等可协助诊断。

(3)CT检查:有助于发现细小的出血病灶。

(4)纤维支气管镜检查:原因未明的出血或支气管阻塞,应考虑纤维支气管镜检查。可发现气管与支气管黏膜的非特异性溃疡、黏膜下层静脉曲张出血、结核灶、肿瘤等病变,并可在直视下做病理组织检查及止血治疗等。

(5)心电图、超声心动图:对诊断各种心血管疾病引起的咯血有一定价值,特别是发现瓣膜病变和心脏、血管畸形的直接方法。

六、呼吸困难

呼吸困难是呼吸功能不全的一个重要症状,是指人体所需要的通气量超过了呼吸功能所提供的通气量使患者主观上感到空气不足、呼吸费力;客观上表现为呼吸频率、深度(如呼吸浅而速或深而慢)和节律的改变,患者用力呼吸,重者时出现鼻翼扇动、张口耸肩,甚至出现发绀、端坐呼吸,呼吸辅助肌也参与活动。因呼吸困难而被迫采取坐位,称为端坐呼吸;呼吸困难同时伴有响声,称为哮喘或喘息;因呼吸困难在夜间睡着后被憋醒,醒后稍事活动后又可入睡,称为夜间阵发性呼吸困难。呼吸困难并不只见于病理状态,正常人在剧烈运动或劳动之后也可发生。引起呼吸困难的生理因素包括通气增加、呼吸负荷增大、低氧血症、高碳酸血症、酸血症、原发性或继发性肌无力等,主要涉及呼吸功增加,通气能力下降和对呼吸活动警觉阈值的过度增加。

(一)病因

引起呼吸困难的常见原因是呼吸系统疾病、循环系统疾病、中毒、血液病及神经精神因素。

1.呼吸系统疾病

(1)气道阻塞:支气管哮喘、慢性阻塞性肺疾病及喉、气管与支气管的炎症、水肿、肿瘤或异物所致狭窄或梗阻,以慢性阻身性肺疾病为最多见。

(2)肺脏疾病:如大叶性肺炎或支气管肺炎、肺脓肿、肺淤血、肺水肿、肺泡炎、弥漫性肺间质纤维化、肺不张、肺栓塞、细支气管肺泡癌等。

(3)胸廓疾患:如严重胸廓畸形、气胸、大量胸腔积液和胸廓外伤等。

(4)神经肌肉疾病:如脊髓灰质炎病变累及颈髓、急性多发性神经根神经炎和重症肌无力累及呼吸肌,药物(肌松剂、氨基糖苷类等)导致呼吸肌麻痹等。

(5)膈运动障碍:如膈麻痹、高度鼓肠、大量腹水、腹腔巨大肿瘤、胃扩张和妊娠末期。

2.循环系统疾病　各种病因所致的心力衰竭、心包压塞、原发性肺动脉高压和肺栓塞等。

3.中毒　如尿毒症、糖尿病酮症酸中毒、吗啡类药物中毒、有机磷药物中毒、亚硝酸盐中毒和急性一氧化碳中毒等。

4.血液病　如重度贫血、高铁血红蛋白血症和硫化血红蛋白血症等。

5.神经精神因素　如颅脑外伤、脑出血、脑肿瘤、脑及脑膜炎症致呼吸中枢功能障碍,精神因素所致呼吸困难,如癔症等。

(二)发生机制及临床表现

从发生机制及临床表现分析,将呼吸困难分为如下几种类型。

1.肺源性呼吸困难　肺源性呼吸困难是指呼吸系统疾病引起的通气、换气功能障碍,导致缺氧和(或)二氧化碳潴留引起。根据呼吸困难产生的病变部位,临床上将呼吸困难分为吸气性、呼气性和混合性三种类型。

(1)吸气性呼吸困难:特点是吸气费力、呼吸困难,重者由于呼吸肌极度用力,胸腔负压增大,吸气时胸骨上窝、锁骨上窝和肋间隙明显凹陷,称"三凹征",常伴有干咳及高调的吸气性喉鸣音。见于各种原因引起的喉、气管、大支气管的炎症、水肿、肿瘤或异物等引起的狭窄或梗阻所致:①喉部疾患,如急性喉炎、喉水肿、喉痉挛、白喉、喉癌、会厌炎等。②气管疾病,如气管肿瘤、气管异物或气管受压(甲状腺肿大、淋巴结肿大或主动脉瘤压迫等)。

(2)呼气性呼吸困难:特点是呼气费力,呼气时间明显延长而缓慢,常伴有干啰音。这主要是由于肺泡弹性减弱和(或)小支气管狭窄阻塞(痉挛或炎症)所致。当有支气管痉挛时,可听到哮鸣音,常见于支气管哮喘、喘息型慢性支气管炎、弥漫性泛细支气管炎和慢性阻塞性肺气肿合并感染等。此外,后者由于肺泡通气/血流比例失调和弥散膜面积减少,重时导致缺氧、发绀、呼吸增快。

(3)混合性呼吸困难:特点是吸气与呼气均感费力,呼吸频率增快、变浅,常伴有呼吸音异常(减弱或消失),可有病理性呼吸音。其原因是由于肺部病变广泛或胸腔病变压迫,致呼吸面积减少,影响换气功能所致。常见于重症肺炎、重症肺结核、大面积肺不张、大块肺梗死、肺泡炎、肺泡蛋白沉着症、肺尘埃沉着症、弥漫性肺间质纤维化、大量胸腔积液、气胸、膈肌麻痹、广泛显著胸膜肥厚等。

2.心源性呼吸困难　主要由左心和(或)右心衰竭引起,两者发生机制不同,左心衰竭所致呼吸困难较为严重。

(1)左心衰竭发生呼吸困难的主要原因是肺淤血和肺泡弹性降低。其机制为:①肺淤血,使气体弥散功能降低。②肺泡张力增高,刺激牵张感受器,通过迷走神经反射兴奋呼吸中枢。③肺泡弹性减退,其扩张与收缩能力降低,肺活量减少。④肺循环压力升高对呼吸中枢的反射性刺激。

左心衰竭引起的呼吸困难其特点是活动时出现或加重,休息时减轻或缓解,仰卧加重,坐位减轻。因活动时加重心脏负荷,机体耗氧量增加;坐位时下半身回心血量减少,减轻肺淤血的程度;同时坐位时膈位置降低,膈肌活动增大,肺活量可增加 10%～30%,因此病情较重患者,常被迫采取半坐位或端坐体位呼吸。

急性左心衰竭时,常出现阵发性呼吸困难,多在夜间睡眠中发生,称夜间阵发性呼吸困难。其发生机制为:①睡眠时迷走神经兴奋性增高,冠状动脉收缩,心肌供血减少,心功能降低。②小气管收缩,肺泡通气减少。③仰卧位时肺活量减少,下半身静脉回心血量增多,致肺淤血加重。④呼吸中枢敏感性降低,对肺淤血引起的轻度缺氧反应迟钝,当淤血程度加重、缺氧明显时,才刺激呼吸中枢做出应答反应。发作时,患者常于睡眠中突感胸闷憋气惊醒,被迫坐起,惊恐不安,伴有咳嗽,轻者数分钟至数十分钟后症状逐渐减轻或缓解;重者高度气喘、面色青紫、大汗,呼吸有哮鸣音,咳浆液性粉红色泡沫样痰,两肺底部有较多湿性啰音,心率增快,有奔马律。此种呼吸困难,又称"心源性哮喘"。常见于高血压性心脏病、冠状动脉性心脏病(冠心病)、风湿性心脏瓣膜病、心肌炎和心肌病等。

(2)右心衰竭时呼吸困难的原因主要是体循环淤血所致。其发生机制为:①右心房与上腔静脉压升高,刺激压力感受器反射地兴奋呼吸中枢。②血氧含量减少,以及乳酸、丙酮酸等酸性代谢产物增多,刺激呼吸中枢。③淤血性肝大、腹水和胸腔积液,使呼吸运动受限,肺受压气体交换面积减少,临床上主要见于慢性肺心病。

渗出性或缩窄性心包炎,无右心衰竭,其发生呼吸困难的主要机制是由于大量心包积液致心包压塞或心包纤维性肥厚、钙化、缩窄,使心脏舒张受限,引起体循环淤血所致。

3.中毒性呼吸困难　在急慢性肾衰竭、糖尿病酮症酸中毒和肾小管性酸中毒时;血中酸性代谢产物增多,强烈刺激颈动脉窦、主动脉体化学受体或直接兴奋刺激呼吸中枢,出现深长而规则的呼吸,可伴有鼾声,称为酸中毒大呼吸。急性感染和急性传染病时,由于体温升高及毒性代谢产物的影响,刺激兴奋呼吸中枢,使呼吸频率增快。某些药物和化学物质中毒如吗啡类、巴比妥类药物、苯二氮䓬类药物和有机磷杀虫药中毒时,呼吸中枢受抑制,致呼吸变缓慢、变浅,可表现为呼吸节律异常如 Cheyne－Stokess 呼吸或 Biots 呼吸。

4.神经精神性呼吸困难　重症颅脑疾患如颅脑外伤、脑出血、脑炎、脑膜炎、脑脓肿及脑肿瘤等,呼吸中枢因受增高的颅内压和供血减少的刺激,使呼吸变慢而深,并常伴有呼吸节律的异常,如呼吸遏制(吸气突然停止)、双吸气(抽泣样呼吸)等。癔病患者由于精神或心理因素的影响可有呼吸困难发作,其特点是呼吸浅表而频数(1min 可达 60～100 次),并常因通气增强而发生呼吸性碱中毒,出现口周、肢体麻木和手足搐搦,严重时可有意识障碍。叹息样呼吸,是心脏神经官能症的一种表现。患者自述空气不够或窒息感,但并无呼吸困难的客观表现,表现为偶然出现一次深大吸气,伴有叹息样呼气,在深呼吸和叹息之后暂时自觉轻快。可反复出现,偶可持续 8min 以上,如换气过速,并可引起四肢麻木,甚至晕厥等症状。若先有疲乏症状,睡眠障碍,以后才出现叹息样呼吸,则考虑为焦虑性神经官能症。

5.血液病 重度贫血、高铁血红蛋白血症或硫化血红蛋白血症等,因红细胞携氧量减少,血氧含量降低,致呼吸变快,同时心率加速。大出血或休克时,因缺血与血压下降,刺激呼吸中枢,也可呼吸加速。

(三)诊断方法

1.病史 当患者出现呼吸困难时应注意观察呼吸困难发生的诱因、伴随症状、起病缓急、表现是吸气性、呼气性还是呼吸都困难;呼吸困难与体位、活动的关系等因素。心、肺及肾脏病史,以往气喘发作史及诊疗经过,内因性及外因性中毒,职业性粉尘或异物吸入史,过敏史,高原居留史。

(1)起病情况:缓慢起病的呼吸困难,见于心、肺慢性疾病如肺结核、肺尘埃沉着病、肺气肿、肺纤维化、冠心病及先心病等;急性起病的呼吸困难,见于肺水肿、肺不张、支气管哮喘、肺炎、增长迅速的大量胸腔积液及急性心肌梗死等;突然发生的严重的呼吸困难,见于呼吸道异物、急性喉水肿、张力性气胸、大面积肺栓塞、ARDS等。夜间阵发性呼吸困难,常见于心源性肺水肿,COPD患者也可出现夜间阵发性咳喘、呼吸困难,后者的呼吸困难随肺功能减退程度而加重,询问病史时需注意其进展,如劳动能力逐渐下降,快速行走或登楼梯时出现呼吸困难,甚至静息状态下也感气促的演变过程。

(2)年龄及性别:儿童应注意呼吸道异物、先天性疾病、急性感染等;胸膜疾病、肺结核、风湿性心脏瓣膜病等多见于青壮年;COPD、重症肺炎、肿瘤、心功能不全等多见于老年人;癔症性呼吸困难多见于青年女性。

(3)伴随症状:①发作性呼吸困难伴有哮鸣音:见于支气管哮喘、心源性哮喘;骤然发生的严重呼吸困难,见于急性喉水肿、气管异物、大块肺栓塞、自发性气胸等。②呼吸困难伴一侧胸痛:见于大叶性肺炎、急性渗出性胸膜炎、肺栓塞、自发性气胸、急性心肌梗死、支气管肺癌等。③呼吸困难伴发热:见于肺炎、肺脓肿、肺结核、胸膜炎、急性心包炎、神经系统疾病(炎症、出血)、咽后壁脓肿等。④呼吸困难伴有咳嗽、脓痰:见于慢性支气管炎、阻塞性肺气肿并发感染、化脓性肺炎、肺脓肿等;伴大量泡沫样痰,见于急性左心衰竭和有机磷中毒。⑤呼吸困难伴昏迷:见于脑出血、脑膜炎、休克型肺炎、尿毒症、糖尿病酮症酸中毒、肺性脑病、急性中毒等。

(4)基础疾病及职业环境:心血管疾病患者出现呼吸困难可能是心力衰竭/肺水肿的表现;肺癌患者接受放射治疗后发生呼吸困难可能是放射性肺炎;近期有胸、腹手术史,胸片考虑肺淤血,呼吸>28次/min或呼吸窘迫时,应考虑到ARDS的可能;长期卧床的老年患者出现呼吸困难,应考虑肺感染、肺栓塞的可能;接触各种粉尘的职业是诊断相关尘埃沉着症的线索;接触毒气或毒物后发生呼吸困难可做出相应判断;接触霉草、饲鸽者、种蘑菇等发生呼吸困难是外源性过敏性肺泡炎的表现;登高时发生呼吸困难可能是发生了高山肺水肿。

2.体格检查 全面的体格检查常能发现重要的鉴别诊断线索。要注意了解有无心、肺疾患及神经系统疾病的体征,如伴有昏迷者,可见于重症肺炎、肺性脑病、脑出血、脑膜炎、尿毒症、糖尿病酮症酸中毒、急性中毒等;伴有锁骨上淋巴结肿大者,应考虑肺癌转移;伴上腔静脉综合征者,应考虑纵隔肿瘤;伴颈部皮下气肿者,应考虑到纵隔气肿。尤其要注意以下几点:

(1)呼吸的类型:①吸气性呼吸困难。②呼气性呼吸困难。③混合性呼吸困难。④呼吸节律变化,潮式呼吸(Cheyne-Stokes),是一种由浅慢逐渐变为深快,然后再由深快转为浅慢,随之出现一段呼吸暂停后,又开始如上变化的周期性呼吸,潮式呼吸周期可长达 30s～2min,暂停期可持续 5～30s,提示呼吸中枢兴奋性降低,表示病情严重,见于中枢神经系统疾病和脑部血液循环障碍。⑤间停呼吸或比奥(Biots)呼吸,表现为规则呼吸数次后,间以呼吸暂停,如此周而复始,提示病情严重,预后不良,见于脑炎、脑膜炎、中暑、颅脑损伤等。⑥呼吸频率的变化,呼吸超过 24 次/min 称为呼吸频率过快,见于发热、疼痛、贫血、甲状腺功能亢进及心力衰竭等。呼吸少于 12 次/min 称为呼吸频率减慢,是呼吸中枢抑制的表现,见于麻醉及安眠药中毒、颅内压增高、尿毒症、肝性脑病等。⑦呼吸深度变化,呼吸深而慢称为库斯曼(Kussmaul)呼吸,见于糖尿病酮症酸中毒、尿毒症等。呼吸变浅,可见于中重度肺气肿、呼吸肌麻痹及镇静剂过量等。

(2)体位及表情变化:患者平卧时气促加剧,强迫呈端坐位,称端坐呼吸,常见于左心功能不全所致心源性肺水肿、重症支气管哮喘等;患者坐位时气促加剧,而呈平卧呼吸,见于严重肺间质纤维化或肺切除术后及肺内动静脉分流患者;急性心包炎患者常呈端坐或前倾位,以减轻呼吸困难症状。一侧大量气胸患者多呈患侧向上卧位,一侧大量胸腔积液时多喜患侧卧位。急性肺水肿时常表现为惊恐不安,急性大面积肺栓塞时常出现惊叫,广泛心肌梗死常呈扪胸痛苦状态。

3.辅助检查

(1)实验室检查:血常规、尿常规、有指征时可行血糖、血气分析与酸碱度测定、血非蛋白氮、痰液细菌学、骨髓穿刺、脱落细胞学等相关检查,疑为高铁血红蛋白血症、硫化血红蛋白血症、一氧化碳中毒者,要做相应的实验室化验。

(2)器械检查:对肺源性呼吸困难,X 线胸部透视或摄片后,再有选择地进行肺功能、CT、纤维支气管镜、肺血管造影、肺放射性核素扫描等检查。对心源性哮喘,可先行 X 线胸部透视或摄片、心电图及超声心动图检查,再选择性进行运动试验、心导管、心血管造影及心脏放射性核素扫描等检查。神经系统疾病所致呼吸困难,可选择行头颅 CT 或 MRI 检查。

七、窒息

窒息是由各种原因引起的呼吸系统通气、换气功能的中断,不能进行正常的气体交换,导致缺氧伴二氧化碳潴留,严重者可即刻引起循环骤停,造成不可逆性脑缺血、缺氧性损害。若抢救不及时可导致迅速死亡,是一种致命性急症。

(一)病因

1.医源性

(1)气管插管后的气道损伤:经喉插管可引起声门、声门下和气管的损伤。声门的损伤可由舌活动所致气管内导管向后推移和颈椎前凸引起。气管插管后喉损伤发生率为 63％～94％,其高低取决所采用插管方法的侵入性,最常见的损伤是声带溃疡、水肿和肉芽肿形成。喉狭窄仅为 6％～12％的病例,多数是由于导管的活动和气管壁受压坏死所致,如经喉插管时间过长、继发性气管切开术、拔管时严重的喉损伤等。气管狭窄发生率为 10％～19％,是气管插管后的迟发并发症,其病理机制是由于导管外套囊压迫气管黏膜引起缺血性损伤和坏死所致。气管拔管术、声带手术、声带创伤、喉返神经损伤、环勺状软骨关节僵硬等都会引起声带麻痹而引起窒息。

(2)气管切开术后的气道损伤:气管切开常因造口处瘢痕形成而致气道狭窄,其发生率为

1‰～65‰。术后血肿压迫、血性渗出物清除不及时可造成窒息。

（3）拔管后的并发症：拔管后可引起声门水肿、反射性喉痉挛，儿童常见，若不采取防治措施或救治不及时可引起窒息，其危险因素为烧伤和创伤。成年人拔管后可引起喉头水肿，发生率为2‰～22‰，危险因素包括插管时间过长（＞36h）和女性患者，喉头水肿发生后再插管的比例约为1‰。

（4）经气管导管置管氧疗所致气道阻塞：约10‰的患者经气管导管给氧时由于黏性蛋白和炎性蛋白分泌物的混合团块导致气道阻塞、气管黏膜损害，导致呼吸受损。危险因素包括：气管壁溃疡、气道分泌物过多、高流量给氧、无湿化装置、导管不清洁、咳嗽机制受损等。

（5）术中、术后因素：麻醉刺激、麻醉过深、术中损伤喉返神经引起喉痉挛或声带麻痹，颈部组织术后血肿压迫等可造成窒息。

（6）药物中毒：新霉素用量过大或多黏菌素B静点速度过快均可诱发呼吸停止。

2.非医源性

（1）呼吸道阻塞

1）各种原因的鼻、咽部疾患所致气道壁病变：如由于炎症引起的急性喉炎、白喉所致的喉头水肿；喉或气管肿瘤、咽后壁脓肿、扁桃体肿大、声带麻痹、气管软化、复发性多软骨炎等均可引起致命性上呼吸道阻塞，造成窒息。

2）气道腔内病变：以气道异物最为常见，异物可卡在声门上方或声带之间，落入气管或支气管内，使吸入气流发生障碍，导致窒息，儿童常见。成年人异物误吸的危险因素，包括老年人、酗酒和药物所致的神志改变以及帕金森综合征、精神病患者。

3）气道外部压迫：周围组织占位性病变如肿瘤、结节病、甲状腺及脂肪堆积等的压迫所引起气道外压性狭窄或阻塞；勒缢；来自其他部位炎症和创伤的血流、脓液或空气可在气道周围积聚，迅速压迫气道造成狭窄使呼吸发生障碍，导致窒息。

4）分泌物潴留：呼吸道内黏液、脓液、咯血后血凝块、呕吐物误吸可引起气道阻塞，造成窒息，常见于肺部病变广泛、肺功能低下及对气道刺激敏感性下降的患者如脑血管病后遗症患者出现呛咳。

5）支气管哮喘持续状态，气道痉挛不能有效缓解，可造成窒息。

6）溺水所致气体交换障碍，引起窒息。

7）血管性水肿：其特征为短期五痛性、分界清晰、非凹陷性、无症状的水肿，可发生以面部、颈部、眼睑、口唇、舌和黏膜。血管性喉水肿可引起致命性上气道阻塞。有效治疗前血管性水肿的病死率为50‰，治疗后的病死率仍有25‰。

许多因素可导致血管性水肿。IgE介导的变态反应，产生荨麻疹，可迅速引起上气道水肿。缺乏Cl酶抑制剂的遗传性血管神经性水肿也可在数小时内引起上气道水肿，但无荨麻疹。获得性Cl酶抑制剂缺乏症可与某些血液系统恶性病变同时出现。许多药物可引起非IgE介导的血管性水肿，包括阿司匹林、非甾体类抗炎药（NSAID）、血管紧张素转换酶（ACE）抑制剂、吗啡、可待因、碘造影剂。血管性水肿也可以是特发的，或与有免疫复合物的胶原血管疾病有关。

（2）中枢性：触电、安眠药中毒所致呼吸中枢受抑制，各种原因的脑水肿、颅脑外伤、颅内高压所致的脑疝，直接压迫延髓呼吸中枢。

（3）神经系统疾病：急性脊髓炎、格林—巴利综合征致呼吸肌瘫痪。

(4)化学物品中毒:呼吸道吸入化学毒物可引起血液携氧能力障碍、组织利用氧障碍或引起急性肺损伤而引起窒息。

吸入性损伤导致急性上呼吸道阻塞常常隐匿起病,由于气道黏膜水肿、支气管内分泌物增加、脱落的上皮管型阻塞而在 2～12h 内逐渐加重,乃至发生致命性阻塞。

(5)重症肺炎、肺不张所致通气/血流比值失调:导致缺氧而引起呼吸困难。

(6)创伤性窒息:胸部受到严重、突然的挤压、爆震伤引起胸闷、呼吸困难等。

(二)类型

1.青紫型 由于通气换气功能障碍导致缺氧伴二氧化碳潴留,临床表现为进行性呼吸困难伴发绀,血气分析 $PaO_2<5.3kPa(40mmHg)$,$SaO_2<70\%$。进一步发展可导致呼吸衰竭及循环骤停。

2.苍白型 由于先出现循环障碍,随后呼吸困难或停止,患者临床表现为肤色苍白,血气分析提示重度缺氧,但无二氧化碳潴留。苍白型危害常较青紫型严重,常因心室纤颤、心脏搏动停止,中枢缺氧而死亡。

(三)临床表现

1.部分窒息 呼吸不完全受阻,患者尚可得到维持生命的氧气,但患者感到胸闷憋气,存在明显的呼吸困难,呼吸不规则,可伴咳嗽出现三凹征(锁骨上窝、肋间、胸骨上窝吸气时凹陷)。若发现不及时或病因未解除,病情可进行性加重。

2.完全窒息 患者呼吸困难加重,烦躁不安,患者挣扎坐起,张口瞪目,牙关紧闭。由于脑组织缺氧继之出现定向力丧失、嗜睡、抽搐甚至昏迷,各种反射消失,可即刻引起循环骤停,进入临危状态。

(四)诊断方法

1.诊断线索 临床上凡遇到以下情况应考虑到上呼吸道阻塞,导致窒息的可能,应进行进一步检查以求早期诊断。

(1)患者主诉为气喘、呼吸困难、运动后为著,有时症状与体位有关,应用气管扩张剂常常无效。

(2)有上气道炎症、损伤,尤其是气管插管或气管切开病史者更应高度怀疑。

(3)普通肺功能检查示呼气峰流速(PEFR)、最大通气量(MVV)进行性下降,肺活量(VC)不变,第一秒用力呼气量(FEV_1)降低不明显,与 MVV 降低不成比例。

(4)患者主诉为气喘、呼吸困难,FEV_1 降低但闭合气量(CV)、Ⅲ相斜率等反应通气分布状态的指标正常。

2.症状及体征 病因不同,其临床表现也不尽相同。低氧血症是窒息的主要特征,发绀是低氧血症的典型体征,可伴有二氧化碳潴留和酸中毒以及由此引起的多脏器功能损害的表现。患者可突然出现呼吸停止或呼吸微弱、明显发绀、昏迷、牙关紧闭、挣扎、抽搐、大小便失禁等表现。

3.实验室及器械检查

(1)肺功能检查:在上呼吸道阻塞的诊断中肺功能检查常常是首选的检查。流量-容积曲线表现可发生明显的变化,有一定的诊断价值,但在处理急性患者时往往无作用。

(2)放射影像学检查:①胸部平片:上呼吸道阻塞时普通 X 胸部平片往往是正常的,但可通过识别气管偏斜、压迫、异物或血管异常(如无名动脉瘤)而有利于筛选诊断。②颈部平片:

包括头部在内的颈部平片(吸气相)有助于鉴别喉、气管炎和会厌炎。③常规X线分层摄影:此方法对上气道阻塞的诊断有重要作用,但目前很大程度上已为CT所替代。常规X线分层片的指征包括没有纵隔病变的插管后气管狭窄;手术前分析病变的长度,常规分层片要比CT更为合适;支气管吻合术的术后分析。④CT扫描:气道扫描有很高的空间和密度分辨能力,可以了解阻塞处病变的大小和形态,气道狭窄的程度及与气道壁的关系;如系肿瘤,还可了解有无气管环的侵犯及附近淋巴结的转移,以及是否有纵隔病变等。⑤MRI:儿童和婴儿的气道阻塞优选MRI。

(3)声学检查:用微电脑通过对呼吸音频谱分析来判断阻塞的类型,无论是上气道还是下气道,不失为一种有用的无创性检查。

(4)内镜检查:纤维喉镜和纤维支气管镜可对呼吸道进行直接观察,活检及取异物。

(周宁)

第二节 病毒性肺炎

病毒是引起呼吸道感染的常见病原体,病程通常为自限性。病毒性肺炎患者多为婴幼儿、免疫功能缺陷患者和老年人,健康成人少见。引起病毒性肺炎的病毒:①原发性引起呼吸道感染的病毒,包括流感病毒、呼吸道合胞病毒、副流感病毒、麻疹病毒、鼻病毒、冠状病毒、腺病毒;②机会性引起呼吸道感染的病毒,包括巨细胞病毒、水痘－带状疱疹病毒、单纯疱疹病毒和EB病毒。病毒性肺炎的临床表现和X线影像学改变无特异性。上呼吸道感染咳嗽加重和进行性呼吸困难提示肺炎的发生。病毒性肺炎的诊断依靠流行病学、影像学特征,排除细菌性、支原体和衣原体等其他病原体引起的肺炎。病原学检查,包括病毒分离、血清学检查、病毒及病毒病原检测是确诊的依据。本节重点介绍见于成人的病毒性肺炎,包括流感病毒肺炎、单纯疱疹病毒肺炎及巨细胞病毒肺炎。

一、流感病毒肺炎

(一)诊断要点

1.流行病学 在流感流行季节,一个单位或地区出现大量上呼吸道感染患者,或医院门诊、急诊上呼吸道感染患者明显增加。流感病毒是成人病毒性肺炎最常见病因。

2.临床表现 单纯的原发性病毒性肺炎少见,易累及有心脏病的患者,尤其是二尖瓣狭窄患者。常表现为持续高热,进行性呼吸困难,肺部可闻及湿性啰音。少数病例病情进展迅速,出现休克、心力衰竭、急性呼吸窘迫综合征(ARDS)、多脏器功能障碍综合征。患者原有的基础疾病亦可被诱发加重,呈现相应的临床表现。X线显示双肺弥漫性间质性渗出性病变,重症者两肺中下野可见弥漫性结节性浸润,少数可有肺实变。抗生素治疗无效。患者常因心力衰竭或呼吸衰竭死亡。

(二)治疗原则

1.有关抗流感病毒药物治疗。金刚烷胺:成人100mg每日2次。65岁及以上老人每天不超过100mg,疗程5~1天。早期应用才能减轻症状。

2.要注意流感病毒肺炎可能同时合并有细菌性肺炎,根据情况选用相应的抗菌药物。

3.对于重症流感病毒肺炎,合并呼吸衰竭时应给予呼吸支持,首选无创正压通气。

4.合并休克时给予相应抗休克治疗。出现其他脏器功能损害时,给予相应支持治疗。

5.中医中药辨证治疗。

二、单纯疱疹病毒肺炎

(一)诊断要点

1.成人单纯疱疹病毒肺炎　主要见于免疫功能缺陷患者,如骨髓抑制及实体脏器移植应用免疫抑制剂的患者,一般发生在移植后的 2 个月内。咳嗽和呼吸困难是最常见的症状,大多数患者有发热,胸部 X 线表现为多灶性浸润病变,常伴有口腔和面部疱疹。严重患者有低氧血症。

2.病原学检查

(1)病毒分离是诊断单纯疱疹病毒感染的主要依据;

(2)通过支气管镜毛刷、灌洗和活检取得下呼吸道样本进行细胞学和组织学检查,发现多核巨细胞和核内包涵体有助于诊断;

(3)抗体检测有助于原发性感染的诊断,对复发性感染的诊断价值不大。

(二)治疗原则

阿昔洛韦和阿糖腺苷对单纯疱疹病毒感染有效,首选阿昔洛韦。免疫缺陷者单纯疱疹病毒感染时,阿昔洛韦的剂量为 5mg/kg,静脉注射,q8～12h,根据肾功能调整剂量,疗程至少7 天。

三、巨细胞病毒肺炎

(一)诊断要点

成人巨细胞病毒(CMV)肺炎多发生于器官移植后数月内,诊断要点有:

1.体温超过 38℃,持续 3d 以上。

2.干咳、呼吸困难及低氧血症进行性加重。

3.X 线胸片或 CT 有磨玻璃影伴结节影及斑片状渗出等改变。

4.病原学检测阳性　肺泡灌洗液分离到 CMV 病毒;酶联免疫吸附法(ELISA)检测血清中 CMV IgM 阳性;定量 CMV－DNA 含量$\geq 10^4$/ml 基因拷贝数;CMV pp65 抗原阳性。

5.细菌、真菌、支原体、衣原体、肺孢子菌及结核菌等检查均为阴性。

(二)治疗原则

1.调整或停用免疫抑制剂。

2.抗病毒治疗　首选更昔洛韦。

(1)诱导期:静脉滴注 5mg/kg,每 12 小时 1 次,每次静滴 1 小时以上,疗程 14～21 日,肾功能减退者剂量应酌减。

(2)维持期:静脉滴注 5mg/kg,每日 1 次,静滴 1 小时以上,维持期的时间应根据患者的病情。与 CMV 免疫球蛋白联用可提高疗效。阿昔洛韦、阿糖腺苷或干扰素的疗效不确切。

3.根据病情甲泼尼龙 40～80mg 静脉注射,每天 1～2 次。

4.可应用免疫球蛋白。

5.合并呼吸衰竭时应给予呼吸支持,首选无创正压通气。

(周宁)

第三节 肺炎支原体肺炎

支原体有 100 多种,与人类疾病关系最大的有 3 种支原体,即肺炎支原体、人型支原体和解脲脲原体。肺炎支原体是明确的人类病原体,人型支原体和解脲脲原体一般认为是机会性感染病原体。我国有关社区获得性肺炎的流行病学调查中,肺炎支原体肺炎是重要的致病原。

一、诊断要点

1.临床症状 肺炎支原体肺炎的突出症状是干咳或刺激性咳嗽。发热、有时可伴畏寒,但很少有寒战。有些患者可有肺部以外的并发症,如皮疹、心包炎、溶血性贫血、关节炎、脑膜脑炎和外周神经病变。

2.X 线显示双肺斑片状浸润影,中下肺野明显,有时呈网状、云雾状,而且多变。仅有 5%～20% 的肺炎支原体感染者有胸膜渗出。肺炎支原体肺炎有时表现为 X 线胸片与临床症状不相符合,X 线胸片表现重而临床症状轻。

3.病原学检查

(1)培养:肺炎支原体培养较为困难,需要特殊营养培养基,且生长需要 4～24 天。急性感染后数月内上呼吸道仍可排出肺炎支原体,故培养阳性并不能确定就是急性感染。

(2)间接血凝抗体试验:主要是 IgM,晚期可见 IgG。间接血凝抗体阳性可保持 1 年以上。抗体阳性是支原体感染的指标,但阴性时不能排除支原体感染。酶联免疫吸附试验(ELISA)检测血清抗体有重要诊断价值。

(3)急性期恢复期双份血清进行抗体测定:补体结合试验:起病 10d 后出现,恢复期效价 1：64 或以上,或恢复期抗体效价与前相比有 4 倍或以上升高,有助于确诊。

(4)冷凝集反应:效价 1：32 或以上为阳性,肺炎支原体感染时有 30%～80% 的阳性率,感染后第 1 周末或第 2 周初效价上升,第 4 周达高峰,此后下降。但其他感染和非感染性疾病也可以引起升高,应注意鉴别。

二、鉴别诊断

1.细菌性肺炎 临床表现较肺炎支原体肺炎重,X 线的肺部浸润阴影也更明显,且白细胞计数及中性值一般明显升高。

2.病毒性肺炎 如流感病毒性肺炎发生在流行季节,起病较急,肌肉酸痛明显,可能伴胃肠道症状;腺病毒肺炎多见于军营,常伴腹泻。

3.军团菌肺炎和肺炎衣原体肺炎 临床鉴别诊断较为困难,应通过病原学加以鉴别。

三、治疗原则

1.抗菌药物 临床可用于肺炎支原体肺炎治疗的药物包括大环内酯类、氟喹诺酮类、四环素类等。

(1)首选大环内酯类:①红霉素:250～500mg 口服,q6～8h;或 1～2g 分次静脉滴注。疗程 2～3 周;②阿奇霉素:500mg,每日 1 次口服或静脉滴注;因半衰期长,连用 5 天后停 2 天再继续,疗程一般为 10～14 天;③罗红霉素:150mg,每日 2 次。疗程常为 10～14 天。

（2）氟喹诺酮类:①左氧氟沙星:200mg,每日 2 次口服或静脉滴注;②莫西沙星:400mg,每日 1 次口服或静脉滴注;③环丙沙星:200mg,每日 2 次口服或静脉滴注。疗程常为 7～14 天。

（3）四环素类:①多西环素:100mg 口服,每日 1 次;②米诺环素:100mg 口服,每日 2 次。

（4）红霉素和四环素虽然有效,但用药后痰内肺炎支原体仍可持续存在达数月之久,约 10%肺炎可复发,故少数症状迁延,肺阴影反复发生者,应延长抗菌药物疗程,或换用另一种抗生素。

2.对症治疗　镇咳药物,化痰药物,雾化吸入治疗。

3.发生严重肺外并发症,给予相应处理。

（周宁）

第四节　肺结核

结核病由结核分枝杆菌引起,是我国重点防治疾病之一。对肺结核病及时、准确的诊断和彻底治愈患者,不仅在于恢复患者健康,而且是消除传染源、控制结核病流行的最重要措施。

一、诊断要点

1.临床表现　①咳嗽、咳痰 3 周或以上,可伴有咯血、胸痛、呼吸困难等症状;②常午后低热,可伴盗汗、乏力、食欲降低、体重减轻、月经失调;③结核变态反应引起的过敏表现:结节性红斑、泡性结膜炎和结核风湿症等;④结核菌素皮肤试验:中国是结核病高流行国家,儿童普种卡介苗,阳性对诊断结核病意义不大,但对未种卡介苗儿童则提示已受结核分枝杆菌(简称结核菌)感染或体内有活动性结核病。当呈现强阳性时表示机体处于超过敏状态,发病概率高,可作为临床诊断结核病的参考指征;⑤患肺结核时,肺部体征常不明显。肺部病变较广泛时可有相应体征,有明显空洞或并发支气管扩张时可闻及中小水泡音。

2.影像学　一般而言,肺结核胸部 X 线表现可有的特点:①多发生在肺上叶尖后段、肺下叶背段、后基底段;②病变可局限也可多肺段侵犯;③X 线影像可呈多形态表现,即同时呈现渗出、增殖、纤维和干酪性病变,也可伴有钙化;④易合并空洞;⑤可伴有支气管播散灶;⑥可伴胸腔积液、胸膜增厚与粘连;⑦呈球形病灶时直径多在 3cm 以内,周围可有卫星病灶;⑦病变吸收慢,一个月以内变化较小。

胸部 CT 扫描有补充性诊断价值的情况:①发现胸内隐匿部位病变,包括气管、支气管内的病变;②早期发现肺内粟粒阴影;③诊断有困难的肿块阴影、空洞、孤立结节和浸润阴影的鉴别诊断;④了解肺门、纵隔淋巴结肿大情况,鉴别纵隔淋巴结结核与肿瘤;⑤少量胸腔积液、包裹积液、叶间积液和其他胸膜病变的检出;⑦囊肿与实体肿块的鉴别。

3.病原学检查　①痰涂片抗酸染色阳性只能说明抗酸杆菌存在,不能区分是结核菌还是非结核菌,因我国非结核分枝杆菌病发病较少,故检出抗酸杆菌对诊断结核病有极重要的意义;②分离培养法灵敏度高于涂片镜检法,可直接获得菌落,便于与非结核分枝杆菌鉴别,是结核病诊断金标准。

4.结核杆菌培养阳性是诊断结核的确诊标准,对于 3 次痰涂片及 1 次培养阴性的肺结核,即所谓"菌阴肺结核",中华医学会结核学分会 2001 年的诊断标准为:①典型肺结核临床症状和胸部 X 线表现;②抗结核治疗有效;③临床可排除其他非结核性肺部疾患;④PPD(5U)强阳性、血清抗结核抗体阳性;⑤痰结核菌 PCR 探针检测呈阳性;⑥肺外组织病理证实结核病变;⑦BALF 检出抗酸分枝杆菌;⑧支气管或肺部组织病理证实结核病变。具备①~⑥中 3 项或⑦~⑧中任何 1 项可诊断。

二、抗结核药物治疗原则

强调早期、规律、全程、适量、联合五项原则。整个化疗方案分为强化和巩固两个阶段。

1.常用药物及用法见表 3-1。

表 3-1 常用抗结核药物剂量及用法

药名(缩写)	每日剂量		间歇疗法		用法
	50kg	>50kg	>50kg	50kg	
异烟肼(H)	0.3	0.3	0.5	0.6	每日 1 次顿服
链霉素(S)	0.75	0.75	0.75	0.75	每日 1 次肌注
利福平(R)	0.45	0.6	0.6	0.6	每日 1 次顿服
利福喷汀(L)			0.45	0.6	用药日每日 1 次顿服
吡嗪酰胺(Z)	1.5	1.5	2.0	2.0	每日 1 次或每日分 3 次
乙胺丁醇(E)	0.75	1.0	1.0	1.2	每日 1 次顿服
对氨基水杨酸(P)	8.0	8.0	1.0	1.2	每日分 3 次服用
阿米卡星(AMK)	0.4	0.4	0.4	0.4	每日 1 次肌注
氧氟沙星(OFLX)	0.4	0.6			每日 1 次或每日分 3 次
丙硫异烟胺(TH)	0.75	1.0			每日分 3 次服用
卷曲霉素(CPM)	0.75	0.75			每日 1 次肌注
左氧氟沙星(LVFX)	0.3	0.3			每日 1 次或每日分 3 次
卫菲特(RIFATER)					体重 50kg,每日 4 片顿服 体重 60kg,每日 5 片顿服
卫非宁(RIFINA)					每日 3 片服

2.初治肺结核的治疗 有下列情况之一者谓初治:①尚未开始抗结核治疗的患者;②正进行标准化疗方案用药而未满疗程的患者;③不规则化疗未满 1 个月的患者。初治方案:强化期 2 个月/巩固期 4 个月。药名前数字表示用药月数,药名右下方数字表示每周用药次数。常用方案:2S(E)HRZ/4HR;2S(E)HRZ/4H$_3$R$_3$;2S$_3$(E)H$_3$R$_3$/4H$_3$R$_3$;2S$_3$(E$_3$)H$_3$Z$_3$/4H$_3$R$_3$;2S(E)HRZ/4HRE;2RIFAIER/4RIFINAH。初治强化期第 2 个月末痰涂片仍阳性,强化方案可延长 1 个月,总疗程 6 个月不变(巩固期缩短 1 个月)。若第 5 个月痰涂片仍阳性,第 6 个月阴性,巩固期延长 2 个月,总疗程为 8 个月。对粟粒型肺结核(无结核性脑膜炎者)上述方案疗程可适当延长,不采用间歇治疗方案,强化期为 3 个月,巩固期为 HR 方案 6~9 个月,总疗程为 9~12 个月。菌阴肺结核患者可在上述方案的强化期中删除链霉素或乙胺丁醇。

3.复治肺结核的治疗 有下列情况之一者为复治:①初治失败的患者;②规则用药满疗程后痰菌又复阳的患者;③不规律化疗超过1个月的患者;④慢性排菌患者。复治方案:强化期3个月/巩固期5个月。常用方案:2SHRZE/1HRZE/5HRE;2SHRZE/1HRZE/5H₃R₃E₃;2S₃H₃R₃E₃/IH₃R₃Z₃E₃/5H₃R₃E₃。

4.耐多药肺结核的治疗 对至少包括INH和RFP两种或两种以上药物产生耐药的结核病为多药耐药。WHO推荐的未获得(或缺乏)药敏试验结果但临床考虑多药耐药时,可使用的化疗方案为强化期使用AMK(或CPM)+TH+Z+OFLX联合,巩固期使用TH+OFLX联合。强化期至少3个月,巩固期至少18个月,总疗程21个月以上。

5.抗结核药物不良反应及处理

(1)胃肠道反应:异烟肼、利福平、乙胺丁醇3种药物发生胃肠道反应的概率较高。一般情况下无需停药,可以调整饮食,应用甲氧氯普胺(胃复安)等进行对症处理,症状多能缓解;

(2)肝损害:抗结核药物中对肝有损害的药物主要有异烟肼、利福平、吡嗪酰胺,ALT<2~3倍正常值,且总胆红素正常时,一般不停抗结核药,可加用葡醛内酯、多烯磷脂酰胆碱、还原型谷胱甘肽等保肝治疗。ALT>2~3倍正常值,且总胆红素轻度升高时可考虑停用有肝损害作用的抗结核药,同时用上述保肝药物治疗。如果ALT及胆红素>2~3倍正常值且持续升高,可以考虑暂停抗结核药,加强保肝治疗,恢复用药时应替换有可能引起肝损害的药物;

(3)神经系统不良反应:主要药物为异烟肼及左氧氟沙星,轻者出现下肢麻木等外周神经炎表现,给予维生素口服。严重者出现记忆减退,反射亢进,精神失常,幻觉。如出现上述症状,应予停用异烟肼及左氧氟沙,并给予神经营养药对症治疗;

(4)视神经炎:服用乙胺丁醇的患者易出现球后视神经炎,其发生与剂量有关,表现为视敏度降低,辨色力受损,视野缩窄,出现暗点,视力减退,此时应立即停药,一般能自行恢复;

(5)第8对颅神经损害:链霉素等可引起前庭功能障碍和听觉丧失、耳塞、耳鸣,使用链霉素引起耳毒性反应的较多,可给予多种维生素、神经营养药物治疗,以改善症状,若发现患者耳有堵塞感或耳鸣时应立即停药;

(6)肾毒性:氨基糖苷类尤其是链霉素可导致肾功能异常,其受损程度随链霉素剂量和疗程的增加而增多。临床上可出现蛋白尿、管型尿,必要时可停药,一般停药后可恢复。

(周宁)

第五节 吸入性肺炎

吸入性肺炎(aspiration pneumonia)是指口咽部分泌物、胃内容物或其他刺激性液体被吸入下呼吸道,吸入同时可将咽部寄植菌带入肺内,先是引起化学性肺炎或损伤,后产生以厌氧菌感染为主的继发性细菌性肺炎。

一、诊断要点

1.诊断吸入性肺炎 应关注两点,一是有无误吸的危险因素和证据,二是有无肺炎的诊断依据。误吸的危险因素包括高龄老人,常在脑血管病、帕金森病后、吞咽困难、咳嗽反射减弱、饮水或进食后呛咳、口腔卫生差或建立人工气道、管饲饮食、胃食管反流或在发生呕吐、昏迷、癫痫大发作、醉酒等情况后(表3-2)。如果气管中咳出或吸出食物,即为误吸的直接证据。有些患者可无明显的误吸诱因和证据,而是隐性误吸,可通过对患者的咳嗽反射和吞咽功能的评估,胃食管反流的检查(胃食管 pH 监测)作为辅助证据。

表3-2　误吸的危险因素

癫痫的发作
意识水平的减低,由于创伤、酒精过量、过多应用镇静剂或全身麻醉
意识水平减低的患者发生恶心、呕吐
脑卒中,中枢系统疾病:Alzheimer disease、肌萎缩侧索硬化、帕金森病
吞咽功能障碍
心脏骤停
隐性误吸(发生误吸但没有明显的咳嗽或呼吸困难)
口腔卫生差:口咽部病原菌定植增多
气管插管和机械通气:口咽部分泌物增多,咳嗽反射减弱,分泌物沿气囊壁微误吸
管饲饮食:食管相对关闭不全,胃内容物反流
免疫功能和肺功能的降低

2.肺炎的表现　除常见征象,如发热、寒战、胸痛、咳嗽、咳黄色脓痰,听诊肺内有湿啰音,外周血白细胞总数、分类中性粒细胞增多外,还有以下特点:①胸部 X 线片或肺 CT:常显示上叶后段或下叶背段和后基底段的新的浸润阴影。右肺比左肺更常见;②症状可轻可重,视吸入物的多少、性质而定,误吸后即可出现呼吸困难,呼吸频快,但摄 X 线胸片可阴性,24~48小时后才出现浸润影;③可反复发生;④血 C-反应蛋白、降钙素原增高。

3.吸入性肺炎的常见致病菌　有统计表明,医院外发生的吸入性肺炎单纯厌氧菌所致者约 60%,厌氧菌与需氧菌混合感染约 30%,单纯需氧菌感染仅占少数。而医院内发生的吸入性肺炎,厌氧菌与需氧菌的混合感染约占 50%,单纯厌氧菌所致者约 17%,其余为需氧革兰阴性菌感染。常见的厌氧菌有消化球菌、消化链球菌、梭形杆菌、脆弱类杆菌等。常反复发生,成为难治性感染,并发展为机化性肺炎,即"蜂窝肺"。

4.咳嗽反射和吞咽功能的评估　有多种方法,临床检查包括:口腔控制和食物残余,舌的动度,喉部上抬、位移、发音质量、会厌闭合功能、吞咽后咳嗽,辅以颈部听诊,人工气道者给予着色食物,观察气道吸引物中是否有着色物质。吞咽困难的临床表现有:口中流涎或漏出食物,吞咽触发延迟,吞咽前、中或后咳嗽,口腔中食物堆积,鼻部漏出食物或液体,进食时间延长等。在临床上目前检查吞咽功能异常较普遍采用的方法有:①电视透视吞咽评估(VFSS):VFSS 是观察口腔、咽、喉和上消化道解剖和吞咽功能的录像带或荧光屏数码图像。患者直坐,摄像取后前位和侧位,让患者吞咽适量的硫酸钡(可混入不同黏稠度的食物或饮料),观察显示器上的 X 线透视图像,同时录像或数码形式记录以作进一步分析。VFSS 过程中还可测试头部姿势对吞咽动作的影响;②吞咽激发试验(SPT)或简易吞咽激发试验:用一根细导管经鼻置于喉上方,注入 1ml 蒸馏水,测定随后出现吞咽动作的时间(潜伏时间),Nakazawa 等比较了健康老人、无吸入肺炎史的痴呆老人以及患吸入性肺炎老人的吞咽潜伏时间分别为 $1.2\pm0.1s$、$5.2\pm0.6s$ 和 $12.5\pm3.0s$;此外,经鼻导管吸入不同浓度的枸橼酸确定咳嗽阈值,结果 3 组患者的咳嗽阈值分别是 $2.6\pm4.0mg/ml$、$37.1\pm16.7mg/ml$ 和 $>360mg/ml$;③水吞咽试验(WST):要求患者在 10s 内饮水 10~30ml,饮水过程中无中断无吸入证据为正常。第一次先饮 10ml,其敏感性和特异性为 71.4% 和 70.8%;第二次饮 30ml,敏感性和特异性为

72.0%和70.3%。Teramoto认为，SPT较WST法更简便有效；④其他：目前有人采用纤维内镜、闪烁显像、肌电图描记和压力测定等来评估患者的吞咽功能和误吸危险。

二、治疗原则

1.胃酸吸入早期为化学性肺炎，不需要应用抗生素，但吸入细菌性分泌物或继发细菌感染则需应用广谱抗生素治疗，美国胸科学会(ATS)推荐应用β-内酰胺/β-内酰胺酶抑制剂、克林霉素或碳青霉烯类。为加强抗厌氧菌感染，可加用甲硝唑、替硝唑、奥硝唑或左旋奥硝唑。

2.早期应用支气管镜吸引。如果吸入较多量食物，或发生大叶肺不张，可经纤维支气管镜行支气管吸引。必要时行支气管灌洗。如果是高龄老人或病情危重者，在气管插管和机械通气、较高吸氧浓度下进行操作比较安全。

3.若吸入后诱发ARDS或大面积的肺炎，患者发生严重顽固性缺氧或二氧化碳潴留，应给予呼吸支持。

4.不提倡常规应用肾上腺皮质激素，但有以下指征时可考虑短期给予中小剂量激素：①发生严重的脓毒症(sepsis)；②ARDS；③误吸早期发生严重的支气管痉挛。

三、预防

1.调整饮食　①进餐前让患者安静休息30分钟，进餐时让患者集中精力进食，避免边进食边看电视或与人交谈；②进食或管饲时，保持坐位或高枕卧位，进食后仍保持此体位30分钟；③患者颈部微屈，采用下颌向下可减少某些吞咽困难患者的误吸；④经口进食者，调整患者的进食速度和每一口的量，增加食物的稠度(如糊状或布丁)，避免吞咽时呛咳。

2.管饲饮食　偶尔进食呛咳患者不一定改用管饲饮食，有学者认为，没有证据支持管饲饮食可减少晚期痴呆患者吸入性肺炎的发生率。但对于有严重吞咽困难，进食时频繁呛咳，反复发生吸入性肺炎的患者仍应改口服为经鼻胃管饲喂。管饲饮食患者可采用以下措施来防止吸入性肺炎：①持续滴注或用鼻饲泵在16～20小时内将1天的食物匀速注入，晚上休息4～8小时。管饲速度<100～150ml/h。每隔4～6小时，回抽胃内容，若发现胃内有食物潴留，应暂停灌注食物；②床头抬高30°～45°；③询问患者有无上腹饱胀、恶心、欲吐、反胃、胃灼热等症状，检查是否有腹胀，肠鸣音是否减弱，评估患者胃肠蠕动和胃排空情况，在喂食2小时后，胃内残留容量应<10ml，最多不超过100ml，<200ml的误吸率为20%～26%，胃内残留量>200ml误吸率增加至25%～40%。故胃内残留量>200ml时应暂停喂食；④存在胃排空减慢时，可给予促胃肠动力药物，如西沙必利、吗丁啉、红霉素等。

3.机械通气患者吸入性肺炎的预防　①气管插管患者严禁经口进食；②鼻饲前吸净呼吸道痰液及分泌物，避免在进餐时或餐后半小时内吸痰，减少刺激，避免胃内容物反流；③对需建立人工气道者，提倡应用持续声门下吸引；④及时吸净患者口咽部和气囊上分泌物；⑤避免呼吸机管道内的冷凝水倒灌进患者气道。

(周宁)

第六节　肺源性心脏病

肺源性心脏病(肺心病)是肺、胸廓或肺血管病变所致的肺循环阻力增加,肺动脉压力增高,进而出现右心肥厚、扩大,甚至发生右心衰竭。按病程的缓急可分为急性肺源性心脏病和慢性肺源性心脏病,前者最常见的病因是大面积或次大面积肺栓塞,主要的病理改变是右心室扩张。后者最常见的病因是慢性阻塞性肺疾病(COPD),其主要的病理改变早期是右心室肥厚,晚期出现右心室扩张。本节主要介绍慢性肺源性心脏病。

一、诊断要点

1.病史　引起慢性肺心病的常见病因是 COPD,其次为支气管哮喘、支气管扩张、肺间质纤维化等。其他还包括胸廓、脊柱畸形及肺血管疾病等(表 3-3)。

表 3-3　引起慢性肺源性心脏病的常见疾病

支气管肺疾病	通气驱动力失常性疾病
COPD、支气管哮喘、支气管扩张、肺结核、肺尘埃沉着病(尘肺)、肺间质纤维化、弥漫性泛细支气管炎等	肥胖-低通气综合征、原发性肺泡低通气、睡眠呼吸暂停综合征等
胸廓疾病	肺血管疾病
广泛性胸膜粘连、强直性脊柱炎、胸廓和脊柱畸形或侧弯等	特发性肺动脉高压、慢性血栓栓塞性肺动脉高压等
神经肌肉疾病	
重症肌无力、脊髓灰质炎等	

2.临床表现

(1)心肺功能代偿期:主要表现为原发胸、肺疾患及肺动脉高压、右心室肥大的症状。查体有桶状胸,呼吸动度减弱,叩诊呈过清音,呼吸音减弱,肺动脉瓣区第二心音亢进,剑突下有收缩期搏动、三尖瓣区心音明显增加以及收缩期杂音等,部分患者有颈静脉充盈。

(2)肺心功能失代偿期:上述症状进一步加重,出现呼吸性酸中毒,心悸、发绀症状明显,并可因缺氧和 CO_2 潴留引起中枢神经系统症状,如头痛、头胀、兴奋、失眠或嗜睡、神志恍惚,甚至精神错乱或昏迷。体检可发现皮肤潮红,浅表静脉扩张,球结膜充血水肿,瞳孔缩小,对光反射迟钝等。右心衰竭时患者心悸气促加重,尿量减少、恶心、腹胀、食欲缺乏、下肢水肿。体格检查颈静脉充盈或怒张,发绀,心率增快,剑突下舒张期奔马律,肝大、压痛,肝颈反流征阳性,腹部可出现移动性浊音,下肢甚至全身水肿。

3.辅助检查

(1)X 线胸片诊断标准:具有 1～4 项中 2 项或以上者或具有第 5 项可诊断肺心病。具有1～4 项中的 1 项可提示。

1)右肺下动脉干横径≥15mm;右肺下动脉干横径与气管横径比值≥1.07;或经动态观察较原右肺下动脉增宽>2mm。

2)肺动脉段中度凸出或其高度≥3mm。

3)中心肺动脉扩张与外围分支纤细,二者形成鲜明对比。

4)肺动脉圆锥部显著凸出(右前斜位 45°)或锥高≥7mm。

5)右心室增大(结合不同体位判断)。

（2）心电图诊断标准：包括 7 项主要条件和 2 项次要条件；具有 1 条主要条件者即可诊断肺心病，2 条次要条件为可疑肺心病的心电图表现。

主要条件：①额面平均电轴≥+90°；②V_1 导联 R/S≥1；③重度顺钟向转位（V_5R/S≤1）；④RV_1+SV_5>1.05mV；⑤aVR 导联 R/S 或 R/Q≥1；⑥V_1～V_3 呈 QS、Qr、qr（需除外心肌梗死）；⑦肺型 P 波：P≥0.22mV 或 P≥0.2mV 呈尖峰形，结合电轴>+80°；或当低电压时，P≥1/2R 波，呈尖峰型，结合电轴>+80°。次要条件：①肢体导联低电压；②右束支传导阻滞（不完全性或完全性）。

（3）超声心动图诊断标准：具有 2 项条件者（其中必具 1 项主要条件）可诊断肺心病。

主要条件：①右室流出道内径≥30mm；②右心室内径≥20mm；③右室前壁厚度≥5.0mm，或有前壁搏动幅度增强者；④左室与右室内径比值<2；⑤右肺动脉内径≥18mm，或主肺动脉内径≥20mm；⑥右室流出道与左房内径之比值>1.4；⑦肺动脉瓣超声心动图出现肺动脉高压征象。

参考条件：①室间隔厚度≥12mm，搏幅<5mm 或呈矛盾征象；②右房≥25mm（剑突下区）；③三尖瓣前叶曲线 DF、EF 速度增快，E 峰呈尖高型，或有 AC 间期延长；④二尖瓣前叶曲线幅度低，CE<18mm，CD 段上升缓慢，呈水平位。或 EF 下降速度减慢<90mm/s。

二、治疗原则

肺心病缓解期以治疗原发肺部慢性基础疾病为主，长期家庭氧疗、呼吸锻炼，以及提高机体抵抗力，防止感染为主。肺心病急性加重多由呼吸道感染诱发，故应积极控制感染，改善呼吸功能，纠正缺氧和二氧化碳潴留，控制呼吸衰竭和心力衰竭。

1. 控制呼吸道感染　根据患者基础疾病及严重程度，并结合当地常见致病菌以及耐药趋势，选择抗生素。如初始治疗方案不佳，应及时根据细菌培养、药敏结果调整抗生素。

2. 保持呼吸道通畅　包括口服和雾化吸入平喘、化痰药物，及时吸痰，必要时气管插管或气管切开。

3. 氧疗　长期低流量吸氧可缓解肺心病症状，降低病死率。结合患者的病情有针对性地采用各种氧疗措施，如鼻导管或鼻塞吸氧、文丘里面罩吸氧、无创通气或有创通气给氧，以改善患者的缺氧状态。

4. 控制心力衰竭　慢性肺心病时一般经过氧疗、控制呼吸道感染、改善通气后，心力衰竭症状可减轻或消失，不需常规使用利尿剂和强心药，对病情重或上述治疗无效时可考虑适当使用小剂量、短疗程、作用缓和的利尿药，如氢氯噻嗪 25mg，1～3 次/日，联合螺内酯 40mg，1～2 次/日，严重者可使用呋塞米 20mg，口服或静脉，1～2 次/日，同时注意补钾。对于肺心病右心功能障碍，因缺氧使心脏对洋地黄的敏感性增加，易发生中毒，故一般不使用，但在下列情况下可考虑使用洋地黄：①感染已控制，呼吸功能已改善，经利尿剂治疗右心功能仍未能改善；②合并室上性快速性心律失常，如心房纤颤、室上性心动过速；③以右心功能衰竭为主要表现而无明显急性感染；④合并急性左心功能衰竭。

5. 积极治疗并发症　常见并发症为肺性脑病、酸碱失衡及电解质紊乱、心律失常、消化道出血、休克、弥散性血管内凝血等。肺性脑病是慢性肺心病死亡的首要原因。对不准备实施机械通气的患者应特别注意慎用镇静催眠药，以避免呼吸抑制。慢性肺心病发生呼吸衰竭时，由于缺氧和二氧化碳潴留，易发生呼吸性酸中毒、代谢性酸中毒、代谢性碱中毒等单纯或双重、三重酸碱失衡及电解质紊乱,应进行监测,及时采取措施纠正。对严重呼吸性酸中毒可行呼吸机辅助治疗排出过多的 CO_2,严重代谢性酸中毒患者可静脉用碳酸氢钠。

6.抗凝治疗 肺心病急性加重期有发生肺血栓栓塞的中度危险性,抗凝治疗可能在疾病的控制和临床预后方面会产生良好的效果。一般给予普通肝素 6250U 或 12500U 溶于250ml 液体中静脉点滴,或者低分子肝素皮下注射,每日 1 次,7～10 天为 1 个疗程。

(周宁)

第七节　急性上呼吸道感染

急性上呼吸道感染(acute upper respiratory tract infection)简称上感,为外鼻孔至环状软骨下缘包括鼻腔、咽或喉部急性炎症的概称,主要病原体是病毒,少数是细菌。

一、病因

病毒占 70%～80%,包括鼻病毒、冠状病毒、腺病毒、流感和副流感病毒,以及呼吸道合胞病毒、埃可病毒和柯萨奇病毒等。细菌主要是溶血性链球菌、流感嗜血杆菌、肺炎链球菌和葡萄球菌等。

二、病理

组织学上可无明显病理改变,亦可出现上皮细胞的破坏。可有炎症因子参与发病。继发细菌感染者可有中性粒细胞浸润及脓性分泌物。

三、临床表现

临床表现有以下类型:

1.普通感冒 为病毒感染引起,俗称"伤风",又称急性鼻炎或上呼吸道卡他。起病急,咽干、咽痒或烧灼感,发病同时或数小时后,可有喷嚏、鼻塞、流清水样鼻涕,2～3 天后变稠,俗称"感冒"或"伤风"。一般经 5～7 天痊愈,伴并发症者可致病程迁延。

2.急性病毒性咽炎和喉炎 由鼻病毒、腺病毒、流感病海等引起。临床表现为咽痒和灼热感,咽痛不明显。咳嗽少见。体检可见喉部充血、水肿,局部淋巴结轻度肿大和触痛,有时可闻及喉部的喘息声。

3.急性疱疹性咽峡炎 多由柯萨奇病毒 A 引起,表现为明显咽痛、发热,病程约为 1 周。查体可见咽及扁桃体表面有灰白色疱疹及浅表溃疡,周围伴红晕。多发于夏季,多见于儿童,偶见于成人。

4.急性咽结膜炎 主要由腺病毒、柯萨奇病毒等引起。表现为发热、咽痛、畏光、流泪、咽及结膜明显充血。病程 4～6 天,多发于夏季,由游泳传播,儿童多见。

5.急性咽扁桃体炎 病原体多为溶血性链球菌,其次为流感嗜血杆菌、肺炎链球菌、葡萄球菌等。起病急,咽痛明显、伴发热、畏寒,体温可在 39℃以上。查体可发现咽部明显充血,扁桃体黄色脓性分泌物。有时伴有颌下淋巴结肿大、压痛,而肺部查体无异常体征。

四、实验室检查

1.血液检查 因多为病毒性感染,白细胞计数常正常或偏低,伴淋巴细胞比例升高。细菌感染者可有白细胞计数与中性粒细胞增多和核左移现象。

2.病原学检查 因病毒类型繁多,且明确类型对治疗无明显帮助,一般无需明确病原学检查。需要时可用免疫荧光法、酶联免疫吸附法、血清学诊断或病毒分离鉴定等方法确定病毒的类型。细菌培养可判断细菌类型并做药物敏感试验以指导临床用药。

五、诊断与鉴别诊断

根据鼻咽部的症状和体征、血常规和阴性胸部 X 线检查可做出临床诊断。一般无需病因诊断,特殊情况下可进行细菌培养和病毒分离,或病毒血清学检查等确定病原体。但须与初期表现为感冒样症状的其他疾病鉴别。

1.过敏性鼻炎 起病急骤、鼻腔发痒、喷嚏频繁,鼻涕呈清水样,每天晨间发作,经过数分钟至1～2小时痊愈。检查鼻腔黏膜苍白、水肿,鼻腔分泌物涂片见嗜酸粒细胞增多。

2.流行性感冒(流感) 常有明显的流行病学史。起病急,全身症状重,高热、全身酸痛、眼结膜症状明显,但鼻咽部症状较轻。鼻分泌物中上皮细胞荧光标志的流感病毒免疫血清染色,有助于早期诊断。

3.急性气管-支气管炎 表现为咳嗽咳痰,鼻部症状较轻,血白细胞可升高,X线胸片常可见肺纹理增强。

4.急性传染病前驱症状 很多病毒感染性疾病前期表现类似,如麻疹、脊髓灰质炎、脑炎、肝炎、心肌炎等病,患病初期可有鼻塞、头痛等类似症状,应予重视。如果在上呼吸道症状一周内,呼吸道症状减轻但出现新的症状,需进行必要的实验室检查,以免误诊。

六、治疗

1.对症治疗 对有急性咳嗽、鼻后滴漏和咽干的患者应给予伪麻黄碱治疗以减轻鼻部充血,亦可局部滴鼻应用。必要时适当加用:①解热镇痛类药物;②第一代抗组胺药,如马来酸氯苯那敏(2～4mg/次,每天3次)等;③镇咳药物:咳嗽剧烈者必要时可使用中枢性或外周性镇咳药,临床上通常采用上述药物的复方制剂,首选第一代抗组胺药＋伪麻黄碱治疗,可有效缓解打喷嚏、鼻塞等症状。

2.抗菌药物治疗 目前已明确普通感冒无需使用抗菌药物除非有白细胞升高、咽部脓苔、咯黄痰和流鼻涕等细菌感染证据,可根据当地流行病学史和经验用药,可选青霉素(penicilin),静脉滴注,每次160万～320万 U,30min 至 1h 内滴完,每日 2～4 次;第一代头孢菌素;或口服新大环内酯类:罗红霉素每日 0.3g,分 2 次;或口服氟喹酮类药物,每日 0.4g,顿服,少数为革兰阴性细菌感染,可选用氨基糖苷类抗菌药,如阿米卡星 0.2g 肌内注射或静脉滴注,每日 2 次。

3.抗病毒药物治疗 由于目前有滥用造成流感病毒耐药现象,所以如无发热,免疫功能正常,发病超过 2 天一般无需应用。对于免疫缺陷患者,可早期常规使用。利巴韦林每次 0.5g,稀释后静脉滴注,每日 2 次,或奥司他(oseltamivir)每次 75 毫克口服,每日 2 次,共 5 天。

七、预防

重在预防避免受凉和过度劳累,有助于降低易感性。上呼吸道感染流行时应戴口罩,避免在人多的公共场合出入。

八、疗效标准与预后

一般 2～3 天可自行痊愈或经治疗后症状消失,预后良好,不留后遗症。溶血性链球菌感染治疗不当可并发心内膜炎、心肌炎或肾小球肾炎,预后较差。并发气管、支气管炎,经合理治疗亦可痊愈,少数发展成慢性,若并发鼻窦炎特别是慢性鼻窦炎,常成为慢性呼吸道炎症的病灶。

(周宁)

第八节　急性气管-支气管炎

急性气管-支气管炎(acute tracheobronchitis)是由生物、物理、化学刺激或过敏等因素引起的急性气管-支气管黏膜炎症。常发生于寒冷季节或气候突变时,也可由急性上呼吸道感染迁延不愈所致。

一、病因

1.微生物病原体与上呼吸道感染类似。
2.物理、化学因素　冷空气、粉尘、刺激性气体或烟雾。
3.过敏反应　常见的吸入致敏原包括花粉、有机粉尘、真菌孢子、动物毛皮排泄物;或对细菌蛋白质的过敏,钩虫、蛔虫的幼虫在肺内的移行均可引起气管-支气管急性炎症反应。

二、诊断

(一)症状
咳嗽、咳痰,先为干咳或少量黏液性痰,随后转为黏液脓性,痰量增多,咳嗽加剧,偶有痰中带血。伴有支气管痉挛时可有气促、胸骨后发紧感。可有发热(38℃左右)与全身不适等症状,但有自限性,3～5 天后消退。
(二)体征
粗糙的干啰音,局限性或散在湿啰音,常于咳痰后发生变化,
(三)实验室检查
1.血常规检查　一般白细胞计数正常,细菌性感染较重时白细胞总数升高或中性粒细胞增多。
2.痰涂片或培养可发现致病菌。
3.X线胸片检查大多正常或肺纹理增粗。
(四)鉴别诊断
1.流行性感冒　流行性感冒可引起咳嗽,但全身症状重,发热、头痛和全身酸痛明显,血白细胞数量减少。根据流行病史、补体结合试验和病毒分离可鉴别。

2.急性上呼吸道感染　鼻咽部症状明显,咳嗽轻微,一般无痰。肺部无异常体征。胸部X线正常。

3.其他　如支气管肺炎、肺结核、肺癌、肺脓肿等可表现为类似的咳嗽咳痰的多种疾病表现,应详细检查,以资鉴别。

三、治疗

(一)对症治疗

干咳无痰者可选用咳必清(toclase),25mg,每日3次,或美沙芬(dextromethorphan),15~30mg,每日3次,或可待因(codeine),15~30mg,每日3次。或用含中枢性镇咳药的合剂,如联邦止咳露、止咳糖浆,10ml,每日3次。其他中成药如咳特灵、克咳胶囊等均可选用,痰多不易咳出者可选用祛痰药,如溴己新(bromhexine,必嗽平),16mg,每日3次,或用盐酸氨溴索(ambroxine,沐舒坦),30mg,每日3次,或桃金娘油提取物化痰,也可雾化帮助祛痰。有支气管痉挛或气道反应性高的患者可选用茶碱类药物,如氨茶碱,100mg,每日3次,或长效茶碱舒氟美200mg,每日2次,或多索茶碱(Doxofylline)0.2g,每2次或雾化吸入异丙托品(ipratropine),或口服特布他林(terbutaline),1.25~2.5mg,每日3次。头痛、发热时可加用解热镇痛药,如阿司匹林0.3~0.6g,每6~8h1次。

(二)有细菌感染时选用合适的抗生素

痰培养阳性,按致病菌及药敏试验选用抗菌药。在未得到病原菌阳性结果之前,可选用大环内酯类如罗红霉素(Rox-ithromyciu)成人每日2次,每次150mg,或β-内酰胺类如头孢拉定(cefradine)成人1~4g/d,分4次服,头孢克洛(cefaclor)成人2~4g/d,分4次口服。

四、疗效标准与预后

症状体征消失,化验结果正常为痊愈。

(周宁)

第九节　慢性支气管炎

慢性支气管炎(chronic bronchitis)是气管、支气管黏膜及其周组织的慢性非特异性气道炎症。临床上以咳嗽、咳痰为主要症状,每年发病持续3个月,连续2年或2年以上排除具有咳嗽、咳痰、喘息症状的其他疾病(如肺结核、尘肺、肺脓肿、心脏病、心功能不全、支气管扩张、支气管哮喘、慢性鼻咽炎、食管反流综合征等疾患)。

一、病因

本病的病因尚不完全清楚,可能是多种因素长期相互作用的结果。

1.有害气体和有害颗粒　如香烟、烟雾、粉尘、刺激性气体(二氧化硫、二氧化氮、氯气、臭氧等)。

2.感染因素　病毒、支原体、细菌等。

3.其他因素　免疫、年龄和气候等因素均与慢性支气管炎有关。

二、病理

支气管上皮细胞变性、坏死、脱落,后期出现鳞状上皮化生,纤毛变短、粘连、倒伏、脱失黏膜和黏膜下充血水肿,杯状细胞和黏液腺肥大和增生、分泌旺盛,大量黏液潴留浆细胞、淋巴细胞浸润及轻度纤维增生病情继续发展,炎症由支气管壁向其周围组织扩散,黏膜下层平滑肌束可断裂萎缩,黏膜下和支气管周围纤维组织增生,肺泡弹性纤维断裂,进一步发展成阻塞性肺疾病。

三、诊断

依据咳嗽、咳痰,或伴有喘息,每年发病持续 3 个月,并连续 2 年或 2 年以上,且排除其他慢性气道疾病。

（一）症状

缓慢起病,病程长,反复急性发作而病情加重。主要症状为咳嗽、咳痰,或伴有喘息。急性加重系指咳嗽、咳痰、喘息等症状突然加重,急性加重的主要原因是呼吸道感染,病原体可以是病毒、细菌、支原体和衣原体等。

1.咳嗽,一般晨间咳嗽为主,睡眠时有阵咳或排痰。

2.咳痰,一般为白色黏液和浆液泡沫性,偶可带血。清晨排痰较多,起床后或体位变动可刺激排痰。

3.喘息或气急,喘息明显者常称为喘息性支气管炎,部分可能合伴支气管哮喘。若肺气肿时可表现为劳动或活动后气急。

（二）体征

早期多无异常体征。急性发作期可在背部或双肺底听到干、湿啰音,咳嗽后可减少或消失。如合并哮喘可闻及广泛哮鸣音并伴呼气期延长。

（三）实验室检查

1.X 线检查　早期可无异常。反复发作引起支气管壁增厚,细支气管或肺泡间质炎症细胞浸润或纤维化,表现为肺纹理增粗、紊乱,呈网状或条索状、斑点状阴影,以双下肺野明显。

2.呼吸功能检查　早期无异常。如有小气道阻塞时,最大呼气流速－容量曲线在 75% 和 50% 肺容量时,流量明显降低,

3.血液检查　细菌感染时偶可出现白细胞总数和(或)中性粒细胞增高。

4.痰液检查　可培养出致病菌。涂片可发现革兰阳性菌或革兰阴性菌,或大量破坏的内细胞和已破坏的杯状细胞。

四、鉴别诊断

1.咳嗽变异型哮喘　以刺激性咳嗽为特征,灰尘、油烟、冷空气等容易诱发咳嗽,常有家庭或个人过敏疾病史。对抗生素治疗无效,支气管激发试验阳性可鉴别。

2.嗜酸细胞性支气管炎　临床症状类似,X 线检查无明显改变或肺纹理增加,支气管激发试验阴性,临床上容易误诊。诱导痰检查嗜酸粒细胞比例增加(≥3%)可以诊断。

3.肺结核　常有发热、乏力、盗汗及消瘦等症状。痰液找抗酸杆菌及胸部 X 线检查可以鉴别。

4.支气管肺癌　多数有数年吸烟史,顽固性刺激性咳嗽或过去有咳嗽史,近期咳嗽性质发生改变,常有痰中带血。有时表现为反复同一部位的阻塞性肺炎,经抗菌药物治疗未能完全消退。痰脱落细胞学、胸部 CT 及纤维支气管镜等检查,可明确诊断。

5.肺间质纤维化　临床经过缓慢,开始仅有咳嗽、咯痰,偶有气短感。仔细听诊在胸部下后侧可闻爆裂音(Velcro 啰音)血气分析示动脉血氧分压降低,而二氧化碳分压可不升高。

6.支气管扩张症　典型者表现为反复大量咯脓痰,或反复咯血。X 线胸部摄片常见肺野纹理粗乱或呈卷发状。高分辨螺旋 CT 检查有助诊断。

五、治疗

(一)急性加重期的治疗

1.控制感染　抗菌药物治疗可选用喹诺酮类、大环内酯龙、β—内酰胺类或磺胺类口服,病情严重时静脉给药。如左氧氟沙星 0.2g,每日 2 次;罗红霉素 0.15g,每天 2 次;阿莫西林(amoxicillin)2～4g/d,分 2～4 次口服;头孢呋辛 1.0g/d,分 2 次口服;复方磺胺甲基异噁唑(SMZ—co),每次 2 片,每日 2 次。如果能培养出致病菌,可按药敏试验选用抗菌药。

2.镇咳祛痰　可试用复方甘草合剂 10ml,每日 3 次;或复方氯化铵合剂 10ml,每日 3 次;也可加用祛痰药溴己新 8～16mg,每日 3 次;盐酸氨溴索 30mg,每日 3 次;稀化黏素 0.3g,每天 2 次。干咳为主者可用镇咳药物,如右美沙芬、那可丁或其合剂等。

3.平喘　有气喘者可加用解痉平喘药,如氨茶碱(aminophyllin)0.1g,每日 3 次,或用茶碱控释剂,或长效 β_2 受体激动剂加糖皮质激素吸入。

(二)缓解期治疗

1.戒烟,避免有害气体和他有害颗粒的吸入。

2.增强体质,预防感冒,也是防治慢性支气管炎的主要内容之一。

3.反复呼吸道感染者,可试用免疫调节剂或中医中药,如细菌溶解产物、卡介菌多糖核酸、胸腺肽等,部分患者可见效。

六、预后

部分患者可控制,不影响工作、学习;部分患者可发展成阻塞性肺疾病,甚至肺心病,预后不良。

(周宁)

第十节　肺脓肿

肺脓肿(lung abscess)是由于多种病原菌引起的肺部化脓性感染,早期为肺组织的感染性炎症,继而坏死、液化,外周有少量组织包围而形成脓肿。多发生于壮年男性患者及体弱有基础疾病的老年人。

一、病因

1.吸入性肺脓肿　病原体经口、鼻咽腔吸入是最主要原因,特别是有上呼吸道感染者,部分患者在神志不清时吸入,也有少数患者未发现明显诱因,或在深睡时吸入口腔污染的分泌物而发病。吸入性肺脓肿,由于解剖部位的关系,多发生在侧、上叶后段、下叶背段及下叶后基底段。院外感染的吸入性脓肿中,厌氧菌感染占 85%～93%,院内获得性感染肺脓肿中,厌氧菌占 25%左右。

2.继发性肺脓肿　原有细菌性肺炎、支气管扩张、支气管囊肿、支气管肺癌、肺结核空洞等继发感染可致继发性肺脓肿;肺部邻近器官化脓性病变,如膈下脓肿、肾周围脓肿、食管穿孔等穿破致肺可形成肺脓肿。

3.血源性肺脓肿　因皮肤外伤感染、疖、痈、骨髓炎、产后盆腔感染、亚急性心内膜炎等所致的败血症,脓毒菌栓经血道播散到肺,引起小血管栓塞、炎症、坏死而形成肺脓肿。常见于金黄色葡萄球菌、革兰阴性杆菌及脆弱类杆菌和厌氧性球菌感染。病变往往为多发性,常在两肺的边缘部。

4.阿米巴肺脓肿　多继发于阿米巴肝脓肿,穿破膈肌至右下叶形成阿米巴肺脓肿。

二、病理

1.细支气管受感染物阻塞,小血管炎性栓塞,肺组织化脓性炎症、坏死,形成肺脓肿

2.坏死组织液化破溃到支气管,脓液部分排出,形成有液平的脓腔。

3.镜检示急性肺脓肿有大量中性粒细胞浸润,伴不等量的大单核细胞,有向周围扩展的倾向,延及邻接的肺段。

三、诊断

1.临床表现　急性肺脓肿表现为急性发病、高热、畏寒、咳嗽、胸痛、咳大量脓性痰或脓臭痰。初始肺部可无阳性体征,或于患侧出现湿啰音,随后出现实变体征,可闻及支气管呼吸音。病变累及胸膜可闻及摩擦音。慢性肺脓肿可行杵状指(趾)。

2.X 线检查　胸片早期可见大片浓密炎性浸润影,脓肿形成后见空洞及液平。血源性金黄色葡萄球菌肺脓肿有多个脓肿,周围可见气囊样变,具有特征性。

3.实验室检查　白细胞总数增高,中性粒细胞可达 0.90 以上。痰的细菌培养及涂片有助于病原学的诊断。

4.特殊检查　支气管镜检查有助于发现病因和及时治疗。可取分泌物培养并在直视下行活检,取得组织学诊断,明确病变性质。也可局部注入抗生素并吸引脓液。

5.鉴别诊断　需与肺炎、空洞性结核、支气管肺癌、肺囊肿等继发感染相鉴别。

四、治疗

1.抗菌药物治疗　厌氧菌所致者首选苄星青霉素,用量 240 万 U/d,肌内注射或静脉滴注,严重病例可加量至 1000 万 U/d,静脉滴注。咳脓臭痰可加用甲硝唑(灭滴灵)1.2～2.4g/d,分 3 次口服(或用替硝唑),严重感染者用量 1～1.5g/d,分 2～3 次静脉滴注. 对青霉素过敏或耐药时,可改用克林霉素,氯霉素,第一、二代头孢霉素,氨基糖苷类及喹诺酮类抗生素,但均必须掌握适应证。若为金黄色葡萄球菌,特别是耐甲氧西林金黄色葡萄球菌(MRSA),宜选用万古霉素。

2.体位引流　有利于排痰,促进愈合,但对大量脓痰,且体质虚弱的患者应做监护,防止

大量脓痰涌出时因无力咳出而致窒息。

3. 纤维支气管镜吸引痰液　如体位引流痰液仍不能排出,可经纤维支气管镜吸痰,必要时在支气管黏膜滴以 1∶1000 肾上腺素,消除水肿,减轻阻塞,利于痰液排出,也可局部滴入抗生素。

4. 肺脓肿伴发脓胸　除全身应用抗菌药物外,尚应做局部胸腔抽脓或切开引流排脓,脓腔内可注入抗生素,厚稠脓液不易排出时,可做肋间引流排脓。

5. 外科手术切除　经内科积极治疗在 3～6 个月以上无明显吸收,表现为厚壁空洞的慢性纤维组织增生,可行手术治疗。但值得注意的是,强效抗生素的使用,3～6 个月的界限并非绝对,少部分患者仍可经内科保守治疗治愈。故对该部分患者仍应坚持长期的内科治疗。若慢性肺脓肿,或有致命性大咯血可能产生窒息,或不能排除肿瘤或异物堵塞气道所致感染引起的肺脓肿,或癌性空洞,均应列入手术治疗的适应证。

五、预后

目前由于抗生素的广泛使用,肺脓肿的内科治疗成功率已大为提高,需做肺切除者低于 10%。

（周宁）

第十一节　慢性阻塞性肺疾病

慢性阻塞性肺疾病(chronic obstructive pulmonary disease,COPD)是一组气流受限为特征的肺部疾病,气流受限不完全可逆,呈进行性发展,是可以预防和治疗的疾病。COPD 主要累及肺部,也可以引起肺外各器官的损害。

一、临床表现

1. 症状　起病缓慢、病程较长。主要症状:
(1)慢性咳嗽:随病程发展可终身不愈。常晨间咳嗽明显,夜间有阵咳或排痰。
(2)咳痰:一般为白色黏液或浆液性泡沫性痰,偶带血丝,清晨排痰较多。急性发作期痰量增多,可有脓性痰。
(3)气短或呼吸困难:早期在劳力时出现,后逐渐加重,以致在日常活动甚至休息时也感到气短,是 COPD 的标志性症状。
(4)喘息和胸闷:部分患者特别是重度患者或急性加重时出现喘息。
(5)其他:晚期患者有体重下降、食欲减退等。
2. 体征　早期体征可无异常,随疾病进展出现的体征:①部分患者呼吸变浅,频率增快,严重者可有缩唇呼吸等;②桶状胸;③双侧语颤减弱。叩诊双肺部过清音,心浊音界缩小,肺下界和肝浊音界下降。两肺呼吸音减弱,呼气延长,部分患者可闻及湿啰音和(或)干啰音。

二、辅助检查

1. 肺功能检查　是判断气流受限的主要客观指标,对 COPD 诊断、严重程度评价、疾病进展、预后及治疗反应等有重要意义。

(1)第一秒用力呼气容积占用力肺活量百分比(FEV$_1$/FVC)是评价气流受限的一项敏感指标。第一秒用力呼气容积占预计值百分比(FEV$_1$%预计值)是评估 COPD 严重程度的良好指标,其变异性小,易于操作。

吸入支气管舒张药后 FEV$_1$/FVC<70%及 FEV$_1$<80%预计值者,可确定为不能完全可逆的气流受限。

(2)肺总量(TLC)、功能残气量(FRC)和残气量(RV)增高,肺活量(VC)减低,表明肺过度充气,有参考价值。因 TLC 增加不及 RV 增高程度明显,故 RV/TLC 增高。

(3)一氧化碳弥散量(DLco)及 DLco 与肺泡通气量(VA)比值(DLco/VA)下降,该项指标对诊断有参考价值。

2.胸部 X 线检查　COPD 早期 X 线胸片可无变化,以后可出现肺纹理增粗、紊乱等非特异性改变,也可出现肺气肿改变。X 线胸片改变对 COPD 诊断特异性不高,主要作为确定肺部并发症及与其他肺疾病鉴别之用。

3.胸部 CT 检查　CT 检查不应作为 COPD 的常规检查。高分辨 CT 对有疑问病例的鉴别诊断有一定意义。

4.血气检查　对确定发生低氧血症、高碳酸血症、酸碱平衡失调以及判断呼吸衰竭的类型有重要价值。

5.其他　COPD 合并细菌感染时,外周血白细胞增多,核左移。痰培养可能查出病原菌;常见病原菌为肺炎链球菌、流感嗜血杆菌、卡他莫拉菌、肺炎克雷伯杆菌等。

三、COPD 严重程度分级

见表 3-4。

表 3-4　慢性阻塞性肺疾病的严重程度分级

分级	分级标准	分级	分级标准
I 级:轻度	FEV$_1$/FVC<70% FEV$_1$≥80%预计值 有或无慢性咳嗽、咳痰症状	III 级:重度	FEV$_1$/FVC<70% 30%≤FEV$_1$<50%预计值 有或无慢性咳嗽、咳痰症状
II 级:中度	FEV$_1$/FVC<70% 50%≤FEV$_1$<80%预计值 有或无慢性咳嗽、咳痰症状	IV:极重度	FEV$_1$/FVC<70% FEV$_1$<30%预计值 或 FEV$_1$<50%预计值,伴慢性呼吸衰竭

四、鉴别诊断

与支气管哮喘、支气管扩张、肺结核、弥漫性泛细支气管炎、支气管肺癌、其他原因所致呼吸气腔扩大等疾病相鉴别。

五、治疗原则

1.稳定期治疗

(1)教育和劝导患者戒烟；因职业或环境粉尘、刺激性气体所致者，应脱离污染环境。

(2)支气管舒张药：包括短期按需应用以暂时缓解症状，及长期规则应用以减轻症状。

1)β_2 肾上腺素能受体激动剂：主要有沙丁胺醇(salbutamol)气雾剂，每次 $100\sim200\mu g$(1~2喷)，定量吸入，疗效持续 $4\sim5$ 小时，每 24 小时不超过 $8\sim12$ 喷。特布他林(terbutaline)气雾剂亦有同样作用。可缓解症状，尚有沙美特罗(salmeterol)、福莫特罗(formoterol)等长效 β_2 肾上腺素受体激动剂，每日仅需吸入 2 次。

2)抗胆碱能药：是 COPD 常用的药物，主要品种为异丙托溴铵(ipratropinm)气雾剂，定量吸入，起效较沙丁胺醇慢，持续 $6\sim8$ 小时，每次 $40\sim80\mu g$，每天 $3\sim4$ 次。长效抗胆碱药有噻托溴铵(tiotropium bromide)选择性作用于 M_1、M_3 受体，每次吸入 $18\mu g$，每天 1 次。

3)茶碱类：茶碱缓释或控释片 0.2g，每 12 小时 1 次；氨茶碱(aminophylline)0.1g，每日 3 次。

(3)祛痰药：对痰不易咳出者可应用。常用药物有盐酸氨溴索(ambroxol)，30mg，每日 3 次，N-乙酰半胱氨酸(N-acetylcysteine)0.2g，每日 3 次，或羧甲司坦(carbocisteine)0.5g，每日 3 次。稀化黏素 0.5g，每日 3 次。

(4)糖皮质激素：对重度和极重度患者(Ⅲ级和Ⅳ级)，反复加重的患者，有研究显示长期吸入糖皮质激素与长效 β_2 肾上腺素受体激动剂联合制剂，可增加运动耐量、减少急性加重发作频率、提高生活质量，甚至有些患者的肺功能得到改善。目前常用剂型有沙美特罗加氟替卡松、福莫特罗加布地奈德。

(5)长期家庭氧疗(LTOT)：对 COPD 慢性呼吸衰竭者可提高生活质量和生存率。对血流动力学、运动能力、肺生理和精神状态均会产生有益的影响。LTOT 指征：①$PaO_2\leqslant$ 55mmHg 或 $SaO_2\leqslant88\%$，有或没有高碳酸血症；②PaO_2 55$\sim$60mmHg，或 $SaO_2<89\%$，并有肺动脉高压、心力衰竭水肿或红细胞增多症(血细胞比容>0.55)。一般用鼻导管吸氧，氧流量为 $1.0\sim2.0$L/min，吸氧时间 $10\sim15$h/d。目的是使患者在静息状态下，达到 $PaO_2\geqslant$ 60mmHg 和(或)SaO_2 升至 90%。

2.急性加重期治疗　急性加重是指咳嗽、咳痰、呼吸困难比平时加重或痰量增多或成黄痰；或者是需要改变用药方案。

(1)确定急性加重期的原因及病情严重程度，最多见的急性加重原因是细菌或病毒感染。

(2)根据病情严重程度决定门诊或住院治疗。

(3)支气管舒张药：药物同稳定期。

有严重喘息症状者可给予较大剂量雾化吸入治疗，如应用沙丁胺醇 $500\mu g$ 或异丙托溴铵 $500\mu g$，或沙丁胺醇 $1000\mu g$ 加异丙托溴铵 $250\sim500\mu g$，通过小型雾化器给患者吸入治疗以缓解症状。

(4)低流量吸氧：发生低氧血症者可鼻导管吸氧，或通过文丘里(venturi)面罩吸氧。应避免吸入氧浓度过高引起二氧化碳潴留。

(5)抗生素：当患者呼吸困难加重、咳嗽伴痰量增加、有脓性痰时，应根据患者所在地常见病原菌类型及药物敏感情况积极选用抗生素治疗。例如，给予 β-内酰胺类/β-内酰胺酶抑制剂；第二代头孢菌素、大环内酯类或喹诺酮类；门诊可用阿莫西林/克拉维酸、头孢唑肟

0.25g每日3次、头孢呋辛0.5g每日2次、左氧氟沙星0.4g每日1次、莫西沙星或加替沙星0.4g,每日1次;较重者可应用第三代头孢菌素,如头孢曲松钠2.0g加于生理盐水中静脉滴注,每天1次。住院患者当根据疾病严重程度和预计的病原菌更积极的给予抗生素,一般多静脉滴注给药。如果找到确切的病原菌,根据药敏结果选用抗生素。

(6)糖皮质激素:对需住院治疗的急性加重期患者可考虑口服泼尼松龙30~40mg/d,也可静脉给予甲泼尼龙40~80mg,每日1次,连续5~7天。

(7)祛痰剂:溴己新8~16mg,每日3次;氨溴索30mg,每日3次,酌情选用。

(周宁)

第十二节　支气管哮喘

支气管哮喘(简称哮喘)是由多种细胞(如嗜酸性粒细胞、肥大细胞、T淋巴细胞、中性粒细胞、气道上皮细胞等)和细胞组分参与的气道慢性炎症性疾病。这种慢性炎症与气道高反应性相关,通常出现广泛多变的可逆性气流受限,并引起反复发作性的喘息、气短、胸闷或咳嗽等症状,常在夜间和(或)清晨发作、加剧,多数患者可自行缓解或经治疗缓解。

一、诊断要点

1.诊断标准

(1)反复发作喘息、气短、胸闷或咳嗽,多与接触变应原、冷空气、物理、化学性刺激以及病毒性上呼吸道感染、运动等有关。

(2)发作时在双肺可闻及散在或弥漫性、以呼气相为主的哮鸣音,呼气相延长。

(3)上述症状和体征可经治疗缓解或自行缓解。

(4)除外其他疾病所引起的喘息、气短、胸闷和咳嗽。

(5)临床表现不典型者(如无明显喘息或体征),至少应具备以下1项试验阳性:

1)支气管激发试验或运动激发试验阳性。

2)支气管舒张试验阳性FEV_1增加≥12%,且FEV_1增加绝对值≥200ml。

3)呼气流量峰值(PEF)日内变异率≥20%。

符合1~4条或4、5条者,可以诊断为哮喘。

2.支气管哮喘的分期及控制水平分级　支气管哮喘可分为急性发作期、非急性发作期。

(1)哮喘急性发作:是指喘息、气促、咳嗽、胸闷等症状突然发生,或原有症状急剧加重,常有呼吸困难,以呼气流量降低为其特征,常因接触变应原、刺激物或呼吸道感染诱发。其程度轻重不一,病情加重,可在数小时或数天内出现,偶尔可在数分钟内即危及生命,故应对病情作出正确评估,给予及时有效的紧急治疗。哮喘急性发作时病情严重程度分为4级,见表3—5。

— 217 —

表3-5 哮喘急性发作的病情严重度分级

临床特点	轻度	中度	重度	危重
气短	步行、上楼时	稍事活动	休息时	
体位	可平卧	喜坐位	端坐呼吸	
讲话方式	连续成句	常有中断	单字	不能讲话
精神状态	可有焦虑/尚安静	时有焦虑或烦躁	常有焦虑、烦躁	嗜睡、意识模糊
出汗	无	有	大汗淋漓	
呼吸频率	轻度增加	增加	常>30次/分	
辅助呼吸肌活动及三凹征	常无	可有	常有	胸腹矛盾运动
哮鸣音	散在,呼吸末期	响亮、弥漫	响亮、弥漫	减弱、乃至无
脉率(次/分)	<100	100~120	>120	脉率变慢或不规则
奇脉(深吸气时收缩压下降,mmHg)	无,<10	可有,10~25	常有,>25	无
使用β_2激动剂后PEF预计值或个人最佳值%	>80%	60%~80%	<60%或<100L/min或作用时间<2h	
PaO_2(吸空气,mmHg)	正常	≥60	<60	
$PaCO_2$(mmHg)	<45	≤45	>45	
SaO_2(吸空气,%)	>95	91~95	≤90	
pH				降低

注:只要符合某一严重程度的某些指标,而不需满足全部指标,即可提示为该级别的急性发作

(2)非急性发作期(亦称慢性持续期):许多哮喘患者即使没有急性发作,但在相当长的时间内仍有不同频度和(或)不同程度地出现症状(喘息、咳嗽、胸闷等),肺通气功能下降。过去曾以患者白天、夜间哮喘发作的频度和肺功能测定指标为依据,将非急性发作期的哮喘病情严重程度分为间歇性、轻度持续、中度持续和重度持续4级,目前这种分级方法主要用于治疗前或初始治疗时严重程度的判断,在临床研究中更有其应用价值。现在推荐的对于哮喘控制水平的评估是更为可靠和实用的严重性评估方法,更容易被临床医师掌握,有助于指导临床治疗,使哮喘得到更好的控制。哮喘控制水平的分级见表3-6。

表3-6 控制水平分级

	完全控制(满足以下所有条件)	部分控制(在任何1周内出现以下1~2项特征)	未控制(在任何1周内)
白天症状	无(或在2次/周)	2次/周	
活动受限	无	有	
夜间症状/憋醒	无	有	出现≥3项部分控制特征
需要使用缓解药的次数	无(或在2次/周)	2次/周	
肺功能(PEF或FEV_1)	正常或≥正常预计值/本人最佳值的80%	<正常预计值/或本人最佳值的80%	
急性发作	无	≥每年1次	在任何1周内出现1次

二、治疗原则

1.急性发作期的治疗 急性发作的治疗目的是尽快缓解气道阻塞,纠正低氧血症,恢复肺功能,预防进一步恶化或再次发作,防止并发症。一般根据病情的分度进行综合性治疗。

(1)轻度:每日定时吸入糖皮质激素(倍氯米松 $200\sim500\mu g$ BDP),出现症状时吸入短效 β_2 受体激动剂,可间断吸入。效果不佳时可加用口服受体激动剂控释片或小量茶碱控释片($200mg/d$),或加用抗胆碱药,如异丙托溴铵气雾剂吸入。

(2)中度:吸入皮质激素剂量一般为每日 $500\sim1000\mu g$ BDP;规则吸入 β_2 激动剂或联合抗胆碱药吸入,或口服长效 β_2 受体激动剂。亦可加用口服白三烯(LT)受体阻断剂,若不能缓解,可持续雾化吸入 β_2 受体激动剂(或联合用抗胆碱药吸入),或口服泼尼松龙 $30\sim50mg/d$,$5\sim10d$。必要时可用氨茶碱静脉注射。

(3)重度至危重度:持续雾化吸入 β_2 受体激动剂,或合并抗胆碱药,或静脉滴注氨茶碱或沙丁胺醇。加用口服 LT 拮抗剂。静脉滴注琥珀酸氢化可的松($400\sim1000mg/d$)或甲泼尼龙($80\sim160mg/d$)。无激素依赖倾向者,待病情得到控制和缓解后($3\sim5d$)停药;有激素依赖倾向者应延长给药时间,控制哮喘症状后改为口服给药,并逐步减少激素用量。注意维持水、电解质平衡,纠正酸碱失衡,当 pH<7.20 时,且合并代谢性酸中毒时,应适当补碱;可给予氧疗,如病情恶化缺氧不能纠正进行无创通气或插管机械通气。若并发气胸,在胸腔引流气体下仍可机械通气。此外应预防下呼吸道感染等。

2.哮喘非急性发作期的治疗 一般哮喘经过急性期治疗症状得到控制,但哮喘的慢性炎症病理生理改变仍然存在,因此,必须制订哮喘的长期治疗方案。

对于大多数未经治疗的持续性哮喘患者,初始治疗应从第 2 级治疗方案开始,如果初始评估提示哮喘处于严重未控制,治疗应从第 3 级方案开始。在每一级治疗方案中速效 β_2 受体激动剂都应按需使用,以迅速缓解哮喘症状。

除非规律地联合使用吸入型糖皮质激素,否则不建议规律使用短效和长效 β_2 受体激动剂。

由于哮喘的复发性以及多变性,需不断评估哮喘的控制水平,治疗方法则依据控制水平进行调整。如果目前的治疗方案不能够使哮喘得到控制,治疗方案应该升级直至达到哮喘控制为止。具体方法如下:

(1)迅速起效的支气管舒张剂:短效或长效 β_2 受体激动剂,多次使用支气管舒张剂可以暂时缓解症状,但是在 $1\sim2$ 天内重复使用则需要增加控制治疗药物。

(2)吸入型糖皮质激素(ICS):暂时将 ICS 剂量加倍,已证实对控制哮喘无效,目前已不再推荐使用。而对于成人急性恶化的哮喘患者,4 倍或更高剂量的 ICS 与短期口服糖皮质激素疗效相当,高剂量 ICS 应维持使用 $7\sim14$ 天。

(3)为缓解和控制哮喘,联合使用 ICS 与速效长效 β_2 受体激动剂(如福莫特罗)。

(4)对哮喘急性加重的有效治疗是高剂量受体激动剂及大剂量口服或静脉使用糖皮质激素。

当哮喘控制维持至少 3 个月后,治疗方案可以降级。具体方法如下:

(1)当吸入中高剂量 ICS 时,剂量减低 50%。

(2)当单独使用低剂量 ICS 哮喘控制,多数患者的治疗可改为每天 1 次剂量。

(3)当 ICS 与长效 β_2 受体激动剂联合使用时,哮喘控制后,首先 ICS 减量 50%,长效 β_2 受体激动剂治疗不变。如哮喘控制仍能维持,继续减少 ICS 剂量至低剂量联合治疗时,可选择改为每日 1 次联合用药或停用长效 β_2 受体激动剂,单独应用 ICS。

(4)当 ICS 与控制发作的药物(不是长效受体激动剂)联合使用时,ICS 的剂量减少 50% 并逐渐减到低剂量时,停用联合治疗的药物。

(5)如果患者以最低控制发作药物剂量维持哮喘控制 1 年未复发,则可停用控制发作药物。

(周宁)

第十三节　支气管扩张

支气管扩张(bronchiectasis)指支气管及其周围肺组织的慢性炎症损坏管壁,导致支气管扩张和变形,多见于儿童和青年。病变累及引流不畅的区域,如肺上叶,并不一定伴有排脓性痰,而以咯血为唯一的临床表现,此类支气管扩张称为"干性支气管扩张"。

一、诊断要点

1. 发病对象以儿童及青年最多,过去曾患有百日咳、麻疹、肺炎、肺结核等疾病。

2. 有慢性鼻炎、鼻窦炎、慢性扁桃腺炎、龋齿、齿龈炎。

3. 常有长期咳嗽、大量脓痰、反复咯血和肺部感染史。若反复继发感染,可出现食欲不振、盗汗、消瘦、贫血等症状。典型的痰液分为 4 层:上层为泡沫,中层为黏液,下层为脓性物,底层为坏死组织。如合并厌氧菌感染,痰有恶臭味。

4. 常持续存在固定部位的湿性啰音和杵状指。

5. X 线显示正常或双下肺纹理紊乱、增粗,或呈卷发样改变,或呈片状阴影,或呈肺不张改变。

6. 支气管造影、CT、高分辨率 CT(HRCT)等可确定支管扩张的病变部位、程度和形态改变,如柱状、囊状或混合性改变。

7. 鉴别诊断　排除慢性支气管炎、肺脓肿、先天性肺囊肿、肺结核等疾病。有些疾病以支气管扩张为其表现之一,同时有其他表现和原因,如 Kartageners 综合征(支气管扩张、鼻窦炎和内脏转位二联症)、Young 综合征(支气管扩张、鼻窦炎和阻塞性无精子症三联症)、先天性巨大气管－支气管症(trachobrochomegaly)、与遗传因素有关的先天性丙种球蛋白缺乏症、肺囊性纤维化等,不要漏诊。

二、治疗原则

1. 治疗基础疾病。

2. 一般治疗　加强营养、纠正贫血等支持疗法。咯血时需安静休息、情绪稳定。

3. 控制感染

(1)出现痰量及其脓性成分增加等急性感染征象时需应用抗生素。根据病情轻重,可口服、肌注或静脉滴注 1 种或 2 种不同种类的抗生素。

(2)可依据痰革兰染色和痰培养指导抗生素应用,但在开始时常需给予经验治疗。如果怀疑革兰阳性球菌类感染,可选择青霉素、半合成青霉素,或大环内酯类,或喹诺酮类抗生素。如怀疑革兰阴性菌感染,可选择氨基糖苷类、第三代头孢菌素、喹诺酮类。如果怀疑厌氧菌感染,可加用甲硝唑或替硝唑。同时还要警惕真菌感染,对长期用抗生素、疗效不佳的患者应做真菌培养和药敏试验。

(3)抗生素应用至体温降至正常,痰液明显减少后1周左右,可考虑停药。

4.镇咳、祛痰,保持气道通畅

(1)祛痰剂:不宜用中枢性镇咳剂(如可待因等),以免抑制咳嗽,妨碍痰液的排出。使用祛痰剂,如复方甘草合剂,10ml口服,3次/天;溴己新(必嗽平)16mg,口服,3次/天;稀化黏素300g,口服,3次/天;N—乙酰半胱氨酸600mg,口服,2次/天;也可用生理盐水或加糜蛋白酶5毫克/次,雾化吸入,2~4次/天。

(2)支气管扩张剂:部分患者由于气道反应性增高和炎症的刺激,导致支气管痉挛,妨碍痰液排出。在不咯血的情况下,可选用支气管扩张剂,如氨茶碱0.1g,口服,3次/日,或喘定0.2g,口服,3次/天。也可选用β₂受体激动剂,如沙丁胺醇口服制剂2~4mg,3次/天,或雾化溶液2~3ml加等量生理盐水雾化吸入,2~4次/天。

(3)经纤维支气管镜吸痰:对感染严重,经祛痰药和体位引流仍难排出脓痰者,可用纤维支气管镜吸痰,37℃温生理盐水50~100ml灌洗,吸尽脓痰后局部注入适量抗生素。

5.治疗咯血 有少、中量咯血可在门诊治疗,可给予卡巴克络10mg,口服,3次/天;维生素K 4mg口服,3次/天;酚磺乙胺0.5~1.0g,口服,3次/天;云南白药0.5g口服,3次/天。

6.手术治疗

(1)适应证:①反复急性感染和大量咯血,严重危害健康,危及生命。病变比较局限,在一叶或一侧肺内;②一般情况和心肺功能良好,能耐受手术。

(2)禁忌证:①两肺病变广泛;②年老、体弱;③严重肺气肿,心肌功能差,或有其他严重全身性疾病。

(白文梅)

第十四节　肺不张

肺不张(atelectasis)一词来源于希腊语,原意为扩张不全。一侧、一叶或一段肺内气体减少和体积缩小,称肺不张。若肺萎缩的程度不太严重,称为肺膨胀不全。分为先天性和后天获得性两类。

一、诊断要点

肺不张的诊断,依靠胸部影像学(胸部X线片和肺CT),一般不困难。关键是要明确肺不张的原因,尤其不要漏诊肿瘤、结核等这些重要疾病,并针对病因进行治疗。

1.症状

(1)小面积肺不张或发展缓慢者可无症状。

(2)数肺叶或一侧全肺不张,尤其是突然发病者,有显著胸痛、胸闷、气促、喘鸣、发绀、心动过速,甚至窒息感。

(3)并发感染时可出现发热、咳嗽、咳痰等。

2.体征

(1)大面积肺不张,气管向患侧移位,患侧胸廓塌陷,肋间隙变窄,呼吸运动减弱,叩诊浊音,呼吸音减弱或消失,心脏向患侧移位。

(2)如有继发感染,可听到湿啰音。

(3)肺不张时间较长时,不张肺体积缩小,余肺代偿性扩张,因此,叩诊不一定为浊音,有时可为过清音,呼吸音也不一定减弱。

3.胸部 X 线检查 可出现肺不张的直接征象和间接征象。

(1)直接征象:①不张的肺组织密度增高;②肺体积缩小;③形态、轮廓或位置的改变:叶段肺不张呈钝三角形,宽而钝的面朝向肋膈胸膜面,尖端指向肺门,有扇形、三角形、带形、圆形等。

(2)间接征象:①叶间裂向不张的肺侧移位;②肺纹理的分布异常:由于肺体积缩小,病变区的支气管和血管纹理聚拢,而邻近肺代偿性膨胀,致使血管纹理稀疏,并向不张的肺叶弓形移位;③肺门影缩小和消失,向不张的患侧移位,或与肺不张的致密影融合;④纵隔、心脏、气管向患侧移位;⑤横膈升高,胸廓缩小,肋间隙变窄。

(3)不同疾病引起的肺不张的胸片表现:①癌性肺不张:当癌组织向支气管腔外蔓延或局部淋巴结肿大时,X 线胸片可见肿块和叶间裂移位同时出现,右肺上叶的病变可呈不同程度的"S"形,或肺不张边缘呈"波浪形";②结核性肺不张:支气管阻塞部位多发生在 2~4 级支气管,支气管扭曲变形,可伴支气管播散病灶;其他肺野有时可见结核灶,可有明显的胸膜肥厚粘连。

二、治疗原则

1.病因治疗 确定病因后,针对病因采取相应的治疗措施。

2.对症治疗 及时清除支气管内的异物、分泌物、血块等(包括导管指引、纤维支气管镜吸引)。胸、腹部手术后,鼓励患者用力咳嗽、深呼吸,协助患者定时翻身、拍背。给予患者充足水分和湿化呼吸道,以利于分泌物和痰液咳出。继发感染时,应及时应用抗生素。

3.外科手术 缓慢形成或存在时间较久的肺不张,如肺组织慢性炎症导致机化、纤维收缩,即使支气管阻塞因素得到解除,肺也难以复张,应进行外科手术切除。

(周宁)

第十五节 肺栓塞

肺栓塞(pulmonary embolism,PE)是来自静脉系统或右心的栓子脱落后,堵塞肺动脉或其分支引起的一组疾病或临床综合征。包括肺血栓栓塞症、脂肪栓塞综合征、羊水栓塞、空气栓塞、肿瘤栓塞等。

提高对本病的认识,给予足够重视和及时进行相应检查,是减少 PE 漏诊和误诊的关键。

一、临床表现

①呼吸困难,胸膜痛、咳嗽、心悸、焦虑等症状,呼吸急促、心动过速、肺内闻及湿啰音等体征;②下肢肿胀、小腿痛等是诊断深静脉血栓形成(DVT)和 PE 的重要线索;③大面积 PE 的

表现:严重呼吸困难,晕厥、呼吸急促、右心功能不全和低血压。可以猝死(约有 5% 患者),或发病后数小时内死亡,休克和急性右心衰竭为突出表现。可有小量咯血(约占 10%)。患者可发生晕厥及高血压;④并发肺梗死时常有发热、胸痛、咯血、黄痰及胸腔积液,但出现"肺梗死三联征"(呼吸困难、胸痛和咯血)者不足 30%;⑤反复发作或多发性小 PE 时可逐渐引起肺动脉高压。体征还有颈静脉充盈,$P_2 > A_2$,三尖瓣区收缩期杂音,心动过速及奔马律。临床表现严重程度个体差异很大。

二、辅助检查

1. 化验　白细胞、血沉、乳酸脱氢酶、CPK、SGOT、胆红素可升高;心肌酶谱明显增高有利于 PE 与急性心肌梗死的鉴别诊断。可溶性纤维蛋白复合物(SFC)和血清纤维蛋白原降解产物(FDP)在 PE 中的阳性率为 55%～75%。

2. 动脉血气分析　可正常,常见低氧血症,肺泡-动脉氧分压增加或呼吸性碱中毒($PaCO_2$ 降低)。

3. X 线胸片　无特异性,可能异常有肺不张、浸润影、胸腔积液、患侧膈肌升高、局部血量减少。胸片有助于与其他疾病的鉴别诊断,也对放射性核素扫描的解释有用。

4. 心电图　典型改变为电轴右偏、顺钟向转位、新发生的不完全或完全性右束支阻滞,心房纤颤和 $S_I Q_{II} T_{III}$ 波型(Ⅰ导联 S 波深、Ⅲ导联 Q 波显著和 T 波倒置),有时出现肺性 P 波,或肺-冠脉反射所致的心肌缺血表现,如 ST 段抬高或压低(仅只有 26% 的患者)。

5. D-二聚体检测　敏感性很高(87%～99%),不特异,当 D-二聚体<500ng/ml 时,对 PE 有强烈的否定价值。但是肺炎、心肌梗死、心力衰竭、癌症、或外科手术的患者均可升高。住院时间越长,假阳性率增加,静脉穿刺部位血块或卧床的血流淤滞均可使其增高。

6. CT 肺动脉造影(CTPA)　CTPA 的敏感性高于肺扫描(87%～95%对 65%)。对发现主干、叶或段(近端)PE 有很高敏感性和特异性。但难以发现亚段以下(<5mm)PE。怀疑大面积 PE 者应在 1h 内,怀疑非大面积 PE 者应在 24h 内进行 CTPA。

PE 的直接 CTPA 征象:肺动脉内低密度充盈缺损,部分或完全包围在血流之间(轨道征),或呈完全的充盈缺损,远端血管不显影(呈杯口状),敏感性 53%～89%,特异性 78%～100%;间接征象:为楔形高密度影,尖端与相应阻塞的肺动脉相连,基底靠近胸膜。肺动脉高压,中心肺动脉扩张;周围分支显著纤细,构成"残根征"。心脏增大,胸腔积液。

CTPA 已逐渐取代其他影像学检查。CTPA 1 次检查可同时获得肺动脉(CTPA)和深静脉情况(CTV),从而提高 PE 和 DVT 的诊断率。CTPA 创伤小,除碘过敏者外,几乎所有患者均能耐受该检查。还可用 CTPA 评价下腔静脉滤网情况。

CTPA 可作为怀疑 PE 者的首选影像检查方法,能可靠诊断大面积 PE。如果 CTPA 检查阴性,下肢深静脉超声也阴性,推迟抗凝治疗是安全的;如果 CTPA 诊断 PE,可以不再需要做其他检查即开始 PE 治疗。

CTPA 缺点:不容易发现亚段以下的 PE,需注射造影剂,因快速和深呼吸引起的动作误差可使图像不清。

7. 磁共振(MRI)检查　对诊断 PE 敏感、特异。不需注射有肾毒性的造影剂,故适用于老年人群。有幽闭恐怖和 MRI 检查禁忌证者(如安装永久起搏器者)禁用此项检查。

8. 超声心动图　能发现 PE 引起的急性右心负荷和肺动压增加,并有助于与其他疾患(如急性心梗、心脏压塞、感染性心内膜炎、主动脉夹层)鉴别。但仅有 40％的 PE 患者显示右心室异常。偶可看见主肺动脉内的血栓。诊断 PE 的价值与检查者的经验相关。经食管超声更敏感。

9.肺扫描　通气－灌注(V/Q)肺扫描大多已被 CTPA 替代。典型征象:肺段分布的灌注缺损,但通气/灌注不匹配。V/Q 扫描报告的临床意义:正常肺扫描＝无 PE;低或中度临床概率＋扫描低度可能＝排除 PE;高度临床概率＋扫描高度可能＝诊断 PE;其他情况＝需要进一步检查。

10.肺血管造影　是诊断 PE 的金标准,敏感性 98％,特异性 95％～98％。阴性结果可安全终止抗凝治疗。因是有创性检查,通常在各种无创性检查尚不能确定诊断时采用。肺血管造影的禁忌证:明显出血危险和肾功能不全。并发症有心律失常、腹股沟血肿等。

三、深静脉血栓(DVT)的评价

有下肢 DVT 者约半数可发生 PE,而 DVT 的治疗与 PE 相同,因此诊断 DVT 可避免进一步的检查。但没有 DVT,并不能排除 PE。80％以上的 PE 患者被证实有 DVT,但大多数 DVT 没有临床表现。①超声多普勒血流检查可发现 95％以上有症状和体征的近端 DVT,但对髂和腓肠肌 DVT 的发现率低,当血栓小、新鲜和容易压缩和非闭塞性时,或在高度肥胖、下肢水肿情况下,超声多普勒检查常呈假阴性;②阻抗体积描记法对发现近端 DVT 敏感,对复发性 DVT 的诊断有其独特价值。但在中心静脉压或腹压增高、严重周围血管病、或手术后小腿肿胀患者中可出现假阳性;③磁共振(MRI):对有症状的近端 DVT 的诊断敏感性和特异性可达 90％～100％。可发现盆腔和上肢 DVT、非闭塞性血栓,并可区别急性和慢性 DVT;④静脉造影:虽是诊断 DVT 的金标准,但属有创性检查。

四、治疗原则

1.PE 的治疗策略　PE 的治疗应个体化,要考虑 PE 栓子的大小、患者病情严重程度、肺循环阻塞范围和程度等因素。应结合实验室检查结果并监测这些指标。但任何高－中度可疑 PE 患者,在实验室检查前即可给予肝素抗凝治疗。

2.PE 的治疗要点　见表 3-7。

表 3-7　肺栓塞的治疗要点

血流动力学稳定
①绝对卧床休息、吸氧、镇痛等:适用于伴有气短、心率过快、低氧血症患者
②肝素:首剂静注:5000～10000U 或 80U/kg;维持 1300U/h 或 18U/(kg·h)
③放置下腔静脉过滤网:适用于肝素抗凝禁忌者或凝血高危患者
明显肺功能损害,血流动力学不稳定
①给 O_2,必要时机械通气:用小潮气量(7ml/kg),避免过高 PEEP
②维持血压:多巴胺 200mg 加入 500ml 液内静滴,开始速率为 0.5～1μg(kg·min),以后调节滴速,去甲肾上腺素静点:0.1μg/(kg·min),维持血压于正常水平;慎用胶体溶液,防止右心衰竭
③溶栓药物:tPa:50～100mg(>2h)静点,或链激酶:25 万 U(>30min),然后 10 万 U/h(24h);或尿激酶:4400U/kg(>10min),然后 4400U/(kg·h)(12～24h)
④外科手术治疗

3.抗凝治疗方法介绍　可减少 60％～70％的致命性 PE 发生率,减少反复发生的血栓栓塞率,防止已有血栓的局部扩展。抗凝的绝对禁忌证包括活动性内出血,如颅内病变、出血或

肿瘤。常用抗凝药物有肝素、低分子肝素和华法林。

（1）肝素

1）持续静脉注射：应在临床诊断 PE 后立即开始应用，临床上高度可能 PE 病例，如无抗凝绝对禁忌证，在进行影像学检查之前就应该立即给予。肝素注射后立即起作用。用药期间应密切监测活化部分凝血活酶时间（APTT）。根据 APTT 调整肝素剂量（表 3—8），年龄、肝肾功能影响肝素的剂量效应。并发症：出血发生率约为 5％，随年龄有增加趋势。诱导血小板减少症发生率约为 5％。

表 3—8　静脉注射肝素剂量表

开始剂量	80U/kg，然后 18U/(kg·h)
APTT<35s(<1.2 倍对照)	80U/kg，然后以 4U/(kg·h) 的注射速度增加
APTT 35~45s(1.2~1.5 倍对照)	40U/kg，然后以 2U/(kg·h) 的注射速度增加
APTT 46~70s(1.5~2.3 倍对照)	不变
APTT 71~90s(2.3~3.0 倍对照)	以 2U/(kg·h) 的注射速度减少
APTT>90s(>3.0 倍对照)	停止注射 1h，然后以 3U/(kg·h) 的注射速度减少

2）间歇静脉注射法：用量为 5000U，每小时 1 次，或 7500U，每 6 小时 1 次，静脉推注，每日总量为 3 万 U。

3）间歇皮下注射法：用量为 5000U，每 4 小时 1 次，或 1 万 U，每 8 小时 1 次，或 2 万 U，每 12 小时 1 次，皮下注射。肌内注射易出现血肿，不能应用。肝素用药时间以急性过程平息，临床情况好转，血栓明显溶解为止，通常 7~10 天。

肝素治疗的主要并发症是出血，出血部位常见于皮肤、插管处、胃肠道、腹膜后间隙或颅内。凡年龄>60 岁、异常凝血、尿毒症、酒精性肝炎、舒张压>110mmHg 或严重肺动脉高压症易发生出血，使用肝素应非常慎重。一般用肝素前，必须测定凝血时间、活化部分凝血活酶时间（APTT）、凝血酶原时间及血浆肝素水平等来调节剂量，以维持凝血时间延长 1 倍，或 APTT 延长至对照值的 1.5~2.3 倍为所需剂量。当并发出血，APTT 及凝血时间延长时应中断治疗数小时。如出血明显可用等量鱼精蛋白对抗肝素的作用。

一旦达到抗凝的理想水平，可加服华法林来抗凝治疗。对于口服抗凝治疗仍反复发生血栓的患者或口服药物不能防止复发性血栓症的恶性肿瘤患者，偶尔也可考虑给予长期肝素治疗，虽然常较好耐受，但老年患者长期应用可发生或加重骨质疏松，或使 APTT 升高。

使用肝素的禁忌证：2 个月内有脑出血、肝肾功能不全、患有出血性疾病、活动性消化性溃疡、10 天内刚做过大手术（尤其是颅内及眼科手术）及亚急性感染性心内膜炎。

（2）低分子量肝素（LMWH）：可与 AT—Ⅲ结合而产生抗凝作用。因 LMWH 对因子Ⅹa 比凝血酶有较高的亲和力，故不影响 APTT。LMWH 可每日 1 次或 2 次皮下注射，并无需实验室监测。同普通肝素相比，LMWH 具有较强的抗凝作用，不影响血小板聚集和微血管通透性，出血的并发症也较少。

LMWH 产品的抗凝活性、药代动力学、治疗作用及安全性均存在一定差异。各种 LMWH 具体使用方法见表 3—9。

表 3-9 常用 LMWH 的推荐用法

LMWH(药品名)	剂量	使用间期	最短治疗用药时间
那屈肝素钙(nadroparin,商品名:速碧林,fraxiparine)	<50kg,0.4ml 50~59kg,0.5ml 60~69kg,0.6ml 70~79kg,0.7ml 80~89kg,0.8ml ≥90kg,0.9ml	q12h,皮下注射	5 天
依诺肝素钠(enoxaparin,克赛)	100U/kg	q12h,皮下注射	10 天
达肝素钠(dalteparin,法安明)	200U/kg	每日 1 次	5 天
瑞肝素钠(revivarin)	35~45kg,3500U 45~60kg,4200U >60kg,6300U	q12h,皮下注射	5 天
亭扎肝素钠(tinzaparin)	175U/kg	每日 1 次	5 天

LMWH 与普通肝素有同样的疗效和安全性,而且比较容易使用。但大面积 PE 病例和需要迅速逆转紧急临床情况时,首剂应该使用普通肝素进行冲击治疗;随后再应用 LMWH。

(3)华法林:口服华法林与注射肝素通常要有重叠时间,推荐在肝素治疗的第 1~3 天加用,初始剂量为 3.0~5.0mg,维持量为每日 2.5~5mg。直至国际正常化比率(INR)达 2~3之间(通常与肝素重叠治疗需 4~5 天),然后停用肝素或 LMWH,单用华法林。华法林的代谢受多种药物影响,如别嘌呤醇、胺碘酮、西咪替丁、奎尼丁,某些抗生素和口服降糖药等。剂量反应在个体之间也存在差异,故要密切监测 INR,对老年患者尤其必要。有效治疗水平为INR 达 2~3,进一步提高 INR 并不能降低 DVT 或 PE 率,反增加出血率。

口服华法林的理想疗程,取决于栓塞类型和危险因素。危险因素短期内可消除者,疗程 3个月;栓子来源不明的首发 PE 病例,疗程至少 3~6 个月;反复发生的特发性 PE,疗程取决于患者个体情况,需权衡出血和复发风险,常需长期抗凝;如果栓塞危险因素持续存在,有家族性易栓症者,推荐终生华法林治疗。

出血危险直接与其抗凝的强度相关,合用阿司匹林或既往有消化道出血史者增加出血率。与华法林相关的少量出血(通常定义为没有发生后果)可停药观察,发生较严重出血者,在停药同时有指征采用迅速逆转其抗凝作用的措施,如输注新鲜冰冻血浆等。对过度抗凝而没有大出血的患者常给予维生素 K 治疗。

4.溶栓治疗

(1)适应证:①急性大面积 PE 合并休克或低血压者;②大面积 PE 仅有右心功能不全而没有循环障碍,或急性次大面积 PE 患者是否进行溶栓,尚有争论;③急性 PE 伴有难治性低氧血症或严重呼吸衰竭,如无禁忌证也可进行溶栓治疗。而非大面积 PE,溶栓与肝素抗凝治疗比较,生存率无明显差异,死亡率均为溶栓治疗出血甚至死亡的危险明显增加,其中颅内出血占 1.9%。因此,对不存在右室超负荷的 PE 不提倡溶栓。

常用溶栓药物有尿激酶、链激酶和 rt-PA,对加速肺栓塞的溶解有相似的作用。链激酶的好处是费用最低,但对有近期感染、有高水平抗链球菌抗体的患者可能无效。急性肺栓塞的溶血栓治疗方案见表 3-10。

表 3-10　急性肺栓塞的溶血栓参考治疗

溶栓药物	用法	注意事项
SK 链激酶(streptokinase)	负荷量:25 万 U 静脉注射,注射时间 >30 分钟;随后 10 万 U/h,静脉滴注,共 12～72 小时	①溶栓药应用个体化;②可能出现发热、寒战、腹痛、恶心、呕吐、穿刺部位出血、变态反应;③溶栓的时间窗一般定为 14 天以内,但鉴于可能存在血栓的动态形成过程,对溶栓的时间窗不作严格规定;④溶栓应尽可能在 PTE 确诊的前提下慎重进行溶栓前宜留置外周静脉套管针,以方便溶栓中取血监测,避免反复穿刺血管;⑥溶栓治疗结束后,应每 24 小时测定 1 次凝血酶原时间(PT)或活化部分凝血活酶时间(APTT),当其水平低于正常值的 2 倍时,应重新开始规范的肝素治疗;⑦有出血时,给予羟基苄胺或 6-氨基己酸治疗,严重者可补充纤维蛋白原或输新鲜全血
UK 尿激酶(urokinase)	负荷量:4400U/kg,溶于 15ml 液体中静脉注射,注射时间 >10 分钟;随后 2200U/(kg·h),静脉滴注共 12 小时	
rt-PA 重组组织型纤维蛋白溶酶原激活剂	100mg 静脉滴注,注射时间 >2 小时;我国多中心研究结果:rt-PA 50mg 静脉注射,疗效与 rt-PA 100mg 相似,但安全性更好	

注:以上药物均经周围静脉连续输入

与单用肝素比较,溶栓治疗导致大出血的危险性增加 3 倍以上。大出血是指致命性出血,脑出血,或需要外科处理或输血的出血,3 种溶栓药物有相似的发生率,约为 12%。

(2)禁忌证:见表 3-11。

表 3-11　溶栓治疗的禁忌证

绝对禁忌证:
任何部位的活动性出血
出血性中风病史
近期(2 个月内)颅内或脊柱内手术
颅内肿瘤,动静脉畸形,或血管瘤
已知出血性素质
严重高血压(未控制)
相对禁忌证:
妊娠或产后 10 天
外伤、较大手术,不能压迫部位血管的穿刺(10d 内)
近期胃肠道或泌尿生殖系出血(10d 内)
高血压:收缩压 >180 及(和)舒张压 >110mmHg
急性心包炎
明显肝疾病
眼内出血
年龄 >75 岁
近期接受口服抗凝剂
亚急性感染性心内膜炎
脑血管疾病
二尖瓣狭窄伴心房纤颤
溶栓剂过敏

5.下腔静脉置网术　适用于:①抗凝治疗有禁忌证的下肢 DVT 患者;②经充分抗凝治疗仍有反复发作的肺栓塞患者;③慢性栓塞性肺动脉高压症伴有较高血栓脱落危险的 DVT;④

近端大块血栓溶栓前、行肺动脉血栓切除术或肺动脉血栓内膜剥脱术的病例的保护性措施；⑤慢性栓塞性肺动脉高压症伴有较高血栓脱落危险的 DVT。

下腔静脉置网术对预防再次 PE 极为有效，放置滤器后 PE 的发生率为 2.6%～5.6%。术后因复发性肺血栓致死者<1%。下腔静脉置网术的并发症有：①过滤网放置部位不准；②过滤网迁移至其他部位；③网的近端或远端有新的血栓形成；④腔静脉管壁被腐蚀或穿空及穿刺部位出血。

置网术的目的：应能过滤血栓但不阻塞血管管腔；位置固定良好，不易迁移至其他部位；静脉过滤网也可通过心导管植入下腔静脉，死亡率极低，并发症为 1.5%，肺栓塞复发率约 3.5%。

6.外科手术治疗　①肺动脉血栓摘除术；②肺动脉血栓内膜剥脱术；③下腔静脉结扎术或折叠术；④导管肺动脉血栓切除术。各有不同的手术指征和方法。

五、DVT 和 PE 的预防

预防深静脉血栓(DVT)是预防 PE 的最有效方法。预测及治疗深静脉血栓的高危人群也有助于减少肺栓塞的发病率。

1.加强对深静脉血栓高危人群的监测　外科创伤及手术后由 DVT 导致的 PE 肺栓塞危险性较高。中心静脉插管后导管相关性静脉血栓的发生率也日益增加。长期卧床患者极易发生静脉血栓。有上述情况者都属 PE 高危人群，应予以密切监测。具有静脉血栓形成倾向的常见外科和内科危险因素见表 3-12。

表 3-12　静脉血栓形成的常见内外科危险因素

外科因素	内科因素
年龄>40 岁	心排出量减少
下肢矫形外科	以往血栓栓塞病史
手术	肾病综合征
泌尿外科手术	雌激素治疗
妇产科手术	脓毒症
神经外科手术	肥胖
	血液系统疾病
	红细胞增多症
	长期卧床
外伤	脑卒中
	炎性肠道疾病
	阵发性夜间血红蛋白尿
	癌症

2.物理方法　预防下肢 DVT 形成的措施包括妥善的护理，如使用弹力袜压缩浅表静脉、间歇性压缩下肢浅表静脉、抬高下肢、加强腿部活动、经常更换体位等，均有效。

3.药物

(1)右旋糖酐：右旋糖酐有抗血栓形成的作用，所用剂量为每日 1.5g/kg，5～7d。但老年和心脏病患者易扩容过量，应慎用；

(2)小剂量肝素对预防术后深静脉血栓的发生有肯定效果，在血栓形成的高危人群和接受外科手术时间超过 30min 者，应给予预防性抗凝治疗，一般使用肝素 5000U，皮下注射，每

12 小时 1 次,直至患者能下床活动。对外科手术患者,可在术前 2h 给药,术后每 8～12 小时 1 次,一般用至术后 5～7 天,但应警惕术后出血的危险。目前低分子肝素的应用已逐渐增多,因低分子肝素对血小板的抑制功能较小,故出血的危险减少;

(3)术前口服华法林有预防深静脉血栓的作用,用药后 12～18 小时出现凝血酶原时间延长,作用可持续 4～5d,用量可每 3d 给药 1 次,成人首剂为 15～20mg(年老体弱及糖尿病患者用半量即可),次日 5～10mg,3d 后即可给维持量 2.5～5mg/d。有出血倾向者禁用,凝血酶原活性降至正常的 15% 以下或有出血时,应立即停药。

4.防止血栓脱落 采取积极措施,预防深静脉血栓,及时监测有无深静脉血栓形成,治疗深静脉血栓,防止栓子脱落,对预防和减少肺栓塞的发生极为重要。一旦发现肺栓塞,应尽早予以抗凝及溶栓治疗。肺栓塞的预防性治疗见表 3—13。

表 3—13 肺栓塞的预防性治疗

疾病情况	治疗方案
全髋或膝关节置换术,髋或骨盆骨折	华法林(目标:INR2.0～2.5)×(4～6)w 或低分子肝素×5～14d,30mg 皮下注射,1 日 2 次或间隙性浅静脉压缩±华法林
妇科癌症手术	华法林(目标 INR2.0±2.6)±间隙性浅静脉压缩或肝素 5000U q8h±间隙性浅静脉压缩
泌尿外科手术	华法林(目标:INR2.0～2.5)±间隙性浅静脉压缩
胸外科手术	间隙性浅静脉压缩＋肝素 5000U q8h
高危人群普通外科手术(静脉血栓、癌症、肥胖等)	间隙性浅静脉压缩或下肢弹力压缩袜＋肝素 5000U q8h
普通外科,妇科手术(普通人群)	下肢弹力压缩袜＋肝素 5000U q8h
神经外科,眼外科或其他外科手术(有抗凝预防治疗禁忌者)	下肢弹力压缩袜±间隙性浅静脉压缩
内科患者,需要预防血栓形成者	下肢弹力压缩袜＋肝素 5000U q8～12h 或单用间隙性浅静脉压缩

＊INR＝国际标准化比率

(周宁)

第十六节　特发性肺动脉高压

特发性肺动脉高压(idiopathic pulmonary arterial hypertension,IPAH)指原因不明的肺血管阻力增加引起持续性肺动脉压力升高,在静息状态下肺动脉平均压力大于 25mmHg,在运动状态下大于 30mmHg,而肺毛细血管嵌顿压或左房压力≤15mmHg,并排除所有引起肺动脉高压的继发性因素。IPAH 发病率为 1～2/100 万,多见于中青年人,平均患病年龄为 36 岁,女男之比为 2～3∶1。近年研究发现,IPAH 发生与骨形成蛋白Ⅱ的基因突变有关。由于目前尚缺乏有效的根治性药物,IPAH 平均生存期仅为 2.8 年,死亡的主要原因是右心衰竭。

一、诊断要点

1.临床表现

(1)症状:活动后呼吸困难(最为常见),胸痛,晕厥,咯血。

（2）体征

1）肺动脉瓣第二心音（P_2）亢进。

2）肺动脉瓣听诊区喷射性收缩期杂音。

3）三尖瓣区第四心音。

4）肺动脉瓣舒张期（graham steel）杂音，在吸气相较明显（提示肺动脉瓣环或右心室流出道扩大）。

（3）合并右心功能不全可表现为：①颈静脉充盈或怒张；②三尖瓣区第三心音；③肝大，肝颈静脉反流征阳性；④下肢水肿；⑤腹腔积液。

2.辅助检查

（1）实验室检查：为除外继发于结缔组织病、血管炎、门脉高压、AIDS等引起的肺动脉高压需进行相关检查，如ANA、抗dsDNA、抗ENA抗体、抗RNP抗体、抗rRNP、抗Jo-1、抗着丝点抗体、抗磷脂抗体和ANCA等。肝功能与肝炎病毒标志物、HIV抗体、甲状腺功能、动脉血气分析等。

（2）心电图：对于疑诊IPAH的患者应常规进行心电图检查。心电图检查可提供右心房、右心室、心律失常及预后的信息，但心电图诊断肺动脉高压的敏感性较低。

（3）多普勒超声心动图：是筛查肺动脉高压的无创检查手段。可通过测定和计算三尖瓣反流速度和反流压差估测肺动脉收缩压。另外，多普勒超声心动图还可以排除先天性心脏病及二尖瓣狭窄等可左向右分流引起肺动脉高压。

（4）X线胸片：可排除实质性肺部疾病引起的继发性肺动脉高压。轻到中度IPAH患者胸片可正常，重度IPAH患者胸片可见：①肺动脉段突出，肺门动脉明显扩张，左右肺动脉粗大；②整个肺野清晰，纹理纤细，与扩张的肺门动脉形成鲜明对比（截断现象）；③右心房、右心室扩大。

（5）放射性核素肺通气灌注扫描：是排除慢性栓塞性肺动脉高压的重要手段。慢性栓塞性肺动脉高压有不同程度的灌注缺损，而特发性肺动脉高压患者可呈弥漫性稀疏或基本正常。

（6）胸部CT：CT肺动脉造影（CTPA）可帮助排除肺栓塞、慢性栓塞性肺动脉高压；高分辨CT能有助于排除肺间质纤维化、肺静脉闭塞征、肺泡蛋白沉积症等肺部疾病。

（7）肺动脉造影：不常用于特发性肺动脉高压的诊断，当鉴别诊断有困难时，肺动脉造影可帮助排除肺栓塞、肺动脉肿瘤等继发性引起肺动脉高压的疾病。

（8）多导睡眠监测：因为10%～20%的睡眠呼吸障碍患者合并有肺动脉高压，所以对可疑患者应行睡眠监测，排除睡眠呼吸障碍相关性肺动脉高压。

（9）右心导管检查：是诊断肺动脉高压的金标准，并可获取详细的肺血管血流动力学的资料，所以严格讲，如无右心导管资料不能诊断特发性肺动脉高压。右心导管术应在有条件的医院进行。

（10）胸腔镜肺活检：肺活检是有创的检查，尤其对中、重度肺动脉高压患者风险大，因此，不推荐肺动脉高压患者常规进行肺活检检查。进行活检时应注意取材深入肺内1cm，肺组织应大于2.5cm×1.5cm×1cm。

3.诊断策略

（1）通过病史、体检、心电图及胸部X线等初步检查，对疑诊肺动脉高压的患者进行超声心动图检查初步诊断 PH。

(2)排除继发于心、肺以及结缔组织疾病等病因引起的肺动脉高压。

(3)右心导管检查明确诊断,并获取肺血流动力学资料,同时进行急性血管舒张试验。

(4)评估肺动脉高压严重程度和预后,包括 6 分钟步行距离测定、WHO 肺动脉高压功能分级和风险评估(表 3—14、表 3—15)。

表 3—14 WHO 肺动脉高压功能分级标准

级别	特征
Ⅰ级	无体力活动受限,日常体力活动不引起呼吸困难、乏力、胸痛或晕厥
Ⅱ级	静息状态无不适,体力活动轻度受限,一般体力活动可引起呼吸困难、乏力、胸痛或晕厥
Ⅲ级	体力活动明显受限,静息状态下无不适,轻微体力活动就可引起呼吸困难、乏力、胸痛或晕厥
Ⅳ级	静息状态下有呼吸困难和(或)乏力,有右心衰竭表现,任何活动都可加重病情

表 3—15 肺动脉高压风险评估

	低危	高危
右心衰竭临床表现	无	有
症状进展速度	缓慢	快
WHO 分级	Ⅱ,Ⅲ	Ⅳ
6 分钟步行距离	长(>400m)	短(<300m)
运动心肺功能检查	最大氧耗量>10.4ml/(kg·min)	最大氧耗量<10.4ml/(kg·min)
超声心动图	右心室功能轻度受损	心包积液、明显右心室增大或功能不全、右心房增大
血流动力学	右房压<10mmHg,心指数>2.5L/(min·m^2)	右房压>20mmHg,心指数<2.0L/(min·m^2)
BNP	轻度增高	明显增高

二、治疗原则

肺动脉高压的治疗以减轻患者症状,改善生活质量和提高生存率为主要目的。

1.氧疗 长期氧疗可有效降低肺血管阻力和肺动脉压力,提高患者生存率。对 IPAH 低氧血症患者,可采用经鼻或面罩吸氧,使血氧饱和度在 90%以上。

2.抗凝治疗 IPAH 患者应坚持长期抗凝治疗,华法林起始剂量 3~5mg/d,维持剂量 1.5~3mg/d,INR 维持在 1.5~2.5。

3.利尿剂和强心药 对于存在右心负荷过重的 IPAH,尤其是出现下肢水肿和(或)腹腔积液,应考虑给予利尿剂,但应注意避免电解质紊乱、心律失常和血容量不足。对于难治性右心衰竭、右心功能障碍伴发房性心律失常、或右心功能障碍伴发左室功能衰竭的肺动脉高压患者,可给予洋地黄类药物,但长期治疗的效果尚不肯定。

4.扩张肺血管和降低肺动脉压力药物

(1)钙离子通道阻滞剂(calcium channel blockers,CCB):CCB 主要用于急性肺血管扩张试验阳性的肺动脉高压患者。常用药物有硝苯地平、地尔硫䓬和氨氯地平。其他 CCB,如维拉帕米负性肌力作用大,应避免使用。对心率<100 次/分 IPAH 患者首选硝苯地平,心率>

100次/分选择地尔硫草。CCB治疗肺动脉高压,应从小剂量开始,一般硝苯地平10mg,3次/日;地尔硫草30mg,3次/日;逐渐加量,每2～4周加量1次,加量过程中密切观察患者心率、血压及心功能情况,摸索出患者最大耐受剂量。CCB治疗后患者肺动脉高压功能分级维持Ⅰ或Ⅱ级,血流动力学指标接近正常,可认为CCB治疗有效。应用CCB治疗IPAH应注意,只有12%左右IPAH急性肺血管扩张试验阳性,其中仅一半的患者CCB长期有效,因此不应盲目对所有IPAH患者使用CCB。

(2)前列环素及其类似物:常用的前列环素类药物包括依前列醇(epoprostenol)、依洛前列素(ilprost)、曲前列环素(treprostinil)以及贝前列素(beraprost)。依前列醇半衰期短,需要持续中心静脉给药。起始剂量2ng/(kg·min),逐渐增加剂量,一般长期治疗的剂量范围为25～40ng/(kg·min)。曲前列环素较依前列醇稳定,半衰期4.5小时,可皮下注射给药,但皮下注射部位的疼痛和皮疹发生率高。目前国内可应用的前列环素类似物只有依洛前列素,商品名万他维(ventavis)。用法:雾化吸入,2.5～5微克/次,6～9次/天。常见不良反应为:头痛、下颌痛、面红、恶心、腹泻、皮疹和肌肉骨骼疼痛。

(3)内皮素受体拮抗剂:包括波生坦、司他生坦、安贝生坦。波生坦是内皮素－1受体A和B的双重拮抗剂,2006年已在我国上市,商品名全可利(tracleer)。用法:口服,125毫克/次,每日2次。主要副作用为肝损害,表现为谷丙转氨酶和谷草转氨酶升高,总胆红素升高,少数可出现贫血、下肢水肿、腹痛、发热、疲劳或流感样症状。对中重度肝功能不全以及转氨酶高于正常3倍以上患者禁用波生坦。司他生坦和安贝生坦是高选择性内皮素－1受体A的拮抗剂,目前司他生坦在欧洲、加拿大和澳大利亚已上市,2007年美国FDA批准安贝生坦用于Ⅱ、Ⅲ级IPAH患者。

(4)磷酸二酯酶－5抑制剂:包括西地那非、他达拉非、伐地那非等。西地那非商品名Revatio,2005年和2006年在美国和欧洲已批准西地那非用于治疗肺动脉高压,目前尚未在中国得到审批。用法:起始剂量25毫克/次,3次/日,如患者可耐受,剂量增加至50mg,4次/日。常见副作用腹泻、皮疹、头痛、消化不良,视觉异常为轻度和一过性,表现为视物色淡、光感增强和视物模糊。他达拉非、伐地那非是新型磷酸二酯酶－5抑制剂,半衰期长,肺选择性高,2009年FDA已批准他达拉非用于治疗IPAH,用法:40mg,1次/日。最常见的不良反应是头痛、肌肉疼痛和颜面潮红,大多数为中度或轻度,根据FDA的报告,他达那非应该避免用于有重度肝、肾损伤的患者。

(5)药物联合治疗:单药治疗无效,可考虑联合应用不同作用机制的降低肺动脉高压药物,以增加疗效和减少高剂量使用单药的不良反应。目前已有文献报道的联合治疗较单药有效的方案包括波生坦＋西地那非、依前列醇＋西地那非、西地那非＋吸入依洛前列素、波生坦＋曲前列环素、波生坦＋吸入依洛前列素,但这些研究多为小规模、非随机对照研究,并且观察时间较短,还需要进一步评价治疗的有效性和不良反应。

6.手术治疗

(1)房间隔造口术:通过球囊导管扩张和撕裂房间隔,形成左右心房之间的交通,以调节右－左分流量,缓解右心过高负荷,改善右心功能,是一种姑息性治疗手段。主要适用于经规范药物治疗无效的肺动脉高压分级Ⅲ、Ⅳ级或反复晕厥发作以及难治性右心衰竭的肺动脉高压患者,排除标准为超声心动图或右心导管检查显示房间隔交通和右房压>20mmHg。禁忌证包括严重左、右心功能障碍(特别是LVEF<50%)和全肺阻力严重增高者。

（2）肺移植：对药物或其他治疗均无效患者还可进行单肺、双肺或心肺联合移植。国外报道，肺动脉高压患者肺移植后5年存活率为70.9％，10年存活率40.9％。移植相关并发症主要有缺血再灌注肺损伤、急性排异反应、感染、慢性排异反应或闭塞性细支气管炎综合征等。

肺动脉高压的临床分类：2003年威尼斯第三届世界PAH会议修订的肺动脉高压的临床分类标准见表3－16，将不同病因的PAH划分为5大类。

表3－16 肺动脉高压的临床分类（WHO 2003年）

一、肺动脉高压

1.特发性肺动脉高压（idiopathic pulmonary arterial hypertension，IPAH）

2.家族性肺动脉高压（familial pulmonary arterial hypertension，FPAH）

3.危险因素或疾病相关性肺动脉高压

结缔组织病

先天性体－肺循环分流性疾病

门脉高压

HIV感染

药物和毒素

其他：甲状腺疾病、糖原贮积病、Gaucher病、遗传性出血性毛细血管扩张症、骨髓增生异常综合征、血红蛋白病、脾切除后

4.肺静脉或毛细血管病变

肺静脉闭塞病（pulmonary veno－occlusive disease，PVOD）

肺毛细血管瘤（pulmonary capillary hemangiomatosis，PCH）

5.新生儿持续性肺动脉高压（PPHN）

二、左心疾病相关肺动脉高压

1.主要累及左房或左室的心脏病

2.二尖瓣或主动脉瓣疾病

三、呼吸系统疾病和（或）低氧血症相关肺动脉高压

1.慢性阻塞性肺疾病（COPD）

2.间质性肺疾病

3.睡眠呼吸障碍（如阻塞性睡眠呼吸暂停）

4.肺泡低通气综合征

5.慢性高原病

6.新生儿肺病

7.肺泡－毛细血管发育不良

四、慢性血栓形成和（或）栓塞性疾病相关肺动脉高压

1.肺动脉近端血栓栓塞

2.肺动脉远端血栓栓塞

3.远端肺动脉梗阻

非血栓性肺栓塞（肿瘤、寄生虫、异物）

原位血栓形成

五、其他原因肺动脉高压

1.结节病

2.肺朗格汉斯细胞组织细胞增多症

3.肺淋巴管血管肌瘤病

4.肺血管受压（淋巴结肿大、肿瘤、纤维素性纵隔炎）

（周宁）

第十七节 肺动静脉瘘

肺动静脉瘘(pulmonary arteriovenous malformations，PAVM)是指畸形血管取代正常毛细血管，使肺动脉和肺静脉直接相通，造成肺循环和体循环之间的分流。PAVM 是一种少见疾病，绝大部分 PAVM 与遗传性出血性毛细血管扩张症(hereditary hemorrhagic telangiectasia，HHT)有关，极少部分由创伤和先心病手术治疗引起。大约 80% 以上的 PAVM 患者都合并 HHT，尤其是肺部多发 PAVM 的患者合并 HHT 可能性更高。因此，如果患者没有创伤或手术病史，应当对患者及其亲属进行 HHT 的筛查。

一、诊断要点

1.临床表现

(1)PAVM 常见于 HHT，所以有 HHT 的各种临床表现，如反复鼻出血、毛细血管扩张、消化道出血和缺铁性贫血。

(2)PAVM 本身的主要的临床表现

1)畸形血管破裂引起的出血，表现为咯血或血胸，严重者危及生命。

2)肺循环和体循环之间的直接交通引起右向左分流导致低氧血症，以及反常栓子通过畸形扩张的血管进入体循环而造成器官栓塞，尤其是脑栓塞。栓塞既可发生于有呼吸道症状的患者，也可能是 PAVM 患者的首发症状。有菌性反常栓子导致的脑脓肿发生率约 9%。脑卒中或一过性脑缺血发作的发生率约 24%，而无症状的脑血管栓塞的发生率 2 倍于此。体格检查约 1/3 的患者有发绀或杵状指，近半数患者有血管杂音。

2.辅助检查　对于有下述情况患者应进一步安排检查除外 PAVM 可能：①皮肤黏膜毛细血管扩张；②咯血或慢性缺氧的表现，或脑栓塞、脑脓肿的表现；③X 线胸片发现 1 个或多个边界清楚肺结节。

(1)胸部影像学检查

1)X 线胸片：典型表现为 1 个或多个边界清楚的类圆形或分叶状肿物，直径多为 1～5cm，有血管与肺门相连接。在 X 线透视下，可有搏动性，并且在患者作 Muller 动作时缩小，Valsalva 动作时增大。

2)胸部 CT：是 PAVM 的确诊性检查。增强胸部 CT 可以清楚显示扩张的血管囊和流入和流出血管。螺旋 CT 比普通的轴面 CT 有更高的敏感性；如果使用更薄的扫描层面并且相邻层面重叠 50%，则能进一步提高微小病灶的检出率。偶尔 PAVM 与一般的血管瘤较难鉴别，应该进一步检查有无右向左分流。

(2)右向左分流的检测

1)放射性核素显像：^{99m}Tc 标记的聚合白蛋白(macroaggregated albumin，MAA)直径为 10～80μm，肺泡毛细血管直径一般为在 8～15μm 之间。正常情况下，静脉注射^{99m}Tc 标记 MAA 随血循环到达肺泡毛细血管时将被截获，不能到达体循环。如果存在右向左分流，则^{99m}Tc－MAA 可通过分流的血管到达体循环，因此，测定肺部和体循环放射值(通常以右肾为代表)就可计算出短路血管的分流量。

2)超声声学检查：采用静脉注入超声造影剂(吲哚氰绿或振荡的生理盐水)，由它们产生小泡(直径>20μm),正常情况下从右心到达肺部时不能穿过肺毛细血管而被阻滞和吸收,因此,不能在左心房内发现小泡的存在。如果即刻在左心房、左心室发现小泡,则提示存在心内分流。如果小泡离开右心房、右心室经过 3 个心动周期后,经食管或经胸超声波检查在左心房、左心室内发现小泡的回声(称为迟缓型心脏声学造影阳性),则提示有肺内分流。

(3)肺动脉造影检查:肺动脉造影检查曾是诊断 PAVM 的金标准,但随着 CT 检查技术的进步,目前基本上已不需要肺动脉造影来确诊 PAVM,一般只在栓塞治疗或手术之前才进行肺动脉造影。

二、治疗原则

1.栓塞治疗

(1)通过选择性肺动脉插管在畸形的肺动脉内放置栓子阻断分流,是首选的治疗方法。

(2)成功率 47%,长期有效率 75%。

(3)栓塞治疗的局限性是对于直径<2mm 血管,不能将栓子放入血管。

(4)栓塞治疗通常非常安全,严重并发症极少,主要包括胸膜炎、肺梗死、反常栓塞。

2.手术治疗　基本上被栓塞疗法取代。目前主要用于只有单个病灶、且供血动脉直径<2mm 的非 HHT 患者。

3.药物治疗　为了防止发生脑脓肿,在牙科操作或外科手术之前应该给予预防性抗感染治疗。

4.治疗后随诊　栓塞或手术切除后,去掉了低阻力的分流血管之后,会促进原先看不见的病灶在数月后变大;也有少数病例会在原来栓塞的部位复发。因此,需随诊数月,并行右向左分流的检查,病情稳定后每 5 年左右随诊 1 次。

5.筛查

(1)绝大多数的 PAVM 见于 HHT 患者,故对所有 PAVM 患者均应考虑 HHT 的可能性。HTT 的临床诊断可以参照下面的国际标准,符合 4 条中的 3 条即可确诊,符合 2 条为疑似病例:①反复自发性鼻出血;②特征部位(口唇,口腔,指尖和鼻部)的皮肤黏膜毛细血管扩张;③内脏器官的病变:胃肠道毛细血管扩张或肺、肝、脑、脊髓的 AVM;④直系亲属患病。

(2)对确定有 PAVM 的 HHT 患者,其家族成员中 35% 均能检查出有 PAVM。因此对其家属应进行筛查:①初筛:询问病史和查体,正侧位胸片,直立位和平卧位动脉血氧饱和度;②对初筛有异常者进一步行胸部 CT(最好是薄层螺旋 CT),或 $^{99m}Tc-MAA$ 放射性核素显像、吸纯氧试验、心脏超声造影明确有无 PAVM;③对于筛查阴性的家属每 5~10 年复查 1 次,对青春期和妊娠时 PAVM 发生的高风险期,更应注意筛查。

(周宁)

第十八节　呼吸衰竭

一、概述

1.急性呼吸衰竭的定义　呼吸系统的功能异常,导致二氧化碳潴留或输送到组织的氧的缺乏。

2.呼吸衰竭的病因　见表 3—17。

表 3-17 呼吸衰竭的病因

通气泵衰竭	肺气体交换不足
1. 脑部疾病	1. 上呼吸道疾病
脑血管意外、脑瘤、乙型脑炎、细菌性脑膜炎、药物过量、脑水肿、脑疝、脑外伤、中枢性通气不足综合征	会厌炎、喉气管炎、喉水肿 气管狭窄或气管异物、声带麻痹 上呼吸道出血或损伤、肿瘤 上气道分泌物堵塞
2. 脊髓疾病	2. 胸廓和胸膜
格林-巴利综合征(急性感染性多发性神经根炎)、脊髓灰质炎、肌萎缩侧索硬化症、脊髓损伤	气胸、血气胸、大量胸腔积液 创伤和连枷胸、脊柱后侧凸
3. 神经肌肉疾病	3. 肺实质(下呼吸道、肺泡及肺血管)疾病
重症肌无力、进行性肌营养不良、破伤风、肉毒中毒、有机磷中毒低血钾性麻痹、膈肌麻痹	支气管哮喘、慢性阻塞性肺疾病(COPD)、间质性肺疾病、免疫性肺疾病、弥漫性肺间质纤维化、严重肺炎、急性呼吸窘迫综合征(ARDS)、肺不张、弥漫性泛细支气管炎、误吸、溺水、肺挫伤、放射性肺损伤、肺水肿(心源性或非心源性)、肺栓塞、肺血管炎、肺出血、上腔静脉压迫综合征

二、诊断要点

1. 诊断标准　临床常用的急性呼吸衰竭诊断标准包括以下 4 条中的任何 2 条:①急性呼吸困难的存在;②呼吸室内空气时,PaO_2<50mmHg;③$PaCO_2$>50mmHg;④动脉血 pH 降低,有明显的呼吸性酸中毒。另有人提出第 5 条标准:⑤意识状态的改变,加上上述任何 1 条或 1 条以上标准。

2. 呼吸衰竭类型　Ⅰ型呼吸衰竭:又称低氧血症性呼吸衰竭,其血气特点为 PaO_2<8.0kPa(60mmHg),$PaCO_2$≤5.33kPa(40mmHg)。Ⅰ型呼吸衰竭的病理生理基础,主要为 V/O 比例失调,重症时尚存在右→左的肺内分流增加,而肺泡总通气量正常或增加。Ⅰ型呼吸衰竭常见于 ARDS、支气管炎、哮喘、肺水肿、肺炎等疾病。

Ⅱ型呼吸衰竭:又称通气性衰竭(ventilatory failure),其血气特点为:$PaCO_2$>6.7kPa(50mmHg),和(或)PaO_2<8.0kPa(60mmHg)。Ⅱ型呼吸衰竭的病理生理基础,主要是有效肺泡通气不足,而 V/O 比例失调,弥散障碍有时也起重要作用。Ⅱ型呼衰的最常见病因为慢性阻塞性肺疾病、呼吸中枢功能障碍或神经肌肉疾病。

若按呼吸衰竭的临床发展过程分类,又可分为急性呼吸衰竭、慢性呼吸衰竭和慢性呼吸衰竭的急性发作 3 种情况。

(1)急性呼吸衰竭(急性呼衰):常为急性病或急性损伤所致,一般在数分钟或数小时内发生,机体往往来不及产生代偿机制,故血 pH 显著降低。急性呼衰又可进一步分为:

1)Ⅰ型急性呼衰:主要病理生理基础是氧合障碍,$P_{(A-a)}O_2$ 增加,典型病例见于 ARDS。

2)Ⅱ型急性呼衰:主要病理生理基础是肺泡通气不足,$PaCO_2$ 增高,PaO_2 降低,而 $P_{(A-a)}O_2$ 正常。典型病例见于中枢性肺泡通气不足。

(2)慢性呼吸衰竭:常在数日或更长时间内缓慢发生,机体相应产生一系列代偿性改变。早期多呈Ⅰ型呼衰表现,主要为低氧血症和呼吸性碱中毒,$PaCO_2$ 减低,HCO_3^- 减少。晚期发展为Ⅱ型呼衰,PaO_2 进一步下降,尚伴 $PaCO_2$ 增高,HCO_3^- 增加。一般无严重复合性酸碱失衡。红细胞增多和心排血量增加以维持组织氧合。典型病例见于 COPD。

（3）慢性呼衰急性加重：一般在慢性呼衰基础上因某种急性病因导致病情恶化。PaO_2 进一步降低，$PaCO_2$ 明显增高，酸碱代偿机制不充分，pH 明显下降，常伴有复合性酸碱失衡。典型病例见于 COPD 所致慢性呼衰基础上因严重肺感染而使血气恶化。

3.呼吸衰竭的临床表现

（1）导致呼衰的基础疾病的表现：依基础疾病的不同而有不同的表现，如脑血管意外，可有头痛、头晕、昏迷、偏瘫、呕吐、瞳孔改变和病理征等。细菌性肺炎则有寒战、发热、咳脓性痰或铁锈色痰、胸痛、呼吸困难，听诊可闻湿啰音或肺实变体征等。

（2）低氧血症的表现：症状的严重程度取决于缺氧的程度、发生的速度和持续时间。轻度缺氧患者症状不明显，或有活动后气短、心悸、血压升高、注意力不集中、智力减退及定向力障碍等。随着缺氧的加重，患者可出现呼吸困难、明显发绀、心率增快、出冷汗、头痛、烦躁不安、神志恍惚、谵妄，甚至昏迷。进而呼吸表浅、节律不规则或减慢，心搏减弱，血压下降，直至呼吸心跳停止死亡。

（3）高碳酸血症表现：早期表现为睡眠习惯改变，晚上失眠，白天嗜睡。头痛，晚上加重。多汗，小组肌肉不自主的抽动或震颤，或出现扑翼样震颤。$PaCO_2$ 继续增高时，患者可出现表情淡漠、意识混浊、昏睡、神志恍惚或狂躁多动，有寻衣摸床动作，眼结膜充血、水肿，瞳孔缩小或忽大忽小，皮肤潮红，肢端多温暖红润，可掩盖循环衰竭的真相。严重 CO_2 潴留时，患者进入半昏迷或深昏迷，部分患者出现惊厥、抽搐，以及其他多种神经症状，称"肺性脑病"。

（4）呼衰所致并发症的表现：呼吸衰竭可引起心、脑、肝、肾、胃肠、血液、营养、代谢等多个系统或器官的功能异常，从而发生相应的临床表现，如心律失常、心力衰竭、酸碱紊乱、电解质失衡、弥散性血管内凝血（DIC）、上消化道出血、黄疸、食欲减退、营养障碍等。出现呼衰并发症的临床表现时，应及时检查相应器官的功能，发现异常应及时治疗，以避免发生多脏器功能障碍。

4.急性呼吸衰竭的并发症（表 3－18）。

表 3－18 严重呼吸衰竭的各种并发症

一、肺部并发症	四、肾并发症
肺栓塞	急性肾功衰竭
肺纤维化	水、钠潴留
与肺动脉导管相关的并发症	五、感染并发症
呼吸机相关并发症	医院内肺炎
气道处理相关并发症	菌血症和脓毒症
二、心脏血管并发症	六、神经和神经肌肉并发症
心律失常	肺性脑病
心肌缺血	危重病患者的神经疾病
与有创血流动力学监测相关的并发症	与神经疾病诊断性操作相关的疾病
心功能不全	ICU 中的肌病
三、消化系统并发症	七、营养支持的并发症
消化道出血	与胃肠道营养相关的并发症
胃肠动力学改变	与胃肠外营养相关的并发症
气压伤相关气腹	八、血液系统的并发症
肝功能损害	九、内分泌方面的并发症
	甲状腺功能减退和 Sick 甲状腺功能正常综合征
	肾上腺皮质功能不全

三、治疗原则

1.支持性治疗

(1)合理氧疗,改善通气:迅速增加吸氧浓度(FiO_2),维持血氧饱和度(SaO_2)≥90%,PaO_2>60mmHg(1mmHg=0.133kPa)。Ⅰ型呼吸衰竭患者开始时可给予较高浓度氧,以便尽快纠正严重缺氧,以后根据血气分析结果调整吸氧浓度(FiO_2),以保持 PaO_2 60~80mmHg 为理想水平。Ⅱ型呼吸衰竭患者,为避免氧疗过程中二氧化碳的潴留,通常采用持续低流量控制性氧疗。对于某些急性严重缺氧状态,应给予必需的 FiO_2 以迅速纠正低氧血症达目标值(SaO_2>90%),然后再来评估和解决氧疗对 CO_2 潴留的不利影响。在某些临床情况,被动地给予补氧,不能达到 SaO_2 的目标值,此时需考虑采用其他方法复张萎陷的肺泡,让其参加气体交换。改善通气的方法,主要是保持气道通畅,鼓励患者咳嗽排痰,解除气道痉挛。

(2)呼吸兴奋剂的应用:中枢性呼吸兴奋剂的适应证:主要是呼吸中枢化学感受器异常引起的中枢性呼吸麻痹,如睡眠呼吸暂停综合征、特发性肺泡低通气综合征、药物中毒性呼吸中枢麻醉等。常用的呼吸兴奋剂有:①尼可刹米(nikethamidum):在气道通畅,控制气道痉挛后试用尼可刹米 1.875~3.75g(5~10 支)加入 5%葡萄糖液 500ml 中持续静滴,然后密切观察患者神志、呼吸情况和监测动脉血气,若 $PaCO_2$ 下降,患者呼吸改善说明有效,可继续用药,若经过 4~12 小时未见效,出现呼吸肌疲劳征象、$PaCO_2$ 升高而 PaO_2 升高不明显,或出现肌肉抽搐等严重副作用时应该停药;②阿米脱林(almitrinum),可刺激颈动脉体、主动脉体外周化学感受器,间接兴奋呼吸中枢,增加肺泡通气量。用法:阿米脱林 50~100mg 口服,可以长期内服。副作用少,偶可出现胸闷、上腹部不适、恶心、头痛、手足麻木等;③纳洛酮(naloxonum)为阿片样物质的阻断剂,具有中枢性呼吸兴奋作用。本药无依赖性,比较安全。但作用时间短,不适于长期应用。目前国内多用于酒精中毒、麻醉药和镇静药中毒的抢救等。可以肌内注射,也可静脉注射。另外,本药尚有提高血压等心血管效应。

因为呼吸衰竭患者存在低氧血症,末梢化学感受器已接近于最大限度的兴奋,给予中枢兴奋剂可能无益,有时甚至有害。所以中枢性呼吸兴奋剂的临床应用要根据患者的具体病情而定。

一般不用中枢性呼吸兴奋剂的情况:①已应用机械通气的患者;②由气道阻塞、胸廓畸形、呼吸肌无力、气胸等引起的呼吸衰竭;③哮喘、肺栓塞、神经肌肉功能障碍所致的呼吸衰竭;④肺尘埃沉着病或肺纤维化;⑤严重心脏病、心律失常、心力衰竭;⑥脑外伤、脑水肿、癫痫或其他诱因的惊厥发作。

(3)呼吸支持技术:在严重呼吸衰竭的救治中,正确应用呼吸支持技术十分重要,它虽然不能治疗呼吸衰竭的病因,但为纠正病因争取时间和创造条件。呼吸支持技术范围广泛,临床上应用最多,效果也较好的是正压通气技术。根据是否建立人工气道,通常将正压通气分为无创正压通气(经面罩或鼻罩进行通气)和有创正压通气(经气管插管或气管切开进行通气),根据临床需要来选择。

(4)营养支持:每日补给的营养应达到患者基础能量的需要。每天能量的需要,可根据患者的体重(kg)计算(表 3—19),还需考虑患者的应激因素,常见临床情况,如手术、癌症、腹膜炎、严重感染或多发创伤、烧伤等的应激系数见表 3—20。

表 3-19　平均中等身材成人的基础能量(静息状态)需要

体重(kg)	50	55	60	65	70	80
kcal/d	1316	1411	1509	16O2	1694	1872

1 kcal=4.184kJ

表 3-20　常见临床情况的应激系数

临床情况	应激系数
轻度饥饿	0.85~1.00
术后(无并发症)	1.00~1.05
癌症	1.10~1.45
腹膜炎	1.05~1.25
严重感染或多发创伤	1.30~1.55
烧伤	1.50~1.70

每天能量需要=基础能量×应激系数×1.25

若欲达正氮平衡和增加患者体重,除补充每日能量的需要外,需另外增加 500~1000kcal/d 的能量。每日能量的补充,可给予碳水化合物 40%~60%,其余给脂肪、氨基酸或蛋白质。过多地补充碳水化合物会增加 CO_2 产量,从而加重呼吸负荷。

2.基础疾病的治疗

(1)针对呼吸衰竭病因的治疗:在进行支持性治疗的同时,应根据呼吸衰竭的不同原因采取不同的治疗。只有去除呼吸衰竭的病因,才能使呼吸衰竭得到有效纠正。

(2)抗感染治疗:针对各种不同严重感染和可能的致病菌,开始时经验性选药,抗生素的选用应遵循"联合、足量、交替"原则,在有培养结果后,根据细菌培养和药敏试验结果及初始的临床治疗效果调整抗菌药物。行气管插管或气管切开、机械通气者,吸痰应严格无菌操作,管道及时消毒,以防止发生呼吸机相关性肺炎。

(3)解除支气管痉挛,促进排痰:存在支气管痉挛时应给予有效的支气管舒张药物。常用药物有β受体激动剂(舒喘宁、间羟叔丁喘宁等)、茶碱类药(氨茶碱、喘定等)。必要时可应用肾上腺皮质激素(琥珀酸氢化可的松、地塞米松、泼尼松龙等)。近年强调雾化吸入给药,尤其是β受体激动剂雾化吸入,起效快,作用强,可减轻全身副作用。

痰液黏稠不易咳出者可应用祛痰药物,如必漱平 8~16mg,每日 3~4 次;3%氯化铵棕色合剂 10ml,每日 3~4 次。或氨溴索(沐舒坦)30 毫克/次,每日 3 次。也可静脉注射或雾化吸入给药。给予气道湿化,并辅以翻身拍背,促进排痰。气管插管或气管切开者,可气管内滴入生理盐水或 2%碳酸氢钠,每次 2~3ml。

3.并发症的治疗

(1)纠正酸碱失衡和电解质紊乱:呼吸衰竭通常伴有呼吸性酸碱失衡,以原发性 $PaCO_2$ 的改变为特点,肾的代偿作用是调整体内的 HCO_3^- 以减小 $PaCO_2$ 变化对 pH 的影响。①呼吸性酸中毒:是通气不足而导致 $PaCO_2$ 升高和 PH 降低。发生急性呼酸的原因就是导致高碳酸血症呼吸衰竭的病因,治疗的目标是改善通气及其基础疾病的去除;②呼吸性碱中毒:以原发性 $PaCO_2$ 降低为特征,肾的代偿作用是降低体内的 HCO_3^-。原发性呼吸性碱中毒患者的肺泡-动脉氧分压差(A-aDO$_2$)可以正常或升高。呼吸性碱中毒的治疗主要是针对病因,临床上很少需要直接治疗呼吸性碱中毒的情况;③代谢性酸碱失衡:代谢性酸中毒多因缺氧情况下无氧代谢增加,导致乳酸增多和无机盐的积聚。纠正严重代谢性酸中毒可用碱性药物,单纯代酸时首选碳酸氢钠,但合并呼酸时宜选用三羟基氨基甲烷(THAM),因为碳酸氢钠进入体内后形成更多 CO_2,加重呼吸负荷。代谢性碱中毒主要由低钾低氯所致,可补充氯化钾、谷氨酸钾、精氨酸、氯化铵等;④电解质紊乱:呼吸衰竭患者常出现的电解质紊乱有低钠血症、高钾血症、低氯血症、低镁血症,应及时予以纠正。

(2)心力衰竭:呼吸衰竭常合并心力衰竭,治疗原则应以利尿、扩血管药物为主,强心剂为辅。利尿剂的使用也以缓慢利尿为宜,以避免电解质紊乱和痰液黏稠,不易咳出。需使用强心剂时,宜用较小剂量(为常规剂量的 $50\% \sim 60\%$)和短效制剂,如毛花苷丙(西地兰)、地高辛等。

(3)胃肠道大出血:严重胃肠大出血的发生率约 5%,主要是危重病所致"应激性"溃疡或原来的胃肠道疾病,如食管静脉曲张、消化性溃疡等引起出血。应用大剂量肾上腺皮质激素可促进溃疡的发生。治疗应激性溃疡应首先纠正应激性溃疡的各种诱因,如纠正缺氧、低血压、休克或酸中毒等(表 3—21)。常用的防治措施有:用制酸剂中和胃酸,应用组胺受体阻断剂(如西咪替丁或雷尼替丁)减少胃酸的分泌,硫糖铝不减少胃酸但可保护胃黏膜(表 3—22)。

表 3—21 胃应激性溃疡的病因防治

| 纠正低血压、休克、缺氧或酸中毒 |
| 胃出血高危患者的预防 |
| 机械通气 |
| 凝血功能障碍 |
| 脓毒症 |
| 低血压 |
| 肾功衰竭 |

表 3—22 应激性溃疡的治疗措施

治疗方法	优点	并发症
制酸剂	已证明临床有效	腹泻,低磷血症,低镁血症,代谢性碱中毒,胃和气管革兰阴性菌定植
H_2 受体阻断剂(雷尼替丁、西咪替丁)	应用方便,证明有效	急性肾衰,意识模糊,药物间的相互作用(西咪替丁),胃和气管的细菌寄生
肠营养	除预防应激性溃疡外尚可加强营养	腹泻,胃和气管细菌寄植
硫糖铝	减少胃细菌寄植	肠饲管阻塞
质子泵抑制剂(奥美拉唑)	临床疗效好,作用强于西咪替丁	腹泻,稀便

(4)多器官功能障碍综合征(MODS)的防治:呼吸衰竭逐渐进展为多脏器功能障碍临床十分常见,且常为呼吸衰竭的死因。故呼吸衰竭治疗过程中,一定要注意保护心、肝、肾、脑等重要脏器的功能,发现问题及时处理,是降低呼吸衰竭死亡率的重要环节。

(周宁)

第十九节 急性呼吸窘迫综合征

一、病因

急性肺损伤和 ARDS 的病因通常分为 2 大类,即直接病因和间接病因(表 3-23)。除了危险因素以外,与患者相关的因素有年龄、疾病的严重性等。如果患者同时存在多种危险因素,则发生 ARDS 的危险性也将增加。住院患者发生 ARDS,最可能的原因是脓毒综合征,或胃内容误吸。由脓毒症诱发 ARDS 患者,腹部是最常见的感染源。已确诊 ARDS 患者发生脓毒症,其来源通常是院内肺感染。

表 3-23 ARDS 的致病原因

直接原因
胃内容的吸入
肺感染(细菌、病毒、肺孢子菌等)
严重胸部创伤
淹溺
有毒物质吸入
肺栓塞(羊水栓塞、气栓塞、册栓塞)
间接原因
休克(不管什么原因)
脓毒症
多次大量输血
严重非胸部创伤(烧伤、多发骨折、神经系统损伤)
药物中毒
肺再灌注损伤(移植后或心肺旁路后)
急性胰腺炎
弥散性血管内凝血(DIC)

二、临床表现

1. 患者常先有导致 ARDS 原发病(如严重创伤、休克、胃内容物误吸、严重肺感染)的病史和相应临床表现。

2. 原发疾病发生后数小时或数日内(1~3d)出现呼吸窘迫。随着 ARDS 的发展,患者的呼吸困难和呼吸急促迅速加重。

3. 物理检查最常见的体征为呼吸急促、心动过速,呼吸用力增加的体征(吸气时肋间肌的收缩和辅助呼吸肌的应用)。也常可见发绀,常伴有烦躁不安。肺部检查可在全肺闻及干啰音或散在哮鸣音,但明显的气道阻塞或呼气时间延长并不常见。

4. 如果 ARDS 是脓毒血症或严重创伤所致,即常有低血压或休克的体征。发热多不明显,除非患者已有感染。

5.若患者发热、咳嗽、咳大量脓痰,常提示患原发性肺炎或继发肺感染。胸膜痛和听到喘鸣的情况也不多见。出现心力衰竭的症状常提示不同的病因学或为肺水肿。如果不是原发病或伴随的疾病累及其他器官,即使是疾病的严重阶段,其他检查通常也正常。

三、诊断标准

1994 年欧美 ARDS 研讨会推荐的 ARDS 和急性肺损伤(ALI)的标准见表 3-24。该诊断标准以低氧血症的严重程度作为区别 ALI 和 ARDS 的唯一标准,而不把机械通气及机械通气时间列入诊断指标,简化了诊断指标,加强了临床的可操作性。

表 3-24 急性肺损伤(ALI)和急性呼吸窘迫综合征(ARDS)的推荐标准

	发病	氧含	胸部 X 线摄片	肺动脉_
ALI 标准	急性开始	$PaO_2/FiO_2 \leqslant 40kPa$(300mmHg)(不管 PEEP 水平)	正位胸片可见两肺肺浸润	测定时,在 2.4kPa(18mmHg),或无左房高压的临床迹象
ARDS 标准	急性开始	$PaO_2/FiO_2 \leqslant$ 26.7kPa(200mmHg)(不管 PEEP 水平)	正位胸片可见两肺肺浸润	测定时,$\leqslant$2.4kPa(18mmHg),或无左房高压的临床迹象

四、鉴别诊断

为提高 ARDS 的诊断准确性,应用 1994 年标准时,建议注意:①应追查患者是否有 ARDS 的危险因素,危险因素致发生 ARDS 的时间应在 1 周内;②两肺阴影应符合"肺水肿"的影像学改变及其衍变过程,肺阴影要与酷似 ARDS 的其他疾病,如肺不张、严重肺炎、特发性肺间质纤维化等相鉴别。CT 早期的表现为基底区的高密度影和非基底区的低密度影,亚急性期(7 天左右)密度分布特征逐渐消失,而出现纤维条索影;③$PaO_2/FiO_2 \leqslant 200mmHg$ 是持续的,PaO_2/FiO_2 应与肺阴影同时出现(二者的时间差<24 小时);当高 FiO_2 时 PaO_2/FiO_2 容易达标;④如果应用机械通气,应计算顺应性,所需 PEEP 水平和肺内死腔通气分数。

五、ARDS 的常规治疗

ARDS 起病急骤,发展迅速,损害广泛,病死率高。要求早期诊断、积极治疗,才可能降低死亡率。主要治疗原则:

1.正确治疗基础疾病,预防 ARDS 的发生 对可能迅速导致 ARDS 的基础病应积极采取各种治疗措施,如脓毒症、细菌性肺炎及时应用有效抗生素;创伤、骨折等应及时处理;休克应迅速纠正。

2.适当补液 仔细观察患者循环和各脏器血流灌注情况,以尿量、血压、动脉血 pH 及精神状态等评估补液量。通常情况下,ARDS 患者的每日入量应限于 2000ml 以内,允许适量的液体负平衡。以维持动脉楔压(PCWP)在 14~16cmH$_2$O 为理想。胶体液的补充一般限于血浆低蛋白者。也有主张晶、胶体液之比以 2:1 为宜。在补充胶体液之后半小时或 1 小时,应使用利尿剂以促使液体排出。

3.肾上腺皮质激素 ARDS 患者是否应用激素至今仍无一致意见。皮质激素的推荐用法是:甲基泼尼松龙,每日 1~2mg/kg,分次静脉滴注。如果氧合改善,X 线胸片肺浸润影减轻或消失,即说明临床有效,通常在用药 3~5 日后明显。在临床出现明显疗效后,皮质激素可逐渐减量,在 1~2 周内逐渐减至每日 0.5~1mg/kg,维持到拔管。如果初始对激素无明确疗效,则可停用。

4. 抗感染　抗感染治疗宜尽早开始,选用广谱有效抗生素,并给予足够的剂量和疗程。最常见感染部位有肺部、腹部和创伤伤口,常见致病菌有革兰阴性杆菌,如铜绿假单胞菌、大肠埃希菌、肺炎克雷伯杆菌,或厌氧菌等;有时为革兰阳性球菌,如金黄色葡萄球菌(简称金葡菌)等。晚期可有真菌等继发感染。大多选用第三代青霉素,第二、三代头孢菌素、氟喹诺酮类,必要时可联合用药,或加氨基糖苷类抗生素(注意肾功能)。革兰阳性菌感染可用苯唑西林或氯唑西林、奥格门汀,耐甲氧西林金葡菌(MRSA)感染可用利奈唑胺、万古霉素。真菌感染可口服或静脉点滴氟康唑(大扶康),严重真菌全身感染可用伊曲康唑、伏立康唑、卡泊芬净或米卡芬净、两性霉素 B 等。对于顽固性感染,如果怀疑是少见的特殊致病菌所致,或为了排除肺感染,有些学者主张进行纤维支气管镜检查和支气管肺泡灌洗,以便明确病因诊断,更有针对性地进行病因治疗。

5. 加强营养　可采用鼻饲和静脉补充营养的方法,成人一般每日需要量 20～30kcal/kg,蛋白 1.5～3g/kg,脂肪占总热量的 20%～30%。

6. 肺表面活性物质替代疗法和一氧化氮吸入　婴幼儿 RDS 应用肺表面活性物质已证明有效,在成人中的应用正在研究之中。

7. 合并症的治疗　对严重继发感染、休克、心律失常、DIC、胃肠道出血、肝肾功能损害、气胸等应积极预防,及时发现并给予相应的治疗。

六、ARDS 的呼吸支持

ARDS 通气治疗的基本原则是:在提供患者基本的氧合和通气需要的同时,应尽力避免呼吸机相关肺损伤(VALI)。

1. 无创性通气　急性肺损伤或轻度 ARDS 患者可早期应用无创性通气(noninvasive ventilation,NIV),NIV 期间,应严密观察患者应用 NIV 后的反应,若严重缺氧或气体交换情况无改善,神志状况显示恶化趋势即应及早中断 NIV,进行有创性通气。

2. 有创性通气时的肺保护通气策略　近年来提出了 2 大通气策略:一是弃用传统的大潮气量(10～15ml/kg),应用小潮气量(5～6ml/kg)或低通气压(平台压<30cmH$_2$O),允许 PaCO$_2$ 逐渐增高,所谓"允许高碳酸血症(PHC)"策略;二是吸气时加用足够的压力让萎陷肺泡尽量复张(recruitment),呼气时加用适当的 PEEP 让其保持开放,避免肺泡在潮气呼吸时反复关闭和开放引起的牵拉损伤以及对肺泡表面活性物质的"挤奶"样作用,即所谓"肺开放"策略。

(1)允许高碳酸血症策略(permissive hypercapnia,PHC):常用潮气量为 5～8ml/kg,限制吸气平台压<30cmH$_2$O,允许 PaCO$_2$ 逐渐升高(PaCO$_2$ 的上升速度 5～10mmHg/h)和血 PH 的适度降低。维持 PaCO$_2$ 于 80mmHg 左右。只要 PaCO$_2$ 逐渐升高,血 pH 不降得过快过低,患者通常能较好耐受。

CO$_2$ 潴留的主要副作用是对患者心脑血管系统的影响:增加心排出量、增加肺血管阻力、改变支气管运动张力、损害骨骼肌的功能,扩张脑血管和损害中枢神经系统的功能。因此,遇颅压增高(颅内肿瘤或血肿等)、血流动力学不稳定、急性心肌梗死、脑水肿、抽搐、严重心律失常、肺动脉高压和胃肠道大出血的情况应禁用和慎用 PHC。

实施 PHC 期间,需应用镇静剂和肌松剂。近年已有随机对照研究显示,允许高碳酸血症策略明显降低患者的死亡率。为避免小 V$_T$ 通气进行性加重肺不张和复张后重新萎陷,应同时实施"开放肺"策略。

(2)开放肺(open lung)策略:所谓"开放肺",就是让有萎陷趋势的肺复张并在整个呼吸周期保持复张状态。"开放肺"的好处有:①减少分流,改善氧合,降低 FiO_2 至安全范围;②减小肺泡因潮气性反复开一关引起的高剪切力和对肺表面活性物质的"挤奶样"作用,避免 VALI;③减轻生物伤;④减少或阻止肺间质的液体向肺泡内的渗透,减轻肺水肿。

实施"开放肺"方法有:持续充气(sustained inflation, SI)、叹气(sigh)、高频振荡通气(HFOV)、俯卧位通气、生物性变化通气(biologically variable ventilation),或将以上方法(如俯卧位通气与 SI 联合应用等。其基本做法,都是应用一较高的吸气压(或平均气道压)和呼气末正压(PEEP)使萎陷的肺组织开放。大多数肺复张操作方法能改善 ARDS 患者的氧合,但尚无研究来比较各复张方法之间的优劣。Hess DR 等介绍的方法见表 3-25。有利于肺开放的措施有:①保留自主呼吸;②PCV 模式和吸气晚期的肺复张;③俯卧位通气;④液体通气(液体复张)。

表 3-25　ARDS 患者应用开放肺的方法

初始的调整
设置 FiO_2 于 1.0
设置 PEEP 10cmH$_2$O
实施肺复张手法;设置 PEEP 于 20cmH$_2$O;降低 FiO_2 直至 SpO$_2$ 90%~95%;降低 PEEP 至能维持 SpO$_2$ 90%~95% 的最低水平
随后的调整
根据维持肺泡复张的需要调整 PEEP
必要时,调整 FiO_2
考虑俯卧位通气
定期评价平台压

总之,合理的肺保护通气策略包括:①避免大潮气量和高肺泡压;②提供恰当的最佳的PEEP,避免潮气性呼气末肺泡萎陷;③减低肺区带呼吸力学不均一性;④尽可能避免可诱发VALI 的协同因素,如高吸氧浓度、增加通气需要和心排出量的高代谢状态。

评价"开放肺"效果的理想指标,用 CT 测密度是较常采用的方法,谓之"金标准",但临床上不可能普遍进行。较简单实用的方法是测定动脉血氧合状况,如果发生肺复张,则随着肺内分流减少,动脉血氧合(PaO_2 和 SpO_2)会改善,而血流动力学和 $PaCO_2$ 不变。

实施肺复张值得关注的问题有:①肺复张动作应在 ARDS 早期实施;②避免任何不必要的呼吸机断离或改变已建立的呼吸机设置;无论何时断离呼吸机或改变已有的设置,均可引起肺萎陷,应重复上述重新开放和保持开放的步骤;③原发性(肺内疾病,如肺炎、误吸等引起的)ARDS 患者的复张效果不如继发性(肺外疾病,如脓毒症、急性胰腺炎等引起的)ARDS 效果明显;④在实施"开放肺"过程中,由于增加 PIP 和 PEEP,可能会降低血压,此时应密切观察血压和心血管功能,必要时给予补液和血管活性药物以维持血流动力学的稳定。

3. 最佳 PEEP 的选择　最佳 PEEP 是指其作用最大,而副作用最小时的 PEEP。选择最佳 PEEP 的方法:逐渐增加(或降低)PEEP 值,看患者的 PaO_2(SaO_2),顺应性和 $PetCO_2$ 的继发改变。当 PaO_2(SaO_2)和顺应性最好、$PetCO_2$ 最大时,就是最佳 PEEP。因此,调节 PEEP,每次增加 2cmH$_2$O,看 SaO_2,顺应性和 $PetCO_2$ 的继发性改变,基本的要求是 $SaO_2>0.9$(最低不低于 0.85)时。当达到最大的顺应性,最大的 $PetCO_2$ 时,为最佳的 PEEP。达最大顺应性,最大 PetCO$_2$ 时,如果仍达不到氧合目标,应采取:①增加氧浓度;②增加 PEEP 水平,监测血流动力学(心排出量),PEEP>12cmH$_2$O(15cmH$_2$O)时,加用多巴胺。

4.呼吸机参数 ARDS 应用开放肺策略时的呼吸机参数见表 3—26。气体交换和压力目标值见表 3—27。

表 3—26 ARDS 应用开放肺策略时的呼吸机参数

呼吸机参数	推荐
通气模式	大多数在急性期用 A—C 模式,早期或恢复期用压力支持(PSV)模式
频率(f)	≤35 次/分,避免 auto—PEEP
潮气量(VT)	4~8ml/kg,平台压<30cmH$_2$O
吸气时间(Tin)	患者触发通气时,设置的 Tin 应尽量保证人—机协调;被动通气时,设置短暂的吸气末暂停,时间 0.1~0.3s
PEEP	10~20cmH$_2$O
FiO$_2$	为达到 SpO$_2$ 或 PaO$_2$ 的目标值所需的 FiO$_2$
平均气道压	为达到 SpO$_2$ 或 PaO$_2$ 的目标值所需的压力(可能需要 20~25cmH$_2$O)

表 3—27 气体交换和压力目标值

PaO$_2$	急性肺损伤>70mmHg
	严重 ARDS>50mmHg
	中度 ARDS>60mmHg
PaCO$_2$	如果可能,40mmHg,为避免呼吸机相关肺损伤,可实施允许高碳酸血症
PEEP	维持肺泡复张所需要的压力(10~20cmH$_2$O)
平台压	胸壁顺应性正常时,<30cmH$_2$O

5.机械通气的辅助方法 文献报道,已用于临床的机械通气辅助方法有:①体外或肺外气体交换,包括体外膜肺氧合(ECMO)、体外 CO$_2$ 去除(ECCO$_2$R)和腔静脉氧合(IVOX)3 种方式;②气管内吹气(tracheal gas insufflation,TGI);③俯卧位通气;④高频通气;⑤液体通气(liquid ventilatior,LV)和部分液体通气;⑥表面活性物质替代疗法和吸入一氧化氮或前列环素等。但这些技术总的说来,或因创伤较大、价钱昂贵、操作技术的专门性要求较高,或至今尚无前瞻性的随机对照研究证明,疗效不确切,故目前尚不推荐为常规治疗方法。

6.恢复期的治疗 大多数死亡的 ARDS 患者,均死于疾病的前 2 周内。而存活者,完全恢复常需要 2 周或更长的时间。对这些患者,必须加强全身性支持治疗。

一般来说,在 7~10 天以后,部分肺泡水肿已消散,胸 X 线片上的浸润影反映的炎症浸润或(和)胶原蛋白的沉积,系发生纤维化的前兆。因此在第 1 周后,氧合可显著改善,但仍保持高每分通气量。除了少数很严重的患者,大多数患者均可降低吸氧浓度(FiO$_2$)至 40%~60%和 PEEP 水平至 5~8cmH$_2$O,此时,顺应性也常明显改善,可及时降低气道压力支持的水平。但此时的末梢气道仍不稳定,呼气末正压(PEEP)或其他增加平均气道压的方法(如反比通气)应逐渐减低,以避免诱发氧合的重新恶化。平均气道压通常每 12 小时降低 2~3cmH$_2$O,只有少数患者也许能很快撤去 PEEP。

许多 ARDS 患者常发生多器官功能障碍综合征(MODS),他们的恢复取决于对各重要脏器系统的适当支持。

(白文梅)

第二十节　重症哮喘

"哮喘持续状态"是指急性哮喘,尽管给予标准的治疗,但严重的气道痉挛和喘息症状仍持续存在并超过 24 小时。"致死性哮喘"(near—fatal asthma)是指哮喘性气道阻塞持续或迅速地进展至通气衰竭,出现高碳酸血症或其他危及患者生命的其他表现。哮喘持续状态和致死性哮喘均属"危重型哮喘"。

一、诊断要点

1.危重型哮喘的类型

(1)缓发持续型(致死哮喘Ⅰ型):最常见(约占 70%),多见于女性,发生比较缓慢,常经数日或数周才进展至危重状态,气道内有大量黏液样分泌物,常有控制很差的哮喘病史,对常规平喘治疗效果不佳,长时间处于哮喘持续状态不能缓解,反复发作。常有持续的中重度气流阻塞,但因感觉迟钝而自觉症状不重,导致患者和医师均低估了病情的严重性,故治疗措施不力。这些患者的气流阻塞有很大的慢性成分,包括气道壁水肿、肥厚和黏液浓缩。支气管痉挛的成分不是主要的,因为在病情危重之前一般都已反复吸入 β 受体激动剂。

(2)突发急进型(致死性哮喘Ⅱ型):又称为"特发性暴发型"哮喘,较少见,主要发生在青年人,尤其是男性患者。特点为发病突然,在症状开始后 3 小时内,有的甚至在数分钟内病情迅速进展至危重状态,甚至呼吸停止或几乎停止。没有大量的气道分泌物,有人也称之为"急性窒息哮喘"(acute asphyxic asthma)或"哮喘猝死"(sudden death in asthma,SDA)。发作之前,哮喘症状轻微和控制良好,但支气管反应性增高。引起发作的刺激大多并无特殊性或难以鉴定,发作和进展非常迅速,常在呼吸停止或迅速严重恶化以后才紧急进行机械通气,在气管插管之前呼吸停止和人工通气的并发症,常使这组患者处于缺血和(或)缺氧性脑损伤的高度危险状态,有很高的并发症发生率和死亡率。

发作突出的是支气管痉挛,气道内几乎不存在慢性炎症改变,以前几乎没有应用 β 受体激动剂。急性严重发作时,迅速应用支气管舒张剂常有较好疗效,当需要机械通气时,临床表现也许是濒死状态,但常迅速缓解,通常在 12 小时内恢复正常并可以拔管。

2.临床表现　危重型哮喘的临床表现见表 3—28。

表3—28　危重型哮喘的临床表现

端坐呼吸	辅助呼吸肌运动或胸腹矛盾运动
谈话时常有停顿或	小儿出现三凹征或成人见肋间肌固缩
以单音节方式说话	大汗淋漓
因呼吸困难不能说话	发绀
呼吸急促,频率>40 次/分	疲劳、衰竭,伴"静胸",脱水
呼吸节律异常	皮下气肿、纵隔气肿或气胸
心动过速,心率>120 次/分	焦虑
或伴严重心律失常	精神错乱
奇脉,吸气与呼气时血压差>25mmHg	嗜睡、意识模糊或昏迷
低血压	

3.气道阻塞的肺功能客观测定　肺功能测定可采用简便的峰流计及床旁简易肺功能测

定仪来进行。危重型哮喘的肺功能改变及血气分析结果见表 3—29。

表 3—29　危重型哮喘的肺功能改变

呼气流速峰值(PEF)<100L/mm	PaO_2<60mmHg(8.0kPa)
PEFR<50%预计值或患者最佳值(%)	$PaCO_2$>45mmHg(6.0kPa)
FEV_1<25%预计值	pH<7.30
VC<1L	

4.诊断和鉴别诊断　危重型哮喘的诊断依据:①通常是持续性哮喘,病情迅速加重;但也有少数患者的表现是突然发作的严重气道阻塞,并呈急进性进展;②对 β 肾上腺素能受体激动剂的治疗疗效很差或降低;③可诱发高碳酸血症性呼吸衰竭;④呼吸肌(主要是吸气肌)疲劳的证据。危重型哮喘的诊断一般不难,但是除哮喘以外,许多疾病都可有喘息,气道任何部位的阻塞都可产生喘息和呼吸困难,而与支气管哮喘相混淆。故应认真进行鉴别诊断。因为提示危重型哮喘的临床特征,如气短、咳嗽、喘息和发展至呼吸衰竭,也可见于充血性心力衰竭、上气道阻塞、慢性阻塞性肺疾病(COPD)的急性加重、自发性气胸、变态反应、急性肺栓塞和气道异物,所以应与这些疾病相鉴别。

二、治疗原则

危重型哮喘的救治见表 3—30。

表 3—30　危重型哮喘的救治

1.确定诊断,排除其他原因,如急性左心衰竭、气道异物等

2.严重性评估:①听诊呼吸音;②奇脉>15mmHg,表明严重;③心电图检查排除冠状动脉痉挛;④动脉血气;⑤胸部 X 线检查

3.尽快开始治疗:①氧疗,维持 PaO_2>60mmHg,SaO_2>90%;②雾化吸入 β 受体激动剂:沙丁胺醇 2.5mg(0.5%溶液0.5ml加入生理盐水中)雾化吸入,20 分钟 1 次,共 3 次;或沙丁胺醇定量吸入器,每次 4 喷(400μg),每 10 分钟 1 次,共 3次;③1:1000 肾上腺素溶液 0.3ml 皮下注射,每 20 分钟 1 次,共 3 次;④肾上腺皮质激素:甲基泼尼松龙 40~125mg(常用 60mg),每 6 小时静脉注射 1 次;或泼尼松 150~200mg/d,分次口服。注意激素副作用,酌情对症处理,症状缓解后及时减量;⑤异丙托品 0.5mg 稀释后雾化吸入,每 30 分钟 1 次,共 3 次;⑥茶碱用药见表 3—31

4.有指征者,给予气管插管,机械通气

表 3—31　茶碱类药物应用的原则

1.如果患者以前没有接受茶碱类药物,首剂应给予负荷剂量,如氨茶碱 5mg/kg 静脉点滴,15~30 分钟内滴完

2.在给予负荷剂量以后,以 0.6mg/(kg·h)的剂量用输液泵持续静脉输注

3.遇降低氨茶碱清除率的因素,如应用西咪替丁、大环内酯类抗生素、喹诺酮类药物,充血性心力衰竭、肝疾病等,应减少输注氨茶碱剂量

4.遇心动过速和快速心律失常时,应暂停应用氨茶碱

5.所有已用过氨茶碱药物的患者,在给予负荷剂量以前,应先测定血茶碱浓度。通常给予维持剂量,维持血清茶碱浓度范围在 6~12μg/ml 较理想,可减少茶碱的毒性。根据一般经验,给予氨茶碱 1mg/kg 静脉输注,增加血清茶碱浓度约2μg/ml

三、机械通气

1.适应证　危重型哮喘患者机械通气的适应证见表 3—32。

表 3—32　危重型哮喘机械通气的适应证

绝对适应证

　　心跳和呼吸停止

　　意识障碍或明显受损

　　呼吸浅慢、不规则或伴呼吸暂停,呼吸中枢受抑制迹象

　　即将发生心跳呼吸停止的迹象

相对适应证

尽管积极治疗,$PaCO_2$ 仍继续增高并伴进行性呼吸性酸中毒(如 pH<7.20 并继续降低)

伴发严重代谢性酸中毒

伴发严重的呼吸问题(如顽固性低氧血症)

心肌严重缺血

心律失常(心动过缓、快速性心律失常)

参考指标

不能讲话;尽管呼吸费力,肺部听诊为"静胸(silentchest)";呼吸交替脉,奇脉脉压大于 15mmHg(2kPa);呼吸频率>40 次/分

伴大汗淋漓,严重的呼吸肌疲劳或衰竭,既往曾因哮喘严重发作

曾行气管插管机械通气者

2.呼吸机参数　为危重型哮喘患者进行机械通气时,必须密切关注 auto—PEEP 的问题。呼吸机参数的设置和调整也应尽量减低或避免 auto—PEEP(表 3—33)。这通常意味着需要实施"允许高碳酸血症"策略,尤其是在通气治疗的早期。并应给予支气管扩张剂。吸入支气管扩张剂和静脉给糖皮质激素也是这些患者综合治疗的重要方面。

表 3—33　危重型哮喘患者呼吸机参数的初始设置

呼吸机参数	推荐
通气模式	A/C(CMV)
频率	8~20 次/min;允许高碳酸血症(pH>7.10~7.20)
容量/压力控制	压力或容量;对严重哮喘必需的容量
潮气量	4~8ml/kg 和平台压<30cmH$_2$O
吸气时间	1~1.5s,避免 auto—PEEP
PEEP	PEEP 的应用有争论;可试用 PEEP 对抗 auto—PEEP
FiO$_2$	开始时 1.0,随后维持足以维持 PaO$_2$>60mmHg 的 FiO$_2$
流量波形	减速波形或方波形

3.镇静剂的应用　为了使清醒的危重型哮喘患者在气管插管和机械通气时安全有效,几乎都需要应用镇静剂。应用镇静剂可改善患者的舒适,减少呼吸用力,减少氧耗和二氧化碳产量,便于进行各种医疗操作,并可减低气压伤的危险性(表 3—34)。

表 3－34 用于哮喘状态的镇静剂

药物	剂量	注意事项
插管前阶段		
地西泮(安定)(diaze－pam)	10mg,静脉注射	嗜睡、眩晕、疲劳感、静脉注射过快或剂量过大,引起低血压,呼吸抑制
咪达唑仑(midazolam,速眠安)	1mg,缓慢静推,需要时每 2～3min 重复(成人 10～15mg,儿童 0.2mg/kg)	低血压,呼吸抑制
氯胺酮(ketamine)	1～2mg/kg 以 0.5mg/(kg·min)的速度静脉注射	拟交感作用,呼吸抑制,情绪改变,deleriam－型反应
丙泊酚(普鲁泊福)(propofol)	60～80mg/min 静注,开始注射达 2.0mg/kg,然后根据需要注射 5～10mg/(kg·h)	呼吸抑制
为持久的机械通气进行的镇静		
劳拉西泮(lorazepan)	1～5mg/h 连续静脉注射,或根据需要给 1 个剂量	药物蓄积
硫酸吗啡(morphine sulfate)	1～5mg/h 连续静脉注射,避免给 1 个剂量	肠梗阻
氯胺酮(ketamine)	0.1～0.5mg/min 静脉注射	拟交感样作用,谵妄型反应
丙泊酚(普鲁泊福)(propofol)	1～4.5mg/(kg·h)静脉注射	癫痫发作,高三酰甘油血症

4. 经呼吸机雾化吸入治疗 经呼吸机专配的雾化器为危重型哮喘患者雾化吸入支气管舒张剂具有较好的临床疗效。常用的雾化用支气管舒张剂:①万托林雾化溶液(全乐宁,葛兰素史克生产),包装:5mg/ml×20ml(瓶),用法:成人 0.5～1 毫升/次(含沙丁胺醇 2.5～5mg),加生理盐水 2～2.5ml,加入雾化器中吸入。有些成人需要较高剂量,故对严重病例最高可用到 2ml(含沙丁胺醇 10mg),不稀释直接加入雾化器雾化吸入;②爱全乐雾化吸入液:包装:0.02%×20ml(瓶),用法:成人 0.4～2 毫升/次(含异丙托溴铵 100～500 微克/次),用生理盐水稀释成 3～4ml 加入雾化器,每日 3～4 次;③可必特雾化吸入剂(包装 2.5 毫升/支×10 支/盒),每支含异丙托品 0.5mg,沙丁胺醇 3mg;用法:每次 1 支加入雾化器吸入,每日 3～4 次;此外,还可雾化吸入祛痰剂,如氨溴索(沐舒坦)30 毫克/次,每日 3～4 次;激素类,如普米克令舒(布地奈德)混悬液 0.5mg/2ml 或 1mg/2ml,每次 2 毫升/次,酌情选用。

(白文梅)

第二十一节 慢性阻塞性肺疾病急性加重

一、诊治要点

(一)COPD 加重期的诊断及严重性评估

1. COPD 急性加重期的诊断 COPD 加重期(acute exacerbation of chronic obstructive pulmonary disease,AECOPD)的主要表现是气短,是 COPD 恶化的主要症状,同时伴有喘鸣和胸部紧迫感,咳嗽、咳痰增多,痰转为脓性或黄绿色,黏稠,不易咳出。还可伴有许多非特异性的表现,如发热、全身不适、疲劳、失眠、嗜睡、运动耐力下降和(或)胸部 X 线片出现新的异常。痰量增加和咳脓性痰说明有细菌感染。

2. AECOPD 严重程度评估　评估 AECOPD 的严重程度主要根据患者恶化前的病史、现症状、体征、胸部 X 线片、肺功能检查、动脉血气分析和其他实验室检查来确定(表 3—35)。要特别注意了解患者气短发作的频率和严重程度,咳痰量及颜色的变化以及日常活动受限的情况。如有可能,将急性发作与稳定期的肺功能检查、血气分析进行比较是非常有帮助的,因为这些检查的急性变化比它们的绝对值更重要。对于严重 COPD 患者,病情严重恶化的最重要征象是患者意识状况的改变,如发生这种情况则需要立即入院。

表 3—35　AECOPD 患者的病史及病情严重的征象

病史	病情严重的征象
病情恶化或出现新症状的时间	应用辅助呼吸肌
以前发作的次数(恶化/住院)	胸腹矛盾运动
以前的机械通气史	新出现中枢性发绀或原有发绀加重
目前的治疗方案	出现周围性水肿
病情发展趋势	血流动力学不稳定
	右心衰竭征象
	意识障碍

(二)AECOPD 的病情评价和住院标准

AECOPD 因其肺功能损害可导致严重呼吸衰竭并需要气管插管和机械通气,因此应适时地收住院,必要时收入 ICU 治疗。表 3—36 列出了 COPD 患者急诊时,临床医师应获得的有关病史、物理检查和实验室评价的内容,以帮助对患者病情的判断并决定是否收住院治疗。

表 3—36　AECOPD 时急诊室的评价

病史:基础呼吸状态、痰量和痰的性质特征,症状发生的时间和进展,呼吸困难的严重程度,是否有活动受限、睡眠和饮食困难,既往治疗情况和疗效,伴随的急性或慢性病症状
物理检查:肺心病的证据,呼吸急促、支气管痉挛和肺炎的相关体征,血流动力学不稳定性、意识改变、呼吸肌疲劳、过高的呼吸功、伴随疾病的相应表现
实验室检查:血气分析、X 线胸片(后前位、侧位)、心电图、茶碱的血药浓度(如果患者院外已应用茶碱)、脉氧计监测、心电图监测。有条件可监测 FEV_1 并与以前结果进行比较

患者需要住院的适应证总结见表 3—37。主要根据临床医师的经验,需要着重考虑的问题有基础呼吸功能不全的严重性、症状的加重、呼吸衰竭的确定、对院外治疗的反应、肺心病的程度、基础病和并发症的情况(如严重支气管炎,肺炎或其他伴随的疾病)。必要的外科治疗可能影响肺功能,以及在家中治疗可利用的条件。

表 3—37　AECOPD 患者住院的适应证

患者有 COPD 急性加重的特征,表现为呼吸困难和咳嗽加重,痰量增多,并伴有以下 1 种或多种情况:

　症状加重并持续,院外治疗效果不佳
　原来能活动的患者,不能在两个房间之间走动
　因呼吸困难不能进食或睡眠
　家属诉说或医师评估,患者不能或没有条件在家中治疗
　存在高危的肺部(如肺炎)或肺外伴发症
　低氧血症加重伴高碳酸血症的发生或加重,肺心病的发生或加重
　急性呼吸衰竭的发生,以严重呼吸窘迫,失代偿性高碳酸血症或严重低氧血症为特征
　肺心病的发生或加重,对院外治疗无反应
　计划作有创性外科或诊断性操作,需应用镇痛剂或镇静剂可能恶化肺功能
　伴发的疾病,如严重的激素性肌病,或严重的脊椎压缩性骨折,严重疼痛可使肺功能恶化

（三）AECOPD 的治疗原则

1.针对 AECOPD 原因的治疗　引起 AECOPD 原因,首先为气管支气管病毒或细菌感染,其次为肺炎、肺栓塞、自发性气胸、不适当给氧、心力衰竭、不适当使用安眠药、利尿药、呼吸肌疲劳以及合并其他疾病(糖尿病、电解质紊乱、胃肠道出血、营养不良)等。针对 AECOPD 原因采取相应措施十分重要。

2.未发生威胁生命情况时患者的处理　应用非侵入性治疗:①氧疗:通过鼻导管或面罩持续低流量给氧;②支气管扩张剂:包括 β_2 受体激动剂、抗胆碱能药物、茶碱等。剂量应充分,可联合用药。沙丁胺醇或异丙托品水溶液雾化吸入可达到较大剂量,使用比较方便。具体用法:0.5%沙丁胺醇 0.5ml(2500μg)用生理盐水稀释至 2~3ml;0.025%异丙托品 2ml(500μg)用生理盐水稀释至 3ml。它们均可用压缩空气或氧气(流量 5~7L/min)驱动雾化吸入。已应用呼吸机者可用呼吸机专配雾化器来雾化吸入。可静脉滴注茶碱类药物(氨茶碱或羟丙茶碱);③对气道痉挛严重、支气管扩张药物未能缓解的患者,可给予肾上腺糖皮质激素口服或静脉滴注;④积极应用敏感抗菌药物,根据病情程度静脉滴注或口服给予;⑤注意液体及电解质平衡,补充营养;⑥治疗合并存在的慢性肺源性心脏病、心力衰竭或其他合并症。

3.威胁生命情况时患者的处理(住进 ICU 病房)　当患者发生意识模糊或昏迷,或严重缺氧,心律失常;呼吸空气时 $PaO_2<50mmHg(6.7kPa)$,$PaCO_2\geqslant70mmHg(9.3kPa)$,pH<7.3等情况应及时给予紧急救治,有条件者进入 ICU 治疗。主要治疗措施包括积极进行非侵入性治疗。除氧疗、支气管扩张剂治疗外,应积极给予抗菌药物,住院初期,根据经验静脉给予广谱抗菌药物。随后参考气道分泌物培养及药敏试验结果调整用药。更要注意水电解质平衡,给予适当的营养支持,以便维持较好的机体状况,渡过疾病的严重阶段。此期患者,应给予鼻(面)罩间断正压通气(IPPV);如果病情严重、CO_2 潴留明显,应给予气管内插管并进行正压机械通气。

对于 COPD 合并慢性肺源性心脏病伴明显心力衰竭者,应给予适当的抗心力衰竭治疗。在心力衰竭治疗中,多数患者可不必给予洋地黄等强心药,确需使用者,剂量应为通常用量的1/2—2/3,同时需注意洋地黄过量反应。其次,利尿剂使用要适量,要防止过度利尿引起的咳痰困难和可能引起的低钾、低氯和低钠血症。注意可能引起的代谢性碱中毒。

急性呼吸衰竭治疗需要考虑的问题和重点提示见表 3—38。

表 3—38　急性呼吸衰竭(COPD)

需要考虑的问题	重点提示
1.氧合恰当否	1.患者是否需要气管插管或机械通气? 无创通气
2.由于感染,营养不良,充血性心衰而恶化	2.支气管舒张剂
3.气道分泌物	3.考虑皮质激素、异丙托品
4.其他医疗问题(合并心力衰竭)	4.恰当的氧疗
5.对正压通气的反应:低血压和低心排出量	5.抗生素覆盖常见致病菌,评价肺炎以及急性支气管炎
6.低血钠,抗利尿激素异常分泌综合征(SIADH)	6.早期营养支持
7.严重肺高压	7.如有指征,检查血茶碱水平
8.睡眠剥夺	8.呼吸机治疗:低潮气量,长呼气时间,高吸气流速,监测 auto—PEEP
9.合并代谢性碱中毒	9.考虑早期撤机

二、AECOPD 患者的机械通气

AECOPD 患者的机械通气,关键要做好:①正确应用无创性正压通气;②准确掌握有创通气的适应证;③保持 pH 正常,避免忽酸忽碱;④适时撤机。

(一)无创性正压通气

1. AECOPD 应用无创性正压通气(NPPV)标准　AECOPD 合并急性呼吸衰竭患者的治疗,除适宜的内科治疗外,应将 NPPV 作为一线治疗措施。已有大量的研究表明,AECOPD 患者应用 NPPV,可改善血气值和 PH,降低气管插管率,缩短住 ICU 时间(一类证据)。在应用 NPPV 的初始数小时,需要给予与常规机械通气相同的通气辅助水平。

AECOPD 应用 NPPV 的标准见表 3-39 和排除标准见表 3-40。

表 3-39　AECOPD 应用无创正压通气的标准(至少有 2 项)

中度至重度呼吸困难,伴辅助呼吸肌的应用和胸—腹矛盾运动
中度酸中毒(pH<7.30～7.35)和高碳酸血症(PaCO$_2$>45mmHg)
呼吸频率>25 次/分

表 3-40　无创正压通气的排除标准(任何 1 项即可)

呼吸骤停
心血管功能不稳定(低血压、心律失常、急性心肌梗死)
嗜睡、意识障碍、高度不配合的患者
高度误吸的危险
黏稠或大量的气道分泌物
近期有面部或胃食管外科手术史
头面的创伤、烧伤,固定的鼻咽异常
高度肥胖

2. 应用 NPPV 的要点

(1)在内科病房中应用:在恰当的内科治疗和氧疗后,中度呼吸性酸中毒(pH7.30～7.35)、高碳酸血症(PaCO$_2$45～60mmHg)和(或)呼吸急促仍持续存在的患者,应给予无创性正压通气(noninvasive positive pressure ventilation,NPPV)。所有准备应用机械通气的患者,均应检查动脉血气。

(2)在中介监护病房(intermediate ICU)或高度依赖性(high-dependency)呼吸病房中应用:如果存在中-重度酸中毒(pH<7.30)患者,NPPV 应在中介或有医护人员在场的情况下应用。应备有迅速进行气管插管和建立常规机械通气的设施和技术条件。

(3)在 ICU 中应用:严重呼吸性酸中毒(PH<7.25)患者,NPPV 应在 ICU 应用,并应备用有气管插管。在这种特殊情况,NPPV 可以和常规机械通气一样有效地来逆转 COPD 引起的急性呼吸衰竭。

(4)NPPV 的最有效通气模式为持续气道正压(CPAP)(如 4～8cmH$_2$O)和压力支持通气(PSV)(如 10～15cmH$_2$O)的联合应用模式。

(5)符合 NPPV 排除标准的患者应考虑立即给予气管插管和有创性通气,并在 ICU 内进行。

3.并发症　NPPV可发生的并发症有面部皮肤红斑,坏死,鼻充血,鼻背溃疡,鼻塞/耳疼痛,鼻/口干,眼刺激,胃受刺激,胃膨胀;吸入性肺炎,分泌物廓清差。

4.NIPPV的缺点　缺乏气道的径路和保护,不易进行深部分泌物的吸引;气体交换异常的纠正较慢,开始起作用的时间较长,面罩漏气,意外脱开可发生短暂低氧血症;易误吸。

5.结果　认为NPPV成功的情况:动脉血气和PH改善;呼吸困难得到缓解;急性发作得以解决,不需要气管插管;可以撤离机械通气;患者出院。

研究表明,AECOPD患者接受NPPV,与单用最适宜的内科治疗和与常规机械通气比较,1年病死率减少。

6.与NPPV成功相关的因素　包括年纪较轻;能够配合;疾病的危急性较低;应用NPPV的人员较有经验;资源(监护条件)的可利用性。

当患者需要气管插管或因为不进行气管插管(如患者及其家属拒绝,疾病临终情况或没有条件应用等)而死亡时,应认为NPPV失败。

(二)有创机械通气(即常规正压通气)

AECOPD应用有创机械通气的标准见表3-41。在应用NPPV期间,观察患者的整体状况,$PaCO_2$和PH的变化趋势要比单次测定是否达到阈值更重要,尽管积极的治疗,但呼吸性酸中毒仍在加重,患者的意识状态没有改善,应行气管插管和NPPV,如果应用NPPV后,患者的意识状态好转,情况稳定或有改善,则继续NPPV是合理的。

表3-41　AECOPD加重应用有创通气的适应证

严重呼吸困难,伴辅助呼吸肌的应用和胸一腹矛盾运动

呼吸频率>35次/分

危及生命的低氧血症(PaO_2<40mmHg 或 PaO_2/FiO_2<200mmHg)

严重酸中毒(pH<7.25)和高碳酸血症($PaCO_2$>60mmHg)

呼吸骤停

嗜睡、意识障碍

心血管并发症(低血压、休克、心力衰竭)

其他并发症(代谢异常、脓毒症、肺炎、肺栓塞、气压伤、大量胸腔积液)

无创通气失败(或符合无创通气的排除标准)

(三)呼吸机参数

对AECOPD患者实施有创通气是一项挑战。这些患者在平时就有呼吸困难,呼吸功增加和增高的呼吸驱动。应用机械通气的作用,是帮助患者渡过急性加重期,使感染控制,酸碱和水电失衡纠正,最好也只能使病情平稳恢复到基础状态。因此,AECOPD患者进行机械通气时,主要关注的是患者与呼吸机的协调以避免不必要的呼吸做功和焦虑。AECOPD的初始呼吸机参数选择见表3-42。

表 3-42　AECOPD 患者的初始呼吸机参数设置

呼吸机参数	推荐
通气模式	A/C(CMV)
频率	8~12 次/分
容量/压力控制	压力或容量
潮气量	8~10ml/kg,维持平台压<30cmH$_2$O
吸气时间	0.6~1.25s(定容通气时,峰流量≥60L/min)
PEEP	≤5cmH$_2$O 或抵消 auto-PEEP 所需的水平
FiO$_2$	通常≤0.50
流速波形	减速波

重要的是,要避免过度通气,有相当一部分 COPD 患者,平时即已有慢性二氧化碳潴留,代偿或部分失代偿的呼吸性酸中毒。在建立正压通气以后,体内 CO$_2$ 可较快地排出,使 PaCO$_2$ 下降过快,体内为代偿呼吸性酸中毒而贮留的 HCO$_3^-$ 排出较慢(一般需 2~3 天时间),而导致代谢性碱中毒,或通气量过大而导致呼吸性碱中毒。在短时间内,患者从严重酸中毒转变为碱中毒,内环境的急剧变化会导致心律失常、心肾等重要脏器功能受损。这些患者通气量应适当减小,一般为 7~8L/min,通气频率 12~20 次/分,希望患者的 PaCO$_2$ 逐渐减低,在 2~3 天内降至平时的基线水平。在许多患者,这一般是 50~60mmHg 的 PaCO$_2$,pH 维持在正常或接近正常(>7.30)。慢性呼吸性酸中毒患者的通气目标,主要是纠正异常的 pH 至正常,而不是去纠正 PaCO$_2$ 至正常。这样做的结果可避免患者体内酸碱状态忽酸忽碱的过大变动(则从通气前的呼吸性酸中毒转变为通气后的代谢性或呼吸性碱中毒,又转变为撤机后的呼吸性酸中毒),从而避免其对心血管系统和其他脏器的不良影响。

尤应关注 auto-PEEP 问题,应尽力减低 auto-PEEP 水平,减少其对呼吸功的影响。应采取适当的治疗来逆转气流受限(如应用皮质激素、支气管扩张剂等),清洁气道内的分泌物(吸痰、叩背或纤支镜吸引等)。此外,呼吸机的每分钟通气量和通气频率应该减少。很多 COPD 患者不能产生足够的用力来克服 auto-PEEP 和触发呼吸机。在这种情况下,可应用 PEEP 来抵消 auto-PEEP 和改善触发。每次增加 PEEP1~2cmH$_2$O,直至患者的呼吸频率与呼吸机的频率相同。COPD 患者应用 5cmH$_2$O 的 PEEP 通常有益,但如果只是为了对抗 auto-PEEP,很少有必要应用>10cmH$_2$O 的 PEEP。

新一代呼吸机具有自动测定 auto-PEEP 的功能,研究表明,如果加用的 PEEP 少于 auto-PEEP(大约 80% 的 auto-PEEP),则可以下游的压力对抗上游的压力,避免呼气时小气道的萎陷,并且不影响呼气流量和不增加呼气末肺容量。但是,如果加用 PEEP 过高或如果患者没有呼气流量受限,则外加 PEEP 将使动态过度充气加重并潜在不良的后果。当加用 PEEP 时监测气道压和呼气末肺容量将有助于我们判断患者是否能从这种治疗中获益。如果加用 PEEP 以后,气道峰压和平台压几乎没有改变,则可认为患者原来存在气道萎陷,加用 PEEP 有好处。如果峰压和平台压随着所加的 PEEP 平行升高或更明显升高,则提示加用 PEEP 加重肺过度充气,外加 PEEP 可能有害。

(四)撤机

AECOPD 机械通气患者如何适时撤机以及选择什么最好的方法来撤机是危重病和机械通气领域最困难的问题之一。以下几条原则值得重视。

1. 要确保导致需要机械通气的急性病因逆转,没有其他急性的肺疾病(如肺感染)存在。

2. 要保证心脏血管功能理想。很多 COPD 患者同时也有心血管疾病,这些疾病本身也需要机械通气。

3. 要使电解质平衡,营养状态达到理想水平,因为饮食可影响 CO_2 负荷,营养不良妨碍成功撤机,某些电解质失衡也影响呼吸肌功能,其中血镁、磷、钾尤其重要。

4. 每天 1 次应用自主呼吸试验来评价撤机可能,其余时间应用呼吸机,让患者休息,并注意适当的睡眠。

5. 应该为每位 COPD 患者制订一个切实可行的撤机方案,通过自主呼吸 2 小时试验的患者能否马上撤机,也应包括在撤机方案中。

(白文梅)

第二十二节　上气道阻塞

一、概述

上气道阻塞是最紧急和潜在致命危险的急症之一。完全气道阻塞只要持续 4～6min,就可导致患者不可逆的脑损害。迅速地诊断,果断地采取措施恢复患者的氧合和通气功能可有效预防不可逆性脑损害或心脏骤停。

(一)上气道阻塞的病因

阻塞的部位和病因不同,临床表现和处理方法也不一样,故应首先了解可以发生上气道阻塞的各种病因(表 3-43),气道阻塞的部位不同,引起阻塞的常见病因也有所区别。

表 3-43　成人或儿童上呼吸道阻塞的原因

1. 化脓性腮腺炎

2. 鼻阻塞:新生儿先天性后鼻腔闭锁、儿童期增殖体肥大、鼻腔异物或肿瘤、鼻息肉、肥大性鼻炎、鼻窦炎

3. 扁桃腺增生或扁桃腺周围脓肿

4. Ludwig 咽峡炎

5. 舌:巨舌、舌下血肿、舌蜂窝织炎、昏迷或全麻所致舌后坠

6. 咽:咽后或咽旁脓肿、鼻咽部巨大息肉或肿瘤

7. 喉:喉畸形、喉膈、喉癌、错构瘤、喉外伤后狭窄、喉水肿(包括变态反应所致血管神经性水肿、气管插管拔管后、烧伤、化学灼伤、撞击或切割伤或手术损伤所致水肿)、急性喉炎、喉结核、喉结症、白喉;急性会厌炎、会厌脓肿、过多杓状会厌襞;声带麻痹(单侧麻痹见于鳞癌、喉返神经损伤、迷走神经损伤;双侧麻痹见于喉肌张力障碍、精神抑制药物、橄榄体脑桥小脑的萎缩、低钾或低钙血症、复发性多软骨炎、颅内肿瘤)、喉运动障碍、喉内异物嵌顿

8. 气管:气管软化、气管肿瘤[鳞癌、腺样囊肿、霍奇金淋巴瘤、卡波(Kaposi)肉瘤]、气管受压[甲状腺肿、甲状腺癌、食管异物、食管失弛缓症、血管性压迫(动脉穿刺、胸主动脉破裂、上腔静脉阻塞、主动脉夹层动脉瘤、肺血管悬吊、无名动脉瘤)、中心静脉导管的液体外渗、支气管囊肿、霍奇金淋巴瘤纵隔受累]、气管狭窄(声门下喉气管支气管炎、Wegener 肉芽肿、气管造口术后、气管插管后)、气管外伤、气管异物、来自气管导管的黏液栓或痰栓、急性气管炎

(二)诊断要点

1. 临床表现　急性完全上气道阻塞的体征常很明显,患者通常有不能呼吸、说话和咳嗽、严重气流受阻的表现。急性食物窒息患者常非常痛苦,用手紧抓自己喉部。烦躁不安、惊恐、

强烈地呼吸用力、发绀、意识丧失时呼吸减弱,如不迅速缓解阻塞,2～5分钟内可导致死亡。不完全气道阻塞的症状和体征取决于阻塞的性质和程度。部分气道阻塞的体征有憋气、堵塞、流涎、咳嗽、吸气性喘鸣伴胸壁和肋间肌的强力收缩。强烈的吸气用力可引起皮肤淤斑和皮下气肿。开始代偿时呼吸快速,呼吸动度增加,当进展至完全阻塞时,呼吸运动减弱,意识丧失是严重低氧血症和高碳酸血症的晚期表现。心率缓慢和低血压是心脏骤停的预兆。医源性气道阻塞常有气管插管或气管切开史。呼吸困难可分为吸气性、呼气性和混合性呼吸困难。吸气性呼吸困难表现为吸气时间延长,吸气费力和三凹征(幼儿明显),常提示为上气道阻塞。支气管痉挛或气管旁压迫则多呈呼气性呼吸困难。气管内异物或肿瘤随异物或肿瘤的部位以及在气管内形成活瓣的方向,可引起吸气、呼气或双相呼吸困难。喘鸣音被认为是上气道阻塞的特异性体征,与哮喘的鉴别点是,喘鸣音的吸气时间延长和响声主要分布于颈部。

在临床上医师首先应该对病变进行定位,因为只有确定阻塞的部位,才能开始紧急的处理。环甲膜切开和气管切开并不能缓解所有患者的急性上气道阻塞,例如,气管下部的异物并不能经气管切开而使气道阻塞症状缓解。仔细听诊患者产生的声音有助于呼吸道病变部位的确定。喘鸣(stridor)音常来源于胸廓入口水平以上上呼吸道任何部位的阻塞,而喘息(wheezing)时病变一般低于此水平。喘鸣在吸气或呼气时发生也有助于阻塞部位的确定,喘鸣只在吸气时听见(吸气性喘鸣)常提示胸外气道阻塞,通常是声门或声门以上上气道阻塞;呼气性喘鸣或喘息通常来自声门以下区域。真声带的病变导致声嘶(不是声音减低)。双相喘鸣常为声门下或气管阻塞。喘鸣音的存在表明气道阻塞严重(阻塞处管径<5mm),喘鸣音强度若随颈的屈伸而改变,提示为胸廓出口处病变。

喘鸣的特征也可以提示其来源的线索,高调喘鸣提示声门病变。睡眠时喘鸣音更响亮可能是继发于喉软化,是由于声门以上肌肉的松弛。仅在睡眠时发生喘鸣,最可能是来源于鼻的病变。俯卧位时喘鸣音变得柔软表明是喉软化或是前咽部或喉的移动性病变。

犬吠样咳嗽,夜间尤重,发生于儿童提示为喉气管支气管炎(克鲁布);而流涎、吞咽困难、发热、无咳嗽则可能为急性会厌炎。说话声音的特征也是诊断的有用线索,声嘶常见于单侧声带麻痹、喉气管炎(克鲁布);双侧声带麻痹则大多声音正常伴喘鸣,因为声带可均等振动;声音的压抑(无声嘶)常提示声门之上病变,如会厌炎;所谓"热土豆"声音(宛如口含食物,含糊不清)可表明口腔脓肿或Ludwig咽峡炎。

2.特殊检查

(1)流量计检查:此检查虽经常采用但对诊断气道阻塞不敏感,只有气管阻塞处直径≤8mm时,流量-容积(F-V)环才能显示异常和呼气峰流速降低。不同病变部位和类型可出现其相应的特征性的F-V环。

(2)X线平片:胸部正侧位X线平片可作为筛选性检查,可观察有无气管移位、受压,异物或血管异常(如主动脉瘤等)。吸气头伸位颈部片对鉴别喉气管炎(克鲁布)和会厌炎有帮助,"尖顶征"是典型克鲁布的X线征象,阳性率40%～50%,同时,后前位颈片可见声门下区狭窄;会厌炎患者的颈部侧位片可显示肿胀的会厌和下咽部扩张。

(3)上气道体层摄影和CT检查:如今常规体层摄影已逐渐被CT取代,但有以下指征时仍应做常规体层摄影:①插管后气管狭窄并需除外纵隔异常;②病变长度的术前评估,比CT显示好,因为CT的冠状和矢状位影像重建受限;③支气管吻合术的术后评价。上气道CT检查能清楚显示气道、纵隔内肿瘤、气道受压病变和血管病变,缺点是不能长轴位显示气管。高速螺旋 CT 的扫描时间短,允许动态评价气道情况,但该装置尚未普及,难以广泛应用。

(4)上气道磁共振检查:可清楚显示先天性喘鸣、声门下喉炎和气管狭窄的特异形态病理改变。好处是可以多平面显示、没有 X 线损伤和不必注射造影剂。上气道阻塞的患儿可以优先采用。缺点为检查费用较高。

(5)内镜检查:喉镜、支气管镜检查可直接观察咽、喉、气管和支气管的病变部位、性质,气道狭窄系腔内堵塞或外压所致?并可对病变行钳取活检或刷片做细胞学检查。怀疑喉部阻塞者,首选间接喉镜检查。直接喉镜和支气管镜均有硬管镜和纤支镜两类,纤支镜管径小,可随意弯曲,只需局麻,检查和诊断气道狭窄时采用较多。硬管镜管腔大,不易堵塞,在保障气道通畅和摘取异物方面,有其独特作用。内镜检查需注意:①急性会厌炎、克鲁布患者内镜检查时需给予恰当麻醉,动作轻柔,并备好紧急气管插管;②严重气道狭窄者应用纤维支气管镜检查可能加重缺氧和呼吸困难,检查时应给予氧疗等预防措施;③内镜不能通过狭窄部位时不能强行通过,狭窄远端情况可结合 X 线摄片来诊断。欲行内镜检查的患者,一般应该清醒,能配合。检查术前应做好局部或全身麻醉。对创伤患者,内镜检查也可能加重软组织出血和水肿。

(三)治疗原则

治疗总原则为建立通畅的气道、纠正缺氧、改善通气、解除气道阻塞,并治疗各种并发症。

对不完全性上气道阻塞的患者,如病情稳定,可给予吸氧,静脉补液和在氧饱和度(SaO_2)监测下,进行一些特殊的检查,如进行喉镜、纤维支气管镜、颈部 X 线影像学检查及肺功能检查,以明确病因进行积极治疗。如病情不稳定,可在初始治疗的同时密切观察,不完全上气道阻塞有可能在较短时间内使病情趋于稳定,然后进行检查,明确病因和积极治疗,如在观察中病情加重,则应分别不同情况,采取保持气道通畅的措施和方法,在病情稳定后再采用相应的检查方法。

对完全性气道阻塞患者,应首先采取措施保持气道通畅,待病情稳定后再进行检查。

1.常用救治措施

(1)保证气道通畅:意识障碍或无力咳痰者应加强气道吸引,及时清除上气道的痰、黏液或食物、胃反流物,刺激或鼓励其咳嗽。昏迷、舌后坠、喉上气道阻塞者可插入口咽通气导管,口咽导管短,不能有效清除分泌物,故只能短时应用。如病情恶化,呼吸困难加重,可在局麻或全麻下行气管插管或气管切开,对药物治疗无效,全身情况差者应尽早建立人工气道,以免发生窒息或心力衰竭。紧急状况可行环甲膜穿刺或切开,或经皮经气管喷射高频通气。其方法是:用一较粗的静脉内导管经环甲膜穿刺后送入气管,将高频喷射通气机与插入的导管连接进行高频通气。此法比气管切开或环甲膜切开要迅速。呼出气体需经声门漏出,通气时需注意胸部的运动情况,如果呼气管阻塞,可发生致命性气压伤,后果严重。完全性上气道阻塞的患者不能应用此法。一切保持气道通畅和建立人工气道所需要的设置,如吸引装置、口咽管、不同规格的气管插管及插管装置、气管切开套管、喉镜、纤维支气管镜、经气管高频喷射通气机及药品必须配备,随时方便应用。

(2)严密监护提供恰当氧疗:严密观察患者的呼吸情况和生命体征,给予心电示波和氧饱和度连续监测。因上呼吸道阻塞导致低氧血症和组织缺氧者,应及时提供氧疗。严重低氧血症,不伴有高碳酸血症者可给予 60%～80% 的高浓度氧,提高 PaO_2 达 8.0kPa(60mmHg)以上,待气道阻塞缓解后再酌情降低吸氧浓度。慢性低氧血症伴高碳酸血症者给予持续低流量控制性氧疗,提高 PaO_2 达 6.67kPa(50mmHg)以上。经鼻导管或面罩给氧不能使 PaO_2 达安全水平时,应考虑给予机械通气并加用 PEEP。在转运或去放射科检查之前,必须保证气道通畅,并应评估转运过程中的安全性。

2.药物治疗

(1)肾上腺素:克鲁布患者应用肾上腺素雾化吸入可使喉气管支气管的黏膜收缩,黏膜水肿减轻。方法:0.1%肾上腺素 5ml(5mg)加入雾化器雾化吸入,也可与地塞米松联合应用。但有研究表明,雾化吸入肾上腺素治疗会厌炎无效。临床上也常以雾化吸入肾上腺素的方法治疗喉水肿,但一般需反复应用以避免重新插管。因变态反应导致的喉水肿可首选肾上腺素 0.5~1mg 皮下或静脉注射。儿童每次 0.01~0.02mg/kg,皮下注射。

(2)激素:治疗克鲁布所致的上气道阻塞可减少死亡率,避免气管插管和减少住院时间,应用方法:泼尼松,儿童每次 1mg/kg,4~6 小时 1 次,重症可给予氢化可的松 3~4mg/kg,稀释后静滴,4~6 小时滴完。也可雾化吸入激素。应用激素治疗会厌炎尚有争论,有人认为弊多利少。临床上也常应用激素预防拔管后喉水肿,但确切疗效尚未肯定。

3.吸入氦-氧混合气体　此法已用于治疗上气道阻塞,包括儿童患者气管插管拔管后的喘鸣、气管狭窄、气管受压、哮喘持续状态和血管性水肿。80%的氦和 20%的氧混合,其气体密度仅为空气的 1/3,而黏度仅轻度增加,因低密度混合气体的吸入可减少涡流的产生,故可显著降低气道阻力,减少呼吸功、氧耗量、CO_2 产量,防止呼吸肌疲劳的发生。同时氦-氧混合气体还可促进 CO_2 的弥散,改善肺内气体分布。此法只是暂时性措施,方法本身不能解决气道阻塞的问题,因此,吸入氦-氧混合气体同时,应积极寻找气道阻塞的病因,并针对病因采取根治性措施。

4.原发病的治疗　针对病因采取不同的治疗方法,如细菌感染应用抗生素,过敏反应所致应用抗过敏药物,气道痉挛可应用舒张气道和平喘药物。对于气道的占位性病变,近年来已倡导经气管镜或喉镜行激光、光敏、冷冻、透热(高频电刀)疗法,气道腔内的恶性肿瘤可行腔内放疗,气道受压可放置内支架(stents)。有适应证者也可选择外科手术治疗。

二、会厌炎引起的上气道阻塞

会厌炎是声门以上喉的细菌性感染,年幼儿童最常患病,在儿童和成人也可发生。

(一)诊断要点

1.临床表现　4~8 岁患者,既往健康,发病突然,在患上呼吸道感染以后发生喉痛、克鲁布的鼻卡他前驱症状,迅速出现吸气性呼吸困难,张口呼吸,前倾坐位。无咳嗽但流涎增多,吞咽困难并伴喘鸣,声音压抑但没有嘶哑。成人会厌炎的表现不像儿童那么典型,常仅表现为喉痛、吞咽痛或吞咽困难,因此,成人会厌炎的诊断常因表现不明显而误诊。

2.当怀疑会咽炎时,如果有气道受损害的症状,不宜贸然进行口咽部检查,必须采取保障气道稳定的措施,可以在床旁或在手术室内进行。应在备好气管插管和应用适量麻醉剂后,由耳鼻喉科医师来检查口咽部,以免恶化气道阻塞。如果患者的病情还不需采取紧急治疗措施,则可摄侧位气道的 X 线片。会厌炎患者的会厌常出现肿胀、充血,喉镜检查或颈部侧位 X线片可显示肿大的会厌。有文献报道,在确诊会厌炎病例,其侧位 X 线片上也可显示会厌形态是正常的。怀疑会厌炎的成年患者可谨慎地通过鼻咽进行可曲式纤维内镜检查,但医护人员应始终在场。

3.会厌炎常需与喉气管炎相鉴别,喉气管炎的病程相对良性而死亡率低,急性会厌炎即可迅速发生严重气道阻塞而危及生命。

4.抽血做血培养以确定致病菌,儿童急性会厌炎的常见致病原为嗜血流感杆菌。成人发生会厌炎的原因尚不确定,感染的致病原除嗜血流感杆菌外,尚有肺炎链球菌、A 和 F 组链球菌、金葡菌和化脓性葡萄球菌等。血培养只有 24% 为嗜血流感杆菌阳性,其余的病例均不伴有菌血症。此外,扁桃腺炎也可与会厌炎联合发生。

(二)治疗原则

1.诊断会厌炎后,无论是否决定气管插管,均应住入 ICU。儿童会厌炎患者可突然发生喉痉挛和完全气道阻塞,因此,一旦怀疑此诊断,应由技术熟练的医师行紧急气管插管或在床旁行气管切开。不像儿童,有些成年患者如果气道阻塞表现不重,可密切观察,不必紧急建立人工气道,但应床旁备好气管插管装置或气管切开包。有研究提示,患者在症状开始后 8 小时内很可能发展为呼吸窘迫,而如果症状开始已 8 小时以上,病情可能已不会继续进展,不一定需要建立人工气道。一般说来,已气管插管的患者并不需要机械通气,可连接 T 形管用低压支持。会厌炎常在恰当治疗后迅速消退,患者通常在 2 天内退热和拔管。

2.给予吸入充分湿化的氧和静脉补液,应用对嗜血流感杆菌有效的抗生素。

三、血管性水肿

血管性水肿又称 Quincke 水肿,其特点为无痛和境界清楚的非可凹性水肿一过性发作,常累及面部、眼睑、唇、舌和黏膜,发生喉水肿时可致严重气道阻塞而危及生命。危及生命的喉水肿约占血管性水肿的 20%,若未采取及时有效的治疗,死亡率高达 50%。

血管性水肿的原因很多,包括变态反应、自体免疫现象和酶的缺陷。肥大细胞引起的血管性水肿被经典地描述为 IgE 介导的变态反应,IgE 介导的速发型变态反应常迅速发生上气道水肿,并与荨麻疹有关。但其他机制也可触发肥大细胞释放组胺。例如,药物(如可待因)和食物(如草莓)都可以通过非 IgE 介导的反应而成为组胺的释放剂。由组胺释放形式引起的血管性水肿通常对抗变态反应的经典治疗(如给予肾上腺素、抗组胺药、皮质激素等)有良好反应。

遗传性血管水肿继发于蛋白,如 C_1-INH(C_1 酯酶抑制物)的缺陷。当血管性水肿继发于这种缺陷时,所发生的血管水肿的致命性倾向高于其他类型的血管性水肿,上气道水肿可持续进展数小时但无荨麻疹,文献报道的死亡率高达 30%。获得性 C_1 酯酶抑制物缺陷通常与一些血液系统恶性病伴发。在急性发生病例,水肿对皮质激素和抗组胺药治疗无反应,但很需要给予 C_1-INH 浓缩剂,如果没有此浓缩剂,可给予新鲜冷冻血浆。预防性治疗包括 ε-氨基己酸和雄激素,如达那唑(danazol)的应用。

有报道,在接受血管紧张素转换酶(ACE)抑制剂治疗的患者中,有 0.1%～0.2% 的患者发生血管性水肿。水肿是轻度的,通常在治疗的第 1 周发生,停药后消失。然而血管性水肿也可以突然出现,即使药物已应用数年且既往顺应性好。有的患者在继续用药过程中也可消失。因 C1 酯酶抑制物缺陷而致非 IgE 介导的血管性水肿可由许多药物引起,如阿司匹林、非激素类抗炎药、吗啡、可待因和含碘造影对比剂等;也可以是原因不明的,或与体内存在循环免疫复合物的胶原血管疾病有关。

治疗原则：

1. 要保证气道的通畅，直至肿胀消退。

2. 充分发展的水肿一般对肾上腺素、抗组胺药或皮质激素治疗无效，对消旋肾上腺素的反应还没有被完全强调。

3. 应立即停用任何可能导致血管水肿的药物，今后应用也应十分慎重。

四、上气道异物阻塞

异物吸入气管支气管常见于儿童，成人也可发生，尤其是老年人。虽然小于 4 岁的儿童中，气道异物仍是第 1 位最常见的死亡原因，但常见的死亡发生于成年组。在所有意外窒息的患者中，大约有 50％发生于 75 岁以上的老人。急性食物窒息（所谓"咖啡馆冠心病综合征"）是指患者进食时食物突然堵塞上气道而窒息。所谓"咖啡馆冠心病"很常见，有必要在公共就餐场所，普及所谓"Heimlich 动作"的急救技术，除高龄老人之外，醉酒或药物中毒，不恰当的义齿也是导致食物窒息的重要原因。异物误吸的危险因素有：因药物或饮酒引起的神志障碍，帕金森综合征等神经系统疾病，正常气道防御和咳嗽反射机制减低等。

大多数异物嵌顿在右主支气管，发生率依次减少的是：异物位于左主支气管、气管和喉。食管内大的异物也可压迫气管。

（一）诊断要点

气道异物的主要症状有咳嗽和喘鸣。如果患者伴有发热和疼痛，应怀疑有纵隔炎。虽然很多异物在 X 线片上不能直接看见，但摄颈部或胸部的侧位 X 线片常有助于确定诊断。有些患者，尤其是儿童，不一定有明确的异物吸入史。

（二）治疗原则

1. 如果患者的病情危重，呼吸已接近停止，尤其是异物、食物或大咯血误吸导致窒息者，应立即采取抢救措施。取头低足高位，或抱起患者使其头朝下，助手托起下颌，将口撬开，取下义齿，清理口腔和咽喉内堵塞的食物或积血，然后经鼻插入粗导管，接吸引器强力吸引。或立即采用 Heimlich 动作救治。

2. 如果高度怀疑气道异物，应进行硬质内镜的检查和取出异物。硬质气管镜去除异物的成功率高达 98％。可曲性纤维支气管镜检查用于气道异物的诊断很好，但用其取异物则有其局限性，因其管腔小，如果在操作时异物已阻塞声门，则纤维支气管镜操作对声门没有保护作用。纤维支气管镜的好处是不需要全身麻醉，可在床旁操作。纤维支气管镜在成年人气道异物的取出成功率为 60％或更高些。

五、双侧喉返神经麻痹导致的气道阻塞

中枢性病变，迷走神经、喉上或喉返神经损伤可引起喉麻痹。喉上神经损伤引起的症状很少，不易引起注意，例如，唱歌高音区的丧失，或由于喉上区域感觉的丧失而偶发误吸。有高达 35％的单侧喉返神经损伤不被发现，虽然在发音时，受累的声带不能移动，但对侧的真声带或同侧的喉上神经可以代偿。迷走神经损伤导致声带弛缓伴发音改变。然而迷走神经或单侧喉返神经损伤都不会引起气道阻塞，因为对侧声带的活动性仍完好。一侧喉返神经损伤可导致声带正中线的偏离。只有双侧喉返神经麻痹才常常导致气道阻塞。双侧喉返神经损伤可引起双侧声带不能活动，使得两侧声带之间的气道出现裂隙。

有许多原因可引起双侧声带麻痹(表3—44),其中最常见原因是甲状腺手术以后。中枢神经系统疾病引起喉返神经麻痹不常见,只有巨大的病变才可引起,因为喉返神经是交叉支配的。

表3—44　引起双侧声带麻痹的原因

原因	所占比例(%)
外科手术创伤(医源性)	25.7
甲状腺手术	18.0
非甲状腺手术	7.7
恶性肿瘤	17.0
气管插管	15.4
中枢神经系统疾病或肿瘤	12.8
隐源性	12.8
非外科手术创伤	11.1
类风湿关节炎或其他炎症	3.4
以前的放射治疗	1.7

所有双侧声带麻痹的患者都需要外科手术治疗以防止气道的完全阻塞。治疗方法有:气管切开,使气道的阻塞旁路。切除一侧声带的外侧部分。通过外科的神经缝合术希望修复已严重受损的喉返神经几乎都不成功,不能恢复声带的外展肌功能。有报道,应用神经—肌肉蒂技术取得成功的。在此手术操作中,肩胛舌骨肌和它的支配通过舌下襻被移植到喉的外展肌上。

(汤凤莲)

内科常见病
诊治与重症救护

（下）

周　宁等◎主编

吉林科学技术出版社

第四章　消化系统疾病

第四章　消化系统疾病

第一节　急性胃炎

急性胃炎是由多种不同的病因引起的急性胃黏膜炎症,包括急性单纯性胃炎、急性糜烂出血性胃炎(acute erosive and hemorrhagic gastritis)和吞服腐蚀物引起的急性腐蚀性胃炎(acute corrosive gastritis)与胃壁细菌感染所致的急性化脓性胃炎(acute phlegmonous gastritis)。其中,临床意义最大和发病率最高的是以胃黏膜糜烂、出血为主要表现的急性糜烂出血性胃炎。

一、病因

急性胃炎的病因众多,大致有外源和内源两大类,包括急性应激、化学性损伤(如药物、乙醇、胆汁、胰液)和急性细菌感染等。

1.外源因素

(1)药物:各种非甾体类抗炎药(NSAIDs),包括阿司匹林、吲哚美辛、吡罗昔康和多种含有该类成分复方药物。另外常见的有糖皮质激素和某些抗生素及氯化钾等均可导致胃黏膜损伤。

(2)乙醇:主要是大量酗酒可致急性胃黏膜胃糜烂甚或出血。

(3)生物性因素:沙门菌、嗜盐菌和葡萄球菌等细菌或其毒素可使胃黏膜充血水肿和糜烂。Hp感染可引起急、慢性胃炎,致病机制类似,将在慢性胃炎节中叙述。

(4)其他:某些机械性损伤(包括胃内异物或胃柿石等)可损伤胃黏膜。放射疗法可致胃黏膜受损。偶可见因吞服腐蚀性化学物质(强酸或强碱或来苏尔及氯化汞、砷、磷等)引起的腐蚀性胃炎。

2.内源因素

(1)应激因素:多种严重疾病如严重创伤、烧伤或大手术及颅脑病变和重要脏器功能衰竭等可导致胃黏膜缺血缺氧而损伤。通常称为应激性胃炎(stress-induced gastritis),如果系脑血管病变、头颅部外伤和脑手术后引起的胃、十二指肠急性溃疡谓之 Cushing 溃疡,而大面积烧灼伤所致溃疡称为 Curling 溃疡。

(2)局部血供缺乏:主要是腹腔动脉栓塞治疗后或少数因动脉硬化致胃动脉的血栓形成或栓塞引起供血不足。另外,还可见于肝硬化门静脉高压并发上消化道出血者。

(3)急性蜂窝织炎或化脓性胃炎:甚少见。

二、病理生理学和病理组织学

1.病理生理学　胃黏膜防御机制包括黏膜屏障、黏液屏障、黏膜上皮修复、黏膜和黏膜下层丰富的血流、前列腺素和肽类物质(表皮生长因子等)和自由基清除系统。上述结果破坏或保护因素减少,使胃腔中的 H^+ 逆弥散至胃壁,肥大细胞释放组胺,则血管充血甚或出血、黏膜水肿及间质液渗出,同时可刺激壁细胞分泌盐酸、主细胞分泌胃蛋白酶原。若致病因子损及腺颈部细胞,则胃黏膜修复延迟、更新受阻而出现糜烂。

严重创伤、大手术、大面积烧伤、脑血管意外和严重脏器功能衰竭及其休克或者败血症等所致的急性应激的发生机制为:急性应激→皮质-垂体前叶-肾上腺皮质轴活动亢进、交感-副交感神经系统失衡→机体的代偿功能不足→不能维持胃黏膜微循环的正常运行→黏膜缺血、缺氧→黏液和碳酸氢盐分泌减少以及内源性前列腺素合成不足→黏膜屏障破坏和氢离子反弥散→降低黏膜内 pH→进一步损伤血管与黏膜→糜烂和出血。

NSAID 所引起者则为抑制环氧合酶(cycloox-ygenase,COX)致使前列腺素产生减少,黏膜缺血缺氧。氯化钾和某些抗生素或抗肿瘤药等则可直接刺激胃黏膜引起浅表损伤。

乙醇可致上皮细胞损伤和破坏,黏膜水肿、糜烂和出血。另外幽门关闭不全、胃切除(主要是 Billroth Ⅱ式)术后可引起十二指肠-胃反流,则此时由胆汁和胰液等组成的碱性肠液中的胆盐、溶血卵磷脂、磷脂酶 A 和其他胰酶可破坏胃黏膜屏障,引起急性炎症。

门静脉高压可致胃黏膜毛细血管和小静脉扩张及黏膜水肿,组织学表现为只有轻度或无炎症细胞浸润,可有显性或非显性出血。

2.病理学改变 急性胃炎主要病理和组织学表现以胃黏膜充血水肿,表面有片状渗出物或黏液覆盖为主。黏膜皱襞上可见局限性或弥漫性陈旧性或新鲜出血与糜烂,糜烂加深可累及胃腺体。

显微镜下则可见黏膜固有层多少不等的中性粒细胞、淋巴细胞、浆细胞和少量嗜酸性细胞浸润,可有水肿。表面的单层柱状上皮细胞和固有腺体细胞出现变性与坏死。重者黏膜下层亦有水肿和充血。

对于腐蚀性胃炎若系接触了高浓度的腐蚀物质且长时间,则胃黏膜出现凝固性坏死、糜烂和溃疡,重者穿孔或出血甚至腹膜炎。

另外少见的化脓性胃炎可表现为整个胃壁(主要是黏膜下层)炎性增厚,大量中性粒细胞浸润,黏膜坏死。可有胃壁脓性蜂窝织炎或胃壁脓肿。

三、临床表现

1.症状 部分患者可有上腹痛、腹胀、恶心、呕吐和嗳气及食欲缺乏等。如伴胃黏膜糜烂出血,则有呕血和(或)黑粪,大量出血可引起出血性休克。有时上腹胀气明显。细菌感染致者可出现腹泻等。并有疼痛、吞咽困难和呼吸困难(由于喉头水肿)。腐蚀性胃炎可吐出血性黏液,严重者可发生食管或胃穿孔,引起胸膜炎或弥漫性腹膜炎。化脓性胃炎起病常较急,有上腹剧痛、恶心和呕吐、寒战和高热,血压可下降,出现中毒性休克。

2.体征 上腹部压痛是常见体征,尤其多见于严重疾病引起的急性胃炎出血者。腐蚀性胃炎因口腔黏膜、食管黏膜和胃黏膜都有损害,口腔、咽喉黏膜充血、水肿和糜烂。化脓性胃炎有时体征酷似急腹症。

四、辅助检查

急性糜烂出血性胃炎的确诊有赖于急诊胃镜检查,一般应在出血后 24~48h 内进行,可见到以多发性糜烂、浅表溃疡和出血灶为特征的急性胃黏膜病损。黏液湖或者可有新鲜或陈旧血液。一般急性应激所致的胃黏膜病损以胃体、胃底部为主,而 NSAID 或乙醇所致的则以胃窦部为主。注意,X 线钡剂检查并无诊断价值。出血者作呕吐物或大便隐血试验,红细胞计数和血红蛋白测定。感染因素引起者,白细胞计数和分类检查,大便常规和培养。

五、诊断和鉴别诊断

主要由病史和症状作出拟诊,而经胃镜检查得以确诊。但吞服腐蚀物质者禁忌胃镜检查。有长期服 NSAID、酗酒以及临床重危患者,均应想到急性胃炎可能。对于鉴别诊断,腹痛为主者,应通过反复询问病史而与急性胰腺炎、胆囊炎和急性阑尾炎等急腹症甚至急性心肌梗死相鉴别。

六、治疗

1. 基础治疗　包括给予安静、禁食、补液、解痉、止吐等对症支持治疗。此后给予流质或半流质饮食。

2. 针对病因治疗　包括根除 Hp、去除 NSAID 或乙醇等诱因。

3. 对症处理　表现为反酸、上腹隐痛、烧灼感和嘈杂者,给予 H_2-受体拮抗药或质子泵抑制药。以恶心、呕吐或上腹胀闷为主者可选用甲氧氯普胺、多潘立酮或莫沙必利等促动力药。以痉挛性疼痛为主者,可以莨菪碱等药物进行对症处理。

有胃黏膜糜烂、出血者,可用抑制胃酸分泌的 H_2-受体拮抗药或质子泵抑制药外,还可同时应用胃黏膜保护药如硫糖铝或铝碳酸镁等。对于较大量的出血则应采取综合措施进行抢救。当并发大量出血时,可以冰水洗胃或在冰水中加去甲肾上腺素(每 200ml 冰水中加 8ml),或同管内滴注碳酸氢钠,浓度为 1000mmol/L,24h 滴 1L,使胃内 pH 保持在 5 以上。凝血酶是有效的局部止血药,并有促进创面愈合作用,大剂量时止血作用显著。常规的止血药,如卡巴克络、抗血栓溶芳酸和酚磺乙胺等可静脉应用,但效果一般。内镜下止血往往可收到较好效果。

七、并发症的诊断、预防和治疗

急性胃炎的并发症包括穿孔、腹膜炎、水电解质紊乱和酸碱失衡等。为预防之,细菌感染者选用抗生素治疗,因过度呕吐致脱水者及时补充水和电解质,并适时检测血气分析,必要时纠正紊乱。对于穿孔或腹膜炎者,则必要时外科治疗。

八、预后

病因去除后,急性胃炎多在短期内恢复正常。相反病因长期持续存在,则可转为慢性胃炎。由于绝大多数慢性胃炎的发生与 Hp 感染有关,而 Hp 自发清除少见,故慢性胃炎可持续存在,但多数患者无症状。流行病学研究显示,部分 Hp 相关性胃窦炎(<20%)可发生十二指肠溃疡。

(王玲莉)

第二节　慢性胃炎

慢性胃炎(chronic gastritis)是由各种病因引起的胃黏膜慢性炎症。根据新悉尼胃炎系统和我国 2006 年颁布的《中国慢性胃炎共识意见》标准,由内镜及病理组织学变化,将慢性胃炎分为非萎缩性(浅表性)胃炎及萎缩性胃炎两大基本类型和一些特殊类型胃炎。

一、流行病学

因为幽门螺旋杆菌(Hp)感染为慢性非萎缩性胃炎的主要病因。大致上说来,慢性非萎缩性胃炎发病率与Hp感染情况相平行,慢性作萎缩性胃炎流行情况因不同国家、不同地区Hp感染情况而异。一般Hp感染率发展中国家高于发达国家,感染率随年龄增加而升高。我国属Hp高感染率国家,估计人群中Hp感染率为40%～70%。慢性萎缩性胃炎是原因不明的慢性胃炎,在我国是一种常见病、多发病,在慢性胃炎中占10%～20%。

二、病因

(一)慢性非萎缩性胃炎的常见病因

1.Hp感染　Hp感染是慢性非萎缩性胃炎最主要的病因,二者的关系符合Koch提出的确定病原体为感染性疾病病因的4项基本要求(Kod's postulates),即该病原体存在于该病的患者中,病原体的分布与体内病变分布一致,清除病原体后疾病可好转,在动物模型中该病原体可诱发与人相似的疾病。研究表明,80%～95%的慢性活动性胃炎患者胃黏膜中有Hp感染,5%～20%的Hp阴性率反映了慢性胃炎病因的多样性;Hp相关胃炎者,Hp胃内分布与炎症分布一致;根除Hp可使胃黏膜炎症消退,一般中性粒细胞消退较快,似淋巴细胞、浆细胞消退需要较长时间;志愿者和动物模型中已证实Hp感染可引起胃炎。

Hp一般生物学特性和致病性详见专门章节。其感染引起的慢性非萎缩性胃炎中胃窦为主全胃炎患者胃酸分泌可增加,十二指肠溃疡发生的危险度较高;而胃体为主全胃炎患者胃溃疡和胃癌发生的危险性增加。

2.胆汁和其他碱性肠液反流　幽门括约肌功能不全时含胆汁和胰液的十二指肠液反流入胃,可削弱胃黏膜屏障功能,使胃黏膜遭到消化液作用,产生炎症、糜烂、出血和上皮化生等病变。

3.其他外源因素　酗酒、服用NSAID等药物、某些刺激性食物等均可反复损伤胃黏膜。这类因素均可各自或与Hp感染协同作用而引起或加重胃黏膜慢性炎症。

(二)慢性萎缩性胃炎的主要病因

1973年Strickland将慢性萎缩性胃炎分为A、B两型,A型是胃体弥漫萎缩,导致胃酸分泌下降,影响维生素B_{12}及内因子的吸收,因此常合并恶性贫血,与身免疫有关:B型在胃窦部,少数人可发展成胃癌,与幽门螺杆菌、化学损伤(胆汁反流、非皮质激素消炎药、吸烟、酗酒等)有关,我同80%以上的属于第二类。

胃内攻击因子与防御修复因子失衡是慢性萎缩性胃炎发生的根本原因。具体病因与慢性非萎缩性胃炎相似。包括Hp感染;长期饮浓茶、烈酒、咖啡、过热、过冷、过于粗糙的食物,可导致胃黏膜的反复损伤;长期大量服用非甾体类消炎药如阿司匹林、吲哚美辛等可抑制胃黏膜前列腺素的合成,破坏黏膜屏障;烟草中的尼古丁不仅影响胃黏膜的血液循环,还可导致幽门括约肌功能紊乱,造成胆汁反流;各种原因的胆汁反流均可破坏黏膜屏障造成胃黏膜慢性炎症改变。比较特殊的是壁细胞抗原和抗体结合形成免疫复合体在补体参与下,破坏壁细胞;胃黏膜营养因子(如胃泌素、表皮生长因子等)缺乏;心力衰竭、动脉硬化、肝硬化合并门脉高压、糖尿病、甲状腺病、慢性肾上腺皮质功能减退、尿毒症、干燥综合征、胃血流量不足以及精神因素等均可导致胃黏膜萎缩。

三、病理生理学和病理学

（一）病理生理学

1. Hp 感染　Hp 感染途径为粪—口或口—口途径，其外壁靠黏附素而紧贴胃上皮细胞。其主要的生物学特性见专门章节。

Hp 感染的持续存在，致使腺体破坏，最终发展成为萎缩性胃炎。而感染 Hp 后胃炎的严重程度则除了与细菌本身有关外，还决定与患者机体情况和外界环境。如带有空泡毒素（Va-cA）和细胞毒相关基因（CagA）者，胃黏膜损伤明显较重。患者的免疫应答反应强弱、其胃酸的分泌情况、血型、民族和年龄差异等也影响胃黏膜炎症程度。此外患者饮食情况也有一定作用。

2. 自身免疫机制　研究早已证明，以胃体萎缩为主的 A 型萎缩性胃炎患者血清中，存在壁细胞抗体（parietal cell anti－body，PCA）和内因子抗体（intrinsic factor antibody，IFA）。前者的抗原是壁细胞分泌小管微绒毛膜上的质子泵 $H^+－K^+－ATP$ 酶，它破坏壁细胞而使胃酸分泌减少。而 IFA 则对抗内因子（壁细胞分泌的一种糖蛋白），使食物中的维生素 B_{12} 无法与后者结合被末端回肠吸收，最后引起维生素 B_{12} 吸收不良，甚至导致恶性贫血。IFA 具有特异性，几乎仅见于胃萎缩伴恶性贫血者。

造成胃酸和内因子分泌减少或丧失，恶性贫血是 A 型萎缩性胃炎的终末阶段，是自身免疫性胃炎最严重的标志。当泌酸腺完全萎缩时称为胃萎缩。

另外，近年发现 Hp 感染者中也存在着自身免疫反应，其血清抗体能与宿主胃黏膜上皮以及黏液起交叉反应，如菌体 Lewis X 和 Lewis Y 抗原。

3. 外源损伤因素破坏胃黏膜屏障　碱性十二指肠液反流等，可减弱胃黏膜屏障功能。致使胃腔内 H^+ 通过损害的屏障，反弥散入胃黏膜内，使炎症不易消散。长期慢性炎症，又加重屏障功能的减退，如此恶性循环使慢性胃炎久治不愈。

4. 生理因素和胃黏膜营养因子缺乏　萎缩性变化和肠化生等皆与衰老相关，而炎症细胞浸润程度与年龄关系不大。这主要是老龄者的退行性变—胃黏膜小血管扭曲，小动脉壁玻璃样变性，管腔狭窄导致黏膜营养不良、分泌功能下降。

新近研究证明，某些胃黏膜营养因子（胃泌素、表皮生长因子等）缺乏或胃黏膜感觉神经终器（end－organ）对这些因子不敏感可引起胃黏膜萎缩。如手术后残胃炎原因之一是 G 细胞数量减少，而引起胃泌素营养作用减弱。

5. 遗传因素　萎缩性胃炎、低酸或无酸、维生素 B_{12} 吸收不良的患病率和 PCA、IFA 的阳性率很高，提示可能有遗传因素的影响。

（二）病理学

慢性胃炎病理变化是由胃黏膜损伤和修复过程所引起。病理组织学的描述包括活动性慢性炎症、萎缩和化生及异型增生等。此外，在慢性炎症过程中，胃黏膜也有反应性增生变化，如胃小凹上皮过形成、黏膜肌增厚、淋巴滤泡形成、纤维组织和腺管增生等。

近几年对于慢性胃炎尤其是慢性萎缩性胃炎的病理组织学，有不少新的进展。以下结合2006 年 9 月中华医学会消化病学分会的《全国第二次慢性胃炎共识会议》中制订的慢性胃炎诊治的共识意见，论述以下关键进展问题。

1.萎缩的定义 1996 年新悉尼系统把萎缩定义为"腺体的丧失",这是模糊而易歧义的定义,反映了当时肠化是否属于萎缩,病理学家间有不同认识。其后国际上一个病理学家的自由组织萎缩联谊会(Atrophy Club 2000)进行了 3 次研讨会,并在 2002 年发表了对萎缩的新分类,12 位作者中有 8 位也曾是悉尼系统的执笔者,故此意见可认为是悉尼系统的补充和发展,有很高权威性。

萎缩联谊会把萎缩新定义为"萎缩是胃固有腺体的丧失",将萎缩分为三种情况:无萎缩、未确定萎缩和萎缩,进而将萎缩分两个类型:非化生性萎缩和化生性萎缩。前者特点是腺体丧失伴有黏膜固有层中的纤维化或纤维肌增生;后者是胃黏膜腺体被化生的腺体所替换。这两类萎缩的程度分级仍用最初悉尼系统标准和新悉尼系统的模拟评分图,分为 4 级,即无、轻度、中度和重度萎缩。国际的萎缩新定义对我国来说不是新的,我国学者早年就认为"肠化或假幽门腺化生不是胃固有腺体,因此尽管胃腺体数量未减少,但也属萎缩并在全国第一届慢性胃炎共识会议作了说明。

对于上述第二个问题,答案显然是肯定的。这是因为多灶性萎缩性胃炎的胃黏膜萎缩呈灶状分布,即使活检块数少,只要病理活检发现有萎缩'就可诊断为萎缩性胃炎。在此次全国慢性胃炎共识意见中强调,需注意取材于糜烂或溃疡边缘的组织易存在萎缩,但不能简单地视为萎缩性胃炎。此外,活检组织太浅、组织包埋方向不当等因素均可影响萎缩的判断。

"未确定萎缩"是国际新提出的观点,认为黏膜层炎症很明显时,单核细胞密集浸润造成腺体被取代、移置或隐匿,以致难以判断这些"看来似乎丧失"的腺体是否真正丧失,此时暂先诊断为"未确定萎缩",最后诊断延期到炎症明显消退(大部分在 Hp 根除治疗 3~6 个月后),再取活检时作出。对萎缩的诊断采取了比较谨慎的态度。

目前,我国共识意见并未采用此概念。因为:①炎症明显时腺体被破坏、数量减少,在这个时点上,病理按照萎缩的定义可以诊断为萎缩,非病理不能。②一般临床希望活检后有病理结论,病理如不作诊断,会出现临床难于诊断、对治疗效果无法评价的情况。尤其在临床研究上,设立此诊断项会使治疗前或后失去相当一部分统计资料。慢性胃炎是个动态过程,炎症可以有两个结局:完全修复和不完全修复(纤维化和肠化),炎症明显期病理无责任预言今后趋向哪个结局。可以预料对萎缩采用的诊断标准不一,治疗有效率也不一,采用"未确定萎缩"的研究课题,因为事先去除了一部分可逆的萎缩,萎缩的可逆性就低。

2.肠化分型的临床意义与价值 用 AB-PAS 和 HID-AB 黏液染色能区分肠化亚型,然而,肠化分型的意义并未明了。传统观念认为,肠化亚型中的小肠型和完全型肠化无明显癌前病变意义,而大肠型肠化的胃癌发生危险性增高,从而引起临床的重视。支持肠化分型有意义的学者认为化生是细胞表型的一种非肿瘤性改变,通常在长期不利环境作用下出现。这种表型改变可以是干细胞内出现体细胞突变的结果,或是表观遗传修饰的变化导致后代细胞向不同方向分化的结果。胃内肠化生部位发现很多遗传改变,这些改变甚至可出现在异型增生前。他们认为肠化生中不完全型结肠型者,具有大多数遗传学改变,有发生胃癌的危险性。但近年越来越多的临床资料显示其预测胃癌价值有限而更强调重视肠化范围,肠化分布范围越广,其发生胃癌的危险性越高。10 多年来罕有从大肠型肠化随访发展成癌的报道。另方面,从病理检测的实际情况看,肠化以混合型多见,大肠型肠化的检出率与活检块数有密切关系,即活检块数越多,大肠型肠化检出率越高。客观地讲,该型肠化生的遗传学改变和胃不典型增生(上皮内瘤)的改变相似。因此,对肠化分型的临床意义和价值的争论仍未有定论。

3.关于异型增生 异型增生(上皮内瘤变)是重要的胃癌癌前病变。分为轻度和重度(或低级别和高级别)两级。异型增生(dysplasia)和上皮内瘤变(intraepithelial neoplasia)是同义词,后者是WHO国际癌症研究协会推荐使用的术语。

4.萎缩和肠化发生过程是否存在不可逆转点 胃黏膜萎缩的产生主要有两种途径:一是干细胞区室(stem cell compartment)和(或)腺体被破坏;二是选择性破坏特定的上皮细胞而保留干细胞。这两种途径在慢性Hp感染中均可发生。

萎缩与肠化的逆转报道已经不在少数,但是否所有病患均有逆转可能? 是否在萎缩的发生与发展过程中存在某一不可逆转点(the point of no return),这一转折点是否可能为肠化生?已明确Hp感染可诱发慢性胃炎,经历慢性炎症→萎缩→肠化→异型增生等多个步骤最终发展至胃癌(Correa模式)。可否通过根除Hp来降低胃癌发生危险性始终是近年来关注的热点。多数研究表明,根除Hp可防止胃黏膜萎缩和肠化的进一步发展,但萎缩、肠化是否能得到逆转尚待更多研究证实。

Mera和Correa等最新报道了一项长达12年的大型前瞻性随机对照研究,纳入795例具有胃癌前病变的成人患者,随机给予他们抗Hp治疗和(或)抗氧化治疗。他们观察到萎缩黏膜在Hp根除后持续保持阴性12年后可以完全消退,而肠化黏膜也有逐渐消退的趋向,但可能需要随访更为长时间。他们认为通过抗Hp治疗来进行胃癌的化学预防是可行的策略。

但是,部分学者认为在考虑萎缩的可逆性时,需区分缺失腺体的恢复和腺体内特定细胞的再生。在后一种情况下,干细胞区室被保留,去除有害因素可使壁细胞和主细胞再生,并完全恢复腺体功能。当腺体及干细胞被完全破坏后,腺体的恢复只能由周围未被破坏的腺窝单元(pit gland units)来完成。

当萎缩伴有肠化生时,逆转机会进一步减小。如果肠化生是对不利因素的适应性反应,而且不利因素可以被确定和去除,此时肠化生有可能逆转。但是,肠化生还有很多其他原因,如胆汁反流、高盐饮食、乙醇。这意味着即使在Hp感染个体,感染以外的其他因素亦可以引发或加速化生的发生。如果肠化生是稳定的干细胞内体细胞突变的结果,则改变黏膜的环境也许不能使肠化生逆转。

1992—2002年文献34篇,根治Hp后萎缩可逆和无好转的基本各占一半,主要由于萎缩诊断标准、随访时间和间隔长短、活检取材部位和数量不统一所造成。建议今后制定统一随访方案,联合各医疗单位合作研究,使能得到大宗病例的统计资料。根治Hp可以产生某些有益效应,如消除炎症,消除活性氧所致的DNA损伤,缩短细胞更新周期,提高低胃酸者的泌酸量,并逐步恢复胃液维生素C的分泌。在预防胃癌方面,这些已被证实的结果可能比希望萎缩和肠化生逆转重要得多。

实际上,国际著名学者对有否此不可逆转点也有争论。如美国的Correa教授并不认同它的存在,而英国Aberdeen大学的Emad Munir El—Omar教授则强烈认为在异型增生发展至胃癌的过程中有某个节点,越过此则基本处于不可逆转阶段,但至今为止尚未明确此点的确切位置。

四、临床表现

流行病学研究表明,多数慢性非萎缩性胃炎患者无任何症状。少数患者可有上腹痛或不适、上腹胀、早饱、嗳气、恶心等非特异性消化不良症状。某些慢性萎缩性胃炎患者可有上腹部灼痛、胀痛、钝痛或胀闷且以餐后为著,食欲缺乏、恶心、嗳气、便秘或腹泻等症状。内镜检查和胃黏膜组织学检查结果与慢性胃炎患者症状的相关分析表明,患者的症状缺乏特异性,且症状之有无及严重程度与内镜所见及组织学分级并无肯定的相关性。

伴有胃黏膜糜烂者,可有少量或大量上消化道出血,长期少量出血可引起缺铁性贫血。胃体萎缩性胃炎可出现恶性贫血,常有全身衰弱、疲软、神情淡漠、隐性黄疸,消化道症状一般较少。

体征多不明显,有时上腹轻压痛,胃体胃炎严重时可有舌炎和贫血。

慢性萎缩性胃炎的临床表现不仅缺乏特异性,而且与病变程度并不完全一致。

五、辅助检查

(一)胃镜及活组织检查

1.胃镜检查 随着内镜器械的长足发展,内镜观察更加清晰。内镜下慢性非萎缩性胃炎可见红斑(点状、片状、条状),黏膜粗糙不平,出血点(斑),黏膜水肿及渗出等基本表现,尚可见糜烂及胆汁反流。萎缩性胃炎则主要表现为黏膜色泽白,不同程度的皱襞变平或消失。在不过度充气状态下,可透见血管纹,轻度萎缩时见到模糊的血管,重度时看到明显血管分支。内镜下肠化黏膜呈灰白色颗粒状小隆起,重者贴近观察有绒毛状变化。肠化也可以呈平坦或凹陷外观的。如果喷撒亚甲蓝色素,肠化区可能出现被染上蓝色肠化黏膜不着色。

胃黏膜血管脆性增加可致黏膜下出血,谓之壁内出血,表现为水肿或充血胃黏膜上见点状、斑状或线状出血,可多发、新鲜和陈旧性出血相混杂。如观察到黑色附着物常提示糜烂等致出血。

值得注意的是,少数 Hp 感染性胃炎可有胃体部皱襞肥厚,甚至宽度达到 5mm 以上,且在适当充气后皱襞不能展平,用活检钳将黏膜提起时,可见帐篷征(tent sign),这是和恶性浸润性病变鉴别点之一。

2.病理组织学检查 萎缩的确诊依赖于病理组织学检查。萎缩的肉眼与病理之符合率仅为 38%~78%,这与萎缩或肠化甚至 Hp 的分布都是非均匀的,或者说多灶性萎缩性胃炎的胃黏膜萎缩呈灶状分布有关。当然,只要病理活检发现有萎缩,就可诊断为萎缩性胃炎。但如果未能发现萎缩,却不能轻易排除之。如果不取足够多的标本或者内镜医生并未在病变最重部位(这也需要内镜医生的经验)活检,则势必可能遗漏病灶。反之,当在糜烂或溃疡边缘的组织活检时,即使病理发现了萎缩,却不能简单地视为萎缩性胃炎,这是因为活检组织太浅、组织包埋方向不当等因素均可影响萎缩的判断。还有,根除 Hp 可使胃黏膜活动性炎症消退,慢性炎症程度减轻。一些因素可影响结果的判断,如①活检部位的差异;②Hp 感染时胃黏膜大量炎症细胞浸润,形如萎缩;但根除 Hp 后胃黏膜炎症细胞消退,黏膜萎缩、肠化可望恢复。然而在胃镜活检取材多少问题上,病理学家的要求与内镜医生出现了矛盾。从病理组织学观点来看,5 块或更多则有利于组织学的准确判断;然而,就内镜医生而言,考虑及病家的医疗费用,主张 2~3 块即可。

(二)Hp 检测

活组织病理学检查时可同时检测 Hp,并可在内镜检查时多取 1 块组织做快速尿素酶检查以增加诊断的可靠性。其他检查 Hp 的方法包括①胃黏膜直接涂片或组织切片,然后以 Gram 或 Giemsa 或 Warthin-Starry 染色(经典方法),甚至 HE 染色;免疫组化染色则有助于检测球形 Hp。②细菌培养,为金标准;需特殊培养基和微需氧环境,培养时间 3~7d,阳性率可能不高但特异性高,且可做药物敏感试验。③血清 Hp 抗体测定,多在流行病学调查时用。④尿素呼吸试验,是一种非侵入性诊断法,口服^{13}C 或^{14}C 标 E 的尿素后,检测患者呼气中的$^{13}CO_2$ 或$^{14}CO_2$ 量,结果准确。⑤多聚酶联反应法(PCR 法),能特异地检出不同来源标本中的 Hp。

根除 Hp 治疗后,可在胃镜复查时重复上述检查,亦可采用非侵入性检查手段,如^{13}C 或^{14}C 尿素呼气试验、粪便 Hp 抗原检测及血清学检查。应注意,近期使用抗生素、质子泵抑制药、铋剂等药物,因有暂时抑制 Hp 作用,会使上述检查(血清学检查除外)呈假阴性。

(三)X 线钡剂检查

主要是以很好地显示胃黏膜相的气钡双重造影。对于萎缩性胃炎,常常可见胃皱襞相对平坦和减少。但依靠 X 线诊断慢性胃炎价值不如胃镜和病理组织学。

(四)实验室检查

1. 胃酸分泌功能测定　非萎缩性胃炎胃酸分泌常正常,有时可以增高。萎缩性胃炎病变局限于胃窦时,胃酸可正常或低酸,低酸是由于泌酸细胞数量减少和H^+向胃壁反弥散所致。测定基础胃液分泌量(BAO)及注射组胺或五肽胃泌素后测定最大泌酸量(MAO)和高峰泌酸量(PAO)以判断胃泌酸功能,有助于萎缩性胃炎的诊断及指导临床治疗。A 型慢性萎缩性胃炎患者多无酸或低酸型慢性萎缩性胃炎患者可正常或低酸,往往在给予酸分泌刺激药后,亦不见胃液和胃酸分泌。

2. 胃蛋白酶原(pepsinogen,PG)测定　胃体黏膜萎缩时血清 PGⅠ水平及 PGⅠ/Ⅱ比例下降,严重时可伴餐后血清 G−17 水平升高;胃窦黏膜萎缩时餐后血清 G−17 水平下降,严重时可伴 PGⅠ水平及 PGⅠ/Ⅱ比例下降。

日本学者发现无症状胃癌患者,本法 85％阳性,PGⅠ或比值降低者,推荐进一步胃镜检查,以检出伴有萎缩性胃炎的胃癌。该试剂盒用于诊断萎缩性胃炎和判断胃癌倾向在欧洲国家应用要多于我国。

3. 血清胃泌素测定　如果以放射免疫法检测血清胃泌素,则正常值应<100pg/ml。慢性萎缩性胃炎胃体为主者,因壁细胞分泌胃酸缺乏、反馈性地 G 细胞分泌胃泌素增多,致胃泌素中度升高。特别是当伴有恶性贫血时,该值可达 1000pg/ml 或更高。注意此时要与胃泌素瘤相鉴别,后者是高胃酸分泌。慢性萎缩性胃炎以胃窦为主时,空腹血清胃泌素正常或降低。

4. 自身抗体　血清 PCA 和 IFA 阳性对诊断慢性胃体萎缩性胃炎有帮助,尽管血清 IFA 阳性率较低,但胃液中 IFA 的阳性,则十分有助于恶性贫血的诊断。

5. 血清维生素 B_{12}浓度和维生素 B_{12}吸收试验　慢性胃体萎缩性胃炎时,维生素 B_{12}缺乏,常低于 200ng/L。维生素 B_{12}吸收试验(Schilling 试验)能检侧维生素 B_{12}在末端回肠吸收情况且可与回盲部疾病和严重肾功能障碍相鉴别。同时服用^{58}Co 和^{57}Co(加有内因子)标记的氰钴素胶囊。此后收集 24h 尿液。如两者排出率均大于 10％则正常,若尿中^{58}Co 排出率低于 10％,而^{57}Co 的排出率则正常常提示恶性贫血;而二者均降低的常常是回盲部疾病或者肾功能衰竭者。

六、诊断和鉴别诊断

(一)诊断

鉴于多数慢性胃炎患者无任何症状,或即使有症状也缺乏特异性,且缺乏特异性体征,因此根据症状和体征难以作出慢性胃炎的正确诊断。慢性胃炎的确诊主要依赖于内镜检查和胃黏膜活检组织学检查,尤其是后者的诊断价值更大。

按照悉尼胃炎标准要求,完整的诊断应包括病因、部位和形态学 3 方面。例如诊断为"胃窦为主慢性活动性 Hp 胃炎""NSAIDs 相关性胃炎"。当胃窦和胃体炎症程度相差 2 级或以上时,加上"为主"修饰词,如"慢性(活动性)胃炎,胃窦显著"。当然这些诊断结论最好是在病理报告后给出,实际的临床工作中,胃镜医生可根据胃镜下表现给予初步诊断。

对于自身免疫性胃炎诊断,要予以足够的重视。因为胃体活检者甚少,或者很少开展 PCA 和 IFA 的检测,诊断该病者很少。为此,如果遇到以全身衰弱和贫血为主要表现,而上消化道症状往往不明显者,应做血清胃泌素测定和(或)胃液分析,异常者进一步做维生素 B_{12} 吸收试验,血清维生素 B_{12} 浓度测定可获确诊。注意不能仅仅凭活检组织学诊断本病,特别标本数少时,这是因为 Hp 感染性胃炎后期,胃窦肠化,Hp 上移,胃体炎症变得显著,可与自身免疫性胃炎表现相重叠,但后者胃窦黏膜的变化很轻微。另外淋巴细胞性胃炎也可出现类似情况,而其并无泌酸腺萎缩。

A 型、B 型萎缩性胃炎特点如下表(表 4-1)。

表 4-1 A 型和 B 型慢性萎缩性胃炎的鉴别

项目	A 型慢性萎缩性胃炎	B 型慢性萎缩性胃炎
部位 胃窦	正常	萎缩
胃体	弥漫性萎缩	多灶性
血清胃泌素	明显升高	不定,可以降低或不变
胃酸分泌	降低	降低或正常
自身免疫抗体(内因子抗体和壁细胞抗体)阳性率	90%	10%
恶性贫血发生率	90%	10%
可能的病因	自身免疫,遗传因素	幽门螺杆菌、化学损伤

(二)鉴别诊断

1.功能性消化不良 2006 年《我国慢性胃炎共识意见》将消化不良症状与慢性胃炎作了对比,一方面慢性胃炎患者可有消化不良的各种症状,另一方面,一部分有消化不良症状者如果胃镜和病理检查无明显阳性发现,可能仅仅为功能性消化不良。当然,少数功能性消化不良患者可同时伴有慢性胃炎。这样在慢性胃炎—消化不良症状—功能性消化不良之间形成较为错综复杂的关系。但一般说来,消化不良症状的有无和严重程度与慢性胃炎的内镜所见或组织学分级并无明显相关性。

2.早期胃癌和胃溃疡 几种疾病的症状有重叠或类似,但胃镜及病理检查可鉴别。重要的是,如遇到黏膜糜烂,尤其是隆起性糜烂,要多取活检和及时复查,以排除早期胃癌。这是因为即使是病理组织学诊断,恐也有一定局限性。原因为主要是:①胃黏膜组织学变化易受胃镜检查前夜的食物(如某些刺激性食物加重黏膜充血)性质、被检查者近日是否吸烟、胃镜操作者手法的熟练程度、患者恶心反应等诸种因素影响。②活检是点的调查,而慢性胃炎病变程度在整个黏膜面上并非一致,要多点活检才能作出全面估计,判断治疗效果时,尽量在黏膜病变较重的区域或部位活检。如系治疗前后比较,则应在相同或相近部位活检。③病理诊断易受病理医师主观经验的影响。

3.慢性胆囊炎与胆石症　其与慢性胃炎症状十分相似,同时并存者亦较多。对于中年女性诊断慢性胃炎时,要仔细询问病史,必要时行胆囊 B 超检查,以了解胆囊情况。

4.其他　慢性肝炎和慢性胰腺疾病等,也可出现与慢性胃炎类似症状,在详询病史后,行必要的影像学检查和特异的实验室检查。

七、预后

慢性萎缩性胃炎常合并肠上皮化生。慢性萎缩性胃炎绝大多数预后良好,少数可癌变,其癌变率为 1‰～3‰。目前认为慢性萎缩性胃炎若早期发现,及时积极治疗,病变部位萎缩的腺体是可以恢复的,其可转化为非萎缩性胃炎或被治愈,改变了以往人们对慢性萎缩性胃炎不可逆转的认识。根据萎缩性胃炎每年的癌变率为 0.5‰～1‰,那么,胃镜和病理检查的随访间期定位多长才既提高早期胃癌的诊断率,又方便患者和符合医药经济学要求? 这也一直是不同地区和不同学者分歧较大的问题。在我国,城市和乡村由不同胃癌发生率和医疗条件差异。如果纯粹从疾病进展和预防角度考虑,一般认为,不伴有肠化和异型增生的萎缩性胃炎可 1～2 年做内镜和病理随访 1 次;活检有中-重度萎缩伴有肠化的萎缩性胃炎 1 年左右随访 1 次。伴有轻度异型增生并剔除取于癌旁者,根据内镜和临床情况缩短至 6～12 个月随访 1 次;而重度异型增生者需立即复查胃镜和病理,必要时手术治疗或内镜下局部治疗。

八、治疗

慢性非萎缩性胃炎的治疗目的是缓解消化不良症状和改善胃黏膜炎症。治疗应尽可能针对病因,遵循个体化原则。消化不良症状的处理与功能性消化不良相同,无症状、Hp 阴性的非萎缩性胃炎无须特殊治疗。

（一）一般治疗

慢性萎缩性胃炎患者,不论其病因如何,均应戒烟、忌酒,避免使用损害胃黏膜的药物如 NSAID 等,以及避免对胃黏膜有刺激性的食物和饮品,如过于酸、甜、咸、辛辣和过热、过冷食物,浓茶、咖啡等,饮食宜规律,少吃油炸、烟熏、腌制食物,不食腐烂变质的食物,多吃新鲜蔬菜和水果,所食食品要新鲜并富于营养,保证有足够的蛋白质、维生素（如维生素 C 和叶酸等）及铁质摄入,精神上乐观,生活要规律。

（二）针对病因或发病机制的治疗

1.根除 Hp　具体方法和药物参见有关专门章节,慢性非萎缩性胃炎的主要症状为消化不良,其症状应归属于功能性消化不良范畴。目前国内、外均推荐对 Hp 阳性的功能性消化不良行根除治疗。因此,有消化不良症状的 Hp 阳性慢性非萎缩性胃炎患者均应根除 Hp。另外,如果伴有胃黏膜糜烂,也该根除 Hp。大量研究结果表明,根除 Hp 可使胃黏膜组织学得到改善;对预防消化性溃疡和胃癌等有重要意义;对改善或消除消化不良症状具有费用-疗效比优势。

2.保护胃黏膜　关于胃黏膜屏障功能的研究由来已久。1964 年美国密歇根大学 Horace Willard Davenport 博士首次提出"胃黏膜具有阻止 H^+ 自胃腔向黏膜内扩散的屏障作用"。1975 年,美国密歇根州 Upjohn 公司的 A. Robert 博士发现前列腺素可明显防止或减轻 NSAID 和应激等对胃黏膜的损伤,其效果呈剂量依赖性。从而提出细胞保护（Cytoprotection)的概念"。1996 年加拿大的 Wallace 教授较全面阐述胃黏膜屏障,根据解剖和功能将胃黏膜的防御修复分为五个层次—黏液—HCO_3^-屏障、单层柱状上皮屏障、胃黏膜血流量、免疫细胞—炎症反应和修复重建因子作用等。至关重要的上皮屏障主要包括胃上皮细胞顶膜能抵御高浓度酸、胃上皮细胞之间紧密连接、胃上皮抗原递呈，免疫探及并限制潜在有害物质，并且它们大约每72h完全更新一次。这说明它起着关键作用。

近年来，有关前列腺素和胃黏膜血流量等成为胃黏膜保护领域的研究热点。这与NSAID药物的广泛应用带来的副作用日益引起学者的重视有关。美国加州大学戴维斯分校的 Tarnawski 教授的研究显示，前列腺素保护胃黏膜抵抗致溃疡及致坏死因素损害的机制不仅是抑制胃酸分泌。当然表皮生长因子(EGF)、成纤维生长因子(bFGF)和血管内皮生长因子(VEGF)及热休克蛋白等都是重要的黏膜保护因子，在抵御黏膜损害中起重要作用。

然而，当机体遇到有害因素强烈攻击时，仅依靠自身的防御修复能力是不够的，强化黏膜防卫能力，促进黏膜的修复是治疗胃黏膜损伤的重要环节之一。具有保护和增强胃黏膜防御功能或者防止胃黏膜屏障受到损害的一类药物统称为胃黏膜保护药。包括铝碳酸镁、硫糖铝、胶体铋剂、地诺前列酮(喜克溃)、替普瑞酮(又名施维舒)、吉法酯(又名惠加强—G)、谷氨酰胺类(麦滋林—S)、瑞巴派特(膜固思达)等药物。另外，合欢香叶酯能增加胃黏膜更新，提高细胞再生能力，增强胃黏膜对胃酸的抵抗能力，达到保护胃黏膜作用。

3.抑制胆汁反流　促动力药如多潘立酮可防止或减少胆汁反流；胃黏膜保护药，特别是有结合胆酸作用的铝碳酸镁制剂，可增强胃黏膜屏障、结合胆酸，从而减轻或消除胆汁反流所致的胃黏膜损害。考来烯胺可络合反流至胃内的胆盐，防止胆汁酸破坏胃黏膜屏障，方法为每次3~4g，1日3~4次。

(三)对症处理

消化不良症状的治疗由于临床症状与慢性非萎缩性胃炎之间并不存在明确关系，因此症状治疗事实上属于功能性消化不良的经验性治疗。慢性胃炎伴胆汁反流者可应用促动力药(如多潘立酮)和(或)有结合胆酸作用的胃黏膜保护药(如铝碳酸镁制剂)。

1.有胃黏膜糜烂和(或)以反酸、上腹痛等症状为主者，可根据病情或症状严重程度选用抗酸药、受体拮抗药或质子泵抑制药(PPI)。

2.促动力药如多潘立酮、马来酸曲美布汀、莫沙必利、盐酸伊托必利主要用于上腹饱胀、恶心或呕吐等为主要症状者。

3.胃黏膜保护药如硫糖铝、瑞巴派特、替普瑞酮、吉法酯、依卡倍特适用于有胆汁反流、胃黏膜损害和(或)症状明显者。

4.抗抑郁药或抗焦虑治疗　可用于有明显精神因素的慢性胃炎伴消化不良症状患者，同时应予耐心解释或心理治疗。

5.助消化治疗　对于伴有腹胀、食欲缺乏等消化不良症而无明显上述胃灼热、反酸、上腹饥饿痛症状者，可选用含有胃酶、胰酶和肠酶等复合酶制剂治疗。

6.其他对症治疗　包括解痉止痛、止吐、改善贫血等。

7.对于贫血，若为缺铁，应补充铁剂。大细胞贫血者根据维生素 B_{12} 或叶酸缺乏分别给予补充。

(四)治疗慢性萎缩性胃炎而预防其癌变

诚然，迄今为止尚缺乏公认的、十分有效的逆转萎缩、肠化和异型增生的药物，但是一些饮食方法或药物已经显示具有诱人的前景。

1.根除 Hp 是否可逆转胃黏膜萎缩和肠化　根除 Hp 治疗后萎缩可逆性的临床报告结果很不一致,1992—2002 年文献 34 篇,萎缩可逆和无好转的基本各占一半,主要由于萎缩诊断标准、随访时间和间隔长短、活检取材部位和数量不统一所造成。但是,根除 Hp 后炎症的消除、萎缩甚至肠化的好转却是不争的事实。

2.COX—2 抑制药的化学预防　环氧化酶(cyclooxygenase,COX)是前列腺素(PGs)合成过程中的限速酶,它将花生四烯酸代谢成各种前列腺素产物,后者参与维持机体的各种生理和病理功能。COX 是膜结合蛋白,存在于核膜和微粒体膜。胃上皮壁细胞、肠黏膜细胞、单核/巨噬细胞、平滑肌细胞、血管内皮细胞、滑膜细胞和成纤维细胞可表达 COX—2。COX—2 与炎症及肿瘤的发生、发展有密切关系,并且可作为预防、治疗炎症和肿瘤的靶分子,因而具有重要的临床意义。

3.生物活性食物成分　除了满足人体必需的营养成分外,同时具有预防疾病、增强体质或延缓衰老等生理功能的食物与膳食成分称之为生物活性食物成分。近年来的研究显示饮食中的一些天然食物成分有一定的预防胃癌作用。

(1)叶酸:一种 B 族维生素。主要存在于蔬菜和水果,人体自身不能合成叶酸,必须从膳食获取,若蔬菜和水果摄入不足,极易造成叶酸缺乏,而叶酸缺乏将导致 DNA 甲基化紊乱和 DNA 修复机制减弱,并与人类肿瘤的发生有关。具有较高叶酸水平者发生贲门癌和非贲门胃癌的概率是低叶酸含量人群的 27% 和 33%。Mayne 等在美国进行的一项关于饮食营养素摄入与食管癌及胃癌发病风险的研究中发现,叶酸摄入量最低的人群患食管腺癌、食管鳞癌、贲门癌及胃癌的相对危险度比叶酸摄入量最高的人群分别高出 2.08 倍、1.72 倍、1.37 倍和 1.49 倍。萎缩性胃炎和胃癌发生中不仅有叶酸水平的降低,更有总基因组 DNA 和癌基因低甲基化的发生。我们实施的动物实验表明叶酸可预防犬胃癌的发生率。也曾进行了叶酸预防慢性萎缩性胃炎癌变的随机对照的临床研究,显示叶酸具有预防胃癌等消化道肿瘤的作用。也有研究者提出在肿瘤发展的不同阶段,叶酸可能具有双重调节作用:在正常上皮组织,叶酸缺乏可使其向肿瘤发展;适当补充叶酸则抑制其转变为肿瘤;而对进展期的肿瘤,补充叶酸则有可能促进其发展。因此补充叶酸需严格控制其干预剂量及时间,以便提供安全有效的肿瘤预防而不是盲目补充叶酸。

(2)维生素 C:传统的亚硝胺致癌假说和其他的研究结果提示,维生素 C 具有预防胃癌的作用,机制之一可能与纠正由 Hp 引起的高胺环境有关。维生素 C 是一种较好的抗氧化剂,能清除体内的自由基,提高机体的免疫力,对抗多种致癌物质,此外维生素 C 也具有抗炎和恢复细胞间交通的作用。有人曾给胃癌高发区居民补充足够的维生素 C,一定时间后发现这些居民体内及尿中致癌物亚硝胺类含量明显降低。胃病患者进行血清学检测和胃液分析,发现萎缩性胃炎和胃癌患者的胃液内维生素 C 水平都普遍低于其他胃病患者,并伴有 pH 和亚硝酸盐水平异常升高。当然,该方面也有一些矛盾之处:对 51 例多病灶萎缩性胃炎患者进行抗 Hp 及大剂量维生素 C(1g/d)治疗 3 个月后,发现鸟氨酸脱羧酶(ODC)和 COX—2 的表达明显减弱,并抑制了致炎细胞因子(IL—1 beta,IL—8,TNF—alpha)的释放,同时增加了表皮生长因子和转化生长因子的产物,明显改善了胃黏膜内外分泌活性。该研究显示维生素 C 不具备抗 Hp 的作用。但胃液维生素 C 预防胃癌的疗效在 Hp 感染时显著降低。如果 Hp 感染患者的维生素 C 浓度降低,则对胃癌细胞的抑制作用消失。值得注意的是,维生素 C 对胃癌的保护作用主要发生在肿瘤形成的起始阶段,这种保护作用在吸烟或酗酒者中无效。

（3）维生素 E：预防胃癌的作用目前仍有争议，且多认为无效。

（4）维生素 A 类衍生物：对胃癌可能有一定预防作用。不同的维生素 A 衍生物对胃癌的影响不同，其最佳剂量与肿瘤抑制的相关性还需进一步实验证明。

（5）茶多酚：富含茶多酚（如表没食子儿茶素没食子酸脂，又简称 EGCG）的绿茶有降低萎缩性胃炎发展为胃癌的危险性。饮茶可以减缓胃黏膜炎症的发生，从而降低慢性胃炎的发病。目前认为茶叶对胃癌的保护作用主要发生在那些大量饮茶者中。在一项国内的报道中，每年饮茶 3kg 以上者的胃癌发病率呈显著下降趋势。绿茶和红茶中的儿茶素可以诱导胃癌细胞凋亡，而对正常细胞影响较小。其中高分子量成分可以引起 G_2/M 期阻滞，并伴随 $P21^{Wafl}$ 的上调。

（6）大蒜素：可减少 Hp 引起的萎缩性胃炎的胃癌发病率，可能与其影响代谢酶的活性及抑制肿瘤细胞增殖和诱导凋亡有关。研究显示大蒜素具有极强和广泛的杀菌能力，从而阻止 Hp 引起的胃炎，最终降低胃癌的发生。流行病学研究显示种大蒜以及素有吃大蒜习惯的地区和人群，胃癌的发病率较低，并且长期吃生大蒜者胃内亚硝酸盐的含量远低于其他人群。最近研究还发现大蒜的主要成分大蒜素可以抑制胃癌细胞 BGC823 的增殖，诱导其发生分化和凋亡。大蒜素可以在胃癌细胞中激发一系列与细胞凋亡通路相关蛋白质的表达响应，进一步抑制胃癌细胞。

（7）微量元素硒：对胃癌的预防有一定的作用，但过量应用（如 $3200\mu g/d$，1 年）却有一定的肝、肾毒性。其合适的剂量与疗程，尚待研究。

一般认为，无机硒（亚硒酸钠）毒性大，其吸收前必须先与肠道中的有机配体结合才能被机体吸收利用，而肠道中存在着多种元素与硒竞争有限配体，从而大大影响无机硒的吸收。有机硒是以主动运输机制通过肠壁被机体吸收利用，其吸收率高于无机硒；被人体吸收后可迅速地被人体利用，且安全较高。近年，有学者认为纳米硒的生物活性比有机硒、无机硒高且具有更高的安全性。以上问题值得重视和须深入研究。

（王玲莉）

第三节　病毒性胃肠炎

一、病因与发病机制

（一）诺瓦克（Norwalk）病毒

Norwalk 是 1972 年在美国俄亥州的 Norwalk 地区性一次非细菌性胃肠炎流行中经免疫电镜首次被发现的病毒颗粒，其后，又发现了与 Norwalk 形态上相似的病毒，如夏威夷病毒、马林病毒、雪山病毒等，但其抗原性与诺瓦克病毒不同，故称诺瓦克样病毒。

传染源主要是患者，发病 72 小时内半数患者的粪便中可检到病毒。通过污染的水源、食物中毒经粪－口途径或密切接触传播。进入人体后侵入小肠黏膜，使肠绒毛增宽变短，腺管增生黏膜固有层有圆形细胞和多形核细胞质浸润，病变一般在 2 周内恢复。诺瓦克病毒对糖和脂肪吸收不良，上皮细胞刷状缘的酶如碱性磷酸酶、蔗糖酶、海藻糖酶等活性降低，肠液大量增加由于某种原因肠腔内渗透压的改变，患者可有碳水化合物、木糖、乳糖缺少和一过性脂肪痢。潜伏期 4～77 小时，平均 24～48 小时。

(二)轮状病毒

轮状病毒(Rotavirus,RV)于 1973 年首次由 Bishop 在婴幼儿急性非细菌性胃肠炎患儿十二指肠上皮细胞活检中发现。人类轮状病毒(human Rotavirus)属于呼吸道肠道病毒科。RV 按其抗原性和核酸的不同,分为 A~F6 个组,其中 A 组轮状病毒主要引起婴幼儿腹泻,称为典型轮状病毒,B 组轮状病毒主要引起成人腹泻,故称为成人轮状病毒(ADRV),D、E、F 组轮状病毒很少致病或不致病。

轮状病毒主要侵犯十二指肠及空肠上皮细胞,引起肠上皮的损害,病毒在肠绒毛细胞中复制,使肠绒毛变短钝,结构严重扭曲变形,类似黏膜萎缩,最后使细胞破坏而脱落。已脱落的肠壁微绒毛细胞,被隐窝底部具分泌功能的细胞加速上移至绒毛顶部所替代,这种情况下细胞功能不成熟,仍呈分泌状态,结果导致分泌增加,吸收外液减少,而发生腹泻。刷状缘多糖被破坏,导致木糖、乳糖、脂肪酸等吸收障碍,致使大量水分和电解质在肠腔内积聚和腔内渗透压增加,造成吸收不良及渗透性腹泻。婴幼儿患者潜伏期为 24~72 小时,成人患者潜伏期最短数小时,最长可达 1 周,平均 2~3 天。

(三)肠道病毒

肠道病毒属于微小 RNA 病毒科,在肠道增殖并从粪便排出。包括脊髓灰质炎病毒、柯萨奇病毒、埃可病毒(enteric cytopathogenic human orphan virus,ECHO)和新分离的 68、69、70、71 和 72 型肠道病毒。上述这些肠病毒除了可引起腹泻外还可引起中枢神经系统麻痹、脑膜脑炎、流行性胸痛、心肌炎、皮疹等。

(四)腺病毒

1976 年正式明确腺病毒是人类社会胃肠炎的病原之一。在腺病毒胃肠炎 70% 由 Ad_{40} 及 Ad_{41} 型腺病毒引起,其他型如 1~3、5~7、11、12、14、16、18、21、23 型也可为腹泻的病原。主要引起婴幼儿腹泻。婴幼儿感染率为 2%~52%。大龄儿童和成人少见。全年发病,以夏秋及冬末略多,可呈爆发流行。患者是重要的传染源,主要通过人与人接触传播,也可通过粪一口途径传播。潜伏期 7~10 天。

二、诊断

(一)Norwal 病毒性胃肠炎

1. 临床表现　多急性起病,主要表现有轻重不同的呕吐或腹泻,大便呈黄色稀水样,量中等,1 天 4~8 次不等,无黏液和脓血。其他症状有食欲不振、恶心、腹痛,有低热、全身肌肉痛,有的可伴有呼吸系统症状,病程 1~3 天,无后遗症。

2. 实验室检查　①血白细胞计数器正常或稍高,中性多核细胞相对偏高;②常规镜检无脓细胞和白细胞;③粪便及呕吐物电镜检查均可找到病毒颗粒,免疫电镜阳性率更高;④免疫定量法或 ELISA 法检查粪便中病毒颗粒、抗原和血清、分泌物中的抗体,几乎所有患者均阳性,血清抗体于起病 10~14 天升高。⑤用 PCR 法检测粪便及肠分泌物中病毒的 DNA 阳性率高。

(二)轮状病毒胃肠炎

1. 临床表现

(1)婴幼儿患者:发病多急,呕吐常为首发症状,腹泻 1 日数次不等,多为大量水样便,黄绿色,有恶臭,可有少量黏液,无脓血。半数以上的患儿有程度的脱水与酸中毒,可危及生命。

一般而言,发热、呕吐多在 48 小时内消退,而腹泻可持续 1 周以上。

(2)成年患者:多起病急,表现以腹痛腹泻为主,尚有恶心、呕吐等。大便多为黄色水样便,无黏液及脓血,腹泻一般每日 5～9 次或者数次不等。腹部压痛以脐周明显,部分口才可有脱水。病程短一般 3～5 天。

2.实验室检查　白细胞总数多数正常,粪便镜检多无异常。取粪便的提取液做免疫电镜检查可检出轮状病毒颗粒,用免疫斑点试验检测粪便上清液的病毒抗原阳性率和特异性均高。

(三)肠道病毒性胃肠炎

除临床表现外,主要依靠粪便及呕吐物电镜检查找到病毒颗粒,粪便滤液可用放免法或 ELISA 法检测病毒抗原进行确诊。

(四)腺病毒胃肠炎

1.临床表现　主要表现为腹泻,呈水样便,量或多或少。病程一般 4～8 天。大多数患者有呕吐,持续 1～2 天,少数患者有发热。约 20％患者有呼吸道症状。可有轻度脱水,少数可有中、重度脱水。

2.实验室检查　主要检测粪便中的腺病毒。可用电镜检查。粪便滤液用血凝抑制试验或 ELISA 法可检测腺病毒抗原,有助于对本病的诊断。应用聚丙酰胺凝胶电泳,亦可从粪便中测得腺病毒,阳性率高于电镜。

(五)其他病毒性胃肠炎

1.杯状病毒性胃肠炎　潜伏期 4～72 小时。病情轻重不一,有呕吐和腹泻,部分患者有低热及腹痛,病程 3～9 天。重型患者有腹部绞痛、严重的呕吐及腹泻,并出现不同程度的脱水及电解质紊乱。粪便电镜检查出杯状病毒则可确诊。

2.星状病毒胃肠炎　潜伏期 3～4 天,成人较婴儿症状轻,除腹泻外,部分患者有呕吐和低热。粪便中电镜检出星状病毒有诊断和鉴别诊断意义。

3.冠状病毒胃肠炎　主要引起新生儿及 2 岁以下婴幼儿急性胃肠炎,表现为腹泻,大便呈水样,每日 10 余次,少数可有血水样便。粪便电镜检查到病毒颗粒即可确诊。

4.小轮状病毒胃肠炎　本病多在冬季流行,密切接触者可能发病,发病后患儿几乎全有呕吐和腹泻,一般不发热,病程不超过 5 天。

三、鉴别诊断

(一)细菌性食物中毒引起的腹泻

许多细菌或细菌毒素,如沙门菌、变形杆菌、大肠杆菌、空肠弯曲菌及金黄色葡萄球菌等污染的食物均可引起恶心、呕吐、腹痛、腹泻等急性胃肠炎表现,故临床上常易误诊为病毒性胃肠炎。但本病由肠毒素引起,多有集体就餐、同时发病的流行病学史,潜伏期较短,有的仅几小时,特点是先吐后泻,以吐为主。起病时先有流涎、恶心,不久即出现频繁的呕吐,呕吐物常有黏液、胆汁或血液。腹泻虽为水样,但量较少,且多有恶臭,同时或先有腹上区不适,腹上、中部阵发性腹痛等。往往有进食不洁食物史。

(二)细菌性痢疾

细菌性痢疾为流行性,全身症状较重,多有发热,且较高,毒血症明显。腹痛腹泻较重,每天腹泻十多次或数十次,伴显著里急后重。腹部压痛多为左下腹。粪量少或无,为脓、黏液与鲜血相混,呈鲜红色或桃红色胶冻样,无粪臭。大便镜检有大量成堆脓细胞,分散多数新鲜红细胞,常见巨噬细胞。细菌性痢疾的细菌阳性率则在 50% 以上。偶见关节炎、周围神经炎和结膜炎。

(三)沙门菌胃肠炎

本病以腹泻为主,但腹泻时往往有部位不定的中度腹痛与腹部压痛,水样泻出物可伴恶臭。呕吐出现早,但较轻,且常有恶心,加之病程短,很少发生肌痉挛的表现,多有明显发热。从某种可疑食物与患者粪便中培养出同一病原菌,如肠炎沙门菌、鼠伤寒沙门菌或猪霍乱沙门菌等,则有确诊价值。

(四)霍乱

霍乱患者在吐泻的同时往注有恶心、腹痛,或有发热、上呼吸道症状,加之泻出物除呈水样外,常有黄绿色稀便或糊状便,夹杂着酸臭味,多见于秋、冬季。

(五)溃疡性结肠炎

溃疡性结肠炎临床表现有反复发作性腹泻、腹胀及脓血便,抗生素治疗无效。大便培养无致病菌。乙状结肠镜或纤维结肠镜检查,可见肠黏膜脆弱易出血,有散在溃疡。晚期患者钡灌肠 X 线检查,可见结肠袋消失,呈铅管样改变。

(六)阿米巴痢疾

阿米巴痢疾的腹泻呈血样大便,发病常无明显的季节性,不会造成流行,患者多无发热和全身毒血症状。腹痛多在右下腹,里急后重不明显,大便次数相对较少,每次的量较多,且因其病变部位较高,肠蠕动将肠道内的血液和大便均匀地混合,大便成为暗红色的果酱样,有明显的腥臭味,结肠镜检查其肠道可见散在较深的溃疡,且在大便中可找到阿米巴滋养体。

四、治疗

无特效疗法,主要的治疗措施为对症支持疗法。

(一)一般治疗

患者需要卧床休息,方便地进入厕所或得到便盆。暂停乳类及双糖类食物。此外,要给患者吃些容易消化吸收的清淡食物,如面条、米粥、肉汤等。因为进食太少,患者处于饥饿状态,会引起肠蠕动增加和肠壁消化液分泌过多而加重腹泻。

(二)病原治疗

1.干扰素和其他抗病毒药物 可以试用,但疗效不确切。病程早期应用大剂量人丙种球蛋白,能有一定效果。以对症治疗为主。

2.抗生素 不能乱用抗生素,抗生素不会杀病毒。同时,在人的肠道中生长着许多种细菌,它们按一定的比例组合,在肠道内形成一种相对平衡的生态环境,维护着人体的健康。乱用抗生素,会把对人体有益的细菌杀死,导致菌群失调,那些对抗生素不敏感的葡萄球菌、条件致病性大肠杆菌等会失去制约,乘机大肆繁殖,引起菌群失调性腹泻。

3.其他 硝噻醋柳胺,是噻唑烷类抗菌药物,0.5g,3 次/d,用于治疗成人和青少年病毒性肠炎患者,能明显缩短病程。

(三)对症支持治疗

如果呕吐严重且已排除外科急腹症,可注射止吐药(如肌内注射晕海宁 50mg,每 4 小时 1 次;每日肌内注射氯丙嗪 25~100mg)或口服普氯哌嗪 10mg,3 次/d(栓剂,25mg,2 次/d)。

严重腹痛,可每 4 小时或 6 小时 1 次肌内注射哌替啶 50mg。应该避免使用吗啡,因为其会加重肠道肌肉张力,从而加重呕吐。

当患者能摄入液体而无呕吐时,可逐渐在饮食中增加温和食物(谷类,明胶,香蕉,烤面包)。如果 12~24 小时以后,虽然有中度腹泻,但无严重的全身症状或便血时,则可以口服苯乙哌啶片剂或液剂(2.5~5mg,3~4 次/d),洛哌丁胺(2mg,4 次/d)或次水杨酸铋 524mg(2片或 30ml,6~8 次/d)。

同时要补充水分和电解质,可服用口服补液盐。一旦恶心,呕吐较轻或停止,应该摄入葡萄糖—电解质口服液,滤过的肉汤,或加盐的肉菜清汤以预防脱水或治疗轻微的脱水。即使患者仍有呕吐,也应该多次少量进食上述液体,因为容量补充后呕吐可以消除。儿童可能较快发生脱水,应该给予适当再水化液(有些市场上可以买到)。经常饮用的液体,例如碳酸盐饮料或运动型饮品,因缺乏正确的葡萄糖和钠的比例,不适于在不满 5 岁的儿童中应用。如果呕吐持久或存在严重的脱水,则需要经静脉适当补充电解质。

(王玲莉)

第四节　十二指肠炎

十二指肠炎(duodentis)是指由各种原因引起的十二指肠黏膜的慢性炎症。根据发病急缓分为急性与慢性两类。临床症状无特异性,主要通过内镜检查进行确诊。综合国内 12849 胃镜检查报告,占上消化道内镜检查的 17.4%。国外报告内镜检出率为 6%~41%。男女发病率为 2:1,以青年居多,发病部位依次为十二指壶腹、Vater 乳头部、降部及纵行皱襞处。

一、病因与发病机制

慢性原发性十二指肠炎的发生可能与下列因素有关:①胃酸作用:高胃酸分泌导致十二指肠酸负荷增加,可能是慢性原发性十二指肠炎的病因之一;②幽门螺杆菌感染:十二指肠炎时幽门螺杆菌检出率为 53.1%。十二指肠炎时十二指肠黏膜伴胃上皮化生率达 53.1%~58.7%,化生区能检出 Hp,检出率随化生的程度增重而加大,最高可达 75%。已有证据表明,胃上皮化生、十二指肠炎与 Hp 阳性胃炎三者间有密切关系。

慢性继发性十二指肠炎常继发于消化系统及其他系统的疾病,如慢性胃炎、消化性溃疡、胆道疾病、慢性肝病、慢性胰腺炎、慢性肾炎和肾功能不全、慢阻肺和心功能不全、胃肠过敏症及其他少见病因。十二指肠溃疡和胃溃疡患者慢性继发性十二指肠炎发生率为 66.0%~95.7% 和 75.0%~92.0%;而慢性全胃炎时 80% 有慢性十二指肠炎,所有慢性胰腺炎患者都能发现慢性十二指肠炎,而慢性十二指肠炎的发展又可导致慢性胰腺炎的多次复发。慢性肝病时常引起整个胃肠道受累,其中包括十二指肠。45% 的胆道疾病患者发现慢性继发性十二指肠炎,其中无结石慢性胆囊炎患者为 35.0%~79.2%。慢性胆石症时为 67.4%~80%,在慢性肾衰竭终末期有 42.3% 的患者有慢性十二指肠炎。在 47.3% 慢性继发性十二指肠炎患者检出贾第鞭毛虫,表现为十二指肠的浸润性炎症。另外,嗜细胞性胃肠炎、克罗恩病以及十二指肠结核等,也可成为十二指肠炎的非寻常病因。

二、诊断

(一)临床表现

病变轻微者可无症状,诊断依靠内镜检查。即使有症状也无特异性,也需结合内镜所见或上消化道钡餐检查方能确诊。

1.上腹痛　约80%以上的患者有不同程度的上腹痛,有的比较剧烈。部分患者有饥饿痛、夜间痛、进食缓解的特点;部分患者饭后疼痛加重,两者约占半数病例,近半数患者疼痛无规律性。体征有上腹痛或偏右压痛。

2.消化不良的症状　消化吸收不良的症状突出,有食欲减退、反酸、嗳气、呃逆、上腹饱胀等,容易误诊为功能性消化不良。

3.上消化道出血　上消化道出血的发生率为3.4%~35.5%,多为黑粪或柏油样便,也有呕血者。有的出血为首发症状,是上消化道出血的常见原因之一。

(二)内镜检查

内镜下主要见黏膜呈点片状充血、水肿、反光增强;或红白相间,以红为主;黏膜呈点片状糜烂、出血;绒毛变平或缺失,如为萎缩型黏膜苍白,血管网显露;浅表型黏膜粗大不平,呈颗粒状或增生结节状隆起;十二指肠球形态变异,球腔缩小。根据镜下特征可分为浅表型、出血糜烂型、萎缩型和增生型4种。内镜检查有确诊价值,90%内镜可做出确诊,10%可通过活检得到确诊。

三、鉴别诊断

首先应与慢性胃炎鉴别,慢性十二指肠炎往往与慢性胃炎并存,而且两者临床表现相似,而在治疗上也基本一致,因此两者的鉴别意义不大。急性十二指肠炎应与急性胃炎鉴别。有时与急性胆囊炎极易混淆,应仔细加以鉴别。进行内镜和B超检查,可将两者鉴别。其次应与消化性溃疡尤其是十二指肠溃疡鉴别,有些患者出现规律性上腹痛、反酸、嗳气,酷似消化吸收性溃疡,后者内镜下可见溃疡病变可资鉴别。如为继发性十二指肠炎,常有原发病的一些表现,如慢性消化性溃疡、慢性胰腺炎、慢性肝病、胆道疾病等,有各自原发病的表现,不难鉴别。

四、治疗

(一)一般治疗

生活规律、劳逸结合,避免过度劳累和精神紧张。饮食应定时,要细嚼慢咽,防止辛辣、浓茶、咖啡、烟酒、过冷过热等刺激性食物。应根据患者各自的生活习惯调整生活方式和饮食习惯。

为了保护黏膜,减轻症状,可适当应用黏膜保护剂,如替普瑞酮(施维舒)、铝碳酸镁、胶体次枸橼酸铋(CBS)、马来酸伊索拉定(盖世龙)、麦滋林、蒙托石(思密达)、谷氨酰胺(自维)等。

(二)降低十二指肠酸负荷

现在常用质子泵抑制剂。如奥美拉唑、泮托拉唑、兰索拉唑、雷贝拉唑、埃索美拉唑等。选用质子泵抑制剂时应严格掌握适应证和禁忌证,防止滥用。近年来报告质子泵抑制剂的不良反应日渐增多,因此使用质子泵抑制剂时在用药过程中应及时了解有无不良反应发生。一般用药 2～4 周,如病情需要最多不超过 8 周。抗酸剂由于疗效差或副作用较大,目前已很少应用。

(三)根除幽门螺杆菌治疗

众所周知,幽门螺杆菌感染与慢性胃炎并十二指肠球炎、消化性溃疡及胃癌密切相关,因此,十二指肠球炎并发幽门螺杆菌阳性时,或并发慢性胃炎幽门螺杆菌阳性时,根除幽门螺杆菌治疗应列为首选。尽管十二指肠球炎至今尚无癌变的报告,但十二指肠球炎的发病与幽门螺杆菌感染有关,因此,根除幽门螺杆菌感染有其重要的临床意义。

(黄竹林)

第五节 急性出血性坏死性肠炎

一、病因与发病机制

急性出血性坏死性肠炎(acute hemorrhagic necrotic enteritis)是一种急性、暴发性疾病。临床上以腹痛、腹泻、便血、呕吐、腹胀、发热及中毒表现为主,成人和儿童均可发病。15 岁以下占 60％以上。男女发病为(2～3)：1 发病前可有饮食不当等诱因,以农村中发病较多。

急性出血性坏死性肠炎的病因和发病机制尚不十分明了。一般认为,本病的发生是由于多种因素共同作用的结果。内部因素为肠道局部缺血,胃肠分泌功能低下,导致肠道屏障功能缺损外部原因是主要是肠道病原体感染。现认为与 C 型产气荚膜芽胞杆菌感染有关,可能与 C 型产气荚膜芽胞杆菌产生的 B 毒素所致,B 毒素可影响人体肠道微循环而致斑片状、坏疽性肠炎。由于某种原因进食污染有致病菌的肉类食物(未煮熟或变质),或肠内生态学发生改变(如从多吃蔬菜转变为多吃肉类)而利于该病菌繁殖;和(或)肠内蛋白酶不足(个体性或地区性),或以具有胰蛋白酶抑制因子的甘薯为主食发,使 B 毒素的分解破坏减少,从而导致了发病。病变主要为肠壁小动脉内类纤维板蛋白沉着、栓塞而致小肠出血、坏死。疾病好发于空肠和回肠,也可累及十二指肠、结肠及胃,偶可累及全消化道。病变可局限于肠的一段,也可呈多发性。受累肠段肠壁水肿、增厚、质地变硬。病变常起始于黏膜,表现出为肿胀、广泛性出血,可延伸至黏膜肌层,甚至于累及浆膜,可伴不同程度的腹腔渗液,严重时可引起溃疡及穿孔。

二、临床表现

多急性起病,也有缓慢发病者。病情轻重不一,轻者仅表现腹痛、腹泻,病程通常 1～3 周,很少复发或留后遗症;重者可在 I～2 天后出现大量便血,并出现休克、高热等中毒症状和严重并发症。

(一)胃肠症状

1.腹痛 可见于 95％以上病例,腹痛常为首发症状。疼痛位于脐周、左腹、右腹或全腹。多为阵发性绞痛,疼痛亦可为持续增长性阵发性加剧。

2.腹泻、便血 腹痛发生后出现腹泻,一日 3～7 次不等,亦有达 20 多次者。粪便初为糊状带粪质,后渐为黄水样,继之呈血水样、高粱米泔水样或果酱样,甚至为鲜血或暗红色血块,此时粪质少而有恶臭。出血量多少不定,轻者可仅有腹泻,或为粪便潜血阳性。严重者一日血量可达数百毫升。腹泻和便血时间短者仅 1～2 天,长者可达月余。可呈间歇发作,或反复多次发作。

3.呕吐　常与腹痛、腹泻同时发生,呕吐物可为胃内容,或呈咖啡样、血水样,亦可呕吐胆汁。

（二）腹部体征

腹部胀满,有时可见肠型。脐周、上腹或全腹有明显压痛,部分患者肌紧张或反跳痛。早期肠鸣音亢进,中毒症状明显,或伴有麻痹性肠梗阻者,肠鸣音减弱或消失。

（三）全身表现

病情严重者,可出现水电解质紊、休克、高热、抽搐、神志模糊或昏迷等严重中毒症状。此种病例预后差。

（四）并发症表现及其他表现

严重病例可出现麻痹性肠梗阻、肠穿孔、急性一腹膜炎等并发症及相应表现。其他少见表现有肠系膜淋巴结肿大、黄疸、肝脏脂肪酸变性、间质性肺炎、肺水肿、弥散性血管内凝血（DIC）、肺水肿、急性肾衰、肾上腺灶性坏死等。

（五）临床类型

临床类型可根据其临床突出表现分为腹泻型、便血型、肠梗阻型、腹膜炎型和毒血症型5 型。

（六）实验室检查和特殊检查

1.血象　白细胞增多,多在 $12.0×10^9$ /L 以上,以中性粒细胞增多为主,并有核左移现象。

2.粪检　粪便呈血性,或潜血试验强阳性,可有少量或中等量脓细胞。

3.X 线检查　腹部 X 线平片可见受累肠段(多为空肠)充气和液平面。肠穿孔者膈下可见游离气体。在急性期不宜做钡餐或钡灌检查,以免发生穿孔。急性期过后可作钡餐检查,如怀疑病变累及结肠者,应考虑做结肠镜检查。钡剂检查员显示肠黏膜粗糙,肠壁增厚,肠间隙增宽,肠壁张力和蠕动减弱,肠管扩张和僵直,部分病例可出现在肠痉挛、狭窄和肠壁囊样气肿。

三、诊断与鉴别诊断

（一）诊断

急性出血坏死性肠炎的诊断主要根据临床表现和相关的辅助检查。剧烈腹痛、便血、腹部压痛点不固定伴有严重毒血症时应怀疑本病可能。如同时能排除中毒性痢疾、绞窄性肠梗阻、肠套叠等诊断即可成立。辅助检查对诊断有很大帮助。血象显示周围血白细胞质增多,以中性粒细胞增多为主,常有核左移。红细胞质和血红蛋白常降低。粪便检查外观呈或鲜红色,或潜血试验强阳性,镜下见大量红细胞,偶见脱落的肠系膜,可有少量或中等量脓细胞。急性期不宜做钡餐或钡灌检查,以免发生穿孔。急性期过后可钡餐检查,以协助诊断。因此无早期诊断价值。

急性出血坏死性肠炎腹痛前有程度不同的前驱症状,如头痛、乏力、全身痛及食欲不振等。腹痛常常是突然发生,以左上腹或右下腹为主,有时却是脐周围或全腹部的持续性腹痛。临床上酷似肠梗阻或腹膜炎。除腹痛外常有腹泻或血便。患者发热,甚至于发生中毒性休克。服务部广泛压痛,肠鸣音减弱或消失,偶尔在腹部触及包块。穿孔和腹膜炎时全腹压痛,有肌卫、反跳痛。腹腔试探穿刺发现红细胞和脓细胞提示有肠穿孔、肠坏死可能性。

（二）鉴别诊断

由于本病的临床表现与其他胃肠病有相似之处，因此易于混淆，应及时给予鉴别。

1.克罗恩病急性期　急性出血性坏死性肠炎与克罗恩病的急性期在病变与临床表现出上却有许多相似之处。克罗恩病是一种非特异性遗传免疫力性疾病，常无明显发病季节性和发病诱因。青壮年多见，腹泻以单纯性水样便为主，很少便血或有中毒症状，甚至发生中毒性休克。易转为慢性。病变以增生为主，很少发生出血、坏死。根据以上可资鉴别。

2.中毒性痢疾　随着生活环境和自然环境的改善，对中毒性痢疾防治效果水平面的提高，本病的发病率有明显下降。中毒性菌痢发病骤急，开始即有高热、惊厥、神志模糊、面色灰暗、血压下降，可于数小时内出现脓血便，粪便中队脓血便外，找到吞噬细胞或大便培养出痢疾杆菌可作鉴别。

3.急性化脓性腹膜炎　主要是急性出血性坏死性肠炎早期与腹膜炎鉴别。尽管两种疾病有腹痛、恶心呕吐、感染中毒症状，但化脓性腹膜炎如为继发性，可继发于腹腔内器官操作穿孔、破裂或原发性腹膜炎常有肺炎、脓毒血症、泌尿生殖系统感染等引起。开始即有腹膜刺激征。急性出血坏死性肠炎早期一般无腹膜刺激征。腹痛、便血为主要症状。

4.急性阑尾炎　腹痛是急性阑尾炎的主要症状，多数人以突发性和持续性腹痛开始，少数人以阵发性腹痛开始，而后逐渐加重。腹痛开始多在上腹、剑突下或脐周围，经 4～8 小时或者 10 多个小时后，腹痛部位逐渐下移，最后固定于右下腹部，这种转移性右下腹痛约 80% 的患者具有这一特征，所谓转移性右下腹痛，根据这一特征可与其他急腹症鉴别。

5.急性胃黏膜病变　本病有用药、酒精中毒或应激如严重感染、休克、大手术、烧伤、创伤及精神高度紧张等应激，引起血管痉挛收缩，致使黏膜缺血缺氧，导致黏膜损害，发生糜烂和出血。因此，了解有无用药、酗酒或应激状态对诊断很有帮助。由于溃疡不侵及肌层，在临床上很少有腹痛，上消化道出血是其最突出的症状，表现呕血或黑便。出血严重者可发生出血性休克。

6.十二指肠溃疡　疼痛部位在中上腹脐上方偏右，呈钝痛、烧灼痛或饥饿痛，有周期性、节律性发作，发生在饭后 1～2 小时，进食可缓解，常有嗳气、反酸、烧心、呕吐等症状。内镜检查可确诊。

7.肠梗阻　腹痛、呕吐、腹胀、无大便、无肛门排气是肠梗阻的主要功能，临床症状不同。上述这些症状的出现在与梗阻发生的急缓、部位的高低、所有腔阻塞的程度有密切关系。肠梗阻的特点：①波浪式的由轻而重，然后又减轻，经过一平静期而再次发作。②腹痛发作时有气体下降感，到某一部位时突然停止，此时腹痛最为剧烈，然后有暂时缓解。③腹痛发作时可出现肠型或肠蠕动，患者自觉似有包块移动。④腹痛时可听到肠鸣音亢进。绞窄性肠梗阻由于某种原因有肠管缺血和肠系膜的嵌顿，则常常为持续性，伴有阵发性加重，疼痛也较剧烈。有时肠系膜发生严重绞窄，可无缘无故性剧烈腹痛。麻痹性肠梗阻的腹痛往往不明显，阵发性绞痛尤为少见，一般多为胀痛。肠梗阻时呕吐、腹胀明显，而便血不多。急性出血性坏死性肠炎时便血症状较重，X 线腹部平片小肠有比较弥漫的充气或液平面。

8.肠型过敏性紫癜　儿童多见。腹痛剧烈伴呕吐、便血、易发生休克。常有腹膜刺激征与伴有肠麻痹和腹膜炎者不难鉴别。但肠型过敏性紫癜呕吐、腹胀更重，而便血不多。X 线腹部平片典型者常显示假肿瘤（充满液体的团袢肠段）、咖啡豆（充气的团袢肠段）影像。急性出血性坏死性肠炎时出血症状较重,X线腹部平片小肠有比较弥漫的充或液平面。

四、治疗

急性出血性坏死性肠炎的治疗一般以内科治疗为主,治疗的要点是减轻消化道负担、纠正水和电解质紊乱、改善中毒症状、抢救休克、控制感染和对症治疗。

(一)一般治疗

腹痛、便血和发热期应完全卧床休息和禁食。这样有利于胃肠休息。直到呕吐停止、便血减少,腹痛减轻时方可进少量流质,以后逐渐加量,待无便血和明显腹痛时再改软食。禁食期间应静脉补充高渗葡萄糖、复方氨基酸、白蛋白、脂肪乳等。恢复饮食宜谨慎,过早摄食可能会导致营养不良,影响疾病的康复。腹胀和呕吐严重者应作胃肠减压。

(二)纠正水、电解质失衡

急性出血性坏死性肠炎时由于出血、呕吐、腹泻、发热,加上禁食,易于发生水、电解质及酸碱平衡失调,应及时给予纠正(参见本书第五章胃肠疾病时水电、酸碱平衡失调)。

(三)抗休克

急性出血性坏死性肠炎时由于某种原因发热、呕吐腹泻、失血、禁食等因素容易引起休克,是引起患者死亡的主要原因,早期发现休克并及时处理是治疗本病的主要环节,应迅速补充血容量,改善微循环,除补充晶体溶液外,应适当输血浆、新鲜全血或人体血清白蛋白等胶体液。血压不升者,可酌情选用山莨菪碱为主的血管活性药物。为减轻中毒症状、过敏反应、协助纠正休克,可慎用肾上腺皮质激素治疗。可静脉滴注 3~5 天氢化可的松,成人 200~300mg/d,或地塞米松 5~10mg/d;儿童用氢化可的松 4~8mg/d,或地塞米松 1~2.5mg/d,病情好转应及时停药,因肾上腺皮质激素有加重肠出血和肠穿孔之危险,应用时必须谨慎。一般用 3~5 天。

(四)应用抗生素

控制肠道感染,宜尽早应用有效抗生素治疗。常用头孢类罗氏芬、先锋必、舒普深,喹诺酮类、大环内酯类等,酌情选择。

(五)对症治疗

腹痛严重者可给予度冷丁,高热、烦躁可给吸氧、解热剂、镇静剂或物理降温,便血量大时给予输血。

(六)抗毒血清

采用 Welchii 杆菌抗毒血清 42000~85000U 静脉滴注,有较好疗效。

(王玲莉)

第六节　甲型病毒性肝炎

甲型病毒性肝炎(甲型肝炎)是由甲型肝炎病毒(hepatitis A virus,HAV)感染引起的、主要通过粪—口途径传染的自限性急性肠道传染病。我国是甲型肝炎的高发区,自 20 世纪 80 年代在上海暴发流行后,近年呈现散发和小规模流行的特点。大部分 HAV 感染表现为隐性或亚临床性感染,少部分感染者在临床上表现为急性黄疸/无黄疸型肝炎。一般而言,甲型肝炎不会转为慢性,发展为重型肝炎者也十分少见,大部分预后良好。

一、病原学

HAV属微小RNA病毒科(picornavirus),1973年Feinston等应用免疫电镜在急性肝炎患者的大便中发现,1987年获得HAV全长核苷酸序列。HAV基因组由7478个核苷酸组成,包括3个部分:①5′-非编码区;②结构与非结构编码区,单一开放读码框架(ORF)可编码一个大的聚合蛋白和蛋白酶,后者将前者水解为至少3~4个结构蛋白和7个非结构蛋白;③3′-非编码区。目前HAV只有一个血清型和一个抗原-抗体系统,感染HAV早期产生IgM抗体,一般持续8~12周,少数持续6月以上。

HAV对外界抵抗力较强,耐酸碱,能耐受60℃至少30mm,室温下可生存1周;于粪便中在25℃时能存活30d,在贝壳类动物、污水、淡水、海水、泥土中能存活数月。采用紫外线(1.1W,0.9cm)1min、85℃加热1min、甲酸(8%,25℃)1min、碘(3mg/L)5min或氯(游离氯浓度为2.0~2.5mg/L)15min可将其灭活。

二、流行病学

(一)传染源

急性期患者和隐性感染者为主要传染源,后者多于前者。粪便排毒期在起病前2周至血清ALT高峰期后1周;黄疸型患者在黄疸前期传染性最强;少数患者可延长至其病后30d。一般认为甲型肝炎病毒无携带状态,近年有报道部分病例表现为病程迁延或愈后1~3个月再复发,但比例极小,传染源的意义不大。

(二)传染途径

HAV主要由粪-口途径传播。粪便污染水源、食物、蔬菜、玩具等可引起流行。水源或食物污染可致暴发流行,如1988年上海市由于食用受粪便污染的未煮熟的毛蚶而引起的甲型肝炎暴发流行,1个月内发生30余万例,死亡47人。日常生活接触多为散发病例,输血感染或母婴垂直传播极为罕见。

(三)易感人群

人群普遍易感。在我国,大多在儿童、青少年时期受到隐性感染,人群抗HAV-IgG阳性率可达80%。感染HAV后可获持久免疫力,但与其他型肝炎病毒无交叉免疫性。

三、发病机制及病理组织学

甲型肝炎的发病机制尚未完全阐明。经口感染HAV后,由肠道进入血液,引起短暂病毒血症。目前认为,其发病机制倾向于以宿主免疫反应为主。发病早期,可能由于HAV在肝细胞中大量复制及CD8$^+$细胞毒性T细胞杀伤作用共同造成肝细胞损害;在疾病后期,体液免疫产生的抗HAV,可能通过免疫复合物机制破坏肝细胞。

其组织病理学特点包括:以急性炎症病变为主,淋巴细胞浸润,七叶内可见肝细胞点状坏死;也可引起胆汁淤积(淤胆型肝炎)和大块或亚大块坏死(重型肝炎)。

四、临床表现

感染HAV后,不一定都出现典型的临床症状,大部分患者感染后没有任何症状,甚至肝功能也正常,而到恢复期却产生抗HAV-IgG,为亚临床型感染。经过2~6周的潜伏期(平均为30d),少部分患者可出现临床症状,主要表现为急性肝炎,少数患者可表现为淤胆型肝炎和急性或亚急性重型肝炎(肝衰竭)。

(一)急性黄疸型肝炎

80%患者以发热起病,伴乏力,四肢酸痛,似"感冒"。热退后患者出现食欲缺乏,伴恶心或呕吐,腹胀等消化道症状,临床似"急性胃肠炎"。皮肤及巩膜出现黄染,尿颜色深,似浓茶色。极少数患者临床症状重,可出现腹水、肝性脑病及出血倾向等肝功能衰竭的表现。总病程为2~4个月。

(二)急性无黄疸型肝炎

占50%~90%,尤以儿童多见。起病较缓,症状较轻,恢复较快,病程大多在2个月内。

(三)HAV双重或多重感染

按与其他肝炎病毒感染的时间顺序,可分为混合感染、重叠感染。例如,甲肝病毒感染和乙肝病毒感染同时发生,称混合感染。在慢性乙型肝炎或乙肝表面抗原携带者基础上又发生甲肝病毒感染,称重叠感染。无论HAV是同时感染或重叠感染所引起的临床症状,少部分患者与单纯HAV感染所致的急性肝炎相似。大部分HAV与其他肝炎病毒同时感染或重叠感染患者的临床症状严重,病情也较复杂。重叠感染的预后取决于原有肝脏病变的严重程度,大多数患者预后良好。

五、辅助检查

(一)肝功能及凝血象检查

丙氨酸转氨酶(ALT)、天冬氨酸转氨酶(AST)明显升高,AST/ALT比值常<1。如果患者可出现ALT快速下降,而胆红素不断升高(即所谓酶、胆分离现象)或AST/ALT>1,常提示肝细胞大量坏死。如果直接胆红素/总胆红素>70%,且伴血清谷氨酰转肽酶(γ-GT)、碱性磷酸酶(ALP)升高,则提示肝内胆汁淤积。绝大部分患者血清白蛋白及γ球蛋白、凝血酶原活动度(PTA)均在正常范围。PTA<40%是诊断重型肝炎(肝衰竭)的重要依据之一,亦是判断其预后的重要指标。

(二)病原学检查

1. 抗HAV-IgM 在病程早期即为阳性,3~6个月后转阴,极少部分患者的抗HAV-IgM在6个月后才转阴,因而是早期诊断甲型肝炎最简便而可靠的血清学标志。但应注意,接种甲型肝炎疫苗后2~3周,有8%~20%接种者可呈抗HAV-IgM阳性。

2. 抗HAV-IgG 于2~3个月达高峰,持续多年或终身。因此,它只能提示感染HAV,而不能作为诊断急性甲型肝炎的指标。

3. HAV-RNA PCR检测血液或粪便中HAV-RNA,阳性率低,临床很少采用。HAV-RNA载量与轻一中度甲型肝炎患者血清ALT、PTA正相关,而与严重甲型肝炎患者血清ALT、PTA水平无明显相关。但是,HAV-RNA载量与血清O反应蛋白呈正相关,与外周血血小板计数呈负相关。

六、诊断及鉴别诊断

(一)诊断依据

1. 流行病学资料 发病前是否到过甲型肝炎流行区,有无进食未煮熟海产品如毛蚶、蛤蛳等不洁饮食及饮用可能被污染的水等病史。

2.临床特点 起病较急,以"感冒"样症状起病,常伴乏力、食欲差、恶心、呕吐、尿颜色深似浓茶色等症状。

3.病原学诊断 血清抗 HAV－IgM 阳性,是临床确诊甲型肝炎的依据。

4.临床要注意的特殊情况

(1)HAV 混合感染/重叠感染:患者原有慢性 HBV 感染或其他慢性肝脏疾病,出现上述临床症状;或原有慢性肝炎、肝硬化病情恶化,均应考虑重叠感染甲型病毒肝炎的可能,应及时进行有关病原学指标检测。

(2)甲型肝炎所致重型肝炎(急性肝衰竭):占 0.5％～1.5％。早期表现极度疲乏;严重消化道症状如腹胀、频繁呕吐、呃逆;黄疸迅速加深,出现胆酶分离现象;中晚期表现出血倾向、肝性脑病、腹水等严重并发症,PTA＜40％。

(二)鉴别诊断

1.其他原因引起的黄疸

(1)溶血性黄疸:常有药物或感染等诱因,表现为贫血、腰痛、发热、血红蛋白尿、网织红细胞升高,黄疸大都较轻,主要为间接胆红素升高,ALT、AST 无明显升高。

(2)梗阻性黄疸:常见病因有胆石症,壶腹周围癌等。有原发病症状、体征,肝功能损害轻,以直接胆红素为主,B 超等影像学检查显示肝内外胆管扩张。

2.其他原因引起的肝炎

(1)急性戊型肝炎:老年人多见,临床表现与甲型肝炎相似。根据病原学检查可资鉴别。

(2)药物性肝损害:有使用肝损害药物的明确病史,临床常表现为发热伴皮疹、关节痛等症状。部分患者外周血嗜酸性粒细胞增高,肝炎病毒标志物阴性。

(3)感染中毒性肝炎:如流行性出血热,伤寒,钩端螺旋体病等所导致的肝功能试验异常。主要根据原发病的临床特点和相关实验室检查加以鉴别。

七、并发症

甲型肝炎的并发症较少,一般多见于婴幼儿、老年人等免疫功能较低者。临床常见的有胆囊炎、胰腺炎、病毒性心肌炎等。少见并发症如皮疹、关节炎、吉兰－巴雷综合征等,可能与 HAV 感染后血清中有短暂的免疫复合物形成有关。严重并发症还包括再生障碍性贫血,发病率为 0.06％～0.4％,机制尚未明确。

八、治疗

甲型肝炎一般预后良好,在急性期注意休息及给予适当的保肝药物治疗,如甘草酸制剂、还原型谷胱甘肽制剂等,1～2 周临床症状完全消失,2～4 个月肝脏功能恢复正常。HAV 感染,由于病毒血症短,不需要抗病病毒治疗。对于有明显胆汁淤积或发生急性重型肝炎(急性肝衰竭者),则应给予相应的治疗。

九、预防

养成良好的卫生习惯,防止环境污染,加强粪便、水源管理是预防甲型肝炎的主要方法。在儿童及高危人群中注射甲型肝炎疫苗是预防甲型肝炎的有效方法。甲型肝炎减毒活疫苗在我国人群中广泛应用,其价格相对较便宜,但其抗体水平保持时间相对较短,而且必须在冷链条件下运输和保存。灭活疫苗在国内外人群中广泛使用,其抗体水平较高且持续时间较长(至少 20 年)、无需冷链条件下运输和保存,但其价格相对较贵。

十、预后

多在 2~4 个月临床康复,病理康复稍晚。病死率约为 0.01%。妊娠后期合并甲型肝炎病死率 10%~40%。极少数患者的病程迁延超过 6 个月或临床病程出现"复发",但至今尚未确认真正的慢性甲型肝炎病例。

(王玲莉)

第七节　乙型病毒性肝炎

一、病原学

乙型肝炎病毒(hepatitis B virus,HBV)属于嗜肝 DNA 病毒科(hepadnavirus)正嗜肝 DNA 病毒属(orthohepadnavirus)。1965 年 Blumberg 等报道在研究血清蛋白多样性中发现澳大利亚抗原,1967 年 Krugman 等发现其与肝炎有关,故称其为肝炎相关抗原(hepatitis associated antigen,HAA),1972 年世界卫生组织将其正式命名为乙型肝炎表面抗原(hepatitis B surface antigen,HB－SAg)。1970 年 Dane 等在电镜下发现 HBV 完整颗粒,称为 Dane 颗粒。HBV 基因组由不完全的环状双链 DNA 组成,长链(负链)约含 3200 个碱基(bp),短链(正链)的长度可变化,为长链的 50%~80%。HBV 基因组长链中有 4 个开放读码框(open reading frame,ORF)BPS 区、C 区、P 区和 X 区,它们分别编码 HBsAg、HBeAg/HBcAg、DNA 聚合酶及 HBxAg。

二、流行病学

全世界 HBsAg 携带者约 3.5 亿,其中我国约 9 千多万,约占全国总人口的 7.18%(2006 年调查数据)。按流行的严重程度分为低、中、高度三种流行地区。低度流行区 HBsAg 携带率 0.2%~0.5%,以北美、西欧、澳大利亚为代表。中度流行区 HBsAg 携带率 2%~7%,以东欧、地中海、日本、俄罗斯为代表。高度流行区 HBsAg 携带率 8%~20%,以热带非洲、东南亚和中国部分地区为代表。本病婴幼儿感染多见;发病男性高于女性;以散发为主,可有家庭聚集现象。

1. 传染源　乙型肝炎患者和携带者血液和体液(特别是组织液、精液和月经)的 HBV 都可以成为传染源。

2. 传播途径　HBV 通过输血、血液制品或经破损的皮肤、黏膜进入机体而导致感染,主要的传播途径下列几种。

(1)母婴传播:由带有 HBV 的母亲传给胎儿和婴幼儿,是我国乙型肝炎病毒传播的最重要途径。真正的宫内感染的发生只占 HBsAg 阳性母亲的 5%左右,可能与妊娠期胎盘轻微剥离等因素有关。围生期传播或分娩过程传播是母婴传播的主要方式,系婴儿因破损的皮肤、黏膜接触母血、羊水或阴道分泌物而传染。分娩后传播主要由于母婴间密切接触导致。

虽然母乳中可检测到 HBV,但有报道显示母乳喂养并不增加婴儿 HBV 的感染率。HBV 经精子或卵子传播未被证实。

(2)血液、体液传播:血液中 HBV 含量很高,微量的污染血进入人体即可造成感染,如输血及血制品、注射、手术、针刺、血液透析、器官移植等均可传播。

(3)日常生活接触传播:HBV 可以通过日常生活密切接触传播给家庭成员。主要通过隐蔽的胃肠道外传播途径,如共用剃须刀、牙刷等可引起 HBV 的传播;易感者的皮肤、黏膜微小破损接触带有 HBV 的微量血液及体液等,是家庭内水平传播的重要途径。

(4)性接触传播:无防护的性接触可以传播 HBV。因此,婚前应做 HBsAg 检查,若一方为 HBsAg 阳性,另一方为乙型肝炎易感者,则应在婚前应进行乙肝疫苗接种。

(5)其他传播途径:经破损的消化道、呼吸道黏膜或昆虫叮咬等只是理论推测,作为传播途径未被证实。

3.易感人群　抗 HBS 阴性者均为易感人群,婴幼儿是获得 HBV 感染的最危险时期。高危人群包括 HBsAg 阳性母亲的新生儿、HBsAg 阳性者的家属、反复输血及血制品者(如血友病患者)、血液透析患者、多个性伴侣者、静脉药瘾者、经常有血液暴露的医务工作者等。

三、发病机制与病理学

(一)发病机制

乙型肝炎的发病机制非常复杂,目前尚不完全清楚。HBV 侵入人体后,未被单核—吞噬细胞系统清除的病毒到达肝脏或肝外组织(如胰腺、胆管、脾、肾、淋巴结、骨髓等)。病毒包膜与肝细胞膜融合,导致病毒侵入。HBV 在肝细胞内的复制过程非常特殊,其中包括一个逆转录步骤,同时细胞核内有稳定的 cDNA 作为 HBV 持续存在的来源。

乙型肝炎慢性化的发生机制亦是研究关注的热点和难点。HBeAg 是一种可溶性抗原,其大量产生可能导致免疫耐受。非特异性免疫应答方面的功能障碍亦可能与慢性化有明显关系,慢性化还可能与遗传因素有关。在围生期和婴幼儿时期感染 HBV 者,分别有 90％和 25％～30％发展成慢性感染;在青少年和成人期感染 HBV 者,仅 5％～10％发展成慢性。

慢性 HBV 感染的自然病程一般可分为 4 个时期:

第一时期为免疫耐受期,其特点是 HBV 复制活跃,血清 HBsAg 和 HBeAg 阳性,HBV—DNA 滴度较高,但血清丙氨酸氨基转移酶(ALT)水平正常或轻度升高,肝组织学亦无明显异常,患者无临床症状。与围生期感染 HBV 者多有较长的免疫耐受期,此期可持续存在数十年。

第二时期为免疫清除期,随年龄增长及免疫系统功能成熟,免疫耐受被打破而进入免疫清除期,表现为 HBV—DNA 滴度有所下降,但 ALT 升高和肝组织学有明显坏死炎症表现,本期可以持续数月到数年。成年期感染 HBV 者可直接进入本期。

第三时期为非活动或低(非)复制期,这一阶段表现为 HBeAg 阴性,抗—HBe 阳性,HBV—DNA 检测不到(PCR 法)或低于检测下限,ALT/AST 水平正常,肝细胞坏死炎症缓解,此期也称非活动性 HBsAg 携带状态。进入此期的感染者有少数可以自发清除 HBsAg,一般认为每年有 1％左右的 HB—sAg 可以自发转阴。

第四时期为再活动期,非活动性抗原携带状态可以持续终身,但也有部分患者可能随后出现自发的或免疫抑制等导致 HBV—DNA 再活动,出现 HBV—DNA 滴度升高(血清

HBeAg 可逆转为阳性或仍保持阴性)和 ALT 升高,肝脏病变再次活动。HBV 发生前 C 区和 C 区变异者,可以通过阻止和下调 HBeAg 表达而引起 HBeAg 阴性慢性乙型肝炎。

在 6 岁以前感染的人群,最终约 25%在成年时发展成肝硬化和 HCC,但有少部分患者可以不经过肝硬化阶段而直接发生 HCC。慢性乙型肝炎患者中,肝硬化失代偿的年发生率约 3%,5 年累计发生率约 16%。

(二)病理学

慢性乙型肝炎的肝组织病理学特点是:汇管区炎症,浸润的炎症细胞主要为淋巴细胞,少数为浆细胞和巨噬细胞;炎症细胞聚集常引起汇管区扩大,并可破坏界板引起界面肝炎(interface hepatitis)。小叶内可见肝细胞变性、坏死,包括融合性坏死和桥形坏死等,随病变加重而日趋显著。肝细胞炎症坏死、汇管区及界面肝炎可导致肝内胶原过度沉积,肝纤维化及纤维间隔形成。如病变进一步加重,可引起肝小叶结构紊乱、假小叶形成最终进展为肝硬化。

目前国内外均主张将慢性肝炎进行肝组织炎症坏死分级(G)及纤维化程度分期(S)。目前国际上常用 Knodell HAI 评分系统,亦可采用 Ishak、Scheuer 和 Chevallier 等评分系统或半定量计分方案,了解肝脏炎症坏死和纤维化程度,以及评价药物疗效。

四、临床表现

乙型肝炎潜伏期 1~6 个月,平均 3 个月。临床上,乙型肝炎可表现为急性肝炎、慢性肝炎及重型肝炎(肝衰竭)。

(一)急性肝炎

急性肝炎包括急性黄疸型肝炎和急性无黄疸型肝炎。5 岁以上儿童、少年及成人期感染 HBV 导致急性乙型肝炎者,90%~95%可自发性清除 HBsAg 而临床痊愈;仅少数患者可转为慢性。

(二)慢性肝炎

成年急性乙型肝炎有 5%~10%转慢性。急性乙肝病程超过半年,或原有 HBsAg 携带史而再次出现肝炎症状、体征及肝功能异常者;发病日期不明确或虽无肝炎病史,但根据肝组织病理学或症状、体征、化验及 B 超检查综合分析符合慢性肝炎表现者。慢性乙型肝炎依据 HBeAg 阳性与否可分为 HBeAg 阳性或阴性慢性乙型肝炎。

(三)淤胆型肝炎

淤胆型肝炎(cholestatic viral hepatitis),是一种特定类型的病毒性肝炎。

(四)重型肝炎

又称肝衰竭(liver failure),是指由于大范围的肝细胞坏死,导致严重的肝功能破坏所致的临床症候群;可由多种病因引起、诱因复杂,是一切肝脏疾病重症化的共同表现。在我国,由病毒性肝炎及其发展的慢性肝病所引起的肝衰竭亦称"重型肝炎"。临床表现为从肝病开始的多脏器损害症候群:极度乏力,严重腹胀、食欲低下等消化道症状;神经、精神症状(嗜睡、性格改变、烦躁不安、昏迷等);有明显出血倾向,凝血酶原时间显著延长及凝血酶原活动度(PTA)<40%;黄疸进行性加深,胆红素每天上升≥17.1μmol/L 或大于正常值 10 倍;可出现中毒性巨结肠、肝肾综合征等。

根据病理组织学特征和病情发展速度,可将肝衰竭分为四类:

1.急性肝衰竭(acute liver failure,ALF) 又称暴发型肝炎(fulminant hepatitis),特点是

起病急骤,常在发病 2 周内出现Ⅱ度以上肝性脑病的肝衰竭症候群。发病多有诱因。本型病死率高,病程不超过 3 周;但肝脏病变可逆,一旦好转常可完全恢复。

2.**亚急性肝衰竭**(subacute liver failure,SALF) 又称亚急性肝坏死。起病较急,发病 15 日~26 周出现肝衰竭症候群。晚期可有难治性并发症,如脑水肿、消化道大出血、严重感染、电解质紊乱及酸碱平衡失调。白细胞升高、血红蛋白下降、低血糖、低胆固醇、低胆碱酯酶。一旦出现肝肾综合征,预后极差。本型病程较长,常超过 3 周至数月。容易转化为慢性肝炎或肝硬化。

3.**慢加急性(亚急性)肝衰竭**(acute—on—chron—ic liver failure,ACLF) 是在慢性肝病基础上出现的急性肝功能失代偿。

4.**慢性肝衰竭**(chronic liver failure,CLF) 是在肝硬化基础上,肝功能进行性减退导致的以腹水或门脉高压、凝血功能障碍和肝性脑病等为主要表现的慢性肝功能失代偿。

(五)肝炎肝硬化

由于病毒持续复制、肝炎反复活动而发展为肝硬化,其主要表现为肝细胞功能障碍和门脉高压症。

五、实验室检查

(一)血常规

急性肝炎初期白细胞总数正常或略高,黄疸期白细胞总数正常或稍低,淋巴细胞相对增多,偶可见异型淋巴细胞。重型肝炎时白细胞可升高,红细胞及血红蛋白可下降。

(二)尿常规

尿胆红素和尿胆原的检测有助于黄疸的鉴别诊断。肝细胞性黄疸时两者均阳性,溶血性黄疸以尿胆原为主,梗阻性黄疸以尿胆红素为主。深度黄疸或发热患者,尿中除胆红素阳性外,还可出现少量蛋白质、红、白细胞或管型。

(三)病原学检查

1.乙肝抗原抗体系统的检测意义

(1)HBsAg 与抗 HBs:成人感染 HBV 后最早 1~2 周,最迟 11~12 周血中首先出现 HBsAg。急性自限性 HBV 感染时血中 HBsAg 大多持续 1~6 周,最长可达 20 周。无症状携带者和慢性患者 HBsAg 可持续存在多年,甚至终身。抗 HBS 是一种保护性抗体,在急性感染后期,HBsAg 转阴后一段时间开始出现,在 6~12 个月逐步上升至高峰,可持续多年。抗 HBs 阳性表示对 HBV 有免疫力,见于乙型肝炎恢复期、既往感染及乙肝疫苗接种后。

(2)HBeAg 与抗 HBe:急性 HBV 感染时 HBeAg 的出现时间略晚于 HBsAg,在病变极期后消失,如果 HBeAg 持续存在预示转向慢性。HBeAg 消失而抗 HBe 产生称为血清转换(HBeAg Seroconversion)。一般来说,抗 HBe 阳转阴后,病毒复制多处于静止状态,传染性降低;但在部分患者由于 HBV 前—C 区及 BCP 区发生了突变,仍有病毒复制和肝炎活动,称为 HBeAg 阴性慢性肝炎。

HBcAg 与抗 HBc 血液中 HBcAg 主要存在于 Dane 颗粒的核心,故一般不用于临床常规检测。抗 HBc—IgM 是 HBV 感染后较早出现的抗体,绝大多数出现在发病第一周,多数在 6 个月内消失,抗 HBc—IgM 阳性提示急性期或慢性肝炎急性活动。抗 HBcIgG 出现较迟,但可保持多年甚至终身。

2. HBV-DNA 测定 HBV-DNA 是病毒复制和传染性的直接标志。目前常用聚合酶链反应(PCR)的实时荧光定量技术测定 HBV,对于判断病毒复制水平、抗病毒药物疗效等有重要意义。

3. HBV-DNA 基因耐药变异位点检测 对核苷类似物抗病毒治疗有重要指导意义。

(四)甲胎蛋白(AFP)

AFP 含量的检测是筛选和早期诊断 HCC 的常规方法。但在肝炎活动和肝细胞修复时 AFP 有不同程度的升高,应动态观察。急性重型肝炎 AFP 升高时,提示有肝细胞再生,对判断预后有帮助。

(五)肝纤维化指标

透明质酸(HA)、Ⅲ型前胶原肽(PⅢP)、Ⅳ型胶原(C-Ⅳ)、层连蛋白(LN)、脯氨酰羟化酶等,对肝纤维化的诊断有一定参考价值。

(六)影像学检查

B 型超声有助于鉴别阻塞性黄疸、脂肪肝及肝内占位性病变。对肝硬化有较高的诊断价值,能反映肝脏表面变化,门静脉、脾静脉直径,脾脏大小,胆囊异常变化,腹水等。在重型肝炎中可动态观察肝脏大小变化等。彩色超声尚可观察到血流变化。CT、MRI 的临床意义基本同 B 超,但更准确。

(七)肝组织病理检查

对明确诊断、衡量炎症活动度、纤维化程度及评估疗效具有重要价值。还可在肝组织中原位检测病毒抗原或核酸,有助于确定诊断。

六、并发症

慢性肝炎时可出现多个器官损害。肝内并发症主要有肝硬化,肝细胞癌,脂肪肝。肝外并发症包括胆道炎症、胰腺炎、糖尿病、甲状腺功能亢进、再生障碍性贫血、溶血性贫血、心肌炎、肾小球肾炎、肾小管性酸中毒等。

各型病毒型肝炎所致肝衰竭时可发生严重并发症,主要有:

(一)肝性脑病

肝功能不全所引起的神经精神症候群,可发生于重型肝炎和肝硬化。常见诱因有上消化道出血、高蛋白饮食、感染、大量排钾利尿、大量放腹水、使用镇静剂等,其发生可能是多因素综合作用的结果。

(二)上消化道出血

病因主要有:①凝血因子、血小板减少;②胃黏膜广泛糜烂和溃疡;③门脉高压。上消化道出血可诱发肝性脑病、腹水、感染、肝肾综合征等。

(三)腹水、自发性腹膜炎及肝肾综合征

腹水往往是严重肝病的表现,而自发性细菌性腹膜炎是严重肝病时最常见的临床感染类型之一。发生肝肾综合征者约半数病例有出血、放腹水、大量利尿、严重感染等诱因,其主要表现为少尿或无尿、氮质血症、电解质平衡失调。

(四)感染

肝衰竭时易发生难于控制的感染,以胆道、腹膜、肺多见,革兰阴性杆菌感染为主,细菌主要来源于肠道,且肠道中微生态失衡与内源性感染的出现密切相关,应用广谱抗生素后,也可出现真菌感染。

七、诊断

病毒性肝炎的诊断主要依靠临床表现和实验室检查,流行病学资料具有参考意义。

(一)流行病学资料

不安全的输血或血制品、不洁注射史等医疗操作,与 HBV 感染者体液、血液及无防护的性接触史,婴儿母亲是 HBsAg 阳性等有助于乙型肝炎的诊断。

(二)临床诊断

1.急性肝炎　起病较急,常有畏寒、发热、乏力、纳差、恶心、呕吐等急性感染症状。肝大、质偏软,ALT 显著升高,既往无肝炎病史或病毒携带史。黄疸型肝炎血清胆红素 > $17.1\mu mol/L$,尿胆红素阳性。

2.慢性肝炎　病程超过半年或发病日期不明确而有慢性肝炎症状、体征、实验室检查改变者。常有乏力、厌油、肝区不适等症状,可有肝病面容、肝掌、蜘蛛痣、胸前毛细血管扩张、肝大质偏硬、脾大等体征。根据病情轻重,实验室指标改变等综合评定轻、中、重三度。

3.肝衰竭　急性黄疸型肝炎病情迅速恶化,2 周内出现Ⅱ度以上肝性脑病或其他重型肝炎表现者,为急性肝衰竭;15 天至 26 周出现上述表现者为亚急性肝衰竭;在慢性肝病基础上出现的急性肝功能失代偿为慢加急性(亚急性)肝衰竭。在慢性肝炎或肝硬化基础上出现的渐进性肝功能衰竭为慢性肝衰竭。

4.淤胆型肝炎　起病类似急性黄疸型肝炎,黄疸持续时间长,症状轻,有肝内胆汁淤积的临床和生化表现。

5.肝炎肝硬化　多有慢性肝炎病史。可有乏力、腹胀、肝掌、蜘蛛痣、脾大、白蛋白下降、PTA 降低、血小板和白细胞减少、食管胃底静脉曲张等肝功能受损和门脉高压表现。一旦出现腹水、肝性脑病或食管胃底静脉曲张破裂出血则可诊断为失代偿期肝硬化。

(三)病原学诊断

1.慢性乙型肝炎

(1)HBeAg 阳性慢性乙型肝炎:血清 HBsAg、HBV－DNA 和 HBeAg 阳性,抗 HBe 阴性,血清 ALT 持续或反复升高,或肝组织学检查有肝炎病变。

(2)HBeAg 阴性慢性乙型肝炎:血清 HBsAg 和 HBV－DNA 阳性,HBeAg 持续阴性,抗 HBe 阳性或阴性,血清 ALT 持续或反复异常.或肝组织学检查有肝炎病变。

2.病原携带者

(1)慢性 HBV 携带(免疫耐受状态):血清 HBsAg 和 HBV－DNA 阳性,HBeAg 阳性.但 1 年内连续随访 3 次以上,血清 ALT 和 AST 均在正常范围,肝组织学检查一般无明显异常。

(2)非活动性 HBsAg 携带者:血清 HBsAg 阳性、HBeAg 阴性、抗 HBe 阳性或阴性,HBV－DNA 检测不到(PCR 法)或低于最低检测限,1 年内连续随访 3 次以上,ALT 均在正常范围。肝组织学检查显示:Knodell 肝炎活动指数(HAI)<4 或其他的半定量计分系统病变轻微。

八、鉴别诊断

(一)其他原因引起的黄疸

1.溶血性黄疸　常有药物或感染等诱因,表现为贫血、腰痛、发热、血红蛋白尿、网织红细胞升高,黄疸大多较轻,主要为间接胆红素升高。治疗后(如应用肾上腺皮质激素)黄疸消退快。

2.肝外梗阻性黄疸 常见病因有胆囊炎、胆石症、胰头癌、壶腹周围癌、肝癌、胆管癌、阿米巴脓肿等。有原发病症状、体征,肝功能损害轻,以直接胆红素为主。肝内外胆管扩张。

(二)其他原因引起的肝炎

1.其他病毒所致的肝炎 巨细胞病毒感染、EB病毒等均可引起肝脏炎症损害。可根据原发病的临床特点和病原学、血清学检查结果进行鉴别。

2.感染中毒性肝炎 如流行性出血热、恙虫病、伤寒、钩端螺旋体病、阿米巴肝病、急性血吸虫病、华支睾吸虫病等。主要根据原发病的临床特点和实验室检查加以鉴别。

3.药物性肝损害 有使用肝损害药物的病史,停药后肝功能可逐渐恢复。如为中毒性药物,肝损害与药物剂量或使用时间有关;如为变态反应性药物,可伴有发热、皮疹、关节疼痛等表现。

4.酒精性肝病 有长期大量饮酒的病史,可根据个人史和血清学检查综合判断。

5.自身免疫性肝病 主要有原发性胆汁性肝硬化(PBC)和自身免疫性肝炎(AIH)。鉴别诊断主要依靠自身抗体的检测和病理组织检查。

6.脂肪肝及妊娠急性脂肪肝。

7.肝豆状核变性(Wilson病) 先天性铜代谢障碍性疾病。血清铜及铜蓝蛋白降低,眼角膜边沿可发现凯—弗环(Kayser—Fleischer ring)。

九、预后

(一)急性肝炎

多数患者在3个月内临床康复。成人急性乙型肝炎60%～90%可完全康复,10%～40%转为慢性或病毒携带。

(二)慢性肝炎

慢性肝炎患者一般预后良好,小部分慢性肝炎发展成肝硬化和HCC。

(三)肝衰竭

预后不良,病死率50%～70%。年龄较小、治疗及时、无并发症者病死率较低。急性重型肝炎(肝衰竭)存活者,远期预后较好,多不发展为慢性肝炎和肝硬化;亚急性重型肝炎(肝衰竭)存活者多数转为慢性肝炎或肝炎后肝硬化;慢性重型肝炎(肝衰竭)病死率最高,可达80%以上,存活者病情可多次反复。

(四)淤胆型肝炎

急性者预后较好,一般都能康复。慢性者预后较差.容易发展成胆汁性肝硬化。

(五)肝炎肝硬化

静止性肝硬化可较长时间维持生命。乙型肝炎活动性肝硬化者一旦发生肝功能失代偿,5年生存率低于20%。

十、治疗

(一)急性肝炎

急性乙型肝炎一般为自限性,多可完全康复。以一般对症支持治疗为主,急性期症状明显及有黄疸者应卧床休息,恢复期可逐渐增加活动量,但要避免过劳。饮食宜清淡易消化.适当补充维生素,热量不足者应静脉补充葡萄糖。避免饮酒和应用损害肝脏药物,辅以药物对症及恢复肝功能,药物不宜太多,以免加重肝脏负担。急性乙型肝炎一般不采用抗病毒治疗,但症状重或病程迁延者可考虑给予核苷(酸)类抗病毒治疗。

(二)慢性乙型肝炎

根据患者具体情况采用综合性治疗方案,包括合理的休息和营养,心理疏导,改善和恢复肝功能,系统有效的抗病毒治疗是慢性乙型肝炎的重要治疗手段。

1.一般治疗　包括适当休息(活动量已不感疲劳为度)、合理饮食(适当的高蛋白、高热量、高维生素)及心理疏导(耐心、信心,切勿乱投医)。

2.常规护肝药物治疗

(1)抗炎保肝治疗只是综合治疗的一部分,并不能取代抗病毒治疗。对于 ALT 明显升高者或肝组织学有明显炎症坏死者,在抗病毒治疗的基础上可适当选用抗炎保肝药物。但不宜同时应用多种抗炎保肝药物,以免加重肝脏负担及因药物间相互作用而引起不良反应。

(2)甘草酸制剂、水飞蓟宾制剂、多不饱和卵磷脂制剂及还原型谷胱甘肽:他们有不同程度的抗炎、抗氧化、保护肝细胞膜及细胞器等作用,临床应用这些制剂可改善肝脏生化学指标。联苯双酯和双环醇等也可降低血清氨基转移酶的水平。

(3)腺苷蛋氨酸注射液、茵栀黄口服液:有一定的利胆退黄作用,对于胆红素明显升高者可酌情应用。对于肝内胆汁淤积明显者亦可口服熊去氧胆酸制剂。

3.抗病毒治疗　对于慢性乙型肝炎,抗病毒治疗是目前最重要的治疗手段。目的是抑制病毒复制改善肝功能;减轻肝组织病变;提高生活质量;减少或延缓肝硬化、肝衰竭和 HCC 的发生,延长存活时间。符合适应证者应尽可能积极进行抗病毒治疗。

抗病毒治疗的一般适应证包括:①HBV－DNA$\geq 10^5$ 拷贝/ml(HBeAg 阴性肝炎者为$\geq$ 10^4 拷贝/ml);②ALT$\geq 2 \times$ULN;③如 ALT$< 2 \times$ULN,则需肝组织学显示有明显炎症坏死或纤维化。

(1)普通 α－干扰素(IFN－α)和聚乙二醇化干扰素:它通过诱导宿主产生细胞因子,在多个环节抑制病毒复制。以下预测其疗效较好的因素:ALT 升高、病程短、女性、HBV－DNA 滴度较低、肝组织活动性炎症等。

有下列情况者不宜用 IFN－α:①血清胆红素>正常值上限 2 倍;②失代偿性肝硬化;③有自身免疫性疾病;④有重要器官病变(严重心、肾疾患、糖尿病、甲状腺功能亢进或低下以及神经精神异常等)。

IFN－α 治疗慢性乙型肝炎:普通干扰素 α 推荐剂量为每次 5MU,每周 3 次,皮下或肌内注射,对于 HBeAg 阳性者疗程 6 个月至 1 年,对于 HBeAg 阴性慢性乙肝疗程至少 1 年。聚乙二醇化干扰素 α 每周 1 次,HBeAg 阳性者疗程 1 年,对于 HBeAg 阴性慢性乙肝疗程至少 1 年;多数认为其抗病毒效果优于普通干扰素。

干扰素者治疗过程中应监测:①使用开始治疗后的第 1 个月,应每 1~2 周检查 1 次血常规,以后每月检查 1 次,直至治疗结束;②生化学指标,包括 ALT、AST 等,治疗开始后每月检测 1 次,连续 3 次,以后随病情改善可每 3 个月 1 次;③病毒学标志,治疗开始后每 3 个月检测 1 次 HBsAg、HBeAg、抗－HBe 和 HBV－DNA;④其他,如 3 个月检测 1 次甲状腺功能、血糖和尿常规等指标,如治疗前就已存在甲状腺功能异常,则应每月检查甲状腺功能;⑤定期评估精神状态,尤其是对有明显抑郁症和有自杀倾向的患者,应立即停药并密切监护。

IFN—α的不良反应与处理:①流感样综合征,通常在注射后2~4h发生,可给予解热镇痛剂等对症处理,不必停药。②骨髓抑制,表现为粒细胞及血小板计数减少,一般停药后可自行恢复。当白细胞计数<3.0×10^9/L或中性粒细胞<1.5×10^9/L,或血小板<40×10^9/L时,应停药。血象恢复后可重新恢复治疗,但须密切观察。③神经精神症状.如焦虑、抑郁、兴奋、易怒、精神病。出现抑郁及精神症状应停药。④失眠、轻度皮疹、脱发,视情况可不停药。出现少见的不良反应如癫痫、肾病综合征、间质性肺炎和心律失常等时,应停药观察。⑤诱发自身免疫性疾病,如甲状腺炎、血小板减少性紫癜、溶血性贫血、风湿性关节炎、1型糖尿病等,亦应停药。

(2)核苷(酸)类似物:核苷(酸)类似物作用于HBV的聚合酶区,抑制病毒复制。本类药物口服方便、抗病毒活性较强、直接毒副作用很少,但是治疗过程可产生耐药及停药后复发。

①拉米夫定(lamivudine):剂量为每日100mg,顿服。其抗病毒作用较强,耐受性良好。随着其广泛使用,近年来耐药现象逐渐增多。

②阿德福韦酯(adefovir dipivoxil):剂量为每日10mg,顿服。在较大剂量时有一定肾毒性,应定期监测血清肌酐和血磷。本药对初治和已发生拉米夫定、恩替卡韦、替比夫定耐药变异者均有效。目前主张对已发生拉米夫定、恩替卡韦、替比夫定耐药变异者加用阿德福韦酯联合治疗;反之,对于已发生阿德福韦酯耐药变异者,加用另外的三种药物之一治疗仍有效。

③恩替卡韦(entecavir):初治患者每日口服0.5mg能迅速降低患者HBV病毒载量。其耐药发生率很低。本药须空腹服用。

④替比夫定(telbivudine):为600mg,每天1次口服。抗病毒活性很强,耐药性较低。

⑤特诺福韦(tenofovir)对初治和拉米夫定耐药变异的HBV均有效。在美国和欧洲国家已上市。

核苷(酸)类似物的疗程:HBeAg阳性慢性肝炎患者使用口服抗病毒药治疗时,如HBV—DNA和ALT复常,直至HBeAg血清学转换后至少再继续用药6~12个月,经监测2次(每次至少间隔6个月)证实HBeAg血清学转换且HBV—DNA(PCR法)仍为阴性时可以停药,最短疗程不少于2年。

对于HBeAg阴性慢性肝炎患者如HBV—DNA(定量PCR法)检测不出,肝功能正常,经连续监测3次(每次至少间隔6个月),最短疗程不少于3年可以停药观察。

核苷(酸)类似物治疗过程中的监测:一般每3个月测定一次HBV—DNA、肝功能(如用阿德福韦酯还应测定肾功能),根据具体情况每3~6个月测定一次乙肝HBsAg、HBeAg/抗HBe。

治疗结束后的监测:不论有无应答,停药后6个月内每2个月检测1次,以后每3~6个月检测1次ALT、AST、HBV血清标志和HBV—DNA。如随访中有病情变化,应缩短检测间隔。

(3)抗肝纤维化:有研究表明,经IFN—α或核苷(酸)类似物抗病毒治疗后,肝组织病理学可见纤维化甚至肝硬化有所减轻,因此,抗病毒治疗是抗纤维化治疗的基础。

根据中医学理论和临床经验,肝纤维化和肝硬化属正虚血瘀证范畴,因此,对慢性乙型肝炎肝纤维化及早期肝硬化的治疗,多以益气养阴、活血化瘀为主,兼以养血柔肝或滋补肝肾。据报道,国内多家单位所拟定的多个抗肝纤维化中药方剂均有一定疗效。今后应根据循证医学原理,按照新药临床研究管理规范(GCP)进行大样本、随机、双盲临床试验,并重视肝组织学检查结果,以进一步验证各种中药方剂的抗肝纤维化疗效。

十一、预防

(一)对患者和携带者的管理

对于慢性乙肝患者、慢性 HBV 携带者及 HBsAg 携带者,应注意避免其血液、月经、精液及皮肤黏膜伤口污染别人及其他物品。这些人除不能献血及从事有可能发生血液暴露的特殊职业外,在身体条件允许的情况下,可照常工作和学习,但要加强随访。

(二)注射乙型肝炎疫苗

接种乙型肝炎疫苗是预防 HBV 感染的最有效方法。乙型肝炎疫苗的接种对象主要是新生儿,其次为婴幼儿和高危人群。乙型肝炎疫苗全程接种共 3 针,按照 0、1、6 个月程序,即接种第 1 针疫苗后,间隔 1 及 6 个月注射第 2 及第 3 针疫苗。新生儿接种乙型肝炎疫苗越早越好,要求在出生后 24h 内接种。接种部位新生儿为大腿前部外侧肌肉内,儿童和成人为上臂三角肌中部肌内注射。

对 HBsAg 阳性母亲的新生儿,应在出生后 24h 内尽早注射乙型肝炎免疫球蛋白(HBIG),最好在出生后 12h 内,剂量应>100IU,同时在不同部位接种 10 重组酵母乙型肝炎疫苗,可显著提高阻断母婴传播的效果。新生儿在出生 12h 内注射 HBIG 和乙型肝炎疫苗后,可接受 HBsAg 阳性母亲的哺乳。

(三)切断传播途经

大力推广安全注射(包括针刺的针具),对牙科器械、内镜等医疗器具应严格消毒。医务人员应按照医院感染管理中标准预防的原则,在接触人的血液、体液、分泌物、排泄物时,均应戴手套,严格防止医源性传播。服务行业中的理发、刮脸、修脚、穿刺和文身等用具也应严格消毒。注意个人卫生,不共用剃须刀和牙具等用品。

(臧建辉)

第八节 酒精性肝病

酒精性肝病(alcoholic liver disease,ALD)是由于长期大量饮酒所致的肝脏疾病。初期通常表现为脂肪肝,进而可发展成酒精性肝炎、酒精性肝纤维化和酒精性肝硬化;严重酗酒时可诱发广泛肝细胞坏死甚至急性肝功能衰竭。ALD 是我国常见慢性肝病之一,其发病率现仍呈增长趋势且有年轻化和女性化倾向,严重危害人民健康。

一、流行病学

ALD 至今仍为西方发达国家肝脏疾病及肝病相关死亡的首要原因。由于大力宣传戒酒,多数西方发达国家 ALD 的发病率显著下降,但一些东欧和拉丁美洲国家的 ALD 患病率仍居高不下。此外,ALD 低龄化和女性化的流行趋势值得关注。例如,在美国酗酒或酒精依赖者中有 13%～33% 为女性,而青少年饮酒的比率亦呈升高趋势。我国 ALD 的患病率较低,但近年来呈不断上升趋势。

长期过量饮酒(折合乙醇量男性≥40g/d、女性≥20g/d,连续5年以上)是ALD发病的前提条件,乙醇及其代谢产物乙醛的直接肝毒性是导致嗜酒者肝损害的基本原因。长期嗜酒者中60%～90%有脂肪肝,其中40%可能有酒精性肝炎;嗜酒20年以上者中肝硬化的患病率为5%～15%。然而,全球1500万～2000万嗜酒者中仅10%～20%有明显的肝脏损伤,而有些人少量饮酒(男性乙醇摄入>20g/d,女性10g/d)就可导致肝损伤,说明个体差异也很重要。

许多因素可影响嗜酒者肝病的发生和发展。①性别:女性对乙醇较男性敏感,女性安全的饮酒阈值仅为男性的1/3～1/2;②遗传易感性:乙醇主要在肝脏代谢,许多参与乙醇代谢的酶类(乙醇脱氢酶、乙醛脱氢酶)具有遗传多态性,因此安全的饮酒阈值的个体差异很大;③营养状态:营养不良、高脂饮食和内脏性肥胖均可促进酒精性肝损伤;④嗜肝病毒感染:嗜酒者对HBV、HCV感染的易感性增加,而乙醇又可促进嗜肝病毒在体内复制,从而促进肝硬化和肝细胞癌的发生;⑤与肝毒物质并存:饮酒可增加对乙酰氨基酚等药物的肝脏毒性,而甲苯磺丁脲、异烟肼以及工业溶剂则可增加乙醇的肝毒性,因此嗜酒者肝酶显著升高应警惕并发药物性肝损害的可能;⑥吸烟和咖啡:吸烟可增加酒精性肝硬化的发生,而经常喝咖啡则降低嗜酒者酒精性肝硬化的发生率,茶叶对酒精性肝病的防治可能亦有帮助。

二、乙醇的代谢途径

摄入体内的乙醇95%以上在体内代谢,其中90%以上要在肝脏代谢。在肝脏,主要有三种酶系参与乙醇代谢,以主次分别是胞质中的乙醇脱氢酶(alcoholic dehydrogenases,ADH)、微粒体的乙醇氧化酶系统(microsomal ethanol oxidizing sys—tems,MEOS)以及主要存在于过氧化物酶体和线粒体内的过氧化物酶(catalase)。ADH有6种同工酶,其中ADH_1、ADH_2和ADH_3与乙醇代谢最密切,代谢80%以上的乙醇。该酶有遗传多态性,可以解释为什么不同种族的人群对乙醇的清除率有差异。当血液中乙醇浓度高于10mmol/L时,MEOS也参与乙醇代谢,其主要参加成分是细胞色素P4502E1(CYP2E1)、CYP2E2。过氧化物酶的作用相对次要。乙醛在肝脏中经乙醛脱氢酶(aldehyde dehydrogenase,ALDH)氧化为乙酸。

乙醛是造成慢性进行性肝损害的主要因素,其毒性包括:①与肝细胞内的蛋白质分子形成复合物,影响肝脏代谢;②作为黄嘌呤氧化酶和乙醛氧化酶的底物被氧化产生自由基,使脂质过氧化、破坏细胞膜;③与细胞骨架蛋白质结合形成加合物导致微管损伤,使肝转运功能紊乱,细胞内蛋白质水分潴留、细胞肿胀;④减少谷胱甘肽的含量;⑤干扰线粒体氧化磷酸化和电子传递系统;⑥改变线粒体内钙离子浓度;⑦增加胶原合成;⑧刺激免疫反应.乙醛尚可能与肝细胞膜结合形成新抗原,造成自身免疫反应。

三、病理学

(一)酒精性脂肪肝

肝脏有不同程度的肿大、色黄、边缘钝。镜下可见>30%的肝细胞有大泡性脂肪变;早期或轻度患者,脂肪变主要见于肝腺泡3区,中、重度患者分别达到2区或者1区。中、重度嗜酒者的脂肪肝可伴有终末静脉周围纤维化。单纯性小泡性脂肪变多见于因急性肝损伤住院的嗜酒者,酒精摄入量多>170g/d。

(二)酒精性肝炎

酒精性肝炎发生于慢性嗜酒者,其病理特点为:①肝细胞明显肿胀呈气球样变,有时可见巨大的线粒体;②肝细胞质内有凝聚倾向,可形成 Ma1-lory 小体;③汇管区和小叶内有明显的中性粒细胞浸润,并多聚集在发生坏死和含有 Mallory 小体的肝细胞周围;④中、重度的坏死灶可融合成中央静脉汇管区或中央静脉中央静脉桥接坏死;⑤重度酒精性肝炎病变初期中央静脉周围肝细胞呈明显气球样变、有 Mallory 小体形成、大量中型粒细胞浸润、窦周纤维化,其后肝细胞坏死、溶解、残留的 Mallory 小体缓慢消失并被白细胞环绕,局部胶原沉积、终末门静脉闭塞,从而导致门脉高压。

(三)酒精性肝纤维化和肝硬化

酒精中毒可直接引起肝纤维化,并由纤维化直接进入肝硬化。酒精性肝纤维化的病理特点是不同程度的窦周纤维化和终末门静脉周围纤维化。轻度者可见少数纤维间隔形成,小叶结构保留;中度者纤维化范围更广,纤维间隔形成增多,常致小叶结构紊乱,此阶段有些患者可出现门脉高压;重度者即早期肝硬化,常见广泛的终末门静脉周围纤维化伴不同程度的终末门静脉闭塞,沿肝腺泡 3 区形成宽阔的含扩张血窦的血管纤维间隔,将肝腺泡分隔成微小结节。

典型的酒精性肝硬化呈小结节性肝硬化,肝脏肿大,再生结节大小较一致,为 1~3mm。镜下可见结节内肝细胞再生不显著,肝索间仍可见窦周纤维化。有时结节内可见脂肪变和酒精性肝炎改变,表明患者仍在继续饮酒。结节内可见铁颗粒沉积、铜颗粒或铜结合蛋白沉积。结节周围小胆管增生显著。由于酒精本身可抑制肝细胞再生,而戒酒后肝细胞再生可以得到恢复,故戒酒后可发展为大小结节并存的混合性肝硬化。

四、临床特征

(一)临床分型

过去将 ALD 分为三类,即酒精性脂肪肝、酒精性肝炎和酒精性肝硬化。我国和日本学者根据肝组织病理学改变,将 ALD 分为轻症酒精性肝病、酒精性脂肪肝、酒精性肝炎、酒精性肝纤维化、酒精性肝硬化五大类型。这些病理改变既可相继发生又可合并存在,例如酒精性肝硬化合并脂肪性肝炎。

根据 2006 年 2 月中华医学会肝病学分会修订的《酒精性肝病诊疗指南》,各型 ALD 的特征分别为:①轻症酒精性肝病,肝脏生物化学、影像学和组织病理学检查基本正常或轻微异常。②酒精性脂肪肝,影像学诊断符合脂肪肝标准,血清 ALT、AST 可轻微异常。③酒精性肝炎,血清 ALT、AST 或 GGT 升高,可有血清总胆红素增高;重症酒精性肝炎是指酒精性肝炎中,合并肝性脑病、肺炎、急性肾衰竭、上消化道出血,可伴有内毒素血症。④酒精性肝纤维化,症状及影像学无特殊。未做病理时,应结合饮酒史、血清纤维化标志(透明质酸、Ⅲ型胶原、Ⅳ型胶原、层黏连蛋白)、GGT、AST/ALT、胆固醇、载脂蛋白-A1、总胆红素、α_2 巨球蛋白、铁蛋白、胰岛素抵抗等改变,进行综合考虑。⑤酒精性肝硬化,有肝硬化的临床表现和血清生物化学指标的改变。

（二）特殊类型

ALD 的特殊类型包括 Zieve 综合征（黄疸、高脂血症、溶血三联征）、肝内胆汁淤积综合征、假性布－加综合征、酒精性泡沫样脂肪变性，以及饮酒相关代谢异常（低血糖症、高脂血症、高尿酸血症、血色病、卟啉症、酮症酸中毒）和脂肪栓塞综合征。

此外，ALD 患者亦可存在酒精中毒所致其他器官损伤的表现，例如酒精性胰腺炎、酒精性心肌病以及酒精相关的神经精神障碍和酒精戒断综合征。

（三）与其他病因共存的酒精性肝病

根据病因，嗜酒者肝损伤有以下几种可能：①经典的酒精性肝病，有长期过量饮酒史且无其他明确损肝因素存在的肝损伤；②酒精性肝病合并其他肝病，如慢性乙型肝炎、丙型肝炎、药物性肝病，甚至非酒精性脂肪性肝病（患者既符合酒精性肝损伤的诊断标准又符合其他肝病的诊断标准）；③混合病因肝损伤，即存在两种或多种损肝因素但任一因素单独存在均不足以导致肝损伤或难以满足任一肝病的病因诊断；④难以明确病因或分型，即嗜酒者合并其他尚未确诊的隐匿性肝病。肝活检以及严格戒酒一段时间后重新评估，有助于嗜酒者肝损伤病因的判断。

五、诊断与鉴别诊断

（一）诊断要点

1. 长期过量饮酒为诊断 ALD 的前提条件。ALD 患者通常有 5 年以上饮酒史，折合乙醇量≥40g/d（女性≥20g/d）；或最近 2 周内有大量饮酒史，折合乙醇量>80g/d[含酒饮料乙醇含量换算公式(g)＝饮酒量(ml)×乙醇含量(%)×0.8]。应重视酒精性肝损伤的个体差异，除遗传易感性外，女性、营养不良或肥胖症、嗜肝病毒慢性感染、接触肝毒物质、吸烟以及肝脏铁负荷过重者对乙醇的耐受性下降，因而他们更易发生肝损伤，特别是重症酒精性肝炎和肝硬化。

2. 根据患者及其家属或同事饮酒史的回答来确定饮酒量有时并不准确。血清天门冬氨酸氨基转移酶（AST）与丙氨酸氨基转移酶（ALT）之比大于 2，γ－谷氨酰转肽酶（GGT）和平均红细胞容积（MCV）升高，禁酒后这些指标明显下降，有助于酒精性肝损害的诊断。

3. ALD 的临床特征与其疾病分型有一定相关性。酒精性脂肪肝通常表现为无症状性轻度肝大，肝功能正常或轻度异常。酒精性肝炎往往存在肝脏和全身炎症反应，表现为发热、黄疸、肝大，偶可出现腹水、门脉高压相关性出血以及肝性脑病等失代偿期肝病征象，多有外周血白细胞总数增加；转氨酶增高但常小于 400U/L，否则需警惕合并药物性肝损伤、病毒性肝炎、缺血性肝炎。酒精性肝硬化的临床特征与其他原因肝硬化相似，酗酒史有助于其病因诊断。

4. 影像学检查有助于发现弥漫性脂肪肝以及肝硬化和门脉高压相关的证据，并可提示有无肝静脉血栓形成、肝内外胆管扩张、肝癌等其他疾病。

5. 肝活检有助于嗜肝病毒慢性感染的嗜酒者肝脏损伤病因的判断，可准确反映 ALD 的临床类型及其预后，并为激素治疗重症酒精性肝炎提供参考依据。ALD 的病理特点为大泡性肝脂肪变、肝细胞气球样变、Mallory 小体、中性粒细胞浸润，以及窦周纤维化和静脉周围纤维化。

（二）病情评估

根据血清总胆红素和凝血酶原时间有助于判断 ALD 的严重程度,两者均在正常范围或仅有总胆红素轻度增高者为轻度,总胆红素明显升高($>85.5\mu mol/L$)但凝血酶原时间正常者为中度,总胆红素升高同时伴有凝血酶原时间延长 3 秒以上者则为重度。

对于酒精性肝炎,根据凝血酶原时间－总胆红素计算获得的 Maddrey 指数[$4.6\times$凝血酶原时间(秒)＋血清胆红素(mg/dl)]有助于判断酒精性肝炎患者的近期预后:大于 32 者 4 周内病死率高达 50% 以上,故又称重症酒精性肝炎(一旦有脑病者可属于重症酒精性肝炎)。

对于酒精性肝硬化,Child－Pugh 分级是评估患者预后的简单方法,终末期肝病预后模型(MELD)则不仅有利于判断 ALD 患者的短期生存情况,还能判断肝移植等手术后的死亡风险。

六、治疗

（一）戒酒和防治戒酒综合征

戒酒治疗是最重要的治疗。ALD 患者往往有酒精依赖,酒精依赖的戒酒措施包括精神治疗和药物治疗两方面。健康宣教是简便易行,可由肝病科医师和接诊护士实施。具体措施包括:教育患者了解所患疾病的自然史、危害及其演变常识,并介绍一些改变饮酒习惯及减少戒断症状的方法。尽管这些措施比较简单,但其对部分 ALD 患者减少饮酒量或者戒酒确实行之有效,且具有良好的费用效益比。作为精神治疗的替代选择,一些患者对鸦片受体拮抗剂等新型戒酒药物治疗有效。

戒酒过程中出现戒断症状时可逐渐减少饮酒量,并可酌情短期应用地西泮等镇静药物,且需注意热量、蛋白质、水分、电解质和维生素的补充。美他多辛可加速酒精从血清中清除,有助于改善酒精中毒症状和行为异常,并能改善戒断综合征。有明显精神或神经症状者可请相应专科医生协同诊治。

（二）营养支持治疗

ALD 患者通常合并热量蛋白质缺乏性营养不良,及维生素和微量元素(镁、钾和磷)的严重缺乏,而这些营养不良又可加剧酒精性肝损伤并可诱发多器官功能障碍。为此,ALD 患者宜给予富含优质蛋白和维生素 B 类、高热量的低脂软食,必要时额外补充支链氨基酸为主的复方氨基酸制剂。合并营养不良的重度酒精性肝炎患者还可考虑全胃肠外营养或进行肠内营养,以改善重症 ALD 患者的中期和长期生存率。

（三）保肝抗纤维化

甘草酸制剂、水飞蓟宾、多烯磷脂酰胆碱、还原型谷胱甘肽等药物有不同程度的抗氧化、抗炎、保护肝细胞膜及细胞器等作用,临床应用可改善肝脏生化学指标。S－腺苷甲硫氨酸、多烯磷脂酰胆碱对 ALD 患者还有防止肝脏组织学恶化的趋势。保肝药物可用于合并肝酶异常的 ALD 的辅助治疗,但不宜同时应用多种药物,以免加重肝脏负担及因药物间相互作用而引起不良反应。秋水仙碱现已不再用于酒精性肝硬化的抗肝纤维化治疗,中药制剂在肝纤维化防治中的作用及安全性有待大型临床试验证实。

（四）非特异性抗炎治疗

主要用于 Maddrey 判别函数>32 和(或)伴有肝性脑病的重症酒精性肝炎患者的抢救。

首选糖皮质激素泼尼松龙（40mg/d×28d），旨在阻断或封闭重症酒精性肝炎患者肝内存在的级联瀑布式放大的炎症反应。对于合并急性感染（包括嗜肝病毒现症感染指标阳性）、胃肠道出血、胰腺炎、血糖难以控制的糖尿病患者，可考虑使用肿瘤坏死因子（TNF－α）抑制药—己酮可可碱（400mg，每日3次，口服，疗程28天）替代激素治疗。有条件者亦可试用抗TNF－α的抗体英利昔单抗（infliximab）治疗。据报道，这些措施可使重症酒精性肝炎患者的近期病死率从50%降至10%。

（五）防治并发症

积极处理酒精性肝炎和酒精性肝硬化的相关并发症，如食管胃底静脉曲张出血、自发性细菌性腹膜炎、肝肾综合征、肝性脑病和肝细胞肝癌（HCC）。对酒精性肝硬化患者定期监测甲胎蛋白和B超有助于早期发现HCC，但这并不能改善ALD患者的生存率。合并慢性HBV、HCV感染者更易发生HCC，但抗病毒治疗对嗜酒者HCC的预防作用尚不明确。

（六）肝移植

对于终末期ALD患者，肝移植术是较好的选择。在欧美，酒精性肝硬化是原位肝移植的主要适应证，术后1年生存率为66%～100%。ALD肝移植候选者的评估应谨慎，应由有经验的成瘾行为管理专家参与。在欧美，酒精性肝硬化是原位肝移植的主要适应证，术后1年生存率为66%～100%。戒酒至少3～6个月后再考虑肝移植，可避免无需肝移植患者接受不必要的手术；戒酒6个月后肝移植则可显著减少肝移植后再度酗酒的发生率。

七、预后

ALD的预后取决于患者ALD的临床病理类型、是否继续饮酒，以及是否已发展为肝硬化，大脑、胰腺等全身其他器官的受损程度，是否合并HBV和（或）HCV感染以及其他损肝因素。其中是否戒酒是决定预后的关键因素，而酒精性肝炎的严重程度是影响患者近期预后的主要因素，是否已发生肝硬化则是影响患者远期预后的主要因素。

（王玲莉）

第九节　非酒精性脂肪性肝病

非酒精性脂肪性肝病（nonalcoholic fatty liver disease，NAFLD）是指除外过量饮酒和其他明确的损肝因素，以弥漫性肝细胞大泡性脂肪变为病理特征的临床综合征。NAFLD包括单纯性脂肪肝（simple fatty liver，SFL）、非酒精性脂肪性肝炎（nonalcoholic steatohepatitis，NASH）及其相关肝硬化和肝细胞癌（hepatocellular carcinoma，HCC），它们的发病和胰岛素抵抗及遗传易感性关系密切，随着肥胖和糖尿病患者的增多，NAFLD已成为西方发达国家慢性肝病和肝功能试验异常的首要病因，并呈现全球化和低龄化趋势。NAFLD除导致肝病相关死亡外，还可促进2型糖尿病和动脉粥样硬化的发生，因此对人类健康和社会发展构成严重威胁。

一、流行病学

NAFLD可累及不同种族、性别和年龄的个体，其患病率与调查对象的职业、经济状况和生活方式有关。美国成人 NAFLD 患病率高达 33%（儿童为 10%），其中非酒精性脂肪性肝炎（NASH）患病率推测为 3%～5%；意大利等国 NAFLD 患病率 20%～25%；亚洲国家 NAFLD 相对少见（中国和日本患病率分别为 15% 和 14%，儿童为 2%～3%），随着肥胖和代谢综合征在全球的广泛流行，近 10 年 NAFLD 患病率成倍增长，并呈低龄化趋势。

全球脂肪肝的流行主要与肥胖症的患病率迅速增长密切相关。NAFLD 的消长与近期体重改变关系密切，腰围比体重指数（body mass index，BMI）更能准确预测脂肪肝，内脏脂肪比臀部皮下脂肪与 NAFLD 关系密切。就肥胖对肝脏影响而言，在相同 BMI 情况下，亚洲人比欧美人有更多体脂含量且脂肪主要分布在腹部内脏。

二、发病机制

NAFLD 是遗传－环境－代谢应激相关性肝病，"二次打击"学说和"四步骤学说"可解释其复杂的发病机制。初次打击主要为胰岛素抵抗。胰岛素抵抗通过促进外周脂肪分解和高胰岛素血症引起肝细胞内脂肪储积而形成单纯性脂肪肝（第一步），而有脂肪变的肝脏对内、外源性损害因子敏感性增高。二次打击主要为反应性氧化代谢产物增多，导致脂质过氧化伴细胞因子释放、线粒体解耦联蛋白－2 以及 Fas（膜受体，TNF－α 受体家族）配体被诱导活化，进而引起已发生脂肪变的肝细胞发生气球样变和炎症坏死，即为脂肪性肝炎（第二步）。炎症的持续存则激活肝脏星状细胞，从而启动肝脏纤维增生，形成肝纤维化（第三步）。进展性肝纤维化及持续炎症坏死可导致肝小叶结构改建，最终形成肝硬化（第四步）。

小肠细菌过度生长和肠黏膜屏障功能减退及其伴随内毒素产生增多，通过激活肝脏库普弗细胞、释放 TNF－α 等炎症因子促进脂肪性肝炎的发生和发展。此外，肝毒药物、缺氧、肝脏细胞色素 P450（CYP）2E1 表达增强，以及肝组织铁负荷过重和遗传易感性等因素，均可作为二次打击参与 NASH 的发病。

三、临床表现

（一）肝病相关表现

大多数 NAFLD 无症状，或仅有非特异性症状如乏力，但其程度与肝组织学严重程度和分期无关。部分患者有右上腹部不适，在儿童患者更常见。

体检多见腰围增粗的内脏性肥胖，50% 以上肥胖患者可以有肝大，而有脾大者小于 25%。少数患者可出现蜘蛛痣、肝掌，发展到失代偿期肝硬化时可出现腹水、食管静脉曲张破裂出血或肝性脑病。

NAFLD 患者常见的生化异常是血清 ALT、AST 和 GGT 水平轻度增高持续半年以上。但肝酶水平与肝组织学改变的相关性很差，因而不能仅根据转氨酶增高与否诊断脂肪性肝炎。

（二）原发疾病的表现

代谢综合征的表现包括：向心性肥胖（男性腰围＞90CM，女性＞80CM），BMI＞25，血压升高、血糖或糖耐量异常、血脂异常及尿酸增高等。在排除其他已知肝病后，NAFLD 是代谢紊乱患者脂肪肝和肝酶异常最常见的原因。大约有 20%NAFLD 患者在确诊时 BMI、血脂、血糖均处于正常范围，但他们在随后的 5～10 年内发生血脂紊乱、糖尿病、高血压、动脉硬化及其相关心脑血管疾病的发病率均显著高于对照人群。

四、辅助检查

(一)人体学指标

疑似 NAFLD 患者需常规测量身高、体重、腰围和血压。身高和体重可用来计算 BMI 以明确有无体重超重和肥胖,而腰围可反映内脏性肥胖。此外,还需重视近期体重波动(每月体重下降＞5kg 或半年内体重增加＞2kg)和腰围变化对肝病的不良影响。

(二)实验室检查

除了检查肝功能以及 HBV 和 HCV 现症感染指标外,疑似 NAFLD 患者应检测空腹血糖(如大于 5.6mmol/L 则须测餐后 2h 血糖)、血脂、尿酸及血红蛋白。必要时做胰岛素、C 肽以及 24 小时尿液白蛋白定量等指标。

(三)影像学检查

首选 B 超必要时做肝脏 CT 检查。亚太地区 NAFLD 工作组建议具备以下 3 项腹部超声异常发现中的两项以上者可诊断为脂肪肝:①肝脏近场回声弥漫性增强(明亮肝),回声强于肾脏;②肝内管道结构显示不清;③肝脏远场回声逐渐衰减。

Fibroscan 是诊断慢性肝病肝纤维化比较可靠的方法,但肝脏脂肪变的干扰使其对于 NAFLD 患者肝纤维化的判断价值受到不利影响。

(四)肝活检

肝活检在 NAFLD 诊断中的作用有争论。目前肝活检仅被推荐用于:①常规检查难以明确诊断的患者;②进展性肝纤维化的高危人群但缺乏临床或影像学肝硬化证据者;③入选临床试验的患者;④为其他目的而行腹腔镜检查(如胆囊切除术、胃捆扎术)的患者,此举旨在减少肝活检风险和增加依从性。此外,弥漫性脂肪肝伴有正常肝岛或局灶性脂肪肝难以与肝癌相鉴别者,亦可行肝活检组织病理学检查。

NAFLD 或 NASH 可导致肝硬化,但不要轻易将没有脂肪性肝炎组织学特征的隐源性肝硬化归因于 NAFLD 或 NASH,必须寻找有无其原因所致肝硬化的可能。

总之,对于存在代谢危险因素的患者,应通过肝功能试验和肝脏超声检查明确有无脂肪肝。对于肝功能异常和(或)影像学检查提示脂肪肝的患者,需做进一步的检查以明确 NAFLD 的诊断、寻找潜在代谢危险因素、排除其他疾病、分析 NAFLD/NASH 可能的严重程度(表 4-2)。

五、诊断与鉴别诊断

(一)诊断依据

NAFLD 的临床分型包括 SFL、NASH 和肝硬化。其诊断依据如下。

1. 每周饮酒中含乙醇量＜140g(女性＜70g/周);

2. 除外药物、毒物、感染或其他可识别的外源性因素导致的脂肪肝;

3. 肝脏影像学表现符合弥漫性脂肪肝的诊断标准;

4. 无其他原因可解释的肝酶持续异常;

表 4-2　非酒精性脂肪性肝病诊断建议

明确 NAFLD 的诊断
腹部超声
腹部 CT,用于超声不能确诊时
肝活检(如果诊断仍不明确)
排除导致脂肪肝的其他原因
饮酒(女性每周乙醇摄入需小于 70g 而男性需小于 140g/周)
HBV 和 HCV 现症感染
其他肝胆疾病
评估 NAFLD 的严重程度
临床指标:年龄(>50 岁),肥胖(BMI≥25kg/m²),葡萄糖耐量异常或糖尿病
肝活检:用于疑难病例的诊断,或存在进展性肝病的多项危险因素
肝功能检查及肝硬化并发症的监测
筛查代谢综合征
腰围(亚洲标准),身高和体重并计算 BMI
动脉血压
空腹血糖(FBG)和血脂
无糖尿病史者 FBG≥5.6mmol/L 须做糖耐量试验

5.肝活检提示脂肪性肝病;

6.存在体重增长迅速、内脏性肥胖、空腹血糖增高、血脂紊乱、高血压病等危险因素。

具备上述第 1~2 项和第 3 及第 4 项中任一项者可能为 NAFLD。具备上述第 1 项+第 2 项+第 5 项者可确诊为 NAFLD,可根据肝活检改变区分 SFL 和 NASH,结合临床诊断脂肪性肝硬化。同时具备第 6 项和(或)经相关处理后第 3~4 项指标改善者可明确 NAFLD 的诊断。亚太地区 NAFLD 工作组认为,对于排除其他损肝因素的脂肪肝患者,需高度怀疑 NAFLD 可能;对于不明原因的血清 ALT 升高者,如果影像学提示脂肪肝且存在代谢危险因素.那么 NAFLD 最有可能是其转氨酶异常的原因。

(二)鉴别诊断

排除过量饮酒对于 NAFLD 诊断的影响,因为过量饮酒者的脂肪肝属于酒精性肝病(ALD)的范畴。将男性每日饮用乙醇<20g(<140g/周),女性每日饮用乙醇<10g(<70g/周)作为"非酒精性"肝病的诊断标准在亚太地区已成共识。

还应除外可导致脂肪肝的全身性疾病以及正在服用或近期曾经服用可致 ALT 和 GGT 升高的药物(包括中药)的患者。

在将肝功能异常归结于 NAFLD 之前,需排除所有常见的(乙型肝炎、丙型肝炎)和少见的(自身免疫性肝病、Wilson 病、αl-抗胰蛋白酶缺乏症)肝病,以及肝脏恶性肿瘤、感染和胆道疾病。然而对于肝酶异常的血清 HBsAg 阳性患者,若其 HBV-DNA 滴度低于 101 拷贝/ml 且存在代谢危险因素时,则肝酶异常可能是由脂肪肝所致。

六、治疗措施及疗效评估

NAFLD 的主要死因为动脉硬化性血管事件,而肝病相关死亡几乎仅见于 NASH 并发肝硬化者。为此,NAFLD 治疗的首要目标是控制代谢紊乱,防治糖尿病和心脑血管事件;其次目标为逆转肝细胞脂肪变,减少胆囊炎和胆结石的发生;附加要求为防治 NASH,阻止肝病进展、减少肝硬化和 HCC 的发生。

（一）治疗措施

治疗措施包括：①健康宣教提高认识，改变不良生活方式；②纠正潜在的危险因素，控制体重/减少腰围、降低血糖和血压、调整血脂；③减少或避免"二次打击"，必要时应用保肝药物防治脂肪性肝炎；④肝移植治疗 NASH 相关终末期肝病，但仍需加强代谢紊乱的控制（表 4—3）。

1.改变生活方式　目前最有效的方法是改善生活方式。通过节制饮食和增加运动等措施降低体重、纠正血脂紊乱和糖尿病，是治疗 NAFLD 的一线措施和最为重要的治疗方法。

（1）饮食治疗：现有的饮食干预措施包括控制总热量摄入、膳食脂肪以不饱和脂肪酸为主，碳水化合物以慢吸收的复合糖类和纤维素为主。最近一项荟萃分析表明，饮食指导确实可使肥胖患者体重有所下降，然而在停止饮食干预后患者体重往往逐渐反弹。

（2）运动治疗：中等量的有氧运动对改善胰岛素抵抗和代谢综合征均有益处。体育锻炼可以避免肌肉萎缩，并通过选择性减少内脏脂肪而降低体重。众多研究显示，多数 NAFLD 患者只要有一定程度的体重下降，往往就伴有肝脏生化指标和超声影像学改善，然而体重下降对肝组织学改变的影响尚需进一步证实。

表 4—3　非酒精性脂肪性肝病治疗

改变生活方式
调整饮食：减少单糖和饱和脂肪摄入，适当增加复合糖类、膳食纤维和不饱和脂肪的摄入（糖尿病饮食或"健康心脏食谱"）
减少腰围和适度降低体重
中等量的有氧运动（每天至少 20min）
持之以恒避免体重反弹
保肝药物
不推荐常规用于 NAFLD 的治疗，建议用于 NASH 或伴有肝酶异常的 NAFLD 患者的辅助治疗
治疗代谢综合征
如果临床需要可考虑用相关药物减肥、降脂、降血压、抗凝、改善胰岛素抵抗和控制血糖
减肥手术
用于重度肥胖或顽固性肥胖患者

2.药物治疗　药物治疗主要针对肥胖症、糖脂代谢紊乱和高血压。理想的药物治疗应明确疗程、停药后疗效持续，以及很好的安全性和费用效益比。初步临床试验发现一些药物很有希望，但需通过随机双盲安慰剂对照的多中心临床试验，以足够长的疗程和明确的组织学终点来确认其疗效。

（1）胰岛素增敏剂：多项非对照临床试验显示，二甲双胍可显著降低 NAFLD 患者血清 ALT 水平，但有报道发现在肝组织学改善方面与维生素 E 组、安慰剂组均无显著差异。另有研究报道，所有肝组织学改善者均伴有体重下降，提示二甲双胍对 NASH 的疗效部分来自其胃肠道副作用和辅助减肥作用。

皮格列酮和罗格列酮是过氧化酶增殖物激活受体（PPAR）γ 的激动剂，主要通过作用于前脂细胞而改善胰岛素抵抗，可能有助于 NASH 患者血清转氨酶和肝组织学的改善。但其疗效尚需通过大样本随机对照临床试验来证实，该类药物的缺点为体重增加、心血管疾病危险性增加以及治疗费用较高。

（2）抗氧化及抗炎治疗：这类治疗包括抗氧化剂［维生素 E 和（或）维生素 C，谷胱甘肽前体、β—甜菜碱，普罗布考］、针对 TNF—α 的药物（如己酮可可碱）以及益生元和益生菌（预防肠道细菌过度生长,从而减少肠道内毒素的产生及其相关肝脏氧化应激和炎症损伤)。此外,亦有研究探讨非特异性保肝药物(熊去氧胆酸)等对 NASH 的治疗效果;尽管许多小型开放试验显示这些药物可使血清 ALT 水平下降,甚至使肝组织学损伤减轻,然而至今尚无大样本长疗程的有安慰剂对照的随机试验证实某药对 NASH 有肯定的疗效。

(3)他汀类降脂药物:对于有心血管疾病危险因素患者,他汀为降低血液低密度脂蛋白胆固醇的标准治疗药物,没有肝病的患者应用他汀相对安全。当前虽然缺乏肝病患者他汀安全性治疗的足够数据,但不明原因性血清转氨酶持续增高和 NAFLD 患者可安全使用他汀,且他汀对 NAFLD 本身可能还有治疗作用。目前认为,他汀所致孤立性无症状性转氨酶轻度升高(C120U/L)通常无需停药,而合并慢性活动性肝炎以及不明原因转氨酶升高和 NAFLD 的高脂血症患者亦可在保肝药物基础上应用常规剂量的他汀。

3.减肥手术 病态肥胖患者通过严格的膳食、运动和药物治疗后,如仍未达到有效减重和减轻并发症的目的,可考虑腹腔镜下行可调节胃部绷扎术和 RouxY 胃部旁路术等减肥。减肥手术具有迅速见效和效果持久的特点,是重度肥胖的 NASH 患者当前最佳治疗选择。减肥手术的优点为在改善胰岛素敏感性和减少代谢综合征和糖尿病相关风险的同时,可减轻甚至逆转 NASH 和肝纤维化,并显著改善患者社会心理功能和生活质量。因不同减肥手术的疗效及并发症有一定差异,医患对此应有充分认识,严格选择适应证及手术方法,并关注体重快速下降和营养不良对肝脏的不良影响。

(二)疗效评估

NAFLD 的治疗效果及安全性应综合评估,不能仅仅限于肝酶和肝脏脂肪沉积是否好转,而更应看重糖脂代谢紊乱和心脑血管事件的防治。除需在药物治疗期间进行评估外,对于仅需改变生活方式等非药物治疗者亦需坚持长期随访(表 4-4)。

表 4-4 NAFLD 的长期随访指标

每半年一次

   人体学指标(体重、腰围、血压,计算 BMI)

   肝功能酶学指标(ALT、AST、GGT、ALP)

   血脂全套(包括三酰甘油、高密度脂蛋白胆固醇、低密度脂蛋白胆固醇)

   空腹血糖,如果 FBG>5.6mmol/L 则做糖耐量试验

每年 1 次

   肝脏和腹部内脏 B 超

   心电图

   眼底镜评估动脉硬化程度,必要时做颈动脉超声波检查

七、预后

单纯脂肪肝常呈静止状态,随访 10~20 年肝硬化发生率仅 0.6%~3%。而 NASH10 年内肝硬化发生率高达 15%~25%。NASH 患者肝纤维化进展速度慢,发展至肝硬化需时较长。NASH 相关肝硬化预后与其他原因肝硬化相似,30%~40%患者终将死于肝病,年老及代谢综合征可能使其更易发生肝衰竭和 HCC。来自中国大陆、香港、台湾的资料显示,与西方国家和日本相比,中国成人 NAFLD 患者中 NASH 比例低,NASH 患者的肝脏炎症和纤维化程度轻且很少合并肝硬化,至今尚无 NAFLD 相关肝衰竭和 HCC 的报道。

即使是体重、血脂、血糖均正常的 NAFLD 患者,随访过程中糖脂代谢紊乱和冠心病发病

率亦显著增高；不明原因的肝酶持续异常者(NAFLD可能)10年内糖尿病和冠心病发病率显著增加。

(臧建辉)

第十节　自身免疫性肝炎

自身免疫性肝炎(Autoimmune hepatitis,AIH)是一种以不同程度的血清转氨酶升高、高丙种球蛋白血症和自身抗体阳性为主要临床特征的肝脏疾病,主要表现为慢性肝炎,但亦可以急性肝炎甚至急性肝衰竭起病。该病最初描述于 20 世纪 50 年代初,曾被称为狼疮样肝炎、慢性活动性自身免疫性肝炎、自身免疫性活动性肝炎等,1994 年国际胃肠病学大会上被正式定名为"自身免疫性肝炎"。

一、流行病学

AIH 在全世界范围内均有发生,无论性别、年龄、种族均可发病。以女性发病占优势,男女比例约 1:3.6。其发病存在两个年龄高峰:青少年期(10～30 岁)及绝经期。文献报道 AIH 的年发病率为:英国 0.1～0.2/10 万、法国 0.12/10 万、澳大利亚 1.2/10 万、日本 0.015～0.08/10 万。目前我国尚无 AIH 发病率的流行病学调查资料。

二、病因及发病机制

自身免疫性肝炎的病因及发病机制尚不清楚,可能涉及遗传、病毒感染、药物、毒素及免疫等多种因素。

遗传学研究发现 HLA II 类分子关键部位的基因多态性是影响 AIH 发生的主要原因。例如,本病多见于 HLA-DR3(DRB1 * 0301)及 DR4(DRB1 * 0401)阳性者,但在不同种族人群中 MHC II 类分子对 AIH 的影响有所不同。亦有研究认为,其他免疫分子的基因多态性如肿瘤坏死因子 α(TNF-α)基因、细胞毒 T 细胞抗原 4(CTLA-4)基因的改变会促使 AIH 发生。

虽然在 I 型 AIH 患者中没有明确找到病原体,但 HCV 感染的患者中有 10%LKM1 阳性,有研究提示 HCV 有可能通过分子模拟诱导自身反应性 $CD8^+$ CTL,产生病毒相关性 AIH。

在人体内,特异性自身抗原肽被 HLA-2 类分子识别,并被抗原递呈细胞(APC)递呈给 T 细胞从而激活 T 细胞,后者随后分化为 Th1 和 Th2 两个亚型,分泌重要的致炎性细胞因子从而引起自身免疫反应。正常情况下,机体的免疫应答受到精细的调节和控制(主要通过免疫细胞的凋亡),因而不会发生自身免疫现象。而一旦免疫细胞的凋亡机制发生障碍,则已激活的免疫细胞可能持续不断地攻击肝细胞从而引发 AIH。最新动物实验研究表明,具有免疫抑制作用的调节性 T 细胞(Treg)活性低下和促进免疫细胞凋亡的分子 PI>1 信号通路受阻,可导致小鼠产生抗核抗体及致死性的肝炎伴肝脏中 $CD4^+$ 和 $CD8^+$ T 细胞浸润。以上证据均说明负向免疫调节机制障碍是产生自身免疫性肝损伤的重要机制。

三、临床表现

自身免疫性肝炎起病方式多样,约半数患者隐匿起病,可无任何临床症状,仅在常规体检或因其他原因就诊时发现肝功能异常。对于有症状的患者,其临床表现也无特异性,最常见的症状是乏力和肌肉酸痛,其他表现包括食欲减退、恶心、呕吐、腹痛、皮肤瘙痒、皮疹、发热以及不同程度的黄疸等。大约30%的患者就诊时已经进展至肝硬化,8%的患者表现为呕血和(或)黑粪。此外,AIH亦可呈急性肝炎起病、甚至表现为急性肝衰竭。

AIH可有肝外表现,包括:①关节疼痛,多为对称性、游走性、反复发作,但多无畸形;②皮肤损害:皮疹、皮下淤血、毛细血管炎;③血液系统改变:轻度贫血、白细胞和血小板减少、嗜酸性细胞增多;④肺部病变:可有胸膜炎、肺不张、肺间质纤维化、纤维性肺泡炎、肺动脉高压症;⑤肾脏病变:肾小球肾炎、肾小管酸中毒。肾小球内可有免疫复合物沉积;⑥内分泌失调:可出现类似Cushing病的症候群、桥本甲状腺炎、黏液性水肿或甲亢、糖尿病;⑦合并有其他风湿病。少数患者伴有溃疡性结肠炎。

体格检查可无异常发现,部分患者有肝大、脾大、黄疸及肝掌、蜘蛛痣等慢性肝病的体征。

四、实验室检查

肝功能异常主要表现为血清转氨酶(ALT、AST)明显升高,可达正常值上限10倍以上。胆红素也可有不同程度升高,但碱性磷酸酶、γ谷氨酰转肽酶多正常或仅轻度升高。比较有特征的生化改变是血清球蛋白、γ-球蛋白或免疫球蛋白G明显增高。

血清自身抗体是AIH的重要特征之一,有助于AIH的诊断和分型。但尚未发现任何自身抗体具有明确的致病性,自身抗体的滴度与AIH的肝脏炎症程度之间也无明显的相关性。70%以上患者抗核抗体(antinuclear antibodies,ANA)和(或)抗平滑肌抗体(smooth muscle antibodies,SMA)阳性,少数患者抗肝肾微粒体抗体(antibodies to liver/kidney microsome type 1,抗-LKM1)、抗肝细胞胞质抗原1型抗体(antibodies to liver-specific cytosol antigen type 1,抗-LCl)、抗可溶性肝抗原抗体/肝胰抗原抗体(antibodies to soluble liverantigen/liver pancreas,抗-SLA/LP)、抗去唾液酸糖蛋白受体抗体(antibodies to asialoglycoprotein re-ceptor,抗-ASGPR)、抗中性粒细胞胞浆抗体(anti-neutrophil cytoplasmic antibodies.ANCA)阳性。约10%的患者血清全部自身抗体均阴性。

五、病理学

AIH在病理学主要表现为界面性肝炎(以前称为碎屑样坏死),中至重度的淋巴细胞、特别是浆细胞浸润,伴或不伴小叶性肝炎,有些肝细胞呈玫瑰花结样排列,但无明显的胆管损伤、肉芽肿、铁沉积、铜沉积或提示其他病因的组织学变化。汇管区浆细胞浸润是该病的特征但并非诊断所必需;界面性肝炎伴或不伴小叶性肝炎是诊断AIH的必要条件,但界面性肝炎也可见于急慢性病毒性肝炎和药物性肝损害,因此需结合临床和其他实验室检查进行鉴别。

六、临床分型

根据血清自身抗体可将AIH分为3型,亦有学者认为3型和1型的临床表现相似故应归为1型(表4-5)。

表4-5 自身免疫性肝炎临床分型

	1型	2型	3型
特征性抗体	ANA/SMA	抗-LKM1	抗-SLA/LP
所占比例	80%	4%~20%	<20%
发病年龄	任何年龄	儿童(2~14岁)	任何年龄
相关HLA	B8 DR3 DR4	B14 DR3 C4A-QO	DR3
常见的伴随疾病	甲状腺炎	皮肤白斑病	甲状腺炎
	溃疡性结肠炎	1型糖尿病	溃疡性结肠炎
	类风湿关节炎	甲状腺炎	类风湿关节炎
肝硬化发生率	45%	82%	75%

七、诊断标准

2002美国肝病学会发表的AIH描述性诊断标准(表4-6)中的确诊和可疑诊断之间的主要区别是γ球蛋白、ANA、SMA、抗-LKM的水平,还需排除酒精、药物及各种肝炎病毒感染等导致的肝损害。AIH描述性诊断标准简单易懂,临床上应用较为方便,但诊断的敏感性和特异性难以评价。

1999年国际自身免疫性肝炎工作组(international AIH group,IAIHG)发表了新修订的AIH诊断评分系统(表4-7)。这一诊断评分系统主要根据临床表现、生化和免疫学检查、组织学检查以及对治疗的应答等权重进行积分,治疗前积分超过15分或治疗后超过17分者可确诊为AIH,积分在10~15疑诊为AIH。其诊断AIH的敏感性达97%~100%,鉴别慢性丙型肝炎的特异性也达到66%~100%。该评分系统对统一诊断和开展国际临床研究交流很有帮助,但因其过分繁杂而不便于临床广泛应用。为此,2008年IAIHG提出了简化的AIH评分系统,它仅包括自身抗体、免疫球蛋白、组织学表现及除外病毒性肝炎四个项目(表4-8)。其积分≥6时诊断AIH的特异性为97%,敏感性为88%;积分≥7时诊断AIH的特异性为99%,敏感性为81%。

表4-6 AIH描述性诊断标准

	明确AIH	可能AIH
无遗传性肝病	α1-抗胰蛋白酶表型正常,血清铜蓝蛋白、铁和铁蛋白水平正常	α1-抗胰蛋白酶部分缺乏,非特异性的血清铜、血清铜蓝蛋白、铁和(或)铁蛋白异常
无活动性病毒性肝病 无药物或酒精性肝病 实验室特征	HAV、HBV、HCV现症感染的标志物阴性 每日饮酒<25g/d,近期未使用肝毒性药物 主要为血清转氨酶异常 球蛋白、γ-球蛋白或免疫球蛋白G水平超过正常值上限1.5倍	HAV、HBV、HCV现症感染的标志物阴性 每日饮酒<50g/d,近期未使用肝毒性药物 主要为血清转氨酶异常 任何程度的高γ球蛋白血症
自身抗体	ANA、SMA或抗-LKM1滴度≥1:80(成人)或≥1:20(儿童);AMA阴性	ANA、SMA或抗-LKM1滴度≥1:40(成人)或其他自身抗体阳性
病理学发现	界面性肝炎 无胆道损伤、肉芽肿或提示其他病因的组织学变化	界面性肝炎 无胆道损伤、肉芽肿或提示其他病因的组织学变化

表4-7 AIH诊断评分系统

指标	计分	指标	计分	指标	计分
性别		AMA		其他自身免疫性疾病	+2
女	+2	阳性	−4	组织学特征	
男	0	阴性	0	界面性肝炎	+3
血清 ALP/ALT 比值(升高超过正常上限倍数的比值)		肝炎病毒标志物		玫瑰花结	+1
>3.0	−2	阳性	−3	浆细胞浸润	+1
<1.5	+2	阴性	+3	无上述改变	−5
γ球蛋白或IgG(正常值上限的倍数)		用药史		胆管变化	−3
>2.0	+3	有	−4	提示其他病因的变化	−3
1.5~2.0	+2	无	+1	对糖皮质激素治疗的反应	
1.0~1.5	+1	饮酒		完全缓解	+2
<1.0	0	<25g/d	+2	缓解后复发	+3
ANA,SMA 或抗−LKM1 滴度		>60g/d	−2	治疗前积分	
>1:80	+3	HLA		确定诊断	>15
1:80	+2	DR3 或 DR4	+1	可能诊断	10~15
1:40	+1	其他自身抗体	+2	治疗后积分	>17
<1:40	0	抗−SLA/LP 抗−LCI 抗−ASGPR pANCA		确定诊断可能诊断	12~17

表4-8 简化的AIH评分系统

指标	积分
ANA 或 SMA≥1:40	1
ANA 或 SMA≥1:80 或 LKM≥1:40 或 SLA 阳性	2
IgG:>正常值上限	1
>1.1 倍正常值上限	2
组织学特征:符合 AIH	1
有典型的 AIH 表现	2
无病毒性肝炎的特征	3
确定诊断 ≥6 分	
可能诊断 ≥7 分	

回顾性病例分析研究认为,使用原有的评分系统能够提高临床特征较少或不典型的 AIH 的诊断率,而简化的评分系统则能够更好的对具有自身免疫现象的其他疾病进行排除诊断,因而二者各有所长。

八、鉴别诊断

(一)原发性胆汁性肝硬化

原发性胆汁性肝硬化(PBC)PBC 女性多见;年龄集中在 30~70 岁,儿童罕见;临床表现主要表现为乏力、皮肤瘙痒；血清转氨酶轻度升高，而 ALP、GGT 升高明显；免疫球蛋白以 IgM 升高为主；组织学特征性改变为小叶间胆管非化脓性炎症、淋巴细胞聚集及非干酪样肉芽肿形成；最具诊断意义的免疫学检查是血清 AMA－M2 阳性。

（二）药物性肝炎

药物性肝炎多有明确的用药史，停药后多数患者的肝功能试验很快恢复正常。但有些药物可导致自身免疫性肝炎样的肝损伤，包括血清球蛋白升高、免疫球蛋白升高甚至自身抗体阳性，临床上不易与 AIH 鉴别。有明确的用药史、典型组织病理学特点和特征性的临床演变过程有助于二者的区别。对于困难病例需要进行长期临床、生化甚至病理学随访才能做出明确诊断。

（三）病毒性肝炎

虽然在多数情况下，病毒性肝炎与 AIH 比较容易区别，但是当病毒感染与自身免疫现象共存时，则鉴别有一定难度。两者的鉴别要点包括：①在急性病毒感染时，自身抗体的出现常常是短暂的，随病情恢复而消失；慢性感染时，有 20%～40% 的患者多种自身抗体持续阳性，但多数情况下其自身抗体滴度相对较低。②病毒性肝炎诱导的自身免疫反应，抗核抗体和抗平滑肌抗体两者极少同时出现，且很少有 pANCA 及抗肝胞质抗原抗体阳性，而在 AIH 中抗核抗体和抗平滑肌抗体通常滴度较高且通常共同出现。③病毒性肝炎伴发自身免疫反应以男性多见，AIH 患者以女性多见。④病毒水平检测是确诊病毒感染的最可靠证据。

九、治疗

（一）治疗指征

血清 AST 长期升高超过正常值上限 10 倍以上或血清 AST 值在正常值上限 5 倍以上伴球蛋白水平在正常值 2 倍以上者，6 个月内的病死率可达 40%；组织学上出现桥接坏死或多腺泡塌陷者，5 年病死率达 45%。因此，对有以上表现者应当给予积极治疗，目前已有多项随机对照试验证实激素治疗可改善严重 AIH 患者的症状、实验室指标、组织学及生存率（表 4－9）。

病情较轻的 AIH 患者属于相对治疗指征，是否需要给予激素治疗需全面考虑。有研究表明，无症状且血清转氨酶、IgG 水平低，肝脏炎症活动度指数也较低的患者，在随访期间不需接受免疫抑制剂治疗，其预后良好。此外有研究表明实验室指标轻度到中度异常的患者，病情进展亦较缓慢，15 年内肝硬化发生率为 49%，10 年病死率仅为 10%。因此，对于病情较轻的患者是否给予激素治疗应当个体化，需结合患者的症状、疾病进展、潜在的药物副作用以及患者的个人意愿，在充分考虑、权衡利弊后做出决定。

（二）治疗方案

自 20 世纪 70 年代起，国外多项随机对照试验证实单独应用糖皮质激素或小剂量激素联合硫唑嘌呤可使严重 AIH 患者症状缓解，实验室指标和组织学得到改善，并能延长患者生存期。即使已经发展至肝硬化阶段，对于上述治疗也有良好的效果。单用泼尼松疗法适合用于：年轻女性已妊娠或准备妊娠者；恶性肿瘤患者；白细胞明显减少者；硫嘌呤甲基转移酶缺陷者。泼尼松与硫唑嘌呤联合疗法适合用于：绝经后妇女、肥胖、痤疮、情绪不稳定、糖尿病、不稳定性高血压、骨质疏松症患者。两种治疗方案在疗效上无明显差别，但是联合治疗可以减轻激素的副作用，一般优先推荐使用（表 4－10）。

（三）治疗终点及对策

成人 AIH 应持续治疗至完全缓解、治疗失败、不完全应答或发生药物毒性等终点（表 4—11）。90%的患者开始治疗 2 周内血清转氨酶、胆红素和 γ—球蛋白水平即有改善，65%的患者在治疗后 18 个月内达到完全缓解，80%的患者在治疗 3 年内达到完全缓解。转氨酶及 γ—球蛋白恢复正常的患者中有 55%仍有界面性肝炎，这些患者停用后不可避免地出现复发。因此，对于治疗中临床及实验室指标达到缓解的患者，建议在停药前行肝穿刺病理学检查以确认是否组织学恢复正常。

（四）复发后的治疗

复发是指经治疗达到完全缓解停药后，转氨酶水平高于正常上限 3 倍以上、γ—球蛋白＞2g/dl、肝活检再次出现界面性肝炎者。20%～100%的患者停药后复发，复发率取决于停药前的病理学改变。最理想的治疗终点是组织学恢复正常，因为达到组织学完全缓解的患者复发率为仅为 20%。

表 4—9　自身免疫性肝炎治疗的适应证

绝对适应证	相对适应证
血清 AST 大于正常上限 10 倍	症状（乏力、关节痛、黄疸）
血清 AST 大于正常上限 5 倍伴	血清 AST 和（或）γ—球蛋白小于
γ—球蛋白高于正常 2 倍	绝对适应证标准
病理学有桥接样坏死或多小叶坏死	界面炎

表 4—10　美国肝病学会 2002 年推荐的成人 AIH 初始治疗方案

疗程	泼尼松(mg/d)	泼尼松(mg/d)＋硫唑嘌呤(mg/d)	
第 1 周	60	30	50
第 2 周	40	20	50
第 3 周	30	15	50
第 4 周	30	15	50
维持量至治疗终点	20	10	50

表 4—11　初始治疗的终点及对策

治疗终点	标准	对策
完全缓解	症状消失；血清胆红素和 γ—球蛋白恢复正常；血清转氨酶正常或＜2 倍正常值；肝组织正常或轻微炎症，无界面性肝炎	6 周以上的时间逐渐停用泼尼松、停用硫唑嘌呤；定期监测以防复发。
治疗失败	临床、实验室和组织学恶化；血清转氨酶增加 67%以上；发生黄疸、腹水或肝性脑病	泼尼松 60mg/d，或泼尼松 30mg/d 加硫唑嘌呤 150mg/d，至少 1 个月；临床症状改善时每月泼尼松减量 10mg、硫唑嘌呤减量 50mg，直至维持病情处于缓解状态的最低量
不完全应答	治疗期间临床、实验室和组织学特征有改善或无改善；持续治疗＞3 年，不能达到缓解，状况无恶化。	低剂量维持治疗阻止恶化
药物毒性	发生有症状的骨量较少，情绪不稳定、难以控制的高血压、糖尿病或进行性细胞减少	药物减量，调整剂量后仍不能耐受者停药，能够耐受的维持治疗

对第 1 次复发者可重新选用初治方案，但对第 2 次复发者则需调整治疗方案。有 2 种方

案可供选择。①最低剂量泼尼松长期维持治疗：一般在采用泼尼松诱导缓解后每月减量 2.5mg，直至症状缓解并使转氨酶控制在正常值 5 倍以下的最低剂量（多数患者的最低平均剂量为 7.5mg/d）。对于泼尼松、硫唑嘌呤联合用药者，首先将泼尼松逐渐减量至能够维持生化水平稳定的最低剂量，然后停用硫唑嘌呤同时调整泼尼松剂量以保持病情稳定。②单用硫唑嘌呤的长期维持治疗：此法最早用于泼尼松联合硫唑嘌呤治疗的患者，病情缓解后硫唑嘌呤加量至 2mg/(kg·d)，然后泼尼松每月减量 2.5mg 直到完全停用。对于单用泼尼松的患者，可以加用硫唑嘌呤 2mg/(kg·d)，然后泼尼松每月减量 2.5mg 至停药。目前尚无两种治疗方案的比较研究，因此无法判断哪种方法疗效更好。回顾性的研究表明维持治疗不需要终身使用，完全停药后 5 年的持续缓解率为 13%。因此对于所有接受治疗的患者均可根据病情变化选择合适的停药时机。

（五）其他治疗药物

虽然单独应用糖皮质激素或联合硫唑嘌呤治疗是目前 AIH 的标准治疗方案，但并非所有人都对激素治疗产生应答；且即使激素治疗有效，尚需考虑药物副作用对患者造成的影响。如无效或出现药物不耐受，可考虑试用环孢霉素 A、他克莫司、环磷酰胺、硫基嘌呤、麦考酚酯等药物，它们在一些小型临床试验研究中显示有一定效果。

1. 环孢素 A　常规剂量为 5~6mg/(kg·d)，其作为补救治疗方法曾成功应用于标准化治疗失败的成人 AIH 患者。同时有研究显示，先用环孢素 A 作为一线药物，继之应用糖皮质激素和硫唑嘌呤方案，对儿童 AIH 有效。

2. 他克莫司　常规剂量为 4mg，每日 2 次。在几项小型试验中应用于常规治疗无效的 AIH 患者，结果提示可改善患者的生化指标及组织学炎症活动指数。

3. 麦考酚酯　三个小型临床研究提示其可以在标准治疗中替代硫唑嘌呤，但必须与泼尼松联合应用。其优点是不受患者体内硫代嘌呤甲基转移酶活性的影响。

4. 布地奈德　是第二代皮质类固醇激素，口服后 90% 的药物在肝脏内首过代谢，在肝脏内被清除前可以高浓度作用于淋巴细胞，因而可减轻或避免激素的全身副作用。在严重的 AIH 及糖皮质激素依赖的患者中被证实无效，但初步研究认为该药对轻型 AIH 患者可能有应用价值。

5. 6-巯基嘌呤　最初给药剂量为 50mg/d，后逐渐增至 15mg/(kg·d)。可用于硫唑嘌呤治疗失败的补救治疗。

6. 熊去氧胆酸　已被证实在严重 AIH 患者辅助治疗中无效，但可改善实验室指标，故可能对轻微炎症活动的患者治疗有一定价值。

（六）肝脏移植

肝移植是治疗终末期自身免疫性肝炎肝硬化的有效方法，患者移植后 5 年存活率为 80%~90%，10 年存活率为 75%，多数患者于肝移植后 1 年内自身抗体转阴，高 γ-球蛋白血症缓解。有报道称肝移植术后 5 年 AIH 的复发率为 17%，但通过调整免疫抑制药可有效控制病情。

（臧建辉）

第十一节　肝硬化

肝硬化不是一个独立的疾病,而是各种慢性肝炎疾病的最后发展阶段。病理学上以肝组织弥漫性纤维化、假小叶和再生结节形成为特征,临床上主要表现为肝细胞功能障碍和门脉高压症。

一、流行病学

肝硬化的发病高峰年龄在 35～48 岁,男女比例为 3.6∶1～8∶1。在美国肝硬化的流行率约为 0.15%,因多数患者没有症状,预计人群中肝硬化的发生率可达 1%。目前尚无我国人群中肝硬化的发生率的准确流行病学资料。以往资料表明,肝硬化一旦进展到肝功能失代偿期,如不进行肝移植则 5 年存活率仅 15%。

1. 病毒性肝炎　乙型、丙型肝炎,乙型和丁型病毒肝炎重叠感染经慢性病程所致。

2. 酒精性肝病　长期大量饮酒者可历经轻症酒精性肝病、酒精性脂肪、酒精性肝炎、酒精性肝纤维化,最终进展为酒精性肝硬化。

3. 自身免疫性肝病　自身免疫性肝炎或其他自身免疫性疾病累及肝脏。

4. 遗传代谢性　Wilson 病、遗传性血色病、α1－抗胰蛋白酶缺乏、糖代谢障碍、脂代谢异常、尿素循环缺陷、卟啉症、氨基酸代谢障碍、胆酸代谢障碍均可引起肝硬化。

5. 药物和毒物性　服用甲氨蝶呤、异烟肼、维生素 A、胺碘酮、马来酸哌克昔林、甲基多巴、酚丁、野百合碱,或长期接触四氯化碳、磷、砷等。

6. 胆汁淤积性　原发性或继发性胆汁性肝硬化、原发性硬化性胆管炎、囊性纤维化、胆道闭锁或新生儿肝炎、先天性胆管囊肿等。

7. 营养不良性　慢性炎症性肠病、长期食物中缺乏蛋白质、维生素等可引起吸收不良和营养失调,使肝细胞发生脂肪变性和坏死,并降低肝脏对其他致病因素的抵抗能力。

8. 循环障碍　慢性充血性心功能衰竭、缩窄性心包炎、布加综合征、肝小静脉闭塞病、遗传性出血性毛细血管扩张症等。

9. 血吸虫性肝纤维化　长期反复感染血吸虫者,其虫卵沉积于汇管区,虫卵及其毒性代谢产物可引起大量结缔组织增生,但再生结节不明显,故称为血吸虫性肝纤维化。

10. 隐源性　有部分肝硬化患者的病因不明,通称隐源性。随着病因的逐步阐明,此类肝硬化的比例会越来越少。

二、病理与分型

在大体形态上,肝脏早期肿大,晚期明显缩小、质地变硬、重量减轻、包膜增厚,肝表面有弥漫性大小不等的结节和塌陷区。

肝硬化的形态学分类　①小结节性肝硬化:结节大小均匀,直径一般在 3～5mm,最大不超过 1cm。长期过量饮酒导致的酒精性肝硬化是典型的小结节性肝硬化;营养不良和贫血患者中也可见。②大结节性肝硬化:结节粗大,大小不均,直径一般在 1～3cm。慢性病毒性肝炎导致的肝硬化常为大结节性肝硬化。③大小结节性混合性肝硬化:即肝内同时存在大小结节两种病理形态。我国王泰龄教授分析肝硬化尸检资料结果,指出大部分肝硬化为混合性。

三、临床表现

往往起病隐匿,病程进展缓慢,可潜伏 3～5 年或 10 年以上。临床上常分为肝硬化代偿期及失代偿期。

代偿期可有门静脉高压症或脾功能亢进表现,如食管静脉曲张、白细胞或血小板减少等,但无腹水、肝性脑病或上消化道出血,肝功能储备一般属 Child－Pugh A 级。一般血清白蛋白≥35g/L,胆红素<35μmol/L,凝血酶原活动度多≥60%。

失代偿期一旦出现腹水、肝性脑病及食管胃底静脉曲张破裂出血之一,即进入失代偿期,肝功能储备一般属 Child－Pugh B、C 级。多有明显肝功能失代偿征象,如血清白蛋白<35g/L,A/G<1.0,胆红素>35μmol/L,凝血酶原活动度<60%。

(一)症状

可有乏力、食欲缺乏、腹胀、腹泻、消瘦、皮肤瘙痒、发热等症状。有些代偿期肝硬化患者可无明显症状。

(二)体征

可有肝病面容、黄疸、肝掌、蜘蛛痣、腹壁静脉曲张;肝脏早期多可触及肝大,质硬、边钝,晚期因肝脏萎缩而触不到。可有不同程度脾脏增大;在肝硬化伴有腹水时,可出现脐疝及股疝。在酒精性肝硬化患者中可见腮腺肿大及 Dupuytren 掌挛缩,原发性胆汁性肝硬化患者可见黄色瘤。

(三)其他各系统的表现

内分泌系统紊乱的表现:因雌激素增多、雄激素减少,男性患者有性欲减退、睾丸萎缩、乳房发育和女式阴毛分布等;在女性可表现为月经失调、闭经、不孕等。易发生肝源性糖尿病,与原发性糖尿病不易区别。甲状腺激素异常可表现为总 T_4 升高、游离 T_4 正常或升高,而总 T_3 和游离 T_3 降低,TSH 正常或升高。可有肾上腺皮质激素增多,患者常有闭经、痤疮、多毛症、皮肤紫纹、满月脸等。

血液系统可出现贫血、白细胞和血小板减少及凝血机制障碍。

呼吸系统可出现肝肺综合征和门脉性肺动脉高压。

四、辅助检查

(一)生化学

血清谷丙转氨酶、谷草转氨酶和胆红素水平可反映肝细胞受损情况,但与肝脏受损严重程度并不完全一致。碱性磷酸酶和 γ－谷氨酰转肽酶可反映肝内胆汁淤积的情况,在原发性胆汁性肝硬化中此两种酶有中度以上升高;酒精性肝硬化时,γ－谷氨酰转肽酶升高明显。血清白蛋白可反映肝脏合成能力,肝硬化时血清白蛋白降低。在自身免疫性肝炎肝硬化时,可见 γ－球蛋白升高,在原发性胆汁性肝硬化时 IgM 升高。胆碱酯酶可反映肝脏功能储备,在肝硬化时可有下降明显。

(二)血液学

血常规检查可显示轻度贫血、白细胞、血小板降低提示脾功能亢进。凝血酶原时间与肝细胞受损害程度有一定的关系。如明显延长,而且经注射维生素 K 仍不能纠正(凝血酶原活动度低于 40%),常表示肝功能严重衰竭。

（三）影像学

1.肝脏超声显像　肝硬化早期可有肝脏增大,而晚期则左叶增大,右叶缩小,尾叶增大也较常见;肝脏边缘弯钝,肝脏表面凸凹不平,呈锯齿状、波浪状或结节状;肝实质回声增强、不均匀或呈结节状。脾脏常增厚(>40mm)。门脉高压时,门静脉直径常>14mm,脾门脾静脉直径常>10mm。

2.计算机断层扫描(CT)　肝硬化时各叶比例失调,左叶外侧段和尾状叶增大常见。肝表面明显凸凹不整、边缘变钝,肝实质密度不均匀,可呈结节样。脾静脉及门静脉曲张,可见侧支循环形成,胃短静脉、胃冠状静脉及食管静脉曲张。对于发现肝占位病变CT优于超声显像。

3.磁共振成像(MRI)　肝边缘波浪状或结节状改变,左肝外叶、肝尾叶增大,右肝及左肝内叶缩小,肝裂增宽,脾大。MRI对于鉴别肝脏占位病变能提供比CT更多的信息。

4.上消化道内镜或钡剂X线造影　胃镜可直接观察到食管胃底静脉曲张的部位和程度,并可进行内镜下治疗如曲张静脉套扎术或硬化注射术。食管及胃钡剂造影亦可发现食管静脉及胃底静脉曲张征象;典型食管静脉曲张呈串珠样、蚯蚓样或虫蚀样充盈缺损,纵行黏膜皱襞增亮;胃底静脉曲张可见菊花样充盈缺损。

（四）肝活检组织病理学检查

是确诊代偿期肝硬化的金标准。除对肝脏组织切片进行光学显微镜下检查外,还可做各种特殊化学染色、免疫组化染色甚至原位杂交,有助于病因诊断。

五、并发症

（一）上消化道出血

为最常见的并发症。常引起出血性休克或诱发肝性脑病,每年静脉曲张引起的消化道出血发生率为5%~15%,首次出血死亡率为25%~30%。

（二）肝性脑病

是终末期肝病的常见并发症,初期为可逆性而反复发生,但重度肝性脑病是失代偿期肝硬化的重要死亡原因。

（三）自发性腹膜炎和其他感染

自发性腹膜炎是因肠道细菌易位进入腹水所致的腹腔感染,多为单一革兰阴性需氧菌感染。可有发热、腹痛,有或无压痛反跳痛。有的患者起病缓慢,并无明显腹膜炎的症状及体征。腹水常规显示白细胞数>0.5×10^9/L,中性粒细胞>50%,即>250/mm³(0.25×10^9/L)。另外,失代偿期肝硬化患者也常并发呼吸道、泌尿系、肠道及胆道的细菌感染。

（四）肝肾综合征

是继发于严重肝功能障碍基础上的功能性肾衰竭,多发生在大量腹水的患者,其中主要发生机制为由于全身内脏动脉扩张所致的肾动脉收缩。其临床表现为血肌酐升高,可有尿量减少但无明显蛋白尿,超声显像亦无肾实质萎缩或尿路梗阻的表现。

（五）原发性肝癌

乙型肝炎或丙型肝炎肝硬化患者中每年有3%~5%发生肝癌。

六、诊断及鉴别诊断

（一）诊断依据

1.病史　有助于了解肝硬化的病因，包括肝炎史、饮酒史、药物史、输血史、社交史及家族遗传性疾病史。

2.症状体征　确定是否存在门脉高压和肝功能障碍表现。

3.肝功能试验　血清白蛋白降低、胆碱酯酶下降、凝血酶原时间延长提示肝功能储备降低。

4.影像学检查　B超、CT或MRI可见肝硬化的征象。

完整的诊断需包括：①是否有肝硬化；②肝硬化病因；③是否有肝硬化并发症；④肝功能分级情况：Child－Pugh评分或MELD评分。

（二）鉴别诊断

1.肝大时需与慢性肝炎、原发性肝癌、肝包虫病、华支睾吸虫病、慢性白血病、肝豆状核变性等鉴别。

2.腹水时需与心功能不全、慢性肾小球肾炎、结核性腹膜炎、缩窄性心包炎、腹腔内肿瘤和巨大卵巢囊肿等鉴别。

3.脾大应与疟疾、慢性白血病、血吸虫病相鉴别。

4.出现并发症时的鉴别包括　急性上消化道出血应和消化性溃疡、糜烂性出血性胃炎、胃癌并发出血相鉴别；肝性脑病与低血糖、尿毒症、糖尿病酮症酸中毒等鉴别；肝肾综合征和慢性肾小球肾炎、急性肾小管坏死等鉴别。

七、治疗

（一）病因治疗

在肝硬化早期，去除致病因素可减轻或逆转肝硬化。在乙肝肝硬化患者，可根据患者病情和意愿选择干扰素、拉米夫定、阿德福韦酯、恩替卡韦、替比夫定等进行有效的个体化抗病毒治疗，但需注意在失代偿期肝硬化患者应禁用干扰素。对于酒精性肝硬化患者，戒酒是治疗的关键所在。对于肝豆状核变性患者应进行规范的驱铜治疗（主要药物为青霉胺、锌制剂）。对于血色病患者需采用放血疗法以减少体内铁负荷。有血吸虫病感染者应予抗血吸虫治疗。

（二）一般支持疗法

肝硬化患者往往全身营养状况差，需要加强休息和调节饮食习惯。

1.休息　代偿期肝硬化可适当工作或劳动，但应注意劳逸结合，以不感疲劳为度。失代偿期应以休息为主。

2.饮食　肝硬化患者的饮食原则应是高热量、足够蛋白质、充足维生素和低盐饮食。蛋白质以每日每千克体重1～1.5g为宜，可进食瘦肉、鱼肉、鸡肉等优质蛋白。对有肝性脑病前驱症状者，应暂时限制蛋白摄入量。有食管静脉曲张者应避免坚硬粗糙的食物。严禁饮酒。肝硬化患者宜实行低盐饮食，尤其腹水患者更应限制钠的摄入。

（三）并发症的治疗

本节仅介绍腹水、自发性腹膜炎、肝肾综合征、肝性脑病的治疗，上消化道出血的治疗见门脉高压的治疗。

　　1. 肝硬化腹水的治疗

　　(1)针对病因的治疗:根据腹水形成的病因不同,其治疗原则各有差异。如因心力衰竭所致的腹水,应强心利尿治疗;结核性腹膜炎的腹水应采取有效的抗结核治疗;因肾功能障碍所致的腹水,应改善肾功能,配合利尿治疗;癌性腹水,应积极治疗原发肿瘤,同时配合利尿治疗。

　　(2)限制钠盐摄入:腹水的患者要限制每日的钠盐摄入量,一般控制在每天 88mmol(2000mg)。门脉高压性腹水患者的体重改变与机体的钠平衡直接相关,要使患者体重下降和腹水减少,重要的是限钠而不是限水。

　　(3)限制水分摄入:对大多数肝硬化腹水的患者来说,不必限制水的摄入。在肝硬化患者中,慢性低钠血症很常见,但患者很少因此而死亡。应用高张钠来快速纠正低钠血症可能会造成比低钠血症本身更为严重的并发症。因此,只有当血钠低于 120～125mmol/L 时,才需要限制水的入量。

　　(4)口服利尿药:常规的口服利尿药治疗从每天早晨服一次螺内酯和呋塞米开始。起始剂量为螺内酯 100mg 和呋塞米 40mg。因为螺内酯的半衰期较长,并可能导致高钾血症,故一般不单独应用。

　　根据病情可以逐渐调整两种药物的剂量,如果利尿效果或体重下降不明显,可每隔 3～同时增加两药的剂量,注意一定要保持两药 100mg：40mg 的比例,这样可以维持正常的血钾水平。两药的最大剂量为:螺内醋 400mg/d,呋塞米 160mg/d。合并肾实质疾病的患者对螺内酯的耐受量较小,因为容易引起高钾血症。对有轻微男性乳房发育的患者,可以用氨苯蝶啶(10～40mg/d)来替代螺内酯。

　　对有严重水肿的患者,每天的体重下降没有限制。当水肿缓解后,体重的下降要控制在每天 0.5kg 之内。

　　(5)张力性腹水的治疗:一次大量放腹水可以迅速缓解张力性腹水。对限制钠盐和利尿药治疗效果不佳的有腹水患者,大量放腹水(>5L)的同时给予静脉补充白蛋白(每多放 1L 腹水补充 8g 白蛋白)治疗是安全的。放腹水治疗虽然能快速缓解症状,但是它对引起腹水的根本原因没有治疗作用,所以,对张力性腹水,单次大量放腹水后仍应继续给予限钠和利尿药治疗。

　　(6)难治性腹水的治疗:利尿治疗无效表现为:应用利尿药出现体重降低很少或无降低,同时尿钠的排出量<78mmol/d;或者利尿药导致有临床意义的并发症,如肝性脑病、血清肌酐>176.8μmolL、血钠<120mmol/L 或血清钾>6.0mmol/L。

　　顽固性腹水的定义是:对限制钠的摄入和大剂量的利尿药(螺内酯 400mg/d,呋塞米 160mg/d)治疗无效的腹水,或者治疗性腹腔穿刺术放腹水后很快复发者。

　　系列放腹水治疗可以有效的控制腹水。即使对无尿钠排出的患者,每 2 周进行一次放腹水治疗仍然有效。对无尿钠排泄的患者,一次放液 6L 就相当于抽出 10d 的潴留钠。穿刺10L 腹水可抽出约 17d 的潴留钠。有尿钠排出的患者,放腹水间隔应相应延长。

　　对大量放腹水是否要补充胶体液尚有不同意见。目前推荐如果一次抽腹水<4～5L,在腹腔穿刺术后可不必输白蛋白;如果更大量放腹水,每增加 1L 腹水可给予输白蛋白 8～10g。

　　对于上述治疗仍难以控制的腹水,可试用腹水超滤浓缩腹腔回输治疗、腹腔静脉分流术或经颈静脉肝内门体静脉分流术(TIPS)。

2.自发性腹膜炎的治疗 除一般支持治疗外,强调早期、足量应用抗菌药物。细菌培养阳性者参考药敏试验给药,如细菌培养阴性,则应按最常见的致病菌(即大肠杆菌或肺炎克雷伯杆菌)选用静脉滴注头孢类抗生素,如头孢噻肟、头孢哌酮或头孢他啶等,用药时间不少于2周。预防自发性腹膜炎则常用诺氟沙星,400mg/d,消化道大出血者用7d。长期用药只限于曾患自发性腹膜炎而预防再发者。

3.肝肾综合征的治疗 1型肝肾综合征发展迅速,在没有有效治疗的情况下,病死率几乎为100%,平均生存时间不到2周。2型肝肾综合征发展相对缓慢,病情比较平稳,平均生存时间在6个月左右。肝肾综合征一经诊断,应给予扩充血浆容量,同时采用血管收缩剂以收缩内脏血管、增加肾脏灌注。

(1)药物治疗:主要通过静脉输注白蛋白来扩充血容量,国际腹水研究小组推荐剂量为1g/kg(第1天),以后为20~50g/d。血管收缩药物主要包括三类:垂体后叶素类似物(特利加压素)、生长抑素类似物(奥曲肽)及《肾上腺素受体激动剂(米多君,去甲肾上腺素)。目前文献报道应用最多的是特利加压素,用法为0.5mg/4h,2~3d后逐渐增至1mg/4h,最大剂量2mg/4h。奥曲肽为100μg/d,皮下注射,必要时增至200μg。米多君为2.5~7.5mg,口服1日3次,必要时增至12.5mg。去甲肾上腺素用量为0.5~3mg/h持续静脉注射,从0.5mg/h开始,至少平均动脉压升高10mmHg或4h的尿量大于200ml,如果其中一项未达标,则增加0.5mg/h,每4h评价1次,最大剂量为3mg/h。当病情恢复(血清肌酐<133μmol/L或肌酐清除率>40ml/min)或用药达到15d时,可停药。

(2)透析治疗:包括持续血液过滤、间歇血液透析和分子吸附再循环系统等,由于不良反应较多(低血压、凝血异常、消化道出血等)通常不作为独立的治疗手段。但对于有肝移植适应证,而对药物治疗效果不佳的患者,透析可作为过渡治疗。

(3)肝移植:是治疗肝肾综合征最有效的手段,但在肝移植前应尽量恢复肾功能。

(四)肝性脑病的治疗

氨中毒学说仍被认为是肝性脑病的主要发病机制之一,因此治疗的主要目的是清除体内的氨。

1.治疗或去除可能的诱发因素 如上消化道出血、高蛋白饮食、饮酒、应用镇静剂、安眠药、过度利尿、低血容量、低血钾、感染、手术(包括TIPS)等。

2.减少氨的产生 低蛋白饮食可减少氨的产生,肝功失代偿时应控制蛋白摄入量不超过70~80g/d;发生脑病时,不超过每日40g,患者苏醒后可逐渐增加。

3.减少氨的吸收 乳果糖在结肠内可被细菌降解,产生乳酸及乙酸,使NH_3变成NH_4,同时它还能改善肠道微生态,减少内毒素的产生与吸收。乳果糖剂量为20g(30ml),每日3次口服,以维持大便每日2~3次为宜。如不能口服,用60~100ml灌肠亦可。山梨醇与乳果糖类似,剂量为500~750g,每日分3次服用。

4.促进氨的清除 近年多个有对照的研究报道L—鸟氨酸—L天门冬氨酸每日20g静脉滴注,或6~9g,每日3次口服,对治疗肝性脑病有效。

5.其他 支链氨基酸可调节体内氨基酸平衡,静脉输注对不能耐受口服蛋白摄入者有维持营养的作用。苯二氮䓬受体拮抗剂氟马西尼对由苯二氮䓬类药物(如地西泮)诱发的肝性脑病有促苏醒的作用。对于有锥体外系症状者可应用多巴胺能激动药如溴隐亭。对于血液

pH 偏碱者可静脉输注精氨酸。

八、预后

肝硬化的预后取决于病因、肝功能代偿程度及有无并发症。对于酒精性肝硬化、自身免疫性肝炎肝硬化或乙型肝炎肝硬化等，如能及时确诊并给予积极的病因治疗，病变可趋静止甚至部分逆转。Child－Pugh 分级和 MELD 评分有助于判断预后。失代偿期肝硬化患者的常见死亡原因包括：肝性脑病、上消化道大出血、继发感染和肝肾综合征等。

（臧建辉）

第十二节　胃和十二指肠异物

胃和十二指肠内可能发现的异物是多种多样的，但基本上可以分为 3 类：①自食管吞入的异物；②在胃肠道内逐渐形成的毛粪石；③经由胃肠壁穿入腔内的异物。

一、吞入异物

胃肠道内的异物绝大多数是吞入的，它可能是无意的，也可能是有意的，前者大都发生在婴儿和儿童，因为不少儿童有将各种物件含在嘴里的习惯，偶一不慎，就可以吞入胃内；后者多数见于成人，有的是精神失常者，有的是企图自杀者，也有不慎吞入者。Chalk 及 Foucar（1928）曾报道有一位精神病患者经剖腹取出异物共达 2533 件之多，确实惊人。

吞入的异物种类繁多，不胜枚举，最常见者当为别针、缝针、发夹、钱币、纽扣、圆钉、螺丝钉、小玩具、假牙等。一般地说，凡能通过食管、贲门的异物，大都也可以通过整个胃肠道。但据统计约有 5% 的异物会在胃肠道的某个部分被嵌住，特别是幽门、十二指肠及回肠末端等处。笔者曾收治 1 例因不慎将金属汤匙吞入胃内的患者，因未能及时就诊，导致出现腹膜炎时才来医院，X 线片发现异物在右上腹幽门部位，手术探查发现金属汤匙将幽门前壁割裂开一个近 3cm 裂口而引起腹膜炎。凡异物是长形、尖头或锐利者，肠道的某处有炎症或狭窄等变异时，异物即易在该处被嵌住。

1.症状　多数异物吞入肠道后既不发生症状，也能通过肛门自行排出。有许多异物即使较长时期存留在胃内也可不产生症状，但有时却可引起上腹部不适，特别是较敏感的患者知道有异物存留在胃内以后。偶尔异物可以引起阻塞症状如绞痛、呕吐等，也可以穿破胃肠道而发生腹膜炎，有的吞食缝针者可自行穿出胃肠壁，不发生腹膜炎。异物长期嵌顿在某部者，可以引起溃疡出血，尖锐的异物还可以直接刺破黏膜引起大量出血。

2.诊断　多数病例可以单纯根据病史获得诊断，孩子的家长常诉说孩子口里含弄的某物突然丢失，较大的儿童还能清楚地说出口中含着某物，因某种情况而使他把异物吞入胃中。吞入的异物如不发生阻塞或穿破等并发症，常无明确的体征可以作为诊断的依据，而最后的诊断常需通过 X 线检查方能确定，包括异物的大小形态、所在的部位、有无自行通过的可能及可能被嵌住的部位等。

3.治疗　必须根据患者吞入异物的性质和有无并发症而定，因多数异物均能自行排出，故对吞入的异物一般可以密切观察和采取保守疗法。Gross 曾报道过 337 例，其中有 323 例吞入的异物能自行排出。笔者收集胃、肠道内异物 45 例，8 例异物自行排出体外，其中 1 例吞食 27 枚 4~6cm 的各号缝针者,入院后在医院内观察期间,6d 内全部自行排出体外。在异物尚未排出前,应每天检查腹部,并辅以 X 线透视,观察异物在肠道内的移动情况及有无并发症的产生。每次大便应仔细检查,以明确异物是否已经排出。异物较为尖锐者,最好住院观察。特殊的饮食和泻剂非属必要。对已经吞入胃内的异物,特别是估计难以自行排出的异物,可采用纤维胃镜检查,并试用特制的钳子夹出异物,而一般小的、圆滑的异物,可不必用此方法。

较大的异物,特别是尖锐的异物有时需通过手术取出。手术指征:①异物在某一部位被嵌住达 1~2 周及以上,经 X 线反复检查无进展者;②异物已产生肠道的梗阻现象,或者将要发生或者已经发生穿破症状者;③较大、较长、较尖锐,或者分叉状的异物;④有胃肠道出血者;⑤吞入的异物已累积很多者。

术前应进行下列准备:①剖腹前应再行 X 线透视,以确定异物的位置有无移动;②插入胃管,抽出胃内容物;③有出血、穿孔及腹膜炎等并发症者,应予输血、补液及注射抗生素等术前准备。

手术切口应根据异物的位置而定,无论是在胃内或肠内的异物,均以直接切开胃肠壁将异物取出为佳,注意避免腹腔污染。数量多的异物(大都在胃内)摘出时应注意将异物取尽,最好在手术的同时进行 X 线检查。有出血、穿孔及腹膜炎等并发症者,除了取出异物以外,尚需对此并发症进行相应的治疗。

二、毛粪石

毛粪石,无论人、畜,均能在胃肠道内逐渐形成一种毛粪石,是由不同成分的毛发、植物纤维和某种矿物等组成。由头发构成的毛球较多见,约占文献报道的毛粪石病例的 55%,且 90% 是女性,特别是神经质的女孩常有咬嘴及咽下头发的习惯,最容易发生此病。毛球主要是由多量的长短不一的头发组成,同时尚可能混有羊毛、毛线和植物纤维等,由于其中含有各种食物的腐败性分解物,其颜色大都是暗绿色或黑色,且常有异常的恶臭。

植物球是由各种植物的皮、籽、叶、根和纤维等结团而成,约占毛粪石的 40%,其中最常见者是在食柿后形成,也有因食椰子、芹菜和南瓜等纤维而形成者。食生柿后最易形成植物球,是因为生柿中含大量的柿鞣酸,与胃酸作用即变成一种甚为黏稠的胶状物,就可以把植物的纤维和皮、籽等复合在一起,形成植物球。

结石是最罕见的一种,仅占毛粪石的 3%~5%。其中最奇特者是油漆工人因有吮吸漆水(一种虫胶之酒精液)之习惯,可以在胃中因松香或树脂的逐渐沉积而形成巨大的结石。某些药物如胃肠造影时服下的钡剂,溃疡病患者服下的碳酸镁或铋剂,也可能在胃内形成结石。

1.症状 因毛粪石的性质,对胃刺激程度及有无并发症如溃疡、梗阻等症状而有不同,不少病例可以长期没有症状。典型的症状则表现为上腹部的肿块,伴有不同程度的疼痛、恶心、呕吐、食欲不振及消瘦等。一般饮食不振、上腹部压闷、消瘦和体重减轻等是缓慢发生的,以后再逐渐发生恶心呕吐、上腹疼痛等症状。腹痛可以是轻微的,也可以有剧烈的阵痛,有些患者可以有便秘或腹泻,口臭及舌苔厚腻等现象。

最主要的体征是在上腹部常可摸到一个大而硬的、表面光滑的、能自由活动的肿块。

X 线检查也常有典型的表现,可以看到胃内有一个巨大的充盈缺损,该充盈缺损有显著的移动性,而胃大、小弯的边缘仍齐整无缺。

2.诊断 只要能想到有毛粪石存在的可能性,大都可以做出正确诊断。

病史甚为重要,毛球的患者多为神经质的女孩,有喜吃毛发的习惯,植物球患者多有吃生柿或其他植物性食物的历史,结石患者则有吮吸漆水或吞食某种药物的历史。有典型的临床症状及 X 线表现者,特别是能摸到有活动性肿块或有特殊的钡剂充盈缺损者,诊断更可以确定。

毛粪石患者有时可以伴发有巨大的胃或十二指肠溃疡。有的因患者有显著的贫血消瘦及上腹部的肿块,故常怀疑是晚期胃癌。在胃液分析和大便检查时,能看到毛发的丝和植物性的纤维,则有助于诊断和鉴别诊断。

3.治疗　以胃切开术为主,虽然有些植物球偶尔在服用稀盐酸后能够溶化碎解,有些则在剧烈呕吐及按摩后可能消失,但这些疗法并不可靠,有时且属有害,不如手术疗法佳。

术前应该适当地洗胃,手术时应注意勿使胃内容物污染腹腔,特别是毛球患者,其胃内腐臭之物一旦污染腹腔,易致严重的腹膜炎。毛球有时也可以通过幽门伸至十二指肠内,在摘除时也应该注意将整个毛球完全摘除。植物球有时不止一个,手术时也应注意检查整个胃肠道,避免有所遗留。

毛粪石伴有胃与十二指肠溃疡者,一般将毛球摘出后溃疡即可自行痊愈。walk 曾以文献收集了 13 例毛球患者,经单纯摘除后其伴发的溃疡均获痊愈。若溃疡并有出血、穿孔和狭窄等并发症者,则应做相应的处理。

三、穿入的异物

有时因外伤或溃疡等原因而使异物通过胃肠壁进入胃与十二指肠腔内,如枪伤或其他穿刺性外伤后,异物可以存留在胃肠道内;手术时偶然不慎,也可以有异物直接遗留在胃肠道内,或者是先遗留在腹腔内,以后再逐渐穿破肠壁进入胃肠道内。最多见者是胆囊与胃肠道粘连后,有胆石蚀破入胃与十二指肠,由于十二指肠与胆道十分接近,胆石破入十二指肠的机会尤多。Lapeyre Joyeux 及 Carabalona(1951)曾收集 404 例胆囊十二指肠瘘,1/4 是胆总管十二指肠瘘,1/7 为胆总管结肠瘘,其余则为胆道胃瘘或多发性瘘。多数病例的结石能自肠道自行排出,但 10% 左右的病例有阻塞现象,梗阻的部位可以在十二指肠或幽门,但多数是在回肠的末端。

穿入的异物的临床表现是随异物的性质、进入的方式以及有无溃疡、梗阻、穿孔及腹膜炎等并发症现象而异。X 线检查是最主要的诊断方法。

治疗应以手术取出异物为主,如有并发症存在时应考虑同时缝补穿孔、切除或修补瘘管等。笔者曾遇到 2 例女性患者,均以不全性肠梗阻入院,入院后经保守治疗无效而剖腹探查时,在回肠末端发现肠内肿块,扪及可以活动,故切开肠壁取出。证实为胆石后,探查胆囊发现胆囊—空肠内瘘,而切除胆囊,修补空肠瘘口,痊愈后出院。

(刘鹏)

第十三节　胃扭转

胃扭转,在国外是一种罕见的病症。自 Berti(1866)在尸解时发现此种病变以后,Berg(1897)首先对此罕见病变行手术治疗,而 Gosing 和 Ballinger(1964)认为自 Berg 以后文献报道的病例仅仅 200 例,事实上当然不止此数,因不少慢性胃扭转多不需治疗。国内陈国熙曾报道 1 例(1956),钱礼报道 2 例,其中 1 例有横膈疝(I960),王一川等(1963)报道急慢性胃扭转40例,此种经验实为难得,何以该地病例特多,亦值得研究。

一、病因

本病可以发生在任何年龄,但一般文献报道以年老者为多,男女之发病率大致相当;唯王一川等报道40例,从20～40岁者占70%,男女之比为3∶1。胃扭转最重要的原因是胃下垂,即胃的支持韧带有异常松弛,因为只有胃体特别长,其韧带特别松弛时才有可能发生扭转。Payy(1909)曾报道在500例的横膈疝中有12例胃扭转,Bockus亦认为大多数的不完全扭转或慢性扭转,是与横膈膨出、葫芦形胃、胃溃疡或胃癌、胃周围炎症粘连、胃肝韧带或胃结肠韧带之撕裂、左膈神经截断等病理状态同时存在,故上述诸种病理都可以认为是胃扭转的诱因,而急性胃扩张、急性结肠气胀、暴饮暴食、剧烈呕吐胃的逆蠕动等,常是引起本病的直接因素。

二、病理

Singletcnf(1940),Weshell和Ellis(1971)主张将胃扭转作如下分类。

1. 扭转的种类:按照扭转轴心的不同,胃的扭转可以分为2种。

(1)系膜轴扭转:是最常见的一种。其扭转的方向大都是自右向左,随着纵轴(与贲门幽门线相垂直)旋转。结果移动度较大的幽门常向左向上,转到胃底部的前面;胃的前壁则自行折起而后壁则被扭向前。幽门管常因此发生梗阻,贲门也可以有梗阻,右侧的结肠也常被拉到扭转的左侧,形成一个急性弯曲而发生梗阻。更多的系膜轴扭转是慢性或完全性的。

(2)器官轴扭转:不常见。胃体是沿着贲门幽门线扭转,通常是胃的后壁从下向上翻转到前面,偶尔也可以相反地扭转。结肠、胰腺和脾脏等也常会发生移位。

2. 扭转的程度

(1)全部扭转:整个胃除了与横膈相贴的部分以外,都向前向上扭转,而胃的大弯位于肝脏与横膈之间,而胃的后壁则面向前。由于胃贲门部具有固定性,完全的胃扭转很少超过180°。不超过180°的扭转,有时可以没有贲门或幽门的梗阻现象,也可以不发生绞窄。

(2)部分扭转:仅胃的一部分发生扭转,通常是胃的幽门部。部分扭转偶尔可以扭转到360°。

3. 扭转的性质

(1)急性扭转:有急腹症的临床表现。

(2)慢性扭转:症状持续反复发作,常伴有胃内病变,如胃溃疡等。

三、症状

急性胃扭转的临床表现与上腹部的其他急腹症,如溃疡病急性穿孔、急性胰腺炎或急性肠梗阻等颇为相似,与急性胃扩张亦需仔细鉴别。一般急性胃扭转均有骤发的上腹部疼痛,并向后背部放射;常伴有频繁的呕吐,但呕吐物中不含胆汁,上腹部常有显著的胀满,而下腹部则大都平坦。如扭转为急性完全性的,则除了腹痛和腹胀之外,往往恶心得很厉害,而呕吐反而呕不出,有时胃管也插不下。因胃部的血管分布异常丰富,由扭转而致胃血管栓塞和胃壁坏死者很少见;除非病程的末期,休克的症状也可像肠系膜血管栓塞那样显著。由于钡剂不能服下,故X线检查在急性期一般帮助不大,正确的诊断只有通过剖腹探查方能获得。

有部分胃扭转而无梗阻者,其症状大都较为轻微,颇似某种慢性病变,如溃疡病或慢性胆囊炎等,此时X线检查可能有益,因为引起胃扭转的病因大都能获得诊断,如葫芦形胃等;然而许多部分扭转的病例也与急性扭转一样,只有在手术时才能获得确诊。

四、治疗

急性胃扭转必须施行手术治疗,否则将导致死亡。

首先需要剖腹探查。在剖开腹腔时,最初看到的大都是在横结肠系膜后面的紧张的胃后壁。由于解剖关系的紊乱,外科医师常不能很容易认清其病变的情况,此时最好通过胃壁的穿刺将胃内大量的血液和气体抽尽,然后将胃壁予以缝合。在胃体复位以后,可以再根据情况做相应的处理,有其他并发症者(如肿瘤或横膈疝),可以予以切除或修补。未能找到特殊的病因病理者,可以考虑行胃固定术,将胃横结肠韧带和胃脾韧带较致密地缝合到前腹壁腹膜上,自脾下极起到胃幽门上,以防止扭转再次复发。如患者情况危急,不能耐受进一步手术者,也可行单纯的复位,或者仅行空肠造瘘术以维持患者的营养。

部分胃扭转,并有葫芦形胃等病变者,可以行胃部分切除,或者单做胃空肠吻合术。术后应持续进行胃肠减压以保持胃内空虚,补液、输血、吸氧及维生素 C 等补充也属必需。

(刘鹏)

第十四节　胃憩室

胃憩室由于 X 线检查、尸体解剖及剖腹手术的日渐普及,胃肠道憩室病例的发现也日益增多,其已不算是外科或病理方面的罕见病变。Feldmann(1957)在 10923 例胃肠道的 X 线检查中,发现 328 例有各部位的憩室,其中食管占 2.8%,胃 0.9%,十二指肠 31.4%,空肠回肠 0.9%,其他的为结肠,故胃肠道各部分的憩室是以结肠为最多,十二指肠次之,食管再次之,而胃及空肠回肠最少。虽然胃与十二指肠的憩室有若干相同点,但各有其特点。

一、病因

胃憩室是一种比较罕见的病变,其发生率在钡餐造影病例中占 0.04%~0.40%。发病年龄 80% 是在 20~60 岁之间,但某些先天性病变可见于婴幼儿。患者以女性为多,女男之比为 2∶1。胃憩室依其病因可作如下分类。

1.真性憩室　憩室之壁含有胃壁的各层组织,另外并无任何器质性病变可以解释其病因,故这种憩室是属先天性的。Sinclair 曾为 1 例 4 个月的婴儿成功地手术治疗胃底部的憩室,这可以证明此种憩室是属先天性的。

2.获得性憩室　憩室壁也含有胃壁的各层组织,但有其他病变可解释憩室是后天性的。它可分为:①推式憩室是因胃内压力有局限性的增高而形成;②拖式憩室是因胃外的粘连牵拉而形成。

3.假性憩室　胃壁因某种病变而有肌层或黏膜下层的部分破损,致该处胃壁逐渐软弱而向外形成的憩室。

二、病理

先天性憩室是因胃壁的肌层有局限性的先天薄弱所致,因大弯和小弯的肌层组织在贲门部位较为薄弱,故先天性憩室以发生在贲门附近者为多(Keith),特别是在小弯后壁近食管裂孔处。

拖式憩室是因胃外有坚固的粘连牵引所致,多数是粘连到胆、胰腺、脾脏及结肠等处,可能是由上述器官先有病变而引起了胃的继发性变化。拖式憩室在机制上可能最为重要:由于外伤或其他暴力而致胃内压增加,黏膜及黏膜下层组织将自胃壁的某一薄弱点中突出,此种病变一经发生,以后因胃有经常而反复的胀满,憩室便逐渐增大。至于假性憩室,则是因胃壁的炎症、肿瘤和溃疡等病变而致胃壁的薄弱,再加有胃内压的增高形成。这些后天性憩室大都发生在胃的前壁、幽门部及后壁等处,但很少在大弯或小弯部位发生。

胃憩室大多是单个的,但也可以有两个或两个以上的憩室同时存在,大小1cm。其入口一般都比较小,但有时也可以较大,能容纳一个手指,入口小者容易有食物潴留,进而发生其他并发症,如憩室炎、憩室周围炎、穿破、出血及恶变等。

三、诊断

不少胃憩室因没有症状可能未被发现,另有若干病例是因为其他原因行X线胃肠检查时偶然发现。憩室本身的症状不典型,大都因憩室不能排空而致食后上腹部不适和疼痛,有时有食欲不振,其次为呕吐,偶尔有出血。憩室患者有时并发胃与十二指肠溃疡,上述症状往往被认为是因溃疡病所致。

通过X线检查、胃镜检查或手术可以确诊,通常X线检查可为临床诊断提供线索,而胃镜检查则是确定诊断的可靠手段。然而Codiner(1953)曾指出,位于胃前、后壁的憩室在患者直立位检查时极易被忽略,故检查时应使患者取各种不同的位置,如直立、平卧、头低位等,特别是左前斜位不可少。胃憩室与较大的胃溃疡有时鉴别困难,下列各点可资区别(表4-12)。

表4-12　胃溃疡与胃憩室的X线鉴别

项目	胃溃疡	胃憩室
部位	多在幽门窦及小弯处	多在贲门部
形态	1.溃疡壁的龛影形态一般不变 2.壁龛的底宽,边缘多不规则 3.壁龛中没有黏膜,其周围的黏膜也常有浸润等现象	1.憩室的形态在检查时可能稍有变动 2.蒂窄而顶宽,形如香蕈,轮廓整齐 3.憩室中可见有黏膜的形态,周围的黏膜多正常,无浸润现象
潴留	钡剂在壁龛中不会滞留很久	常见在憩室中有钡剂潴留6~24h之久,有时可见憩室中的液气平面
压痛	壁龛部位常有压痛	憩室部位不常有压痛

在诊断憩室患者时,尚应注意其究竟是一个单纯的憩室,还是有炎症,同时还应注意有无溃疡、肿瘤或胃炎等情况存在。在拖式憩室时,还应追查其他器官的原发病变性质。

四、治疗

单纯的憩室如无症状,也不伴有胃或其他脏器的病变者,可以不需治疗。

有轻度症状者可用内科疗法,如给易消化而少渣滓的溃疡饮食、碱性药物和解痉药以及体位引流等。

有下列情况者适用外科治疗:①症状剧烈,内科治疗不能奏效者;②有并发症,如穿孔、出血等症状者;③有胃壁的其他病变,如溃疡及癌肿,或者是幽门部的拖式憩室伴有其他器官的病变者;④目前虽无症状,但憩室的蒂小而底大,将来肯定会续发憩室炎者,应早行切除术。

外科治疗的方式应根据憩室的位置以及有无其他并发症而定。

1.贲门部憩室　左旁正中或经腹直肌切口。切开胃脾韧带并将胃底部向内侧翻转,即可暴露位于胃后壁的憩室,将憩室自周围的粘连中予以游离,直至其颈部已能清楚显露出,随即可以进行切除。其残端可先用"0"号铬制肠线行连续的内翻缝合,再用间断的丝线行浆肌层缝合予以加强。术后保持肠减压2~3d即可完全恢复。估计手术较困难的病例,也可以通过胸及经横膈的切口得到良好的暴露。

2.大弯部憩室　应将憩室连同周围的胃壁行"V"形切除,然后将胃壁予以双层缝合。

3.幽门部憩室　最好做胃的部分切除术,较之憩室的单纯切除疗效为佳。如做单纯切除时,应注意将胃壁内翻缝合,否则容易复发。

(刘鹏)

第十五节　十二指肠梗阻

一、概论

十二指肠梗阻有良性梗阻、恶性梗阻之分,而良性梗阻中又分为急性与慢性,先天性与后天性。现本章只讨论慢性十二指肠梗阻,因慢性十二指肠梗阻是上消化道梗阻中较为特殊的类型。

慢性十二指肠梗阻是由于十二指肠本身或邻近脏器的病变,引起十二指肠持续性的或间歇性的排空障碍,并使十二指肠内容物间隙性停滞,形成十二指肠扩张、肠壁增厚。十二指肠梗阻是一组综合征,可由许多的病因所致,其病因见表4-13,其中许多疾病在本篇的各个章节分别描述,故在此不再重复。

表4-13　十二指肠梗阻的原因

一、十二指肠本身的病变	(11)肠系膜淋巴结肿大(癌症性或结核性肿大,均沿着肠系膜上血管分布而压迫十二指肠)
1.十二指肠溃疡引起的狭窄	三、腹膜和腹腔内韧带
2.十二指肠肿瘤(良性或恶性)	1.先天性腹膜带
3.十二指肠炎症、结核、梅毒	2.特氏韧带过短或其他异常
4.十二指肠闭合性损伤(肠壁内血肿)	四、胚胎发育不良
5.十二指肠套叠	1.十二指肠狭窄
6.十二指肠憩室	2.肠旋转不良
二、十二指肠外的病变	3.活动和倒位的右位十二指肠
1.肠系膜上动脉压迫	4.巨十二指肠
2.环状胰腺	5.严重的十二指肠下垂(十二指肠与空肠交角变小)
3.粘连或索带的压迫	6.十二指肠空肠区的先天性囊肿
4.邻近脏器病变的影响	五、腹部手术后
(1)胃部的炎症性粘连	1.胃空肠吻合术后发生的粘连、溃疡或狭窄
(2)胃肿瘤	2.肠粘连
(3)胆囊的炎症性粘连	六、其他
(4)肝囊肿、肝肿瘤	1.蛔虫团阻塞十二指肠腔
(5)近端空肠的炎症、憩室、溃疡、肿瘤	2.胆石
(6)胰腺炎性粘连、胰腺囊肿、胰头瘤	3.异物
(7)右肾肿瘤、右肾盂积水	4.胃肠神经官能症
(8)腹膜后肿瘤	
(9)腹主动脉瘤	
(10)右半结肠肿瘤	

根据表4-13引起十二指肠梗阻的原因分析,外科临床上所见的,除极少数是功能性外,多数是肿瘤、压迫和(或)侵蚀、炎症粘连等机械性因素所致,有的因畸形等原因所致。

（一）临床表现

慢性十二指肠梗阻的临床表现是复杂的,与引起梗阻的病因有关,往往具有原发病灶的表现:有的与梗阻症状并存,有的甚至以原发病灶的表现为突出。

1.上腹部疼痛和(或)饱胀　多数发生在进食后或进食后不久,呈隐痛或胀痛性质。呕吐后疼痛减轻或消失,有时迫使患者诱发呕吐以求得缓解。

2.呕吐　进食后呕吐为十二指肠梗阻的主要特征之一,常为喷射状,呕吐量多,且含胆汁,伴有不同程度的腹痛。

3.具有周期性加重的特征　一般每隔数天或几个星期出现一次阵发性加剧的症状,表现为剧烈的腹痛与呕吐,如此反复发作。

4.无特殊的体征,仅可见上腹部胀满,有时可见胃型或肠型,可闻及振水音,肠鸣音基本正常。上腹部有压痛。让患者取俯卧位或胸膝位时,一些患者疼痛减轻或缓解。下腹部不胀。

（二）诊断

慢性十二指肠梗阻的病因十分复杂,诊断除了解病史与临床表现外,尚需结合年龄、性别以及体型等作具体分析。然后选择必要的检查:站立位X线腹部平片,碘油或气、钡双重胃肠造影,十二指肠引流液检查、纤维十二指肠镜、血管造影(DSA),以明确诊断。

（三）治疗

慢性十二指肠梗阻在病因诊断确定以前可先行内科治疗,须严密观察病情演变,在治疗过程中可能进一步明确诊断。

1.内科治疗　休息,高热量流质饮食,服用阿托品等解痉药物。配合体位疗法(胸膝位或抬高床脚)。慢性梗阻呈急性发作时须禁食、胃肠减压、输液等。

对于小儿,原则上应该禁食,但为观察呕吐性质,在排除食管闭锁后,可在密切注视下喂奶,喂奶后置右侧位,必要时可试用阿托品,或喂奶前用1‰碳酸氢钠洗胃(记录入量及吸出量),以排除幽门肥大的可能。脱水者应及时补液。

2.外科治疗　若已确定是机械性十二指肠梗阻,经保守治疗无效时,则需外科明确病因诊断,解除梗阻,行剖腹探查。

（1）术前准备:胃肠减压,积极纠正水、电解质紊乱,特别注意钾、钠、钙、镁等的补充。必要时输血,术前预防性应用抗生素,必要时应作肠道准备。

（2）麻醉:气管插管全麻,或硬膜外阻滞麻醉。

（3）手术时探查:一般取右上腹旁正中切口,或上腹横切口。腹腔探查可见十二指肠第一、二部明显扩大,若为完全性梗阻,胃也显著扩大。然后将结肠与大网膜一并向前上方提起,检查十二指肠第三、四部,如有肿块,应明确性质和了解是否能切除;如该处无明显异常,应检查十二指肠空肠交界的位置和小肠系膜根部是否压迫十二指肠第三部。有时可以发现这一段十二指肠被一条束带压住,由于该束带内可能有肠系膜上动脉通过,故切忌贸然切断。如怀疑为十二指肠壶腹部肿瘤或胰头肿瘤所引起的压迫,则需切开十二指肠侧腹膜,适当游离后进行触诊,必要时切开十二指肠前壁(或胃前壁)进行探查。总之,先探查十二指肠外,后十二指肠内;先探查十二指肠,后探查十二指肠的邻近脏器,尤其是十二指肠内侧。

　　为了便于查找病灶,掌握十二指肠不同部位的梗阻原因,可参照表4—14,基本上是有规律可循的。

表4—14　十二指肠不同部位的梗阻原因

十二指肠球部

　　1.十二指肠溃疡性狭窄

　　2.十二指肠恶性肿瘤(少见)

　　3.异物(胆石或其他)

　　4.十二指肠外的粘连带压迫(先天性或后天性感染、手术后等)

十二指肠降部

　　1.十二指肠闭锁或狭窄

　　2.十二指肠隔膜

　　3.十二指肠肿瘤(原发性或继发性)

　　4.环状胰腺

　　5.肠旋转不良或先天性索带压迫

　　6.十二指肠局限性肠炎或者十二指肠结核

　　7.邻近脏器因病变肿大而压迫十二指肠

十二指肠横部

　　1.十二指肠隔膜

　　2.十二指肠肿瘤(原发性或继发性)

　　3.肠系膜上动脉或结肠中动脉压迫(或该处肿大淋巴结压迫)

　　4.邻近脏器因病变肿大而压迫十二指肠

十二指肠上行部

　　1.先天性特氏韧带过短或位置过高致十二指肠空肠曲成角

　　2.十二指肠肿瘤(原发性或继发性)

　　3.邻近脏器因病变肿大而压迫十二指肠

　　(4)手术方式:根据不同的情况,采用相应的手术。原则上要求解除梗阻病因,恢复肠道通畅,避免手术并发症。倘梗阻病因解除有困难,则以恢复肠道的通畅(捷径手术)为首选。

二、十二指肠壁内血肿

　　因十二指肠壁内血肿(以下简称肠壁血肿)引起的十二指肠梗阻并非少见,绝大多数为小儿患者。发病原因较多 Janson 等(1975 年)收集文献上报道的 56 例发病原因,其中腹部闭合性损伤所致者占 70% 之多。

　　(一)病因与病理

　　腹部挫伤是引起本病的主要原因,一般损伤较轻,这是因为十二指肠固定,靠近脊柱,从而构成它受挤压的条件,十二指肠壁内血管丰富,小血管容易破裂,血液聚积于壁间而形成血肿,突入到十二指肠腔内而引起梗阻。血肿可位于黏膜下、肌层内或浆膜下,其中位于浆膜下的血肿最常见。

　　佐野认为如有十二指肠先天性血管瘤、十二指肠溃疡,并有出血性素质或者给予抗凝剂治疗过程中遭到轻度外伤,都可以发生肠壁血肿;或者胰腺外伤后,十二指肠受到胰液的浸润,由于肠壁血管坏死而间接引起肠壁血肿。

幽门和十二指肠空肠曲使十二指肠呈闭锁状态,当腹部遭到外伤时,腹肌强烈收缩,使胃内容物突然经幽门排至十二指肠,十二指肠内压剧增,肠壁猛然扩张,使黏膜与肌层之间或浆膜与肌层之间的疏松结缔组织剥离,血管撕裂而发生血肿。

肠壁血肿常是较小的,但也有较大的占领整个十二指肠框,并能在上腹部扣及。血肿一般发生在十二指肠的第二或第三部,也可能位于十二指肠第三、第四部,甚至累及空肠上段。位于浆膜的血肿,常将肌层及黏膜层挤向对侧,造成十二指肠的狭窄性梗阻(完全性或不完全性)。常在受伤后 24～48h 出现症状。

外伤性十二指肠血肿多数发生于小儿,可能与小儿的腹壁较薄和柔软有关。据报道,男∶女为 4∶1。

(二)临床表现与诊断

主要症状:上腹部受伤后,发生暂时性、痉挛性腹痛,经过一到数天后,疼痛可以减轻或消失。相继出现胆汁性呕吐,偶尔可发生呕血和(或)便血。腹部除有压痛外,上腹部可能扣及肿块(小的腊肠状包块)。并发腹膜后巨大血肿者可出现低血压。如十二指肠完全性梗阻时,可能同时有严重的脱水与电解质紊乱。

腹部 X 线平片可见:①十二指肠梗阻的征象,即梗阻的近端十二指肠、胃扩张,有双气泡征或液平面;②腰大肌阴影消失。

对于不全梗阻,X 线钡餐或碘剂造影显示胃扩张潴留,造影剂通过十二指肠血肿处受阻,24h 后复查,造影剂(Ba 或碘剂)仍大部分停留于胃及十二指肠近端,CT、B 超亦可协助诊断。

由于腹部有包块及梗阻性呕吐,需注意与蛔虫性肠梗阻、肠套叠、胰腺肿块等鉴别。十二指肠血肿也可由非外伤因素所引起,如过敏性紫癜、血友病或者抗凝血治疗后以及原因不明的自发性出血等。如果病史中无外伤史,需注意有关内科情况的询问和必要的化验检查,以有助于鉴别诊断。

(三)治疗

对不全性十二指肠梗阻的病例,可先进行非手术治疗,因小的血肿可能自行吸收或穿破进入腹腔而解除梗阻。非手术治疗包括镇静、卧床休息、胃肠减压、静脉输液和止血剂等。如病情未见好转,或受伤后已发展为十二指肠完全性梗阻,则应施行剖腹手术,清除血肿。位于浆膜下的血肿(一般可看到浆膜下的暗蓝色肿块),仅切开浆膜即可;血肿位于肌层或黏膜下,则需切开浆膜肌层,将血肿完全清除,出血点妥善结扎,再行缝合肠壁切口;血肿较大,或有黏膜损伤者,则宜施行血肿清除加齐空肠吻合术。对于十二指肠壶腹以上的血肿,Janson 等推荐的方法是清除血肿后,切除该部分的十二指肠侧壁,切除后同时探查胆总管开口,以排除胆总管开口处的损伤,然后利用已切开的十二指肠与胃,行胃一十二指肠侧侧吻合(Jaboulay 或幽门成形术),其优点是可以减少溃疡形成与十二指肠梗阻的复发。

术中需同时查明有无十二指肠穿孔、腹膜后血肿及其他脏器的损伤,并做相应处理。

三、邻近脏器病变所致十二指肠梗阻

(一)胃部炎症性粘连

胃部周围炎症致使周围组织粘连,粘连组织形成索带压迫或牵涉十二指肠,使十二指肠

失去正常解剖位,从而使十二指肠腔狭窄变小或成角,引起十二指肠梗阻。

胃的化学性损伤,如误饮了强酸、强碱或其他腐蚀性化学物如汞、来苏等。固、液体沿胃小弯流至幽门,引起反射性幽门括约肌痉挛,使腐蚀液体停滞该处,故幽门区和胃小弯损伤常较胃其他部分严重,早期病理改变为各种不同程度的炎性反应,如充血、水肿、糜烂、溃疡形成,甚至黏膜脱落和穿孔。经过瘢痕愈合后,常产生幽门狭窄,与幽门周围炎性广泛粘连。胃十二指肠溃疡、外伤、肿瘤、结核等病变,均可引起上述的病理变化。

粘连组织的索带压迫或牵涉十二指肠梗阻时,则行索带松解。胃部的炎症所致幽门瘢痕性狭窄发生后形成梗阻,则切除瘢痕狭窄部分,将胃余下部分与十二指肠吻合,或仅行胃空肠吻合。

(二)胃肿瘤

胃部的较大息肉阻塞于幽门管或息肉样的胃窦黏膜滑入十二指肠。幽门区的腺瘤有较长的蒂,滑入幽门管和十二指肠内,也可以自行复位,临床表现为反复发作性幽门痉挛或幽门梗阻症状。若滑入后发生充血水肿而不能自行还纳,可进一步引起胃十二指肠套叠、坏死,乃至穿孔,临床上出现急性腹膜炎体征。

胃恶性淋巴瘤、胃癌,越过幽门,使十二指肠肠壁僵硬,肠腔缩窄,形成梗阻。特别是窦部可沿浆膜下层向十二指肠蔓延引起梗阻。肿块本身亦可直接压迫十二指肠致梗阻。

胃部肿瘤的诊断主要依靠 X 线钡餐和纤维胃镜检查。

胃的良性肿瘤在临床上不能完全排除恶性的可能,即使为良性也可能恶变,何况出现梗阻和出血等并发症,所以应积极给予外科治疗。术中冰冻切片检查,视病变性质及部位而决定术式或切除范围。故一旦胃肿瘤导致十二指肠梗阻时,应予根治性或姑息性切除。若无法切除应做捷径(短路)手术,以解除梗阻。

(三)胆囊炎性粘连

胆囊炎是由细菌感染与高度浓缩的胆汁或反流的胰液等化学刺激所引起的胆囊黏膜充血、水肿、胆囊内的渗出增加,胆囊肿大,张力较高。胆囊壁呈水肿、增厚、血管扩张,浆膜面上有纤维渗出,与附近的十二指肠发生纤维素粘连,形成扭曲或成角,但一般不引起疼痛和部分梗阻等症状,只有少数患者在大量进餐后或变换体位时可出现症状。对这种因粘连不产生症状的患者,钡餐检查可出现幽门十二指肠区移位以及轮廓不规则、蠕动异常和胃排空延迟或排空障碍等征象。

胆囊性粘连经非手术治疗无效后,可行外科治疗,做胆囊切除,松解粘连使十二指肠复位术。

(四)巨大肝肿瘤压迫

肝脏的肿瘤分为良性肿瘤与恶性肿瘤,又可分为原发性与继发性两大类。原发性肿瘤以原发性肝癌最多见,继发性肝癌是全身各器官的癌或肉瘤转移至肝脏所致。肝肿瘤逐渐增大,压迫邻近脏器如胃、十二指肠、胆道等,亦可能引起十二指肠不全性或完全性梗阻症状,如上腹疼痛和饱胀、呕吐,进食后呕吐更剧烈,有时呈喷射状,量多。同时具有肝肿瘤的临床表现,可扪及肿块,质硬、光滑或结节状。并非所有的肝脏肿瘤均如此,应根据肿瘤所在肝脏的部位与性质而定。笔者曾遇到 17.75kg 的巨大肝脏海绵状血管瘤与 6kg 的肝平滑肌瘤对十二指肠均无明显压迫症状;但另 1 例,位于左肝内叶的 3kg 重的原发性肝癌,对十二指肠则产生了明显的压迫症状,切除肿瘤后,十二指肠的压迫症状则解除。

解除肝肿瘤压迫十二指肠所致梗阻时,应以手术为主。肿瘤侵犯肝的一叶或半肝,可行局部、肝叶或半肝切除。对于无法切除的肿瘤行肝动脉结扎或加肝动脉栓塞,使肝肿瘤缩小,减轻压迫,必要时可施行胃空肠吻合术。

(五)胰腺炎性粘连、胰腺囊肿、胰头癌

胰腺炎的发生与下列因素有关:①胰管内的反流或阻塞造成管内压增高;②胰腺外分泌旺盛;③胰腺血液供应不足。由于以上原因,除胰腺产生炎症外,周围组织也产生炎症反应。由于胰液及纤维素样渗出,产生炎性纤维素性粘连带压迫十二指肠或牵涉十二指肠成角造成梗阻。

胰腺囊肿有真性和假性两大类。巨大的假性囊肿,尤以胰头部的囊肿能压迫周围器官引起症状,如压迫十二指肠,使十二指肠腔狭窄,引起十二指肠梗阻,出现上腹不适、呕吐,食后尤甚。

胰头癌。由于十二指肠呈一个 C 形的弯曲,胰头位于弯曲之内,造成不同程度的变形或梗阻。胰头癌的肿块既可压迫十二指肠,又由于解剖关系密切,很容易浸润十二指肠,使十二指肠僵硬狭窄形成梗阻。

以上 3 种胰腺疾患,若造成十二指肠梗阻,均须进行手术治疗。胰腺炎性粘连应做松解术,胰腺囊肿应行内引流术。胰头癌可做根治性胰十二指肠切除,不能切除者,可行胃空肠吻合,解除梗阻。

(六)右肾肿痛、右肾积水、腹膜后肿瘤

肾脏位于腹膜后,右侧肾门处紧靠十二指肠第三段。当右肾肿瘤逐渐长大,向外扩展,可突破肾的包膜而侵及肾周脂肪,继续发展,还能突破肾周围筋膜而侵及或压迫十二指肠形成梗阻。临床主要表现为肾肿瘤的 3 大症状:血尿、肿块、疼痛,此外,亦有十二指肠梗阻的症状,如上腹胀、呕吐,以进食后更重。

肾积水是由于尿从肾的排泄受到梗阻引起肾盂内压力增高而逐渐形成的。当右肾积水以及右、中,上腹膜后良、恶性肿瘤体积巨大时可向内压迫十二指肠引起梗阻。

右肾肿瘤、右肾积水以及腹膜后肿瘤的诊断与治疗,可分别根据临床表现做一些必要的检查,如 B 型超声波、X 线腹部平片、静脉肾盂造影、逆行性尿路造影、腹主动脉或肾动脉造影、CT、磁共振、肾周围充气造影等作出诊断。在治疗上应根据病因施行各种相应的手术,如根治性手术或放疗、化疗。

(七)右半结肠肿瘤

右半结肠肿瘤主要是各种类型的结肠癌。当癌瘤突破浆膜后,向邻近组织扩散或直接蔓延侵犯十二指肠,使十二指肠狭窄、僵硬、梗阻。手术切除是治疗的主要方法。根据具体情况,争取做右半结肠和浸润的十二指肠部分或全部切除;不能根治性切除者,则做姑息性切除或改道手术(回肠-横结肠吻合术及胃-空肠吻合术),以解除十二指肠、结肠的梗阻。

(刘鹏)

第十六节　胆囊和胆管的先天性异常

一、先天性胆囊异常

肝憩室起自前肠的腹侧壁,呈杆状伸展就形成了胆总管。胆总管上发出的一个侧芽最终发育成胆囊和胆囊管。胚胎肝管有许多小分支与肝细胞之间的胆小管相连。像其他胚胎管状结构一样,这种管道系统的腔隙会因为增生而闭塞;通常情况下,这种闭塞又会再通,胆汁就得以流出。在胎儿早期,胆囊完全位于肝内。

1.胆囊缺如　胆囊缺如罕见,见不到胆囊并不一定是疾病。

2. Phrygian 帽　在胆囊造影中,Phrygian 帽状畸形的发生率约为 2%～6%。这种情况容易被误诊为胆囊病理畸形。"Phrygian 帽"是指古代小亚细亚国 Phrygia 人(今天的土耳其中西部)戴的无边便帽,其实它更像法国大革命时期的自由之帽。

3.悬浮(floating)胆囊　此时的胆囊有较长的系膜,胆囊从系膜上垂下来,容易发生扭转。

4.双胆囊畸形　这种胆囊重复畸形罕见,其中一个胆囊可以位于肝内。

5.胆囊管缺如　胆囊管缺如这种解剖变异罕见,大多数胆囊管缺如是一种病理情况,是存在于胆囊管下端的结石造成了胆囊管溃疡并破入胆总管(Mirrizzi 综合征,参见下文)。这种情况在手术中的主要风险是胆管损伤,关键点是在离断任何管道状结构之前一定要注意找到正确的解剖关系。

6.胆囊管汇入位置过低　这是指胆囊管在近 Vater 壶腹部处汇入胆总管。这类变异有不同的程度,对手术的影响并不大。胆囊切除术中不必将胆囊管游离追踪至低位,以免损伤胆总管的血供,导致胆管狭窄。

7.迷走胆囊－肝管　肝管确实可以直接汇入胆囊,或许并不少见。因此,在胆囊切除术中遇到粗大的管道状结构应该予以结扎。不过,在结扎前一定要仔细查明其解剖关系。

二、先天性肝外胆管狭窄

(一)病因和病理

每 12000 例存活出生新生儿中就有 1 例胆管狭窄,男女发病率相同。肝外胆管因出生前后出现的炎症病变而被逐步破坏。其病因不详。肝内胆管也会发生改变,最终形成胆汁性肝硬化和门静脉高压症。如果不治疗,患儿都会在 3 岁前死于肝衰竭或出血。

(二)分类

胆管的炎性破坏可以分为三大类型:

Ⅰ型:狭窄限于胆总管;

Ⅱ型:肝总管也有狭窄;

Ⅲ型:左右肝管也有狭窄。

先天性肝外胆管狭窄的患儿中约 20% 还伴有其他变异,如:先天性心脏疾病、多脾畸形、内脏反位、腔静脉缺如和十二指肠前门静脉。

(三)临床表现

约 1/3 的患儿在出生时即有黄疸。不过,大多数患儿是在出生后第一周末开始出现黄疸,且进行性加深。胎粪可以有胆汁淡染,之后,粪便就呈白陶土色,尿色很深。长期的脂肪痢导致骨软化症(胆源性佝偻)。皮肤瘙痒严重。患儿还可以出现杵状指和皮肤黄色瘤,可能与血胆固醇升高有关。

（四）鉴别诊断

鉴别诊断包括新生儿期出现胆汁淤积征象的各种黄疸,如:α_1-抗胰蛋白酶缺陷、肠外营养相关性胆汁淤积、胆总管囊肿和浓缩胆汁综合征(inspissated bile syndrome)。其中要数新生儿肝炎与肝外胆管狭窄的鉴别最困难,两者都伴有肝细胞的巨细胞变。鉴别诊断的主要手段是肝活检和放射性核素排泄性扫描。

（五）治疗

10%的Ⅰ型狭窄可以在肝门部找到未闭锁的近侧胆管。直接做肝管－空肠 Roux－en－Y 吻合术在 75%的患儿可以见到胆汁流出。但是,从长远来看,胆管会因进行性纤维化发生胆汁断流。对大多数近侧肝管很细(Ⅱ型)或闭锁(Ⅲ型)的病例来讲,就不可能做一个单纯的胆－肠吻合,只能采用 Kasai 手术。该术式要求向头侧彻底切除所有纤维化的胆管组织直达肝包膜。在门静脉分叉头侧将 Roux－en－Y 空肠襻与显露的肝包膜做吻合。这种肝门－空肠吻合术最好能在患儿 8 周龄前进行,如此,获得满意胆汁流的机会才会达到最大化。如果手术后患儿的血胆红素能降至正常水平,约 90%能存活 10 年或更长。早期手术是关键。

术后并发症主要是细菌性胆管炎,约占 40%的病例。胆管炎反复发作会引起肝纤维化,50%的长期存活患儿会出现门静脉高压症,约 1/3 会发生食管静脉曲张出血。肝门－空肠吻合失败的病例应该考虑肝移植。肝移植后 70%～80%的病例能存活 2～5 年。

三、先天性胆总管囊肿

胆管囊性疾病是罕见病。胆总管囊肿是一种先天性的肝内外胆管扩张,其发病机制尚不明了。人们发现这类患者往往有胆胰管汇合异常,但是,胆胰管汇合异常在本病的发病机制中是否起作用并不清楚。Todani 及其同事把胆管囊性疾病分为四型。Ⅰ型囊肿最常见,约占患者总数的 75%。

患者的临床表现可以在任何年龄出现,表现为黄疸、发热、腹痛和右上腹肿块。然而,60%的病例是在 10 岁前得到诊断。成人表现为胰腺炎者也不少见。胆总管囊肿患者容易发生胆管癌,其风险与确诊时患者的年龄直接相关。超声检查可以证实腹部存在异常囊肿,磁共振成像(MRI/MRCP)可以显示胆管和胰管系统的解剖,尤其是胆管下端与胰管的关系。CT 也可以显示肝内外胆管的扩张程度。

正确的治疗方式是彻底切除囊状扩张的胆总管,用 Roux－en－Y 空肠襻重建胆道。完全切除囊肿很重要,因为囊肿会发展成胆管癌。切除加 Roux－en－Y 空肠襻重建胆道还减少了狭窄发生率和胆管炎的反复发作。

四、先天性肝内胆管扩张症(Caroli 病)

本病是一种罕见的先天性疾病,特点是肝内胆管有多个不规则囊状扩张,囊状扩张的胆管之间夹着正常的或狭窄的胆管,肝外胆管正常。本病的病因不详,考虑与遗传有关。Caroli 病可以分为单纯型和门管周围纤维化(periportal fibrotic)型。门管周围纤维化型见于儿童,伴有胆汁淤积、结石形成和胆管炎。而单纯型出现腹痛和胆道感染的时间稍晚。患者可以合并其他疾病,如:先天性肝纤维变、多囊肝,偶尔可合并胆管癌。胆管炎的主要治疗手段是抗生素和取石。有些患者的病灶局限于肝脏的一叶,可以行肝叶切除术。

(刘鹏)

第十七节　胆石病

胆石病(cholelithiasis)是指胆道系统内发生结石的疾病,是最常见的胆道疾患。据估计,美国成人人群的胆石病发病率为10%~15%。绝大多数胆石病患者(80%以上)无症状。在英国,尸体解剖的胆石发病率是17%,该数字可能还在上升。每年有1%~2%患者会从无症状变为有症状,需要手术切除胆囊,因此,胆囊切除术是普外科医生最常做的手术之一。

一、分类

胆石按所含的化学成分不同可分三大类:胆固醇结石、色素性结石和混合性结石。在美国和欧洲,80%的胆结石是胆固醇结石或混合性结石;在亚洲,80%的胆结石是色素性结石。

二、病因

胆石病的病因至今尚未完全明确。临床资料表明,胆石病的发生与胆道感染、胆道蛔虫、胆汁淤积、慢性肝病、胆红质代谢失常、肥胖及胆汁中胆固醇过饱和等因素有关。

胆固醇结石和混合性结石含纯胆固醇51%~99%不等,其余成分是钙盐、胆色素和磷脂。胆固醇结石的形成取决于三大因素-胆固醇过饱和、成核和胆囊收缩功能障碍。胆汁中85%~95%是水。胆固醇不溶于水,它被包裹在磷脂"泡"内从胆小管膜泌出。泌出的胆固醇是否依旧能处于溶解状态,取决于胆汁中磷脂和胆汁酸的浓度,以及磷脂和胆汁酸的种类。磷脂形成的微胶粒(micelles)能包裹胆固醇,使之处于热动力学稳定状态。当胆汁中的胆固醇处于过饱和状态时,也就是当胆汁中的胆汁酸浓度降低时,就会形成不稳定的单层磷脂泡,胆固醇就会析出成核,形成结石。胆固醇结石的形成过程颇为复杂,肥胖、高热卡膳食和某些药物都会增加胆固醇的分泌,使得胆汁中胆固醇过饱和,也增加了胆汁的成石性。胆结石形成过程中的关键步骤是从多层泡至胆固醇单水结晶成核这一阶段。已知有许多因素参与这一步骤的促成或抑制,但不清楚它们在这一步骤中所扮演的角色。胆结石形成的启动步骤很可能是胆囊排空异常,由于胆囊不能有效排空从而有利于成核胆固醇结晶的聚集。因此,除了妊娠期形成的胆囊结石外,保胆囊的取石术其必然结局是胆囊结石复发。

色素性结石是指胆固醇含量低于30%的结石,它又分为黑色结石和棕色结石两种。

黑色结石的主要成分是不溶性的胆红素多聚体与磷酸钙和碳酸氢钙的混合物。黑色结石约占胆囊结石的20%~30%。黑色结石的发生率随年龄而上升。黑色素结石患者多伴有溶血,最常见的是球形细胞增多症、镰状细胞病和循环中的机械性假体(如心瓣膜)。不知何因,肝硬化患者有较高的色素性结石发生率。

棕色色素结石的主要成分是胆红素钙、棕榈酸钙和硬脂酸钙,还有胆固醇。棕色色素结石主要见于胆管内,很少见于胆囊内,它的形成与胆汁淤积和胆汁感染有关,是细菌产生的β-葡萄糖醛酸酶使胆红素双葡萄糖醛酸酯发生解离,解离后形成不溶于水的胆红素盐沉淀。只要胆管内有静止的异物存在,如"内支架"或寄生虫(华支睾吸虫和蛔虫),就会形成棕色色素结石。

三、胆囊结石

胆囊结石(cholecystolithiasis)是外科临床最常见的疾病。

(一)发病率

"肥胖(fat)、生育(fertile)、胃肠胀气(flatulent)、女性(female)、50 岁(fifty)"是有症状胆结石患者的典型特点。这"5F"是为了临床记忆方便,我们的观念应该在此基础上有所调整。其实,无论男女,下至儿童,上至百岁老人,都会罹患胆囊结石。在男性,胆囊结石主要见于老年人;在老年人,男女的胆囊结石发病率基本相仿。

(二)临床表现

约 85%～90%的胆囊结石患者是无症状的。长期无症状的胆囊结石又称"静止性"胆囊结石。对大多数胆囊结石患者来讲,只有当结石导致胆道系统梗阻时才会出现临床症状或并发症,此时,其临床表现取决于结石梗阻的位置和感染的存在与否(表 4-15)。

表 4-15　胆囊结石的并发症

在胆囊内
　胆绞痛
　急性胆囊炎
　慢性胆囊炎
　胆囊积脓
　胆囊积液(黏液囊肿)
　胆囊穿孔
　癌
在胆管内
　胆管梗阻
　急性胆管炎
　急性胰腺炎
在肠腔内
　肠梗阻(胆石性肠梗阻)

典型患者主诉右上腹或上腹部持续性钝痛,向背部放射。伴随症状有消化不良、腹部胀气、食物(尤其是脂肪)不耐受和排便频度改变。当结石嵌顿于胆囊颈部可以引起胆绞痛,10%～25%的患者表现为胆绞痛。胆绞痛是突发性右上腹剧痛,伴有恶心和呕吐,之后疼痛逐渐消退。疼痛可以向胸部放射。这种腹部剧痛通常会持续数分钟至数小时,多在深夜发作,患者从沉睡中惊醒。此种症状可以在日间有间歇性小发作。患者可以合并消化不良症状,发作时更甚。随着腹痛的缓解,患者就能恢复进食和饮水,多数患者会再次发作。有趣的是,这种患者往往在数周内有多次发作的经历,而后数月平安无事。

如果患者的腹痛症状不缓解,腹痛继续发展,伴有 SIRS,就应该考虑急性胆囊炎之诊断。

如果结石从胆囊移出,患者就可能发生黄疸,造成胆总管梗阻。少数情况下,胆囊结石会造成肠梗阻(胆石性肠梗阻)。

(三)诊断

许多患者仅有轻微的消化道症状,常被误认为"胃病",往往在 B 超检查时方才发现。

胆囊结石的诊断依据是病史、体格检查加影像学证据,如:经腹超声和放射性核素扫描。在急性胆囊炎,患者可以有右上腹触痛。在医生做右肋缘下触诊时,患者的吸气动作会加剧这种触痛,此称 Murphy 征。Murphy 征阳性提示急性胆囊炎,患者可以有白细胞增高和肝功能项目中度上升。B 型超声检查可显示胆囊增大、囊壁增厚、囊内结石和囊周渗出包裹等影像。有时在右上腹可触到肿大的胆囊,这是大网膜将炎症胆囊包裹的缘故。庆幸的是,大多数急性胆囊炎患者会因为胆囊增大使得嵌顿于颈部的结石滑回胆囊体,梗阻得以解除,胆囊内容得以通过胆囊管排出。也就是说胆囊得到了满意的引流,炎症也随之消退。如果情况不是这样,就会发生胆囊积脓,胆囊壁就会坏死、穿孔,出现局限性腹膜炎。继之,这种脓肿可以破入腹腔形成化脓性腹膜炎,不过,这种情况罕见,因为胆囊的穿孔通常已经被大网膜包裹。

如果触到的胆囊没有触痛(Courvoisier 征),预示情况更为糟糕。很可能是胰头周围恶性肿瘤造成的胆总管远段梗阻。偶尔,无触痛的胆囊是因为胆囊管完全梗阻引起的胆囊黏液囊肿(胆囊内的胆汁酸盐被吸收,同时胆囊上皮分泌无感染的黏液所致)。急性胆囊炎的鉴别诊断参见表 4-16。

表 4-16 急性胆囊炎的鉴别诊断

常见病
阑尾炎
溃疡病穿孔
急性胰腺炎
罕见病
急性肾盂肾炎
心肌梗死
肺炎-右下肺
超声检查有助于诊断
诊断不明确-做 CT 扫描

根据病史及体检所见,可做出初步诊断。B 型超声检查发现胆囊内有结石影具有确诊价值。急性胆囊炎时患者可以有 SIRS。少数患者因继发性胆管结石或 Mirrizzi 综合征,血胆红素可增高,肝功能也可能改变。

(四)治疗

大多数学者认为静止性胆囊结石还是以观察为上策,胆囊切除术仅适用于有症状的或胆石性并发症的患者。然而,糖尿病患者、先天性溶血性贫血患者以及那些因病态肥胖行减肥手术后发生胆囊结石的患者都应该考虑做预防性胆囊切除术,因为这些患者容易发生胆石性并发症。

对有胆绞痛或胆囊炎的患者来讲,如果没有手术禁忌证,其治疗手段就应该选择胆囊切除术。人们对急性胆囊炎的手术时机依旧存在争议。许多学者主张早期干预,另一些学者则主张延迟手术。

1. 保守治疗一段时间后行胆囊切除术临床经验告诉我们,90%以上的急性胆囊炎患者的临床症状经保守治疗会消退。非手术治疗的四大原则是:

(1)禁食加静脉输液。

(2)镇痛剂。

（3）抗生素：由于大多数患者有胆囊管堵塞，血中抗生素的浓度就比胆汁中的抗生素浓度重要。需要使用对 Gram 阴性细菌有效的广谱抗生素（如：头孢呋辛或庆大霉素）。

（4）后继处理：如果体温、脉搏和其他体征示胆囊的炎症在消退，就可以恢复口服流质，然后改为普食。做超声检查，确保未发生局部并发症（胆管的直径正常，也就是胆管内没有结石），就可以将胆囊切除术向后推迟，甚至可以让患者回家休养一段时间等炎症完全消退后再回来做胆囊切除术。

如果患者的腹部疼痛和触痛加重，就必须放弃保守治疗，根据患者的情况采取手术干预或胆囊切除术。如果患者有严重内科夹杂症，可以在超声引导下做经皮胆囊造瘘术，迅速解除其症状。之后，大多数患者都需要择机行胆囊切除术。

2.常规实施早期胆囊切除术　如前文所述，有些外科医生主张对急性胆囊炎患者常规采用紧急手术处理。只要能在急性胆囊炎急性发作 5～7 天内实施手术、外科医生有丰富的经验和良好的手术室条件，就能获得良好的结果。虽然如此，急性胆囊炎情况下的腹腔镜胆囊切除术的中转率还是比择期手术高 5 倍。如果不适合做早期手术，手术就需要拖延 6 周，等炎症消退后实施。早期胆囊切除术要考虑的重要问题是排除胆总管结石，这需要结合肝功能和超声检查一并分析。

二、肝外胆管结石

肝外胆管结石（calculus of extrahepatic duct）分为原发性和继发性两种。原发性指原发于胆管，多为胆色素结石。继发性指胆囊内结石排至胆管所致，多为胆固醇结石。肝外胆管结石多数位于胆总管下端，易引起胆道梗阻，并发感染，且常累及肝脏和胰腺。

（一）临床表现

主要取决于有无梗阻和感染。腹痛、寒战高热、黄疸称为 Charcot 三联症，是胆总管结石合并梗阻和感染的典型表现。

1.腹痛　多数患者腹痛位于剑突下和右上腹部，呈阵发性刀割样绞痛，常伴有右肩背部牵涉痛。可伴恶心、呕吐，这是结石移动刺激胆管造成平滑肌痉挛所致。如合并感染或继发胰腺炎，疼痛就会呈持续性，并有右上腹或中上腹压痛。

2.寒战、高热　一部分患者继胆绞痛发作后即出现寒战高热，这是并发胆管感染（胆管内高压）后致病菌和毒素进入体循环引起的全身反应。严重者可出现感染性休克。

3.黄疸　胆总管下段有结石嵌顿，或伴有炎症性水肿或炎症后瘢痕狭窄等均可出现黄疸，为胆管梗阻的表现。黄疸呈间歇性出现要与壶腹部癌肿鉴别。阻塞性黄疸长期不解除会发展为胆汁性肝硬化。

（二）实验室检查

阻塞性黄疸时，患者的血清胆红素升高，1 分钟胆红素升高更显著，尿胆红素亦升高。若合并感染则白细胞计数升高，核左移；还可有转氨酶、γ—谷氨酰转肽酶升高等肝功能改变。B型超声检查见胆管内有结石影、胆管扩张等改变。

（三）诊断

根据病史、临床表现及 B 超检查所见，一般可以确诊。若诊断有困难时，可应用 MRCP、ERCP、PTC、CT 等检查帮助诊断。

无黄疸的胆绞痛需与肾绞痛和肠绞痛相鉴别。肾绞痛常始于腰背部，向腹股沟、会阴部放射,常伴有血尿及排尿困难。B超检查可发现输尿管结石影像。肠绞痛多位于脐周,恶心、呕吐较明显。伴有黄疸的胆管结石需与胰头癌和壶腹部癌相鉴别,胰头癌和壶腹部癌发病缓慢,黄疸进行性加深,无腹部绞痛和寒战、发热症状,B超、CT检查可发现胰头部肿大及占位性病变。

（四）治疗

胆管结石应遵循"取尽结石、去除病灶、通畅引流"的手术治疗原则,切开胆总管探查,取尽结石并置入T管引流胆汁,情况允许时可一并切除病变胆囊。有条件可行术中胆管造影和纤维胆道镜检查,以了解胆管内有无结石残留、狭窄、梗阻等情况。胆总管下端狭窄可行胆肠内引流术或Oddi括约肌切开成形术;肝门部狭窄可行肝门部胆管成形术。

手术前后应注意水、电解质和酸碱平衡,使用有效抗生素,改善黄疸患者凝血功能和肝功能,加强营养支持治疗。

T管可在术后2～3周拔除,拔管前要常规做X线造影检查。胆道残留结石可于术后6～8周用纤维胆道镜经T管引流瘘道取石或再次手术取石。

三、肝内胆管结石

肝内胆管结石(calculus of intrahepatic duct)在我国发病率较高,多为胆色素结石。可能与支睾吸虫病有关(参见下文)。肝内胆管结石可广泛分布于肝内胆管,也可局限于某一区域的肝叶和肝段胆管内。本病常合并肝外胆管结石,其临床症状常由肝外胆管结石引起。

（一）临床表现和诊断

肝内胆管结石的临床特征不像肝外胆管结石典型,主要症状为胸背部或上腹部持续性胀痛。一般无黄疸,双侧肝管被结石阻塞时才会出现黄疸。合并感染时可出现寒战、高热、休克等。长期胆汁淤积可出现胆汁性肝硬化,最终出现门静脉高压症状和体征。体检常发现肝肿大,并有压痛和叩击痛。B型超声或CT检查可发现肝内胆管扩张和结石影像,必要时可行MRCP、ERCP和PTC检查。

（二）治疗

主要治疗方法是手术切开胆管取石,必要时可切开部分肝实质,充分暴露胆管。切口应延至狭窄段上方,解除梗阻因素。行肝内胆管空肠Roux－en－y吻合通畅引流。病变集中且严重时,可行病变肝叶(段)切除术,彻底去除病灶。

药物治疗主要是消炎、利胆、溶石、排石及护肝治疗。

（刘鹏）

第十八节　胆囊炎和胆管炎

一、胆囊积脓

胆囊积脓是指胆囊内充满脓液,可以是急性胆囊炎的后遗,也可以是胆囊黏液囊肿感染后的结果。其治疗方法是先引流,伺机行胆囊切除术。

二、非结石性胆囊炎

胆囊的急慢性炎症都可以在没有结石的情况下发生,其临床病象酷似结石性胆囊炎。有些患者是胆囊的非特异性炎症,而另一些患者有胆囊病(cholecystoses)的基础。急性非结石性胆囊炎主要见于大手术后(如:冠状动脉旁路手术)、严重创伤和烧伤的患者。在这些患者,急性非结石性胆囊炎的诊断往往会被遗漏,因此死亡率很高。

三、胆囊病

胆囊病(cholecystoses)是一组并不少见的胆囊疾病,包括胆固醇沉积症、息肉病、腺肌瘤病和腺样增生性胆囊炎,这组疾病的共同特点是慢性炎症伴所有组织成分增生。

1.胆固醇沉积症("草莓胆囊")　在新鲜胆囊标本,胆囊的内壁看上去像草莓;黄色斑点(胆固醇结晶和胆固醇酯在黏膜下积聚)就像草莓的籽。可以伴有胆固醇结石。

2.胆囊胆固醇息肉　如果胆囊有功能,胆囊造影可以显示充盈缺损;也可以在超声上显示境界清晰的息肉。影像发现的息肉可以是胆固醇息肉,也可以是腺瘤。随着超声的发展,胆囊息肉越来越多见。外科手术仅适用于息肉进行性增大或长径大于1cm的患者。

3.腺样增生性胆囊炎(cholecystitis glandularis proliferans)　本病包括息肉、腺肌瘤病和胆囊壁内憩室病等不同类型。黏膜上有肉芽肿性息肉。胆囊壁的各层都可以有增厚,不过,有时在增生与正常组织之间有不完全的隔形成。胆囊壁内可以"夹"有结石,这种情况可以并发壁内脓肿,之后成为壁外脓肿。如果患者有症状,就应该行胆囊切除术。

4.胆囊憩室病　胆囊憩室病通常表现为黑色素结石嵌顿于Luschka隐窝的外凸部位。胆囊造影片可以显示胆囊憩室病,尤其当脂餐后胆囊处于收缩的情况下。此时,可以见到胆囊壁内外有细点状的造影剂。还可以显示间隔(这是与Phrygian帽的不同之处)。其治疗方法是胆囊切除术。

5.伤寒胆囊　此时,感染胆囊的细菌是伤寒沙门菌,偶尔,也可以是鼠伤寒沙门菌。可以造成急性胆囊炎,但更常见的是慢性胆囊炎,患者成为伤寒带菌者,胆汁中有伤寒菌排出。这种患者可以发生胆囊结石(只要怀疑伤寒,手术后外科医生就不应该将结石交给患者!)。至于结石的形成是沙门菌胆囊炎所致抑或是先有结石从而使得胆囊容易发生慢性感染,人们还有不同看法。不过,结石中往往能培养出沙门菌。其治疗方法是氨苄西林加胆囊切除术。

四、急性梗阻性化脓性胆管炎

急性梗阻性化脓性胆管炎(acute obstructive suppurative cholangitis)又称急性重症胆管炎,是急性胆管完全梗阻和严重感染所致,在我国有较高的发病率。结石是最常见的梗阻因素,其他尚有蛔虫、肿瘤及胆管狭窄等。造成感染的细菌为大肠杆菌、变形杆菌、绿脓杆菌、产气杆菌和厌氧菌等。混合感染时则病情更严重。

基本病理改变是胆管完全梗阻,并发胆管内化脓性感染。梗阻部位可在肝内,也可在肝外。导致胆管扩张,管壁充血水肿,黏膜形成溃疡,腔内充满脓性胆汁,胆管压力的升高使脓性胆汁逆行入肝脏,可造成肝脏急性化脓性感染、肝细胞坏死、多发性肝脓肿形成等。

大量细菌和毒素进入血内,可引起脓毒症、感染性休克、多器官功能障碍,常危及患者生命。

（一）临床表现和诊断

部分患者有胆管疾病史。本病起病急骤,突发上腹部持续性胀痛或绞痛,伴寒战、高热、恶心、呕吐,病情常急剧发展。有时尚未出现黄疸即已有明显的中毒症状:反应淡漠、谵妄、嗜睡、昏迷等。病情继续发展可出现发绀、中毒性休克或急性呼吸衰竭、肾衰竭等表现。

休克时,体温可在40℃以上,脉搏在120～140次/min,呼吸浅快。患者如合并代谢性酸中毒,呼吸则深而快,血压下降。右上腹有压痛,肌紧张,肝或胆囊肿大并有触痛。

诊断依据是在Charcot三联症基础上合并有休克或神经精神症状（又称Reynolds五联征）即可诊断。即使不完全具备五联征,也需严密观察,不能轻易排除本病的可能。超声检查可显示胆管扩张、胆囊或肝肿大、胆道有结石或蛔虫等改变。如果患者情况允许,必要时可行CT、MRCP检查。血白细胞计数可明显增高或降低,但中性白细胞均增高,胞浆内出现中毒颗粒。血小板计数降低或凝血酶原时间延长提示感染严重和肝脏功能损害。

（二）治疗

一经确诊应紧急手术治疗,迅速切开胆总管减压引流,并解除胆管梗阻。手术以抢救生命为主要目的,力求简单有效。如病情不允许,胆囊应留待二期手术处理。胆囊造口术不能使胆管有效减压,不常规采用。危重、高龄患者也可先行PTCD或ERCP鼻导管减压引流,患者转危为安后再择期手术。

五、原发性硬化性胆管炎

原发性硬化性胆管炎（primary sclerosing cholangitis,PSC）是一种肝内外胆管同时受累的胆管系统特发性纤维性炎性病变。病因不明,不过,这些患者多伴有高丙种球蛋白血症,以及平滑肌抗体和抗核因子等标志物增高,这些都提示本病的发生与免疫有关。大多数患者的发病年龄在30～60岁,男性多发,与炎性肠病（尤其是溃疡性结肠炎）有很密切的关系。

常见症状是右上腹不适、黄疸、瘙痒、发热、乏力和消瘦。肝功能检查示胆汁淤积,伴血碱性磷酸酶和γ—谷氨酰转肽酶升高,以及转氨酶轻度升高。血胆红素值变化不一,可以有波动。MRCP或ERCP等影像检查示胆管狭窄或呈串珠状。肝脏活检有助于确诊,也有助于除外肝硬化指导治疗。主要应该与PSC进行鉴别的疾病是继发性硬化性胆管炎和胆管癌。胆管癌的诊断难度很大,需要持有高度的怀疑心态,尤其在病情恶化无法解释的情况下。

内科治疗方法有抗生素、维生素K、考来烯胺、皮质类固醇和硫唑嘌呤等免疫抑制剂,通常都无效。如果病灶主要位于肝外胆管并且狭窄明显,可以采用内镜下内支架置入或手术切除。如果患者有肝硬化,肝移植应该是最佳选项。肝移植后的5年存活率超过80%。

（刘鹏）

第五章 内分泌疾病

第一节 甲状腺功能亢进症

甲状腺功能亢进症(hyperthyroidism)简称甲亢,是指甲状腺功能增高,甲状腺激素分泌增多所致的一组内分泌疾病。临床特征有甲状腺肿大、高代谢症群,神经、心血管系统功能失常等。甲状腺毒症(thyrotoxicosis)是指任何原因引起的循环中甲状腺激素增多,可由于甲亢、摄入外源性的甲状腺激素及部分甲状腺炎等所引起。甲状腺炎的某一阶段由于甲状腺滤泡破坏、甲状腺激素释放入血而出现甲状腺毒症,多为一过性。见于亚急性甲状腺炎、安静性甲状腺炎及桥本甲状腺炎。

一、甲状腺功能亢进症的分类

根据病因不同甲状腺功能亢进症可分为以下几类。

1. 甲状腺性甲状腺功能亢进症

(1)毒性弥漫性甲状腺肿:又称突眼性甲状腺肿或 Grave's 病,主要由自身免疫机制失常所致,临床上呈典型或不典型甲状腺功能亢进症症候群,典型病例伴有甲状腺弥漫性肿大与突眼症。

(2)自主性高功能甲状腺腺瘤:本病原因不明,结节可呈一个或多个,起病缓,无突眼,甲状腺扫描呈热结节,且不受 TSH 调节,而结节以外的组织摄碘相对减少。

(3)多结节性甲状腺肿伴甲状腺功能亢进症:又称毒性多结节性甲状腺肿,病因不明,甲状腺摄碘功能增高但分布不均匀,TSH 和甲状腺激素并不改变摄碘功能。

(4)碘甲状腺功能亢进症:与长期大量摄碘或使用含碘药物(如乙胺碘呋酮)有关。

(5)甲状腺滤泡癌:因癌肿或转移灶分泌较多的甲状腺激素所致。

2. 垂体性甲状腺功能亢进症 由于垂体分泌过多的 TSH 所致,临床上罕见。

3. 异位 TSH 综合征 非常罕见,绒毛癌、葡萄胎、支气管癌和直肠癌等均可能分泌 TSH 样物质而引起甲亢。

Grave's 病是临床上甲状腺功能亢进症最常见的一种类型,约占所有甲状腺功能亢进症患者的 85% 以上。本节重点阐述 Grave's 病。

二、Grave's 病

Grave's 病是一种自身免疫性甲状腺疾病,其确切机制尚不明确。患者血清中存在多种自身抗体,包括甲状腺球蛋白抗体(TgAb)、过氧化酶抗体(TPOAb)及针对促甲状腺素(TSH)受体的 TSH 受体抗体(thyrotropin receptor antibodies,TRAb),Graved 病患者体内的 TRAb 多为刺激性抗体,又称甲状腺刺激抗体(thyroid-stimulating antibodies)。TRAb 与 TSH 受体结合,可激活 G 蛋白(Gsa 和 Gq)信号通路,引起甲状腺组织增生,甲状腺激素合成和分泌增加,进而导致甲亢。用敏感方法测定,90%~100% 未治疗的 Grave's 病患者可检测到 TRAb。Grave's 病的临床及病理特征包括甲状腺弥漫性肿大,滤泡细胞增生,并有淋巴细胞浸润,部分患者可伴有球后结缔组织增生和眼外肌水肿,引起突眼。根据美国第三次国家营养调查(NHANESⅢ)及英国的流行病学调查数据,在女性 Grave's 病的患病率在 1%～2%,发病率约为每年千分之一。男性较少,约为女性的 1/10。

(一)临床表现

本病多见于女性,以 20～40 岁者最多见,男女比例约 1：7～1：10。典型的临床表现主要包括高代谢症群、甲状腺肿大和眼病三方面。但少数老年患者高代谢的表现不明显,反而表现为乏力、心悸、厌食、抑郁、嗜睡等,称为"淡漠型甲亢"。随着诊断技术的提高,近年来轻症和不典型病例逐渐增多。典型的病例常有如下表现。

1.高代谢症群　常有怕热、多汗、皮肤潮湿。患者常有低热,严重病例如发生甲亢危象时出现高热。

2.心血管系统　心慌、气短,活动后明显,常表现为窦性心动过速,部分患者可有心律失常如期前收缩、房颤等。病程长、病情严重者还可能出现心力衰竭、心脏扩大等。在一项 Framingham 队列研究中,对超过 2000 例的 60 岁以上老年甲亢患者的调查中,28% 存在由于甲状腺高功能导致的房颤。

3.消化系统　胃肠蠕动增加,食欲亢进,大便次数增加,但由于分解代谢增加,体重反而下降。甲状腺激素对肝脏有直接毒性作用,部分患者可有肝大和转氨酶升高等。

4.血液系统　外周血白细胞总数偏低,淋巴细胞、单核细胞比例和绝对值增加,偶有贫血。

5.皮肤改变　小部分患者可有典型的对称性黏液性水肿,多见于小腿胫前下段,也可见于足背、膝部或上肢等。局部皮肤多增厚、粗糙、色素沉着等。

6.运动系统　主要表现为肌肉无力,少数患者可发生甲状腺功能亢进症性肌病。以肩胛带和骨盆带肌群受累为主。Grave's 病有 1% 伴发重症肌无力,也有少数 Grave's 患者合并低钾性周期性麻痹,多见于亚洲及拉丁美洲的男性患者。

7.生殖系统　女性患者常有月经稀少,周期延长,部分患者仍可妊娠、生育。男性主要表现为阳痿,偶有乳房发育。

8.神经系统　常有易激动、精神紧张、失眠,部分患者可有焦虑、多疑甚至幻觉等。手颤,腱反射活跃,反射时间缩短。

9.甲状腺肿　多数患者甲状腺呈弥漫性肿大,多质软,由于甲状腺的血流增多,在上下叶的外侧可闻及血管杂音和扪及震颤。

10.眼征　包括以下几种:①眼裂增宽(Darymple 征),少瞬和凝视(Steelwag 征);②眼球内聚不良(Mobius 征);③下视露白(Von Graefe 征);④眼向上看时,前额皮肤不能皱起(Joffroy 征)。

(1)非浸润性突眼:又称良性突眼,多为对称性,主要改变为眼睑及眼外部的改变,球后组织改变不大,突眼度<18mm。

(2)浸润性突眼:又称内分泌性突眼或恶性突眼,较少见,病情多较严重,多伴随甲状腺功能亢进症发生,也可见于甲状腺功能亢进症不明显或无高代谢症群的患者,主要由于眼外肌和球后组织淋巴细胞浸润和水肿所致。

(二)实验室检查

1.甲状腺激素测定　甲状腺功能亢进症患者总 T_3、T_4 水平增高,但总甲状腺激素受甲状腺结合球蛋白的影响,在考虑到可能有 TBG 异常的情况下,应测定游离 T_3(FT_3)、FT_4。FT_3 和 FT_4 测定结果不受 TBG 的影响,与总 T_3、T_4 相比能更好地反映甲状腺功能,但 FT_3 和 FT_4 在血液中含量很低,对测定质控的要求较高。

2.促甲状腺素(TSH)测定 TSH 刺激甲状腺激素的合成,同时又受甲状腺激素的反馈调节。甲状腺功能亢进症时,TSH 受抑制,用敏感方法测定 TSH 值低于正常,是诊断甲状腺功能亢进症敏感的指标。

3.甲状腺摄^{131}I率测定 甲状腺功能亢进症时摄碘率增高,3h>25%,24h>45%,高峰前移,目前已不作为甲状腺功能亢进症诊断的常规指标,但对鉴别甲状腺毒症的原因如与部分甲状腺炎所致的一过性甲亢鉴别时仍有一定意义。

4.TSH 受体抗体(TRAb 或 TSAb) TRAb 与 Grave's 病患者发生甲状腺功能亢进症有关,未治的 Grave's 病患者 TRAb 阳性率大于 90%。测定 TRAb 对甲状腺功能亢进症的诊断、治疗效果及预后判断均有意义。

5.甲状腺核素静态显像 主要用于对甲状腺结节性质的判定,对结节性甲状腺肿伴甲状腺功能亢进症和自主高功能腺瘤的诊断意义较大。

(三)诊断和鉴别诊断

典型的 Grave's 病患者,根据高代谢表现、甲状腺弥漫性肿大及血清中甲状腺激素水平增高,诊断并不难。但轻症患者或老年及儿童患者,表现常不典型,需借助全面的实验室检查综合分析判断。

鉴别诊断:①神经官能症;②自主性高功能甲状腺腺瘤等,只要考虑到 Grave's 病的可能,鉴别诊断并不难;③与桥本甲状腺炎、无痛性甲状腺炎及亚急性甲状腺炎甲状腺功能亢进症期鉴别,各种甲状腺炎早期阶段均可能由于甲状腺滤泡的破坏而出现血清甲状腺激素水平升高,并可出现相应的高代谢表现,易与 Grave's 病混淆,但甲状腺炎所致的甲状腺毒症表现常常是一过性的,数周后甲状腺激素水平多可恢复正常甚至偏低,如行甲状腺摄碘率测定,甲状腺炎患者常显示摄碘率很低,与 Grave's 病的摄碘率增高明显不同,此外,亚急性甲状腺炎患者还有甲状腺区域疼痛、发热及红细胞沉降率增快等表现,也易与 Grave's 病鉴别。老年患者甲状腺功能亢进症常不典型,常有消瘦、畏食、表现淡漠、心律失常等,易误诊为恶性肿瘤、心脏病等。

(四)治疗

1.一般治疗 治疗初期应注意休息,保证营养,进食高蛋白,富含维生素的食物。

2.甲状腺功能亢进症的治疗 目前甲状腺高功能的治疗主要有 3 种方法,即药物治疗、手术治疗和放射性碘治疗。

(1)药物治疗:迄今为止,药物治疗仍是多数 Grave's 病患者的首选治疗方法,目前临床上常用药物主要有甲巯咪唑(他巴唑)和丙硫氧嘧啶(PTU)和卡比马唑等。A 卡比马唑在体内逐渐水解游离出甲巯咪唑而发挥作用,故其疗效与不良反应与甲巯咪唑相似,上述药物均可抑制甲状腺激素的合成,丙硫氧嘧啶同时还有抑制 T_4 向 T_3 转化的作用。甲巯咪唑的半衰期约 6h,PTU 大约 1.5h,两者均可在甲状腺内聚集,单剂量的甲巯咪唑抗甲状腺作用可持续24h 以上,因此对于轻中度甲状腺功能亢进症患者可每日 1 次服用。药物治疗的起始剂量分别为甲巯咪唑 10mg,每日 3 次或 PTU 100mg,每日 3 次,治疗 4~6 周,待甲状腺功能恢复正常后,逐渐减少药物剂量直至维持量,总疗程在 1~1.5 年。如病情不易控制,可适当增加药物剂量和延长疗程。

由于 PTU 具有少见但严重的导致肝衰竭的不良反应,有时需要进行肝移植治疗。美国 FDA 于 2009 年 6 月提出警告,建议 PTU 不作为一线的抗甲状腺药物,但仍可用于妊娠早期(开始 3 个月)、威胁生命的严重甲状腺毒症、甲状腺危象及对甲巯咪唑不耐受的甲状腺功能亢进症患者的治疗。

治疗初期,在抗甲状腺药物治疗同时,如无哮喘、慢性阻塞性肺病等禁忌证,可加用 β 受体阻滞药如普萘洛尔或阿替洛尔等,以控制心动过速等交感神经兴奋表现。既往在抗甲状腺药物治疗的同时常加用甲状腺素制剂,曾有研究表明加用甲状腺素治疗对甲状腺功能亢进症患者有免疫调节作用,可降低甲状腺自身抗体水平,减少甲状腺功能亢进症复发。但后续多数研究不支持这一观点。在治疗过程中出现甲状腺功能低下或甲状腺明显增大时可加用左甲状腺素,主要目的是预防或纠正甲状腺功能低下。

1)抗甲状腺药物治疗的适应证:症状较轻、甲状腺轻至中度肿大的患者;青少年、儿童或老年患者;妊娠妇女;甲状腺手术后复发,又不适合放射性碘治疗者;手术前准备。

2)禁忌证:对抗甲状腺药物过敏或外周血白细胞持续低于 $3×10^9/L$ 者。

3)抗甲状腺药物治疗的不良反应

①白细胞减少:多在抗甲状腺药物治疗 1～3 个月发生,严重者发生粒细胞缺乏症(发生率<1%),此时常伴有发热和咽痛,是抗甲状腺药物治疗最严重的并发症,死亡率较高。因此在抗甲状腺药物治疗初期应每周检查 1 次白细胞数,如低于正常,应严密观察,白细胞持续下降、中性粒细胞绝对计数<$1.5×10^9/L$ 时,可停用抗甲状腺药物。如发生粒细胞缺乏症,应立即停用抗甲状腺药物,积极给予广谱抗生素及集落刺激因子等抢救治疗。

②药疹:部分患者应用抗甲状腺药物过敏,出现药疹,一般多为轻型,极少出现严重的剥脱性皮炎。一般药疹可给予抗组胺药物,或改用其他抗甲状腺药物。出现剥脱性皮炎趋势时,应立即停药并应用肾上腺皮质激素。

③肝功能受损:部分患者于服用抗甲状腺药物后,可出现血清转氨酶增高,一般可减少剂量并加用保肝药物,并在严密观察下继续治疗。严重者可考虑换用其他抗甲状腺药物或停用。PTU 的少见不良反应包括抗中性粒细胞胞质抗体阳性的血管炎,也有少数导致肝坏死的报道。目前除用于妊娠甲状腺功能亢进症早期治疗或对甲巯咪唑过敏者外,一般不作为首选抗甲状腺治疗药物。

(2)放射性碘治疗

1)适应证:年龄 20 岁以上;对抗甲状腺药物治疗无效或因过敏及其他原因不能坚持服药者;抗甲状腺药物治疗后复发者;甲状腺手术后复发者;甲状腺功能亢进症伴突眼者,对重度活动性浸润性突眼,^{131}I 治疗有可能使突眼加重,可在治疗前后加用皮质激素预防,严重活动性突眼患者目前不建议行 ^{131}I 治疗。有心、肝、肾疾病及糖尿病等不宜手术者。既往临床实践中放射性碘治疗仅用于成年人,但由于其相对安全性,目前已有学者将该治疗方法的年龄下限降至 10 岁,适用于那些长期抗甲状腺药物治疗无效或复发的儿童患者。

2)禁忌证:妊娠或哺乳妇女。

3)治疗方法:剂量选择,通常以甲状腺的重量和对放射性碘的最高吸收率计算,一般根据下列公式:^{131}I 剂量 MBq(uCi)=2.6－3.7MBq(70－100uCi)X 甲状腺重量(g)/甲状腺最高吸 ^{131}I 率。

治疗前后注意事项：根据以上公式计算剂量绝对不能机械地运用，必须根据病情轻重，以往治疗情况、年龄、^{131}I在甲状腺的有效半衰期长短、甲状腺有无结节等全面考虑。服^{131}I前2～4周宜避免用碘剂及其他含碘食物或药物。^{131}I治疗前病情严重，心率超过120/min，血清T_3，T_4明显升高者，宜先用抗甲状腺药物或普萘洛尔等治疗，待症状有所减轻，方可用放射性^{131}I治疗。PTU具有抗辐射作用，可降低^{131}I治疗的成功率，因此，在^{131}I治疗前多选用甲巯咪唑。一般抗甲状腺药物可在服^{131}I前1周停药，然后做吸^{131}I率测定，随后采用^{131}I治疗，因^{131}I治疗起效较慢，如服^{131}I前曾用抗甲状腺药物治疗患者，为急于控制病情，在服^{131}I后早期(1～2周)可再恢复抗甲状腺药物治疗。

4)疗效和并发症：放射性碘治疗的疗效较为确切，有效率在90%以上，疗效多在服^{131}I后3～4周出现，于3～4个月多数患者可达正常甲状腺功能水平。个别患者疗效差，大约1/3的患者需行第二次治疗。

放射性碘治疗的近期并发症较轻，多为颈部胀感不适，一过性甲状腺功能亢进症症状。远期并发症主要是甲状腺功能低下，随着治疗时间的延长其发生率逐渐增加，第一年甲减发生率5%～10%，以后逐年增加，治疗后10年以上甲减发生率在50%以上。选择^{131}I治疗主要是权衡甲状腺功能亢进症与甲减的利弊关系。甲减发生后可用甲状腺激素替代治疗，患者可正常生活、工作，育龄妇女可以妊娠和分娩。

三、甲状腺危象

1.诱因和表现

(1)主要诱因：精神刺激、感染、手术前准备不充分等。

(2)临床表现：早期时患者原有症状加剧，伴中等发热、体重锐减、恶心、呕吐，以后发热可达40℃或更高，心动过速可在140/min以上，大汗、腹痛、腹泻等，甚至出现谵妄、昏迷。甲状腺功能亢进症危象的诊断主要靠临床表现综合判断。临床高度疑似本症及有危象前兆者应按照甲状腺功能亢进症危象处理。甲状腺功能亢进症危象的死亡率在20%以上。

2.治疗

(1)迅速减少甲状腺激素释放和合成

①大剂量抗甲状腺药物：首选丙硫氧嘧啶，首剂600mg口服或胃管内注入，继之200mg，每8h1次。

②无机碘溶液：在抗甲状腺药物治疗后1h，静脉或口服大剂量碘溶液可阻断甲状腺激素的释放。

(2)迅速阻滞儿茶酚胺释放：无心力衰竭情况下，用普萘洛尔20～80mg，每6h口服1次或静脉滴注0.5～1mg，老年患者宜注意心脏功能，伴有哮喘者禁用。

(3)肾上腺皮质激素：甲状腺功能亢进症危象是由于代谢增加，可能会伴有相对的肾上腺皮质功能不足，应给予糖皮质激素治疗。氢化可的松200～500mg/d静脉滴注或静脉注射地塞米松2mg，每6h1次，随着病情好转剂量可逐渐减少。

(4)去除诱因、抗感染等。

(5)其他对症及支持治疗：如物理降温，加强营养，补充足够液体(3000～6000ml/d)等。

四、浸润性突眼

浸润性眼病也称Grave's眼病或甲状腺相关性眼病。Grave's眼病分级目前多参照美国甲状腺学会(ATA)的 Grave's 病眼征分级(表 5—1)。达到该分级Ⅲ级以上的标准可诊断本病。浸润性突眼突眼度>18mm(亚洲人),有眼外肌水肿、月巴大等(图 5—1)。患者诉眼内异物感、胀痛、胃光、流泪、复视及视力下降等。查体可见眼睑水肿、结膜水肿、眼球活动受限等。严重者眼睑闭合不全,角膜外露而形成角膜溃疡,甚至失明。

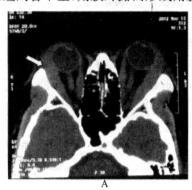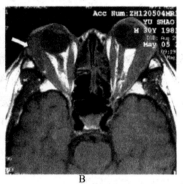

图 5—1 Grave's 眼病患者眼眶 CT 及 MRI 检查

患者男性 30 岁,Grave's 眼病,眼眶 CT(A)及 MRI 检查(B)示眼外肌水肿、肥大,以双侧外直肌为重

表 5—1 分级 Grave's 病眼征的分级(美国甲状腺学会)定义

0 级	没有症状和体征
1 级	仅有眼征,无症状(限于上睑牵缩、凝视等)
2 级	有软组织受累的症状和眼征
3 级	突眼
4 级	眼外肌受累
5 级	角膜受累
6 级	视力丧失(视神经损伤)

Grave's 眼病男性多见,常和甲状腺功能亢进症合并存在,但也有约 5% 的患者仅有明显突眼而无甲状腺功能亢进症症状,10%～20% 患者表现为单眼受累,极少情况下突眼也见于桥本甲状腺炎。治疗方法如下:

1.一般治疗 高枕卧位,限制钠盐及用利尿药,可减轻眼部水肿;戴有色眼镜;可用 1% 甲基纤维素滴眼液保持眼睛湿润,眼睑闭合不全者睡眠时可用盐水纱布或眼罩保护角膜。吸烟可加重突眼,应戒烟。

2.糖皮质激素 突眼明显,球后眼外肌水肿、肥厚等活动性眼病者可使用泼尼松 40～60mg/d,分次口服,持续 2～4 周,然后每 2～4 周减量 2.5～10mg/d,总疗程 3～12 个月。严重病例可用甲泼尼松龙 500～1000mg/d[12.5mg/(kg·d)]冲击治疗,每日或隔日一次,共 3 次为 1 个疗程。如效果较好,可每月治疗 1 个疗程,共 3 个疗程。

3.球后放射 球后放射治疗与糖皮质激素联用可增加疗效。一般较少单独使用。

4.眶减压手术 严重病例上述治疗无效,出现角膜感染及溃疡、压迫导致视网膜和视神经受损可能引起失明时,可行眶减压手术。

在伴有浸润性突眼的 Grave's 治疗时尽量避免出现甲状腺功能低下以免加重突眼,必要时在应用 ATD 同时加用左甲状腺素。[131]I 治疗可能使活动性 Grave's 眼病加重,轻度突眼者同时使用糖皮质激素可有效预防,但伴有严重活动性眼病的患者不建议行[131]I 治疗,应采用抗甲状腺药物或手术治疗。

（张谦平）

第二节　甲状腺功能减退症

甲状腺功能减退症简称甲减，是由多种原因引起的甲状腺激素合成、分泌或生物效应不足所致的一种全身代谢减低综合征。其病理特征是黏多糖等在组织和皮肤中堆积，严重者表现为黏液性水肿。甲状腺功能减退症的患病率依研究的人群不同而不同，普通人群的患病率为 0.8%～1%，女性及老年人较多见。在美国，人群中临床甲状腺功能减退的患病率约0.3%，亚临床甲状腺功能减退症的患病率约 4.3%。

一、分类

1. 根据病变发生的部位分类

（1）原发性甲状腺功能减退症：由甲状腺腺体本身病变引起的甲状腺功能减退症称为原发性甲状腺功能减退症，占全部甲状腺功能减退症的 95% 以上。发生在胎儿和新生儿的甲状腺功能减退症称为呆小病（克汀病），表现为智力低下和发育迟缓。成年人原发性甲状腺功能减退症的最常见原因是甲状腺的自身免疫损伤（桥本病）、甲状腺手术和甲状腺功能亢进[131]I治疗所致。

（2）中枢性甲状腺功能减退症：各种原因引起的垂体或下丘脑功能低下致促甲状腺素释放激素（TRH）或促甲状腺素（TSH）缺乏所致的甲状腺功能减退症。多见于垂体外照射、垂体大腺瘤、颅咽管瘤及其他鞍区肿瘤术前或术后。

（3）甲状腺激素外周作用障碍所致的甲状腺功能减退症：主要原因为周围组织甲状腺激素受体减少或有缺陷、循环中有甲状腺激素抗体或外周 T_4 向 T_3 转化减少等。

2. 根据病变的原因分类　可分为药物性甲状腺功能减退症、手术后或[131]I治疗后甲状腺功能减退症、特发性甲状腺功能减退症及垂体瘤术后甲状腺功能减退症（垂体功能低下）等。

3. 根据甲状腺功能减低的程度分类　可分为临床甲状腺功能减退症和亚临床甲状腺功能减退症，亚临床甲状腺功能减退症是指血清游离 T_4（FT_4）正常，而 TSH 升高。

二、病因

发生于胎儿或新生儿的甲状腺功能减退症称为呆小症，又称克汀病，可表现为智力低下和发育迟缓。成年人原发性甲状腺功能减退症占成年人甲状腺功能减退症的 95% 以上。主要病因为自身免疫性甲状腺损伤，如桥本甲状腺炎、萎缩性甲状腺炎、产后甲状腺炎等。其他原因包括手术及放射性碘治疗导致的甲状腺破坏及碘过量及应用抗甲状腺药物等。

三、临床表现

甲状腺功能减退症起病隐匿，病程较长，很多患者缺乏特异性症状和体征，主要表现以代谢率减低和交感神经兴奋性下降为主。由于甲状腺激素缺乏可影响全身各个系统，因此甲状腺功能减退症时全身各系统均有改变。甲状腺本身可以萎缩或肿大，部分原发性甲状腺功能减退症患者如未得到及时治疗，可出现垂体增大，治疗后可恢复。

1. 一般表现　临床甲状腺功能减退症患者多有易疲劳,怕冷、体重增加、记忆力减退、反应迟钝及嗜睡等。查体可见表情淡漠、面色苍白,皮肤干燥、粗糙及声音嘶哑等表现。

2. 皮肤　皮肤干燥、真皮黏多糖浸润,体液潴留。重者可出现黏液性水肿。部分由桥本甲状腺炎引起的甲状腺功能减退症可合并皮肤色素脱失,即白癜风,构成多内分泌性自身免疫综合征。

3. 消化系统　尽管甲状腺功能减退症患者食欲较差,由于机体代谢减低及体液潴留,体重多有轻度增加。味觉差,胃黏膜萎缩,胃酸分泌减少。1/3 患者胃壁细胞抗体阳性,恶性贫血约占 10%。胃肠蠕动减弱,导致便秘,严重者可出现麻痹性肠梗阻。

4. 心血管系统　窦性心动过缓、心肌收缩力下降,心排血量下降,活动耐量减低。重者可出现心力衰竭、心包积液。

5. 呼吸系统　低通气,严重者可出现胸腔积液及梗阻性睡眠呼吸暂停。

6. 血液系统　患者可出现正细胞、正色素性贫血,血细胞比容下降。少数情况下由于维生素 B_{12} 缺乏可能出现大细胞性贫血。

7. 神经系统　由于甲状腺激素对胎儿的神经系统发育至关重要,胎儿期及出生后早期甲状腺激素不足会引起神经系统发育受损,如未能及时纠正可出现不可逆的改变。成年人甲状腺功能减退症患者多无严重的神经系统异常,严重者可能出现表情淡漠,腱反射迟钝,反射时间延长。

8. 生殖系统　青少年甲状腺功能减退症患者可出现青春期启动延迟,成年患者可有生育力、性欲下降。妇女月经紊乱或月经量多。妊娠并发症如自发性流产及早产增加。

9. 其他表现　各种中间代谢低下,酶清除减少,部分患者胆固醇、三酰甘油、低密度脂蛋白胆固醇(LDL-C)、肌酸激酶(CPK)等浓度增高,甲状腺激素替代治疗后上述指标多可恢复。如合并糖尿病,则糖尿病病情相对减轻,胰岛素和口服降糖药用量减少。

四、实验室检查

1. 一般检查　血常规可见轻度贫血,胆固醇、三酰甘油、尿酸、CPK、LDH 水平可有不同程度的升高。

2. 甲状腺功能检查　原发性甲状腺功能减退症患者 T_3、T_4 降低,TSH 水平升高。亚临床甲状腺功能减退症患者仅有 TSH 增高、T_4 和 FT_4 正常。亚临床甲状腺功能减退症患者 TSH 多在 4~15mU/L。中枢(垂体)性甲状腺功能减退症患者 FT_4 降低,TSH 水平低下或在正常范围。

甲状腺球蛋白抗体(TgAb)和过氧化酶抗体(TPOAb)是确定原发甲状腺功能减退症病因的重要指标,在桥本甲状腺炎中甲状腺自身抗体明显升高。

3. TRH 兴奋试验　对鉴别原发性甲状腺功能减退症与垂体性甲状腺功能减退症有意义。原发性甲状腺功能减退症患者 TRH 兴奋后 TSH 进一步升高,而垂体性甲状腺功能减退症 TSH 反应低下。

4. 甲状腺摄碘率(RAIU)测定　甲状腺功能减退症时甲状腺摄碘率明显低于正常,通常为低平曲线,但 RAIU 受食物中碘摄入影响较大,高碘饮食可使 RAIU 降低。而且,在甲状腺激素合成缺陷而非甲状腺组织破坏导致的甲状腺功能减退症患者中,RAIU 可正常甚至升高。因此 RAIU 对甲状腺功能减退症诊断意义不大。

五、临床诊断

根据临床表现和体征,典型病例诊断不难。但早期不典型病例常易误诊为贫血、特发性水肿、慢性肾炎等,此时应检查甲状腺功能。亚临床甲状腺功能减退症可表现为单纯 TSH 升高,而 T_3、T_4 正常,临床上并无特殊表现,经常在常规查体及因为其他疾病进行甲状腺功能检查时被发现而诊断。严重甲状腺功能减退症患者由于垂体 TSH 细胞增生可出现垂体增大及蝶鞍扩大,经甲状腺激素替代治疗后可恢复正常,需与垂体瘤鉴别,以避免不必要的手术治疗。

六、治疗

除部分由于破坏性甲状腺炎导致的一过性甲状腺功能减退症外,甲状腺功能减退症患者一般不能治愈,主要是甲状腺激素替代治疗,以使甲状腺功能维持正常,一般需要终身替代,少数桥本甲状腺炎患者也有自发缓解的报道。

药物可选择左甲状腺素。药物替代剂量与患者年龄、体重及甲状腺功能减退症的严重程度有关,治疗剂量应个体化,按理想体重计算,通常在 $1.6\sim1.8\mu g/kg$,成年人维持剂量多在 $50\sim200\mu g/d$。左甲状腺素半衰期为 7d,口服后约 80% 被吸收,服药后约 6 周可达到血药浓度的平衡。因为其半衰期很长,偶尔漏服一次不会引起体内甲状腺激素水平的明显波动。起始剂量为左甲状腺素 $25\sim50\mu g/d$,以后每 1~2 周增加 1 次剂量,直至维持量,达到维持剂量的指标是临床症状改善,T_3、T_4、TSH 正常。在开始甲状腺激素治疗后 6 个月,药物剂量应重新评估,因为随着甲状腺功能的正常,T_4 的代谢清除可较开始阶段增加,有可能使得同一患者开始阶段合适的剂量在后期变得不足,应适当调整。

妊娠甲状腺功能减退症妇女在妊娠最初 3 个月应将 TSH 控制在 2.5mU/L 以下,FT_4 维持在正常范围高限水平,之后 TSH 应在 3mU/L 以下。儿童甲状腺功能减退症患者需要相对较高的剂量,而老年患者则需要较低剂量,对老年人或有冠心病病史者,起始剂量应更小,缓慢加量,以防诱发和加重心肌缺血。

甲状腺癌患者需要相对大剂量替代,约 $2.2\mu g/(kg \cdot d)$,高危患者控制 TSH 在防止肿瘤复发需要的水平(0.1mU/L 或更低水平)。对亚临床甲状腺功能减退症患者,一般认为 TSH >10mU/L 时亦需要替代治疗,TSH 在 4~10mU/L,且 TPOAb 阳性者可密切随访甲状腺功能,必要时给予甲状腺激素替代治疗。

中枢性甲状腺功能减退症患者因为下丘脑或垂体功能受损,TSH 分泌不足是其发生甲状腺功能减退症的原因而非结果,因此甲状腺激素替代治疗应以 FT4 达到正常范围上 1/2 作为治疗目标,而不能把 TSH 作为治疗指标。中枢性甲状腺功能减退症患者治疗前应同时排查垂体其他功能,如同时存在继发性肾上腺皮质功能低下,糖皮质激素替代治疗应先于甲状腺激素,以免诱发肾上腺皮质功能危象。

甲状腺片是动物来源的甲状腺干制剂,因其甲状腺激素 T_3 和 T_4 含量不稳定和其中 T_3 含量偏高,目前在常规的甲状腺功能低下替代治疗中已较少使用。

七、黏液性水肿昏迷的治疗

黏液性水肿昏迷是长期未得到有效治疗甲状腺功能减退症患者的终末期表现,是甲状腺功能减退症病情加重的严重状态,多在冬季寒冷时发病,诱因多为严重的全身性疾病、甲状腺激素治疗中断、感染、手术及使用麻醉或镇静药等。临床表现为嗜睡、精神异常,木僵甚至昏迷,目前在临床上已较少见。患者体征包括皮肤苍白、低体温、心动过缓、低血压、呼吸衰竭和心力衰竭等。本病最常发生于伴有心肺疾病的老年甲状腺功能减退症患者,预后差,死亡率达20%左右。

黏液性水肿昏迷的治疗:

1. 由于黏液性水肿昏迷存在严重的低代谢,外周循环不良,口服及肌内注射药物吸收不可靠,尽可能采用静脉给药治疗。左甲状腺素$500\sim800\mu g$,慢速静脉滴注$5\sim10min$,以快速补充外周激素池的不足,以后每天补充左甲状腺素$50\sim100\mu g/d$。患者可以口服后换用片剂。如没有左甲状腺素注射制剂,可将片剂碾碎后由胃管注入。

2. 加强保暖、保持体温,但不宜外部加热。如对甲状腺激素治疗有反应,通常24h内体温会逐渐升高至正常。

3. 保持呼吸道通畅、供氧,必要时气管插管,机械通气,纠正呼吸衰竭。

4. 测定血糖和电解质后输液,观察水潴留情况。由于严重甲状腺功能减退症患者自由水清除下降,应忌用低渗液体,以免发生水中毒。可适当补充高渗盐水和葡萄糖以纠正稀释性低钠血症及低血糖。

5. 氢化可的松静脉滴注$200\sim300mg$,以后$25\sim50mg/8h$,以防止甲状腺激素治疗代谢提高后相对的肾上腺皮质功能不足。患者清醒后逐渐减量。

6. 去除诱因,如控制感染、治疗原发病。

(张谦平)

第六章 肾内科疾病

第一节 急性感染后肾小球肾炎

急性感染后肾小球肾炎是一种以急性肾炎综合征为主要表现的常见肾病。患者急性起病,可出现血尿、蛋白尿、高血压、水肿、少尿,甚至肾功能损伤。该病常发生于病原微生物感染后,如细菌、病毒、寄生虫感染等,其中以链球菌感染最为常见。

一、临床表现

急性感染后肾小球肾炎好发于儿童,发病前多有前驱感染史,常见的有咽部与皮肤感染,潜伏期一般为7～21日,皮肤感染者潜伏期稍长。患者以血尿、蛋白尿、高血压、水肿为典型表现,也可出现一过性低补体血症及氮质血症,重者则表现为少尿型急性肾衰竭(ARF)。

1. 血尿 为肾小球源性血尿,以镜下血尿多见,也可见肉眼血尿,一般无血凝块,7～14日可消失。

2. 蛋白尿 为轻至中度非选择性蛋白尿,也有少数患者表现为大量蛋白尿(尿蛋白≥3.5g/24h),此时常提示预后不良,大多数患者尿蛋白短期内可转为阴性。

3. 高血压 主要由水、钠潴留引起,经利尿治疗后多数患者血压可恢复正常。持续性严重高血压者较少见,患者一般无高血压靶器官损害。

4. 水肿 为患者常见的早期症状。多数患者因水肿就诊,典型表现为晨起眼睑或颜面部水肿,伴或不伴双下肢水肿,重者可延及全身。其主要原因为水、钠潴留,经利尿治疗后可消肿。

5. 少尿及急性肾衰竭 部分患者发病初期可出现少尿,继而由少尿引起氮质血症,重者出现急性肾衰竭,经利尿治疗后大多可恢复。

6. 并发症 合并有基础心脏病的成年(尤其是老年)患者易出现心力衰竭,表现为肺水肿、体循环瘀血等;少数儿童可出现脑病,表现为剧烈头痛、恶心、呕吐、意识不清甚至昏迷等中枢神经系统症状。

二、辅助检查

急性感染后肾小球肾炎患者住院治疗期间的检查项目见表6-1。

表6-1 急性感染后肾小球肾炎患者住院治疗期间的检查项目

必须检查的项目	根据具体情况可选择的检查项目
血常规、尿常规、粪便常规、尿红细胞位相、24h蛋白定量 肝肾功能、电解质、血脂、血糖、凝血功能、CRP、ASO、补体、ESR、ANCA、ANA谱 感染性疾病筛查(乙型肝炎病毒系列、肝炎分型、梅毒、HIV) 腹部彩超、泌尿系统彩超、胸部X线平片、心电图等	甲状腺功能检查、血清免疫球蛋白(包括轻链)、尿 β_2-微球蛋白、尿NAG 抗GBM抗体 类风湿因子、血型、支原体抗体、EB病毒抗体、心磷脂抗体、病灶细菌培养、尿培养、静脉肾盂造影、腹部加盆腔正位(卧位)平片 血蛋白及尿蛋白电泳 T淋巴细胞亚群、心肌酶(包括肌红蛋白、肌钙蛋白)、眼底检查肾穿刺活体组织检查

注:CRP:C反应蛋白;ASO:抗链球菌素"O";ESR:红细胞沉降率;ANCA:抗中性粒细胞胞质抗体;ANA:抗核抗体;

HIV:人类免疫缺陷病毒;NAG:尿 N-乙酰-β-氨基葡萄糖苷酶;GBM:肾小球基底膜

1.尿液检查　几乎所有患者都表现为镜下血尿或肉眼血尿,尿中多为畸形红细胞,可见红细胞管型;也可见肾小管上皮细胞及白细胞,常有少量蛋白尿。血尿、蛋白尿常在 1 年内恢复,若长时间持续存在尿常规异常,则考虑病情慢性进展或合并其他肾疾病。

2.血液检查　多见轻度正细胞正色素性贫血,主要与水钠潴留及血液稀释有关,血红蛋白很少低于 100g/L。白细胞计数多正常,若感染未控制,则白细胞及中性粒细胞计数可升高。急性期患者红细胞沉降率常增快,多为 30～60mm/h(魏氏法)。多数患者出现一过性补体 C3 降低,可于 8 周内恢复正常。血清白蛋白轻度降低,当出现长期大量蛋白尿时可有严重低蛋白血症。血液中纤维蛋白原、第Ⅷ因子及纤溶酶活性增加,病情严重时尿中可出现纤维蛋白降解产物(FDP)。血清抗链球菌溶血素"O"抗体滴度升高,高于 2 倍则提示近期存在链球菌感染。部分患者可出现一过性氮质血症,血肌酐(Scr)一般不高。由于水、钠潴留及血液稀释可引起低钠血症,少尿者可出现高钾血症。

3.病灶细菌培养　发病初期未使用抗生素治疗之前进行病灶细菌培养,阳性率可达 25%。

4.肾穿刺活体组织检查　肾较正常增大,病理改变呈自限性,基本病变为弥漫性毛细血管内增生性肾小球肾炎。光镜下可见弥漫性内皮细胞及系膜细胞增生伴炎细胞浸润。免疫荧光检查示以免疫球蛋白 G(IgG)和补体 C3 为主的免疫复合物沿毛细血管和系膜区沉积。电镜下可见上皮细胞下"驼峰状"电子致密物沉积。

三、治疗

(一)治疗原则

本病为自限性疾病,以对症治疗为主,包括减轻症状、防治并发症、保护肾功能、促进病肾恢复等。

(二)治疗方法

1.一般治疗　急性期患者肉眼血尿消失、水肿消退、血压恢复正常之前必须卧床休息。给予低盐饮食,肾功能不全患者应给予优质低蛋白饮食。少尿患者需同时限制钾摄入量。

2.对症治疗

(1)利尿:若限制水、钠摄入量后仍有明显水肿,可使用利尿剂。常用噻嗪类利尿剂,也可以使用呋塞米等袢利尿剂,但应避免过度利尿造成听力及肾功能损害。一般不推荐使用汞利尿剂、渗透性利尿剂及保钾利尿剂。

(2)降压:一般情况下利尿剂即可有效降低血压,必要时可联合钙通道阻滞药,如硝苯地平(CCB类),血管扩张剂(如肼屈嗪)及 α₁ 受体拮抗药(如哌唑嗪),但一般不单独使用 β 受体拮抗药及血管紧张素转换酶抑制剂(ACEI)。

(3)抗感染:病灶细菌培养阳性者,应积极进行抗感染治疗。对于病情迁延不愈或病情反复的患者,若感染灶为扁桃体,可考虑行扁桃体切除术。

(4)治疗高钾血症:注意限制钾盐摄入量,可使用排钾利尿剂,必要时可行透析治疗。

(5)防治心力衰竭:主要是利尿、降压,必要时可静脉滴注酚妥拉明或硝普钠,减轻心脏负荷。药物不能控制的心力衰竭者可行血液滤过脱水治疗。

3.透析治疗　透析适应证包括少尿性急性肾衰竭,特别是伴高钾血症者及出现急性左心衰竭者,透析治疗可有效超滤脱水、缓解病情、维持生命。

四、健康指导

1.饮食指导　可根据血压及尿量安排饮食,一般给予低盐、高糖、高热量、易消化饮食。

2.用药指导　教会患者观察利尿剂的疗效和不良反应。

3.休息与活动　患者患病期间应注意休息,痊愈后可适当参加体育活动,以增强体质,但应避免劳累。

4.出院指导　向患者介绍本病的发生常与呼吸系统感染或皮肤感染有关,向患者介绍保暖、加强个人卫生的重要性,告诉患者患上呼吸道感染、咽炎、腭扁桃体炎和皮肤感染后应及时就诊。告知患者急性肾炎完全康复需要 1～2 年,当临床症状消失后,蛋白尿、血尿可能仍然存在,故应定期随访,监测病情。

(何敬东)

第二节　急进性肾炎

急进性肾炎(RPGN)又称新月体肾炎,是指在肾炎综合征(血尿、蛋白尿、水肿和高血压)的基础上短时间内出现少尿、无尿,肾功能损害急骤进展的一组临床综合征。急进性肾炎可以为原发性,也可继发于 ANCA 相关性小血管炎、系统性红斑狼疮等疾病。其病理特点为光镜下 50% 以上肾小球有新月体形成,且新月体占肾小囊面积的 50% 以上。根据免疫病理检查,本病可分为抗肾小球基底膜型(Ⅰ型)、免疫复合物型(Ⅱ型)和少免疫沉积型(Ⅲ型)三型。

一、临床表现

本病起病急、进展快、预后差,任何年龄均可发病。其Ⅰ型多见于青年,Ⅱ型好发于青壮年,而老年患者中以Ⅲ型最为常见。

1.前驱症状　多数患者有前驱感染症状,常为上呼吸道感染症状,表现为发热、乏力、肌痛等。

2.急进性肾炎综合征　几乎所有患者均有镜下血尿,可见红细胞管型;蛋白尿一般为少量至中等量,也可表现为肾病综合征蛋白尿;伴有轻度水肿,严重水肿者少见;随着病情的进展出现进行性少尿、无尿,肾功能迅速恶化,可在数周或数月内发展至终末期肾病阶段。

3.其他　部分Ⅰ型患者可有明显咯血、咳嗽、呼吸困难、发热等肺出血表现,进而诊断为肺出血肾炎综合征(Goodpasture 综合征);多数Ⅲ型患者表现为全身多系统受累,包括肺、上呼吸道、鼻窦、眼、耳、胃肠道、皮肤、关节及中枢神经系统等,也有一部分小血管炎引起的Ⅲ型患者肾功能损害呈缓慢进展,临床中应引起注意。

二、辅助检查

急进性肾炎患者住院治疗期间的检查项目见表 6—2。

表6-2 急进性肾炎患者住院治疗期间的检查项目

必须检查的项目	根据具体情况可选择的检查项目
血常规、尿常规、粪便常规、尿红细胞位相、24h尿蛋白定量 肝肾功能、电解质、血脂、血糖、凝血功能、CRP、ASO、补体、红细胞沉降率、抗 GBM 抗体、ANCA、ANA 谱 感染性疾病筛查(乙型肝炎病毒系列、肝炎分型、HIV、梅毒)、血清免疫球蛋白(包括轻链) 腹部彩超、泌尿系统彩超、胸部 X 线平片、心电图等	甲状腺功能检查、尿 β_2－微球蛋白、尿 N－乙酰－β－氨基葡萄糖苷酶 RF、心磷脂抗体、血及尿蛋白电泳、腹部加盆腔正位平片(卧位) T 淋巴细胞亚群、心肌酶(包括肌红蛋白、肌钙蛋白) 肾穿刺活体组织检查

1.肾穿刺活体组织检查 光镜下示肾小球内广泛新月体形成。免疫病理检查分为三型：Ⅰ型为 IgG 和补体 C_3 沿肾小球毛细血管袢呈线条样沉积;Ⅱ型为免疫球蛋白和补体成分呈颗粒样或团块样,沿肾小球毛细血管袢和系膜区沉积;而Ⅲ型则无明显免疫球蛋白成分沉积。

2.尿液检查 多见镜下血尿,红细胞管型常见,多伴中等量蛋白尿,可见白细胞。

3.血液检查 可有中度或严重贫血,血尿素氮(BUN)、血肌酐呈进行性增高,血清抗 GBM 抗体或 ANCA 阳性,约 1/3 患者可同时为阳性。

4.影像学检查 早期腹部 X 线平片和腹部彩超示双侧肾体积正常或增大,随着病情进展肾在短时间内进行性缩小。

三、治疗

(一)治疗原则

尽早诊断、充分治疗、联合治疗是提高本病治疗成功率的关键。

(二)治疗方法

1.血浆置换 经过膜式血浆分离方法将患者的血浆从全血中分离出来弃去,然后补充等量的新鲜冷冻血浆或人血白蛋白等置换液,从而清除患者体内致病抗体及循环免疫复合物。血浆置换适应证包括伴肺出血的肺出血肾炎综合征和早期抗 GBM 抗体介导的急进性肾炎,每日或隔日交换 2～4L,一般疗程为 10～14 日或至血清抗体及免疫复合物转阴为止;同时联合激素及细胞毒性药物。早期治疗对Ⅰ型和Ⅱ型急进性肾炎均有较好的疗效。

2.糖皮质激素联合细胞毒性药物 主张早期治疗(血肌酐<$707\mu mol/L$)。首选甲泼尼龙,用法：10～30mg/(kg・d),缓慢静脉滴注冲击治疗,3 日为 1 个疗程,隔 3～4 日重复 1～2 个疗程,续以口服泼尼松 1～1.5mg/(kg・d)和静脉注射环磷酰胺(CTX),每次 0.2～0.4g,隔日静脉注射,总量控制在 6～8g 之间。泼尼松连服 6～8 周后逐渐减量至 0.4～0.5mg/(kg・d),继而改为隔日顿服,维持 6～12 个月,然后逐渐减量至停药。

3.肾替代治疗 急性期血肌酐>$530\mu mol/L$ 时主张尽早透析联合免疫抑制剂以确保治疗效果,对于进入不可逆终末期肾衰竭的患者则给予长期透析治疗。病情稳定 6～12 个月,血清抗体转阴者可考虑肾移植。

4.对症治疗 包括降压、抗感染,以及纠正水电解质紊乱和酸碱平衡失调等。

四、健康指导

1.饮食指导 可根据血压及尿量安排饮食,一般给予低盐、高糖、高热量、易消化饮食。

2.用药指导 向患者及家属强调严格遵循诊疗计划的重要性,不得擅自更改用药和停止治疗;告知患者激素及细胞毒性药物的作用、可能出现的不良反应和服药的注意事项,鼓励患者配合治疗。

3. 活动与休息　患者应注意休息，避免劳累。急性期绝对卧床休息，时间较急性肾小球肾炎更长。

4. 出院指导　向患者介绍本病的发生常与呼吸系统感染或皮肤感染有关，向患者介绍保暖、加强个人卫生的重要性，避免受凉、上呼吸道感染。应定期随访，监测病情。

（何敬东）

第三节　肾病综合征

肾病综合征（NS）是一组以大量蛋白尿（＞3.5g/d）、低蛋白血症（血浆白蛋白＜30g/L）、水肿及高脂血症为特点的临床综合征。本病可分为原发性和继发性两类。原发性肾病综合征由多种病理类型的原发性肾小球肾炎引起，常见的有微小病变肾病、系膜增生性肾小球肾炎、局灶性节段性肾小球硬化、膜性肾病、系膜毛细血管性肾炎等。继发性肾病综合征的病因常见于狼疮肾炎、糖尿病肾病、肾淀粉样变性、药物性肾损害等。

一、临床表现

本病临床上以大量蛋白尿、低蛋白血症、水肿及高脂血症为主要表现，也可出现血尿、高血压及肾功能损害等。

1. 大量蛋白尿　是肾病综合征的主要标志，尿蛋白＞3.5g/d，可出现以白蛋白为主要成分的泡沫尿，肾小球滤过率增加、严重低蛋白血症、高蛋白饮食等均可导致尿蛋白排泄增加。

2. 低蛋白血症　血浆白蛋白＜30g/L，当尿中大量丢失蛋白，同时蛋白质分解代谢增加，而肝合成蛋白的代偿作用不足以弥补蛋白丢失时，就会出现低蛋白血症。

3. 水肿　首先出现于眼睑、颜面部等皮下组织较疏松部位，继而出现双下肢水肿，呈可凹性，严重者可延及全身，甚至出现胸腔积液、腹水、心包积液等。低白蛋白血症导致血浆胶体渗透压下降，可引起深静脉血栓形成而出现一侧下肢固定性水肿，应注意鉴别，部分患者水肿可不明显。

4. 高脂血症　主要原因为肝合成脂蛋白增加和外周利用及分解减少，总胆固醇、三酰甘油明显增加，低密度脂蛋白和极低密度脂蛋白升高。高脂血症使发生动脉粥样硬化的风险增加，同时与血栓形成、进行性肾小球硬化有关。

5. 并发症　常见的并发症包括感染、血栓栓塞、急性肾衰竭及蛋白质和脂肪代谢紊乱等。

二、辅助检查

肾病综合征患者住院治疗期间的检查项目见表6—3。

表6-3 肾病综合征患者住院治疗期间的检查项目

必须检查的项目	根据具体情况可选择的检查项目
血常规、尿常规、粪便常规、尿红细胞位相、24h尿蛋白定量	甲状腺功能检查、PPD、肿瘤系列、尿 β_2-微球蛋白、尿N-乙酰-β-氨基葡萄糖苷酶
肝肾功能、电解质、血脂、血糖、凝血功能、CRP、ASO、补体、红细胞沉降率、ANCA、ANA谱、血及尿蛋白电泳、尿本-周蛋白	抗GBM抗体
感染性疾病筛查(乙型肝炎病毒系列、肝炎分型、HIV、梅毒)、血清免疫球蛋白(包括轻链)	RF、心磷脂抗体、病灶细菌培养、尿培养、静脉肾盂造影、腹部加盆腔正位X线(卧位)平片
腹部彩超、泌尿系统彩超、胸部X线平片、心电图等	T淋巴细胞亚群、血降钙素原、心肌酶(包括肌红蛋白、肌钙蛋白)、眼底检查
	肾穿刺活体组织检查

注:PPD:结核菌素纯蛋白衍生物试验

1.肾穿刺活体组织检查 对伴有血尿、高血压和急性肾损伤(AKI)的肾病综合征以及糖皮质激素疗效不佳的青少年患者应尽早行肾穿刺活体组织检查以明确病理类型,并指导治疗。

2.尿液检查 尿蛋白常为(+++)~(++++),定量超过3.5g/d,可见肾小球源性血尿及管型,也可有肉眼血尿。

3.血液检查 肾功能正常或受损,血浆白蛋白<30g/L,总胆固醇、三酰甘油、低密度脂蛋白和极低密度脂蛋白升高,ANA谱(抗ds-DNA、抗Sm抗体)、肿瘤系列、乙型肝炎病毒标志物及类风湿因子等检测有助于鉴别原发性和继发性肾病综合征。

4.影像学检查 有助于观察肾形态,除外先天性肾畸形等。

三、治疗

(一)治疗原则

肾病综合征的治疗原则包括:①病因治疗;②休息与饮食;③控制血压;④利尿消肿;⑤抗凝;⑥降脂;⑦保护肾功能;⑧减少蛋白尿。

(二)治疗方法

1.病因治疗 对于继发性肾病综合征应积极治疗原发病,基础疾病得到有效控制后往往病情有所缓解。

2.休息与饮食 以卧床休息为主,尤其是严重水肿和低蛋白血症患者,病情稳定后可适当增加活动,以防血栓形成;以易消化、低脂饮食为主,严重水肿和高血压时应限制水钠的摄入量(钠2~3g/d),严重低蛋白血症患者的蛋白质摄入量应控制在1.2~1.5g/(kg·d)之间。

3.控制血压 降压的靶目标为130/80mmHg,ACEI和血管紧张素Ⅱ受体拮抗药(ARB)在严重水肿时慎用,病情缓解后可开始应用,降低血压的同时降低尿蛋白。

4.利尿消肿 对于限制水钠摄入后仍不能消肿的患者可应用利尿剂。

(1)噻嗪类利尿剂:主要作用于髓袢升支粗段及远端小管前段,通过抑制氯和钠的重吸收而发挥利尿作用。常用的噻嗪类利尿剂有氢氯噻嗪,一般剂量为50~100mg/d,分次口服。患者长期使用时需预防低钠血症、低钾血症的发生。

(2)袢利尿剂:主要作用于髓袢升支粗段,抑制钠、氯和钾的重吸收,利尿作用快速而强大。常用呋塞米,20~100mg/d,分次口服或静脉输注;托拉塞米,利尿作用持久,尿钾、尿钙的排出作用较呋塞米弱;布美他尼,同等剂量的排出作用较呋塞米强约40倍。患者使用袢利尿剂时需注意低钠血症、低钾血症和低氯血症的发生。

(3)保钾利尿剂:主要作用于远端小管后段,具有潴钾作用,同时抑制钠和氯的重吸收,单独使用时利尿效果欠佳,与噻嗪类利尿剂合用则效果增强,并可减少电解质紊乱的发生。常用的保钾利尿剂如螺内酯,20～40mg,每日 2～3 次口服。使用时注意高钾血症的发生,肾功能不全者须慎用。

(4)补充白蛋白(ALB):可一过性提高血浆胶体渗透压,促使组织间隙中的水重吸收入血而发挥利尿作用。白蛋白输入 1～2 日后全部随尿液排出,会增加肾负担,因此不宜长期、频繁使用。

(5)其他:对于利尿剂不敏感的严重水肿患者可应用单纯血液超滤治疗,迅速脱水后患者对利尿剂的反应也可得到改善。

5.抗凝、降脂   由于严重的低蛋白血症、凝血因子的改变和激素的使用,肾病综合征患者常处于高凝状态,易发生血栓栓塞,以下肢深静脉栓塞和肾静脉血栓形成最为常见。当血清白蛋白低于 20g/L 时推荐应用抗凝治疗,常用的药物包括普通肝素、低分子量肝素、双香豆素、抗血小板黏附药(如阿司匹林)、磷酸二酯酶抑制药(如双嘧达莫),使用时应特别注意不同药物的不良反应;以胆固醇升高为主的血脂异常者多选用 3－羟基－3－甲基戊二酰单酰辅酶 A 还原酶抑制剂,如辛伐他汀、阿托伐他汀、普伐他汀等;而血脂异常以三酰甘油升高为主者,则多选用纤维酸类药物,如非诺贝特、吉非贝齐等。降脂药物的主要不良反应是肝毒性和横纹肌溶解,需注意监测肝功能和肌酶,避免同时使用两类降脂药物。

6.激素和免疫抑制剂   对于不同病理类型的肾病综合征治疗方案有所不同。

(1)微小病变肾病:多数患者对激素敏感,缓解率高达 80%～90%,但易复发。常用的激素有泼尼松和泼尼松龙,剂量一般为 1mg/(kg・d),连用 8～12 周,然后每 1～2 周减量 10%,减至 0.4～0.5mg/kg 时改为隔日顿服,连用 6 个月后继续减量至维持量再连用 12 个月。对于激素依赖或激素抵抗的患者可在小剂量激素的基础上加用细胞毒性药物如环磷酰胺[2mg/(kg・d),总量 6～8g]或环孢素[3～5mg/(kg・d),连用 6 个月]。

(2)系膜增生性肾炎:病理改变较轻的患者可按微小病变肾病的治疗方案进行治疗,需适当延长疗程;若病变较重,则需加用细胞毒性药物。

(3)局灶节段性肾小球硬化:长程激素治疗疗效较好,一般剂量为 1mg/(kg・d),连用 8～12 周,然后逐渐减量至 0.5mg/(kg・d)时改为隔日顿服,连用 6～12 个月。有学者建议,激素和细胞毒性药物交替使用可明显减少长期使用激素的不良反应。

(4)膜性肾病:一般不主张单独应用激素治疗,联合细胞毒性药物可有效减少蛋白尿,保护肾功能。同时,膜性肾病患者血栓栓塞并发症的发生率较高,应注意加强抗凝治疗。

(5)系膜毛细血管性肾小球肾炎:该类型较少见,目前尚无有效治疗方法。若患者肾功能正常且无大量蛋白尿,则无需治疗,但要长期随访,监测肾功能、蛋白尿及血压;对于肾功能受损且蛋白尿明显的患者,有学者建议使用下述方案:双嘧达莫 150～300mg/d 加上阿司匹林 15mg/(kg・d),分 3 次口服,无效者可使用一个标准疗程的激素,待减量至维持量时,持续应用。

四、健康指导

1.饮食指导   告诉患者优质蛋白、高热量、低脂、高膳食纤维和低盐饮食的重要性。指导患者根据病情选择合适的食物,合理安排每日饮食。

2.用药指导　告诉患者不可擅自减量或停用激素,向其介绍各类药物的使用方法、使用时注意事项及不良反应。

3.休息与活动　患者严重水肿时需卧床休息,水肿减轻时可进行适当的床上及床边活动,防止肢体血栓形成。当病情好转时可增加活动,以减少并发症的发生,降低血脂。

4.出院指导　出院后要继续保持良好的休息,合理饮食,定期复诊,预防感染的发生;同时要注意个人卫生,注意口腔及饮食卫生。患者出院后要进行自我病情监测。

(何敬东)

第四节　慢性肾小球肾炎

慢性肾小球肾炎简称慢性肾炎,是以血尿、蛋白尿、水肿和高血压为临床表现,由多种病理类型组成,病程长且呈缓慢进展的肾小球疾病。随着病情的进展,患者可出现不同程度的肾功能受损,最终发展至慢性肾衰竭(CRF)。

一、临床表现

慢性肾小球肾炎可发生于任何年龄,青壮年多见,以血尿、蛋白尿、水肿和高血压为常见症状。其病理类型不同则临床表现各异,部分患者呈急性加重,预后较差。

患者可有疲乏、腰膝酸痛、食欲减退等早期症状;血尿、蛋白尿可持续存在,病情时轻时重,部分患者以中等程度以上的高血压为突出表现,甚至出现高血压眼底改变及高血压脑病等;肾功能正常或轻度受损,病情可进展至尿毒症;部分急性发作的患者经积极治疗可恢复至原有水平,但也可导致疾病进展。

二、辅助检查

慢性肾小球肾炎患者住院治疗期间的检查项目见表6-4。

表6-4　慢性肾小球肾炎患者住院治疗期间的检查项目

必须检查的项目	根据具体情况可选择的检查项目
血常规、尿常规、粪便常规、尿红细胞位相、24h尿蛋白定量、肝肾功能、电解质、血脂、血糖、凝血功能、CRP、ASO、补体、红细胞沉降率、ANCA、ANA谱、血及尿蛋白电泳、尿本一周蛋白感染性疾病筛查(乙型肝炎病毒系列、肝炎分型、HIV、梅毒)、血清免疫球蛋白(包括轻链)腹部彩超、泌尿系统彩超、胸部X线平片、心电图等	甲状腺功能检查、PPD、肿瘤系列、骨髓穿刺活体组织检查、尿 β_2 -微球蛋白、NAGRF、心磷脂抗体T淋巴细胞亚群、心肌酶(包括肌红蛋白、肌钙蛋白)、眼底检查肾穿刺活体组织检查

1.肾穿刺活体组织检查　有助于明确诊断、有目的性地指导治疗,从而延缓肾功能的恶化。提倡对所有无禁忌证的慢性肾小球肾炎患者行肾穿刺活体组织检查。

2.尿液检查　以轻至中度蛋白尿为主,同时伴有持续性镜下血尿,肉眼血尿少见,可见红细胞管型。

3.血液检查　红细胞沉降率明显加快,血清白蛋白降低,总胆固醇升高,肾衰竭时可伴轻度贫血。

4.肾功能检查　早期尿素氮和血肌酐正常,随着病情进展逐渐升高,尿液浓缩功能减退。

三、治疗

(一)治疗原则

本病以综合治疗为主,治疗的主要目的在于延缓肾功能恶化,改善临床症状及防治并发症。疾病早期可根据病理类型给予治疗。

(二)治疗方法

1.一般治疗　包括休息、避免劳累以及低盐、低脂、低蛋白饮食及补充必需氨基酸等。

2.控制血压　积极控制血压可有效延缓肾小球硬化、保护肾功能,同时防止心脑血管并发症,改善预后。

(1)降压原则:尿蛋白<1g/d者,血压目标值在130/80mmHg以下;蛋白尿≥1g/d,无心脑血管合并症者,血压应控制在125/75mmHg以下。降压时应以单一药物小剂量开始,必要时联合用药;平稳降压,切忌过低、过快;优选具有肾保护作用、能延缓肾功能恶化的降压药物。

(2)降压方法:在低盐饮食、戒烟、戒酒、减肥、适当锻炼的基础上应用降压药物。常用的降压药物包括ACEI、ARB、长效钙通道阻滞药(CCB)、利尿剂、β受体拮抗药等,其中ACEI与ARB具有降压和降尿蛋白的双重作用,可作为首选,但部分患者首次应用ACEI与ARB两周左右即出现血肌酐升高;若未超过基础水平的30%,仍可继续应用,双侧肾动脉狭窄者禁用。

3.减少尿蛋白

(1)糖皮质激素和细胞毒性药物:肾活体组织检查病理显示活动性病变,大量蛋白尿时,可使用糖皮质激素及细胞毒性药物,但要密切监测血压和肾功能;当已发展至慢性病变,则不考虑使用糖皮质激素及细胞毒性药物。

(2)ACEI/ARB:当用于减少尿蛋白时,剂量大于降压剂量,如氯沙坦100~150mg/d,同时要监测血压及肾功能的变化。

4.抗凝和抑制血小板聚集药物　对于高凝状态的慢性肾炎患者,该类药物具有保护肾功能作用,常用药物包括低分子量肝素、双嘧达莫及阿司匹林等。

四、健康指导

1.向患者及家属解释低蛋白饮食的重要性,因高蛋白饮食可使肾功能进一步恶化。因此,宜给予优质动物蛋白,如牛奶、鸡蛋、鱼类等,使患者保证身体所需营养,并减少蛋白质代谢的产物,起到保护肾功能的作用。血压高者限制钠盐摄入,水肿时限制水摄入。为患者提供良好的就餐环境。

2.讲解降压药的作用、不良反应及使用时的注意事项。嘱患者按医嘱服药,监测血压。

3.休息与活动。指导患者有规律地生活,保证睡眠质量,勿劳累。嘱患者加强休息,以缓解肾功能减退。

4.向患者及其家属讲解影响病情进展及加重肾损害的因素,如感染、预防接种、妊娠、使用肾毒性药物等。慢性肾小球肾炎病程长,应使患者了解疾病的治疗过程及转归。

5.定期门诊随访。定期复查肾功能及尿常规;病情出现变化时及时就医。

(何敬东)

第五节　无症状性蛋白尿和(或)血尿

无症状性蛋白尿和(或)血尿是指不伴有水肿、高血压及肾功能损害的轻至中度蛋白尿和(或)血尿。本病好发于青少年,起病隐匿,多在体格检查时发现。

一、临床表现

本病多无临床症状,多在体格检查时发现肾小球源性镜下血尿和(或)蛋白尿,无水肿、高血压及肾功能损害,可于剧烈运动、感染或高热后出现一过性肉眼血尿,短时间内消失,尿蛋白定量常低于 2g/24h。

二、辅助检查

无症状性蛋白尿和(或)血尿患者住院治疗期间的检查项目见表6-5。

表6-5　无症状性蛋白尿和(或)血尿患者住院治疗期间的检查项目

必须检查的项目	根据具体情况可选择的检查项目
血常规、尿常规、粪便常规、尿红细胞位相、24h 尿蛋白定量 肝肾功能、电解质、血脂、血糖、凝血功能、CRP、ASO、补体、红细胞沉降率、ANCA、ANA 谱 感染性疾病筛查(乙型肝炎病毒系列、肝炎分型、HIV、梅毒)、血清免疫球蛋白(包括轻链) 腹部彩超、泌尿系统彩超、胸部 X 线平片、心电图等	甲状腺功能检查、PPD、肿瘤系列、尿 β_2-微球蛋内、尿 N-乙酰-β-氨基葡萄糖苷酶 RF、支原体抗体、EB 病毒抗体、心磷脂抗体、病灶细菌培养、尿培养、静脉肾盂造影、腹部加盆腔正位平片(卧位) 抗 GBM 抗体 血及尿蛋白电泳 T 淋巴细胞亚群、心肌酶(包括肌红蛋白、肌钙蛋白) 肾穿刺活体组织检查

1.肾穿刺活体组织检查　具有重要的诊断意义。少数患者肾穿刺活体组织检查后仍不能明确诊断,对于这类患者需做长期随访,一旦发现血尿加重或肾功能恶化则尽早做肾穿刺活体组织检查以明确诊断。

2.尿液检查　镜下血尿为肾小球源性,伴或不伴轻度、中度蛋白尿。

3.血液检查　血常规、肝肾功能、ANA、抗 ds-DNA、免疫球蛋白及补体检查等常无异常。

4.影像学检查　泌尿系统彩超、静脉肾盂造影、CT 等多无异常表现。

三、治疗

(一)治疗原则
患者应避免劳累、定期检查、长期随访、保护肾功能,避免使用肾毒性药物。
(二)治疗方法
本病治疗的目的在于延缓病情进展、保护肾功能。
1.休息及饮食　避免过度劳累,限制蛋白质摄入量,以免加重肾功能损害。
2.药物治疗　ACEI/ARB 降低血压及降尿蛋白的作用已得到公认,尤其适用于轻度高血压伴蛋白尿的患者,常用药物有贝那普利、氯沙坦等;对于单纯性血尿患者,可给予抗血小板聚集药物,如双嘧达莫、氯吡格雷等;无症状性蛋白尿和(或)血尿患者一般无需激素及免疫

抑制剂治疗。对于 IgA 肾病患者,尿蛋白>1g/24h 时可给予小剂量泼尼松治疗,0.6~
0.8mg/(kg·d)。

3.其他　监测尿常规、肾功能等,观察血压变化。

四、健康指导

1.预防感染。保持环境清洁,注意个人卫生,预防呼吸系统感染、肠道感染、泌尿系统感
染。若患上呼吸道感染、咽炎、腭扁桃体炎等,应及时就医。

2.生活指导。劳逸结合,注意休息和保暖,合理饮食。

3.适当运动。选择合适的运动方式,如散步、打太极拳等,避免到人员密集的场所活动。

4.避免使用对肾功能有害的药物,如氨基苷类抗生素、抗真菌药等。

5.定期门诊随访,观察血压变化,病情出现变化时及时就医。

(何敬东)

第六节　IgA 肾病

IgA 肾病又称 Berger 病,是指肾小球系膜区以免疫球蛋白 A(IgA)沉积为主的肾小球肾
炎。本病分为原发性和继发性两大类,其中原发性 IgA 肾病是最常见的原发性肾小球疾病,
临床表现多样,以肾小球源性血尿为主,部分患者可发展至终末期肾病。

一、临床表现

IgA 肾病好发于青壮年,男性多见,临床表现多样化,以发作性肉眼血尿和无症状性血尿
和(或)蛋白尿最为常见,也可出现水肿、高血压、肾功能减退等肾炎综合征或肾病综合征的
表现。

1.反复发作性肉眼血尿　患者多有前驱感染症状,常为上呼吸道感染,也可为消化系统
或泌尿系统感染等。感染后数小时或 1~2 日出现突发性肉眼血尿,持续数小时至数日,反复
发作,发作期间可无明显自觉症状,少数患者伴有低热、腰部酸痛等全身症状,病程常有自限
性,部分患者表现为持续性镜下血尿。

2.无症状性尿常规异常　病程隐匿,多于体格检查时发现,表现为偶发性镜下血尿或持
续性镜下血尿,多为肾小球源性血尿,部分呈混合性血尿,伴或不伴轻中度蛋白尿(尿蛋白<
3.5g/24h)。患者起病时多无高血压及肾功能不全等临床表现,部分患者随病情进展可出现
肾功能减退。

3.蛋白尿　10%~24%的 IgA 肾病可表现为持续性大量蛋白尿(尿蛋白多 3.5g/24h),
甚至肾病综合征。若明显血尿和大量蛋白尿合并高血压、肾功能减退,则提示肾小球病理改
变较重,并可伴有肾小管间质损害,患者预后差。若肾功能呈进行性恶化,则要考虑有无新月
体形成及毛细血管袢坏死,需尽快行肾穿刺活体组织检查以明确诊断。

4.高血压　IgA 肾病早期较少出现高血压,随着病程进展及病情加重,高血压的发生率
增加。部分患者可出现恶性高血压,舒张压≥130mmHg,严重者肾功能迅速恶化,并可伴有
眼底、心、脑等靶器官损害,危及生命。

5.慢性肾衰竭　少数患者就诊时已出现慢性肾衰竭表现,大多数患者在确诊后 10~20

年逐渐进入终末期肾病阶段,可表现为贫血、夜尿增多、血肌酐升高。B超提示双肾体积缩小、实质变薄、皮髓质分界不清,导致无法行肾穿刺活体组织检查明确诊断。

二、辅助检查

IgA肾病患者住院治疗期间的检查项目见表6—6。

表6—6 IgA肾病患者住院治疗期间的检查项目

必须检查的项目	根据具体情况可选择的检查项目
血常规、尿常规、粪便常规、尿红细胞位相、24h尿蛋白定量肝肾功能、电解质、血糖、血脂、凝血功能、CRP、ESR、免疫球蛋白、ANA谱、ANCA、补体、KF、ASO、感染性疾病筛查(乙型肝炎病毒、丙型肝炎病毒、梅毒、HIV等)腹部＋泌尿系统彩超、胸部X线平片、心电图肾穿刺活体组织检查	PPD、肿瘤系列、抗GBM抗体超声心动图、双肾血管彩超、甲状腺功能、尿 β_2-微球蛋白、NAG、血和尿免疫固相电泳

1.肾活体组织检查 IgA肾病的确诊依赖于肾活体组织检查,尤其需要免疫病理明确IgA或以IgA为主的免疫复合物在肾小球系膜区弥漫沉积。

2.尿液检查 IgA肾病典型的尿常规异常为持续性镜下血尿,尿红细胞变形率高,提示肾小球源性血尿,伴或不伴蛋白尿。当出现明显肉眼血尿时,尿中正常形态的红细胞比例增加。蛋白尿以轻中度非选择性蛋白尿多见。

3.肾功能检查 随着病情进展,IgA肾病患者可出现不同程度的血尿素氮和血肌酐升高、肌酐清除率(Ccr)降低、血尿酸增高等肾功能不全表现,部分肾功能正常的IgA肾病患者也可出现血尿酸增高。

4.免疫学检查 部分患者IgA增高,IgG、IgM无明显变化;有些患者血清中存在抗肾小球基底膜、抗系膜细胞、抗内皮细胞等抗体。

三、治疗

(一)治疗原则

一般治疗原则:①控制感染;②控制血压;③减少蛋白尿;④保护肾功能;⑤其他,如避免过度劳累、预防感染、避免使用肾毒性药物等。

(二)治疗方法

1.反复发作性肉眼血尿的治疗 对于因感染诱发或加重的肉眼血尿患者,应积极控制感染;若为腭扁桃体炎,可行腭扁桃体摘除。

2.无症状性尿常规异常的治疗 一般不需特殊治疗,应定期复查、预防感染。对于有感染诱因的患者,积极寻找和处理感染灶,如腭扁桃体摘除等。

3.蛋白尿的治疗 对于血尿合并蛋白尿的患者,若尿蛋白<1g/24h,控制感染以及应用ACEI/ARB药物及抗血小板聚集、抗凝治疗有助于延缓患者病情进展,有望将肾功能长期维持在正常范围;若尿蛋白>1g/24h,肾功能正常,首选ACEI/ARB减少尿蛋白、保护肾功能,如果使用足量的ACEI/ARB后蛋白尿仍不缓解,则考虑加用糖皮质激素,如激素效果差或存在禁忌证,可使用免疫抑制剂。对于大量蛋白尿的患者,则需要糖皮质激素和免疫抑制剂联合应用,同时给予ACEI/ARB以及抗血小板聚集、抗凝等综合一体化治疗。

4.高血压的治疗 对于IgA肾病合并高血压的患者,积极控制血压在理想范围是长期治疗的基础。尿蛋白<1g/24h时,目标血压为130/80mmHg;尿蛋白>1g/24h时,目标血压为125/75mmHg。在降压药物的选择上,除外肾动脉狭窄和严重肾功能不全(血肌酐>350μmol/L)后,首选 ACEI/ARB;若降压效果不佳,可酌情加用钙通道阻滞药、利尿剂、α受体拮抗药及β受体拮抗药等联合治疗。

5.肾功能不全的治疗　对于出现肾功能迅速恶化,伴有明显血尿、蛋白尿的患者,首先积极寻找肾功能恶化的原因,对因治疗,同时可给予糖皮质激素冲击治疗(静脉滴注甲泼尼龙0.5～1.0g/d,连续 3 日),随后给予常规剂量激素联合免疫抑制剂治疗。由于糖皮质激素与免疫抑制剂均具有一定的不良反应,因此应用时需严格掌握其适应证与禁忌证。对于已发展至终末期肾病的患者,治疗的主要目的在于延缓其肾功能恶化、提高生活质量、防治并发症,可给予低蛋白饮食、营养支持、纠正贫血、控制血压、纠正钙磷代谢紊乱等慢性肾衰竭一体化治疗。

IgA 肾病患者个体间的临床表现、病理改变和预后均具有很大的差异,因此应采取综合个体化治疗,以达到最好的治疗效果。

四、健康指导

1.预防感染。保持环境清洁,注意个人卫生,预防呼吸系统感染、肠道感染、泌尿系统感染。若患上呼吸道感染、咽炎、腭扁桃体炎等,应及时就医。

2.生活指导。劳逸结合,注意休息和保暖,合理饮食。学会自我监测血压等。

3.适当运动。可根据病情适当活动,选择合适的运动方式,如散步、打太极拳等,避免到人员密集的场所活动。

4.遵医嘱按时用药,不随意增减药量;避免使用对肾功能有害的药物,如氨基苷类抗生素、抗真菌药等。

5.定期门诊随访,病情出现变化时及时就医。

(何敬东)

第七节　狼疮性肾炎

狼疮性肾炎(LN)是系统性红斑狼疮(SLE)最常见和最重要的内脏并发症。我国狼疮性肾炎发病率高,目前随着社会工业化,环境污染加重,该病有不断升高的趋势。狼疮性肾炎是我国最常见的继发性肾小球疾病之一,同时也是导致系统性红斑狼疮患者死亡的主要原因。近年来,新型免疫抑制药物的不断出现使狼疮性肾炎的疗效不断提高,预后也大为改善,多数情况下病情能够得到有效控制。

系统性红斑狼疮好发于生育期女性,发病受个体遗传背景、自身免疫状态等先天性因素影响,环境因素、性腺功能等也起着重要作用。

一、临床表现

本病多见于生育期女性,男女比例为 1∶(7～9.5)。本病是全身性疾病,肾受累的同时常伴有肾外其他器官的损害,病程常迁延不愈。

1.肾表现　狼疮性肾炎的临床表现差异很大,可为无症状性蛋白尿和(或)血尿、高血压,也可表现为肾病综合征、急性肾炎综合征或急进性肾炎综合征等。蛋白尿是狼疮性肾炎最常见的临床表现,约25％的患者出现肾病综合征。镜下血尿多见,肉眼血尿发生率低(6.4％),部分患者还可出现白细胞尿和管型尿。血尿、白细胞尿和管型尿的多少在一定程度上反映肾病变的活动性。少数患者还出现肾小管功能障碍,表现为肾小管性酸中毒及血钾代谢紊乱。15％~50％的狼疮性肾炎患者存在高血压,并伴有肾功能损伤,严重者表现为少尿、高血压、肾功能进行性减退。

2.肾外表现

(1)全身症状:活动期患者多有全身症状,包括发热、全身不适、乏力、食欲减退和消瘦。

(2)皮肤与黏膜:患者多有面部蝶形红斑、盘状红斑、口腔溃疡、光过敏、脱发、雷诺现象、网状青斑、肢端血管炎等。

(3)肌肉关节:如肌痛、肌无力、肌炎、关节炎、关节痛等。

(4)浆膜炎:如胸膜炎、心包炎。

(5)血液系统:如溶血性贫血、白细胞和(或)血小板减少、淋巴结炎。

(6)神经系统:如持续性偏头痛、性格改变、认知障碍、舞蹈病、神经麻痹、脑血管意外、昏迷、癫痫发作等。

(7)其他:累及心血管(心肌损害、心律失常、心绞痛、疣状心内膜炎等)、肺(间质性肺炎、肺血管炎、肺动脉高压等)、消化系统(食欲减退、腹痛、腹水、肝酶升高、脾大等);出现口干、眼干、视网膜血管炎;有反复流产、血栓形成。

二、辅助检查

狼疮性肾炎患者住院治疗期间的检查项目见表6－7。

表6－7　狼疮性肾炎患者住院治疗期间的检查项目

必须检查的项目	根据具体情况可选择的检查项目
血常规、尿常规、粪便常规、尿红细胞位相、24h尿蛋白定量、网织红细胞计数、外周血涂片 肝肾功能、电解质、肌酶、血糖、血脂、凝血功能、感染性疾病筛查(肝炎分型、HIV、梅毒等)、C反应蛋白抗核抗体谱(ANA、抗ds－DNA抗体、抗Sm抗体等)、红细胞沉降率、补体、免疫球蛋白(包括轻链)、抗心磷脂抗体腹部＋泌尿系统彩超、胸部X线平片、心电图、超声心动图	T淋巴细胞亚群、ANCA、抗GBM抗体、血清及尿蛋白电泳、甲状腺功能、PPD、肿瘤系列 双肾血管彩超、头颅磁共振成像(MRI)、骨髓穿刺、骨盆平片、肌电图、脑电图、眼底检查等 尿β_2－微球蛋、尿N－乙酰－β－氨基葡萄糖苷酶、腰椎穿刺血和尿轻链定量、系统性红斑狼疮疾病活动性指数(系统性红斑狼疮－DAI) 肾穿刺活体组织检查

1.抗核抗体(ANA)是系统性红斑狼疮的特征性抗体,阳性率高达98％;抗ds－DNA抗体阳性率为40％~90％,高滴度抗ds－DNA抗体是系统性红斑狼疮活动的标志;抗Sm抗体阳性率为20％~76％,对系统性红斑狼疮诊断也具有较高特异性。

2.低补体血症者,C_3和C_4同等程度下降,或C_4下降更明显;其他自身抗体阳性(如抗SSA抗体、抗SSB抗体、抗组蛋白抗体、抗磷脂抗体、抗红细胞抗体、抗淋巴细胞抗体等)者,同时伴有球蛋白升高、C反应蛋白升高、红细胞沉降率增快等。

三、治疗

(一)治疗原则

不同病理类型狼疮性肾炎的治疗方法不一,应根据肾穿刺活体组织检查病理结果选择治疗方案。一般来说，Ⅰ型及轻症Ⅱ型狼疮性肾炎患者无需给予特殊治疗，一般给予中剂量、小剂量糖皮质激素治疗；当有严重肾外表现时，则按肾外情况给予相应治疗。对于较重的Ⅱ型和轻症Ⅲ型狼疮性肾炎，可单纯地给予糖皮质激素治疗，如泼尼松 0.5～1.0mg/d，待病情控制后逐渐减量并维持。若单纯激素治疗反应不佳或有激素治疗禁忌时，可给予免疫抑制剂治疗。重症Ⅲ型、Ⅳ型、Ⅴ型(包括Ⅴ+Ⅵ，Ⅴ+Ⅲ)患者，治疗一般包括诱导阶段及维持阶段。诱导阶段主要针对急性严重的活动性病变，迅速控制免疫性炎症及临床症状。免疫抑制剂作用较强，诱导时间一般为 6～9 个月。维持阶段重在稳定病情、防止复发、减轻组织损伤及预防随后慢性纤维化形成。

(二)治疗方法

1.治疗狼疮性肾炎的主要免疫抑制剂

(1)诱导期常用药物用法：

1)糖皮质激素：开始用甲泼尼龙，0.5g/d，静脉滴注，连续 3 日为 1 个疗程，必要时可重复 1 个疗程。冲击治疗后，续以泼尼松[1.0mg/(kg·d)]口服，4～8 周后逐渐减量，每 2 周减少 5mg/d，再每 2 周减少 2.5mg/d，直到每日或隔日 5～15mg 维持。

诱导期为控制症状，必须使用激素治疗，大剂量激素起效快，但不良反应大，只能在诱导初期使用，后期要逐渐减量，直到维持量。单纯大剂量激素作为诱导治疗不合适，必须与其他抗增殖药物如环磷酰胺、吗替麦考酚酯(MMF)等免疫抑制剂联合应用。

2)吗替麦考酚酯：诱导治疗起始剂量为 1.0～2.0g/d，分 2 次口服，根据患者体重、血浆白蛋白水平和肾功能情况酌情调整剂量。有条件者应监测血药浓度。本药常见的不良反应包括血白细胞减少、感染和胃肠道不良反应，它对卵巢功能的影响及白细胞降低较环磷酰胺明显减少，因此患者依从性好。

3)环孢素(CsA)：CsA 剂量为 4～5mg/(kg·d)，分 2 次服用。CsA 浓度在 100～200ng/ml，3 个月后根据病情逐渐减量，每个月减 1mg/(kg·d)，直至 2mg/(kg·d)维持，疗程一般不短于 1 年。6 个月内无效或血肌酐翻倍者，则应停药。

CsA 常见的不良反应是小管间质慢性改变、血肌酐升高和高血压等。

4)他克莫司(FK506)：诱导治疗起始剂量为 0.1～0.15mg/(kg·d)(分 2 次、间隔 12h)，空腹或餐后 2h 服用，血药浓度为 5～15ng/ml。若 Scr 升高超过基础值的 25% 或 Scr 超过 132μmol/L，应调整剂量。连续应用 6 个月，如病情缓解(完全缓解或部分缓解)可以减量至 0.07mg/(kg·d)，连续应用半年，1 年后改为维持治疗。

临床上应用他克莫司的主要不良反应是血糖、血压升高及对肾功能的影响。

5)环磷酰胺：每个月静脉滴注 1 次。第 1 个月的剂量为 0.75g/m²，以后每个月剂量为 0.5～1.0g/m²，维持外周血白细胞计数不低于 4×10⁹/L；如外周血白细胞计数为(3.0～4.0)×10⁹/L，则剂量减半；如外周血白细胞计数低于 3.0×10⁹/L，则需暂时停药。总疗程 6～9 个月，总剂量<9.0g。

静脉注射环磷酰胺疗效优于口服，但不良反应较大，常见的有白细胞计数减少、严重感染、性腺功能抑制、脱发等。反复应用这一疗法的重型狼疮性肾炎患者往往死于感染等并发症。

(2)维持期常用药物用法：狼疮性肾炎经过诱导治疗缓解后，可进入维持治疗。缓解分为完全缓解(CR)和部分缓解(PR)。CR 是指尿蛋白定量<0.3g/24h，尿沉渣检查正常，血清白

蛋白≥35g/L,血肌酐正常或上升不超过正常范围的15%,无肾外狼疮活动;PR是指尿蛋白定量>0.3g/24h,尿蛋白下降超过基础值的50%,同时血清白蛋白≥30g/L,肾功能稳定,无肾外活动。

1)泼尼松:维持期剂量10mg/d,口服。如果持续缓解,可调整为隔日服用。

2)硫唑嘌呤(Aza):维持期剂量1~2mg/(kg·d),口服。

3)吗替麦考酚酯:维持期剂量0.5~0.75g/d,口服。

4)环孢素:维持期每日2~3mg/kg,口服。

5)他克莫司:维持期0.05~0.075mg/(kg·d),口服。

6)雷公藤总苷(TW):维持期剂量60mg/d,口服。

7)来氟米特(LFM):维持期剂量20mg/d,口服。

2.重症狼疮性肾炎的治疗

(1)Ⅲ型狼疮性肾炎:诱导治疗可选用的方案有激素联合MMF、激素联合CTX、激素联合MMF与FK506等疗法;维持期可选激素联合MMF、激素联合雷公藤总苷、激素联合Aza或激素联合LFM等治疗。

(2)Ⅳ型狼疮性肾炎:诱导治疗可选用的方案有激素联合MMF、激素联合CTX或激素联合MMF与FK506疗法;维持期可选用激素联合MMF、激素联合雷公藤总背、激素联合Aza或激素联合LFM等治疗。

(3)Ⅴ+Ⅳ型和Ⅴ+Ⅲ型狼疮性肾炎:诱导治疗采用激素联合MMF、FK506疗法;维持期可选激素联合MMF、激素联合雷公藤总苷、激素联合Aza或激素联合LFM等治疗。

(4)其他:对一些严重狼疮性肾炎如有大量新月体形成、合并栓塞性微血管病变,或抗核抗体/ANCA高滴度阳性,或弥漫性肺泡出血者,可采用血浆置换或免疫吸附治疗。

(5)Ⅴ型狼疮性肾炎:

1)非免疫抑制治疗:包括严格控制血压(<130/80mmHg)、使用ACEI和(或)ARB减少蛋白尿、给予抗凝剂和降脂治疗预防血栓和心血管并发症,同时给予小剂量泼尼松及雷公藤总苷治疗。

2)免疫抑制剂治疗:针对肾病综合征型患者,尤其是有肾病综合征并发症的高危患者。具体方案包括激素联合MMF、FK506疗法,疗程一般为6~9个月。

3.狼疮性肾炎的缓解、复发与预后

(1)缓解与复发:达到临床完全缓解可以明显改善狼疮性肾炎患者的远期预后。缓解者5年人存活率、肾存活率分别为95%和94%,而未缓解者存活率仅为69%和45%。有利于缓解的因素包括血肌酐低、尿蛋白量少、病理改变轻、病变慢性指数低等。抗ds-DNA抗体滴度增高和血清补体下降,往往是病情复发的标志。由于持续缓解病例也可能在若干年后复发,所以一般不主张完全停用免疫抑制治疗,通常可以采取小剂量激素维持。

(2)预后:影响狼疮性肾炎预后的因素较多,种族、经济状况、性别、大量蛋白尿、高血压、血肌酐增高、贫血、血小板减少、低补体血症、抗ds-DNA抗体高滴度阳性均被认为是具有预后意义的临床因素。细胞性新月体、肾小球硬化的程度、间质纤维化的比例以及肾血管病变,是影响预后的重要病理因素。

四、健康指导

1. 预防感染。保持环境清洁,注意个人卫生,预防呼吸系统感染、肠道感染、泌尿系统感染。

2. 生活指导。劳逸结合,注意休息和保暖,合理饮食。

3. 适当运动。可根据病情适当活动,选择合适的运动方式。外出时戴宽沿帽,避免阳光直射。

4. 遵医嘱按时用药,不随意增减药量。避免使用对肾功能有害的药物,如氨基苷类抗生素、抗真菌药等。

5. 定期门诊随访,病情出现变化时及时就医。

(何敬东)

第八节　糖尿病肾脏病

糖尿病肾脏病(diabetic kidney disease,DKD),又称为糖尿病肾病(diabetic nephropathy,DN),指糖尿病导致的肾脏疾病。当今随着糖尿病患病率的日益增高,DKD 的患病率也在显著上升,在欧美发达国家它已成为导致终末期肾病(ESRD)的首位原因,在我国它仅次于慢性肾小球肾炎,是导致 ESRD 的第二位疾病。因此对 DKD 防治应予高度重视。

一、诊断标准

Mogensen 将 1 型糖尿病的肾损害分成如下 5 期,一般认为 2 型糖尿病肾损害的分期也能以此做参考。不过,1 型糖尿病约 5 年进展一期,而 2 型糖尿病较快,约 3～4 年进展一期,两者进展速度有所不同。

Mogensen 的分期如下。

Ⅰ期,肾小球高滤过期:肾小球滤过率(GFR)增高,血糖控制后可以恢复。肾脏病理检查仅见肾小球肥大,无肾小球基底膜增厚及系膜基质增多(系膜区增宽)。

Ⅱ期,正常白蛋白尿期:平时尿白蛋白量正常,应激状态下(运动、发热等)尿白蛋白排泄增多出现微量白蛋白尿(尿白蛋白/肌酐比值达 30～300mg/g,或尿白蛋白排泄率达 20～200μg/min)。肾脏病理检查已可见肾小球基底膜增厚及系膜基质增多。

Ⅲ期,持续微量白蛋白尿期:又称为早期糖尿病肾脏病期。呈现持续性微量白蛋白尿,GFR 开始下降。肾脏病理检查肾小球基底膜增厚及系膜基质增多更明显,并可出现肾小球结节样病变和人、出球小动脉玻璃样变。

Ⅳ期,临床糖尿病肾脏病期:尿常规化验尿蛋白阳性为进入此期标志。常于 3～4 年内发展至大量蛋白尿(≥3.5g/d),临床出现肾病综合征。此期 GFR 持续下降,血清肌酐开始增高。肾脏病理检查呈现弥漫性糖尿病肾小球硬化症或结节性糖尿病肾小球硬化症的典型表现,并伴随出现不同程度的肾间质纤维化及肾小管萎缩。

Ⅴ期,肾衰竭期:GFR<15ml/min,出现尿毒症症状,但是不少患者在相当长一段时间内仍保持大量蛋白尿及肾病综合征,而且肾脏影像学检查肾脏体积无明显缩小。

为此,欲及时发现早期糖尿病肾损害(上述Ⅰ～Ⅲ期),则必须给糖尿病患者定期检验

GFR 及尿白蛋白。

另外,糖尿病视网膜病变与糖尿病肾脏病同为糖尿病的微血管并发症,二者常伴随出现,因此还应给糖尿病患者定期进行眼底检查,观察有无糖尿病视网膜病变出现。

如果临床怀疑糖尿病患者并发其他肾脏病,而非 DKD 时,应及时做肾穿刺病理检查进行鉴别。

二、治疗原则

1.饮食治疗 从进入临床 DKD 期开始,蛋白质入量即应减少为 0.8g/(kg·d);从 GFR 下降开始,即应实施低蛋白饮食,即蛋白质入量 0.6g/(kg·d),应以优质蛋白(如动物蛋白)为主,并可适当补充 α 酮酸制剂,剂量 0.12g/(kg·d)。

在进行上述饮食治疗时,热卡摄入量需维持于 30~35kcal/(kg·d),但是肥胖的 2 型糖尿病患者热量需酌情减少(每天的热量摄入可比上述推荐量减少 250~500kcal),直至达到标准体重。

由于患者蛋白质入量(仅占总热量的 10% 左右)及脂肪入量(仅能占总热量的 30% 左右)均被限制,故所缺热量往往只能从碳水化合物补充,必要时应注射胰岛素保证碳水化合物摄入和利用。

2.降低血糖治疗

(1)胰岛素:中晚期 DKD 患者常需要用胰岛素控制血糖。肾功能不全时,胰岛素降解减少,体内胰岛素常蓄积,而需要减少胰岛素用量;但是少数患者却因尿毒素作用,发生胰岛素抵抗,而需要增加胰岛素用量。所以,肾功能不全患者应用胰岛素需要仔细观察血糖反应,实时调整用量。

(2)刺激胰岛 β 细胞药物:包括磺脲类药(除格列喹酮外,此类药在肾功能不全时皆禁用),格列奈类药(如瑞格列奈及那格列奈,中、重度肾功能不全仍可用)及二肽基肽酶Ⅳ(DPP4)抑制剂(如西格列汀等,中、重度肾功能不全需减量)。

(3)胰岛素增敏剂包括双胍类药(如二甲双胍,肾功能不全时禁用,以防乳酸酸中毒)及噻唑烷二酮类药(如匹格列酮,中、重度肾功不全仍可用)。

(4)α 糖苷酶抑制剂如阿卡波糖(中、重度肾功能不全时不用)。

血糖控制标准为空腹血糖<6.1mmol/L、餐后 2 小时血糖<8.0mmol/L、糖化血红蛋白<7%。肾功能受损的患者及老年人,过于严格地控制血糖将增加低血糖发生的危险,应该认真避免。

3.减少尿(白)蛋白治疗

(1)ACEI 或 ARB 可以降低 DKD 患者的尿(白)蛋白,并延缓 DKD 进展。应从较小剂量开始,能耐受时逐渐加量,减少尿(白)蛋白治疗的用量可以比降血压治疗量大。

(2)舒洛地特一种高纯度糖胺聚糖类药,能减少尿蛋白排泄。

4.降低高血压治疗 应将 DKD 患者血压控制达 130/80mmHg,能耐受者可以降得更低,但是老年患者的降压目标值需酌情放宽,降达 140~150/80~90mmHg 即可。一般而言,从降压治疗开始即需要联合用药,常以血管紧张素转换酶抑制剂(ACEI)或血管紧张素 AT_1 受体阻滞剂(ARB)为基石药物,首先联合利尿剂或(和)双氢吡啶钙通道阻滞剂,血压控制不满意时再加其他降压药。

5.调血脂治疗　调血脂治疗的目标值如下:血清总胆固醇<4.5mmol/L、低密度脂蛋白胆固醇<2.5mmol/L、高密度脂蛋白胆固醇>1.1mmol/L、甘油三酯<1.5mmol/L。如以胆固醇增高为主,宜用他汀类降脂药;以甘油三酯升高为主可选择贝特类降脂药。

6.肾脏替代治疗　DKD慢性肾衰竭患者进行肾脏替代治疗应比非DKD患者早,如下指征可供参考:血清肌酐>530μmol/L(6mg/dl)或(和)GFR<15～20ml/min。肾脏替代疗法可选用血液透析或腹膜透析,有条件的患者还可做肾移植或胰-肾联合移植。

对不同分期的DKD患者治疗重点应有所不同。Ⅰ期患者应着重控制血糖,在血糖稳定达标后GFR常可恢复正常;Ⅱ及Ⅲ期患者除继续控制血糖外,无论有无高血压,均应给予ACEI或ARB来减少尿白蛋白排泄及延缓肾损害进展;Ⅳ期患者除继续上述治疗外,要积极给予降压、调脂及利尿消肿治疗;Ⅴ期患者除延续Ⅳ期治疗外,在达到肾脏替代治疗指征时要及时进行透析或肾移植治疗,并认真控制慢性肾衰竭的各种并发症。

(何敬东)

第九节　高尿酸血症肾病

高尿酸血症肾病(hyperuricemic nephropathy)又称尿酸肾病(uric acid nephropathy),是由嘌呤代谢紊乱、尿酸及其盐类沉积于肾脏导致的疾病。临床上可见急性尿酸肾病、慢性尿酸肾病和尿酸结石。可伴或不伴痛风关节炎(趾、跖、膝、腕、手指等关节红肿热痛)的肾外表现。

一、诊断标准

1.高尿酸血症　血清尿酸浓度升高(男性>420μmol/L,女性>36μmol/L),伴或不伴痛风性关节炎表现。急性尿酸肾病常由急性高尿酸血症引起,慢性尿酸肾病常在长期慢性高尿酸血症后发生。

2.急性尿酸肾病

(1)诱发因素:常见于急性白血病、淋巴瘤及其他恶性肿瘤进行化疗或放疗时(因肿瘤组织大量破坏、核酸分解代谢亢进,致血尿酸迅速增加,大量尿酸及其盐结晶广泛阻塞肾小管而发病)。

(2)临床表现:出现少尿性急性肾衰竭。尿中呈现大量尿酸(盐)结晶。

3.慢性尿酸肾病

(1)临床表现:起病隐匿,早期仅表现夜尿增多,尿渗透压及比重降低,可有少量蛋白尿,有或无镜下血尿。常伴随中度高血压,晚期出现慢性肾功能不全。

(2)病理表现:肾活检组织病理检查呈现慢性间质性肾炎改变,如果肾组织以酒精固定(常规固定方法,可使尿酸及尿酸盐溶解消失)还能在肾间质及肾小管腔见到尿酸(盐)结晶(放射状的针形结晶)。

4.尿酸结石

(1)临床表现:较小的结石可随尿排出,常不被察觉;较大的结石可阻塞输尿管引起肾绞痛、血尿(均一红细胞血尿),并能继发急性肾盂肾炎。

(2)影像学检查:纯尿酸结石X线平片不显影,但是肾盂造影检查、CT检查及超声检查可见,若与钙形成复合结石时,则 X 线平片也可见。

(3)结石成分检验:如果患者自发排石,或经治疗排石或取石成功时,均应留下结石标本进行成分检验,以证实结石中存在尿酸(盐)。

二、治疗原则

当高尿酸血症合并肾损害时,则需尽可能控制血尿酸水平至正常范围,同时应多饮水及碱化尿液。

1.饮食治疗

(1)避免摄入高嘌呤食物:如动物内脏、动物肉及肉汤、海鲜、芦笋、香菇、豆类(如黑豆、绿豆、红豆及扁豆等)及花生,以减少尿酸(盐)的来源;另外,进食肉类食物多,尿液呈酸性,尿酸(盐)易于沉积,对疾病不利。

(2)戒酒:酒精可使血乳酸量增高,对肾小管排泄尿酸(盐)有竞争性抑制作用;另外,啤酒因嘌呤含量高更不宜饮用。

(3)多饮水:每日饮水 2000～4000ml,并且睡前也饮水,维持每日尿量 2000ml 以上,以利于尿酸(盐)排出,防止尿酸(盐)结晶形成及沉积。

2.碱化尿液　尿 pH 升高可以增加尿酸(盐)的溶解度,利于防止尿酸(盐)在肾脏沉积,并能使已形成的尿酸(盐)结晶溶解。常用药物为碳酸氢钠或枸橼酸合剂,以维持尿液 pH 于6.2～6.8 为适宜,过分碱化尿液(pH>7.0)则有形成磷酸盐及碳酸盐结石的危险。

3.降低血尿酸

(1)促进尿酸排泄:通过抑制肾小管对尿酸再吸收促进尿酸从尿中排泄,此类药包括苯溴马隆(benzbromarone)、丙磺舒(probenecid)及横吡酮(sulfinpyrazone),另外氯沙坦也具有一定的排尿酸作用。服用这类药物时需要碱化尿液,并保持足够尿量,防止尿路尿酸结石形成;而且,当肾小球滤过率(GFR)<30ml/min 或(和)每日尿酸(盐)排出量>3.57mmol(600mg)或(和)已存在尿酸结石时,不宜采用这一治疗。

(2)抑制尿酸合成:该类药物包括别嘌呤醇(aliopurinol)和非布司他(febux-ostat,又称非布索坦),通过抑制黄嘌呤氧化酶减少尿酸的生成。别嘌呤醇的副作用有:过敏反应、胃肠道不适、外周血白细胞减少及肝功能损害等,但是大多数患者均能很好耐受。不能耐受者,可以服用非布司他,非布司他的抑制尿酸合成作用较别嘌呤醇强。别標吟醇在 GFR<50ml/min 时需要减量,而非布司他在 GFR>30ml/min 时无需减量。

(3)氧化尿酸:人类无尿酸(盐)氧化酶,故不能氧化尿酸生成水溶性的尿囊素。给予基因重组的尿酸氧化酶如拉布立酶(rasburicase),即可将尿酸氧化成尿囊素,随尿排出体外,从而降低血尿酸浓度。具有 6-磷酸葡萄糖脱氢酶(G-6-PD)缺乏症的患者禁用此药,否则会引起严重溶血;另外,约 0.6% 的患者用药后可能出现严重过敏反应,对此应予警惕,过敏体质者慎用。

另外,能抑制尿酸排泄的药物如袢利尿剂及噻嗪类利尿剂等也应禁用。

4.透析治疗　急性高尿酸肾病急性肾衰竭时,可应用透析治疗维持生命,以赢得治疗时间。慢性高尿酸肾病进展至终末期肾衰竭时,亦需进行维持性透析治疗。

肿瘤进行化疗或放疗时诱发的急性高尿酸肾病应重在预防,水化处理(输液、饮水)、碱化尿液及服用别嘌呤醇是既往常规的预防方法,近年拉布立酶上市,又增加了一个强有力预防措施。

(何敬东)

第十节　肥胖相关性肾小球病

肥胖相关性肾小球病(obesity－related glomerulopathy)是肥胖导致的以肾小球肥大和不同程度蛋白尿为主要表现的慢性肾脏病。据病理表现此病又能分为"肥胖相关性肾小球肥大症"(obesity－associated glomemlomegaly,OB－GM)及"肥胖相关性局灶节段性肾小球硬化"(obesity－associated focal and segmental glomerulosclerosis,OB－FSGS)两型。

一、诊断标准

1. 患者肥胖,体质指数常超过 $28kg/m^2$,而且常为腹型肥胖,腰围男性超过 90cm,女性超过 85cm。

2. 本病以蛋白尿为主要表现。OB－GM 早期呈现微量白蛋白尿(尿白蛋白/肌酐比值达 30~300mg/g,或尿白蛋白排泄率达 20~200μg/min),而后出现蛋白尿,并逐渐进展成大量蛋白尿(尿蛋白>3.5g/d)。OB－FSGS 常呈现中、大量蛋白尿。

3. 本病出现大量蛋白尿时,很少发生低白蛋白血症及肾病综合征,水肿轻。

4. 仅不到 20% 的患者具有镜下血尿,不出现肉眼血尿。

5. OB－GM 患者早期肾小球滤过率常增高,而 OB－FSGS 患者肾小球滤过率往往降低,而后血清肌酐逐渐增高,最终进入终末期肾衰竭,不过,本病肾功能减退的速度慢。

6. OB－GM 患者病理检查可见肾小球普遍肥大,而 OB－FSGS 患者在肾小球普遍肥大基础上,出现了肾小球局灶节段性硬化病变。

7. 能够排除其他肾脏疾病。

为此,不做肾穿刺病理检查即无法确诊本病。

二、治疗原则

本病必须以减轻体重为中心,进行综合治疗。

(一)减轻体重治疗

1. 改变不良生活习惯　减少饮食热量摄入,并增加体力活动,最好能在相关专业医师指导下进行。

2. 药物减肥　上述治疗无效时才考虑应用,并且需与控制饮食及增加体力活动配合。目前可用的药物如下。

(1)奥利司他(orlistat):能抑制肠道脂肪酶,减少脂肪吸收,但是它具有胃肠不适、脂肪泻及致脂溶性维生素缺乏等副作用,偶尔还能引起严重肝损害或过敏反应,需要注意。

(2)利莫那班(rimonabant):能选择性地拮抗大麻素 CB1 受体,降低食欲而减少体重,此药副作用较轻,但可能引起腹泻、抑郁及焦虑。

3. 外科手术　极度肥胖且上述各种减肥治疗无效的患者,才考虑行胃肠改道手术减肥。

(二)胰岛素增敏剂治疗

胰岛素抵抗在本病发病中占有重要地位,故应考虑应用胰岛素增敏剂治疗。常用二甲双呱,它除能胰岛素增敏外,还能降低食欲帮助减肥。此药副作用较轻,仅呈现轻度胃肠反应,但是肾功能不全患者应禁用,以免药物体内蓄积引起严重乳酸酸中毒。

（三）血管紧张素Ⅱ拮抗剂治疗

可用血管紧张素转化酶抑制剂或血管紧张素 AT_1 受体阻滞剂进行治疗,伴随或不伴高血压的患者均可应用,以期减少尿蛋白排泄及延缓肾损害进展。

（四）并发症治疗

本病患者常并发代谢综合征,合并时则应对它的每个组分如高血压、糖代谢紊乱、脂代谢失调及高尿酸血症等都同时进行治疗,并力争治疗达标,因为它们都能加重肾脏损伤,加速本病进展。

（何敬东）

第十一节　多发性骨髓瘤肾病

多发性骨髓瘤(multiple myeloma,MM)是浆细胞异常增生的恶性疾病,它能引起骨质溶解破坏,正常血细胞生成抑制,并产生大量异常单克隆免疫球蛋白,沉积器官组织导致损害。此病最常见的严重并发症之一是骨髓瘤肾病(myeloma kidney disease,MKD)。

一、诊断标准

1.易患人群　本病常见于中、老年人,男性居多。

2.全身表现

（1）常见临床表现

①骨痛及病理性骨折:为常见症状,对本病有重要提示意义。X线检查在颅骨、骨盆、肋骨、脊柱及长骨两端等处可见大小不等的圆形或椭圆形穿凿样透亮缺损。

②贫血:常出现正细胞正色素性贫血。

③出血倾向:可见皮肤紫癜及鼻出血。

④高黏滞综合征:呈现头晕、视物模糊、耳鸣、手足麻木、心绞痛等。

⑤雷诺现象:单克隆免疫球蛋白为冷球蛋白时出现。

⑥淀粉样变病:MM 可伴发 AL 型淀粉样变病。

⑦髓外浸润:较少见。

⑧反复感染。

（2）实验室检查

①单克隆免疫球蛋白血症:血清蛋白电泳可见 M 蛋白带;血清免疫固定电泳可确定 M 蛋白种类并分型;血清免疫球蛋白测定可见单克隆免疫球蛋白增高,而其他免疫球蛋白减少。

②尿液轻链蛋白:常用免疫固定电泳检测。

③高钙血症:与骨质破坏相关。血磷及碱性磷酸酶正常。

④骨髓异常浆细胞:骨髓涂片检查异常浆细胞＞10%。

根据上述临床及实验室表现,参考《中国多发性骨髓瘤诊治指南(2011 年修订)》(中华内科杂志,2011,50:892－896)的诊断标准对 MM 进行诊断。

3.肾病表现　MM 的肾脏损害可有以下 3 种表现。

(1)管型肾病:轻链蛋白与肾小管髓袢升支分泌的 Hamm－Horsfall 蛋白共同沉积于远端肾小管及集合管,形成黏稠管型,阻塞及损伤肾小管导致急性肾衰竭。脱水、使用对比剂等常为诱发原因。肾穿刺病理检查光镜下于远端肾小管和集合管可见黏稠管型,其周围绕多核巨细胞,肾小管变性、萎缩,肾间质单个核细胞浸润。免疫荧光检查管型中含有 κ 或 λ 轻链蛋白及 Hamm－Horsfall 蛋白。电镜检查管型显示格子样外形,内含针形结晶。

(2)轻链沉积病:呈现蛋白尿,甚至大量蛋白尿及肾病综合征,常伴镜下血尿及高血压,并逐渐出现肾功能损害,最终进入终末期肾衰竭。肾穿刺病理检查呈结节硬化性肾小球病(nodular sclerosing glomerulopathy)表现。光镜下可见肾小球系膜结节,基底膜增厚及双轨征。免疫荧光检查可见 κ 轻链沿肾小球、肾小囊、肾小管基底膜,及系膜结节边缘沉积。电镜检查于轻链沉积部位见到细小颗粒－粉状电子致密物沉积。

(3)AL 型淀粉样变病。

根据上述内容可知,对各种 MKD 的诊断及鉴别诊断,常需要依靠肾穿刺病理检查。

二、治疗原则

1.一般治疗

(1)充分水化保证尿量＞2～3L/d。

(2)碱化尿液:可以口服或静脉使用碳酸氢钠,使尿 pH 在 6.5～7.0 之间。

(3)避免加重肾损害因素:纠正脱水,避免使用对比剂、非甾类抗炎药和肾毒性药物。

2.对症治疗

(1)针对骨质破坏:应用口服或静脉二膦酸盐治疗,能减少骨质溶解破坏,减缓骨痛。常用氯屈膦酸(clodronic acid)、唑来膦酸盐(zoledronate)或帕米膦酸二钠(pamidronate disodium)。应根据肾功能及血清钙离子浓度调节药物剂量。用药期间要检测肾功能,唑来膦酸盐有引起急性肾小管坏死可能,帕米膦酸二钠有引起塌陷性局灶节段肾小球硬化的报道,均应注意。另外,低剂量放疗也可用于难以控制的骨痛治疗。

(2)针对贫血:可以使用基因重组人红细胞生成素与铁剂进行治疗。

(3)针对高钙血症:除应用水化及二膦酸盐治疗外,尚可用糖皮质激素和(或)降钙素治疗。

(4)针对高黏滞综合征:可应用血浆置换治疗。血浆置换可快速清除循环中的单克隆免疫球蛋白及轻链,减轻 MM 高黏滞综合征,并可能减轻肾损害。

(5)感染:用敏感抗微生物药物治疗。

(6)另外,进行化疗时,为避免高尿酸血症及其肾损害,除给予水化治疗及碱化尿液治疗外,还可服用别嘌呤醇(allopurinol)或非布司他(febuxostat,又称非布索坦)减少尿酸合成。

3.化学治疗及自体干细胞移植治疗 现有许多化疗方案,例如马法兰(melphalan,即苯丙氨酸氮芥)、泼尼松及沙利度胺(thalidomide,又名反应停)联合治疗方案(MPT 方案);长春新碱、阿霉素及地塞米松联合治疗方案(VAD 方案);地塞米松、沙利度胺、顺铂、阿霉素、环磷酰胺及依托泊苷联合治疗方案(DT－PAGE)等。近年,还采用大剂量马法兰联合自体干细胞移植对 MM 高危患者进行治疗,能明显提高生存率。上述治疗均应在血液科医师指导下进行,并且密切观察药物毒副作用。

4.透析治疗 当管型肾病诱发急性肾衰竭,或疾病晚期进入终末肾衰竭时,均应给予透析治疗,包括血液透析及腹膜透析。

(何敬东)

第十二节　肾脏淀粉样变病

淀粉样变病(amyloidosis)是一组由特殊蛋白在细胞外形成具有 β 样折叠结构的纤维丝沉积于器官系统所引起的疾病,可分为系统性和局限性两种。系统性淀粉样变病可进一步分型为:①AL 型淀粉样变病,包括原发性淀粉样变病和多发性骨髓瘤相关性淀粉样变病,构成蛋白为淀粉样单克隆免疫球蛋白轻链,占淀粉样变病的绝大多数。近年还发现有 AH 型淀粉样变病,其构成蛋白为淀粉样单克隆免疫球蛋白重链。②AA 型淀粉样变病,又称继发性淀粉样变病,构成蛋白为血清淀粉样蛋白 A,常继发于慢性炎症,此型现已少见。③遗传性淀粉样变病,又称家族性淀粉样变病,是遗传基因突变形成的淀粉样蛋白致病,在西方发达国家及我国的淀粉样变病中,其占第二位,患病率仅次于 AL 型。

肾脏淀粉样变病(renal amyloidosis)是系统性淀粉样变病的一个组成部分,常见于 AL 型淀粉样变病、AA 型淀粉样变病及遗传性淀粉样变病中的某些类型(如纤维蛋白原淀粉样变病、溶菌酶淀粉样变病、载脂蛋白 A Ⅰ 或 A Ⅱ 淀粉样变病及白细胞趋化因子 2 淀粉样变病等)。

一、诊断标准

1.易患人群　本病常见于 50 岁以上中、老年人,男性居多。

2.临床表现

(1)肾脏表现:淀粉样蛋白沉积于肾小球即可导致蛋白尿,伴或不伴少量镜下血尿,并逐渐进展成大量蛋白尿(定量≥3.5g/d)及肾病综合征,肾功能渐进损害,常在数年内进入终末期肾衰竭。部分患者的淀粉样蛋白也同时沉积于肾小管,而导致肾性糖尿,乃至范可尼综合征及肾小管酸中毒。超声检查能发现疾病早、中期患者的肾脏体积增大。

(2)肾外表现:淀粉样蛋白沉积血管导致血压常偏低;沉积于其他器官导致心肌肥厚、肝脾肿大及巨舌。血、尿免疫固定电泳可发现单克隆轻链。

3.病理表现　肾穿刺组织病理检查所见如下。

(1)光镜检查:肾小球系膜区增宽,其中有无结构的团块样均匀物质(淀粉样蛋白)沉积。镀银染色肾小球基底膜外侧可见细长的"睫毛样"突起。小动脉壁也常见到上述无结构的均匀物质沉积,严重时肾间质及肾小管上也有沉积。进行刚果红染色做光镜检查,可见上述淀粉样物质呈砖红色,偏振光检查呈苹果绿色双折光。

(2)电镜检查:特征性改变是在淀粉样蛋白沉积部位见到直径 8～10mn 不分支的排列紊乱的纤维丝。

淀粉样病变的确诊必须靠病理组织学检查,刚果红染色阳性及电镜见到特征性纤维丝是诊断"金指标"。如果淀粉样变病已侵犯其他器官时,做这些受累器官(如直肠、牙龈等)的组织病理学检查,也能同样见到上述特异改变。

(3)免疫病理检查:主要用于淀粉样变病的分型,免疫荧光检查比免疫组化检查似更敏感、图像更清晰。

①AL 型淀粉样变病:用抗 λ、抗 κ 轻链抗体进行染色,常见 X 轻链型淀粉样变病。

②AA 型淀粉样变病:用抗 AA 抗体进行染色。

③遗传性淀粉样变病:需分别用针对各种遗传性淀粉样变病的淀粉样蛋白抗体进行染色。

二、治疗原则

本病治疗困难、预后差。如下治疗可供参考。

1. AL 型淀粉样变病治疗 以治疗浆细胞病,抑制单克隆淀粉样轻链的产生为目的。治疗方案如下。

(1)马法兰(melphalan,即苯丙氨酸氮芥)联合泼尼松治疗(MP 方案)。

(2)马法兰联合地塞米松治疗(MD 方案)。

(3)长春新碱、阿霉素与地塞米松联合治疗(VAD 方案)。

(4)大剂量静脉马法兰联合自体外周造血干细胞移植治疗(HDM/SCT 方案),效果优于上述治疗,但是必须警惕大剂量静脉马法兰的严重毒副作用。另外,还可选用沙利度胺(thalidomide,又名反应停)、来那度胺(lenalidomide,系沙利度胺衍生物)、或硼替佐米(bortezomib)进行治疗。

2. AA 型淀粉样变病治疗 治疗的关键是控制慢性炎症及清除慢性感染灶,以减少血清淀粉样蛋白 A 产生。另外,还可应用如下药物。

(1)依罗沙特(eprodisate),通过抑制淀粉样纤维形成而起效。

(2)秋水仙碱(colchicine)已被应用于家族性地中海热伴发淀粉样变病。

3. 遗传性淀粉样变病治疗 转甲状腺素蛋白淀粉样变病(此淀粉样变病一般不累及肾脏)及纤维蛋白原淀粉样变病目前可采用肝移植进行治疗,因为它们的淀粉样蛋白系在肝脏产生,故肝移植能获得一定疗效。而其他遗传性淀粉样变病尚缺乏治疗措施。

决定给淀粉样变病(包括肾淀粉样变病)患者进行治疗以及选择治疗方案都一定要慎重,要考虑患者年龄、受累器官情况(受累器官数及严重度)及全身状况,权衡利弊才决策。

疾病晚期已进入终末期肾衰竭时可进行透析治疗(血液透析或腹膜透析),也可以进行肾移植,但是移植肾可能再发肾淀粉样变病。

(何敬东)

第十三节 高血压肾硬化症

一、良性高血压肾硬化症

良性高血压肾硬化症(benign hypertensive nephrosclerosis)又称良性小动脉性肾硬化症(benign arteriolar nephrosclerosis),是长期控制不好的良性高血压引起的慢性肾损害。其病变主要在肾脏小动脉(包括肾脏入球小动脉、小叶间动脉及弓状动脉),导致小动脉管壁增厚、管腔狭窄,从而继发缺血性肾实质病变。此病在西方发达国家是导致终末期肾脏病的第二位疾病,在我国现也已成为第三位疾病。

(一)诊断标准

1. 高血压病史 出现高血压肾硬化症时,良性高血压病程常已达 5~10 年以上。

2.临床表现

(1)尿检验异常:尿蛋白常呈轻至中度,定量一般在 1.0g/d 左右,但是血压很高时它可能略有增加。尿沉渣镜检有时可见少量红细胞(变形红细胞)及管型。

(2)肾功能减退:肾小管对缺血敏感,故临床常首先出现肾小管浓缩功能障碍表现(夜尿多、低比重及低渗透压尿),之后肾小球功能渐进减退(肌酐清除率下降,失代偿后血清肌酐增高),最终进入终末期肾衰竭。

(3)肾脏影像学变化:早期双肾大小正常,晚期双肾对称性缩小。

(4)伴随表现:高血压肾硬化症常伴其他高血压靶器官损害,如高血压眼底血管病变(可见小动脉痉挛、硬化,严重时眼底出现出血和渗出)、左心室肥厚及脑卒中等。

3.病理表现　良性高血压肾硬化症可从病史及临床表现上作诊断,可是具有较高误诊率,必要时仍应做肾穿刺病理检查。本病肾脏病理以小动脉硬化为主要表现,包括入球小动脉玻璃样变,小叶间动脉及弓状动脉壁肌内膜肥厚,从而管腔变窄,出现肾小球缺血性皱缩及硬化、肾小管萎缩及肾间质纤维化。免疫荧光检查阴性。

在本病诊断上有两个问题需要明确。

(1)微量白蛋白尿:高血压患者可出现微量白蛋白尿(30～300mg/d),一般认为这与肾小球内血液动力学变化(系统高血压传入肾小球致球内压及滤过膜通透性增高)及血管内皮功能损害相关。因此,不能据此下良性高血压肾小球硬化症诊断。

(2)大量蛋白尿:良性高血压肾硬化症发生后,残存肾单位在代偿过程中可逐渐发生局灶节段性肾小球硬化,临床呈现大量蛋白尿(>3.5g/d)。在诊断良性高血压肾硬化症这一继发病变时,需要认真地与原发性及其他疾病继发的局灶节段性肾小球硬化症鉴别。

(二)治疗原则

本病重在预防,积极治疗高血压是关键。

1.血压控制目标　高血压患者未合并糖尿病且无心脑肾并发症时,血压至少应降达 140/90mmHg;高血压患者合并糖尿病,或出现心、肾并发症时,血压还需降得更低,至少应达 130/80mmHg。但是,老年人或合并慢性脑卒中的患者收缩压只宜降至 140mmHg。

2.降压原则　应遵循如下原则。

(1)高血压不宜下降过快、过猛,应在 2～3 周内逐渐将血压降达目标值。

(2)优先选择长效降压药,以减少血压波动,使血压在 24 小时内稳定于目标值范围。

(3)特别注意夜间高血压及清晨高血压的控制,夜间血压应比白昼血压低 10%～20%,清晨应不出现"晨峰"。

(4)2 级高血压,或高血压合并糖尿病、心脑肾疾病时,降压治疗之初就常需要降压药物联合治疗。

(5)长期应用降压药时需注意药物对糖代谢、脂代谢及嘌呤代谢的影响。

3.降压药物选择　血管紧张素转换酶抑制剂(ACEI)、血管紧张素 AT_1 受体阻滞剂(ARB)、利尿剂、钙通道阻滞剂(CCB)及 β 受体阻滞剂均为第一线降血压药物,其中 ACEI、ARB 是治疗良性高血压肾硬化症的基石药物。联合用药时,常首先联合利尿剂或(和)CCB,仍不能有效控制高血压时再配合应用其他降压药(如 α一受体阻滞剂、中枢降压药及血管扩张药等)。

现将应用第一线降压药的注意事项简介如下。

（1）血管紧张素转换酶抑制剂或血管紧张素 AT_1 受体阻滞剂应用过程中需注意如下几点。

①从小剂量开始使用，逐渐加量。

②服药期间应密切监测血清肌酐（SCr）水平变化。如果 SCr 水平较基线升高＞30％，提示肾脏缺血（脱水或肾脏有效血容量不足），应暂时停药。如果肾缺血原因能纠正，上升的 SCr 恢复正常，则可再服用。如果肾缺血原因不能纠正（如重度肾动脉狭窄未行血管重建治疗），则不许再用。

③肾功能不全患者服药期间应密切监测血钾，如果血钾水平＞5.5mmol/L，应减少 ACEI 或 ARB 剂量或停药。

④双侧肾动脉狭窄患者禁用；孕妇禁用以免影响胎儿发育。

⑤ACEI 或 ARB 的降压效果与钠入量密切相关，限盐及配合利尿剂应用能改善疗效。

（2）钙通道阻滞剂 CCB 的主要不良反应如下。

①非双氢吡啶 CCB 能导致心动过缓。

②双氢吡啶 CCB 能导致下肢水肿（多发生于踝部，与扩张毛细血管前小动脉，而不扩张小静脉相关）。

③反射性心动过速。

（3）利尿剂作为降压药使用时，临床常用的利尿剂为噻嗪类利尿剂，并常与 ACEI 或 ARB 联合应用。应用利尿剂时需注意以下几点。

①仅应用小剂量，如氢氯噻嗪 12.5～25.0mg/d。

②当 SCr＞160μmol/L(1.8mg/dl)时，噻嗪类利尿剂治疗反应差，应更换为袢利尿剂。

③噻嗪类利尿剂有增高血糖、血脂及血尿酸的副作用，长期服用应注意。

④如果出现利尿，应注意血清电解质变化，谨防低钾血症。

（4）β 受体阻滞剂：应用时需注意。

①有加重哮喘可能，伴支气管痉挛的慢性阻塞性肺病患者应慎用。

②严重窦性心动过缓、病态窦房结综合征、Ⅱ 或 Ⅲ 度房室传导阻滞、Ⅳ 级心力衰竭患者应禁用。

③有增高血糖、血脂副作用，长期服用应注意。

④糖尿病患者用胰岛素治疗出现低血糖时，β 受体阻滞剂有可能掩盖其症状。

⑤长期服用 β－受体阻滞剂时不能突然停药，否则血压会反跳。

（5）其他降压药：α 受体阻滞剂、血管扩张药及中枢性降压药也能作为二线降血压药物，与上述药物配伍应用，帮助降压。

当良性高血压肾硬化症进入晚期出现肾功能不全时，还应按慢性肾功能不全治疗方案处理。

二、恶性高血压肾硬化症

恶性高血压（malignant hypertension）是一组以血压急剧增高舒张压≥130mmHg，眼底出现Ⅲ级或Ⅳ级病变的重症高血压。一般可分为原发性恶性高血压和继发性恶性高血压，而后者最常由肾实质性疾病（如 IgA 肾病）或肾血管疾病（如肾动脉狭窄）引起。恶性高血压常累及肾脏，可导致严重的肾脏小动脉及肾实质病变，被称为恶性高血压肾硬化症（malignant hypertensive nephrosclerosis)，又可称作恶性小动脉性肾硬化症（malignant arteriolar nephrosclerosis）。

（一）诊断标准

1. 恶性高血压　若血压迅速增高，舒张压≥130mmHg，而且眼底视网膜呈现出血、渗出（眼底病变Ⅲ级）或视乳头水肿（眼底病变Ⅳ级），即为恶性高血压。它常在没有控制好的良性高血压基础上发生，但少数也能发生于正常人。

2. 肾脏损害　表现为蛋白尿（可呈现大量蛋白尿）、镜下血尿（甚至肉眼血尿）及管型尿（颗粒管型及红细胞管型等）。肾功能迅速恶化，甚至出现少尿性急性肾衰竭。

肾脏病理检查可见入球小动脉、小叶间动脉及弓状动脉纤维素样坏死，以及小叶间动脉和弓状动脉高度肌内膜增厚（血管切面呈"洋葱皮"样改变），小动脉管腔高度狭窄，乃至闭塞。部分肾小球出现纤维素样坏死、新月体及微血栓，部分肾小球呈现缺血性皱缩及硬化。

3. 其他脏器损害　常同时累及心、脑靶器官，导致急性肺水肿或（和）脑血管意外。

4. 实验室检查　血浆肾素活性、血管紧张素Ⅱ及醛固酮水平升高。

（二）治疗原则

恶性高血压重在预防，积极治疗良性高血压，将血压控制达标是最重要措施。其一旦发生，即为内科急症，应及时治疗，以防止威胁生命的心、脑、肾并发症出现。

1. 降压治疗策略与目标

（1）初始目标：静脉输注降压药，于1～2天内将血压降达160～170/100～110mmHg水平，或使平均动脉压下降25%。

（2）最终目标：而后逐渐加用口服降压药，而逐渐将静脉降压药减量至停用。应于1～2周内逐步将血压降达目标值。

2. 静脉降压药物治疗

（1）硝普钠（sodium nitroprusside）：起始剂量0.25～0.5μg/(kg·min)静脉滴注，可逐渐加大剂量至10μg/(kg·min)。对于肾衰竭患者，此药不宜长期使用，否则可能造成氰化物中毒。

（2）硝酸甘油（nitroglycerin）：起始剂量5～10μg/min静脉滴注，可渐加量至20～50μg/min。

（3）乌拉地尔（urapidil）：首剂12.5～25mg静脉注射，必要时5分钟后可重复给药一次，随之5～40mg/h静脉滴注。

（4）尼卡地平（nicardipine）：起始剂量5mg/h静脉滴注，根据病情逐渐加量，最大至15mg/h。

（5）拉贝洛尔（labetalol）：两种给药方法：①静脉注射法：首剂20mg，以后每10～15min注射20～50mg，每日总量不超过300mg。②持续静脉滴注法：剂量为0.5～2.0mg/min。

3. 口服降压药物治疗　应联合用药，并首选阻断肾素-血管紧张素系统（RAS）的药物应用，如ACEI、ARB或β受体阻滞剂。利尿剂要慎用，以免血容量减少进一步刺激RAS激活，只有在肾功能不全或心力衰竭导致水钠潴留时才用。

当患者进入终末期肾衰竭时应进行肾脏替代治疗，包括血液透析、腹膜透析及肾移植。

（何敬东）

第十四节　肾动脉狭窄

肾动脉狭窄(renal artery stenosis)系指肾动脉主干或(和)其分支的狭窄,该病主要由动脉粥样硬化引起,但是也有少数患者由纤维肌性发育不全及大动脉炎(又称高安病)导致。当管腔狭窄到一定程度(超过 60%~75%管腔)后即可诱发肾血管性高血压(renovascular hypertension)或(和)缺血性肾脏病(ischemic nephropathy)。下面将着重介绍动脉粥样硬化性肾动脉狭窄。

一、诊断标准

1. 常发生于中、老年人。
2. 患者常伴全身多部位动脉粥样硬化表现,如冠心病、脑卒中及外周动脉硬化。
3. 肾血管性高血压常有如下特点　中老年才出现高血压或原有高血压于中老年加重难控制;舒张压升高明显,乃至出现恶性高血压;对血管紧张素转换酶抑制剂(ACEI)及血管紧张素 AT_1 受体阻滞剂(ARB)治疗敏感,不应用血压常难控制,而用量稍大又能诱发低血压或(和)血清肌酐异常升高(即超过用药前基线值的 30%,甚至出现急性肾衰竭)。
4. 缺血性肾病常呈如下表现　尿常规改变轻微(轻度尿蛋白、无或仅有少量变形红细胞及管型);肾功能损害进展缓慢,远端肾小管浓缩功能常损伤在先(夜尿量增多,尿比重及渗透压下降);后期肾脏体积缩小,两肾体积常不对称;肾性贫血出现相对晚且轻。
5. 部分患者可于腹部或腰部闻及高调粗糙的收缩期杂音或双期杂音。
6. 部分患者出现低钾血症。
7. 少数患者呈现"闪现肺水肿",此肺水肿瞬间发生,迅速消退,并常反复发作。
8. 肾动脉狭窄确诊依赖于影像学检查。经皮经腔插管选择性肾动脉造影是诊断的"金指标",在进行此检查前,可酌情选用肾动脉彩色多普勒超声、螺旋 CT 血管造影或磁共振血管造影进行初筛检查。肾功能不全较重(血清肌酐>221~265μmol/L)患者,应用对比剂(包括进行选择性肾动脉造影及螺旋 CT 血管造影的碘对比剂及进行磁共振血管造影的钆对比剂)做上述血管造影均需谨慎,要警惕对比剂肾损害发生。

二、治疗原则

1. 药物治疗　目前认为 ACEI 或 ARB 仅适用于单侧肾动脉狭窄患者,并必须从小量开始,耐受后逐渐加量,以避免血压过度下降或(和)血清肌酐异常升高。为有效降低血压,还常需配伍其他降压药物(如双氢吡啶钙通道阻滞剂,β受体阻滞剂等)进行联合治疗。对双侧肾动脉狭窄患者,目前认为不宜用 ACEI 或 ARB 治疗。

除降压治疗外,针对患者具体病情还应给予调脂治疗及抗血小板治疗等。

2. 经皮经腔肾动脉成形术(PTRA)治疗　常做经皮肾动脉腔内球囊扩张术来恢复血运,为减少扩张术后再狭窄的发生(尤其是病变在肾动脉开口处时),常常同时放置血管支架。

3. 外科血管重建手术治疗　其主要应用于 PTRA 禁忌(如合并动脉瘤)、预计 PTRA 疗效不好(如严重肾动脉开口处狭窄)及 PTRA 治疗失败(如再狭窄)的患者。具体手术方式(如肾动脉内膜切除、旁路搭桥及自身肾移植等),将由血管外科医师酌情选择。

4.选择上述治疗的参考意见

(1)肾血管性高血压：由于不少循证医学证据显示,药物治疗与血管重建治疗(包括PTRA 及放置支架和血管外科手术)的远期疗效(有效控制血压及存活率)并无显著差异,所以,现在主张应先给降压药治疗,只有对降压药物治疗抵抗时(尤其是检测患侧肾静脉血血浆肾素活性明显增高时),才考虑进行血管重建。

(2)缺血性肾病：既往认为肾动脉狭窄达到重度(如超过 70%管腔)时,即应做血管重建治疗(首选 PTRA 及放置支架),以防肾功能进一步恶化,但是,近年一些循证医学试验及荟萃分析的结果显示,药物治疗与 PTRA 加放支架治疗在延缓肾功能损害进展的远期疗效上,并无统计学差异,因此对上述治疗指征提出了异议。针对缺血性肾病的血管重建治疗适应证,看来还需要有更多的循证医学证据才能明确制定。

不过,许多研究显示,如果病变已进展到如下程度,血管重建治疗对挽救肾功能已可能无益：①血清肌酐$>265\mu mol/L(3mg/dl)$或(和)患肾肾小球滤过率$<10ml/min$;②肾脏长径$<8cm$;③彩色多普勒超声检测叶间动脉血流阻力指数>0.80。达到上述指标时,是否还要做血管重建治疗？需要慎重考虑。

(何敬东)

第十五节　肾静脉血栓

肾静脉血栓(renal vein thrombosis,RVT)是指肾静脉主干及其大、小分支的血栓形成。RVT 常见于肾病综合征患者,是肾病综合征的一个重要并发症。RVT 的血栓一旦脱落,形成栓子,即可能造成肺栓塞等严重并发症。

在肾病综合征患者中,RVT 的发病率因基础肾脏病的不同而异,其中以膜性肾病的发病率最高,其次为膜增殖性肾炎,而局灶节段性硬化及微小病变病较低;在继发性肾病综合征中,狼疮性肾炎及肾淀粉样变的 RVT 发病率高,糖尿病肾病发病率低,产生这种差异的原因不清。

一、诊断标准

1.临床表现　RVT 的临床表现取决于血栓形成的快慢、被堵塞静脉的大小、血流阻断程度及是否有侧支循环形成。急性肾静脉大血栓常出现典型临床症状,而慢性肾静脉小血栓、尤其侧支循环形成良好者常无症状。成人肾病综合征并发 RVT 时,约 3/4 患者无明显症状,呈亚临床型 RVT。

RVT 的典型临床表现如下。

(1)腰胁痛或腹痛,有时较剧烈,可伴恶心、呕吐及脊肋角叩痛。

(2)尿化验异常,常见镜下或肉眼血尿,并可出现蛋白尿或使原有蛋白尿加重。

(3)肾小球功能异常,主要见于双肾或右肾急性肾静脉主干大血栓时,偶尔引起少尿性急性肾衰竭。

(4)患侧肾增大,可通过影像学检查证实。

(5)其他急性 RVT 可出现发热及末梢血白细胞增多,而慢性 RVT 有时可引起肾小管功能紊乱,出现肾性糖尿、肾小管酸中毒,乃至范可尼综合征。另外,RVT 的血栓常可脱落造成肺栓塞,有时亚临床型 RVT,是以此并发症为最早临床表现。

2.影像学检查 RVT 确诊依赖影像学检查,对于无症状的亚临床型患者,影像学检查更是唯一诊断手段。包括如下检查。

(1)彩色多普勒超声检查:此检查能观察肾静脉血流变化(狭窄静脉的血流加速、出现湍流;闭塞静脉的血流中止)及肾脏体积变化(急性 RVT 可见患侧肾脏增大),来提示 RVT。但是,用彩色多普勒超声检查来诊断 RVT 敏感性及特异性均差,因此一般仅将其用作为初筛检查。

(2)X 线血管造影检查:目前应用最广的是经皮股静脉穿刺选择性肾静脉造影。如果发现血管腔充盈缺损或静脉分支不显影即可确诊 RVT;若仅观察到某一局部造影剂引流延迟也应怀疑该部位有未看见的小血栓存在。慢性 RVT,尤其发生在左肾时还常能见到侧支循环。为了提高显影效果,注射碘对比剂前,可先通过导管从肾动脉注入少量肾上腺素,收缩肾血床,减少肾静脉血流,故而对比剂更易逆行进入肾静脉,直达小分支。选择性肾静脉造影有造成某些严重并发症的可能,例如对比剂肾病,血栓脱落肺梗死,及导管损伤血管内膜诱发肾或下肢静脉血栓等,必须注意。

(3)CT 血管造影或磁共振血管造影:用非离子化碘对比剂做增强 CT 血管造影、或用钆对比剂做增强磁共振血管造影来检查 RVT,敏感性及特异性均高。

二、治疗原则

包括如下防治措施。

1.抗血小板治疗 肾病综合征患者均应接受抗血小板制剂治疗,以防 RVT 形成。常用双嘧达莫 100mg,每日 3 次口服,或阿司匹林 100mg,每日 1 次口服。合并溃疡病时阿司匹林要慎用,以防诱发消化道出血。

2.抗凝治疗 肾病综合征患者血清白蛋白低于 20g/L 时(此时一般皆有明显高凝状态)即应给予预防性抗凝治疗,膜性肾病更应如此。RVT 一旦形成,则抗凝治疗至少应持续半年,如果半年后肾病综合征不缓解,血清白蛋白仍旧低于 20g/L 时,抗凝治疗还需继续进行。抗凝治疗常先用肝素或低分子肝素皮下注射,待病情稳定后再改口服抗凝药长期服用。具体如下。

(1)肝素:可选用肝素钠或肝素钙。用法:肝素钠 25mg,每 6 小时皮下注射一次(肝素钠体内吸收代谢快,4～6 小时作用消失,为维持恒定的血浓度需小量反复注射);肝素钙 50mg,每 12 小时皮下注射一次。用药时需保持试管法凝血时间达正常两倍或(和)活化部分凝血活酶时间(APIT)达正常两倍。

(2)低分子肝素:半衰期比肝素长(约长 2 倍以上),预防性用药可以每日皮下注射 1 次,治疗用药每日皮下注射 2 次即可。常用的低分子肝素有伊诺肝素钠、那屈肝素钙及达肝素钠等,治疗剂量常为 150～200IUAXa/(kg·d)(IUAXa 为抗活化凝血因子 X 国际单位)。肾功能不全患者本药的清除率降低,需要减少剂量,必要时还应监测血清抗活化凝血因子 X 活性,来指导用药。

(3)口服抗凝药:常选用维生素 K 拮抗剂华法令。本药起效慢,口服 12～24 小时才开始起效,72～96 小时方能达到最大抗凝效应,故此药用药初需与肝素或低分子肝素并用,待其起效后才停用注射剂。另外,不同个体对本药的反应不同,治疗必须个体化进行;而且,许多药物均能干扰本药抗凝效果,要注意这些干扰。服用华法令时需要监测凝血酶原时间,使其达到正常的两倍,而且最好用国际标准化比率(international normalized ratio,INR)作指标,使其达到 2.0~3.0。

3.溶栓治疗　一旦证实 RVT 形成,即应尽快开始溶栓治疗,包括下列药物。

(1)第一代纤溶药物:主要为尿激酶或链激酶。用尿激酶进行溶栓治疗时应如何掌握剂量及疗程？并无成熟方案可推荐。目前临床上常将尿激酶 20 万单位稀释于葡萄糖液中静脉点滴,每日 1 次,10 次 1 疗程,可据情应用一至数疗程。链激酶因有抗原性可致严重过敏反应,而且近期患过链球菌感染者,血中常有链激酶抗体可使该药于体内失效,故目前临床已少用。

(2)第二代纤溶药物:主要指基因重组的组织型纤溶酶原激活剂。该类药的特点是具有纤维蛋白选择性,能选择性地激活血栓部位与纤维蛋白结合的纤溶酶原,于血栓部位发挥强溶栓作用,所以其溶栓效果优于第一代纤溶药。首剂可用 100mg 静脉点滴(先从小壶弹丸式给药 5mg,再于 30 分钟内滴入 50mg,最后于 60 分钟内滴完剩余的 35mg)。用药过程需密切监测血浆纤维蛋白原浓度,此药过量可致循环纤维蛋内原减少,出现出血并发症,必须小心。

4.外科手术及介入治疗

(1)外科手术:急性双侧肾静脉主干血栓且反复出现肺栓塞的患者可以行外科手术切除血栓,但是多数患者疗效不佳,现已少做。

(2)介入治疗:包括导管介入局部药物溶栓治疗及机械切除血栓治疗(mechanical thrombectomy,血栓切除前、后都要辅以抗凝治疗,谨防血栓再形成),它们主要用于急性 RVT 伴肾功能迅速减退者。如果机械切除血栓后出现了肾静脉狭窄,也能利用介入技术再实施球囊扩张静脉成形术,放置(或不放置)支架来进行治疗。

(何敬东)

第十六节　肾动脉血栓栓塞

肾动脉血栓栓塞(renal artery thromboembolism)是指肾动脉主干或(和)其分支的血栓或栓塞,前者又可进一步分为创伤性及非创伤性血栓形成。它们常引起急性肾动脉阻塞,诱发肾梗死,临床出现急性肾损害。此病较少见。

一、诊断标准

(一)发病诱因

肾动脉血栓栓塞常有明显的发病诱因,明确诱因将有助诊断。

1.肾动脉栓塞　栓子成分主要为血凝块,其次为胆固醇结晶及脓毒性赘生物等。栓子常来源于如下位点。

(1)心脏:肾动脉栓塞的栓子主要来源于心脏,最常由心房纤颤或(和)细菌性心内膜炎引起,前者的附壁血栓及后者的瓣膜赘生物都可脱落形成栓子。

(2)主动脉或肾动脉:特别是进行血管外科手术或介入治疗术后,粥样硬化斑块破裂形成胆固醇结晶栓子。

2.创伤性肾动脉血栓　常由腹部钝性创伤引起,其中机动车事故最常见。此外,肾动脉外科手术、介入检查及治疗也能促进血栓形成。

3.非创伤性肾动脉血栓　十分少见，发病可能与下列因素相关。

（1）肾动脉内膜损伤，包括动脉粥样硬化、感染（如梅毒）及炎症（如 Takayasu 动脉炎及结节性多动脉炎）等。

（2）高凝状态，包括抗磷脂综合征等。

（二）临床表现

肾动脉血栓栓塞的临床表现轻重不一，与其堵塞部位（主干或分支）及程度（完全或部分堵塞）相关。严重堵塞可导致肾缺血及肾梗塞，出现如下临床表现。

1.肾脏局部表现　出现剧烈腰胁痛及腹痛，患侧脊肋角叩痛；呈现血尿（包括肉眼血尿，为均一红细胞血尿）及蛋白尿（常为轻度蛋白尿）；双侧肾动脉血栓还常导致无尿及急性肾衰竭。

2.全身表现　伴随腰、腹剧痛，患者常出现恶心、呕吐；肾梗死可导致发热及外周血白细胞增多，并可导致血清乳酸脱氢酶、肌酸磷酸激酶、转氨酶及碱性磷酸酶水平升高；患者出现高血压。创伤性肾动脉血栓还常伴随其他器官外伤。

（三）影像学检查

1.彩色多普勒超声检查　包括用或不用对比剂进行超声造影。超声检查诊断可靠性差，易出现假阴性，故仅能作为初筛检查。

2.核素扫描　可见受损部位灌注减少或缺如，具有一定提示意义。

3.CT 血管造影或磁共振血管造影　常能快速、准确地诊断本病，发现肾动脉或其分支闭塞及肾梗死灶（一个或多个楔形低密度灶，无增强效应），但是需要警防对比剂肾病发生（尤其对已有肾功能损害的患者进行检查时更应注意）。

4.选择性肾动脉造影　它是诊断本病的"金指标"（出现充盈缺损或完全阻塞）。做选择性肾动脉造影同样需要警防对比剂肾病危险。

二、治疗原则

肾动脉血栓栓塞确诊后即应尽快开始血运重建治疗，文献报道，肾缺血时间<12 小时，80%病例的肾功能可以恢复，12～18 小时，仅 57%病例的肾功能可望恢复，而>18 小时，则几无恢复可能。

血运重建治疗的措施如下。

1.外科手术　通过外科手术切除血栓。

2.血管介入　包括肾动脉介入切除血栓，及肾动脉腔给药溶栓。由于肾动脉血栓栓塞较少见，至今没有不同疗法疗效对比观察的临床试验，所以如何选择治疗方法，目前尚无明确的推荐意见，需要据情决定。

除上述切除血栓及溶栓治疗外，尚应配合给予抗血小板治疗及抗凝治疗。

当患者出现急性肾衰竭并达到透析指征者，就应及时进行透析治疗，包括血液透析或腹膜透析。

（何敬东）

第十七节　粥样硬化栓塞肾病

粥样硬化栓塞肾病(atheroembolic renal disease)又称为胆固醇结晶栓塞肾病(cho－les-terol crystal embolism nephropathy)，是主动脉或肾动脉壁上的粥样硬化斑破裂，释出胆固醇结晶，栓塞肾脏小动脉导致的肾损害。

一、诊断标准

(一)易患人群及诱因

常发生于患有动脉粥样硬化症的中老年人，特别是在做主动脉或肾动脉血管外科手术或血管介入检查治疗后。

(二)临床表现

临床表现轻重取决于胆固醇结晶栓塞的范围。粥样硬化斑自发破裂导致的肾栓塞，范围较小，临床常无症状，仅在多次自发破裂反复栓塞后出现慢性肾功能不全。而由血管外科手术或介入检查治疗诱发者，结晶栓塞范围常较广，易出现肾栓塞的典型临床症状，并常伴发其他器官系统栓塞表现。

1. 肾脏胆固醇结晶栓塞表现

(1)急性或亚急性肾衰竭：前者常在诱发事件后1周内发生，而后者常在诱发事件后数周至数月逐渐出现。肾衰竭重者需要进行透析治疗。

(2)尿化验异常：约1/3～1/2的患者尿化验可出现轻度异常，包括少量蛋白尿、轻度镜下血尿、嗜酸性白细胞尿及管型尿。

(3)高血压：1/2以上患者会出现不同程度的高血压，偶见恶性高血压。

(4)外周血嗜酸性白细胞增多：约3/4患者出现，仅出现于急性期。

2. 其他器官系统胆固醇结晶栓塞表现　如果胆固醇结晶栓子来自于主动脉，此结晶除栓塞肾脏外，也常同时栓塞其他器官系统，最常见者为皮肤栓塞，常发生于下肢及足。主要表现是蓝趾综合征(足趾皮肤青紫、疼痛、发凉，严重时出现溃疡及坏疽而需要截趾)及网状青斑。由于皮肤栓塞发生率高，又易于发现，所以当它伴随肾栓塞症状出现时，对提示本病很有意义。

(三)病理表现

本病的病理学特征是发现小动脉中胆固醇结晶，由于病理制片过程已使胆固醇结晶溶解，所以病理片上仅能见到结晶溶解后留下的空隙(狭长形，两头尖、腰部凸的梭形空隙)。肾穿刺组织取材有限，不一定都能见到小动脉胆固醇结晶，但是如果在皮肤栓塞部位取材，则阳性率很高。

二、治疗原则

1. 针对胆固醇结晶栓塞的治疗　并无可推荐的有效治疗方法。已试用过下列药物治疗。

(1)他汀类药：这类药通过稳定粥样硬化斑块、降低血脂及拮抗炎症而发挥作用。临床初步观察多认为具有一定疗效。

(2)糖皮质激素：曾被用于治疗此病，疗效并不肯定。

2.抗高血压治疗　应给予降压药物积极治疗,经常需药物联合应用才能获得良好降压疗效。

3.透析治疗　当患者出现肾衰竭并达到透析指征时,应及时进行透析治疗。腹膜透析及血液透析都可应用。进行血液透析时应尽量减少抗凝剂用量。

本病应该重在预防,对具有动脉粥样硬化的中老年患者,实施血管外科手术、血管介入检查或治疗均应慎重。

(何敬东)

第十八节　急性间质性肾炎

急性间质性肾炎(acute interstitial nephritis,AIN),又称急性肾小管间质性肾炎(acute tubulointerstitial nephritis),是一组临床出现急性肾损害、病理以肾间质炎细胞浸润及水肿为主要表现的肾脏病。根据病因可分为药物相关性 AIN,感染相关性 AIN 及自身免疫性 AIN。下面仅着重讨论药物相关性 AIN。

一、诊断标准

1.用药史　能引起 AIN 的药物种类繁多,主要包括抗生素、磺胺、非甾体抗炎药(包括解热镇痛药)、利尿剂等。

2.临床表现

(1)药物过敏表现:主要表现为药物热、药疹、外周血嗜酸性粒细胞增高,少数病例还可出现轻微关节痛和淋巴结肿大。某些患者还能出现血液系统(如血小板减少)或(和)肝脏(如丙氨酸氨基转移酶升高)损害表现。而非甾类抗炎药引起者有时却缺少上述过敏表现。

(2)尿检验异常:包括蛋白尿(常为轻度蛋白尿,定量在 1g/d 左右,但是非甾类抗炎药引起者可出现大量蛋白尿),血尿(可出现肉眼血尿),白细胞尿(常出现无菌性白细胞尿,AIN 早期还能发现嗜酸性粒细胞尿)及管型尿(包括颗粒管型、白细胞或红细胞管型)。

(3)急性肾功能损害:均可见不同程度的肾小球功能异常,常出现少尿或非少尿性急性肾衰竭,部分患者需要透析治疗。肾小管功能损害突出,常出现肾性糖尿、低渗透压尿及低比重尿,偶见范可尼综合征或(和)肾小管酸中毒。

3.病理表现

(1)光学显微镜检查:可见肾间质水肿,弥漫性淋巴细胞及单核细胞浸润,伴数量不等的嗜酸性粒细胞及中性粒细胞浸润,有时可见上皮样细胞肉芽肿及肾小管炎。肾小管上皮细胞呈退行性变,重者出现灶状坏死。肾小球及肾血管正常。

(2)免疫荧光检查:一般均为阴性,由新型青霉素Ⅰ引起者有时可见 IgG 及 C_3 沿肾小球基底膜呈线样沉积。

(3)电子显微镜检查:能进一步证实光镜所见,可是由非甾体抗炎药引起者,有时可见肾小球微小病变病改变(脏层上皮细胞足突广泛融合)。

具有明确用药史及典型药物过敏表现、尿检异常和急性肾损害者,可以不做肾穿刺活检,从临床上作药物性 AIN 诊断并开始治疗。但是,对于临床表现不典型,尤其缺乏药物过敏表现者(常见于非甾类抗炎药致病时),则必须及时进行肾穿刺病理检查确诊。肾穿刺病理检查是诊断 AIN 的"金指标"。

二、治疗原则

1.停用致敏药物　要及时停用致敏药或可疑致敏药,并要避免再次使用同类药物。许多患者在停用相关致敏药后,病情即可显著改善至恢复,而无需进行免疫抑制治疗。

2.免疫抑制治疗

(1)糖皮质激素:可给予泼尼松 30～40mg/d,若患者肾功能在用药 2～3 周内获得改善,则可逐渐减量。共服用 2～3 个月。应用激素常能加快疾病缓解。

(2)免疫抑制剂:大多数病例皆无需并用免疫抑制剂。不过如果开始治疗偏晚,且单用激素疗效欠佳时(糖皮质激素规则治疗 2 周未见肾功能好转),仍可考虑加环磷酰胺 2mg/(kg·d)口服,仅服用 4～6 周。

3.透析治疗　急性肾衰竭患者达到透析治疗指征时,应及时进行透析治疗,以维持生命,赢得治疗时间。

(何敬东)

第十九节　肾小管酸中毒

肾小管性酸中毒(renal tubular acidosis)是近端肾小管重吸收碳酸氢盐离子(HCO_3^-)障碍或(和)远端肾小管排泌氢离子障碍,所导致的阴离子间隙正常的高氯性代谢性酸中毒。部分患者虽已有肾小管酸化功能障碍,但临床尚无酸中毒表现,此时则称为不完全性肾小管性酸中毒。

依据病变部位及发病机制,现常将肾小管性酸中毒分为如下 4 型:远端肾小管酸中毒(Ⅰ型),近端肾小管酸中毒(Ⅱ型),混合型肾小管酸中毒(Ⅲ型)及高血钾型远端肾小管酸中毒(Ⅳ型)。

一、诊断标准

1.Ⅰ型肾小管酸中毒　主要表现为:血清氯离子(Cl^-)增加,钾离子(K^+)减少,尿中可滴定酸或(和)铵离子(NH_4^+)减少,尿液不能酸化至 pH<5.5,血 pH 下降,但是阴离子间隙(AG)正常。

患者常出现高尿钙、高尿磷、低血钙、低血磷及继发性甲状旁腺功能亢进。严重的钙磷代谢紊乱常引起骨病(儿童佝偻病及成人软骨病)、肾结石及肾钙化。

不完全性Ⅰ型 RTA(已存在尿酸化功能障碍,但是尚未出现代谢性酸中毒)患者尚需做氯化铵负荷试验(有肝病者可用氯化钙代替氯化铵进行试验),只有尿 pH 始终>5.5 才能确诊。

2.Ⅱ型肾小管酸中毒　Ⅱ型肾小管性酸中毒常是范可尼综合征的一个组成部分。与Ⅰ型肾小管性酸中毒比较,本型有如下特点。

(1)虽均为 AG 正常的高血氯性代谢性酸中毒,但是化验尿液可滴定酸及 NH_4^+ 正常,而 HCO_3^- 增多。而且,由于尿液仍能在远端肾小管酸化,故尿 pH 仍常在 5.5 以下。

(2)低钾血症常较明显,但是,低钙血症及低磷血症远比Ⅰ型肾小管性酸中毒轻,骨病也较轻,并极少出现肾结石及肾钙化。

不完全性Ⅱ型RTA患者也需要做碳酸氢盐重吸收试验,只有碳酸氢盐排泄分数＞15％才能确诊。

3.Ⅲ型肾小管酸中毒　同时具有Ⅰ型及Ⅱ型肾小管性酸中毒的表现,即尿中可滴定酸或(和)铵离子减少,尿 HCO_3^- 增多,临床表现较重。

4.Ⅳ型肾小管酸中毒　本型肾小管性酸中毒有如下特点。

(1)多见于某些轻、中度肾功能不全患者(以糖尿病肾病、梗阻性肾病及慢性间质性肾炎最常见)。

(2)临床上呈现AG正常的高血氯性代谢性酸中毒及高钾血症,其酸中毒及高血钾严重度与肾功能不全严重度不成比例。

(3)尿 NH_4^+ 减少,但是酸负荷时尿pH仍可能下降至5.5以下。

(4)血清醛固酮水平降低,但也有正常者,而后者远端肾小管对醛固酮反应减弱(肾小管醛固酮抵抗)。

二、治疗原则

1.纠正代谢性酸中毒　Ⅰ～Ⅲ型肾小管性酸中毒均可用枸橼酸及枸橼酸钾合剂治疗,但是Ⅱ型还常需并用大剂量碳酸氢钠(6～12g/d)才能有效控制酸中毒。Ⅳ型肾小管性酸中毒用上述枸橼酸合剂有可能加重高钾血症,故可改用枸橼酸及枸橼酸钠合剂,也常并用碳酸氢钠,纠正酸中毒及补充钠盐均有利于降低高血钾。用上述药物治疗后,应力争将血清 HCO_3^- 矫正至22～24mmol/L水平。

2.纠正电解质紊乱　Ⅰ～Ⅲ型肾小管性酸中毒患者的低钾血症,可服用10％枸橼酸钾溶液或含枸橼酸钾的枸橼酸合剂治疗,但不要应用氯化钾,以免加重高氯性酸中毒。Ⅳ型肾小管性酸中毒患者的高钾血症,应避免应用潴钾药物及进食含钾高的食物、饮料和药物(包括中药汤剂),可口服离子交换树脂如聚丙乙烯磺酸钠(sodium polystyrene sulfonate)及服用利尿剂如呋塞米(furosemide)来促进钾排泄。出现严重高血钾(≥6.5mmol/L)时应及时进行透析治疗。

3.防治肾结石和肾钙化　Ⅰ型肾小管性酸中毒需特别注意肾结石和肾钙化的预防,服用枸橼酸及枸橼酸钾合剂是有效防治措施之一。此合剂除能纠正代谢性酸中毒及补钾外,还能使尿钙以枸橼酸钙形式排出,枸橼酸钙溶解度高,不易形成肾结石及肾钙化。

4.骨病治疗　对已发生严重骨病而无肾结石及钙化的患者,可小心应用骨化三醇及钙剂治疗。

5.其他治疗　重症Ⅱ型肾小管性酸中毒患者在服用枸橼酸及枸橼酸钾合剂和碳酸氢钠的同时,还可配合服用小剂量氢氯噻嗪,以增强近端肾小管 HCO_3^- 重吸收,纠正酸中毒。

对存在低醛固酮血症或肾小管醛固酮抵抗的Ⅳ型肾小管性酸中毒患者,可考虑给予口服氟氢可的松(fludrocortisone)治疗,但是此药能导致明显的水钠潴留,常需配合袢利尿剂应用。

此外,如果导致肾小管性酸中毒的基础疾病能够治疗,此基础病也应积极治疗。

(何敬东)

第二十节 肾盂肾炎

一、急性肾盂肾炎

急性肾盂肾炎(acute pyelonephritis)是各种病原微生物侵犯肾盂及肾实质引起的急性炎症。病原体常为革兰阴性杆菌,其中大肠埃希菌最常见。通常感染途径是上行感染,仅少部分是血液感染或直接感染。

（一）诊断标准

1.易感者 好发于生育年龄妇女、老年人、糖尿病患者、免疫力低下者及尿路畸形者。

2.临床表现 患者常有尿频、尿急及尿痛等泌尿系刺激症,并出现寒战、高热(体温常超过 38.5℃)及腰痛等全身症状。体格检查患侧脊肋角叩击痛阳性。反复寒战、高热的患者(尤其是老年女性、抵抗力低下的患者)要考虑继发败血症可能。

3.实验室检查

（1）血常规:外周血白细胞总数升高,分类核左移。

（2）尿常规:尿白细胞增多,常伴少量红细胞(均一红细胞血尿)及蛋白,并偶见小圆上皮细胞、白细胞管型及颗粒管型。

（3）尿培养:清晨清洁后中段尿细菌培养菌落数≥10^5/ml;或膀胱穿刺尿细菌培养有细菌生长(不管菌落多少)。

（4）血培养:当疑及败血症时,要及时进行血培养检验(尽可能在应用抗生素前抽血),败血症时血培养常呈阳性结果,且细菌与尿培养所获细菌一致。

（5）肾功能检查:一般均正常。

（二）治疗原则

通过积极正确的抗感染治疗,本病可以痊愈,多数情况下不遗留后遗症。

1.抗感染治疗

（1）抗微生物药物选择:应该先留尿标本送培养,以便依据细菌培养的药物敏感试验结果指导用药。在获得尿培养药敏试验结果前,可先选用广谱并偏重于革兰阴性杆菌的抗微生物药物治疗。治疗 3 天后若病情明显好转,可以继续沿用原有药物治疗;治疗 3 天未见好转,即应参考尿培养药敏试验结果,改用高敏药物。

（2）抗微生物药物给药途径:临床症状重时均采用静脉给药,体温正常 3 天后改为口服;而临床症状轻者可以一直口服抗微生物药治疗。

（3）抗微生物药治疗疗程:应该至少用药 2 周。少数患者 2 周后尿培养仍阳性,则应根据药物敏感试验结果,再选用其他高敏药物继续治疗 2～4 周。

1)常用静脉药物:①头孢类抗生素如头孢曲松及头孢噻肟等。②青霉素类抗生素如氧哌嗪青霉素及他唑巴坦。③喹诺酮类药物如环丙沙星及左氧氟沙星等。④β—内酰胺类抗生素如美洛培南等。氨基糖苷类抗生素由于具有肾毒性要慎用。

2)常用口服药物:①磺胺类:最常用复方磺胺甲基异噁唑。②喹诺酮类药物如环丙沙星及左氧氟沙星等。③青霉素类抗生素如复方阿莫西林克拉维酸。④头孢类抗生素如头孢氨苄及头孢克肟等。近年来国内大肠埃希菌对磺胺类药及氟喹诺酮类药的耐药率很高,用药时需要注意。

2.对症治疗　患者应该多饮水及休息;泌尿系刺激症明显时可服碳酸氢钠1g,每日3次,碱化尿液;高热患者可物理降温,必要时服用退热药。

急性肾盂肾炎的临床治愈标准是:症状消失,尿常规化验正常及尿细菌培养阴性。

(三)再发性尿路感染的诊断与治疗

再发性尿路感染(recurrent urinary tract infection)可以区分为复发(relapse)及重新感染(reinfection)两种情况:①复发:仍由原先的致病菌引起感染,通常在停药后1月内发生;②重新感染:系由新的致病菌引起感染,常在停药1月后发生。

复发较少见(约占再发性尿路感染的20%),提示存在复杂性尿路感染可能,应进一步做相应检查。治疗应根据尿细菌培养药物敏感试验结果选用高敏药物,并延长用药时间至6周。

重新感染较多见(约占再发性尿路感染的80%),提示尿路防御感染的能力差。因此对于频繁(≥3次/年)重新感染者,在使用敏感抗感染药物将其临床治愈后,应续用敏感药物作低剂量长疗程抑菌治疗,例如复方磺胺甲基异噁唑半片或呋喃妥因50mg或氧氟沙星0.1g,于晚间睡觉前或性生活后排尿后服用1次,共服用0.5~1年或更长。

二、慢性肾盂肾炎

慢性肾盂肾炎(chronic pyelonephritis)是病原微生物感染引起的肾盂、肾盏和肾间质的慢性炎症及纤维化,可导致肾功能损害,并最终进入终末期肾脏病。慢性肾盂肾炎一般只见于复杂尿路感染。

(一)诊断标准

慢性肾盂肾炎尚缺乏统一诊断标准,曾经认为急性肾盂肾炎多次发作或持续不愈1年以上,即可诊断慢性肾盂肾炎。近年来认为慢性肾盂肾炎与发病时间并无直接关系,而取决于有无肾盏、肾盂及肾间质的纤维化及相应的肾功能变化。下列标准可供参考。

1.具备复杂尿路感染特点

(1)尿路解剖异常,如尿道狭窄、前列腺肥大、输尿管受压、尿路结石等病导致的尿路梗阻。

(2)尿路功能异常,如神经性膀胱、膀胱输尿管反流等病导致的排尿功能异常。

(3)尿路留置导管或支架,如留置导尿管,膀胱造瘘,输尿管支架,以及留置肾盂引流管等。

(4)全身易感因素,如糖尿病,免疫功能低下(艾滋病、应用免疫抑制治疗)等。现在认为,无上述复杂尿路感染因素的患者极少出现慢性肾盂肾炎。

2.具有慢性间质性肾炎表现　常见远端肾小管浓缩功能障碍(夜尿增多,尿比重及渗透压降低等),甚至出现肾小管酸中毒,后期血清肌酐增高。此病的肾小管功能损害比肾小球功能损害出现早,且相对重。伴随慢性肾功能不全常出现高血压及贫血。

3.影像学检查(如螺旋CT增强扫描)　可见肾皮质瘢痕及肾盏牵拉、扩张、变形等改变,对诊断意义大。

仅少数患者具有典型的急性肾盂肾炎病史,而多数患者表现不典型,或呈现间歇性无症状菌尿,或呈现间歇性尿频、尿急等下尿路感染症状,或仅呈现间歇性低热和(或)腰腹部不适。

(二)治疗原则

1.病因治疗 应尽量去除导致复杂尿路感染的因素,如去除尿路解剖及功能异常、控制糖尿病、纠正免疫功能低下等。

2.抗感染治疗 有再发性尿路感染发生时,应及时进行抗感染治疗。

3.针对慢性间质性肾炎治疗 出现慢性肾功能不全时应给予非透析保守治疗,包括纠正贫血及高血压。进入终末期肾脏病时,应及时进行肾脏替代治疗,包括血液透析、腹膜透析及肾移植。

若出现肾小管酸中毒也应相应处理。

(何敬东)

第二十一节　多囊肾病

多囊肾病(polycystic kidney disease,PKD)是人类最常见的单基因遗传性肾脏疾病。患者的双肾出现许多大小不等的液性囊泡,且此囊泡随年龄增长而渐进增多增大,侵占及破坏肾脏正常结构,致使慢性肾功能不全出现,并最终进入终末期肾衰竭。据欧美国家报道,PKD是导致终末期肾脏病的第4位病因,仅位于糖尿病肾病、高血压肾硬化症及肾小球肾炎之后。按遗传方式多囊肾病可分为常染色体显性多囊肾病(AD-PKD)和常染色体隐性多囊肾病(ARPKD),成人患者主要是前者,本章仅对其作一简介。ADPKD的致病基因主要有两个,分别称为PKD1和PKD2。PKD1基因定位于第16染色体短臂(16P13.3),其编码的蛋白称为多囊蛋白1,PKD1基因突变引起的ADPKD占85%~90%;PKD2定位于第4染色体长臂(4q22~23)上,其编码的蛋白质称为多囊蛋白2,PKD2基因突变占10%~15%。

一、诊断标准

1.临床表现

(1)发病年龄:患者常在30岁后才出现多囊病变及相应症状。

(2)腹部肿块:多囊肾发病后,囊肿随年龄增长而增多增大,导致肾脏体积渐进增大,以致腹部检查可触及肿大肾脏(质较硬,表面不光滑,随呼吸上下移动)。如果伴发多囊肝,右上腹还能触及肿大肝脏。增大的肾脏牵撑肾被膜能使患者出现背部及胁肋部顿痛,而囊肿继发出血及感染时疼痛将明显加重。

(3)血尿:30%~50%的患者呈现血尿(均一红细胞血尿),包括镜下血尿或肉眼血尿,肉眼血尿常反复发作,多能在卧床休息及止血药治疗后停止出血。但是也有肉眼血尿出血量大、反复排出血块,卧床及止血药治疗无效,导致血压下降及严重贫血者,而必须做选择性肾动脉栓塞止血或切除患肾。血尿常不伴蛋白尿,或仅伴轻度蛋白尿。

(4)囊肿感染:患者常出现高热、患侧腰痛及叩击痛,化验外周血白细胞增多及核左移。CT和核磁共振(MRI)影像学检查能帮助确诊。

(5)尿路结石:20%的多囊肾患者可出现尿路结石。

(6)高血压:常于多囊肾早期出现,其血压增高要比普通人群早十余年。随着肾功能损害进展,高血压发病率逐渐增高,且更难控制。进入终末期肾衰竭时,几乎所有患者均有高血压。

(7)慢性肾衰竭:随年龄增长,肾脏囊肿逐渐增多增大,侵占及破坏正常肾组织,导致慢性进展性肾功能不全,最终进入终末期肾衰竭。文献统计 60 岁以上患者终末期肾衰竭约占一半。随肾损害进展患者逐渐出现贫血。

(8)其他器官病变:ADPKD 还能引起肝、胰、脾等器官囊肿,以及颅内动脉瘤、心瓣膜疾病及结肠憩室等非囊肿病变。

2.家系调查 85% 的 ADPKD 患者具有常染色体显性遗传病特征,即代代发病,男女发病率均等,患者为杂合子,外显率几乎 100%,但约 15% 的 ADPKD 患者无家族遗传病史,可能是基因突变导致发病。

3.影像学检查

(1)B 型超声检查:是诊断 ADPKD 的首选诊断方法,具有方便、价廉和无创等优点。用高敏感度超声机器检查可发现直径为 1.5~2.0mm 的小囊肿。

(2)腹部平片及静脉肾盂造影:对 ADPKD 诊断很有意义,并能发现囊壁钙化及肾内结石等。

(3)CT 或 MRI 检查:诊断 ADPKD 很有价值,当囊肿发生出血或感染时,CT 和 MRI 还能提供有用的诊断信息。

4.基因检查 主要有基因连锁分析及直接突变基因检测,对症状前诊断及产前诊断有意义。

二、治疗原则

1.一般治疗 体外实验证明咖啡因可刺激肾囊肿生长,因此患者不宜多食含咖啡因的巧克力、咖啡及浓茶。避免肾毒性药物。当囊肿较大时避免剧烈体力活动和腹部受创,以免囊肿破裂。

2.止血治疗 出现肉眼血尿的患者,需卧床休息,并给出血药治疗。出血量较大时可用醋酸去氨加压素(desmopressin acetate)和抑肽酶(aprotinin)进行治疗。出血量大导致血压下降时需及时输注血浆或血浆代用品(低分子右旋糖酐或羟乙基淀粉溶液),出现严重贫血时需要输注红细胞悬液。上述保守治疗无效的大出血患者,需行选择性肾动脉栓塞止血的介入治疗。只有介入治疗止血失败才考虑外科手术切除患肾。

3.抗感染治疗 囊肿感染需要及时抗感染治疗。如有条件可在 B 超或 CT 引导下行囊肿细针穿刺,抽取囊液做细菌培养及药物敏感试验,以指导临床选用抗菌药物。否则,应联用水溶性和脂溶性抗生素,前者包括氨苄青霉素及第二、第三代头孢菌素,后者包括磺胺类药(如复方磺胺甲基异噁唑)、氟喹诺酮类药及甲硝唑等。如果规则应用抗生素治疗 1~2 周,感染仍无法控制,则应考虑做感染囊肿引流术。

4.控制高血压 严格控制多囊肾患者的高血压,能延缓肾功能损害进展,并降低死亡率。降血压目标值为 130/80mmHg,老年人可适当放宽。常首先用血管紧张素转化酶抑制剂或血管紧张素 AT,受体阻滞剂配合钙通道阻滞剂治疗,效差时再联用利尿药、β—受体阻滞剂和其他降压药。

5.手术治疗 对于高血压难以控制的 ADPKD 患者,可考虑进行囊肿去顶减压术,此手术有利于血压控制。

6.肾脏替代治疗 患者进入终末期肾衰竭时,需要进行肾脏替代治疗。增大的多囊肾占据腹腔不少容积,这对做腹膜透析不利,所以多采用血液透析治疗。另外,肾移植是治疗多囊肾肾衰竭的又一选择。如果患者反复囊肿感染、出血,或存在顽固的严重高血压,在肾移植前还可切除患肾。

(何敬东)

第二十二节　肝肾综合征

肝肾综合征(hepatorenal syndrome,HRS)是晚期肝硬化的一个严重并发症,主要发生在失代偿性肝硬化、腹水及肝衰竭患者,它是内源性血管活性物质失衡及系统性循环功能异常(外周及内脏血管扩张及肾脏血管收缩)而导致的功能性肾衰竭(即肾前性肾衰竭)。HRS也能发生于急性肝衰竭患者。HRS治疗困难,预后差,常导致患者死亡。

一、诊断标准与分型

1.诊断标准 2007年国际腹水俱乐部(IAC)提出的HRS诊断标准如下。

(1)肝硬化伴腹水。

(2)血清肌酐>133μmol/L(1.5mg/dl)。

(3)停用利尿剂并应用白蛋白扩容治疗2天以上,血清肌酐值没有改善(未能下降至133μmol/L或更低)。

(4)无休克。

(5)目前或近期没有应用肾毒性药物。

(6)能除外器质性肾脏疾病(例如尿蛋白>500mg/d,尿红细胞>5个/HP,或超声提示肾实质性改变)。

总之,HRS缺乏特异性表现,因此需要除外其他病因的肾衰竭才能诊断。

2.疾病分型 HRS分为Ⅰ型和Ⅱ型。Ⅰ型HRS肾功能损害进展迅速,2周内血清肌酐倍增,且>221μmol/L(2.5mg/dl),预后极差。Ⅱ型HRS肾功能损害进展缓慢(数周至数月),血清肌酐仅升高至133~22μmol/L(1.5~2.5mg/dl)范围,常伴难治性腹水。若存在促发因素(如感染、大出血、放大量腹水),Ⅱ型HRS即可能转化成Ⅰ型HRS。

二、防治原则

(一)预防措施

1.防治HRS的促发因素

(1)防治感染,尤其是自发性细菌性腹膜炎。

(2)避免大量放腹水(放腹水量较大时,要同时输注血浆白蛋白)和过度利尿。

(3)防治消化道大出血,食管静脉曲张患者应禁食坚硬食物,药片应磨碎服用。

(4)防治低血压、低血容量及电解质紊乱等。

2.肝病治疗 应用保肝药物,并避免使用肝毒性药物,以防止肝病恶化。患者出现肝昏迷时应严格限制饮食蛋白质,并可予泻剂、清洁灌肠以清除肠道内含氮废物。

（二）放腹水及利尿治疗

针对腹水可进行如下治疗。

1.放腹水治疗　适当地反复放腹水有助于改善肾脏血流动力学，但不宜一次放过多腹水。一般首次仅放腹水 1L，而后逐渐增加至每次放腹水 3L，并同时静脉输注血浆白蛋白，每放腹水 1L 应补充白蛋白 6～8g。

2.利尿治疗　应根据个体情况摸索出达到稳定利尿效果的最小利尿剂药量。在放腹水之后使用静脉袢利尿剂常能增进利尿效果。

（三）缩血管药物与输注白蛋白联合治疗

缩血管药物与输注白蛋白联合治疗能够减轻内脏血管扩张，改善血管活性物质平衡，而达到增加肾脏血流量及减轻肾前性肾衰竭的目的。缩血管药物包括以下几种。

1.血管加压素类似物，如特利加压素（terlipressin）和鸟氨酸加压素（ornipres－sin）。

2.α肾上腺素受体激动剂，如去甲肾上腺素（norepinephrine）和米多君（mido－drine）。

3.生长抑素类似物，如奥曲肽（octerotide）。应用缩血管药物时要注意防止缺血及心律紊乱不良事件发生。

应用上述缩血管药物时，必须同时静脉输注白蛋白扩容。推荐剂量是首日 1g/(kg·d)，最大剂量 100g/d，而后 20～40g/(kg·d)，血清白蛋白达到 45g/L 时或出现肺水肿时均应停用。

（四）血液净化治疗

1.肾脏替代治疗　常用连续性肾脏替代治疗（CRRT），包括静－静脉血液滤过（CVVH）及静－静脉血液透析滤过（CVVHDF），能解除循环高血容量、肺水肿、高钾血症及代谢性酸中毒等，但是单用此 CRRT 治疗很难提高患者存活率，常将其作为肝移植前的过渡治疗。

2.分子吸附再循环系统（molecular absorbent recycling system，MARS）治疗　是一种新型的体外血液透析及肝脏支持治疗方法，又称为体外白蛋白透析（extracorporeal albumin dialysis，ECAD）。它应用富含白蛋白的透析液作为分子物质吸附剂，吸附清除血中与白蛋白结合的致病物质（包括血管活性物质、炎症细胞因子和氧化应激产物等），从而改善 HRS，而此透析液中的白蛋白可以经过活性炭及离子交换柱处理，然后再循环使用。MARS 尤其适于Ⅰ型 HRS 重症患者的治疗。

（五）介入治疗

做经颈静脉肝内门体支架分流（transjugular intrahepatic portosystemic stent－shunt，TIPS）能够直接降低门脉高庄，减少腹水，增加肾脏有效血容量，从而改善肾功能。对其他治疗措施无效的 HRS 患者，TIPS 可能是一种有效治疗方法，已证实它能增进Ⅰ型 HRS 患者存活。分流后若出现肝性脑病，可以应用药物防治。

（六）手术治疗

肝移植目前仍是治疗终末期肝病，尤其是伴有 HRS 等严重并发症的最佳手段，成功的肝移植可使 HRS 患者的肝、肾功能均有效恢复。

（何敬东）

第二十三节　急性肾损伤的诊断

一、急性肾损伤的诊断：分层诊断

急性肾损伤(acute kidney injury，AKI)是临床，特别是 ICU 中常见的一种危重症，其发病率在总住院患者中达 4%～7%，在 ICU 患者中高达 35%。AKI 的发生与危重患者的临床预后密切相关。多项研究已显示：即使考虑到种族、疾病严重程度等其他相关因素的影响，AKI 仍然是与病死率相关的独立风险因素。在 ICU 中发生 AKI 患者的病死率居高不下。BEST(Beginning and Ending of Supportive Therapy)多中心研究显示：发生 AKI 患者即使接受肾脏替代治疗，病死率仍高达 60%。大量文献报道的 AKI 的发病率和病死率变异极大(发病率 1%～35%，病死率 28%～82%)，造成这种现象的一个主要原因是 AKI 诊断标准不明确。文献中可查到的 AKI 诊断标准可达 35 种以上，给诊断、治疗及学术交流带来极大的困难。因此，对 AKI 进行统一诊断标准成为一个必须解决的问题。

参考严重感染、ARDS 等诊断标准，AKI 的共识性诊断标准应符合以下基本条件：①能够清晰判别疾病是否存在；②能够对疾病严重程度进行判断；③对疾病严重程度的判断与预后相符；④临床上易于理解和施行。

（一）急性肾损伤诊断的发展简史

18 世纪前，关于 AKI 的参考文献很少。古希腊医学家 Galen 曾通过床旁物理方法检查膀胱是否扩张来诊断是否有尿闭(ischuria)。1796 年，著名解剖和病理学家 Batista Morgagni 首次根据疾病发生部位对尿闭进行了分类：尿道性尿闭、膀胱性尿闭、输尿管性尿闭和肾脏性尿闭。1888 年，因 Bright 的贡献，AKI 又被改称为急性 Bright 病，随着病理学研究的进步(包括显微镜和宏观技术的发展)，急性 Bright 病被改称为急性肾衰竭(acute renal failure，ARF)。20 世纪早期，军医学和创伤性休克的研究对 AKI 的认识做出了巨大贡献。1941 年(二战期间)，Bywaters 和 Beall 首次发表了对 AKI 研究具有里程碑意义的文章：他们报道了 4 例碾压伤后继发肾功能损害的病例。除对肾损伤自然病程进行了描述外，他们对损伤肾进行了病理学检查，证实了损伤肾存在着广泛的肾小管损伤，并且小管腔内存在着可染色的管型。这项研究为之后的研究奠定了基础，指明了研究方向，直接推动其后 10 余年内 ARF 研究的巨大发展。1951 年，Smith 在其专著《健康与疾病状态下的肾脏结构与功能》首次使用了急性肾衰竭(ARF)一词。在 20 世纪 50 年代，有 3 位医学家对 ARF 做出巨大贡献：Kolff 发明了人工肾，Merril 阐明了 ARF 的临床病因和管理策略，Schreiner 主要阐述了 ARF 的治疗策略。尽管如此，在 2004 年以前，ARF 的临床定义或诊断标准缺乏共识，直接导致了多种诊断标准并存，并最终造成文献中 ARF 的发病率和病死率差异巨大。更值得注意的是，依据传统概念诊断 ARF 进入 ICU 的患者多数已需要紧急肾脏替代治疗；而新近研究证据证实，即使血清肌酐水平微小程度的升高也可能会导致患者死亡风险发生极大变化。基于此，从 2004 年 RIFLE 标准出现以后，急性肾衰竭(ARF)被改称之为急性肾损伤(AKI)。与 ARF 相比较，AKI 更可体现疾病发生发展的整体进程，从微小的肾功能改变到需要肾脏替代治疗的严重肾衰竭都可在 AKI 概念中得到体现(图 6—1)。

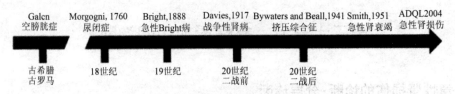

图 6—1 AKI 诊断发展史示意图

(二)急性肾损伤的现代诊断标准

1. RIFLE 诊断标准 2004 年,急性透析质量指导组(Acute Dialysis Quality Initiative Group,ADQI)制定了 AKI 的共识性诊断标准:RIFLE 分层诊断标准(表 6—8)。

表 6—8 AKI 的 RIFLE 诊断标准

分期	sCr 或 GRF	尿量
危险期(R)	sCr×1.5,或 GFR 下降>25%	尿量<0.5ml/(kg·h),时间>6 小时
损伤期(I)	sCr×2.0,或 GFR 下降>50%	尿量<0.5ml/(kg·h),时间>12 小时
衰竭期(F)	sCr×3.0,或 GFR 下降>75%	少尿,尿量<0.3ml/(kg·h),时间>24 小时;或无尿,时间>12 小时
失功能期(L)	持续 ARF,即肾功能完全丧失>4 周	
终末期(ESRD)	肾功能持续丧失 3 个月以上	

注:sCr 二血清肌酐,GFR=肾小球滤过率。

RIFLE 使用了两项诊断标准:①血清肌酐水平或肾小球滤过率较基线的变化值;②单位时间内每千克体重尿量。依据这两项标准将 AKI 分为 5 期:1 期风险期(risk of renal dysfunction,R);2 期损伤期(injury to the kidney,I);3 期衰竭期(failure of kidney function,F);4 期失功能期(loss of kidney function,L);5 期终末期(end stage renal disease,E)。很明显,前三期(R、I、F 期)是急性肾损伤的不同严重程度分级,后两期(L、E 期)是判断患者肾功能预后的分级,如果 AKI 患者肾功能丧失超过 4 周即为失功能期(L 期),超过 3 个月即为终末期(E 期)。

自 RIFLE 诊断标准发表到 2010 年,全球已有超过 55 万人使用了该标准,引用该标准的原始文献超过 17 万篇,已达到对 AKI 诊断标准化的目的。

2. AKIN 诊断标准 随着 RIFLE 标准的广泛使用,其缺陷也逐渐暴露出来,引起人们的关注。RIFLE 标准忽视了肌酐和尿量的轻微改变,然而近年来越来越多的研究认为肌酐值升高 150% 过于保守,轻微的肌酐值的变化对预后也可能有极大的影响。基于这些原因,2005 年 9 月急性肾损伤网络(Acute Kidney Injury Network,AKIN)专家组在荷兰阿姆斯特丹召开会议对 RIFLE 标准进行了讨论和修正,并于 2007 年发布了新的标准－AKIN 标准。根据该标准,将 AKI 定义为:不超过 3 个月的肾脏功能或结构方面的异常,包括血、尿、组织检测或影像学方面的肾损伤标志物的异常。其诊断要点为:肾功能突然减退,患者在 48 小时内血清肌酐升高绝对值≥26.5μmol/L(0.3mg/dl);或血清肌酐值较基线升高≥50%(增加 1.5 倍);或尿量<0.5ml/(kg·h)时间超过 6 小时。具体分级标准见表 6—9。

表 6—9　AKI 的 AKIN 诊断标准

分期	血清肌酐	尿量
1 期	血清肌酐绝对值升高≥26.5μmol/L，或相对升高，血清肌酐较基础值升高 50%以上	尿量<0.5ml/(kg·h)，时间>6 小时
2 期	血清肌酐相对升高，血清肌酐较基础值升高 200%～300%	尿量<0.5ml/(kg·h)，时间>12 小时
3 期	血清肌酐相对升高，血清肌酐较基础值升高 300%以上；或绝对值≥353.6μmol/L 且急性升高≥44.2μmol/L 以上	少尿，尿量<0.3ml/(kg·h)，时间>24 小时；或无尿，时间>12 小时

与 RIFLE 诊断标准相比较，AKIN 诊断标准做了 5 个方面的修改：①保留了 RIFLE 诊断标准的 3 个急性期变化，但取消了 R、I 和 F 分期名称，改为数字分期。1、2、3 期基本对应于 RIFLE 的 R、I 和 F 分期。②取消了肾小球过滤率（GFR）变化标准，单纯采用肌酐标准。③在 1 期诊断标准中增加了血清肌酐绝对值升高≥26.5μmol/L(0.3mg/dl)，肌酐变化值更小，可能提高了诊断的敏感性。④将所有接受肾脏替代治疗（RRT）的患者划分为 AKI 3 期，相当于 RIFLE 标准的衰竭期（failure）。⑤取消了 RIFLE 诊断标准中判断预后分级的两个分期（L 期和 E 期）。

AKIN 标准将诊断时限限制在 48 小时以内，并强调了血清肌酐的动态变化，如此可能会带来以下好处：①排除了肾功能长期缓慢改变带来的误诊；②采用肌酐绝对值变化作为诊断标准，肌酐变化值更小，同时避免了基线值无法确定所带来的诊断困难，为临床上 AKI 的早期诊断和干预提供了可能性；③对于造成肌酐和尿量短期急剧改变的可可早期纠正的"可逆性"病因，如容量不足或尿路梗阻，提供了充足的复苏和纠正时间，有助于提供更准确的诊断。

3. RIFLE 和 AKIN 诊断标准在临床实践中的异同　自从 RIFLE 和 AKIN 诊断标准发布以后，大量临床研究和文献报道均采用了这两个标准来诊断 AKI，由此也对两个标准在临床实践中异同提供了大量循证医学方面的证据。Bagshaw 等对入 ICU 当天患者分别采用两种标准进行评估，结果显示 AKIN 由于放宽了 1 期的诊断标准，诊断敏感性增加（更多患者被诊断为 AKI），但两个标准之间差异很小（只有 1%）。其后 Joannidis 等进行的后续研究发现，运用 AKIN 血清肌酐绝对值标准（48 小时内血清肌酐绝对值增加 26.5μmol/L）可较 RIFLE 标准多确诊 9%的患者，但此效果只体现在 1 期诊断上（多诊断出的患者均属于 AKI 1 期）。如果单独运用 AKIN 标准，却较 RIFLE 标准漏诊约 27%，这些漏诊的患者最终有近 50%发展到符合 AKIN 的 2 期和 3 期标准。对此现象，Srisawat 等设计了一个图释例证表进行解析（图 6—2）。

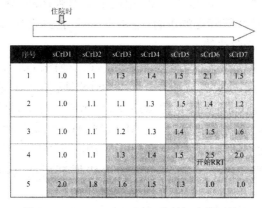

图 6—2　RIFLE 和 AKIN 诊断标准的比较

所有患者血清肌酐基线值假设为 88.4μmol/L(1.0mg/dl，换算系数=88.4)；SCr：血清肌酐

例1：运用 AKIN 标准（血清肌酐绝对值增加 26.5μmol/L），患者可于入住第三天诊断为 AKK（1期）；而依据 RIFLE 标准（较基线值增加 50%），则患者第五天方可诊断，诊断明显较 AKIN 延迟。但是，假设患者入院后前两天未行血清肌酐检查，则运用 AKIN 绝对值标准需至第六天方可确诊。在此种情况下，运用相对值增长可以更早地诊断 AKI。

例2：无论运用哪种肌酐标准（绝对值或相对值增加），患者均需第五天方可确诊。

例3：虽然患者在第四天达到血清肌酐绝对值增加 26.5μmol/L，第六天达到血清肌酐相对值增加 50%，但如果严格按照 AKIN 标准的 48 小时诊断窗，无论运用哪种血清肌酐标准（绝对值或相对值增加），均无法诊断为 AKI。这明显暴露出 AKIN 标准的局限性。按照 RIFLE 标准，患者可于第六天确诊。

例4：患者于第六天开始 RRT，尽管此时血清肌酐小于基线值 3 倍，按照 AKIN 标准，应可诊断为 AKI3 期。

例5：患者入院时即为高血清肌酐，如果基线值已知或能够计算出来（如利用 MDRD 公式），则患者入住即可诊断为 AKI。即使基线值未知，患者第六天血清肌酐恢复至 88.4μmol/L（1.0mg/dl），此时也可诊断为 AKI。

通过以上图释，可以看出 AKIN 和 RIFLE 之间存在着微小但很重要的差别，在临床应用时应予注意。以上图释只是依据肌酐标准，除此标准外，两者还存在着相同的尿量标准。临床上许多患者在肌酐水平未达标准之前，通过尿量变化亦可诊断 AKI。但 Haase 等对 282 名心肺分流术患者采用了 RIFLE 标准及 AKIN 标准进行前瞻性 AKI 分期研究，AKI 的发病率分别为 45.8%（RIFLE 组）与 44.7%（AKIN 组），两者住院病死率预测价值上相似，血清肌酐是很有力的住院病死率预测因子，而尿量则是最弱的预测因子。由此可以看出，临床诊断中应以血清肌酐水平为主要标准，辅以尿量进行诊断。为了提高诊断的敏感度，对于高危患者，增加血清肌酐的检测频率（8～12 小时一次）在临床上是合理的。

对于无法获得基线值的患者，ADQI 也提出了推荐性意见：使用低于正常值的 GFR [75ml/(min·m²)]，依据 MDRD 公式来逆推患者的基线血清肌酐水平。MDRD 公式如下：

$$eGFR = 170 \times sCr^{-0.999} \times 年龄^{-0.176} \times BUN^{-0.170} \times ALB^{0.318} \times (0.762, 女性)$$

式中 BUN：尿素氮；ALB：白蛋白。

有学者研究了在无血清肌酐基线值情况下，采用 3 种肌酐值（入院时血清肌酐、入 ICU 时血清肌酐和 MDRD 公式推导出的血清肌酐）中的最低值来诊断 AKI，结果证实了入 ICU 时高血清肌酐值而又无慢性肾脏病史的患者，运用 MDRD 公式推导出的理论血清肌酐水平作为基线值用以诊断 AKI 是合适的。

基于现有的关于 RIFLE 和 AKIN 诊断标准的比较研究，还无法得出 AKIN 标准优于 RIFLE 标准的结论，甚至某些情况下，RIFLE 比 AKIN 具有更高的诊断敏感性。目前研究显示符合 AKIN（48 小时内血清肌酐绝对值增加 26.5μmol/L 以上）标准而不符合 RIFLE 标准的患者，几乎都属于 AKIN1 期的患者，且其 AKI 诊断与其临床症状相符，将这些患者确诊为 AKI 看起来是合理的；而依据肌酐相对值变化符合 RIFLE 标准但不符合 AKIN 标准的患者，其分级则分布于 R 期到 F 期，且病死率也随着分级增高而增高，这部分患者也应被诊断为 AKI。

（三）ICU 中急性肾损伤诊断中应注意的问题

1. 了解流行病学特点，密切关注高危因素。AKI 发生的高危因素在 ICU 与普通病房中存在一定差异。在美国一项 325000 人参与的大样本研究发现，入住 ICU 时被诊断为 AKI 的病因中，心血管疾病和心血管手术分别占到 28% 和 14%。BEST 多中心研究同样显示心血管手术是 AKI 的最常见危险因素，27% 的 AKI 患者继发于心源性休克；紧随其后的是心血管疾病、严重感染和呼吸衰竭。因此，对于因以上病因转入 ICU 的患者，ICU 医师应高度重视其 AKI 的发生风险。

2. 及时纠正急性"可逆性"病因，避免误诊或因延误治疗导致 AKI 发生。前已述及，对于造成肌酐和尿量短期急剧改变的、可早期纠正的"可逆性"病因，如容量不足或尿路梗阻，应尽快诊断并及时充分复苏和纠正，避免误诊 AKI 或因延误治疗导致肾脏发生实质性改变，最终发生 AKI。

3. 了解标准局限性，联合其他指标，早期诊断。利用已有的共识性标准，尽早做出诊断，以便早期开始干预。AKIN 标准在早期诊断中具有一定的优点，应充分加以利用。同时应充分认识到 AKI 早期缺乏特征性临床表现，且血清肌酐只有在肾功能明显受损时才能检测出变化，敏感性欠佳。如条件允许，对临床上存在 AKI 高危风险的人群应密切关注血和（或）尿中生物学标记物的变化，以期及时和早期的发现和诊断。临床上如患者出现下列征象应考虑 AKI 的可能：①突发的少尿或无尿；②不明原因的充血性心力衰竭、急性肺水肿；③不明原因的电解质紊乱和代谢性酸中毒；④突发全身水肿或水肿突然加重。

4. 对肾前性、肾性和肾后性进行及时鉴别诊断。对所有诊断为 AKI 的患者均应进行肾脏超声检查，判断是否存在肾后性梗阻。条件允许时，应进行肾血流检测、肾血管阻力指数测定，有助于对预后进行判断。对疑诊肾前性 AKI 患者，应尽快进行液体复苏，对复苏结果进行判定以确定诊断。

二、急性肾损伤严重度评价标准

对 AKI 严重程度评估应基于两个方面：肾功能恢复情况和院内病死率。目前对于 AKI 严重程度评估多根据其诊断标准进行，此外也有研究探讨了超声、液体校正的血清肌酐、生物学标记物等对严重程度评估的作用。

（一）RIFLE/AKIN 分级与 AKI 严重程度

AKI 共识性的诊断标准应能够对疾病严重程度进行判断，并且对疾病严重程度的判断应与预后相符。

1. RIFLE R 期/AKIN 1 期　此期 AKI 应是临床上 AKI 诊断中最常见的，此期 AKI 处理及时具有很大的逆转可能性。RIFLE 分级标准中的 R 期有助于提醒临床医师 AKI 的风险增加，有利于早期开展预防或干预治疗措施。但是，由于在此阶段血清肌酐变化值相对较小，此阶段标准能否区分功能性肾功能改变（暂时性的肾脏低灌注）和器质性肾功能改变（急性肾小管坏死）目前尚无法确定。一项纳入 5383 例危重症患者的研究分析显示，1510 例患者符合 RIFLE R 期/AKIN1 期诊断，占患者总数的 28%，其中只有 840 例（56%）病情进展到更严重分级。这一方面是早期干预的结果，另一方面也无法排除部分患者是暂时性的功能性肾功能改变。此外，由于不同地区（医院）检测方法不同，血清肌酐结果必然有差异，对此临床医师应予以关注。对于诊断标准中的另一个指标—尿量，目前尚无循证医学证据证明其可用于疾病严重程度评估。这主要是由于以下几方面原因：①尿量的观察需要时间支持；②受利尿剂等药物影响；③对非少尿型 AKI 没有检测能力。但也有研究显示：接受体外循环患者，术后前 8

小时尿量少于 100ml 可作为开始早期肾脏替代治疗(RRT)的标准。以此标准接受早期 RRT 的患者其预后比依据传统标准开始 RRT 者更佳。

2. RIFLE 1 期/AKIN 2 期　进入此期的患者,其肾功能损害为功能性的可能性很小,血清肌酐和(或)尿量的变化多数是器质性肾功能改变所造成。研究证实在已根据患者危重程度、合并疾病以及年龄等因素调整后,RIFLE 1 期/AKIN 2 期与患者的院内生存率呈独立相关性。处于此期的患者约有 1/3 可发展到下一期(F 期或 3 期)。

除了肌酐、尿量监测外,为了有助于区分肾前性氮质血症和器质性肾功损害,可测定尿沉渣、尿渗透压和尿钠排泄分数(fraction excretion of filtered sodium,FE$_{Na}$)。对于肾前性氮质血症患者,尿沉渣可见大量透明管型和细颗粒管型,尿比重常大于 1.020,尿渗透压可高达 450~500mOs/L;对于肾小管坏死患者,尿沉渣中可见小管上皮和棕色细胞管型,甚至可见血红蛋白和肌红蛋白等,尿比重多低而固定在 1.010~1.012,尿渗透压低于肾前性氮质血症,但一般不低于 350mOs/L。FE$_{Na}$ 可根据下列公式计算:

$$FE_{Na}\% = [(U_{Na}/S_{Na}) \times 100]/(Ucr/Scr)$$

公式中,U$_{Na}$:尿钠浓度,S$_{Na}$:血清钠浓度,Ucr:尿肌酐浓度,Scr:血清肌酐浓度。FE$_{Na}$ 可较准确地判断肾小管功能。当 FE$_{Na}$<1%,提示肾前性氮质血症;当 FE$_{Na}$>1%,提示急性肾小管坏死。使用 FE$_{Na}$ 应注意以下一些情况:①即使是肾前性氮质血症,由于使用了利尿剂,包括甘露醇,也会出现反常性高 FE$_{Na}$。②低 FE$_{Na}$ 也并不总是代表肾血流下降,处于肾小管受损状态。肾后性梗阻早期、急性肾小球性肾炎、肌红蛋白性肾衰竭以及脓毒症诱发的 AKI 都可以出现低 FE$_{Na}$。临床医师使用该指标进行判断时应予以注意。

3. RIFLE F 期/AKIN 3 期　此期患者肾功能会发生明显下降,应该考虑 RRT,所以又将此期标准称为 AKI 肾脏替代治疗初始化的"传统"指征。其他指征还包括:容量过负荷、高钾血症、代谢性酸中毒和明显的尿毒症症状等。尽管还缺乏循证医学方面的证据,但由于数据显示进入到 RIFLE F 期/AKIN 3 期而不接受 RRT 的患者具有很高的院内病死率,因此多数专家倾向于将 AKI 肾脏替代治疗初始化指征概念扩展为提供"支持疗法"概念。虽然没有证据显示早期 RRT 可降低患者的院内病死率,但考虑到 14.2% 的 ICU 患者可进展到 RIFLE F 期/AKIN 3 期,临床医师应该思考对于 AKI 患者开展的肾脏支持疗法是否太少或太迟。

4. RIFLE L 期和 E 期　AKI 发生后的远期预后已成为 AKI 研究领域的热点。关注重点主要在影响 AKI 转成 L 期和 E 期的风险因素以及慢性肾脏病的发展进程两个方面。Uchino 的研究显示 13.8% 的 AKI 患者在出院时仍需依赖透析。急性肾衰竭试验网络(Acute Renal Failure Trials Network)研究也显示,实施 RRT 的存活的 AKI 患者其肾功能完全恢复比例不到 50%。很显然,在此领域的研究仍处于初级状态,值得进一步探索。

(二)临床其他指标与急性肾损伤严重程度

1. 液体平衡与急性肾损伤严重程度　近年来液体蓄积正逐渐引起研究者的重视,越来越多的证据表明液体蓄积可作为导致 AKI 发病率、病死率升高的独立相关因素。临床上,一定程度的液体蓄积非常多见,其对危重患者所带来的潜在危害也常常被忽视。严重感染患者应依据早期目标导向治疗(early goal directed therapy,EGDT)原则,接受大量液体输注以期纠正低血容量状态,改善器官灌注。但一项前瞻性研究显示充分的液体复苏后约 19% 的严重感染患者仍发展成 AKI,需肾脏替代治疗。液体平衡改变对患者 AKI 发生是否有影响日益引起人们研究的兴趣。Payen 对 SOAP(Sepsis Occurrence in Acutely Ⅲ Patients)研究进行二次分析发现:AKI患者平均日液体正平衡明显高于非AKI患者,接受RRT的患者也有明显的液体正平衡;早期接受RRT(入ICU后48小时内开始RRT)的患者尽管其疾病严重程度更高,但其60天病死率却明显较低。提示过度的液体正平衡可能与AKI的发生有关,一旦初始的液体复苏结束,早期进行RRT可防止液体的蓄积与过负荷,提高患者的生存率。早期开展RRT的目的是防止液体的蓄积而非单纯地纠正已蓄积的液体。

关于液体蓄积影响肾功能的原因,可能与下述因素有关:①过度水化与水肿可加速腹腔压力增高,产生腹腔间隔室综合征,造成肾脏灌注不足,肾脏功能恶化;②肾间质水肿,肾小球率过滤下降,水钠重吸收增加,水肿加重,形成恶性循环。

虽然液体正平衡与AKI的发生相关,但目前尚无证据显示严格控制液体入量可降低AKI的发病率和病死率,仍推荐充分液体复苏来维持循环稳定。

2. 液体校正肌酐水平与急性肾损伤严重程度 目前AKI的诊断(无论是RIFLE还是A-KIN标准)更多的是依赖血清肌酐水平变化。然而,严重感染、液体过负荷等因素会影响血清肌酐水平,会造成血清肌酐测量值发生变化,进而影响了血清肌酐水平与肾功能变化程度的一致性,最终造成临床AKI诊断的延误。在对PiCarD研究的二次分析中,Macedo等对253名重症患者分别采用粗肌酐和液体校正肌酐(fluid adjusted sCr)来评估液体蓄积对AKI诊断的影响(以肌酐较基线升高50%为标准)。结果显示:7天的观察期内,粗肌酐、液体校正肌酐和液体正平衡蓄积量均逐渐增加,粗肌酐(以中位数显示)从$141\mu mol/L$增至$345\mu mol/L$;液体校正肌酐从$149\mu mol/L$增至$402\mu mol/L$;提示在AKI诊断方面,7天内粗肌酐水平较液体校正肌酐水平敏感性低13.6%。如果以粗肌酐和液体校正肌酐达到AKI诊断标准(以肌酐较基线升高50%为标准)的时间差大于24小时为延误诊断标准的话,则25%的患者被延误诊断。延误诊断患者表现出更严重的临床表现(尿量更少,液体蓄积更严重),需要RRT的比例也明显高于未延误诊断者(分别为71%和58%)。此研究提示在液体有蓄积情况下,血清肌酐水平检测可能误差较大,无法正确反映肾功能变化,可能导致AKI诊断延迟,而液体校正肌酐水平可能有助于更准确判断AKI严重程度。但是目前此方面研究很少,也无统一的计算公式,临床使用上尚需进一步研究。

Macedo的液体校正肌酐公式:

液体校正肌酐=血清肌酐×校正因子

校正因子=[入院时体重(kg)×0.6+Σ液体平衡每天蓄积量(L)]/入院时体重(kg)×0.6

3. 尿沉渣实验与急性肾损伤严重程度 尿沉渣实验是临床使用时间久远的传统检测项目。近来一项前瞻性研究发现,使用新式尿沉渣评分(urine sediment score,USS)评估,以A-KIN分期发生进展、需要肾脏替代治疗或死亡作为AKI恶化的评价指标,USS≥3是较好地预测AKI恶化的指标。USS是依据显微镜下观测到的颗粒管型与肾小管上皮数量而计算出来的。其标准见表6—10。

表6—10 尿沉渣评分(USS)

肾小管上皮细胞数(每高倍视野)	颗粒管型(每高倍视野)		
	0(0分)	1~5(1分)	≥6(2分)
0(0分)	0	1	2
1~5(1分)	1	2	3
≥6(2分)	2	3	4

4. 肾血管阻力指数与急性肾损伤严重程度　Darmon 以超声多普勒检查肾血管阻力指数来判断 AKI 的预后(暂时性或持续性)。以血清肌酐 72 小时内降回基线值定义为暂时性 AKI,如超过 72 小时肌酐继续升高和(或)少尿加重则定义为持续性 AKI。结果发现持续性 AKI 患者其肾血管阻力指数明显高于暂时性 AKI 或无 AKI 患者。肾血管阻力指数对持续性 AKI 的判断能力极佳(ROC＝0.91,95%CI＝0.83～0.99),其判断界值为 0.795,敏感性和特异性分别为 82% 和 92%。此项检查临床易于实施且无创,值得在临床工作中进行验证和推广。

以上几项均为具有一定临床可操作性的检验指标,结合 RIFLE/AKIN 分层诊断标准,有助于临床医师对 AKI 进行早期诊断和预后判断,并对干预治疗方案的制订与修改具有指导性价值,临床医师应关注与应用。

(三)生物学标志物与急性肾损伤严重程度

鉴于血清肌酐和尿量在 AKI 诊断和严重程度分级上的局限性,越来越多的学者提出以新的生物学标志物结合 RIFLE/AKIN 对 AKI 进行诊断和预后判断。正如肌钙蛋白等标志物的出现使急性冠脉综合征患者能够得到早期治疗、改善临床预后一样,研究者希望新的生物标志物能够使 AKI 的诊断和预后得到极大的改善。目前正在研究的标志物很多,包括中性粒细胞明胶酶相关载脂蛋白(neutrophil gelatinase－associated lipocalin,NGAL)、半胱氨酸蛋白酶抑制剂 C(Cys C)、白细胞介素－18(IL－18)、肾损伤分子－1(KIM－1)和肝脏型脂肪酸结合蛋白(liver－type fatty－acid binding protein,L－FABP)。这些标志物的作用与机制详见下节。

三、急性肾损伤时的生物学诊断

虽然当前的基础研究已经从病理生理角度明确阐述了 AKI 的发病机制,AKI 缺乏类似心肌梗死中肌钙蛋白一样的早期诊断生物学标志物,导致难以早期诊断、早期治疗。目前 RI-FLE/AKIN 标准中采用的血清肌酐水平指标受多种因素影响,且只有当肾小球滤过滤下降超过 50% 时血清肌酐才开始上升。因此血清肌酐并不是反映急性肾功能改变的最可靠指标。理论上任何细胞损伤通常都经历这样一个过程:损伤通过诱导分子修饰开始,随后发展成细胞损害,细胞开始产生损伤标志物,随后发生临床综合征。一般认为生物钟(生物标志物的表达)总是先于临床钟,生物钟代表进展到临床综合征的一个较早阶段。因此,检测生物学标志物对于确定早期干预的时机可以提供更多的信息。新的 AKI 生物学标志物在促进早期诊断、指导靶向干预及监测疾病进展和转归中可能发挥重要作用。

(一)理想的急性肾损伤生物学标志物

1. 理想急性肾损伤生物学标志物应具有的作用

(1)能够早期诊断和预测 AKI。

(2)有助于鉴别损伤位置(近端肾小管、远端肾小管、间质或脉管系统等)。

(3)有助于判断肾衰竭持续时间或转归(AKI、慢性或急性肾病)。

(4)有助于鉴别 AKI 类型(肾前性、肾性或肾后性)和病因(缺血、中毒性、混合型等)。

(5)有助于鉴别 AKI 与其他类型的急性肾病(尿路感染、肾小球肾炎等)。

(6)有助于对风险和预后评估(AKI 的严重性和持续时间、是否需要肾移植手术、住院时间和病死率等)。

(7)可监控 AKI 治疗的过程。

2.理想急性肾损伤生物标志物应具备的特点

(1)样本容易收集(如血或尿)且检测方便。

(2)可用标准试验方法进行快速、可靠的检测。

(3)对于疾病的早期检测具有高度的灵敏性,宽的线性范围,界值(cut-off)可以进行危险分层评估。

(4)特异性高,能够帮助区分 AKI 的类型和病因。

(5)用受试者工作特征曲线(ROC)可以对标志物进行评估。

3.理想 AKI 生物学标志物的发现历程　寻找标志物的研究一般分为 5 个阶段。

(1)临床前发现阶段:从动物模型或人体收集组织、血液或体液样本,组织样本用基因组学研究,体液样本用蛋白组学分析。

(2)测定方法的建立:分离和纯化针对标志物的特异性抗体,优化试验条件,用标准的方法如 ELISA 法进行检测。

(3)回顾性研究:观察目前诊断 AKI 的金标准(肌酐)升高之前新标志物的时相变化。

(4)预测性筛选:鉴定新标志物的检测范围和特异性、灵敏度、ROC 曲线面积等重要特性。

(5)最终阶段:评估实践检测标志物对于减少疾病负担和改善治疗效果所起的作用或影响程度。

(二)目前热点的急性肾损伤生物学标志物

随着基因组学和蛋白组学技术的应用,近年陆续发现一些新的 AKI 早期标志物,包括中性粒细胞白明胶酶相关载脂蛋白(NGAL)、半胱氨酸蛋白酶抑制剂 C(Cys C)、白细胞介素-18(IL-18)、肾损伤分子-1(KIM-1)和肝脏型脂肪酸结合蛋白 l(L-FABPl)等。下面将分别予以介绍。

1.中性粒细胞明胶酶相关载脂蛋白(NGAL)　人类 NGAL 是载脂蛋白家族的新成员,由人类中性粒细胞分泌,其与中性粒细胞明胶酶(MMP-9)以共价键密切相连成为一个异二聚体蛋白。NGAL 是由 178 个氨基酸残基组成,分子量 25kDa,其核心结构为 8 个 β 折叠形成一个圆柱状封闭的萼,萼可结合和运输低分子量物质。人体内 NGAL 主要以单体形式存在,少数以二聚体或三聚体形式出现。NGAL 可以帮助机体抵抗细菌的感染。细菌分泌一种小分子的铁载体从宿主中获取生存必需的铁离子。NGAL 对这种铁载体具有很强的亲和力,可以帮助机体吸收和消化细菌分泌的铁载体,从而有效抑制了细菌的生长繁殖。在动物实验中,NGAL 基因突变的个体比野生型更易感染革兰阴性细菌,常常死于严重感染。

NGAL 除了在中性粒细胞表达外,在其他一些组织细胞中也有表达,如小肠潘氏细胞、肝胆管细胞、肾近曲小管细胞、胃壁细胞等。而在脑及周围神经、心脏等组织细胞中的表达却呈阴性。通常 NGAL 在人体组织中以很低的水平表达,在受损的上皮细胞中却可以显著表达。

在缺血再灌注损伤后的小鼠肾脏和顺铂诱导的中毒性肾损害模型中,小鼠尿液中 NGAL 在肾受损后 2 小时即可被检出,在血液中和尿液中分别上升了 300 倍和 1000 倍,在 mRNA 水平上 NGAL 上升了将近 1000 倍,而此时的血清肌酐仍为正常。利用组织蛋白学进行肾损伤动物研究中也发现,NGAL 是 AKI 发生的最早和表达量最丰富的蛋白质之一,在血和尿样本中很容易检测。在大鼠缺血性肾衰竭模型缺血 3 小时即可检测出 NGAL,而在大鼠的肾毒性模型中 1 天后也可检测到；其在血和尿中的 NGAL 水平升高可在血清肌酐升高前 48 小时出现，并与肌酐浓度呈正相关。

临床研究结果也证实 NGAL 用于诊断 AKI 有很高的敏感度和特异性。在一项关于进行体外循环（CPB）患儿的前瞻性研究中，28％的患儿 CPB 后发生 AKI，但是使用血清肌酐标准在术后 1~3 天才能做出诊断。与之形成鲜明对比的是：发生 AKI 患儿的血液和尿液中 NGAL 在术后 2~6 小时内即升高 10 倍以上。血液和尿液 NGAL 都可以独立、有效地预测 AKI，术后 2 小时血液和尿液 NGAL 水平的 ROC 曲线下面积（AUC）分别为 0.91 和 0.998。另一项关于儿童 CPB 的研究也显示，发生 AKI 的患儿，术后 2 小时内尿 NGAL 水平增高了 15 倍，4 小时和 6 小时时增加了 25 倍；使用血清肌酐需延后 2~3 天方可达到诊断标准。以 100ng/ml 作为术后 2 小时尿 NGAL 的诊断界值，其 ROC 曲线下面积为 0.95，敏感度为 82％，特异性为 90％。由此看来，血液和尿液中 NGAL 均可以作为儿童心脏术后 AKI 的早期生物学标志物，具有高灵敏性、特异性和高预测性特点。一项成人 CPB 患者的前瞻性研究也发现 AKI 的发病率与 NGAL 变化呈相关性，在 120 例接受 CPB 的患者中，有 45 例发生了 AKI。他们在术后 2~6 小时就表现出血液和尿液中 NGAL 水平的异常升高（＞10 倍），且 NGAL 的异常升高和 AKI 患者 2~3 天之后的肌酐检测结果紧密相关。针对 ICU 中成人 AKI 的一项研究表明，以血液 NGAL 水平＞155nmol/L 为临界值时，NGAL 诊断 AKI 的灵敏度为 82％，特异度为 97％。随后的研究表明，血液 NGAL 水平还能够预测肾脏替代疗法的需求，并且与 AKI 的严重程度相关。在另一项比较研究中，ICU 中确诊为 ARF 的继发严重感染的患者，血清 NGAL 较对照组升高 10 倍，尿 NGAL 升高 100 倍，肾活检提示大量的免疫性 NGAL 在 50％的皮质小管沉积。

目前，血清 NGAL 的作用较为肯定，但尿 NGAL（uNGAL）在成人 AKI 诊断和预后中的作用目前还存在争议。Nickolas 等在研究急诊 AKI 时发现，单次测定 uNGAL 诊断 AKI 的敏感度为 90％，特异性为 99％。此外 uNGAL 水平还可帮助区分 AKI 同肌酐升高的其他疾病（如肾前氮血症和慢性肾病）。一项对多发伤危急患者的研究提示 uNGAL 是 AKI 的一个早期可靠的标志物。但在一项针对成人 CPB 术后患者的前瞻性研究发现，AKI 患者的 uNGAL 在术后 13 小时明显升高，没有发生 AKI 患者的 uNGAL 在术后早期也有所升高，不过与随后发生 AKI 的患者相比程度小得多。Wagener 研究发现在 CPB 术后发生 AKI 的患者，uNGAL 在术后即刻达到峰值，在术后 3 小时、18 小时、24 小时仍保持在显著高水平，但 uNGAL 在术后即刻、3 小时、18 小时、24 小时的 AL7C 分别为 0.573、0.603、0.611 和 0.584，提示 uNGAL 在预测 AKI 时的诊断精确度可能有限。

NGAL 对肾移植手术后的肾功能变化也有很好的监测作用。移植肾功能延迟恢复（delayed graft function，DGF）是肾移植术后常见的并发症之一，可明显增加移植物急性排斥反应的发生率，从而增加术后的病死率和移植肾丢失率。肾移植术后当天采集的患者尿样中的 NGAL 含量与 DGF 的发生紧密相关。而 DGF 发生需在术后 2~4 天才能体现出来。NGAL 含量的变化甚至可以短至术后 1 小时就能表现出与 DGF 的相关性。

NGAL 除用于 AKI 的早期诊断外，还可用于危险性分层和预后判断。Dent 等在一项儿童 CPB 研究中发现：术后 2 小时血浆 NGAL（pNGAL）水平能可靠地预测 AKI 持续时间及住院时间长短，而 12 小时 pNGAL 水平可预测病死率。Bennett 在一项针对 CPB 术后儿童的研究中也发现，术后 2 小时 uNGAC 水平同 AKI 严重性和持续时间、住院时间、透析需要及病死率相关。在儿童 CPB 术后 uNGAL 是反映 AKI 严重性的一个早期预测标志物。

作为新兴的生物标志物，NGAL 是目前 AKI 早期诊断中较热门的一种生物学标志物。然而，迄今为止，已发表并得到公认的研究还很少。在相对典型的 AKI 患者中 NGAL 的灵敏度和特异度似乎更高。此外，血液 NGAL 的检测受一些非 AKI 疾病的影响，例如慢性肾病、慢性高血压、全身性感染、炎症性疾病和某些恶性疾病。虽然在慢性肾病中，血液 NGAL 含量高低和肾损伤程度密切相关，但此时血液中 NGAL 含量远远小于典型 AKI 的含量。明确 NGAL 能否在多种临床诊疗中应用，确定其诊断 AKI 的有效界值，均还需要进一步的大型多中心研究。

2. 肾损伤分子－1（KIM－1）　KIM－1 是一种存在于近端小管上皮细胞的跨膜蛋白，由 334 个氨基酸残基组成，属于免疫球蛋白基因超家族。在正常肾组织中表达甚微，但是在人类和啮齿动物肾缺血或者中毒性损伤时，在细胞形态消失的近端肾小管上皮细胞中高水平表达，与肾损伤的严重程度成相关性，尿中可检测其可溶性片段。但在慢性肾病或尿路感染中 KIM－1 表达不显著。

Ichimura 等对 TFEC、叶酸和顺铂诱导鼠 AKI 模型的尿和组织中的 KIM－1 的表达进行检测，发现该指标均显著升高。该研究发现正常大鼠肾小球不表达 KIM－1，在肾小管中低表达，坏死的肾小管组织中显著过表达。顺铂损伤后的 1～2 小时，KIM－1 就可在组织和尿中检测到，6 小时后尿 KIM－1 水平可达到峰值，而 36 小时后血清肌酐才显著升高。尿 KIM－1 的变化明显早于血清肌酐的变化。

KIM－1 作为预测 AKI 的生物学标志物具有潜在临床效用。在一项针对心脏手术的儿童研究中，发现在术后 12 小时时尿 KIM－1 水平显著增加，用于预测 AKI 的 ROC 曲线下面积（AL/C）为 0.83。一项 103 例体外循环患者的队列研究中，31％患者发生 AKI，其 KIM－1 水平在术后 2 小时升高 40％，术后 24 小时升高 100％。在另一项类似研究中，Han 等发现与 N－乙酰 β－（D）－氨基葡萄糖苷酶（NAG）、NGAL、IL－18、α_1 微球蛋白（α_1－MG）和 Cys C 相比，KIM－1 在术后 3 小时就开始升高，其 ROC 曲线下面积最大，其次是 IL－18 和 NAG，而肌酐在术后 72 小时才显著升高。在经过手术前 AKI 预测分数和术中体外循环灌注时间的调整后，发现尿 KIM－1 是唯一独立的、与 AKI 相关的生物学标志物。另一项研究中也发现尿 KIM－1 和尿 NAG 是 AKI 时肾脏替代疗法和病死率的预测指标。

一项对 201 例 AKI 住院患者的研究发现，KIM－1 及 NGAL 均与患者的疗效和预后（透析率和病死率）密切相关。NGAL 和 KIM－1 可作为 AKI 发生到不同阶段的标志物。NGAL 在早期更敏感，KIM－1 在后期特异性更高。KIM－1 与 NGAL 相比，对肾缺血和肾毒性导致的肾损伤的特异性更好，联合应用有可能提高检测有效性。

KIM－1 已被美国 FDA 和欧洲药品局作为一个检测药物诱导肾损伤的高度敏感和特异性标志物。但一些肾毒素和药物如环孢素、顺铂、镉、庆大霉素等也会引起肾脏分泌 KIM－1，临床应用中需予以注意。

3. 半胱氨酸蛋白酶抑制剂 C（Cys C）　属限制性超家族蛋白质成员，可以在所有有核细胞中，以一种相对恒定的速率合成和释放进入血液。肾脏是 Cys C 唯一的排泄器官。Cys C 可通过肾小球自由滤过，由近曲小管完全重吸收，且不再被分泌。与血清肌酐不同，Cys C 的水平不受性别、年龄、种族或肌肉质量等常见干扰因素和常规的生存环境的影响，并易于测量。Cys C 检测目前已商业化，可以用标准的免疫速率散射浊度法进行检测，自动而且能在数分钟内得到结果。

Herget－Rosenthal 等针对 85 例具有高危因素的 AKI 的危重患者研究,用血清 Cys C 较用血清肌酐与 RIFLE 分层检测 AKI 提早近 2 天诊断。一项荟萃分析也显示 Cys C 在检测肾功能方面明显优于血清肌酐。一项前瞻性研究对比了 Cys C 和 NGAL 预测儿童心脏手术后 AKI 的发病率。在 129 例患者中,体外循环后 3 天内 41 例患者发生了 AKI,发生 AKI 患者 NGAL 在术后 2 小时上升,而 Cys C 在术后 12 小时开始升高。12 小时的 NGAL 和 Cys C 都能单独有效预测 AK1,但是在早期 NGAL 相比 Cys C 预测性更好。一项针对 ICU 成年患者的研究也得到了类似的结果,入住 ICU 时的 NGAL 和进入 ICU 后 6 小时的 Cys C 具有最好的预测价值。

Cys C 是一个预测心导管术后患者造影剂肾病(contrast induced nephropathy,CIN)发生的有效生物学标志物。当界值定为 1.2mg/L 时,Cys C 在检测 CIN 时的灵敏度为 94.7%,特异度为 84.8%,AUC 为 0.933。国内的研究也证实,Cys C 在心脏术后 AKI 早期诊断中的敏感性和特异性分别达到 92% 和 95%。

4.白细胞介素－18(IL－18) IL－18 主要是在近端小管产生的一种促炎因子,相对分子质量约为 24000。AKI 时 IL－18 在近曲小管中被诱导和裂解,因此 AKI 时尿中很容易测出。在缺血性 ARF 动物模型早期尿液中可检出 IL－18,这可能与其增加中性粒细胞对肾实质的浸润有关,故提示检测尿 IL－18 对预测 AKI 可能有帮助。

Parikh 等研究发现尿 IL－18 是 AKI 的一个早期诊断标志物,且是病死率的一个独立预测指标。经多因素分析,尿 IL－18 界值>100pg/ml,能够在血清肌酐升高 24 小时前预测 AKI 的发生。校正后比值比(OR)为 6.5,AUC 为 0.73。另一项研究中发现在 CPB 术后 6 小时尿 IL－18 水平增加,峰值出现在术后 12 小时,而用肌酐标准需 2 天后才能诊断 AKI。对 ICU 中患儿的前瞻性研究表明尿 IL－18 不仅是诊断 AKI 的早期生物学标志物,并且能够预测病死率。在非严重感染患儿中,IL－18 能够在血清肌酐升高前 2 天升高,当 IL－18≥100pg/ml 时,其特异度和阴性预测值分别为 0.81 和 0.83,而 IL－18≥200pg/ml 时,其特异度和阴性预测值分别提高至 0.93 和 0.88。此外尿 IL－18 还能够独立预测病死率(OR＝1.29,P<0.05)。

IL－18 还可作为 CIN 早期预测性的生物学标志物。国内一项研究显示,150 例行冠脉造影患者,术后 13 例(8.7%)发生 CIN。与未发生 CIN 的患者相比,CIN 组术后 24 小时尿 IL－18 水平明显升高,其 AUC 为 0.749,可见 IL－18 是 CIN 早期诊断的良好生物学标志物。

肾移植术后,若 IL－18 水平下降则往往预示着血清肌酐水平能更快正常化。确诊为 AKI 的患者(没有尿路感染、慢性肾病或是肾前性因素),尿 IL－18 显著升高,其敏感性和特异性可以达到 90%。在其他肾病患者中 IL－18 升高程度则要低得多。因此,尿 IL－18 水平对于急性肾脏功能不全的鉴别诊断,尤其是肾移植术后患者,可能是一个很有价值的指标。

IL－18 是目前公认较有前途的尿液 AKI 检测指标,是 AKI 鉴别诊断、早期诊断和危险分层中有潜力的生物学标志物。尿 IL－18 对缺血性 AKI 更加特异,氮质血症、慢性肾病、肾毒素和尿路感染对其影响很小,但可受血 IL－18 的影响。影响血 IL－18 水平的疾病主要为组织炎性疾病,如关节炎、多发性硬化症、炎症性肠病、系统性红斑狼疮、慢性肝炎和银屑病等。对于这类患者使用 IL－18 进行 AKI 诊断应谨慎。

5.肝脏型脂肪酸结合蛋白 l(L－FABP l) L－FABP1 是一种主要分布于肝、小肠、肾与胰腺中的脂肪酸结合转运蛋白,参与脂类物质的转运、代谢。相对分子质量仅为14400,因此具有良好的细胞膜通透性。

研究显示L-FABP1可作为一种肾脏疾病早期诊断的敏感指标。在对小鼠AKI和CKD模型研究中发现,尿L-FABP1可以作为一种优于肌酐的新的肾功能损害标志物。在顺铂诱导的AKI动物模型中,尿L-FABP1在24小时就可以检测到,而血清肌酐升高则在72小时后。对肾移植患者研究显示,尿L-FABP1的升高与肾小管毛细血管血流量和移植肾脏的缺血时间直接相关。对儿童心脏术后AKI和成人AKI研究也证实,尿L-FABP1在AKI早期(一般在4小时内)就明显升高,L-FABP1在诊断AKI时其ROC曲线下面积为0.93。

L-FABP1水平受多种疾病影响,如非糖尿病慢性肾病、早期的糖尿病肾病、原发性局灶性肾小球硬化症、多囊肾等。此外,L-FABP1在肝脏中可大量表达,因此尿中的含量受到肝功能的影响。在肝移植合并肾损伤或者伴有肝肾疾病时,L-FABP1检测的特异性和敏感度受到一定限制。

综上所述,目前的研究显示许多生物学标志物可用于AKI的早期诊断。但哪种生物学标志物更有决定性意义目前尚无法确定,NGAL可能是最有希望的一项。由于每个标志物都有优缺点,如NGAL和L-FABP1可作为AKI早期最敏感的标志物;而KIM-1和IL-18较NGAL却更具有特异性。如果将这些生物学标志物联合起来,组成AKI检测组,则可能对于临床上AKI的诊断、治疗和预后具有更大的指导价值。

(单德伟)

第二十四节　急性肾损伤的临床表现

一、急性肾损伤的临床分期及表现

(一)急性肾损伤的临床分期

急性肾损伤早期症状隐匿,可被原发疾病掩盖,容易被忽视。随着AKI逐渐进展,临床常常经过以下5期:起始期、少尿期、移行期、多尿期和恢复期。

1.起始期　常有缺血、感染等各种病因的存在,但并未发生明显的肾实质性损伤。起始期时间的长短主要取决于不同的病因,如摄入毒素的量或低血压持续的时间和程度。此期可开始出现容量过负荷、电解质和酸碱平衡紊乱及尿毒症的症状和体征。当肾小管上皮发生实质性损伤,肾小球滤过率突然下降,则进入少尿期。

2.少尿期　典型者此期维持7~14天,少数患者仅持续数小时,长者可达4~6周。少尿期持续时间长,肾脏损害重,如少尿期超过1个月,提示存在广泛的肾皮质坏死。

此期患者肾小球滤过率较低,许多患者表现为少尿(<400ml/d)或无尿(<100ml/d),但也有部分患者不出现少尿,尿量达400ml/d以上,称为非少尿型急性肾损伤,其病情大多较轻,预后较好。不论尿量是否减少,随着肾功能的减退,临床上可出现一系列尿毒症的表现,患者常出现食欲减退、恶心、呕吐、全身瘙痒等症状,容量负荷过多(多见于少尿型AKI)的患者出现体重增加、水肿等,并表现为进行性氮质血症、电解质和酸碱平衡失调,血清肌酐增加88.4~176.8μmol/(L·d),尿素氮增加7.14~8.93mmol/(L·d)。

3.移行期　少尿期后尿量超过 400ml/d 即进入移行期,这是肾功能开始好转的信号。

4.多尿期　此期肾小球滤过率逐渐接近或恢复正常,可有多尿表现,尿量可多达 4000～6000ml/d,通常持续 1～3 周,血尿素氮仍可进一步上升,后期肾功能逐渐恢复正常。肾小管上皮细胞的功能(溶质和水的重吸收)恢复相对较迟,常需数月。本期易发生容量不足、低钠和低钾血症,应注意监测和纠正。约有 1/4 的患者死于多尿期,原因多为感染和电解质失衡。

5.恢复期　肾功能完全恢复需 6 个月至 1 年,少数患者肾功能不能完全恢复,而遗留不同程度的肾脏结构和功能缺陷,甚至需要长期透析以维持生命。

(二)急性肾损伤的临床表现

1.氮质血症　AKI 时代谢产物不能经肾脏排泄而潴留在体内,可产生尿毒症症状。尿毒症的严重程度与尿素氮的上升速度有关。研究显示,尿素氮上升超过 17.85mmol/(L·d)[50mg/(dl·d)]者,病死率约为 20%;若尿素氮上升超过 25.0mmol/(L·d)[70mg/(dl·d)],病死率可高达 50%～70%。

少尿型 AKI 患者通常存在高分解代谢,即尿素氮上升超过 8.93mmol/(L·d)[25mg/(dl·d)]。如患者血尿素氮增加超过 7～35mmol/(L·d)[20～100mg/(dl·d)],肌酐增加超过 200～300μmol/(L·d)[2.3～3.4mg/(dl·d)],表明肾脏损害较为严重。

2.水潴留　AKI 时肾小球滤过率急剧降低,当双肾不能有效地清除体内过多的水分时,将导致机体液体平衡失调,出现水潴留乃至水中毒,常常表现为脑水肿、肺水肿、全身水肿、血压升高等,危及生命,是 AKI 患者主要的死亡原因之一。

AKI 时引起水潴留的机制包括:①肾小管功能受损导致肾小球滤过率和水排泄分数均降低,水分不能被输送到肾皮质和肾髓质的尿液稀释部位,导致水潴留。②肾小管坏死导致远端肾小管对溶质的重吸收功能受损,肾脏稀释尿液的功能下降,导致潴留。

AKI 引起的水潴留的主要临床表现为,发病后数小时或数天出现少尿(尿量<400ml/d)或无尿(尿量<100ml/d)。少尿期一般 7～14 天,其最初临床表现以原发疾病表现为主,数天后循环系统、神经系统以及消化系统等出现症状,并且这些症状将随少尿期的延长而加重。

(1)循环系统表现

1)高血压:半数 AKI 患者可因有效血容量剧增及肾素-血管紧张素系统活性增强而出现高血压。

2)心力衰竭:水负荷过多引起的心力衰竭和肺水肿往往是导致少尿期患者死亡的主要原因。临床上表现为呼吸短促,两肺底出现湿啰音,心率加快,颈静脉怒张,肝大或轻度下肢水肿;肺部 X 线摄片见肺门蝶形阴影。如未能及时处理,患者可出现呼吸困难,不能平卧,咯粉红色泡沫痰,两肺满布湿啰音,甚至死亡。

(2)神经系统表现:脑细胞水肿时,患者可出现头晕、头痛、意识模糊、抽搐及昏迷等一系列精神及神经系统症状。

(3)消化系统表现:患者可表现为食欲减退、恶心呕吐、腹胀腹泻等。

3.电解质紊乱　肾小球滤过率下降的 AKI 患者不仅会出现水负荷过重,还会出现电解质紊乱,主要表现为高钾血症、低钠血症、钙磷平衡失调等。

(1)高钾血症:体重 70kg 的健康成人体内含钾量约为 140g,相当于 3580mmol,其中 98%分布于细胞内,仅 2%分布于细胞外液。血清钾离子浓度的正常值为 3.5～5.5mmol/L。当血清钾离子浓度大于 5.5mmol/L 时,称为高钾血症。

钾离子在机体内具有多种重要的生理功能。首先,钾离子是分布在细胞内的最主要阳离子,其细胞内高外低的浓度梯度是细胞膜电压形成和维持正常的重要条件,并对维持细胞内液的晶体渗透压和细胞的容积有很重要的作用。其次,细胞代谢时糖原合成与氧化分解过程中一些酶的活性均有赖于钾离子的激活,ATP 和蛋白质的合成也需要钾离子的参与。每合成 1g 糖原约需 0.15mmol 的钾离子参与,而每合成 1g 蛋白质可贮存 0.45mmol 的钾离子。第三,只有血钾浓度维持在一定范围内,神经肌肉系统的应激性才能保持正常。

高钾血症是急性肾小管坏死最严重的并发症之一,也是少尿期的首位死因。引起高钾血症的原因如下:①肾脏排钾障碍致钾排出减少;②并发感染、溶血及大量组织破坏,组织分解产生钾,大量钾离子由细胞内释放入细胞外液,引起高钾血症;③酸中毒致使氢钾交换增加,钾离子由细胞内转移到细胞外;④摄入富含钾的食物、使用保钾利尿剂或输注库存血等。

高钾血症的临床表现可归纳为以下两方面。

1)神经系统症状:表现为恶心、呕吐、烦躁不安、精神恍惚、意识模糊、口唇及四肢麻木或感觉异常,严重者还可出现乏力甚至肌肉麻痹(由下肢向上发展)、腱反射消失,出现发音不清及呼吸困难。

2)心血管系统表现:AKI 时高钾血症的心电图改变往往出现在临床表现之前,血钾浓度在 5.5～6.5mmol/L 时,T 波升高。当血钾浓度超过 6.6mmol/L 时,QRS 波开始增宽、振幅降低、S 波增深变宽,并与 T 波融合,当血钾浓度高达 8mmol/L,P 波振幅降低增宽甚至消失、P-R 间期延长,并出现不同程度的房室传导阻滞。严重的高钾血症还可出现心室纤颤或心脏骤停,低钠血症和高镁血症均可加重高血钾的心电图改变,但也有患者血钾浓度增高达 7mmol/L 时仍无心电图改变。

(2)低钠血症:钠离子是机体内重要的阳离子之一,具有维持血浆晶体渗透压、参与体液中重要缓冲系统组成、维持神经肌肉的应激性以影响心肌的动作电位和应激性等重要生理功能。体重为 70kg 的健康成人,体内总含钠量约为 128g,即 4200mmol,其中 43% 分布在骨骼、50% 分布在细胞外液,只有 7% 分布在细胞内液。

正常血清钠浓度为 135～145mmol/L,细胞内液的钠离子浓度仅为 10mmol/L。细胞内外钠离子的浓度差主要是分布在细胞膜上的 $Na^+ - K^+ - ATP$ 酶作用的结果。该酶利用水解 ATP 酶产生的能量通过主动转运实现钠离子和钾离子细胞内外的转运。每水解一分子 ATP 获取的能量,可将 3 个钠离子由细胞内泵到细胞外,同时将 2 个钾离子由细胞外泵到细胞内。细胞内钠离子或细胞外钾离子增多时,都可使该酶激活。

AKI 患者常发生低钠血症,血清钠浓度低于 135mmol/L 称为低钠血症。低钠血症可分为两种类型。

1)稀释性低钠血症:患者体内总钠正常,但水负荷过重或钠分布异常。临床表现为体重增加,血液稀释、呼吸急促而血压正常和无皮肤皱缩,重者可发生惊厥和昏迷。

2)失钠性低钠血症:患者多有呕吐、腹泻或大面积烧伤及其他途径失钠,导致体内钠总量减少。临床表现为恶心、呕吐、厌食、体重减轻、脱水貌、血压降低、脉压变小、痛性肌痉挛及血液浓缩等。

(3)钙磷平衡失调:肾脏也是钙和磷平衡调节的重要器官,AKI 时肾小球滤过率的急剧降低常可导致机体钙、磷平衡失调,临床表现为低血钙或高血钙、转移性钙化、高磷血症。

1)低钙血症:血清钙离子浓度的正常值为 2.15～2.55mmol/L。血清钙低于 2.15mmol/

L,称为低钙血症,常见于 AKI 病程中。其机制可能为骨骼肌对甲状旁腺激素产生耐受、1,25 $(OH)_2D_3$ 合成减少、肾小球滤过率降低所致磷潴留以及损伤组织如横纹肌溶解引起的钙屏蔽作用。

肾小管损伤时可迅速引起 α-羟化酶活性降低,而高血磷及代谢性酸中毒均能进一步抑制该酶的活性,使 $1,25(OH)_2D_3$ 合成减少,抑制肠道中钙的吸收及骨骼的钙动员,最终导致血浆钙浓度降低。AKI 时潴留的磷可与钙离子结合也可使血浆离子钙浓度下降。同时,横纹肌溶解患者钙离子向受损肌组织沉积而致血钙降低。

低钙血症可表现为口周感觉异常、幻觉、癫痫发作和昏睡等,心电图提示 Q-T 间期延长和非特异性 T 波改变。AKI 时低血钙引起的神经肌肉兴奋亢进和抽搐较为少见,但在纠正酸中毒之前如不补充钙剂,则可致低钙性抽搐。

2)高钙血症:血清钙高于 2.55mmol/L 称为高钙血症。AKI 时甲状旁腺激素水平升高,但机体对甲状旁腺激素产生耐受,钙向损伤组织积聚,导致血浆钙水平降低。而 AKI 恢复期时,机体恢复对甲状旁腺激素的敏感性,沉积于组织中的钙重新释放进入血液,可能会引起高血钙。

高钙血症可严重影响神经肌肉系统、消化系统、肾脏及骨骼的功能,其严重程度取决于血钙升高的程度及持续时间的长短。由于高血钙所引起的临床表现特异性不强,故测定血钙对高血钙的诊断是十分必要的。

3)高磷血症:体重 70kg 的健康成人体内总含磷量约为 600g,其中 85% 分布在骨骼,14% 分布在软组织,仅 1% 分布于细胞外液。血磷的浓度变化较大,与年龄和性别等有关。红细胞中的磷浓度高于血浆中的磷浓度,故溶血时血浆磷浓度明显增高。正常成人血磷浓度为 0.87~1.45mmol/L,如血磷浓度高于 1.5mmol/L,称为高磷血症。

正常情况下,磷的摄入需要经过肠道,磷的唯一排出途径即为肾脏。AKI 时存在内源性或外源性磷负荷加重,故高血磷往往是 AKI 的重要标志。AKI 时高血磷多为急性,常伴有低血钙,故大多表现出存在低血钙的临床表现,如手足抽搐等。

AKI 少尿期发生的高钙血症与高磷血症可引起急性软组织广泛钙沉积,沉积至重要器官如肺、心可引起严重心肺并发症。

4.代谢性酸中毒 正常情况下,蛋白质饮食可代谢产生非挥发性固定酸(以硫酸和磷酸为主),通过肾脏清除而保持酸碱平衡。AKI 时肾脏清除酸性代谢产物的功能障碍,酸性代谢产物在体内蓄积,引起代谢性酸中毒。同时,AKI 时常合并高分解代谢状态,酸性产物明显增多,感染及组织破坏也可加重代谢性酸中毒。酸中毒时,神经系统受到影响出现乏力、嗜睡和昏迷等表现;心肌及周围血管对儿茶酚胺的反应性降低,对血压的调节能力下降,故常出现心律失常、心肌收缩力减弱、休克;患者可出现过度通气、深大呼吸(Kussmaul 呼吸)等。

二、急性肾损伤与其他器官功能障碍

(一)急性肾损伤的其他器官并发症

1.消化系统 通常为 AKI 的首发症状,主要表现为食欲减退、厌食、恶心、呕吐、腹胀、腹泻、呃逆、肠梗阻及原因不明的腹痛等,可通过血液净化纠正。约 25% 的急性肾小管坏死患者可并发消化道出血,多由胃肠黏膜糜烂或应激性溃疡引起,是急性肾小管坏死患者重要的死亡原因之一。同时,由于肾脏淀粉酶排出减少,导致血淀粉酶升高,出现急性胰腺炎。在死亡的急性肾小管坏死病例中,尸检证明 35% 有胰腺损伤。

2.呼吸系统　AKI 的呼吸系统并发症主要表现为咳嗽、胸闷、胸痛、咯粉红色泡沫痰、呼吸困难等,与液体过负荷所致心力衰竭、肺水肿有关。AKI 也常并发重症肺炎及急性呼吸窘迫综合征(ARDS)。

3.循环系统　AKI 主要的心血管系统并发症是液体高负荷及高血压,往往表现为充血性心力衰竭、肺水肿、心律失常、心包炎甚至心脏压塞等。充血性心力衰竭是急性肾小管坏死最常见的心血管系统并发症,主要由液体负荷过重、电解质紊乱、酸中毒、贫血、氮质血症和高血压所致。心律失常多为电解质紊乱、严重酸中毒或毒素潴留、地高辛中毒及其导致的心肌病造成。AKI 患者中有 10%～30% 存在室上性心律失常和心包炎,心包炎常见于重症患者,心脏压塞者少见。15%～25% 患者常在维持期出现轻度高血压,高血压也是容量过多的表现之一。约 1/3 急性肾小管坏死患者合并容量依赖性高血压,严重的高血压是尿毒症晚期的严重并发症,可实施血液净化治疗。

4.神经系统　AKI 患者可出现躁动、谵妄、抽搐、意识障碍等尿毒症脑病症状。早期常表现为肌肉阵挛和肌肉抽搐。随着病情进展可发生人格改变、癫痫发作或昏迷,重者可死亡。其发生机制与毒素潴留,水、电解质紊乱及酸碱失衡有关,也可能与尿毒症时神经组织中钙的沉积有关。AKI 时神经系统功能障碍的原因尚有药物对中枢神经系统的抑制、低血糖等。

5.血液系统　AKI 的血液系统并发症主要表现为贫血、白细胞升高、血小板异常和出血倾向。AKI 时,促红细胞生成素水平降低、骨髓抑制所致红细胞生成减少可在 AKI 发生 10 天左右出现贫血,由横纹肌溶解所致 AKI 的贫血症状可出现更早。贫血多为正细胞正色素性贫血,血细胞比容保持在 0.2～0.3。AKI 早期白细胞计数常升高,但白细胞计数升高持续超过一周应考虑存在感染可能。血小板异常多见于 AKI 早期,骨髓产生血小板减少,同时血小板功能障碍及一些不明原因的凝血异常造成出血倾向增加。

6.营养和代谢异常　AKI 患者常处于高分解代谢状态。横纹肌溶解、大面积烧伤、创伤、重大手术可致组织分解代谢旺盛,蛋白质分解代谢增快、肌肉分解率增加。其原因是:①与蛋白质和碳水化合物分解代谢相关的激素水平升高,如胰高血糖素、儿茶酚胺和糖皮质激素;②代谢性酸中毒加速蛋白质分解;③IL-1 和 TNF-α 等细胞因子参与蛋白质分解过程;④营养成分摄入不足。

7.感染　感染是 AKI 常见而严重的并发症,也是 AKI 的主要死亡原因之一,AKI 合并感染患者的病死率可高达 70%。预防性应用抗生素并不能减少感染的发生。最常见的感染部位依次为肺部、泌尿道、伤口等。细胞免疫功能低下、白细胞趋化功能不足、淋巴细胞相对较少、营养不良、创伤性检查和暴露的伤口等,都是感染的重要原因。

(二)急性肾损伤与多器官功能障碍

1.多器官功能障碍综合征　当机体受到严重感染、创伤、烧伤等严重打击后,两个或两个以上器官像推倒多米诺骨牌一样发生序贯性功能障碍或衰竭,这一综合征称为多器官功能障碍综合征(multiple organ dysfunction syndrome,MODS)或多器官功能衰竭综合征(multiple organ failure syndrome,MOFS)。机体经受各种应激因素打击后可能出现呼吸、循环、肾脏、消化道、血液等多个器官或系统功能障碍或衰竭。但随着医学科技的进步,MODS 也可能发生在严重打击后的 3 天至 1 周。

2.急性肾损伤对多器官功能障碍综合征的影响　肾脏和 MODS 关系密切。MODS 时累及肾脏的发生率仅次于肺和肝。一旦发生 MODS,其病死率在 60% 以上,如同时发生 AKI,病死率将更高。肾脏是对外界打击非常敏感的器官,肾脏在多重损伤因素下,迅速发生肾小管缺血、肾血流量减少或毛细血管狭窄和堵塞造成少尿或无尿。肾衰竭是预测 MODS 预后的独立危险因素,伴随 MODS 的 AKI 患者死亡率明显升高。及时诊断与防治 AKI 对防治 MODS 的发生、降低病死率是十分重要的。

AKI 时体内代谢产物排出障碍,水、电解质和酸碱平衡紊乱对全身各脏器和组织细胞产生损害,其中心力衰竭、肺水肿、尿毒症性脑病、高钾血症等直接导致 MODS,患者死亡率增高。感染是 AKI 另一常见而严重的并发症,也是 MODS 死亡的独立危险因素。Miyazawa 等发现,AKI 的肾脏缺血-再灌注期细胞免疫反应激活,影响多个脏器功能。MODS 患者经常处于高分解代谢状态,对能量和营养物质的需求增加;而 AKI 的治疗往往需要限制液体和蛋白质的摄入,摄入减少而需求增加导致严重的负氮平衡,各种补体、抗体、血浆蛋白、凝血因子合成减少,机体抗病能力下降,康复延迟,甚至直接影响预后。

3.多器官功能障碍综合征中急性肾损伤的特点

(1)高龄:AKI 患者发病年龄明显高于非 AKI 患者。研究表明,AKI 组平均年龄为 61.9 ±18.4 岁,非 AKI 组平均年龄为 57.5±19.9 岁,两组比较差异具有显著性。

(2)血流动力学不稳定:MODS 是失控的免疫炎症反应,由于缺血、缺氧、感染等因素,产生大量的细胞因子和炎症介质,导致血流动力学不稳定,表现高排低阻的高动力型循环状态。

(3)高代谢状态:MODS 常呈高分解状态,体内尿素氮升高迅速。由于创面修复、体温升高等因素需要较高的能量供应,患者每天的能量消耗大于实际的需要,基础代谢率可达正常的 2~3 倍。

(4)高病死率:MODS 发生 AKI 患者的病死率明显高于未发生 AKI 患者。MODS 发生 AKI 患者病死率可高达 50%~70%。

4.急性肾损伤可以引起多器官功能障碍综合征　AKI 导致的水潴留可加重心脏负荷,潴留的毒素可损害心肌,高钾血症可引起心律失常,加之贫血等影响,引起心力衰竭。水潴留可引起肺水肿,AKI 引起的机体抵抗力下降可导致肺部感染,以上诸因素可导致肺衰竭。AKI 可引起应激性溃疡,加之胃肠道水肿和潴留的毒素降低了黏膜的抵抗力,可以引起严重的消化道出血。水潴留、低钠血症、潴留的毒素作用可引起脑病。AKI 并发 MODS 后患者的死亡率明显上升。

5.其他系统器官衰竭可引起急性肾损伤　严重感染和感染性休克是引起 MODS 的重要病因,也可导致肾脏在内的器官功能异常;病原微生物可刺激机体产生抗体,形成的免疫复合物沉积于包括肾脏在内的脏器并激活补体,引起器官损伤。创伤和大手术时,严重的组织损伤激活机体的免疫系统,后者释放的炎症因子导致机体炎症反应失衡,可引起包括 AKI 在内的 MODS。

其他如严重肝衰竭可以引起肝肾综合征导致 AKI。消化道大出血引起有效循环血量不足和肾脏灌注下降导致 AKI。心力衰竭引起有效循环血量不足和肾脏灌注下降导致 AKI。弥散性血管内凝血也可引起 AKI。

(单德伟)

第二十五节　肾脏替代治疗的实施

一、肾脏替代治疗的应用指征及时机

(一)肾脏替代治疗的应用指征

肾脏替代治疗(renal replacement therapy,RRT)初始应用于存在各种类型疾病导致的肾功能不全的患者,用于调节因肾脏功能不全导致的水及电解质紊乱、氮质血症及酸中毒情况。临床上,急性肾损伤(acute kidney injury,AKI)、慢性肾衰竭仍是肾脏替代治疗的主要适应证,但在另一方面,通过 RRT,能够清除体内过多水和溶质、调节内环境等,在重症感染、急性胰腺炎、心力衰竭等重症的治疗中发挥越来越重要的作用,RRT 的指征也逐渐扩增。目前对RRT 的指征不仅仅局限于肾脏"替代",更逐渐倾向于多器官"支持"。

在急、慢性肾衰竭的患者中,若患者出现明显水负荷过重、酸中毒、高钾血症及氮质血症时,有紧急行 RRT 指征。而在一般治疗过程中,出于防止肾脏进一步损伤,促进肾脏功能恢复的考虑,Glassock 等提出 AKI 患者的 RRT 指征包括:①液体负荷过重,出现肺水肿表现;②高钾血症,血清钾>6.5mmol/L;③代谢性酸中毒,血 pH<7.15;④伴有症状的严重低钠血症,血清钠<120mmol/L;⑤心包炎;⑥脑病(精神错乱、肌阵挛性反射、抽搐、昏迷);⑦尿毒症症状;⑧高分解代谢[血清尿素氮升高>10.7mmol/(L·d),血清肌酐>176.8μmol/L];⑨清除毒素(乙二醇、水杨酸等毒物中毒);⑩严重尿毒症导致出血。

在非肾性疾病的治疗中,RRT 可以从以下方面发挥器官功能支持的作用:①液体平衡调节;②酸碱平衡调节;③体温控制;④心脏支持;⑤保护性肺功能支持;⑥脑保护;⑦保护骨髓功能;⑧肝脏支持与解毒。因此,临床出现各种疾病导致的各器官功能损害时,RRT 可能使患者受益,因此也具有应用的指征。

1.液体平衡调节及心肺支持　液体过负荷是 ICU 患者死亡的独立危险因素。在重症患者中,常需要补液以维持循环,保证组织灌注,但一方面大量补液常造成严重组织水肿,进一步加重脏器功能损害;另一方面,心脏功能不全在重症患者中亦常见,无论心肌收缩功能或舒张功能不全,均需要合适的液体管理调节心脏前后负荷,进而调节心脏功能,减轻组织水肿。因此,具有水负荷过重及严重心脏功能不全的患者,可以通过缓慢持续超滤、血液滤过等模式进行 RRT。但在临床实施过程中,如何在维持组织灌注与减轻组织水肿之间达到平衡,以及各器官对液体的需求不完全一致,需要在临床及进一步的研究中不断探索。

在合并急性呼吸窘迫综合征的重症患者中,常需要行机械通气治疗。由于炎症等因素导致的血管通透性增高、补液及心功能不全等导致的血管内静水压增高等因素,常表现为肺组织水肿,也需要较高的机械通气支持条件,因此也增加了气压伤、容积伤等机械通气并发症的可能。在此临床状况下,可考虑 RRT 调节全身容量状态,改善肺组织水肿。

2.维持内环境稳定　多数情况下,通过调整补液及纠正血流动力学紊乱等治疗措施,可以纠正患者的酸碱及电解质平衡异常。但部分重症患者仍会出现严重内环境紊乱,表现出严重的顽固性酸中毒、严重高钾血症等危及生命的情况时,RRT 成为合适的治疗选择之一。选择血液滤过、血液透析等模式的 RRT 可以较快地调节内环境。因此,严重休克合并常规治疗难以纠正的内环境紊乱、尿崩症时出现无法控制的高钠血症等临床疾病均具有 RRT 指征。

在实施 RRT 过程中,需要注意控制调节内环境的速度,避免矫枉过正,造成新的严重器官损害。

3. 体温调节及能量控制　重症患者常伴有因炎症引起的顽固性发热、中枢神经系统损害造成的中枢性高热、脊髓损伤导致散热功能障碍出现发热等临床表现。在上述情况下,机体的能量消耗明显增加,且高热或过高热可能引起组织细胞的严重损害,且在临床治疗中,常规治疗常效果欠佳。此时 RRT 可以用于控制体温,减少能量失衡情况。此外,通过 RRT 也有利于各种营养物质及机体需要的元素的补充,增加了能量供应,可以进一步调节重症患者出现的能量供需严重失衡。因此,顽固的感染性高热、中枢性高热(脑出血、脑梗死等)、严重脊髓损伤、中暑等在常规治疗效果不佳时,有 RRT 治疗指征。

4. 脑及骨髓保护　严重脑外伤或脑疾病常导致严重脑组织水肿,严重的内环境紊乱(如高钠血症、低钠血症等)可能导致神经脱髓鞘改变,肾衰竭导致的体内代谢毒素可能导致肾性脑病,均可能进一步加重脑损伤。RRT 可以减轻或逆转上述各种损害,根据需要选择血液滤过、血液透析等模式均有助于脑保护治疗。

在严重感染及肾衰竭时,炎症因子及代谢毒素可能导致骨髓抑制,红细胞生成减少、血小板功能降低是常见的临床表现,通过 RRT 清除炎症因子及代谢毒素有利于减轻骨髓抑制,起保护骨髓造血功能的目的。

5. 肝功能支持及解毒　肝脏是机体的主要解毒器官之一,同时也是具有分泌凝血因子、蛋白及激素等的功能。在严重肝脏疾病时,体内多种代谢毒素清除障碍,以及内分泌功能损害可能导致多系统及器官损害。此时,体外的肝脏支持方法具有应用指征。在严重肝病时,根据清除的毒素的需要,可以选择血液透析、血液滤过、血液灌流、血浆置换、分子吸附再循环系统(molecular adsorbents recycling system,MARS)等。

在药物及毒物中毒时,若剂量较大超过机体清除能力,或需尽快、尽可能多地清除毒物时,有 RRT 指征。应该根据患者病情、治疗目的、药物和毒物特点合理选用 RRT 模式。血液透析是通过溶质弥散来清除毒物或药物,故仅适用于水溶性、不与蛋白或血浆其他成分结合的小分子物质,对中、大分子量的物质无效。对大分子量、脂溶性、易与蛋白结合的药物或毒物,血液灌流的清除效果明显优于血液透析,这也是在抢救严重药物和毒物中毒时首选血液灌流的主要原因。治疗急性药物和毒物中毒时,常将血液灌流与血液透析、血浆置换和血液滤过等联合应用,以达到更好的清除效果。

6. 其他　大量研究表明,RRT 能够清除机体循环内的部分炎症因子,进而调节机体炎症反应,因此在常规治疗基础上可考虑应用 RRT 辅助治疗,对重症感染患者可考虑高流量血液滤过,进一步增加炎症因子的清除,改善患者病情。但目前对于感染患者的 RRT 治疗时机及剂量仍存在一定的争议,目前推荐对重症感染患者行 RRT 时的超滤率应大于 $35ml/(kg \cdot h)$。而持续性血浆滤过吸附(continuous plasma filtration adsorption,CPFA)、多黏菌素 B 血液灌流等亦被证实在重症感染治疗中有效。

此外,重症胰腺炎、横纹肌溶解、免疫系统疾病时,RRT 可以清除炎症因子或免疫相关因子、调节内环境及液体平衡等,在临床治疗中也发挥着越来越重要的作用。

(二)肾脏替代治疗的时机

既往的观点认为,在患者出现无尿、酸中毒、严重氮质血症或电解质紊乱等情况时可以考虑 RRT,但缺乏统一的具体的实施时机的标准,导致不同的研究 RRT 治疗重症患者的效果也存在明显差异。随着认识的深入,目前越来越强调疾病的早期诊断、早期治疗,因此 RRT 的时机也越来越受到临床的重视。

1. 肾脏替代治疗的开始时机

(1)急性肾损伤患者肾脏替代治疗开始时机选择:目前临床常采用 RIFLE(Risk,Injury,Failure,Loss,and End-stage of Renal Disease)评分进行 AKI 的分级诊断。研究发现 AKI 在重症患者中的发生率为 10%~60%,是影响重症患者病死率的疾病之一,重症感染导致的急性肾衰竭患者病死率一直居高不下。一般认为 AKI 患者应在常规治疗仍无法纠正顽固性内环境紊乱或液体过负荷等病理情况时进行 RRT,但缺乏明确的早期、晚期定义标准。目前仍多以 AKI 时患者血清学指标变化作为参考。较早期的研究多将尿素氮在 21.4~53.6mmol/L 以下开始的 RRT 定义为"早期",否则为"晚期",多数结果表明当尿素氮在 35.7mmol/L 左右开始 RRT,能够明显改善 AKI 患者预后,而更早的 RRT 对患者预后及肾脏功能的改善无明显影响。Carl 等对 130 例 AKI 合并重症感染的患者按照尿素氮水平是否大于 35.7mmol/L 行 RRT,结果同样证实早期行 RRT 组(平均尿素氮 23.6mmol/L)比晚期治疗组(平均尿素氮 48.9mmol/L)能够明显降低患者的 14 天、28 天和 1 年的病死率(P 均小于 0.05)。但尿素氮影响因素较多,患者的容量状态、营养情况等均可能对尿素氮测定值产生明显的影响,因此单以尿素氮作为 AKI 严重程度的评价指标及 RRT 的指征依据可能并不充分。

另一方面,除尿素氮外,AKI 患者还存在血清肌酐增高、尿量减少等多种实验室及临床指标变化,因此,按照不同指标判定 RRT 的时机对患者预后的影响,可能得出并不一致的结论。Bagshaw 等进行了一项前瞻性多中心观察性研究,共纳入 1238 例需行 RRT 的重度 AKI 患者,分别按血清尿素氮水平、血清肌酐水平、入 ICU 至开始 RRT 时血清尿素氮或肌酐变化值、入 ICU 时间作为 RRT 时机的判断标准,结果发现按血清尿素绝对值(24.2mmol/L)或入院后至开始 RRT 时血清尿素升高值(3.1mmol/L)分组,早期 RRT 组与晚期 RR 丁组患者病死率无明显差异;按血清肌酐绝对值(309Mmol/L)或入院后至开始 RRT 时血清肌酐升高值(163μmol/L)分组,晚期 RRT 组比早期 RRT 组病死率明显升高(P 均小于 0.01);而按入 ICU 至开始 RRT 的时间分组,晚期治疗组(>5 天)比延迟 RRT 组(2~5 天)及早期治疗组(<2 天)病死率均明显增高(P<0.001)。但无论哪种标准分组,晚期治疗组患者需要行 RRT 的时间、住院时间及需长期血液透析治疗的比例均明显增加。Ji 等在 58 例心脏手术后出现的 AKI 患者中,按照尿量<0.5ml/(kg·h)后开始 RRT 的时间定义,发现小于 12 小时开始的早期组患者病死率比大于 12 小时开始 RRT 的晚期组明显降低(P=0.02);并且在存活患者中,晚期治疗组比早期治疗组的入住 ICU 时间、机械通气时间及 RRT 持续时间均明显延长。由此可见,不同的 RRT 开始时间定义的标准会直接影响 RRT 的治疗效果。

总之,早期行 RRT 有助于改善 AKI 患者的肾功能、降低病死率,因此目前仍推荐在 AKI 患者出现明显的并发症前,尽早开始 RRT,血清尿素氮、尿量等指标可以作为开始 RRT 的参考,但尚缺乏统一的、理想的血清学标准或临床标准,不同的早期、晚期定义可能导致 RRT 的治疗效果产生显著差异,需要进一步的研究明确。

(2)慢性肾衰竭患者 RRT 开始时机:在终末期肾病患者中,RRT 已经成为一项常规且极其重要的治疗手段。越来越多的患者需要长期行血液透析或腹膜透析等治疗。由于慢性肾衰竭患者可能并发肾性脑病、凝血功能异常、容量过负荷等并发症,因此一般也认为应在达到终末期肾病诊断标准的患者中,早期开始维持性 RRT。一般认为,估算肾小球滤过率(estimated glomerular filtration rate,eGFR)>10ml/(min,1.73m²)时就开始 RRT 认为是早期。美国早期行 RRT 治疗终末期肾病的比例从 1996 年的 19% 增加至 2005 年的 54%。最近法国的一项全国范围内调查结果也提示,12865 例维持性透析治疗的终末期肾病患者开始 RRT 时的 eGFR 在 5.9~11.8ml/(min·1.73m²)。但是,早期 RRT 也会同时造成严重的社会负担和经济负担,并可能降低患者的生活质量。因此,对于慢性肾衰竭的患者 RRT 时机也仍存在争议。Cooper 等将 828 例慢性肾病患者随机分为早期治疗组和晚期治疗组,分别在患者 eGFR 为 10~14ml/(min·1.73m²)和 5~7ml/(min·1.73m²)时开始 RRT,研究发现随访 3 年后,两组患者的病死率并无明显差异,且心血管不良事件、感染及透析相关并发症等的发生率也无统计学差异。

因此,尽管越来越多的慢性终末期肾病患者接受较早期的维持性透析治疗,但目前并没有太多的证据表明以 eGFR<10ml/(min·1.73m²)作为晚期 RRT 的标准,患者预后及病情会明显变差。所以在慢性肾衰竭相关的严重并发症出现之前开始 RRT 是恰当的,但并非越早越好。

(3)其他非肾性重症的肾脏替代治疗开始时机选择:随着对疾病认识的深入及 RRT 技术的提高,RRT 已经不再局限于"肾脏替代",而是更多地发挥"肾脏支持"作用,也越来越多地用于严重感染及感染性休克、横纹肌溶解、重症胰腺炎等非肾性重症患者的治疗。目前对这些疾病开始 RRT 的时机的研究较少,尚缺乏统一的标准。

对严重感染或感染性休克,以及存在严重全身炎症反应的重症胰腺炎患者,可以采取高流量血液滤过、多黏菌素 B 血液灌流等模式进行治疗。由于 RRT 能够清除炎症因子、降低全身炎症反应,进而可以改善患者的病情,因此此时的 RRT 开始时间更倾向于早期进行,尤其是在常规治疗效果欠佳时应尽早开始。

横纹肌溶解时由于肌肉破坏释放大量肌红蛋白,可能进一步导致急性肾功能损害,出现严重的电解质紊乱。在常规治疗基础上,当患者出现血清肌酐>150μmol/L、肌酸激酶>5000U/L 时,常提示患者出现 AKI 的危险程度明显增高,需要行 RRT。

在严重心力衰竭、急性呼吸窘迫综合征等重症患者中,临床仍多在常规治疗无效或效果欠佳时考虑使用 RRT,但开始的时机并不十分明确,仍缺乏较为客观的标准,需要将来进一步的探索与研究。

2.肾脏替代治疗的停止时机 与其他有创治疗类似,当临床在重症患者中开始 RRT 时,需要考虑在何时撤离。一方面 RRT 存在有益物质丢失、凝血功能异常等并发症;另一方面患者医疗保险经济负担增加、生活质量降低,因此在患者病情好转,条件许可时也应尽早撤离 RRT。Uchino 等对 23 个国家的 54 家重症医学科的 1006 例 CRRT 的 AKI 患者进行前瞻性观察性研究,发现患者尿量增加、代谢紊乱纠正、容量负荷过多改善、尿素氮或血清肌酐水平下降及血流动力学稳定等均是临床考虑停止 CRRT 的指征,经过统计学分析,发现尿量明显增加、血清肌酐下降是预测 RRT 能够成功撤离的指征。在无利尿剂干预情况下 24 小时尿量>400ml 或在利尿剂干预下 24 小时尿量>2300ml 的患者中,约 80% 能够成功撤离 CRRT。此外,研究也发现,成功撤离 RRT 的患者比不能成功撤离 RRT 患者的病死率明显下降,入住 ICU 时间及住院时间显著缩短。因此,选择更好的时机撤离 RRT 尤为重要。但目前对 RRT 撤离时机的资料仍十分缺乏,临床更多的是在需要行 RRT 的原发疾病得到控制,肾脏功能逐步恢复,患者病情明显改善时按照经验选择 RRT 撤离时机,但标准并不统一。尿量、血清肌酐水平可以作为 AKI 患者 RRT 撤离的敏感参考指标。而其他疾病 RRT 的撤离时机仍需要大规模的随机对照研究证实。

二、管路的建立与管理

持续肾脏替代治疗(CRRT)不仅是终末期肾病患者维持生命最主要的治疗措施,在多器官功能衰竭的重症患者的抢救中也具有重要的地位,目前 CRRT 在国内外的 ICU 已得到了广泛的应用。但要进行充分的肾脏替代治疗,达到治疗目标,建立良好的血管通路则是其关键的前提条件。

血管通路是指体外循环的血液通路,即血液从人体内引出,经过体外循环部分,再返回人体内的通道。建立和维持一个有效的血管通路是进行血液净化的必要条件之一。良好的血管通路需要具备三个特点:首先,需要提供充分的血流量,在间断血液透析治疗时要求血流量达到 200~300ml/min,而在持续血液滤过时,对血流量的要求降低,达到 150~200ml/min 即可,但要求长时间持续提供;其次,良好的血管通路需要保持持久的开放性,尽量避免管腔发生阻塞、打折或者血栓形成;再次,血管通路建立过程中对血管内皮损伤要小,从而将静脉血栓形成和血管狭窄的风险降到最低。

良好血管通路的建立和维持受到多种因素的影响,包括血管通路的类型、导管材料与设计、导管的置入方法、血管通路功能的监测和血管通路的管理等。因此,本节主要对以上几个方面进行阐述。

(一)血管通路的类型

不同的治疗需求决定不同的血管通路类型。临床上常见的血管通路主要包括临时性血管通路和永久性血管通路两大类。

1. 临时性血管通路 是一种操作简单、快速建立、短期内使用的血管通路。临时血管通路可通过直接穿刺、动静脉外瘘或中心静脉置管等方法建立。直接穿刺动静脉建立血管通路只用于患者血压不低但血容量极度超负荷,或伴有心力衰竭、肺水肿等致命性并发症,不允许行中心静脉置管时临时使用。其往往难以保证充足的血流量和治疗的连续性。动静脉外瘘是用两根人造导管,分别置入远端动脉及相邻静脉,虽然手术操作较动静脉内瘘简单,血液透析时不穿刺患者的血管,减少了患者的痛苦,但并发症较多,易引起感染、外瘘破损、外伤或不慎拔出时可造成严重大出血,使用寿命较内瘘短,患者的生活和活动有诸多不便,故目前应用已逐渐减少。中心静脉置管是目前最常用的临时血管通路建立方法,具有操作简便、并发症少、血流充分等优点。随着技术的发展,经皮穿刺中心静脉置管的应用越来越广泛,已成为建立临时血管通路的首选方法。

根据是否需要使用血泵,临时性血管通路的建立可分为两种模式,一种是"动脉-静脉"模式,其主要是利用动静脉压力差来驱动血液循环,此法效率低、并发症多且不能用于严重低血压的患者,目前临床应用较少;另一种是"静脉-静脉"模式,它在体外血泵的驱动下将血液引出经过滤器进行透析或滤过,再将血液回输体内,特别适用需要紧急透析以及连续性血液滤过者。该方法效率高,并发症少,目前广泛用于临床,基本替代了"动脉-静脉"模式。

2. 永久性血管通路 是一种使用方便、并发症少、易于长期保存的血管通路,主要适用于需要维持性血液透析或预计肾脏替代治疗大于 1~3 周的患者。永久性血管通路的建立方法包括动静脉内瘘和皮下隧道－带扣深静脉置管。

动静脉内瘘是目前应用最为广泛的透析患者血管通路。常选用前臂桡动脉和头静脉做动静脉内瘘,手术数周后静脉扩张,管壁增厚,可在已动脉化的静脉血管中反复穿刺,多选用非优势侧前臂。内瘘最为安全,应用时间最长,据统计透析 3 年后 65%～75% 的内瘘仍可使用。当然动静脉内瘘也存在成熟时间长、部分患者的血流量不足等缺点,对于血管条件差的患者也不适宜应用。

皮下隧道－带扣深静脉置管尽量在 X 线照射条件下将导管植入上腔静脉近心房处,操作较复杂,插管时间长,插管相关并发症如血肿的发生率较高,但它提高了导管的机械稳定性并且可以减少留管过程中导管相关性血源性感染的发生率,维持时间长并能更好地达到预计透析量,研究还发现皮下隧道－带扣深静脉置管能提高急性肾衰竭患者的生存率。皮下隧道－带扣深静脉置管目前主要应用于慢性肾病患者,由于 AKI 患者肾脏替代治疗时间难以估计,故其在 AKI 中的应用价值还有待进一步的研究。

(二)导管材料

导管材料的材质及设计决定导管与血液的相容性,与置管留管过程中血管内皮损伤、血栓形成等并发症的发生息息相关。目前应用的导管材料包括聚四氟乙烯、聚氯乙烯、聚乙烯、聚氨酯、硅胶等,这些导管表面光滑,生物相容性好,血栓形成风险小,但最常用的是聚氨酯管和硅胶导管。近年来,为预防导管相关性血源性感染的发生,抗生素包被的血滤导管已逐步在肾脏替代治疗的患者中得到应用。

1.聚氨酯管　聚氨酯管在常温下是一种硬度较大的导管,操作简单,易穿刺入血管,但容易损伤内皮,有导致血栓形成的风险,但是当导管进入血液后在体温的作用下会变得非常柔软,是紧急情况下短期肾脏替代治疗(1～2 周)的理想选择。

2.硅胶管　与聚氨酯管相比,硅胶管更加柔软,对血管内皮损伤小,且可以留置到心房,无穿破心房的危险,能保证足够的血流量,并降低再循环率,可用于肾脏替代治疗时间较长的患者,有时也用于维持性血液透析的患者。但由于导管太柔软而经皮穿刺置入困难,往往需要手术置入,故不适用于紧急情况。

3.抗生素包被的血滤导管　在前两者的基础上,又衍生出抗生素包被的血滤导管。目前在临床应用的抗生素包被导管主要有两种:包被氯己定和磺胺嘧啶银的血滤导管以及包被米诺环素和利福平的血滤导管。研究发现,此类导管的应用可明显减少导管相关性血源性感染的发生率和减少导管感染相关医疗费用。但同时,抗生素包被血滤管的应用也增加了耐药及二重感染的发生率,而且价格昂贵,故该导管主要用于血管通路有限且易发生导管相关性血行感染的患者。

(三)导管的设计

良好的血管通路需要保证充足的血流量,而血流量＝压力/阻力,体外循环对血流的阻力＝导管长度 X 黏滞系数/管腔直径^4 ×K(K 为常数),可见阻力与导管长度成正比,与管腔直径成反比,因此,通过设置不同的导管长度及管腔直径就可在不同的压力下调节血流量的大小。目前临床多为双腔血滤导管,常规双腔导管的管腔设计特点及其在测试血流量 450ml/min 时动静脉端压力见表 6－11。

表6-11　双腔导管的管腔设计及血流特征

腔内形状	直径×长度(F×mm)	动脉压(mmHg)	静脉压(mmHg)
传统双D	12×200	-190	130
同轴双O	14×200	-230	+170
猪鼻子双圆形	11×200	-190	+160
肾形/椭圆形	13×200	-160	+140

导管的长度及体外部分的设计因置管部位不同而有所差异。用于股静脉置管的导管较长(约20cm),且体外部分设计为直型,用于颈内静脉置管的导管较短,且体外部分为弯型。不同双腔血滤导管开口方式亦多种多样,一般动脉腔为侧孔,静脉腔开口在导管尖端,两者间有一定的距离,与导管血流的再循环率有关。常见导管的开口方式见图6-3。

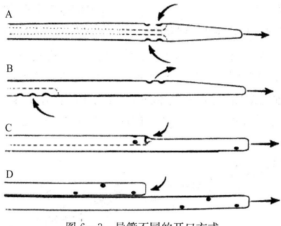

图6-3　导管不同的开口方式

(四)导管的置入

1.置管部位的选择　肾脏替代治疗置管部位常选择股静脉、颈内静脉和锁骨下静脉,以上三者均能达到预计的血流量,但具体部位的选择主要取决于患者特点、各部位导管置入的特点、操作者经验及导管置入的固有并发症,包括血栓形成、感染、置管并发症及导管功能障碍,三个置管部位各有利弊(表6-12)。2012年KDIGO指南推荐避免使用锁骨下静脉在急性或慢性肾衰竭时进行肾脏替代治疗,以减少锁骨下静脉狭窄。考虑ICU重症患者常需呼吸支持,开放气道患者多,颈内静脉感染风险增加,且颈内静脉及锁骨下静脉常需进行血流动力学监测,故股静脉置管进行肾脏替代治疗对ICU的重症患者更加适用,且ICU患者大多卧床,导管局部护理方便,并不增加感染风险。

2.置管深度及位置确认　导管的尖端应位于大静脉内,颈内、锁骨下静脉置管理想位置在上腔静脉与右心房交界上方1~2cm,股静脉置管尖端如能达到下腔静脉,可以明显减少再循环率。置管的深度可根据患者体型估计,一般右侧颈内静脉置管深度为12~15cm,左侧颈内静脉或锁骨下静脉置管深度为15~20cm,股静脉置管深度为19~24cm。研究显示,即使是操作熟练的医师置管也有一定的导管异位发生率,因此,导管置入后其尖端位置需要经过X线摄片确认。

表 6—12　各置管部位优缺点比较

置管部位	优点	缺点
颈内静脉	简单易置入 导管功能障碍及再循环率低(与股静脉相比) 感染发生率低(气管切开患者除外)	患者舒适度差(与锁骨下静脉相比) 不易固定(与锁骨下静脉相比)
锁骨下静脉	舒适 易固定	置管技术要求高 凝血功能异常者禁忌 容易发生气胸、血胸等并发症 锁骨下静脉狭窄和血栓形成风险高
股静脉	置管技术要求低 易固定 中心静脉狭窄发生率低 与颈内静脉相比,ICU患者股静脉置管不增加感染风险	活动受限 感染及血栓形成风险高(与锁骨下静脉置管相比) 肥胖患者感染风险增加 导管功能障碍及再循环率较颈内静脉置管高

　　3. 置管方法　目前临床上最常用的中心静脉置管方式是 Seldinger 技术,该技术是 Seldinger 在 1953 年动脉造影时通过置入导丝而经皮插入导管的方法。随后,人们将此技术用于动静脉置管,建立血管通路,并随着技术的发展,由于其操作简单易行,患者痛苦小,并发症少,Seldinger 中心静脉导管置入法在临床上的应用也越来越广泛(图 6—4)。

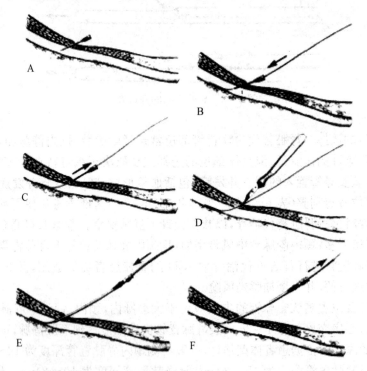

图 6—4　Seldinger 中心静脉导管置入法

A:穿刺;B:置入导丝;C:退穿刺针;D:扩张皮下;E:置入导管;F:退导丝

　　然而对于存在血管位置或形态变异、儿童及穿刺难度高的成年患者,Seldinger 导管置入法成功率大大降低,且增加并发症的发生风险。随着血管超声技术的进步,超声引导下的中心静脉置管技术得到了快速发展。它不仅可以在直视下发现中心静脉的位置、形态结构异常,使穿刺更加安全可靠,还可减少试穿次数及相关并发症的风险,但需要操作者有娴熟的超声技术操作经验。超声引导下的中心静脉置管技术可能是今后发展的方向。

4.置管即刻并发症

(1)出血/血肿:主要是由误穿动脉引起,误穿颈动脉出血可压迫止血,但可能导致一些少见但严重的并发症(如气道梗阻、动脉夹层、动静脉瘘、脑血管意外等);若误穿锁骨下动脉则不能直接压迫止血,对于凝血功能障碍者可能出现致命性大出血,但一般不出现压迫气道或脑血管意外等并发症;误穿股动脉后一般可有效地压迫止血,严重并发症少见。

(2)气胸/血胸:见于锁骨下静脉置管及颈内静脉置管时,颈内静脉置管比锁骨下静脉置管气胸发生率低。该并发症的处理主要根据病情穿刺抽吸或胸腔闭式引流处理。

(3)导管异位:常见异位包括颈内静脉至腋静脉、颈内静脉至心房、锁骨下静脉至对侧锁骨下静脉、锁骨下静脉至颈内静脉。置管完毕后需拍摄胸片确定导管位置。

(4)其他:中心静脉置管即刻并发症还包括一过性心律失常、心脏传导阻滞、神经淋巴管损伤、气栓、导管打结、瓣膜损伤、心脏穿孔、心脏压塞等,但较罕见。

5.置管远期并发症 置管远期并发症主要包括导管功能障碍、导管相关血栓形成和血管狭窄及导管相关感染等。

(1)导管功能障碍:是指导管因不能提供充足的血流量而必须拔出导管。不同时期导致导管功能障碍的原因不同,在留置导管早期主要是由于机械因素如置管位置、打折、固定太紧所致,而晚期则常由导管内血栓形成、导管阻塞、导管外鞘或内鞘形成(纤维附着于导管内外)所引起。导管功能障碍的处理方法包括解除机械因素、拔除导管、抗纤溶药物的应用。抗纤溶药物仅在不能拔出导管的紧急情况下使用。

(2)导管相关血栓形成和血管狭窄:导管相关血栓发生率远比临床上观察到的多,Trottier 和 Rahn 报道其发生率在 20%～70%,与置管次数及留置导管时间成正相关,锁骨下静脉置管最易发生血管狭窄。导管相关血栓形成和血管狭窄临床表现多样,可无症状或表现为导管功能障碍、同侧肢体水肿、局部静脉曲张。根据置管史、临床表现结合血管造影和多普勒超声检查可以确诊。临床治疗主要根据患者情况,按照深静脉血栓的治疗原则进行处理,必要时拔除导管。

(3)导管相关感染:是留管过程中的常见并发症,包括出口皮肤感染、隧道感染、皮下囊感染、导管相关血行感染等。导管相关感染随着导管使用次数的增加及使用时间的延长而增加。不同部位置管其感染的发生率亦不相同,一般认为导管相关感染的机会股静脉>颈内静脉>锁骨下静脉。导管相关性血行感染的防治原则是防重于治,及时发现,及时处理。

(五)血管通路的性能和监测

1.目标血流量是反映血管通路的性能的主要指标。血流量取决于导管的顺应性、弹性、长度、直径及开口情况,同时导管尖端位置局部血流情况也是影响导管血流量的重要因素。上、下腔静脉的血流分别可达到回心血量的 35% 和 40%,双侧颈内静脉、股静脉血流量均可达回心血量的 25%,而双侧锁骨下静脉血流量仅为回心血量的 10% 左右。一般双腔导管能满足 150～250ml/min。临床上可采取简易的方法来判断导管血流量:使用 20ml 注射器连接动脉腔,如注射器在 6 秒钟内被充满,则相当于血液流速为 200ml/min。建立血管通路后通过此方法可以快速地判断导管的性能。

2.血管通路的性能还可通过监测血液输出端压力(access pressure)和血液回流端压力

(return pressure)来判断,在保持稳定的血流量的条件下,两个压力一般保持恒定,静脉回流端压力突然升高,提示患者静脉端回流障碍,当输出端压力绝对值突然升高,提示动脉端引血阻力增加。当导管打折时可能出现两个压力同时升高。当导管压力突然变化时应仔细鉴别原因并及时处理。

3. 导管的再循环率是反映血管通路性能的另一指标。双腔导管静脉部分血流会再回流至动脉称为再循环,再循环可使肾脏替代治疗效率下降。再循环率可以通过以下公式进行计算:

R%=(P-A)/(P-V)

其中 R%=再循环率;P=外周静脉溶质浓度;A=动脉导管溶质浓度;V=静脉导管溶质浓度,同时测定肌酐、尿素氮浓度。

再循环率的发生不仅与管腔开口有关,还与血流量、置管位置、置管深度有关。再循环率随血流量的增加而升高;股静脉置管(特别是置管深度浅时)比颈内静脉和锁骨下静脉再循环率高,尤其当置管深度浅(<15cm)、导管尖端位于髂外静脉内时,再循环率可高达20%以上。将双腔管动静脉端倒接再循环率明显增加(可达到20%~30%)。因此,双腔管动静脉端倒接是非常规操作,严重影响溶质的清除,双腔管动静脉端倒接对持续肾脏替代治疗的影响要低于间断肾脏替代治疗,仅用于持续肾脏替代治疗持续时间长,对单位时间溶质的清除效率要求不高时。在肾脏替代治疗的过程中应尽量降低再循环率的发生,避免降低溶质清除效率。

(六)血管通路的管理

血管通路的管理是在保证充足血流量和透析效率的同时,又要尽量避免相关并发症的发生,尤其是导管相关感染等并发症的发生。首先在替代治疗过程中要随时关注血流量及监测压力的变化,及时解除机械梗阻等因素,同时保持充分的体内或体外抗凝可有效预防血栓的发生,减少对滤器的损害及减少梗阻的发生。

导管相关感染并发症的预防包括置管中及置管后的处理。在置管过程中严格按照无菌原则进行操作,包括手卫生,最大限度地消毒和无菌屏障,穿戴好口罩、帽子、消毒隔离衣、消毒手套,大的无菌单,氯己定(洗必泰)局部杀菌消毒。在留管过程中也要注意导管相关感染的防护,包括穿刺点的护理,如手卫生、局部潮湿或有污染需随时更换贴膜、局部用氯己定消毒、避免使用抗生素软膏或用抗生素封管等。尽量限制导管的开放及使用次数,仅在肾脏替代治疗时使用管路,不推荐常规定期更换导管,如果不需要导管应及时拔出。在以上预防措施的基础上,总结出预防导管相关感染并发症的集束预防措施:①手卫生;②更严格的无菌操作;③氯己定皮肤消毒;④每天评估插管必要性,去除不必要的导管。以期有利于减少导管相关性感染并发症的发生。

三、肾脏替代治疗的模式选择

肾脏替代治疗起源于血液透析。过去30年,伴随机械和电子技术进展,肾脏替代治疗模式也得以迅速发展。早期的肾脏替代治疗应用动静脉建立血液循环通路,20世纪80年代末,单针双腔静脉留置导管和新一代血泵开发研制并应用于临床,肾脏替代治疗的模式发生了根本的转变,由原来的动脉-静脉治疗模式转变为静脉-静脉治疗模式。肾脏替代治疗方式也逐渐拓展,由最初的血液透析扩展为缓慢持续性超滤、持续静脉-静脉血液透析、持续静脉-静脉血液滤过、持续静脉-静脉血液滤过透析、腹膜透析、血浆置换、血液灌流及上述治疗方式的组合如血浆滤过吸附等。按照替代治疗持续时间分为间歇和持续肾脏替代治疗。按照治疗剂量可分为高流量和低流量肾脏替代治疗。

（一）肾脏替代治疗模式的原理

缓慢持续性超滤（slow continuous ultrafiltration，SCUF）：液体在压力梯度作用下通过半透膜的运动，称为超滤。当膜的一侧液面压力大于另一侧时，在膜的两侧产生流动压差，即跨膜压，使小分子溶质从压力高的一侧向压力低的一侧做跨膜移动，小分子溶质以原溶液相同浓度随水分子一起通过半透膜而被清除，大分子溶质保持不变（图6—5）。

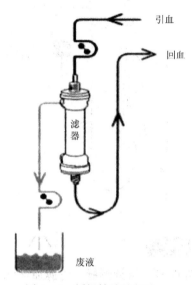

图6—5 缓慢持续性超滤

持续静脉—静脉血液透析（continuous veno—venous hemodialysis，CVVHD）：是根据膜平衡原理，将患者血液通过半透膜与含一定成分的透析液相接触，两侧可以透过半透膜的分子（如水、电解质和小分子物质）做跨膜移动，达到动态平衡，从而使血液中的代谢产物和过多的电解质透过半透膜弥散到透析液中，而透析液中的物质如碳酸氢根等也可弥散到血液中，从而清除有害物质。血液透析通过弥散清除溶质（图6—6）。

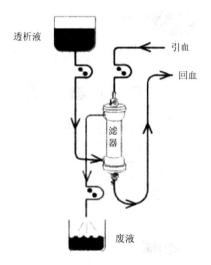

图6—6 持续静脉—静脉血液透析

持续静脉－静脉血液滤过(continuous veno－venous hemofiltration,CVVH):通过血泵维持一定的血流量,将血液引入滤器,在跨膜压的作用下,液体从压力高的一侧通过半透膜向压力低的一侧移动,液体内的溶质也随之通过半透膜得以清除,通过输入置换液补充水分和电解质,并将已经净化的血液经静脉输回体内。其溶质清除原理为对流(图6－7)。

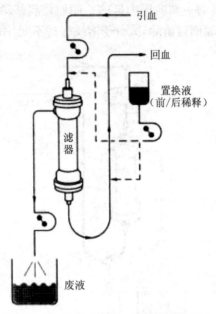

图6－7　持续静脉－静脉血液滤过

持续静脉－静脉血液滤过透析(continuous veno－venous hemodiafiltration,CVVH-DF):由于CVVH单位时间内对小分子有毒物质的清除较差,在此基础上又发展出CVVH-DF。CVVHDF是在CWH的基础上实施的滤过和透析,是通过滤器膜两侧的压力差及浓度梯度达到清除水分和溶质的目的,从而可以清除过多的水分,又能清除一定的氮质代谢产物,保持机体内环境的稳定(图6－8)。

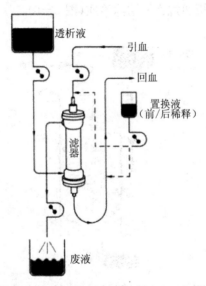

图6－8　持续静脉－静脉血液滤过透析

腹膜透析(peritoneal dialysis,PD):腹膜是具有透析功能的半透膜,具有良好的渗透和扩散作用,还有吸收和分泌功能。根据此原理,将透析液灌入腹腔,血浆中的小分子物质如浓度高于透析液,则弥散入透析液,而透析液中浓度高的物质则从透析液进入血浆和组织液,如透析液的渗透压高于血浆,血浆中过多的水分便渗透到透析液中。腹膜透析时,通过弥散进行溶质清除。

血浆置换(plasma exchange,PE):主要用于排除体内的致病因子。通过离心或血浆分离器的方法,从全血中分离出血浆,以清除其中含有的致病因子,同时向体内补充等量新鲜血浆或其他替代品的治疗方法。该方法不但有利于清除血浆中的病理性物质,还有助于血浆因子功能的恢复。

血液灌流(hemoperfusion,HP):是指将患者的血液从体内引出进行体外循环,利用体外循环灌流器中吸附剂的吸附作用清除外源性和内源性毒物、药物以及代谢产物等,从而达到净化血液的目的。溶质被吸附到吸附材料的表面,与溶质和吸附材料的化学亲和力及吸附材料的吸附面积有关,而与溶质的浓度关系不大。吸附过程主要在吸附材料的小孔中进行。滤器膜对补体成分的吸附清除,可避免补体激活,改善组织的相容性,同时对炎症介质及细胞因子的吸附清除可改善机体的过度炎症反应。影响这种疗法的核心部分就是吸附材料,最常用的吸附材料是药用炭和树脂。

血浆滤过吸附(plasma filtration adsorption,PFA):指先由血浆分离器分离出血桨,被吸附剂吸附后与血细胞混合,再经过第二个滤器的作用,清除多余的水分和小分子毒素。PFA通常用树脂作为吸附剂,清除炎症介质和细胞因子等中、大分子物质。

高流量血液滤过(high－volume hemofiltration,HVHF):是近几年出现的新技术。HVHF显著增加了置换液量及单位时间内经过滤器的血流量,使大、中分子炎症介质的吸附和对流清除相应显著增加,有利于控制炎症反应,阻止或逆转由此导致的临床症状。

(二)肾脏替代治疗的模式选择

重症患者应采用何种肾脏替代治疗方法,目前没有统一的标准。持续肾脏替代治疗虽然没有显示患者最终的生存优势,但随着其设备广泛发展和重症患者病情日益复杂,已成为重症患者不可缺少的重要治疗手段之一。随着对持续缓慢透析(sustained low－efficiency dialysis,SLED)和延长的每天透析(extended daily dialysis,EDD)等新的治疗方式的应用和了解的深入,肾脏替代治疗在重症患者中的应用不断深入。由于缺乏推荐标准,重症患者肾脏替代疗法的模式选择主要依赖于患者病情、不同治疗模式的溶质清除机制、清除效率、清除强度和特点、各医疗机构现有的资源以及该机构的专长等。

1.溶质清除的临床选择 肾脏替代治疗的溶质清除机制包括弥散、对流和吸附,不同情况下选择不同。

血液透析和血液滤过是目前临床上重症患者主要的肾脏替代治疗方式。血液透析通过弥散清除溶质,所采用的透析器膜的孔径较小,可清除血液中的小分子溶质如尿素氮、肌酐及尿酸,而对中、大分子溶质如细胞因子等清除效果差。血液滤过主要是模拟正常肾小球的滤过功能,即主要是通过对流的方式来清除水与溶质。由于滤器的通透性较高,通常低于40000～50000Da的溶质可被滤出,因此,对中分子物质的清除优于血液透析。

临床治疗中需要纠正威胁生命的电解质和酸碱紊乱,如患者出现高钾血症时,应首选血液透析,以快速高效降低血钾。与血液透析相比,持续血液滤过具有血流动力学稳定、溶质清除率高、利于清除炎症介质、为重症患者的营养和液体治疗提供治疗空间等优势。如患者以容量负荷过高为主要表现，伴有血流动力学不稳定时，如采用血液透析治疗，在3～4小时内清除过多水分，则往往受到限制。然而，许多临床研究和荟萃分析的结果显示CRRT和血液透析的临床疗效、并发症、患者预后均无显著差异。近年来Vinsonneau等进行了前瞻性多中心研究，纳入360例重症患者，随机进行血液透析或CRRT，两组患者疾病严重程度和一般情况无显著差异。为保持血液透析过程中血流动力学稳定，应用高钠（150mmol/L）和低温透析液（35℃），透析频率为每48小时一次，每次透析时间5.2小时。结果显示两组患者治疗后平均尿素氮水平无差异，28天、60天、90天生存率也无差异。提示维持患者血流动力学稳定、控制机体代谢水平方面，行血液透析能够取得与CRRT类似的临床疗效。但影响肾脏替代治疗和患者预后的因素众多，如肾脏替代的治疗剂量、开始治疗的时机、不同的膜材及营养支持强度等。故尽管目前的研究还不能得出明确的结论，但可以肯定的是，CRRT更适用于血流动力学不稳定而不能耐受血液透析的患者，而血液透析对于血流动力学稳定、需要快速清除小分子溶质的患者更有优势。同时，血液透析的费用也低于CRRT。

虽然腹膜透析治疗逐渐被相关的血液透析技术代替，但在发展中国家和贫穷国家，腹膜透析在肾脏替代治疗中仍然发挥一定作用。腹膜透析治疗的优点包括：设备和操作简单、安全、易于实施；不需要建立血管通路和抗凝，特别适合于有出血倾向、手术后、创伤以及颅内出血的患者；血流动力学稳定，较少出现低血压以及血压波动对受损肾脏的进一步损害；有利于营养支持治疗。但腹膜透析也有其局限性，如要求腹膜完整、有发生腹膜炎的可能、导致蛋白质丢失以及透析效率低等。

血液灌流是目前临床上一种非常有效的血液净化治疗手段，通过吸附作用清除血液中外源性和内源性毒物、药物以及代谢产物等，从而达到净化血液的目的，在临床上可用于急性药物和毒物中毒、肝性脑病、感染性疾病、系统性红斑狼疮、甲状腺危象等疾病的治疗。尤其在治疗药物和毒物中毒方面，占有非常重要的地位，是重症中毒患者首选的血液净化方法。在急性药物和毒物中毒时如出现以下情况应考虑血液灌流：血药浓度已达或超过致死剂量，药物和毒物有继续吸收可能，严重中毒导致呼吸衰竭、心力衰竭、低血压等，伴有严重肝、肾功能不全导致药物排泄功能降低者，能够产生代谢障碍和（或）延迟效应的毒物中毒（如甲醇、百草枯）。

2. 单纯与组合治疗的选择　肾脏替代治疗有多种模式，其溶质清除机制各不相同，多种模式优势互补。临床治疗中，常采用多种治疗模式的组合。例如，血液透析滤过是将血液滤过与透析相结合的治疗模式，是对流和弥散清除机制的组合。近来有研究显示与单纯对流清除先比，弥散结合对流有利于进一步改善患者的预后，但结论的推广仍需进一步论证。血液灌流常与血液透析、血浆置换和血液滤过联合应用，治疗急性药物和毒物中毒。目前，滤器的工艺和性能得到极大提高和改善，许多滤器膜增加了吸附性能，尤其是聚丙烯腈纤维（俗称腈纶）膜，在应用的最初1～2小时有利于细胞因子的吸附清除。联合应用肾脏替代治疗时，应给根据患者病情、治疗目的、药物和毒物类型合理选用。

3. 置换液前稀释和后稀释的选择　CWH和CWHDF模式治疗时，根据置换液的补充途径不同可分为前或后稀释。将置换液在滤器前的管道中输入，即前稀释法。其优点是置换液可以降低血液黏滞度，从而使滤器内不易发生凝血，有利于保证液体流变学条件。但该方式置换液的使用量较大，置换液的输入稀释了可以进行对流或弥散的溶质浓度，滤过液中的溶质浓度低于血浆,结果溶质总转运量降低。后稀释法是指置换液在滤器后的管道中输入。此种方法可节省置换液的用量,滤过液中溶质的浓度几乎与血浆相同,但超滤时增加了滤器血液侧红细胞与蛋白质的浓度,易发生滤器内凝血,限制了超滤速率,降低实际超滤效率。尤其在血细胞比容大于 45%时不宜采用。前、后稀释各有优缺点,临床治疗中常两者结合应用,即混合稀释法,既保证目标超滤率,又不至于发生滤器内凝血。

Pedrini 等比较了前稀释、后稀释(置换液输入量均为 120ml/min)和混合稀释法(置换液输入量前后均为 60ml/min)的溶质清除效率。结果显示后稀释和混合稀释法时尿素氮和肌酐清除明显高于前稀释。后稀释时随着滤过分数的增加,跨膜压亦随之增加,滤器的瞬时清除率随时间延长而降低。混合稀释法能较好地保留滤器膜的水和溶质转运特点,与后稀释相比,不影响溶质清除效率。

4. 血液循环回路的选择　持续肾脏替代治疗最初采用动静脉回路,依赖血压驱动血液进行体外循环。优点为回路建立方便,循环回路中血容量少。但具有其不可避免的缺点,包括动脉置管易于损伤动脉,导致出血或动脉粥样硬化性栓塞和肢体远端缺血;血流速度无法控制,依赖于动脉置管所在血管腔的大小和患者血压等血流动力学状态,使溶质的有效清除受到极大限制。这一问题在血流动力学不稳定的危重病患者尤为突出,动脉血压低使得血液流量明显受限。故目前通常不使用动静脉血液循环回路。

单针双腔静脉留置导管和血泵开发研制并应用于临床后,静脉－静脉血液回路成为临床治疗中常规采用的循环回路。双腔的静脉导管置入颈内静脉或股静脉等深静脉内,通过血泵产生血滤器前后的压力差,驱动血液流动,由于血泵提供恒定的血流量而不依赖于平均动脉压,能够保证较高的恒定的溶质和液体清除。静脉置管可避免动脉血管的损伤和出血等并发症。然而,使用泵驱动的体外回路,必须采用更为先进的仪器,包括压力监测器和空气泄漏探测器。随着超滤平衡控制机制的应用,现在的血滤机能够精确地调节超滤。目前,已形成专家共识,即在具备所需的设备和专业知识情况下,肾脏替代治疗应首选泵驱动的静脉－静脉血流回路。

四、肾脏替代治疗的剂量选择

肾脏替代治疗的剂量选择涉及治疗的频率、强度、效率及临床效应。如何合理制订肾脏替代治疗的剂量是目前研究和争议的重点。

(一)肾脏替代治疗剂量的相关概念和计算

1. 持续肾脏替代治疗的溶质清除率　血液净化的剂量和强度通常指溶质清除率。溶质清除率可以通过血液中被清除的溶质计算,也可以通过废液中溶质含量计算。经过滤过器后,血液中溶质的浓度通常明显降低,因而通过废液中溶质的含量进行计算的分析方法更为常用。计算公式为:

$$K = (Q_E C_E - Q_D C_D)/C_B$$

其中 K 表示溶质清除率,Q_D 和 Q_E 分别是单位时间内的透析液和废液量。C_B、C_D 和 C_E 分别是血液中、透析液和废液中溶质的浓度。由于超滤率(Q_{UF})等于单位时间内废液和透析液量的差值:

$$Q_{UF} = Q_E - Q_D$$

方程式 1 就可以变换成:

$$K=Q_D(C_E-C_D)/C_B+Q_{UF}C_E/C_B$$

方程中 $Q_D(C_E-C_D)/C_B$ 为无超滤时的清除率,近似于通过弥散对溶质的清除率。如透析液未清除的血液中的溶质,即 $C_D=0$,故可以简化为 Q_DC_E/C_B,反映血液中的溶质经透析清除后在透析液和血液中得以平衡。$Q_{UF}C_E/C_B$,是在透析液流量为 $0(Q_D=0)$ 情况下的溶质清除率,近似于对流清除。

与传统的间歇性血液透析不同,透析液流率(Q_D)在持续血液透析期间实质上低于血液流速(Q_B)。因此,小分子量溶质可能在血液和透析液之间达到完全平衡($C_E/C_B\approx1$),特别是在透析液流速较低时。只有透析液流速的增加到一定程度时,才无法达到平衡,因此,此时透析液流速和小分子溶质清除率之间产生近似线性的关系。相比之下,像 β_2 微球蛋白这种高分子量的溶质的清除率受到扩散的速率限制,较少依赖于透析液的流速。

2.CVVH 超滤率和筛过系数的概念和计算　CVVH 模式下通过超滤作用清除液体,超滤率指单位时间内通过超滤作用清除的血浆中的水分,单位通常为 ml/(kg·h)。随着液体清除,血液中的溶质随之通过对流作用清除,超滤率越高,溶质清除越多。同等量置换液,通过前稀释、后稀释或混合稀释输注,超滤率各不相同。

后稀释方式进行 CVVH 治疗时,单位时间内通过血滤器清除的液体全部来自于血浆,故超滤率的计算公式为:

超滤率(Q_{UF})=每小时废液量/患者体重

前稀释和混合方式进行 CVVH 治疗时,置换液和血液同时流经滤器进行超滤,故超滤清除的液体一部分来源于患者血浆,一部分来源于置换液,故超滤率的计算公式应为:

超滤率(Q_{UF})=AX 废液量/患者体重

其中 A=流经滤器血浆流速/(流经滤器血浆流速+流经滤器的置换液流速)。通常血浆和置换液的流速单位为 ml/min。

从上述计算公式不难发现,同等条件下,等量的置换液采用后稀释治疗时超滤率高于前稀释治疗,前稀释超滤率降低的幅度取决于血液流速和置换液输入速率之间的关系。当血液流量和总废液流量保持不变时,增加前稀释置换液的输入速率将导致超滤率进一步减少。相反,增加血液流量将降低前稀释对超滤率的影响程度。但后稀释方式血液经滤器超滤后浓缩度高于前稀释,导致血液黏滞度增高明显,易于发生滤器内凝血,反而影响超滤效率,降低滤器寿命。而前稀释条件下,血液浓缩度相对较低,不易发生滤器内凝血。可见,前、后稀释优缺点互补,所以临床治疗中,常常采用混合稀释治疗,以减少滤器内凝血,并保证溶质清除效率。

上述公式实际真正反映的是液体的清除,间接代表溶质清除。而事实上,溶质清除还受其他因素如滤器膜的筛过系数等的影响。对筛过系数(CE/CB)接近 1 的小分子量溶质,在连续性血液滤过时溶质的清除率大约等于超滤率。对于中、大分子量的溶质,如微球蛋白,其实际清除率仍有争议,有研究显示其筛过系数随着超滤率的增加而增加,也有研究表明超滤率增加时其筛过系数不变甚至降低。

总之,作为小分子溶质的清除,如尿素,维持性血液透析时可达平衡。在总废液流量相当时,小分子溶质清除率在持续静脉血液透析和后稀释 CVVH 类似。虽然在前稀释 CVVH 时,超滤率和溶质清除率降低,但这种清除率的减少似乎被保护的滤器通畅性所抵消。因此,CRRT 的模式对小分子溶质的清除率影响不大。相比之下,与相当剂量的弥散相比,对流会更好地清除中分子量溶质。

(二)持续肾脏替代治疗剂量与临床疗效

CRRT 超滤率与溶质清除密切相关,一直以来,不断有研究探讨 CRRT 剂量与临床疗效之间的关系。早年有影响的报道来自于 Ronco 等的单中心研究,该研究将 425 例进行后稀释 CVVH 治疗的急性肾损伤(AKI)的危重患者随机分为超滤率 20ml/(kg·h)、35ml/(kg·h) 和 45ml/(kg·h)组。患者 15 天的生存率在各组分别是 41%、57%和 58%。低剂量组与后两组相比有显著差异(P<0.001),而后两组之间无差异。提示 AKI 合并多器官功能障碍的重症患者应尽早行 CRRT,在进行 CRRT 时,超滤率至少应不低于 35ml/(kg·h)。但该研究也有其局限性。首先资料来自单中心研究;其次,研究持续了 5 年(1994—1999 年),跨度较大,而在研究的后两年感染性休克的治疗进展明显,患者预后有明显改善;该研究无辅助治疗资料,患者预后的影响因素不明确。另外,严重感染和感染性休克患者较少(15%),低于 ICU 中平均发生率(50%~60%)。

随后有研究继续探讨 CRRT 剂量对 AKI 的重症患者预后的影响。Bouman 等观察了 CRRT 治疗时机和治疗剂量对重症患者预后的影响。入组患者 106 例,治疗剂量分别为后稀释 CVVH 3L/h[中位值 48ml/(kg·h)]与 1~1.5L/h[中位值 19ml/(kg·h)],结果未观察到生存率的区别。早期高流量治疗剂量组的 28 天生存率为 74.3%,早期低流量组为68.6%,而晚期低流量组为 75.0%(P=0.80)。Tolwani 等对 200 例入选患者采用不同治疗剂量的研究得出了类似的结果,两组患者的治疗剂量分别为 35ml/(kg·h)和 20ml/(kg·h),病死率分别为 49%和 56%(P=0.32)。两项研究均未显示高治疗剂量的优势。

研究结果的争议推动着 CRRT 研究的不断进展。近年来美国退伍军人管理局和美国健康研究院、急性肾衰竭研究网(acute renal failure trial network,ATN)组织了多中心前瞻性随机平行对照研究,研究比较 CRRT 强化治疗与普通治疗的疗效,入选患者为 18 岁以上一个或一个以上非肾器官衰竭伴 AKI 需透析治疗患者。已接受 IHD 一次以上或持续缓慢透析(SLED)超过 24 小时者排除。肾脏替代治疗时间为 28 天或直至肾功能恢复。肾功能恢复的指标是尿量>30ml/h 时血清肌酐自然下降,或收集 6 小时尿测尿肌酐清除率(creatinine clearance rate,Ccr),Ccr<12ml/min 继续肾脏替代治疗,Ccr>20ml/min 时停止。入选患者接受肾脏替代治疗的方案如下:血流动力学稳定者给予 IHD 治疗,血流动力学不稳定者接受 CVVHDF 或 SLED。如何选择由治疗医师决定。血流动力学稳定者出现血流动力学不稳定时改为 CWHDF 或 SLED 治疗,血流动力学稳定后再改为 IHD。依据治疗强度患者分为两组,强化治疗组 IHD 或 SLED 每周 6 次,或者 CWHDF 总治疗剂量为 35ml/(kg·h);普通治疗组 IHD 或 SLED 每周 3 次,或者 CVVHDF 总治疗剂量为 20ml/(kg·h)。IHD 和 SLED 每次治疗的尿素清除指数是 1.2~1.4。主要研究终点是 60 天病死率,次要终点为院内死亡和肾功能恢复(不需要连续透析治疗,最低 Ccr 为 20ml/min,肾功能完全恢复为血清肌酐水平低于基础值 44μmol/L,部分恢复为高于基础值 44μmol/L 但不依赖于透析治疗)。研究时间从 2003 年 11 月至 2007 年 7 月,采用三醋酸纤维素膜或合成膜。实际入选患者为 1124 例,加强治疗组患者 563 例,普通治疗组 561 例。两组患者年龄、性别、种族、AKI 前肌酐、AKI 病因、少尿患者、APACHEⅡ评分、SOFA 评分等均无统计学差异。强化治疗组肾脏替代治疗时间为 13.4±9.6 天,普通治疗组为 12.8±9.3 天;CVVHDF 强化治疗组医嘱剂量为 36.2± 2.8ml/(kg·h),普通治疗组为 21.5±4.3ml/(kg·h),P<0.001。实际治疗剂量两组分别为

$35.8\pm6.4ml/(kg \cdot h)$和$22.0\pm6.1ml/(kg \cdot h)$，$P<0.001$。主要终点60天死亡率强化治疗组为53.6%，普通治疗组为51.5%（$OR=1.09$，95%$CI=0.86\sim1.40$，$P=0.47$）。次要终点60天院内死亡率强化治疗组为51.2%，普通治疗组为48%（$P=0.27$）；强化治疗组28天肾功能完全恢复者为15.4%，部分恢复者为8.9%，普通治疗组分别为18.4%和9.0%，两组相比均无统计学差异。ATN研究表明，重症患者伴AKI增加肾脏替代治疗强度，与常用的常规治疗相比，并未改善患者的预后。两组患者死亡率、肾功能恢复情况、肾脏替代治疗的持续衰竭、肾外器官衰竭的情况两组间均无显著差异。研究结果与Bouman和Tolwani的研究一致。提示血流动力学稳定患者，增加IHD治疗达每周3次以上，尿素清除指数是$1.2\sim1.4$，与普通治疗相比，未提高患者存活率；而血流动力学不稳定的患者增加CRRT剂量$>20ml/(kg \cdot h)$，也未改善患者预后。当然本研究仍有不足之处，如纳入研究的患者开始透析治疗的时间未标准化，部分患者来自退伍军人医院，男性患者所占比例较大。

RENAL研究是继ATN的研究之后极具影响的多中心随机开放平行对照研究，研究对象为合并AKI的重症患者，共入选患者1463例，两组患者CRRT的治疗剂量分别为$33.4ml/(kg \cdot h)$和$22ml/(kg \cdot h)$，研究观察两组患者28天病死率分别为38.5%和36.9%，90天病死率均为44.7%，两组患者均无差异。

多种因素可能导致研究结果的差异，Ronco等用注入点方法将剂量反应部分和剂量依赖部分的联系分开，研究表明这个转折点在$35ml/(kg \cdot h)$左右，但是Bouman、Tolwani、ATN和RENAL研究表明这个转折点在剂量小于$20ml/(kg \cdot h)$。研究人群的异质性、肾脏替代治疗的时机、实际治疗剂量等是导致出现上述争议的重要原因。目前的研究仍未证实肾脏替代治疗剂量与AKI合并多器官功能障碍的重症患者预后存在相关性。

对于感染性休克患者，机体炎症反应失控是病情发生发展的根本机制，基于上述机制和CRRT对流清除溶质包括部分炎症介质的原理，CRRT的治疗剂量成为临床和科研关注的焦点。理论上讲，高剂量的对流治疗患者可能从中获益。许多研究表明高流量的CRRT能够明显改善感染性休克患者的血管张力、降低血管活性药的用量，使部分顽固性休克患者病情得以一定控制或逆转，提示CRRT高治疗剂量对感染性休克患者可能更为有效。但无论是早年Ranco的研究、随后开展的针对全身性感染患者的Ⅱ期随机研究，并没证实高流量CRRT能够显著改善患者预后。将ATN研究中全身性感染患者进行亚组分析，结果显示强化治疗组和普通治疗组患者的病死率分别为57%和52.6%，将来自RENAL研究全身性感染患者进行类似的亚组分析，显示两组患者病死率分别为46.8%和51.2%，也无显著差异。全身性感染和感染性休克患者CRRT的治疗剂量尚无定论。对于全身性感染患者是否需要进一步提高治疗剂量来改善患者预后值得探讨。

IVOIRE（High Volume in Intensive Care）研究是近期完成的一项大规模前瞻性随机对照的多中心临床研究，比较不同治疗剂量对感染性休克患者预后的影响。研究历时5年（2005年10月至2010年10月），入选的420名感染性休克合并急性肾衰竭患者来自3个欧洲国家，18个中心。入选患者感染性休克病程在24小时内，RIFLE分级至少达到肾损伤标准，患者随机分为高治疗剂量组[$70ml/(kg \cdot h)$]和常规治疗剂量组[$35ml/(kg \cdot h)$]，治疗持续96小时。观察的主要终点28天病死率两组患者分别为37.88%和40.85%，90天病死率分别为56.06%和50.07%，两组均无差异。但28天和90天病死率均低于依据APACHEⅡ评分和SOFA评分预估的病死率。观察的次要终点两组患者去甲肾上腺素用量，高治疗剂量组患者有减少趋势,但两组间未达统计学差异;高治疗剂量组肌酐清除率显著高于常规剂量组,而氧合指数、出院率两组均无显著差异。为客观全面评价治疗剂量的作用,本研究还观察了两组患者CRRT期间血磷含量的变化,结果显示高治疗剂量组在治疗的96小时内血磷的含量始终显著低于常规治疗组。另外许多研究显示维生素C的清除随CRRT剂量的增加而增加。上述两种物质含量的减少可能导致患者免疫功能降低、骨骼肌无力、脱机失败等副作用。IVOIRE Study研究结果表明,CRRT高治疗剂量不能提高感染性休克合并急性肾衰竭患者的生存率;但与预计病死率相比,CRRT中患者病死率显著降低,提示高治疗剂量的临床安全性。尽管结果阴性,并不能由此得出治疗剂量与这类患者预后无关的结论。一方面,可能35ml/(kg·h)的治疗剂量已达高治疗剂量;另一方面,由于存在上述血磷和维生素C清除的增加,也可能合并抗菌药物等清除的增加,因而抵消高治疗剂量的临床疗效;再者,高治疗剂量可降低患者去甲肾上腺素用量,可能需要对这类患者进一步分层研究,探讨其受益人群。

尽管不同研究存在争议,关于CRRT剂量尚无定论。但较为明确的是,对于AKI患者至少应给予20ml/(kg·h)的治疗剂量,而对于重症患者,治疗剂量至少应在35ml/(kg·h)以上。重症患者CRRT的治疗量效关系、最佳治疗剂量仍需探讨和研究。

(三)持续肾脏替代治疗与间歇血液透析的结合治疗

自CRRT 1977年被首次提出后,因其与IHD相比具有其独特的优势,在危重病患者中得到广泛应用。

CRRT为持续性超滤,血流速度较慢,对溶质的清除速度较慢,血浆晶体渗透压改变较小,细胞外液容量变化也较小;而IHD清除小分子溶质效率高,但由于短时间迅速清除,导致细胞外液晶体渗透压迅速降低,细胞外液向细胞内移动,结果导致细胞外液,特别是血管内容量降低,易导致循环波动。可见,从理论上讲,对于危重病患者,尤其是血流动力学不稳定的患者,首选CRRT进行肾脏替代治疗。

许多临床研究和荟萃分析比较了CRRT与IHD的疗效。Bagshaw等针对9项随机对照试验进行荟萃分析,结果也表明虽然CRRT有利于血流动力学稳定,并能更有效进行容量控制,但CRRT与IHD治疗组患者在死亡率或肾功能恢复方面均没有差异。Mehta等的研究将166例伴有AKI的危重病患者随机进行IHD或CRRT,两组患者性别、APACHE II评分和脏器衰竭数量等无显著差异,结果显示两组患者的生存率无统计学差异,但在肾功能完全康复的幸存者中更多人采用了CRRT。总之目前的临床和实验研究仍不能得出关于两种模式效果优劣的明确结论。

IHD与CRRT各有其治疗特点,而CRRT的突出优势为治疗期间患者血流动力学稳定性较好,在危重症患者,尤其血流动力学不稳定的患者治疗中具有其应用价值。两者结合可能有利于患者的治疗。

Saudan等观察了透析与滤过相结合对AKI患者预后的影响。206例患者随机分为CVVH和CVVHDF组,两组超滤率分别为25 ± 5ml/(kg·h)和24 ± 6ml/(kg·h),CVVHDF中透析剂量为18 ± 5ml/(kg·h),结果表明28天生存率CVVH组为39%,CVVHDF组为59%(P=0.03),90天生存率分别34%和59%(P=0.0005),但两组患者肾功能恢复无显著差异。提示增加小分子物质清除可能改善急性肾衰竭患者的预后。

五、持续肾脏替代治疗置换液及透析液的配置及调整

CRRT 滤液中溶质的浓度几乎与血浆相等，当超滤率为 $10\sim20\text{ml/min}$ 时，需补充与细胞外液相似的液体，称"置换液"。CRRT 中透析液与置换液的要求及配置相同，因而以置换液来代表两者。置换液包括商品化及自行配置的液体。目前国内商品置换液少，临床上多依据需要自行配置。

（一）置换液配置的无菌要求

CRRT 时使用高通透性滤器，透析液可与血液直接接触，而置换液更是直接输入体内，因此均要求无菌。且随 CRRT 剂量的增大，每天有大量液体进出，因此液体的细菌学质量是影响治疗安全的重要方面。

置换液的无菌包括两个方面：一是液体生产过程的无菌，二是置换液配置过程的无菌。常规透析中，对透析液的细菌学质量有严格要求，包括美国医疗仪器促进协会（Association for the Advancement of Medical Instrumentation，AAMI）及欧洲透析移植协会都提出了透析液细菌及内毒素含量的标准，但目前 CRRT 置换液中细菌及内毒素含量的标准还未明确，多参考大输液生产的标准。临床上也缺乏对置换液质量进行监测的方法。一般商品置换液细菌学质量可能较自行配置液体好。但商品置换液在使用前还需进行配置，加入一些必要的成分，如钾、糖等，配置过程也会影响液体的无菌质量。国内部分医院采用自行配置的置换液进行治疗，这些置换液的质量则主要决定于配置过程的无菌技术。除了配置者严格按照无菌要求进行操作外，配置环境的洁净程度也影响到液体的质量。CRRT 过程中患者一旦出现肌颤、畏寒等症状，须考虑到置换液所致热原反应。

（二）置换液配置

在 CRRT 过程中，必须连续地输入透析液和（或）置换液，从而达到改善内环境、超滤水分和容质清除的目的。置换液电解质成分是影响 CRRT 患者内环境的主要因素，为了避免内环境波动，置换液配方原则上要求与生理浓度相符（表 6-13）。

表 6-13　人血清主要电解质的正常值

成分	血清浓度（mmol/L）
Na^+	$135\sim145$
Cl^-	$96\sim18$
HCO_3^-	$21\sim27$
K^+	$3.5\sim5.5$
Ca^{2+}	$2.1\sim2.6$
Mg^{2+}	$0.7\sim1.1$
P	$1\sim1.5$

1.置换液缓冲系统的选择　按照缓冲系统的不同分为：碳酸氢盐、枸橼酸盐、醋酸盐、乳酸盐四类置换液。

（1）碳酸氢盐置换液：碳酸氢根离子是机体内最主要的缓冲剂，碳酸氢盐置换液最符合机体的生理状态，因此是最理想的置换液，急性肾衰竭合并多器官功能不全综合征应用高流量 CRRT 时应采用碳酸氢盐置换液，不宜用乳酸盐置换液。但在临床应用中应注意几个问题：商品化的碳酸氢盐置换液中碳酸氢钠溶液应贮存于特制的包装袋内以免挥发，临用前需将其

和其余部分混合,切不可单独输入其中一部分;碳酸氢根水平应高于间歇血液透析使用的 32～34mmol/L,推荐量为 35mmol/L,以便更好地控制酸中毒;置换液中不含有磷酸盐,CRRT 时可清除磷酸盐,应注意及时补充。前瞻性随机对照研究发现,分别采用碳酸氢盐置换液及乳酸置换液进行 CRRT,碳酸氢盐置换液能更好地纠正酸中毒并减少心血管事件的发生。

(2)枸橼酸盐置换液:枸橼酸根离子在体内参与三羧酸循环并转化为 3 个碳酸氢根离子,且枸橼酸盐具有抗凝作用。目前,许多研究表明,使用枸橼酸盐局部抗凝可以获得良好、安全的效果,但是完全使用枸橼酸盐作为缓冲液,可能导致或加重酸中毒,所以仍需要更多的研究。

(3)醋酸盐置换液:醋酸根离子主要在肝脏和肌组织中转化为碳酸氢根离子,醋酸盐置换液具有稳定、可储存的优点,利于商品化生产。但是研究证明,醋酸盐置换液可导致低血压、心排指数降低等心血管事件的发生率增加,目前已经不推荐使用。

(4)乳酸盐置换液:乳酸根离子主要在肝脏转化为碳酸氢根离子,乳酸盐同样具有稳定、可储存的优点,且 MietSchetz 等认为乳酸盐置换液与碳酸氢盐置换液在尿毒症症状的控制、血流动力学的稳定性、血乳酸盐的浓度、酸碱平衡、对机体代谢的影响及电解质的平衡等方面无显著性差异。

但需要注意的是,醋酸、乳酸及枸橼酸盐进入体内后需进行代谢才能变为生理性碱基碳酸氢根,而这些物质在体内的利用并不完全,可能在体内会出现轻度蓄积,通常需提高置换液碱基浓度来弥补。如乳酸置换液中乳酸浓度一般为 40～42mmol/L。健康人体乳酸代谢速度很快,约为 100mmol/h 或 0.6mmol/(kg·h)。因此,采用乳酸置换液、流量 2～3L/h 时,患者一般耐受性较好。但高流量置换液治疗时,或患者有明显肝功能损害、循环衰竭及低氧血症等影响机体乳酸代谢的情况下,采用乳酸置换液可出现高乳酸血症及加重患者酸中毒。

2. 置换液中其他成分的配置

(1)钠:置换液中钠离子浓度变化相对较小,与血浆钠浓度相近,在 135～145mmol/L。在患者出现明显低钠血症或高钠血症时,置换液钠浓度也需进行适当调整,以减少血液与置换液钠浓度的差别,减缓血钠变化速度。如果自行配置置换液,可通过减少置换液中等渗盐水用量来降低置换液钠浓度;如果采用成品置换液,则可在置换液中加入适量灭菌注射用水来降低置换液钠浓度。反之,需提高置换液钠浓度则可通过加入适量 10% 氯化钠溶液的方法。

(2)钙:血浆中离子钙浓度为 1.0～1.2mmol/L,因此置换液中钙浓度也应接近此浓度,需注意的是,一些特殊置换液中如碳酸氢盐、枸橼酸盐置换液中不能加入钙、镁离子,否则将导致结晶,故钙及镁离子常通过外周静脉通道补充。

(3)镁:置换液镁浓度建议为 0.7～1.1mmol/L。

(4)糖:由于临床危重患者本身即存在血糖升高及控制困难的情况,使用高糖置换液后更加重这种趋势。因此,近年来置换液糖浓度要求降低。建议糖浓度为 11mmol/L,此浓度略高于正常血糖水平,不至于引起患者血糖的明显升高。

(5)磷:多数置换液中不含磷,因此 CRRT 时通常会导致低磷血症的出现。目前已有不少学者提出在置换液中加入磷。血浆磷浓度为 1～1.5mmol/L,实际可滤过磷浓度为 0.89～0.96mmol/L,相当部分血浆中磷与蛋白结合或形成复合物,无法通过滤器。因此,置换液磷浓度可设置在 0.7～1.0mmol/L。

(6)其他物质:由于血浆中还存在大量可滤过物质,包括水溶性维生素、氨基酸、微量元素营养底物等,而置换液配方中并不含这些物质,因此行 CRRT 必然会导致这些物质的丢失。临床医师在 CRRT 过程中可适当补充这些物质,以减少其可能带来的不良影响。对于低蛋白血症患者,可考虑补充一定量的白蛋白或新鲜血浆。另外有人提出,每 2～4L 滤液中,有 2.7～3.0g 的氨基酸丢失,因此,在治疗结束前也可以适当补充氨基酸。

目前临床使用的置换液除了自行配置置换液外,还有一些商品置换液。国外商品置换液较多,包括乳酸盐及碳酸氢盐置换液,国内主要为乳酸盐置换液。部分单位使用在线(on—line)血滤机生产的置换液。常用置换液和(或)透析液配方见表 6—14、表 6—15 和表 6—16。

表 6—14 自行配置的 CRRT 置换液体简易配方(mmol/L)

成分	配方 1：NS 2000ml + 5% GS 500ml + NaHCO₃125ml	配方 2：NS 2000ml + 5% GS 500ml + NaHCO₃200ml	配方 3：NS 2000ml + 5% GS 500ml + NaHCO₃250ml	配方 4：NS 3000ml + 5% GS 750ml + NaHCO₃200ml
Na^+	146.00	158.00	166.00	147.00
Cl^-	117.00	114.00	112.00	117.00
HCO_3^-	27.00	44.00	54.00	30.00
K^+	0.50	0.50	0.50	0.33
Mg^{2+}	0.80	0.80	0.80	0.50

注：表中 K^+ 浓度指每 1ml 10% KCl 加入置换液后 K^+ 的浓度；Mg^{2+} 浓度指每 1ml 25% MgSO₄ 加入置换液后浓度。

表 6—15 常用乳酸盐置换液和(或)透析液配方(mmol/L)

成分	Baxter	Filtrasol	Lactasol	Baxter UK
Na^+	140.00	140.00	140.00	140.00
K^+	1.00	0.00	0.00	0.00
Ca^{2+}	1.60	1.60	1.45	1.50
Mg^{2+}	0.80	0.75	0.75	0.75
Cl^-	100.00	100.00	105.00	110.00
HCO_3^-	0.00	0.00	0.00	0.00
乳酸	46.00	45.00	40.00	35.00
糖	10.80	0.00	0.00	0.00

表 6—16 常用碳酸氢盐置换液配方(mmol/L)

成分	Prismate	Accusol	Duosol
Na^+	140.00	140.00	110.00
Ca^{2+}	1.75	1.75	1.75
Mg^{2+}	0.50	0.50	0.50
Cl^-	109.50	109.50	109.50
HCO_3^-	32.00	35.00	35.00
乳酸	3.00	0.00	0.00
总体积	5000.00	2500.00	2500.00

(三)置换液的调整

上文所述置换液配方中各种电解质浓度相对固定。置换液中电解质浓度也可针对不同患者进行调整,以达到个体化配方,这也是 CRRT 的优势。

钾离子是置换液中变化最大、调整最频繁的电解质,因此大多数成品置换液中不含钾,治疗时需根据患者血钾的变化加入不同剂量。对于高钾血症患者,可通过降低置换液或透析液钾浓度,甚至无钾置换液或透析液来降低血钾。严重高钾血症行 CRRT 的患者,宜选择透析模式,即 CWHD 或 CVVHDF,同时可选择最大透析液流速,以最大限度及最快速度清除过多的钾。需注意的是,采用无钾透析液或置换液治疗时,需密切监测(每 2 小时测血钾一次),以避免出现低钾血症。CRRT 患者出现低钾血症,可通过提高置换液钾浓度来纠正。一般浓度不超过 5.5mmol/L,比较安全。

钠离子浓度一般不需调整,但严重高钠或低钠血症时例外。血钠高于 160mmol/L 时,或同时合并高糖血症,导致血渗透压异常升高患者,血渗透压的纠正需缓慢。如果血渗透压的下降过快,细胞内溶质来不及向细胞外转移,最终出现细胞内外渗透压的梯度差,水分向细胞内转移,出现细胞水肿,特别是脑细胞的水肿,症状与急性低钠血症类似。一般认为,单纯由于血钠升高导致的高渗状态,血钠下降的最大速度为 $0.5 \sim 0.7$ mmol/(L·h) 或每天血钠的下降不超过原值的 10%。此时需升高置换液中钠的浓度,避免血钠降低过快。血钠低于 120mmol/L 时,需降低置换液的钠浓度,以免血钠升高过快。CRRT 治疗低钠血症最大优点在于血钠的上升是持续、缓慢且按计划进行的,此外还同时纠正了患者合并的其他内环境紊乱。

有时置换液碱基浓度也需进行相应调整。严重酸中毒患者,可提高置换液中碱基浓度,以促进酸中毒的纠正。碱中毒患者可降低置换液碱基浓度,以清除血清中过量的碱基。由于配置时减少碱基量会降低钠离子浓度,因而需相应加入 10% 氯化钠来补充。

总之,置换液的配置要个体化,定期监测患者的血气分析、电解质,根据病情做出相应的调整。

六、抗凝选择原则

目前 RRT 已被广泛用于急性肾衰竭(ARF)和多器官功能障碍综合征(MODS)的治疗。与间歇血液透析相比,CRRT 可缓慢、平稳地清除过多的水分和溶质,在重症医学科的临床应用更加广泛。由于存在长时间的体外循环通路,在 CRRT 过程中体外循环的抗凝非常重要。充分合理的抗凝可以防止滤器凝血,维持滤器功能,保证滤过效率和溶质清除效率,维持体外循环的开放,减少滤器凝血产生的血液丢失,减少医护人员劳动,甚至可减轻医护人员由于反复更换滤器导致 CRRT 过程中断带来的挫败感;但由于重症患者内皮细胞系统紊乱和凝血机制障碍,导致重症患者较易出现出血,过度抗凝会增加出血并发症的发生率。因此,选择合适的抗凝方法和合理的监测,保证充分而安全的抗凝是 CRRT 顺利进行的关键。

(一)肾脏替代治疗抗凝目标和常用抗凝药物选择原则

肾脏替代治疗抗凝的主要目的是维持体外循环管路的通畅,维持滤器的功能,保证肾脏替代治疗的顺利进行。研究显示抗凝还可以减少血液与滤器膜材和管路内壁的接触反应,减少炎症反应和免疫反应的激活。

理想的抗凝目标是使用最小剂量的抗凝药物剂量,保证肾脏替代治疗的正常运行,维持滤器的有效滤过性能,并且不影响膜材的生物相容性,不影响全身凝血系统,同时减少出血并发症的发生。

　　理想的抗凝剂应该具有：①明确的抗凝和抗血栓作用；②最好能局部抗凝，对全身凝血系统没有明显影响；③出血风险小；④药物抗凝作用监测简便准确，适于床旁进行；⑤有特异性拮抗药物；⑥长期使用无蓄积、无毒副作用和不良反应。

　　现在临床尚无理想抗凝剂，抗凝药物和剂量的选用仍需根据各种抗凝方法的优缺点和患者情况进行个体化选择。影响临床抗凝效果的因素很多，临床除了抗凝药物的选择外，还需注意影响抗凝治疗的相关因素，保证肾脏替代治疗安全有效的进行。

　　肝素仍是 CRRT 过程中最常用的抗凝药物，全身性肝素抗凝是临床最常使用的抗凝方法。但是最近的研究越来越质疑肝素的临床安全性，特别是在重症患者中的安全性。由于重症患者存在抗凝血酶的降解和消耗，尤其是抗凝血酶Ⅲ的缺乏和效应细胞的坏死凋亡，重症患者可能出现肝素抵抗；重症患者由于凝血激活和感染等情况使得抗凝血酶消耗，并且蛋白水解酶的降解作用使其血浆浓度降低；炎症反应过程中大量产生的氧自由基降低水解酶的抑制物 α 糜蛋白酶的活性，导致中性粒细胞释放水解酶增加，肝素亦可促进中性粒细胞释放水解酶，导致抗凝血酶进一步减少。

　　肝素主要通过结合抗凝血酶发挥作用，但是同时肝素也非特异性地结合其他各种蛋白和细胞。这种非特异性的结合导致肝素对炎症反应、内皮系统和自身清除产生不利影响。肝素不但与抗凝血酶结合，还和其他血浆蛋白结合，包括血小板因子－4，富含组氨酸的糖蛋白、玻璃体结合蛋白、纤维连接蛋白、脂多糖结合蛋白等，在炎症反应和感染情况下这些蛋白均明显增加，该结合作用导致肝素抗凝活性的下降。此外，肝素还可以和坏死或凋亡细胞紧密结合，导致其抗凝活性进一步下降，而与凋亡和坏死细胞结合的肝素是通过吞噬作用进行清除的，因此肝素的体内清除时间会明显延长。肝素与抗凝血酶结合仅占其总结合能力的一半，而低分子量肝素的这种与非抗凝血酶结合的能力明显降低。有研究显示采用低分子量肝素进行抗凝的急性肾损伤患者 CRRT 过程中，早期的滤器凝血与严重器官衰竭、消耗性凝血病和肝素抵抗有关，说明低分子量肝素的抗凝效果与患者病情有密切关系。

　　肝素和低分子量肝素均可在多个水平作用于炎症反应过程，其促炎和抗炎效应受剂量、应用时机、患者临床病情等因素影响。肝素可通过结合严重感染患者内皮细胞表面的葡糖胺聚糖受体，促进炎症反应；肝素与 LPS 结合蛋白结合，增强转移 LPS 到 CD14 的受体的能力，导致内毒素诱导的单核巨噬细胞激活增强，产生促炎效应；但大剂量肝素可通过阻断炎症瀑布式反应的多个水平，包括补体激活、P 选择素、L 选择素介导的细胞黏附、迁移和活化炎症前转录因子 NF－κB，产生抗炎效应；进行化学修饰的肝素衍生物降低和保留部分凝血活性，增加其抗炎作用，已经在抗肿瘤转移、免疫调节、抗移植排斥等方面发挥作用。

　　枸橼酸体外局部抗凝出血风险极小，有更长的滤器使用寿命，枸橼酸对炎症反应影响较小，但代谢并发症发生率较高，对患者预后的影响还需要大的多中心随机对照研究进一步证实。

　　枸橼酸在动脉端进入滤器前，螯合血浆中的离子钙，降低血浆中的离子钙浓度，抑制凝血酶的激活。枸橼酸可部分被透析清除，剩下的部分主要在肝脏、肌肉和肾脏实质内很快进入三羧酸循环代谢，半衰期为数分钟到 10 余分钟，对全身凝血没有影响。

　　枸橼酸除了螯合钙剂作为抗凝药物之外，还是一种缓冲碱，1mol 枸橼酸三钠可以产生 3mol 碳酸氢根。因此，在枸橼酸抗凝时，需要特别关注患者血酸碱平衡。

$$Na_3\,citrate + 3H_2CO_3 = citric\ acid(C_6H_8O_7) + 3NaHCO_3$$

　　枸橼酸局部抗凝常见的代谢并发症除了代谢性碱中毒外,还有代谢性酸中毒、高钠血症、低钠血症、低钙血症、枸橼酸中毒等,可能导致心律失常、低血压甚至心脏骤停,因此必须密切监测患者离子钙浓度、血气分析和电解质水平。患者对枸橼酸的耐受性取决于枸橼酸输入的量和患者体内枸橼酸代谢速度,尤其是肝功能减退或循环状态不佳时,枸橼酸代谢明显减慢,极易出现枸橼酸蓄积中毒。如总钙和离子钙浓度的比值大于 2.25,提示可能出现枸橼酸蓄积中毒,需要暂时停止枸橼酸输注,对症处理,密切监测血钙离子水平。

　　枸橼酸体外局部抗凝导致的滤器内低钙状态,可以减少滤器内黏附在滤器膜材上的细胞炎症介质的释放。除此之外,枸橼酸还是能量来源,经过三羧酸循环可提供 3kcal/g(0.59kcal/mmol)能量,每天大约 500mmol 枸橼酸进入患者体内代谢,约提供 300kcal 能量。

　　(二)持续肾脏替代治疗对凝血系统的影响

　　1.凝血因子　在维持性透析的尿毒症患者中,血液透析对凝血系统影响的研究较多,血液透析对尿毒症患者的凝血系统的作用是多方面的,既存在凝血因子的激活,又由于凝血激活导致继发纤维蛋白溶解亢进,导致新的凝血纤溶机制紊乱。但 CRRT 对重症患者凝血功能,尤其是凝血因子作用的研究较少,在无抗凝剂的 CRRT 过程中,滤器内血浆中存在轻度凝血激活过程,而患者体内血浆中可溶性组织因子、活化的组织因子抑制物浓度均未发生改变,凝血过程可能主要发生在滤器中。

　　2.血小板　CRRT 对血小板的作用主要是体外循环管路和膜材对血小板的激活作用,导致血小板活化,血小板数量减少,随着滤器使用时间的延长,这种激活作用逐渐下降。在肾衰竭患者由于 CRRT 对毒素的清除,有可能恢复被毒素抑制的部分血小板功能。在抗凝药物对血小板的作用方面,前列环素主要作用靶点是血小板,抑制血小板的活化,抑制血小板的黏附和聚集;肝素和低分子量肝素对血小板也有激活作用,可导致血小板减少;重组水蛭素、阿加曲班、比伐卢定等对血小板的影响较小,可用于肝素相关性血小板减少症(heparin-induced thrombocytopenia,HIT)的替代抗凝治疗。

　　3.抗凝药物　CRRT 对各种抗凝药物的清除作用不一致。肝素是一种不同分子量的硫酸多糖混合物,分子量在 5000~35000Da(平均 13000Da),低分子量肝素 2000~8000Da(平均 5000Da)。研究显示肝素和低分子量肝素均不能被 CVVH 清除,其原因可能与肝素、低分子量肝素与蛋白结合有关。枸橼酸是小分子物质,可被完全清除,尤其是加用透析时,枸橼酸清除率明显增加。前列环素可结合在血浆蛋白和血小板表面,在 CRRT 过程中清除率约在 20%。甲磺酸萘莫司他及重组人水蛭素均不能被 CRRT 清除。

　　(三)持续肾脏替代治疗过程中抗凝治疗选择原则

　　至于该将何种抗凝剂作为首选制剂用于 CRRT,何为最优的抗凝方法,目前仍未达成共识。肝素仍是目前最常用的抗凝药物,低分子量肝素和局部枸橼酸抗凝也已经逐步广泛运用,尤其是北美洲、大洋洲等,其他抗凝技术和抗凝药物也在临床开始使用。临床常用的抗凝药物有标准肝素、低分子量肝素、枸橼酸、前列环素、蛋白酶抑制剂(水蛭素、阿加曲班)等,这些抗凝药物都有其优缺点(表 6-17)。

表6—17　肾脏替代治疗常用的抗凝技术及其优缺点

抗凝药物	作用机制	优点	缺点
肝素	通过抗凝血酶Ⅲ,抑制凝血酶、Ⅸa、Ⅹ、Ⅺa、Ⅻa活性	抗凝作用强;半衰期短,30分钟至3小时;活化部分凝血激酶时间(APTT)监测简单易行;可用鱼精蛋白对抗;临床应用经验丰富;价格低廉	全身性出血风险;重症患者半衰期延长;药代动力学复杂(不同分子量);需要定期进行APTT监测;APTT监测值不是患者出血风险的良好预测指标;血小板激活和HIT风险;抗血栓作用较弱
低分子量肝素	抑制Ⅹa活性	抗凝作用高效;稳定的药代动力学和抗凝作用;对血小板影响较小	全身性出血风险,只能部分被鱼精蛋白对抗;采用抗Ⅹa活性监测抗凝效果,但临床不常用
枸橼酸钠	钙离子螯合剂	局部抗凝,抗凝机制符合生理过程,有特异性拮抗药物,滤器寿命明显延长	常见代谢性并发症,需要密切监测体内和滤器内离子钙浓度,有代谢性碱中毒、高钠血症、枸橼酸蓄积中毒等不良反应
无抗凝剂	定期使用生理盐水冲洗滤器和管路	无抗凝导致的全身出血风险,无需频繁抗凝监测	需要前稀释方法稀释血液,容易发生滤器凝血和滤器效率下降
直接凝血酶抑制剂(重组水蛭素、阿加曲班、比伐卢定)	抑制凝血酶的活性	能抑制与凝血块结合的凝血酶,抗凝作用不需要抗凝血酶或其他内源性因子参与。在抑制已经形成的凝血酶的作用与标准肝素同样有效,对血小板作用较小,可用于HIT患者的抗凝治疗	无特异性拮抗药物,价格较贵,临床经验较少
前列环素	抑制血小板聚集	可单独或联合使用	价格昂贵,扩血管效应可能影响血流动力学
蛋白酶抑制剂(甲磺酸萘莫司他)	抑制凝血酶、Ⅹa、Ⅻa的活性,并抑制血小板聚集功能	对血小板数量无影响,半衰期短,较小的全身性抗凝作用	价格昂贵,临床应用经验较少

　　肝素和枸橼酸是目前临床常用的抗凝药物,肝素全身抗凝和枸橼酸体外局部抗凝是临床常用的抗凝方法,已有较多的临床对照研究探讨肝素全身抗凝和枸橼酸局部抗凝临床有效性和不良反应(表6—18)。CRRT过程中,抗凝方法的选择应当根据患者的病情、凝血功能、医师的经验、抗凝监测的难易、药物的配制(包括置换液的配制)决定。存在活动性出血和近期有过严重活动性出血的患者需要行CRRT时,不能应用抗凝剂。对于全身性出血倾向和凝血障碍的高危患者如何选择合适抗凝剂是非常重要的。研究显示肝素抗凝与出血事件和病死率显著相关,可以采用不用抗凝剂或局部枸橼酸抗凝。枸橼酸体外局部抗凝不仅出血发生率低、滤器使用时间延长,而且能避免肝素抗凝所致的血小板减少症。局部肝素抗凝由于肝素鱼精蛋白复合物较易解离,随着使用时间延长,半衰期逐步延长,剂量难以控制,还有低血压等副作用,仅仅用于滤器使用时间过短又不能采用全身抗凝和枸橼酸抗凝的患者,临床不作为首选治疗方法。直接凝血酶抑制剂、前列环素和丝氨酸蛋白酶抑制剂各有其优缺点和适应证,但临床应用经验较少,价格较贵,需要进一步临床应用证实其有效性和安全性。

表6－18 持续肾脏替代治疗肝素和枸橼酸体外局部抗凝的随机对照研究

作者	试验设计	滤器寿命(hours)[a]		出血并发症		输血(RBC/day[b])		存活率	
		枸橼酸	肝素	枸橼酸	肝素	枸橼酸	肝素	枸橼酸	肝素
Monchi	RCOT, n=20	70（44～140），P<0.001	40(17～48)	n=0	n=1	0.2(0～0.4)，P<0.001	1.0(0～2.0)		
Kutsogia nnis	RCT, n=30	125（95～157），P<0.001	38(25～62)	RR=0.17(0.03～1.04)，P=0.06		0.53(0.24～1.20)P=0.13			
Betjes	RCT, n=48			0%，P<0.01	33%	0.43，P=0.01	0.88		
Oude-mans－Van Straaten	RCT[c] n=200	27（13～47），NS	26(15～43)	6%，P=0.08	16%	0.27(0～0.63)，P=0.31	0.36(0～0.83)	52%[d]，P=0.03	37%[d]
Hetzel	RCT, n=170	37.5±23.P<0.001	26.1±19.2	14.5%，P=0.06	5.7%			±30%[e]，NS	±[e]43%

注：RCOT＝随机交叉试验(randomized cross－over trial)；RCT＝随机对照实验(randomized controlled trial)；NS＝差异无统计学意义(not significant)；RR＝相对危险度(relative risk)。a. median，四分位数间距；b. 行 CRRT 期间每天输注的红细胞单位数；c. 枸橼酸和低分子量肝素比较；d. 3 个月生存率；e. 30 天病死率。

（单德伟）

第七章 感染性疾病

第一节 细菌感染性疾病的免疫学检验

一、链球菌感染

(一)链球菌

A群链球菌也称化脓性链球菌(pyogenic streptococcus),或溶血性链球菌,是致病力最强的一种链球菌,产生多种侵袭性酶和外毒素,主要有透明质酸酶、链激酶、脂磷壁酸、链球菌溶血素 O 和 S、M 蛋白,引起急性淋巴管炎、扁桃体炎、产褥热、脑膜炎等侵袭性疾病,猩红热、心肌炎等毒素性疾病,以及风湿热、急性肾小球肾炎等超敏反应性疾病。

链球菌感染后,85%～90%的患者于感染 2～3 周至病愈后数月或一年内可查到链球菌溶血素 O(streptolysin O,SLO)的抗体,即抗链球菌溶素"O"抗体(ASO)。临床上常采用间接胶乳凝集试验、免疫散射比浊法检测 ASO,简称抗 O 试验(antistreptolysin O test),常用于风湿热或肾小球肾炎的辅助诊断。急性咽峡炎等上呼吸道感染、风湿性心脏病、风湿性关节炎、急性肾小球肾炎时可测到 ASO 增高。而在 A 群链球菌导致的败血症、菌血症、心内膜炎、免疫功能不全或大量使用肾上腺皮质激素时,ASO 水平可不升高。

(二)猪溶血性链球菌

猪溶血性链球菌(swine streptoocosis)是革兰阳性球菌,呈链状排列,无鞭毛,有荚膜,是猪的一种常见和重要病原体,在猪中有较高的流行性,在人类不常见,但病情严重,人群普遍易感。猪作为主要传染源与疫情扩散密切相关,到目前为止未发现人作为传染源引起人发病。猪溶血性链球菌也是人类动物源性脑膜炎的常见病因,可引起脑膜炎、肺炎、心内膜炎、关节炎甚至败血症,主要表现为发热、头痛、乏力、腹痛、腹泻等症状,少部分患者发生链球菌中毒性休克综合征。严重病例病情进展非常快,如果诊治不及时,预后较差,病死率极高。

猪溶血性链球菌的免疫学检测方法是 ELISA 法检测患者血清抗体。

二、伤寒沙门菌感染

伤寒(typhoid)、副伤寒(paratyphoid)是由伤寒沙门菌(salmonella typhi),副伤寒甲、乙、丙沙门菌(salmonella paratyphiA、B、C)引起的急性肠道传染病,典型临床表现为持续发热、相对缓脉、玫瑰疹、肝脾肿大、白细胞减少、神经系统中毒和消化道症状。一般发病两周后血清中开始出现抗体,通过特异性抗体和致敏淋巴细胞杀伤细菌,但有时可发生迟发型超敏反应,导致肠壁和集合淋巴结坏死、溃疡,甚至造成出血或肠穿孔。

伤寒沙门菌感染的免疫学诊断方法有:

(一)直接凝集试验

用已知的伤寒沙门菌菌体"O"、鞭毛"H"抗原,副伤寒沙门菌甲、乙、丙的鞭毛("A"、"B"、"C")抗原,通过血清凝集试验检测患者血清中相应抗体的凝集效价,又称肥达反应,此试验用于辅助临床诊断伤寒感染。产生凝集时抗体效价>1：80,或急性期、恢复期双份血清效价呈

4 倍以上增长,有辅助诊断意义,结合流行病学资料可以做出诊断。

（二）其他免疫学检测

目前有:①以伤寒沙门菌的脂多糖为抗原,用间接 ELISA 法测定伤寒患者血清中特异性 IgM 抗体,有助于伤寒的早期诊断;②用高纯度的伤寒沙门菌表面(Vi)抗原包被反应板,以 ELISA 法检测伤寒患者血清中的 Vi 抗体,用于伤寒带菌者及慢性带菌者的调查;③对流免疫电泳(CIE)、免疫荧光试验(IFT)等技术均可用于血清中伤寒特异性抗体或抗原的检测。

三、结核分枝杆菌感染

结核分枝杆菌(mycobacterium tuberculosis,TB)是引起结核(tuberculosis)的病原体,可致多种组织器官感染,如肺结核、肾结核、肝结核、肠结核、结核性脑膜炎、胸膜炎、腹膜炎,以及脊柱结核等,其中以肺结核最多见。

TB 属于胞内寄生菌,感染人体后可以诱导产生细胞免疫应答和体液免疫应答,后者对机体无保护作用。在结核病病程中,通常发生细胞免疫与体液免疫应答的分离现象,即活动型结核病患者细胞免疫功能降低,而抗结核菌抗体效价升高;在疾病恢复期或稳定期,细胞免疫功能增强,而抗体效价降低。

TB 感染后虽可刺激机体产生抗体,但此抗体并无保护性作用,细胞免疫应答才发挥重要的抗结核免疫。TB 侵入人体后,被巨噬细胞捕获,形成不完全吞噬,巨噬细胞提成抗原后使周围淋巴细胞致敏。致敏 T 细胞释放大量细胞因子,如 IFN−7、IL−2、IL−4、IL−6 等,可使巨噬细胞的吞噬能力增强,彻底杀死病灶中的 TB,形成完全吞噬。同时炎症反应可使局部组织细胞损伤坏死,产生迟发型超敏反应。

TB 感染的免疫学检测方法如下。

（一）结核菌素试验(tuberculin test)

结核菌素试验是检测机体是否存在迟发型超敏反应的一种皮肤试验,间接判断是否感染过 TB 或曾接种过卡介苗(BCG)。将一定量的旧结核菌素(old tuberculin,OT)或结核菌素纯蛋白衍生物(purified protein derivative,PPD)作皮内注射,48～72h 观察结果,若机体感染过 TB 或成功接种卡介苗,则结核菌素与致敏淋巴细胞特异性结合,在注射局部释放淋巴因子,形成迟发型超敏反应性炎症,表现为红肿或硬结,根据红肿或硬结的直径判断反应结果。若机体未感染过 TB 则无反应。PPD 抗体阳性结果可作为结核活动的一个重要标志。活动性肺结核和结核性脑膜炎患者血清及脑脊液中 PPD 抗体的检出率常高达 90％,特异性达 93.7％。

（二）结核分枝杆菌抗体测定

用结核分枝杆菌外膜抗原作为已知抗原,检测待测血清中是否存在相应的结核分枝杆菌抗体。检测方法有 ELISA 法、胶体金法。但要注意和非典型分枝杆菌及麻风分枝杆菌的阳性结果相区别。结核(病)的诊断有赖于影像学检查和细菌学检查,抗结核分枝杆菌抗体测定对结核的诊断价值不大。

（三）外周血干扰素测定法

机体感染结核分枝杆菌后,致敏 T 细胞释放的 IFN−γ 可以激活吞噬细胞杀死病灶中的结核分枝杆菌,IFN−γ 是参与结核病病程的重要细胞因子,因此测定 IFN−γ 的浓度,可以检测活动性结核感染,不仅避免了结核菌素试验中主观因素的影响,且灵敏度高,不受 BCG

接种史影响,能与非结核性感染相区别。此外,IFN－γ 的测定还可用于肺外结核、潜伏性结核、使用免疫抑制剂的结核患者检测及抗结核疗效评估。

(张洋)

第二节　病毒感染性疾病的免疫学检验

病毒感染人体后非特异性免疫因素如干扰素、细胞因子、单核/吞噬细胞系统、NK 细胞等可迅速发挥抗感染作用。但特异性细胞免疫是宿主清除细胞内病毒的重要机制。体液免疫和细胞免疫的抗病毒作用尤其重要。抗体可清除细胞外游离的病毒。感染细胞内病毒的清除主要依赖于 CD8$^+$ T 细胞和 CD4$^+$ Thl 细胞。在病毒感染性疾病的诊断中,免疫学检测具有不可替代的作用。血清中病毒抗原或抗体的检出表明患者曾感染过病毒并产生了免疫应答。

一、流感病毒感染

(一)流感病毒

流感病毒是流行性感冒病毒(influenza virus)的简称,是流行性感冒(即流感)的病原体。流感病毒属正黏病毒科,是负链 RNA 病毒。根据核蛋白(NP)和基质蛋白(M)抗原性的不同分为甲、乙、丙三型,甲型又可根据血凝素(HA)和神经氨酸酶(NA)的不同再分为若干亚型,乙型、丙型流感病毒至今尚未发现亚型。HA 和 NA 的抗原性易于发生变异,当出现新的亚型时,人群对新亚型完全没有免疫力,故易引起世界性的大流行,新亚型病毒可以是从未在人群中流行过或消失多年的病毒。

流感病毒由空气飞沫传播,故传染性强,传播迅速,人群普遍易感,多发于冬季,传染源为患者和隐性感染者。病毒感染呼吸道柱状黏膜上皮细胞,导致细胞变性、脱落、坏死。病毒仅在局部增殖,一般不入血流。免疫学检测如下所述。

1.抗原检测　常采用标记的特异性抗体直接检测患者呼吸道分泌物、脱落细胞中的流感病毒抗原成分。优点是快速和灵敏度高,有助于早期诊断。如斑点酶免疫吸附试验和快速诊断试验。阳性结果具有诊断意义,但阴性结果不能完全排除感染。直接荧光抗体检测法检测标本中的抗原,可快速准确区分甲型和乙型流感病毒,但存在一定的假阴性结果。

2.抗体检测　血凝抑制试验最为常用,如恢复期比急性期血清中流感病毒的总抗体效价升高 4 倍或以上,有助于回顾性诊断和流行病学调查,但不能用于早期诊断。此外还有补体结合试验。

(二)禽流感病毒

禽流感病毒(avian influenza virus,AIV)是禽流行性感冒(简称禽流感)的病原体,属正黏病毒科。高致病性禽流感被国际兽医局定义为 A 类传染病,引起禽类呼吸系统感染甚至严重的全身性败血症等症状,根据 HA 和 NA 的抗原性不同,可将 AIV 分成若干亚型,其中 H5N1、H7N7 等是高致病性禽流感毒株,可使感染禽类 100% 死亡。一般认为,禽流感病毒不会直接传染给人,但香港特别行政区在 1997 年首次发现了禽流感病毒 H5N1 感染人类病例后,陆续有 H2N9、H7N7 等禽流感病毒感染人类的报道,欧洲和东南亚也频繁发生人感染高致病性禽流感的事件,说明 AIV 可突破种属界限而由禽类传播给人。

AIV 感染的免疫学诊断主要是检测禽流感病毒亚型毒株特异性抗体,如发病初期和恢复期双份血清前后滴度呈 4 倍或以上升高,有助于诊断。可采用 ELISA、血凝抑制试验、补体结合试验等方法。

二、冠状病毒感染

冠状病毒(coronavirus)是 RNA 病毒,因包膜上有间隔较宽的突起,使病毒外形如日冕状或冠状而得名。冠状病毒是人类普通感冒的病原体之一,经空气飞沫传播,主要侵犯上呼吸道,引起轻型呼吸道症状。严重急性呼吸综合征(severe acute respiratory syndrome, SARS)的病原体为一种新型的冠状病毒,称为 SARS 冠状病毒。SARS 病毒传染性强,临床以发热为首发症状,主要表现为肺炎,严重者病情进展迅速,短时间内出现呼吸窘迫综合征. 死亡率高。家庭和医院有显著的聚集现象。

SARS 感染的免疫学诊断主要是用 EUSA 法测定患者血清中 IgM 和 IgG 抗体的混合物,感染早期,上述抗体可能无法测到,引起假阴性结果。IgG 抗体在病程第 1 周检出率低或检测不到,在病程第 3 周末检出率可达 95% 以上,且滴度持续升高,保持 6 个月不下降。IgM 抗体在病程第 1 周出现,3 个月后消失。

三、肝炎病毒感染

(一)甲型肝炎病毒感染

甲型肝炎病毒(hepatitis A vims,HAV)是甲型肝炎的病原体,经粪一口途径传播,传染源为患者和隐性感染者。HAV 先在口咽部或唾液腺中增殖,而后在肠黏膜和局部淋巴结中大量增殖,并通过血流侵入靶器官(肝脏),在肝细胞内复制并引起病变,2 周后由胆汁排出体外。甲型肝炎预后较好,绝大多数不会转变为慢性肝炎,无病毒携带者。

HAV 特异性抗体的检测是目前常规的诊断方法。HAV−IgM 是诊断甲型肝炎的重要指标,也是目前最常用的特异性诊断指标。发病后 1～4 周即可出现,高峰效价高,持续时间短,常于 3～6 个月转阴,提示为现症感染。常用方法是 ELISA 捕获法检测 IgM 抗体。HAV−IgG 是保护性抗体,于感染后 3～12 周出现,24 周达高峰,然后逐渐下降,可维持多年甚至终生存在,阳性提示既往 HAV 感染。采用 ELISA 法检测 IgG 抗体,还可以进行流行病学调查及观察 HAV 疫苗接种后的效果。

(二)乙型肝炎病毒感染

乙型肝炎病毒(hepatitis B virus,HBV)是乙型肝炎的病原体。HBV 在世界范围广泛传播,仅我国就有乙肝患者和病毒携带者 1.2 亿左右。HBV 的传播途径有血液和血制品传播、垂直传播、性传播及密切接触传播四种,乙型肝炎患者和病毒携带者的血液、唾液、精液和阴道分泌物等都含有 HBV。乙型肝炎患者约 10% 可转为慢性肝炎,部分 HBV 感染者可发展为慢性迁延性肝炎或原发性肝癌。

血清学方法检测 HBV 的抗原、抗体,有助于特异性诊断以及判断病程、疗效、预后和用于流行病学调查,包括 HBsAg 和抗 HBs、HBeAg 和抗 HBe、HBcAg 和抗 HBc、前 S1 抗原和前 S1 抗体、前 S2 抗原和前 S2 抗体。其中 HBcAg 存在于病毒核心部分和感染的肝细胞核内,血液中微量,不易检出。抗 HBc 分为 IgM 和 IgG 抗体两类。目前检测的 HBV 特异血清标志物主要有 HBsAg、抗 HBs、HBeAg、抗 HBe 和抗 HBc,简称乙肝五项或乙肝两对半。常用的检测方法为 ELISA 法、金标记免疫层析法和化学发光法,可用夹心法、间接法或竞争法。

1. HBsAg 早期诊断重要指标之一。检测方法有 ELISA、固相放射免疫法、反向间接血凝试验等,化学发光法可以对血清中的 HBsAg 进行定量检测。①HBsAg 是感染后首先出现的病毒标志物,可以作为乙型肝炎的早期诊断和普查指标。在急性肝炎潜伏期即可出现阳性,临床症状和肝功能异常的前 1～7 周出现。急性肝炎恢复后,一般 1～4 个月内 HBsAg 消失,持续存在 6 个月以上则认为转为慢性。②无症状 HBsAg 携带者是指肝功能正常的 HBV 感染者,肝组织有病变但无临床症状。③HBsAg 与其他标志物联合检测可诊断 HBsAg 携带者、急性乙型肝炎潜伏期、急性和慢性肝炎患者以及与 HBV 有关的肝硬化和肝癌。HBsAg 阴性不能完全排除乙型肝炎。④血液或其他体液中检出 HBVDane 颗粒,表明传染性较强,如果仅为 HBsAg 阳性,传染性相对较弱。

2. HBsAb HBsAb 是中和抗体,对同型病毒感染具有保护作用,可持续数年,见于乙型肝炎恢复期、既往感染和乙肝疫苗接种后。目前常用的检测方法是 ELISA 和固相放射免疫法。①绝大多数自愈性 HBV 感染者是在 HBsAg 消失后才检出 HBsAb,其时间间隔可长达数月。②HBsAb 阳性提示急性感染后的恢复期。高效价的 HBsAb 提示可能有持续性 HBV 病毒感染,因此,当 HBsAb 阳转或效价显著升高,同样具有诊断乙型肝炎的价值。③接种乙肝疫苗后血清中出现 HBsAb 是免疫成功的最主要标志。疫苗接种后,随时间的延长抗体浓度会逐渐下降,经定量检测后,决定是否需要进行疫苗加强注射,以保证机体维持有效的免疫状态。④血清中同时出现 HBsAg 和 HBsAb 的情况较少见,可能是不同亚型病毒重复感染或患者处于血清转换期,即 HBsAg 消失的同时 HBsAb 出现,这是临床慢性乙型肝炎治疗的最终目标。

3. HBeAg HBeAg 是 HBV 的核心部分,故一般认为 HBeAg 阳性是具有传染性的标志。在乙型肝炎潜伏期乃至整个病程中,HBeAg 均可检出。①HBeAg 是病毒复制的标志,当 HBsAg 效价升高时 HBeAg 的检出率也随之增高,很少有 HBeAg 单独阳性者。②HBeAg 和病毒复制、肝脏损害成正比,持续 3 个月以上阳性者常转化为慢性。③定期定量测定 HBsAg 和 HBeAg 的血清含量,可为临床治疗方案提供可靠依据。

4. HBeAb HBeAb 是 HBeAg 的相应抗体。①HBeAg 消失伴 HBeAb 出现被称为血清转换,是病情趋向好转的征象,是临床慢性乙型肝炎治疗的近期目标。但并不意味着 HBVDNA 停止复制,或传染性消失。尤其是 HBeAg 阴性的慢性乙型肝炎。②HBeAb 出现后病毒复制多趋于静止状态,传染性降低(但有前 C 区突变者例外)。

5. HBeAb HBeAb 是 HBeAg 的相应抗体,也是 HBV 感染后血清中最早出现的 HBV 的标志性抗体,持续时间长,甚至终生存在。几乎所有个体在接触 HBV 后都能产生 HBeAb,故是乙型病毒性肝炎流行病学调查的良好指标。①HBeAb 有 IgG、IgM、IgA 三类,IgM 类和 IgA 类 HBeAb 在乙型肝炎急性期或慢性肝炎活动期出现。在 HBV 感染的"窗口期",HBcAb 常常是唯一可测出的 HBV 血清标志物。②检测出高滴度的 HBeAb 表明机体有 HBV 复制。③HBeAb 与其他 HBV 血清标志物互相补充分析具有重要意义,如 HBsAg、HBeAg 和 HBeAb 同时阳性,称为"大三阳",表明是 HBV 的急性或慢性乙型肝炎,传染性强;如 HBsAg、HBeAb 和 HBeAb 同时阳性,称为"小三阳",表明是乙型肝炎后期或慢性感染,病毒复制水平降低。

6. HBcAb-IgM HBcAb-IgM 是早期 HBV 感染的特异性血清学标志。①急性肝炎早期出现,且滴度高;慢性活动性肝炎时 HBcAb－IgM 可持续阳性,但滴度低。②HBcAb－IgM 效价降低提示预后良好,长期不降至正常范围者,提示有可能转化为慢性肝炎。③发生暴发型乙型肝炎时肝细胞大量坏死,HBsAg、HBsAb、HBeAb 有可能均呈阴性,但 HBcAb－IgM 可呈阳性,故对 HBsAg 阴性的急性暴发型乙型肝炎有早期诊断价值。

7. HBcAb－IgG 非保护性抗体,可持续多年,是既往感染的指标,具有流行病学意义。

8. pre－Sl pre－Sl 是 HBV Dane 颗粒和管型颗粒包膜的成分,在病毒复制和刺激机体产生免疫应答方面有着十分重要的意义。①因 pre－Sl 与 HBV－DNA、HBeAg 血液中浓度的消长高度一致,故是一项十分重要的病毒复制指标。pre－Sl 可以随 HBeAg 而消失,与阴转时间呈正相关。因此可作为病毒清除与病毒转阴的指标。②在急性乙型肝炎、慢性乙型肝炎和 HBsAg 阳性患者的血清中,pre－Sl 越早转阴,病程越短,预后越好,因此 pre－Sl 阳性常提示急性乙型肝炎向慢性乙型肝炎的转变。③HBeAb 阳性和慢性无症状病毒携带者中,pre－Sl 阳性表示病毒复制,其作为传染源的危险性远较阴性和无症状携带者高。

9. pre－S2 pre－S2 也是乙型肝炎病毒外膜蛋白,存在于具有传染性的完整 HBV 颗粒上,与 HBsAg 阳性有显著相关性。①pre－S2 位于 HBsAg 的 N 末端,其上具有高度免疫原性的抗原表位和多聚蛋白受体,是人类 T 细胞和 B 细胞识别的表位。②Pre－S2 的出现在急、慢性乙型肝炎中均表示病毒复制,但在慢性乙型肝炎中检测到 pre－S2 则提示慢性肝炎进入活动期,若 preS2 血清滴度下降,则提示 HBeAg 即将消失而 HBeAb 随即产生。③pre－S2 若长期存在,则提示患者有可能转为慢性乙型肝炎。④Pre－S2 与 HBV 的复制和感染密切相关,对临床早期诊断、药物选择、疗效观察、了解预后及制备乙型肝炎高效疫苗意义重大。

HBV 抗原、抗体的检测结果与临床关系复杂,在 HBV 感染的不同时期以及机体的不同免疫功能状态下,其临床意义也不同,须结合临床症状、肝功能综合分析、判断。各标志物阳性的临床意义见表 7－1。

表 7－1 HBV 抗原、抗体检测结果的分析及临床意义

HBsAg	HBsAb	HBeAg	HBeAb	HBeAb	临床意义
＋	－	＋	－	＋	急性或慢性感染,传染性强(大三阳)
＋	－	－	＋	＋	乙肝后期或慢性感染(小三阳)
＋	－	＋	－	－	潜伏期或急性乙肝早期
－	＋	－	＋	＋	急性 HBV 感染后恢复期,有免疫力
－	＋	－	－	＋	乙肝恢复期,已有免疫力
－	＋	－	－	－	疫苗接种成功或曾感染已康复,有免疫力
－	－	－	－	－	未感染过 HBV,是易感者
－	－	－	－	＋	过去感染,但无法检出 HBsAg;低水平慢性感染;无症状携带者

(三)丙型肝炎病毒感染

丙型肝炎病毒(hepatitis Cvirus,HCV)是丙型肝炎的病原体,HCV 感染呈全球性分布,急性和慢性丙型肝炎患者及 HCV 无症状携带者为主要传染源。传播途径主要是经血液传播,也可通过母婴传播、性途径传播。易形成慢性肝炎和病毒携带状态。HCV 感染后极易慢性化,病程长,存在不同程度的肝组织病变并呈进行性加重。

在我国,HCV 重叠 HBV 等其他肝炎病毒感染引起严重肝炎者多见。输血后肝炎 60%

～80％、散发性急性肝炎中12％～24％为丙型肝炎。人体感染 HCV 后临床症状一般较轻，80％感染者无明显症状，被称为"沉默的"流行病。但70％～85％患者发展成慢性肝炎，自然感染史长，感染20～30年后10％～20％患者发展成肝硬化，另有1％～5％可发展成原发性肝癌。

因 HCV 在血液中含量少，需用极敏感的检测方法，如放射免疫诊断和 ELISA。HCV 感染的特异性血清学标志是抗 HCV 抗体，该抗体不是中和抗体，无保护性，仅是感染 HCV 的标志。HCV 各片段抗体检出的临床意义如表7-2所示。

表7-2　HCV 各片段抗体检出的临床意义

抗体	临床意义
C	HCV 感染后出现很早，阳性率也很高；是抗 HCV 的主要抗体
NS3	抗原的免疫原性很强，相应的抗体滴度也很高，HCV 感染后出现很早，同 C 区抗体一样，是抗 HCV 的主要抗体
NS4	HCV 感染后抗体出现较迟，持续阳性可能与疾病的慢性化有关
NS5	HCV 感染后抗体出现较早，可用于急性期感染的诊断

1. HCV 感染后，可导致慢性肝炎、肝硬化和肝细胞癌等多种肝脏疾病。目前市售检测抗 HCV 的 ELISA 试剂盒大都属于第三代试剂，包被抗原内含有 HCV 的核心蛋白、NS3. NS4 和 NS5 抗原，使敏感性和特异性显著提高。该方法目前被广泛用于献血人员的 HCV 感染筛查和临床实验室检测，抗 HCV 检测阳性提示感染过 HCV；对大部分病例而言，抗 HCV 阳性常伴有 HCVRNA 的存在。因此，抗 HCV 是判断 HCV 感染的一个重要标志。抗 HCV 阳性而血清中没有 HCVRNA 提示既往感染。有极少数病例抗 HCV 阴性仍可检测到 HCVRNA。另外，某些慢性 HCV 感染者的抗 HCV 可持续存在。鉴于 ELISA 试验测定结果仍可能存在少量的假阳性或假阴性，因此，必要时可进行重组免疫印迹试验（RIBA）测定。

2. HCV-IgM 抗体的出现可以作为 HCV 活动期病毒复制的血清学标志，与慢性丙型肝炎的急性发作相关。因病毒含量的多少与病情的严重程度、预后以及抗病毒药物疗效密切相关，所以 HCV 定量检测意义重大。

3. 双抗体夹心 ELISA 法检测患者血清中的 HCV 核心抗原（core antigen），据报告此法敏感性可达95％，特异性为99.5％，平均缩短 HCV 感染的窗口期1个月，达到早期诊断目的。但此法尚缺乏广泛的临床应用验证。

（四）丁型肝炎病毒感染

丁型肝炎病毒（hepatitis D virus，HDV）是丁型肝炎的病原体。HDV 是缺陷病毒，必须在 HBV 或其他嗜肝 DNA 病毒的辅助下才能复制。HDV 的传播途径和 HBV 相同，其感染常发生于 HBsAg 携带者或乙型肝炎患者中，因此 HDV 和 HBV 的伴随感染关系决定了 HDV 的感染类型和疾病的复杂程度。

HDV 和 HBV 可发生同时感染，称为共同感染或联合感染。在原有慢性 HBV 感染的基础上又发生 HDV 的感染称为重叠感染。共同感染和重叠感染常引起典型的急性肝炎或暴发性肝炎。重叠感染还可导致疾病的慢性化。

HDV 感染的免疫学检测主要是针对患者血清中 HDV-Ag、IgM 和 IgG 抗体的检测，但三者一般不会同时存在。

1. HDV-IgM　常用捕获法 ELISA 检测，在临床发病的急性早期出现，恢复期消失，是

HDV 感染最先出现和检测到的抗体。在重叠感染时 HDV－IgM 是唯一可测到的血清学指标，有诊断意义。

2. HDV－IgG　HDV 感染后 2 周产生 HDV－IgM，1 个月达高峰，随之迅速下降，HDV－IgM 下降时出现 HDV－IgG 抗体，但效价低。而在慢性感染中则保持高滴度，甚至在 HDV 感染终止后数年仍可存在。

3. HDV－Ag　若血清中 HDV－Ag 阳性，表明体内有 HDV 存在，常出现于感染早期，慢性患者常测不到。

(五)戊型肝炎病毒感染

戊型肝炎病毒(hepatitis E virus,HEV)是戊型肝炎的病原体。主要经粪－口途径传播，戊型肝炎的流行绝大多数是水源被污染所致，尤其是水源被粪便污染后可造成暴发流行。HEV 感染多为自限性，一般不会转化为慢性肝炎，也无慢性 HEV 携带者。

HEV 感染的免疫学检测主要是检测患者血清中 HEV－Ag、IgM 和 IgG 抗体。

1. HEV－Ag　HEV－Ag 主要存在于细胞质中，血中检测不到，可用免疫电镜技术和免疫荧光技术，但二者对设备和技术要求较高，且阳性率较低，不宜作为常规检查。

2. HEV－IgM　HEV－IgM 通常滴度不高，持续时间短(2 个月左右)，部分患者感染 HEV 后，HEV－IgM 始终为阴性，故目前不将 HEV－IgM 列入常规检查。

3. HEV－IgG　HEV－IgG 是 HEV 感染后产生的主要抗体，出现时间略晚于 HEV－IgM，血清中存在时间约 6 个月，且滴度高，急性期即可检出。

四、轮状病毒感染

轮状病毒(rotavirus,RV)是急性胃肠炎的重要病原体，可引起婴幼儿和成人非细菌性腹泻。患者和隐性感染者是 RV 感染的主要传染源，经消化道传播，表现为急性发热、呕吐、腹泻等症状。水源污染可造成暴发流行。

轮状病毒的免疫学诊断包括如下几种。

(一)RV 抗原检测

用单克隆抗体技术检测粪便上清液中的病毒抗原，灵敏度高，可用于患者诊断和疫情检测，采用的方法有胶乳凝集试验、ELISA 和酶免疫斑点试验。

(二)RV 抗体检测

用 ELISA 法检测发病初期和恢复期双份血清，如 IgG 抗体有 4 倍以上的增长则有诊断意义，而 IgM 的检出则可判断为早期 RV 感染。

五、人类免疫缺陷病毒感染

人类免疫缺陷病毒(human immunodeficiency virus,HIV)属于反转录病毒科的慢病毒属，引起获得性免疫缺陷综合征(acquired immunodeficiency syndrome,AIDS)，简称艾滋病。人类免疫缺陷病毒有 HIV－1 和 HIV－2 两个亚型。

免疫学检验在 HIV 感染的诊断、疾病进展监测、抗病毒疗效观察以及耐药监测中至关重要。目前临床检测内容包括 HIV 抗体、p24 抗原和 $CD4^+$ T 淋巴细胞计数等，各项检测应依据《全国艾滋病检测技术规范》的要求进行。P24 抗原在急性感染期就可以出现。HIV 抗体检测是诊断 HIV 感染的唯一标准，一般在感染的第 3~8 周能检出。从 HIV 感染到能够检测出 HIV 抗体的时间段称为"窗口期"，此期不能检测到 HIV 抗体。

（一）HIV－1 P24 抗原检测

HIV－1 P24 抗原可用于"窗口期"及 HIV－1 抗体阳性母亲所生婴儿早期的辅助诊断，还可用于 HIV－1 抗体检测结果不确定或第四代 HIV－1 抗原/抗体 ELISA 法检测阳性，但 HIV－1 抗体确认阴性者的辅助诊断。常用 ELISA 法检测 P24 抗原。

（二）HIV 抗体检测

HIV 抗体检测分为初筛试验和确认试验，用于诊断（确定是否感染 HIV）、监测（了解不同人群 HIV 感染情况及变化趋势）和血液筛查（防止输血传播 HIV）。

1. 初筛试验　初筛试验要求敏感性高，理论上要达到 100%，尽量避免遗漏可能阳性的对象。相对来说特异性略低，允许出现少量假阳性，这些假阳性可以通过重复试验和确认试验排除。

临床进行血液筛查常用 ELISA 方法，第一代包被抗原为完整病毒裂解物，由于含有过多的蛋白成分而易出现假阳性结果。第二代试剂为重组或合成多肽 HIV 抗原，选择与免疫应答相关的表位，敏感性和特异性均有所提高，缺点是由于含有载体组分，故重组抗原可出现假阳性，而由于缺乏合适的立体构象多肽抗原的敏感性会下降，从而导致假阴性结果。以基因重组和多肽抗原包被和标记的第三代双抗原夹心试剂，具有较好的敏感性和特异性，可检测针对 HIV 抗原的所有抗体亚型，"窗口期"由 10 周缩短至 3～4 周，有利于早期诊断。第四代试剂是 HIV 抗原抗体联合检测试剂，可同时检测 P24 抗原和 HIV－1/2 抗体。其优点是同时检测抗原抗体，大大降低了血液筛查的残余危险度。此外，还可用快速试验（如明胶颗粒凝集试验、斑点 ELISA、斑点免疫胶体金快速试验、艾滋病唾液检测卡等）进行初筛，快速试验适用于尚未建立艾滋病筛查实验室或急诊手术前，但须由经过培训合格的医技人员在规定的场所进行。

对筛查呈阳性反应的标本，必须用原有试剂和另外一种不同原理、不同厂家的试剂重复检测。如两种试剂复测均呈阴性反应，则报告 HIV 抗体阴性；如均呈阳性反应，或一阴一阳，需送艾滋病确认实验室进行确认。应尽可能将重新采集的受检者血液标本和原有标本一并送检。在经确认实验室确认前，初筛实验室不得发布抗 HIV 抗体"阳性"报告。

2. 确认试验　由于 HIV 抗体初筛阳性的标本存在假阳性的可能，所以必须做确认试验。目前有关 HIV 感染的确认试验为免疫印迹法（WB）和放射免疫沉淀试验（RIPA）等，其中又以 WB 法最为常用，该法检测的是针对病毒抗原组分的抗体。将 HIV 病毒蛋白用 SDS－PAGE 电泳后，按相对分子质量大小分离出不同的条带，然后电转移到硝酸纤维素膜上，再将待测血清样品与之反应。若血清中有 HIV 抗体则可与膜上相应的蛋白条带相结合，洗涤后加入抗人 IgG 酶结合物和底物进行显色，在相应蛋白质位置出现色带者为阳性，不出现色带者为阴性。确认试验所得结果要与《全国艾滋病检测技术规范》要求或试剂说明书进行比对，得出 HIV 抗体"阳性""阴性"或"不确定"结果，对 HIV 抗体"不确定"的患者应按《全国艾滋病检测技术规范》要求进行随访。

（三）CD4$^+$T 淋巴细胞检测

CD4 分子是 HIV 的受体，HIV 攻击的靶细胞主要是 CD4$^+$T 淋巴细胞。感染 HIV 后可致 CD4$^+$T 淋巴细胞进行性下降，破坏机体免疫功能，最终并发机会性感染和肿瘤导致死亡。检测 CD4$^+$T 淋巴细胞的绝对值，有助于监测疾病进程、评估疾病预后、制定抗病毒治疗和机会性感染的预防性治疗方案以及评估抗病毒药物治疗的疗效等。目前检测 CD4$^+$T 淋巴细胞的标准方法为流式细胞仪检测技术，可测出 CD4$^+$T 淋巴细胞的绝对值和占淋巴细胞的百分率。

六、风疹病毒感染

风疹病毒(rubella virus,RUV)是披膜病毒科风疹病毒属的唯一成员，只有一个血清型。病毒表面有短刺突，含血凝素，能凝集禽类和人"O"型红细胞，是引起风疹(又名德国麻疹)的病原体。风疹病毒可由感染者的分泌物经呼吸道传播给易感人群。妊娠 4 个月内的妇女若被感染，病毒可通过胎盘感染胎儿，引起先天性风疹综合征(congenital rubella syndrorme,CRS)，导致胎儿器官缺损或畸形，如新生儿先天性白内障、先天性心脏病、先天性耳聋等。严重者在妊娠早期就引起流产或死胎。

人体感染风疹后能产生特异性抗体，获终生免疫力，实验室检查主要依赖免疫学方法。

(一)RUV 总抗体效价测定

测定恢复期和发病期双份血清抗体效果，若呈 4 倍及以上增长则有诊断意义，方法有血凝抑制试验、中和试验和补体结合试验。

(二)RUV－IgG 测定

风疹病毒 IgG 几乎与 IgM 同时出现，并持续升高，时间长达数十年，甚至终生。风疹病毒 IgG 的测定可以了解人群风疹隐性感染水平及观察疫苗接种效果。

(三)RUV－IgM 测定

婴儿出生时如检测到高效价特异性 IgM 抗体，表明曾有子宫内感染，可确诊为先天性风疹。患儿的风疹病毒 IgM 抗体阳性持续时间长达 1～2 年，在发病 2～5 天即可测出，6～25 天检出率可达高峰，常用于风疹急性期或新近感染的诊断。再次感染风疹病毒者 IgM 抗体效价低、持续时间短，故检出率较低。

鉴于技术上的原因和生物学上的交叉反应，对阳性结果的意义应结合临床综合判断，孕妇不能仅以风疹病毒 IgM 抗体阳性作为是否终止妊娠的依据。

七、巨细胞病毒感染

巨细胞病毒(cytomegalo－virus,CMV)又称巨细胞包涵体病毒，可引起全身性感染综合征，又称为巨细胞包涵体病(cytomegalicin)。感染了 CMV 的细胞变肿大，形成巨大细胞，核内有大的嗜酸性包涵体。人类对 CMV 普遍易感，初次感染多在 2 岁以下，常呈隐性感染，但可长期带毒成为潜伏感染。病毒主要潜伏在唾液腺、肾脏、乳腺、白细胞及其他腺体处，且可长期或间歇性地自各种分泌液中排出。CMV 可通过多种途径传播，如性接触、输血、器官移植等。密切接触的人群、免疫力低下或经免疫抑制剂治疗的人 CMV 感染率较高。妊娠妇女感染 CMV 可通过胎盘感染胎儿，引起胎儿先天性畸形，重者导致流产或死胎。通过产道或母乳感染的新生儿，一般无临床症状或症状较轻。

CMV 感染主要依赖于免疫学检测。

(一)CMV 抗原检测

PP65 是 CMV 复制早期产生的被膜蛋白，位于 CMV 衣壳与包膜之间。CMV 活动性感染时外周血多形核白细胞中 CMV 复制活跃，出现 pp65 抗原，阳性结果提示 CMV 感染，采用免疫荧光法。

(二)CMV 抗体检测

检测抗巨细胞病毒(CMV)抗体的方法较多,包括补体结合试验、间接血凝试验、免疫荧光试验、免疫印迹试验、EUSA、RIA 等。最常用方法为 ELISA,可检测抗 CMV－IgM、IgA、IgG 类抗体。目前临床主要检测抗 CMV－IgM 类抗体。

血清中抗 CMV－IgM 抗体阳性有助于对急性或活动期 CMV 感染的诊断,以及筛选移植器官供体和献血员。脐带血检测出抗 CMV－IgM 抗体说明胎儿宫内感染,若同时检测抗 CMV－IgA 抗体可提高诊断的准确性。抗 CMV－IgG 抗体阳性对诊断既往感染和流行病学调查有意义,若间隔 3 周后抽取血清该抗体阳性滴度升高 4 倍以上(双份血清进行对比),则对判断 CMV 近期复发感染有意义。由于技术上的原因和生物学上的交叉反应,对阳性结果的意义应结合临床综合分析,不应仅将抗 CMV－IgM 抗体阳性作为是否终止妊娠的依据。

八、单纯疱疹病毒感染

单纯疱疹病毒(herpes simplex virus,HSV)有 HSV－1 和 HSV－2 两个血清型。HSV－1 的原发感染多见于儿童,以腰以上的感染为主,表现为齿龈炎、皮肤疱疹性湿疹、疱疹性角膜结膜炎、疱疹性甲沟炎或疱疹性脑炎等。HSV－2 的原发感染多见于性接触后,主要引起腰以下及生殖器的感染。孕妇因 HSV－1 原发感染或潜伏病毒被激活,经胎盘将病毒垂直传播至胎儿,诱发流产、早产、死胎或先天畸形;患生殖器疱疹的孕妇,可经产道或产后密切接触将病毒传给新生儿,发生新生儿疱疹感染。

HSV 的免疫学检测方法如下。

(一)HSV 抗原检测

用单克隆抗体检测患者组织或分泌物中的 HSV 抗原,阳性结果提示近期感染。常用方法有 ELISA 和免疫荧光技术。此法对口唇疱疹诊断的敏感性与病毒培养相当,但对唾液和宫颈分泌物,由于病毒效价太低,敏感性只有病毒培养的 50%。

(二)HSV 抗体检测

常用 ELISA 和免疫荧光技术检测 HSV 特异性 IgM 和 IgG 抗体。HSV－IgM 阳性提示为早期感染,HSV－IgG 抗体测定用于流行病学调查。

(任宪辉)

第三节　其他微生物感染的免疫学检验

一、梅毒螺旋体感染

梅毒螺旋体(T. pallidum)属苍白密螺旋体(Treponema pallidum,TP)苍白亚种,是人类梅毒(syphilis)的病原体。梅毒螺旋体属厌氧菌,在体外不易生存,煮沸、干燥、常用的消毒剂均可致其死亡,但对潮湿、寒冷环境的耐受力较强。

梅毒属于一种性传播疾病(sexually transmitted diseases,STD),与淋病、艾滋病同属于《中华人民共和国传染病防治法》规定管理的乙类传染病,患者是唯一传染源,经性接触传播引起获得性梅毒,接吻、手术、哺乳、输血、接触被梅毒污染物品也可被传染;经垂直传播可导致胎儿流产、早产,晚期感染的成活胎儿患有先天性梅毒;经输血可引起输血后梅毒。梅毒的免疫属于传染性免疫,在梅毒螺旋体感染过程中,机体才具备特异性免疫力,梅毒螺旋体消失后,免疫力随之消退。再次感染后缓慢产生一定免疫力。抗梅毒螺旋体特异性抗体虽然有一定作用,但还是以细胞免疫为主。

人体感染梅毒螺旋体后,可产生多种抗体,主要有 IgM、IgG 类特异性抗梅毒螺旋体抗体。IgM 抗体持续时间短,IgG 抗体可终生存在,但抗体浓度一般较低,不能预防再感染。非特异性抗体又称反应素,是由螺旋体破坏的组织细胞所释放的类脂样物质以及螺旋体自身的类脂和脂蛋白刺激机体产生的 IgM 和 IgG 类抗体。这种抗体也可在非梅毒螺旋体感染的多种急、慢性疾病患者中检出。

梅毒的血清学检测包括非特异性类脂质抗原试验,用于对梅毒螺旋体感染的初筛。梅毒螺旋体抗原试验则用于对梅毒螺旋体感染的确证。

(一)非特异性类脂质抗原试验

甲苯胺红不加热血清试验(toluidine red unheated—serum test,TRUST):以心磷脂作为抗原与抗体发生反应,卵磷脂可加强心磷脂的抗原性,胆固醇可增强抗体的敏感性。这些成分溶于无水乙醇中,加入水后,胆固醇析出形成载体,心磷脂和卵磷脂在水中形成胶体状包裹在其周围,形成胶体微粒。将此抗原微粒混悬于甲苯胺红溶液中,加入待测血清,血清中的抗体与之反应后,可出现肉眼可见的粉红色凝集块者,判断为阳性;呈粉红色均匀分散沉淀物者为阴性。本法仅为非特异性血清学过筛试验,阴性结果不能排除梅毒感染,阳性结果需进一步做抗梅毒螺旋体抗体试验确认。

此外,还有目前国际通用的性病研究实验室试验(venereal disease research laboratory test,VDRL)和不加热血清反应素试验(unheated serum reagin test,USR)。

(二)梅毒螺旋体抗原试验

1.荧光密螺旋体抗体吸收试验(fluorescent treponemal antibody—absorption,FTA—ABS) 本法为间接荧光抗体试验。用梅毒螺旋体 Nichols 株制备抗原,吸附受检血清中的 IgG 抗体,再用荧光素标记的羊抗人 IgG 抗体进行标记,荧光显微镜下观察是否含有 TP 抗体。试验前需将受检血清用非致病性梅毒螺旋体裂解物吸附去除非特异性抗体。特异性与敏感性均较高,缺点是操作复杂。一般用于筛选阳性标本的确证试验。

2.金标记免疫层析试验 在硝酸纤维素膜的测试区(T)预先用重组梅毒螺旋体(TP)抗原包被,质控区(C)预先用正常人 IgG 包被。检测时将待测血清滴在预先包被有金标记 SPA(葡萄球菌 A 蛋白)的加样孔中,待测血清中抗 TP 抗体可与金标记 SPA 结合,由于硝酸纤维素膜的毛细管效应,混合物层析进入测试区和质控区。抗 TP 抗体与 TP 抗原结合,在 T 处出现紫红色条带;混合物中金标 SPA 与正常人 IgG 结合,在 C 处出现第二条紫红色条带。如果待测血清中无抗 TP 抗体存在,则只在 C 处出现一条紫红色条带。

3.密螺旋体颗粒凝集试验(treponemal pallidum particle assay,TPPA) 将梅毒螺旋体 Nichols 株的精制菌体成分包被于明胶颗粒上,此种致敏颗粒与待测标本中的抗 TP 抗体结合时可产生凝集反应。孔底形成较大的环状凝集,外周边缘不均匀可判断为阳性结果。孔底形成小环状凝集,外周边缘光滑可判断为可疑。颗粒在孔底聚集成纽扣状,边缘光滑判断为阴性结果。结果为阳性或可疑时,应进行随访并结合临床综合考虑。结果可疑时还需用其他方法(如 FTA—ABS)复查。

梅毒的血清学试验阳性,只提示所测标本中有抗类脂质抗体或抗 TP 抗体存在,不能作为患者是否感染梅毒螺旋体的绝对依据,阴性结果也不能排除梅毒螺旋体感染,检测结果应结合临床综合分析。由于各种梅毒血清学检测方法,并不都能在梅毒的不同病程检测出抗类脂质抗体或抗 TP 抗体,为提高检出率,最好每次用 2 种以上的方法检测。

二、真菌感染

真菌(fungus)广泛分布于自然界,引起人类疾病的真菌约数百种。近年来真菌感染率明显上升,这与滥用抗生素引起菌群失调、肿瘤患者使用抗癌药物、HIV 感染、长期使用糖皮质激素、骨髓和实体器官移植使用免疫抑制药物等因素有关。致病性真菌感染根据其感染部位,分为浅部感染真菌和深部感染真菌。前者主要侵犯角化的表皮、指(趾)甲和毛发及皮下组织,引起浅部真菌病。后者主要侵犯血液系统和肺、脑、消化道等内脏组织器官,引起深部真菌病。

(一)假丝酵母菌感染

假丝酵母菌(Candida)又称念珠菌,是人体正常菌群。白假丝酵母菌、热带假丝酵母菌、近平滑假丝酵母菌、克柔假丝酵母菌等常致机会性感染,是最常见的深部感染真菌。其中白假丝酵母菌(C. albicans)是临床上最常见、致病性最强的一种念珠菌,分离最多,占 50% 以上。寄生于人体口腔、上呼吸道、肠道和女性阴道等部位。当机体发生正常菌群失调或免疫功能降低时,白假丝酵母菌可侵犯人体,引起皮肤黏膜感染,如鹅口疮、念珠菌性阴道炎、外阴炎;内脏感染,如念珠菌性肺炎、肠炎、肾盂肾炎等多样临床表现;中枢神经系统感染,如脑膜炎、脑脓肿、脑膜脑炎等,多见于免疫力极度低下者。

白假丝酵母菌感染的免疫学检测方法包括:①抗原检测:用 ELISA 和免疫印迹法检测胞质抗原醇烯化酶、甘露聚糖抗原及念珠菌热敏抗原。因为多种假丝酵母菌属于人体正常菌群,正常人也有抗体效价高的情况,而且感染初期血中抗原浓度极低且可能在短期内消失,故采血时机和选择敏感的方法至关重要。为减少血清中抗体对抗原检出的影响,需采取加热(56℃、30min)处理或血清中加入 Na_2EDTA 后加热(121℃、5min)、碱处理并离心等措施。②抗体检测:多种免疫学试验方法都可用于真菌循环抗体检测,如补体结合试验、免疫扩散试验、ELISA、放射免疫试验、胶乳凝集试验等。特异性抗体检测对于组织胞质菌病和球孢子菌病的辅助诊断意义较大。高度怀疑为孢子丝菌病但培养阴性时也可检测特异性抗体。抗体水平 4 倍以上增高及间隔 2~3 周的连续动态观察更有意义。

(二)隐球菌感染

隐球菌属(Cryptococcus)的致病菌主要为新生隐球菌(Cryptococcus neoformans)。本菌属一般为外源性感染,主要传染源为鸽粪,免疫力正常者感染后多无症状,严重的隐球菌病常发生于消耗性疾病和免疫功能低下者,因此临床上隐球菌性脑膜炎常在 SLE、白血病、淋巴瘤和艾滋病等患者中发生。隐球菌可侵犯全身各组织器官,最常见者为肺部和中枢神经系统感染。

新生隐球菌感染的免疫学检测方法包括:①抗原检测:检测新生隐球菌的荚膜多糖特异性抗原,已成为临床的常规诊断方法,尤其是诊断新生隐球菌脑炎。胶乳凝集试验可在 5min 内迅速检出结果,灵敏度为 35ng/μL,特异性为 90%~100%。而 ELISA 法更可检出低至 6ng/μL 的抗原含量。在进行脑脊液标本检测时,为避免因抗原含量过高而出现假阴性结果,应做 1∶50 或更高的倍比稀释。此外,用 EDTA 或蛋白酶处理或煮沸 5min 的方法除去类风湿因子(RF),可避免与新生隐球菌可能存在的交叉反应。②抗体检测:检测患者血清中的抗体对诊断意义不大,但对判断疾病预后有一定价值,可用放射免疫法和试管凝集试验。

(三)曲霉菌感染

曲霉(Aspergillus)是条件致病菌,滥用抗生素引起菌群失调或免疫功能降低时,曲霉菌可侵犯机体的皮肤、耳、鼻腔、眼眶、心脏、肾脏、呼吸道、消化道及脑组织,引起曲霉病。全身性曲霉病原发病灶主要是肺,多发生败血症,危及重症患者生命。曲霉除直接感染和变态反应引起曲霉病外,还可产生毒素引起食物中毒。流行病学调查表明,黄曲霉毒素的致癌作用很强,与人类原发性肝癌发生有关。

曲霉菌感染的免疫学检测方法包括:①抗原检测:ELISA 法检测患者血清中的抗原,如半乳甘露聚糖抗原检测试验(GM 试验),灵敏度可达 1ng/pL,可以用于曲霉菌感染的早期诊断及治疗的监测,而且阳性结果出现在临床症状或影像学特征之前。检测结果>100ng/μL 时可考虑侵袭性肺曲霉病。G 试验和 GM 试验联合可提高曲霉的检出率。②抗体检测:检测患者血清中抗曲霉抗体,常用免疫扩散试验,其敏感性和特异性较高,也可用 ELISA、间接免疫荧光法、放射免疫法等检测抗体。

特异性检测真菌细胞壁上的特有成分 $1-3-\beta-D$ 葡聚糖(G 试验)可以用于侵袭性真菌感染的早期诊断。G 试验虽能测得包括曲霉和念珠菌在内的更多致病性真菌,初步的临床研究显示有较好的敏感性和特异性,但不能确定为何种深部真菌感染。

(四)卡氏肺胞菌感染

卡氏肺胞菌又称卡氏肺孢子虫、卡氏肺囊虫、肺孢子虫。以往被归类于原虫,因其超微结构和核糖体 RNA 的核苷酸序列与真菌有更多的同源性,染色性也类似真菌,故现今大多数学者认为应归属于真菌。卡氏肺胞菌是机会致病菌,在免疫功能低下时引起卡氏肺胞菌性肺炎(pneumosystis carinii pneumonia,PCP)。对于 AIDS 患者、恶性肿瘤接受抗癌治疗或器官移植后接受免疫抑制剂治疗者、早产儿、营养不良和衰弱婴儿等在病程中出现无明显原因的发热、干咳、呼吸急促等症状时应考虑 PCP 的可能,尤其患者呼吸困难症状明显而体征甚少时应高度警惕 PCP。PCP 是 AIDS 患者最常见机会性感染,且为其主要致死原因。

血清学检查目前常见的方法有 EUSA 和胶乳凝集试验检测抗原和血清中相应抗体,但由于大多数正常人都曾有过无症状隐性感染,故缺乏较好的敏感性和特异性,尚不能用检测抗体的方法来诊断卡氏肺胞菌感染。

(张洋)

第四节 寄生虫感染的免疫学检验

寄生虫感染(parasitic infection)是指寄生虫进入宿主体内后定居、生长繁殖并引起感果,但佰主禾表现出明显的临床症状与体征。如果寄生虫导致宿主发病,则称为寄生虫病(parasitic disease)。寄生虫抗原进入宿主体内后诱发免疫系统的识别、免疫应答和排斥反应,特异性免疫是宿主抗寄生虫感染免疫的主要方式。

一、血吸虫感染

血吸虫(schistosome)寄生于人和哺乳动物静脉血管内,引起人畜共患血吸虫病(schisto-somiasis)。我国仅有日本血吸虫流行。人接触疫水后尾蚴经皮肤侵入人体,在门脉－肠系膜静脉内发育为成虫。从尾蚴侵入人体,到生长发育为童虫、成虫及产生的虫卵均可对宿主造成不同程度的损害,但其主要的致病阶段是虫卵。致病的主要原因是血吸虫不同虫期释放的抗原,尤其是可溶性虫卵抗原(soluble egg antigen,SEA)诱发的宿主免疫病理损伤,目前普遍认为血吸虫病是一种免疫性疾病。

病原学检测是确诊血吸虫病的依据,免疫学方法检测可起辅助诊断作用。

（一）抗原检测

血吸虫抗原检测具有反映活动性感染、评估虫体负荷和考核疗效的优点,但因为循环抗原的含量通常很低,一般方法难以检出,故采用灵敏度较高的 ELISA,用单克隆抗体包被反应板孔。新近出现的抗原检测技术还有用鸡 IgY 代替 IgG 及免疫磁珠技术。

（二）抗体检测

1.环卵沉淀试验法(circumoval precipitin test,COPT)　COPT 是诊断血吸虫病特有的免疫学试验。以虫卵内成熟毛蚴分泌可溶性虫卵抗原(SEA),检测患者血清内是否有相应抗体,若虫卵周围形成光镜下可见的具有明显折光性的泡状或指状沉淀物,即为阳性结果。此试验操作简单、经济,敏感性高(94.1%～100%),假阳性率低(2.5%～5.6%)。因此,COPT法既可作为临床治疗患者的依据,还可用于考核疗效、流行病学调查及疫情检测。

2.间接红细胞凝集试验(indirrect haemagglutination test,IHA)　将血吸虫虫卵或成虫抗原吸附于致敏绵羊红细胞或"O"型人红细胞制成的载体上,当待测血清中存在相应抗体时,红细胞可因抗原抗体的结合而出现凝集现象。该方法的敏感性达到 96.1%～98.7%,且操作简单,采血微量,判读结果快,是基层防疫机构首选的免疫学检测方法。

3.胶乳凝集试验　将血吸虫抗原吸附于胶乳颗粒上,与受检者血清发生反应,若出现凝集现象,则表示待测血清中有相应抗体,为阳性结果。

4.ELISA　用成虫或虫卵抗原包被反应板孔,加入待检血清,形成固相抗原－待测抗体复合物,再加入酶标记二抗,根据加入底物显色的深浅确定待测抗体的含量。

5.Western－blot　将血吸虫抗原经 SDS－PAGE 电泳后,分离出不同的蛋白带,转膜后,借助固相免疫酶联吸附方法,检测血清中相应抗体。此法不仅可对血吸虫抗原蛋白进行分析和鉴定,还可诊断和区分不同的血吸虫病期。

上述检测血吸虫抗体的方法虽具有快速、简便和经济等优点,但由于抗体在患者治愈后仍能存在较长时间,因此检测抗体的方法不能区分是现症感染还是既往感染,另外因与华枝睾吸虫病、并殖吸虫病存在交叉免疫反应,可出现假阳性结果。

二、疟原虫感染

疟原虫(plasmodium)是疟疾(malaria)的病原体。寄生于人体的疟原虫有四种:间日疟原虫、恶性疟原虫、三日疟原虫和卵形疟原虫。疟原虫在人体内的发育包括肝细胞内和红细胞内。临床特征为间歇性、周期性、发作性的寒战、高热和大汗。反复发作,可致贫血和脾大。

病原学检查是确诊疟疾的依据。免疫学检查可作为辅助诊断。一般用于疟疾的流行病学调查、防治效果的评估及输血对象的筛选。

（一）抗原检测

常用的方法有放射免疫法（RIA）、酶联免疫双抗体夹心法和抑制法酶联免疫吸附试验。循环抗原检测能更好地判断受检对象是否有活动感染，是否为现症感染或带虫者。

（二）抗体检测

抗疟原虫抗体在感染3～4周出现，4～8周达高峰，然后下降。目前国内外检测抗体应用最广的方法为间接荧光抗体试验，检测结果的效价大于1∶20有诊断意义。以恶性疟原虫或食蟹疟原虫的粗提物为抗原包被酶标板的ELISA法，重复性有待提高。间接血凝试验一般多采用诺氏疟原虫为抗原，血清效价在1∶16以上有诊断意义。重复感染或复发抗体升高较快，且抗体的效价比初次感染高，持续时间长。由于患者在治愈后抗体仍能存在较长时间，且人群存在个体差异，因此抗体检测在临床仅作辅助诊断，而不作早期诊断用。

三、丝虫感染

丝虫（filaria）寄生于人体的淋巴系统引起丝虫病（filariasis）。我国仅有班氏丝虫病和马来丝虫病流行。临床表现早期为淋巴管炎和淋巴结炎，晚期表现为淋巴管阻塞和象皮肿。本病通过蚊虫叮咬传播。

丝虫病的抗体检测多用于流行病学调查和监测，抗原的检测则有较高实用诊断价值。

（一）抗体检测

1.间接荧光抗体试验（IFA）　用马来丝虫或动物丝虫成虫制成冷冻切片抗原，检测患者血清中是否存在相应抗体。此法抗原制备简单，特异性和敏感性较好，但存在一定比例的假阳性反应。

2.ELISA　用马来丝虫成虫可溶性抗原或微丝蚴抗原检测相应抗体。此法操作简单，敏感性高、特异性强。

此外，还有免疫酶染试验、免疫金银染色法及目前世界卫生组织推荐应用的免疫色谱法（immunochromatography）。免疫色谱法还可判断患者体内是否有活虫存在。

（二）抗原检测

循环抗原既包括活虫体分泌的抗原又包括微丝蚴抗原，两者均在感染早期出现，但半衰期短。因此检测丝虫循环抗原可作为丝虫早期感染的指标，也可用于考核疗效和流行病学检测。常用方法有对流免疫电泳和双抗体夹心ELISA法。

四、华枝睾吸虫感染

华枝睾吸虫（Clonorchis sinensis）又称肝吸虫，成虫寄生于人体肝胆管内引起华枝睾吸虫病（clonorchiasis），又称肝吸虫病。病原学检查粪便中镜检到虫卵是确诊肝吸虫病的依据。

免疫学检测可作为本病辅助诊断方法，也可用于流行病学调查。常用ELISA、间接血凝试验、胶体金免疫技术等检测患者血清中特异性抗体，敏感性和特异性均较高。也可检测虫体代谢抗原，敏感性亦高。

五、猪囊尾蚴感染

猪囊尾蚴是猪带绦虫的幼虫，既可寄生于猪体内，又可寄生于人体各组织器官引起猪囊尾蚴病(cysticercosis),又称囊虫病。猪带绦虫患者是唯一传染源。囊尾蚴主要寄生于皮下组织、肌肉、脑、眼、心脏等部位,尤以脑组织寄生危害最为严重。

免疫学检测主要是检测抗原和特异性抗体,尤其是深部组织中的囊尾蚴病更具重要的辅助诊断价值。

(一)抗原检测

可用单克隆抗体酶联免疫吸附试验(McAb-ELISA)或单克隆抗体胶乳凝集试验(LAT)检测虫体分泌物及其代谢产物,此种抗原在体内存在时间短,检测结果阳性表明体内有活囊尾蚴寄生。脑脊液中抗原检测阳性率高于血清。

(二)抗体检测

常用囊尾蚴粗抗原、初步纯化抗原和重组抗原检测患者体内特异性抗体。囊虫病患者血清中的各种抗体以IgG升高最明显,感染囊尾蚴10天即可查到,48天达高峰,并可持续160天以上。但IgG不随治疗而发生含量的显著改变,所以不能及时反映疾病的动态变化。IgG4不但与囊尾蚴感染程度密切相关,而且还可评价疗效。IgE抗体在脑囊虫病的病因学中起一定作用,常用皮内试验检测IgE。人体感染囊尾蚴后抗体在体内存在时间较长,甚至达10年以上,故检测抗体只能说明曾感染过囊尾蚴,而不能判断是否为现症感染和观察疗效。常用的方法有间接荧光抗体试验、间接血凝试验、ELISA、斑点免疫胶体金渗滤试验、酶联免疫印迹技术和免疫金标层析试验等。但上述试验各有优缺点,选择两种或两种以上方法联合检测可提高可靠性。患者血清、脑脊液和唾液中抗体的检测,血清的阳性检出率高于脑脊液。

六、弓形虫感染

刚地弓形虫(toxoplasma gondii,TOX)是一种专性有核细胞内寄生原虫,引起的弓形虫病(toxoplasmosis)是一种全球分布的人兽共患传染病。猫是弓形虫唯一的终宿主,人类因误食入含有弓形虫(包囊)而未充分加热的肉类、蛋类食品,或误食被猫粪便中卵囊污染的食物,以及输血等多种途径感染弓形虫。弓形虫生活史发育过程包括:速殖子(滋养体)、包囊、裂殖体、配子体和卵囊五个阶段。弓形虫的有性生殖阶段在猫的肠黏膜上皮细胞内进行,卵囊随粪便排出体外,人体经消化道感染后释放的寄生虫可侵犯全身各组织器官。弓形虫病一般分为先天性和获得性两类,孕妇感染了弓形虫可通过胎盘垂直传播给胎儿,引起流产、早产、死胎或增加妊娠并发症。先天性弓形虫病患儿常有智力低下和先天性畸形。

免疫学诊断为目前常用的重要实验诊断方法。

(一)TOX抗原检测

用ELISA法检测循环抗原(CAg),是弓形虫病急性感染的可靠指标,具有较高特异性。

(二)TOX抗体检测

以虫体不同成分为抗原,检测相应抗体。①以速殖子可溶性抗原和包膜抗原检测血清中抗虫体表膜抗体,前者抗体出现早,可用间接荧光抗体技术;后者抗体出现晚,可用间接凝集试验等方法检测。②以滋养体为抗原,用间接免疫荧光试验检测特异性IgM或IgG抗体。③以虫体裂解后的提取物为抗原,检测相应的抗体,可用间接血凝试验、补体结合试验、ELISA等方法检测。

抗弓形虫IgM抗体阳性提示近期感染。由于母体IgM类抗体不能通过胎盘,故在新生儿体内查到抗弓形虫特异性IgM抗体则提示其有先天性感染。IgG抗体阳性提示有弓形虫既往感染。鉴于技术上的原因和生物学上的交叉反应的存在,对阳性结果的意义应结合临床综合判断,不能仅以抗弓形虫抗体阳性结果作为孕妇终止妊娠的依据。

(张洋)

第五节　流行性腮腺炎

流行性腮腺炎(mumps)是由腮腺炎病毒(Paramyxovirus parotitis)所引起的急性呼吸道传染病。好发于儿童和青少年,以发热、腮腺非化脓性炎症和腮腺区肿痛为主要的临床表现,并可侵犯神经系统、生殖系统及其他多种腺体组织,引起脑膜炎、睾丸炎、胰腺炎等。中医学称之为"痄腮",痄腮的病名首见于金代,《诸病源候论·小儿杂病诸候》论述为"风热毒气客于咽喉、颌颊之间,与气血相搏,结聚肿痛。"

一、病因病机

流行性腮腺炎的主要病因是感受腮腺炎时邪所致。《冷庐医话·杂病》论述其病机为,"痄腮之症,初起恶寒发热,脉沉数,耳前后肿痛,隐隐有红色,肿痛将退,睾丸忽胀。亦有误用发散药,体虚不任大表,邪因内陷,传入厥阴脉络,睾丸肿痛,而耳后全消者。盖耳后乃少阳胆经部位,肝胆相为表里,少阳感受风热,邪移于肝经也。"

(一)邪犯少阳证

时邪病毒从口鼻而入,侵犯足少阳胆经。邪毒循经上攻腮颊,与气血相搏,凝滞于耳下腮部,则致腮部肿胀疼痛;邪毒郁于肌表,则致发热恶寒;邪毒郁阻经脉,关节不利,则致咀嚼不便;邪毒上扰清阳,则头痛;邪毒内扰脾胃,则致纳少、恶心、呕吐。

(二)热毒壅盛证

时邪病毒壅盛于少阳经脉,循经上攻腮颊,气血凝滞不通,则致腮部肿胀、疼痛、坚硬拒按、张口咀嚼不便;热毒炽盛,则高热不退;邪热扰心,则烦躁不安;热毒内扰脾胃,则致纳少呕吐;热邪伤津,则致口渴欲饮、尿少而黄。

二、发病机理

腮腺炎病毒从呼吸道侵入人体后,在局部黏膜上皮细胞和局部淋巴结中复制,然后进入血流,通过第一次病毒血症播散至腮腺和中枢神经系统,引起腮腺炎和脑膜炎。病毒进一步繁殖复制后,再次侵入血流,形成第二次病毒血症,并侵犯颌下腺、舌下腺、睾丸、胰腺等。

腮腺炎的病理特征是腮腺非化脓性炎症。腺体可见渗出物、出血性病灶和白细胞浸润。腮腺导管有卡他性炎症,导管周围间质组织水肿等病变可导致腮腺导管的阻塞、扩张和淀粉酶潴留,淀粉酶排出受阻,经淋巴管进入血液循环,使血和尿中淀粉酶增高。

三、临床表现

潜伏期8~30天,平均14~21天。

大部分患者无前驱症状,少数有发热、头痛、乏力、纳差等前驱症状。

发病1~2天后出现腮腺肿大,通常一侧腮腺肿大后2~4天又累及对侧,双侧腮腺肿大者约占75%。腮腺肿大是以耳垂为中心,向前、后、下发展,使下颌骨边缘不清,局部皮肤发亮,肿痛明显,有触痛和感觉过敏;表面灼热,多不发红;进食酸性食物促使唾液分泌时疼痛加剧。腮腺肿胀 2～3 天达高峰,持续 4～5 天后逐渐消退。腮腺管开口处常有红肿,挤压腮腺无脓性分泌物溢出。颌下腺或舌下腺可以同时受累,有时为单独受累。颌下腺肿胀时颈前下颌处明显肿胀,可触及肿大腺体。舌下腺肿大时,可见舌下及颈前下颌肿胀,出现吞咽困难。

约 15％的病例可出现有症状的脑膜炎,出现头痛、嗜睡和脑膜刺激征。一般发生于腮腺炎发病后 4～5 天。

睾丸炎常见于腮腺肿大开始消退时患者又出现发热,睾丸明显肿胀和疼痛,可并发附睾炎,鞘膜积液和阴囊水肿。睾丸炎多为单侧,约 1/3 的病例为双侧受累。常累及成熟睾丸,幼年患者很少出现睾丸炎。部分患者睾丸炎后发生不同程度的睾丸萎缩,但较少引起不育症。

还有部分患者可并发胰腺炎、卵巢炎、心肌炎、乳腺炎和甲状腺炎。

四、中医辨证

(一)温毒在表证

轻度发热恶寒,一侧或两侧耳下腮部漫肿疼痛,触之痛甚,咀嚼不便,或有头痛、咽红咽痛、纳少,舌质红,苔薄白或薄黄,脉浮数。

(二)热毒蕴结证

高热,一侧或两侧耳下腮部漫肿胀痛,坚硬拒按,张口咀嚼困难,或有烦躁不安,面赤唇红,口渴欲饮,头痛呕吐,咽红肿痛,颌下肿块胀痛,纳少,大便秘结,尿少而黄,舌质红,舌苔黄,脉滑数。

(三)邪陷心肝证

高热,耳下腮部肿痛,坚硬拒按,头痛项强烦躁,呕吐剧烈,或神昏嗜睡,反复抽搐,舌质红,舌苔黄,脉弦数。

(四)毒窜睾腹证

腮部肿胀同时或腮肿渐消时,一侧或两侧睾丸肿胀疼痛,或少腹疼痛,痛时拒按,或伴发热,溲赤便结,舌质红,舌苔黄,脉弦。

(五)毒结少阳证

腮部肿胀数日后,左胁下、上腹部疼痛较剧,胀满拒按,恶心呕吐,发热,大便秘结或溏泄,舌质红,舌苔黄,脉弦数。

五、实验室及特殊检查

(一)常规检查

白细胞计数多正常,有睾丸炎者白细胞可增高。

(二)血清和尿淀粉酶测定

90％以上患者血清和尿淀粉酶增高。淀粉酶增高的程度往往与腮腺肿胀程度成正比,无腮腺肿大的脑膜炎患者,血和尿淀粉酶也可升高。血脂肪酶增高,有助于胰腺炎的诊断。

(三)血清学检查

ELISA 法检测血清中 NP 的 IgM 抗体可作为近期感染的依据。

(四)病毒分离

应用早期患者的唾液、尿或脑膜炎患者的脑脊液,接种于原代猴肾、Vero 细胞或 Hela 细胞可分离出腮腺炎病毒,3～6 天内组织培养细胞可出现病变形成多核巨细胞。

六、诊断与鉴别诊断

(一)诊断

1.流行病学史　发病前 2～3 周有与流行性腮腺炎患者接触史或当地有本病流行史。

2.临床表现　腮腺非化脓性肿胀,进食酸性食物疼痛加剧。没有腮腺肿大的脑膜炎、睾丸炎等,确诊需要依靠血清学诊断和病毒分离。

(二)鉴别诊断

1.化脓性腮腺炎　主要是一侧性腮腺肿大,不伴睾丸炎或卵巢炎。挤压腮腺时有脓液自腮腺管口流出,外周血白细胞总数和中性粒细胞计数明显增高。

2.其他病毒性腮腺炎　甲型流感病毒、副流感病毒、肠道病毒中的柯萨奇 A 组病毒及淋巴脉络丛脑膜炎病毒等均可引起腮腺炎,需根据血清学检查和病毒分离进行鉴别。

3.其他原因导致的腮腺肿大　糖尿病、营养不良、腮腺导管阻塞等均可引起腮腺肿大,一般不伴急性感染症状,局部也无明显疼痛和压痛。

七、治疗

(一)一般治疗

1.一般治疗　呼吸道隔离,卧床休息,给予流质饮食,避免进食酸性食物。

2.对症治疗　头痛和腮腺肿痛可适当应用镇痛药。睾丸胀痛可用棉花垫和丁字带托起。

(二)抗病毒治疗

早期可使用利巴韦林 1g/d,儿童 15mg/kg 静脉滴注,疗程 5～7 天。也有报道使用干扰素治疗成人腮腺炎合并睾丸炎患者,可以较快地缓解症状。

(三)并发症治疗

并发脑膜炎或脑膜脑炎时、心肌炎时,可应用地塞米松 5～10mg/d,静脉滴注,疗程 5～7 天;剧烈头痛、呕吐疑为颅内高压患者,可应用 20％甘露醇 1～2g/kg 静脉推注,隔 4～6 小时一次。男性成人患者,为预防睾丸炎的发生,可早期口服己烯雌酚 1mg/次,3 次/d。胰腺炎患者,应禁食、注射阿托品或山莨菪碱,早期应用肾上腺皮质激素类药物。

八、辨证论治

(一)温毒在表证

治法:疏风清热,散结消肿。

方药:柴胡葛根汤

加减:咽喉肿痛加马勃、玄参;纳少呕吐加竹茹、陈皮。

常用中成药:抗病毒颗粒、板蓝根冲剂、清热解毒口服液。

(二)热毒蕴结证

治法:清热解毒,软坚散结。

方药:普济消毒饮

加减:热甚便秘加生石膏、大黄;腮部肿胀甚,坚硬拒按加海藻、牡蛎、赤芍、牡丹皮。

常用中成药:清热解毒口服液。

（三）邪陷心肝证

治法：清热解毒，息风开窍。

方药：清瘟败毒饮

加减：头痛剧烈加龙胆草、石决明；恶心呕吐甚者加竹茹、赭石；神志昏迷加服至宝丹；抽搐频作加服紫雪丹。

常用中成药：安宫牛黄丸、醒脑静口服液。

（四）毒窜睾腹证

治法：清肝泻火，活血止痛。

方药：龙胆泻肝汤

加减：睾丸肿大明显加莪术、皂荚；伴腹痛呕吐加郁金、竹茹、制半夏；少腹痛加香附、木香、红花；伴腹胀便秘加大黄、枳实。

常用中成药：龙胆泻肝丸。

（五）毒结少阳证

治法：清泄热毒，和解少阳。

方药：大柴胡汤

加减：大便溏泄去大黄，加苍术、煨木香；腹痛剧烈加川芎、红花、牡丹皮。

常用中成药：腮腺炎片。

（六）药物外治

如意黄金散、青黛散、紫金锭、玉露膏、季德胜蛇药、大黄粉，任选 1 种，适量，以醋或茶水调，外敷患处。1 日 1～2 次，用于腮部肿痛。已破溃者禁用。

鲜仙人掌：每次取 1 块，去刺，洗净后捣泥或剖成薄片，贴敷患处，1 日 2 次。用于腮部肿痛。

鲜蒲公英、鲜芙蓉花叶、鲜败酱草、鲜马齿苋，任选 1 种，适量，捣烂外敷患处。1 日 1～2 次，用于腮部肿痛。

鲜芙蓉叶、鲜败酱草各适量，捣烂；青黛 10g，大黄 10g，皂荚 10g，荔枝核 10g，研细末，将以上药物混合、调匀，敷睾丸肿痛部位，并用布带托起睾丸，药干则用清水润湿继用。每日 1 次，用于睾丸肿痛。

九、预防

1.管理传染源　患者按呼吸道传染病进行隔离。

2.切断传播途径　保持室内空气流通，流行高峰期避免去人群聚集场所。

3.保护易感人群　应用腮腺炎减毒活疫苗，进行皮下接种，或采用喷雾或气雾方法。90％以上可产生抗体。孕妇禁用；严重系统性免疫损害者为相对禁忌；可以免疫无症状期的HIV 感染儿童。

4.中医药预防　采用板蓝根 30g 或金银花 9g 煎服，每日 1 剂，连续 6 日。

（李刚）

第六节 麻疹

麻疹(measles)是由麻疹病毒引起的急性呼吸道传染病,传染性强,隐性感染者极少见,以发热、咳嗽、眼结膜充血、口腔麻疹黏膜斑(Koplik's spots)及皮肤斑丘疹为临床特征。自麻疹疫苗普遍接种以来,本病已得到基本控制,但成人及不典型病例增加。本病中西医同名,民间又有"疹子""麸疮""麻子"等俗称。历代医家对本病早有详尽描述,明·《古今医鉴》首立"麻疹"病名,吕坤《麻疹拾遗》将"麻"和"痘"分开,指出"麻细如芝麻,故名麻疹"。万全《痘疹世医心法》进一步指出本病常见"喉痹""肺胀"等并发症。

一、病因病机

麻疹属"瘟病"范畴,为感受麻毒时邪所致。麻毒属阳毒,由口鼻而入,主要侵犯肺脾二经,也常受累及全身其他脏器。病程初期,邪在肺卫,故见发热、咳嗽、鼻塞、流涕、喷嚏等。重症者可见气急、喉中痰鸣等肺气闭塞证。发展至气分,常有壮热、口渴、纳差、烦躁等热毒壅盛之证。毒透于外,由里达表,则疹色鲜红,自头面而下,布于全身,邪尽外达。体壮者麻疹易出透,邪毒易解,病情轻微,无合并症者为顺证,若邪毒亢盛,体弱者麻毒内陷,疹透不顺,肺心受累,多见高热、昏迷、抽搐,或麻毒攻喉,或脾气虚衰等均属逆证。

二、发病机理

麻疹病毒随飞沫等侵入易感者的上呼吸道或口咽部或眼结膜等处,在局部上皮细胞及淋巴组织内繁殖,2～3天后扩散入血,形成第一次病毒血症。麻疹病毒随血液循环侵入全身的淋巴组织及肝脾等单核巨噬细胞系统内并大量繁殖,感染后5～7天再次入血,形成第二次病毒血症,引起一系列麻疹临床症状和皮疹。此后机体产生免疫反应,体内病毒迅速减少,进入恢复期。其发病机理包括病毒直接引起细胞病变和抗原、抗体反应引起的免疫损伤两个方面。

麻疹病后第14天可出现血清抗体,4～6周效价达高峰。麻疹特异性 IgM 抗体在发热2～3天即可阳性,出疹后1～2周达高峰,以后逐渐下降,到1～3个月时几乎不能检出。IgM 抗体阳性是近期感染的依据,IgG 抗体可同时或稍晚于 IgM 抗体出现,发病第25～30天达高峰,6个月逐步下降并维持一定水平,是循环中抗体主要成分,可持续存在10年以上。

三、临床表现

潜伏期一般6～12天,平均约为10天,最长21～28天,与病毒感染数量及接受过被动或主动免疫有关。

(一)典型麻疹

临床经过可分前驱期、出疹期、恢复期三期。

1.前驱期　从发热到出疹,约3～5天。急性起病,发热,体温逐渐升高,小儿也可出现高热惊厥,常伴有周身不适、纳差等;上呼吸道症状,咳嗽、流涕、喷嚏、畏光、流泪、眼结膜充血、眼睑浮肿;麻疹黏膜斑(柯氏斑),在发病的2～3日,口腔双侧颊黏膜第一白齿处可见针尖大小的白点,周围有红晕,初起时数目少,以后迅速增多,并可融合成片。在出疹后1～2天完全消失。

2.**出疹期** 在发热之后 3～5 天开始出现皮疹,约 3～5 天。皮疹自耳后、发际,逐渐及额、面、颈,自上而下漫及胸背、四肢、最后达手心足底。约 2～5 天出齐,皮疹初为细小淡红色斑丘疹,散在分布,随即增多,呈鲜红色,最后渐成暗红色,疹间皮肤颜色正常。少数患者呈出血性皮疹,压之不褪色。此期体温进一步升高,皮疹高峰期全身病毒血症症状加重,体温可达40℃,可伴有嗜睡、精神萎靡,重者谵妄、抽搐。咳嗽加重,气促。结膜红肿、畏光,浅表淋巴结及肝脾轻度肿大,肺部可闻湿性啰音,胸片可见轻重不等弥漫性肺部浸润改变或肺纹理增多。

3.**恢复期** 出疹后 3～5 天,皮疹按出疹顺序逐渐隐退,全身及上呼吸道症状逐渐减轻,体温于 1～2 天降至正常。但咳嗽及体力恢复较慢 3 皮疹处呈细小糠麸状脱屑,以后呈色素沉着,约 1～2 周后完全消失。

(二)非典型麻疹

1.**轻型麻疹** 潜伏期长,全身及呼吸道症状轻,发热低热程短,无麻疹黏膜斑或不典型,皮疹稀疏退后不留色素,无并发症,多见于近期内接受过麻疹减毒活疫苗或被动免疫制剂者。接触史、接种史及流行病学史,可协助诊断。

2.**重型麻疹** 中毒表现严重,高热、谵妄、气促、发绀、脉速。皮疹色暗紫、融合成片、有时呈出血性或疱性皮疹,或色淡不透,或出而又隐。可出现循环衰竭症状,面色苍白、四肢厥冷、脉细弱、心音低钝、血压下降。预后差,若不及时抢救,可很快死亡。主要见于继发严重感染或免疫力低下患者。根据其主要表现,分为为中毒性麻疹、休克型麻疹、出血性麻疹。

3.**异型麻疹** 临床表现不典型,急起高热、头痛、肌痛、腹痛、干咳,中毒症状重而上呼吸道症状轻,多无麻疹黏膜斑,非常规出疹顺序,多从四肢远端开始,逐渐波及躯干及面部。皮疹呈多形性,可为丘疹、荨麻疹、瘀点、疱疹等。常伴有肺部感染、胸腔积液、手足背水肿。恢复期麻疹特异性抗体强阳性。此型较少见,主要见于接种麻疹疫苗后 6 月～6 年,再次接触麻疹患者或接种麻疹疫苗后发生,原因尚不明确。

4.**新生儿麻疹** 孕妇分娩前几天患麻疹,新生儿可患麻疹,有发热、呼吸道卡他症状及密集的皮疹。

5.**成人麻疹** 随着麻疹疫苗的广泛使用,成人麻疹逐渐增多。临床表现不典型者容易被忽视,一般症状较重,持续高热 3～7 天,出疹顺序与典型麻疹相同,皮疹呈多样性,稀疏、密集不一,也可出现出血性皮疹,皮疹消退时脱屑及色素沉着明显,麻疹黏膜斑存在时间稍长或不出现,并发症少见。

6.**无皮疹麻疹** 见于免疫力低下患者,如恶性肿瘤、白血病或使用免疫抑制剂的患者,患麻疹时无皮疹及麻疹黏膜斑,需要根据流行病学资料及实验室检查特异性抗体进行诊断。

四、并发症

(一)肺感染

麻疹病毒常波及肺部,是最常见的并发症,发病早期可有轻度气促、肺部啰音,胸部 X 线检查可见肺纹理增粗,肺门淋巴结肿大,小片状浸润灶,疹退后迅速消失。继发其他病毒或细菌感染,多见于 5 岁以下特别是 2 岁以下幼儿,表现为发热持续不退,肺部啰音增多,缺氧及中毒症状明显,甚至出现惊厥昏迷、心肺功能衰竭而危及生命。

（二）喉炎

麻疹病程中可出现轻中度喉炎，继发细菌感染后严重的咽喉炎，引起声音嘶哑、频繁咳嗽、吸气性呼吸困难等。

（三）脑炎

发病率低，约 0.1%～0.2%，表现为高热、头痛、呕吐、嗜睡进而神志不清、惊厥及强直性瘫痪，脑脊液单核细胞和蛋白量增加，病后可留有智力障碍、癫痫、瘫痪等后遗症。大多数出现在出疹期，个别患者出现在出疹前或出疹后，主要为麻疹病毒直接侵犯脑组织所致。

（四）亚急性硬化性全脑炎

罕见，是一种由于麻疹病毒持续感染所致的慢性或亚急性脑炎，患者病后数年逐渐出现智力行为障碍，症状多样而复杂目前尚无有效的治疗办法。

（五）心血管功能不全

多见于 2 岁以下的幼儿，成人也可发病，常为心肌炎，表现为烦躁不安、气促、面色苍白，四肢冷厥、脉搏细数等末梢循环衰竭症状，或发绀、心率增快、心音低钝、肝脏急剧肿大等心力衰竭症状。皮疹发不透或皮疹出后隐退，心电图检查可有低电压、T 波和 ST 段改变、P-R 间期延长等。

五、中医辨证

先辨顺逆，顺证者正气盛而邪气弱，见身热不甚、鼻塞、流涕、咳嗽而无气促，发热 3～4 天出皮疹，皮疹自耳后发际，渐及额、面、颈，自上而下漫及胸背、四肢，最后达手心足底，疹色鲜红，均匀。3 日内疹透完全，其后热退疹收，伴有脱屑，精神、食欲好转。逆证者麻毒壅盛，邪毒内陷，证见壮热、咳嗽剧烈、气促，烦躁不安甚至神昏谵语，惊厥抽风，脉微肢冷；疹出不畅或出疹无序或中途回没。

（一）顺证

1.邪袭肺卫证（前驱期） 发热，微恶风寒，咳嗽流涕，喷嚏，目赤畏光、流泪，病程 2～3 日口颊麻疹斑，周身不适，纳差腹泻，小便短赤，便溏。舌苔薄白或微黄，脉浮数，指纹红活。

2.毒邪外透证（出疹期） 高热不退，起伏如潮，疹随潮出，自耳后发际，渐及额面、颈，自上而下漫及胸背、四肢，分布全身，顺序出疹。口干、咳嗽加剧，烦躁或嗜睡，舌红苔黄脉数，指纹紫。

3.邪伤气阴证（恢复期） 皮疹出齐后依次消退，热渐退，纳食增加，退疹伴有糠麸样脱屑，留有色沉，口渴乏力，或遗有低热，舌红少苔，脉细数，指纹淡红。

（二）逆证

1.麻毒闭肺证 高热不退，咳剧喘急，气促鼻煽喉间痰鸣，烦躁不安，口唇青紫，疹出不透或早回，或疹出无序疹不均匀。舌红绛，苔黄，脉滑数。

2.麻毒攻喉证 咽喉肿痛，吞咽不利，声音嘶哑，咳声重浊如犬吠，烦躁不安，甚至呼吸困难，口唇发绀，舌红，苔黄，脉浮数。

3.邪闭心包证 持续高热，神志模糊，烦躁谵语，神昏惊厥，抽搐，面赤气粗，疹出不畅或疹密色紫，舌质红绛，苔黄燥，脉滑数。

4.心阳虚脱证 面色苍白，手足湿冷，疹出不透，或皮疹突然隐退，神昏不安，舌淡，苔白，脉沉细。

六、实验室及特殊检查

（一）血常规检查

白细胞总数前驱期正常，出疹期减少，淋巴细胞比例增加，继发细菌感染时白细胞明显升高。

（二）早期快速诊断

出疹前后 2 天取患者鼻咽、眼分泌物、尿沉渣、痰涂片可查见多核巨细胞，或直接荧光法检查剥脱细胞中麻疹病毒抗原，或单克隆抗体免疫荧光法查咽拭子麻疹抗原，可迅速获得结果，灵敏度高。

（三）血清特异性抗体检测

在病程早期及恢复期双份血清，测定抗体效价，增加 4 倍以上者为阳性。酶联免疫法（ELISA）检测血清特异性抗体 IgM 和 IgG，IgM 常在出诊后 3 天出现，2 周达高峰，但部分成人始终阴性。

（四）病毒分离

前驱期或出疹期患者的眼、鼻咽分泌物、血、尿接种羊膜细胞或原代人胚肾，分离麻疹病毒，再使用免疫荧光法测定，阳性率低。

七、诊断与鉴别诊断

（一）诊断

根据流行病学资料及临床表现，典型麻疹诊断不困难，流行地区流行季节，麻疹接触史，易感者出现急性发热，伴有上呼吸道卡他症状，眼结膜充血、畏光，早期麻疹黏膜斑，出疹的时间和顺序，形态和分布特点以及退疹伴有脱屑、色素沉积即可诊断。非典型麻疹则有赖于实验室检查，如特异性抗体检测、病毒分离及抗原检测。

（二）鉴别诊断

1. 风疹　以 5～15 岁多见，前驱期短，全身及上呼吸道症状轻，无麻疹黏膜斑，发热 1～2 天出疹，主要分布在面部和躯干，1～2 天即退，不脱屑，无色素沉着，耳后及枕部淋巴结明显肿大。

2. 幼儿急疹　见于 2 岁以下婴幼儿，急性发热 3～4 天，症状较轻，体温骤降，热退疹出，为细小玫瑰疹，多分布在躯干，1 天内出齐，1～2 天皮疹退尽。

3. 猩红热　发热 1～2 天后出疹，针尖大小红色丘疹，疹间皮肤充血潮红，压之褪色，伴有杨梅舌和口周苍白圈，4～5 天后疹消，伴有大片脱皮。外周血白细胞总数及中性粒细胞升高。咽拭子培养可获 A 族溶血性链球菌。

4. 药物疹　出疹前有用药史或药物接触史，无发热或低热，皮疹大小不等，形态不一，常伴有皮肤瘙痒，无上呼吸道卡他症状，外周血嗜酸性粒细胞增多。

八、治疗

主要为对症治疗，加强护理，防治并发症，中医治疗辨别顺逆，以宣透解毒为基础进行辨证论治。

（一）一般治疗

呼吸道隔离至出疹后 5 天或体温正常，保持空气新鲜，注意口腔、鼻腔及皮肤清洁，保护眼睛,进食易消化多维生素饮食。

（二）对症治疗

高热者酌情使用退热剂,剧烈咳嗽用止咳药品,体弱病重者早期给予丙种球蛋白、鲜血浆,继发细菌感染者酌情使用抗生素。

（三）并发症治疗

1.肺感染　按肺炎处理,继发细菌感染使用抗生素,根据痰培养及药敏结果选用敏感抗生素。

2.喉炎　保持室内一定湿度,给予雾化吸入,选用敏感抗生素,尽量保持患者安静,出现喉梗阻进展时早期及时气管插管或气管切开。

3.心肌炎及心功能不全　注意输液速度及总量,维持水电解质及酸碱平衡,可予能量合剂营养心肌,出现心功能不全时使用强心苷及利尿剂。

4.脑炎　按病毒性脑炎处理,重点对症治疗,加强护理。

九、辨证论治

（一）邪袭肺卫证

治则:辛凉透表,清宣肺卫。

方药:宣毒发表汤加减

组成:升麻、葛根、荆芥、防风、薄荷、连翘、前胡、牛蒡子、甘草、桔梗。咽痛甚者加射干、马勃清利咽喉,疹出不畅者加蝉衣、西河柳宣表透疹,气虚不能托疹者加党参、黄芪益气外托。

（二）毒邪外透证

治则:清热解毒透疹。

方药:清解透毒汤加减

组成:金银花、连翘、桑叶、菊花、葛根、蝉蜕、牛蒡子、升麻、浮萍。咳嗽剧烈者加桑白皮、桔梗、杏仁清肺止咳化痰,壮热、烦躁、面赤可加黄芩、黄连、生石膏清热泻火,疹点红赤或紫黯,融合成片者加牡丹皮、紫草清热凉血,鼻衄、齿衄者加藕节炭、白茅根凉血止血。

（三）邪伤气阴证

治则:养阴益气,清解余毒。

方药:沙参麦冬汤加减

组成:沙参、麦冬、生地黄、玄参、党参、白薇、扁豆、芦根、玉竹、牡丹皮、甘草、天花粉。余热不清者加地骨皮、银柴胡清肺退虚热,纳差者加谷麦芽、鸡内金养胃健脾,便干者加全瓜蒌、火麻仁润肠通便。

（四）麻毒闭肺证

治则:清热解毒,宣肺化痰。

方药:麻杏石甘汤加减

组成:麻黄、杏仁、生石膏、金银花、连翘、鱼腥草、蝉蜕、紫草。咳嗽痰多者加鲜竹沥、竹茹清热化痰,喘甚者加桑白皮、前胡降气化痰;痰黄热盛者加黄芩、虎杖等清肺解毒。

（五）麻毒攻喉证

治则:清热解毒,利咽消肿。

方药:清咽下痰汤加减

组成:玄参、射干、桔梗、贝母、牛蒡子、板蓝根、瓜蒌、金银花、甘草。咽喉痛甚者加六神丸,大便干结者加大黄、玄明粉泻火通便,出现喉梗阻征象早期气管切开或气管插管。

(六)邪闭心包证

治则:清热解毒,开窍醒神。

方药:犀角地黄汤加减

组成:水牛角、生地黄、牡丹皮、赤芍。高热、神昏、抽搐者加紫雪丹、安宫牛黄清新开窍,镇痉息风,痰涎壅盛者加胆南星、石菖蒲、郁金、鲜竹沥等清热化痰开窍。

(七)心阳虚脱证

治则:回阳救逆。

方药:参附汤加减

组成:人参、附片、黄芪、桂枝、五味子、麦冬、龙骨、甘草。

十、预防

(一)管理传染源

早期发现及时隔离患者,及时在家隔离至出疹后5天,有并发症者应延长至出疹后10天。密切接触者应隔离检疫3周。

(二)切断传染途径

麻疹病毒在外界存活时间不长,开窗通风即可达到消毒目的。在流行期间,应减少婴幼儿集中,不带幼儿到公共场所,以减少被传染机会。

(三)保护易感染人群

易感者均应接种麻疹减毒活疫苗,我国计划免疫规定8月龄小儿初次接种,7岁时复种。

(李 刚)

第七节　水痘和带状疱疹

水痘(varicella,chickenpox)和带状疱疹(herpes zoster)是由同一病毒即水痘-带状疱疹病毒引起的两种不同表现的疾病。原发感染表现为水痘,传染性强,多见于小儿,高发年龄为6~9岁,多流行于冬春季节。临床以发热,皮肤分批出现皮疹,丘疹、疱疹、结痂同时存在为主要特征。水痘痊愈后部分病毒潜伏在感觉神经节内,当机体免疫功能减退时,病毒复制增强引起带状疱疹,多见于成年人,临床特征为沿一侧周围神经呈带状分布的簇状疱疮,常伴有局部神经痛,附近淋巴结肿大。

水痘疱疹内含水液,状如豆粒,中医命名为水痘(见于《小儿卫生总微论方·疮疹论》)。带状疱疹多属于中医"火丹"范畴,俗称"蜘蛛疮",发于颜面称为"蛇丹",发于腰胁称为"缠腰火丹"。

一、病因病机

(一)水痘

水痘系因外感时邪,自口鼻而入,上犯于肺,内郁于脾而发病,其病位在肺、脾。初期多见肺卫症状,如发热、咳嗽、流涕等。病邪郁于肺脾,邪毒与内湿相搏,外透于肌表,则发为水痘。

病在卫表,则疱疹稀疏,点粒分明,病证轻浅;少数患儿素体虚弱,感邪较重,邪毒炽盛,内犯气营,可见疱疹稠密,色紫红,多伴壮热面赤、烦躁口渴;甚者毒热化火,内陷心肝,出现神昏、抽搐。也有邪毒内侵,肺失宣肃,则见咳嗽、喘促、鼻煽等重症。

（二）带状疱疹

带状疱疹多因湿热内蕴所致。湿发肌肤,则现水疱疹;湿郁化热,火热壅肤,则疱疹色红或起红斑;湿热与毒邪搏结,阻滞经脉,不通则痛。若毒热胜于湿邪,则出现皮肤焮红、水疱密集为主之毒热炽盛证;若湿热毒邪俱盛,则出现以水疱密集、破溃糜烂为主之湿热搏结证;后期皮损虽好转,但因余毒留恋,导致气滞血瘀,而成为疼痛不止之气滞血瘀证。

二、发病机理

病毒感染形式包括首次感染及潜伏性感染。病毒经呼吸道进入人体后在呼吸道黏膜细胞及引流淋巴结内繁殖,2～3天后进入血液形成病毒血症。病毒随之进入单核巨噬细胞系统大量繁殖再次进入血流,形成第二次病毒血症,病毒随血流播散至全身,引起各器官和组织病变。其主要损害部位为皮肤,内脏偶可受累。皮疹出现1～4天后,产生特异性抗体,病毒血症消失,病情随之缓解。

水痘的疱疹只限于表皮棘细胞层,有细胞变性和水肿,多核巨细胞形成。由于细胞的裂解、液化及组织液的渗入,形成单房性疱疹（天花则形成多房性疱疹）疱疹液中含有大量病毒颗粒,开始为透明状,当上皮细胞脱落及炎性细胞浸润,疱疹内液体变浊并减少,下层的上皮细胞再生,结痂脱落,且一般不留疤痕。

水痘痊愈后部分病毒经感觉神经纤维进入神经节如脊髓后根神经节和三叉神经节内潜伏。当机体免疫力下降时,潜伏的病毒被激活而大量繁殖,神经节产生炎症,病毒沿感觉神经离心扩散至该神经支配的皮肤细胞内繁殖,并引起相应区域皮肤发生疱疹并产生疼痛。带状疱疹的主要病变部位在神经和皮肤。

免疫功能缺陷者感染水痘－带状疱疹病毒后可产生播散性水痘,病变可广泛累及消化道、呼吸道、肝、脾、胰、肾上腺等,病变部位可见嗜酸性包涵体的多核巨细胞、局灶性坏死、炎性细胞浸润等。并发脑炎时脑组织可出现充血、水肿及点状出血,脑血管周围有炎性细胞浸润,神经细胞变性、坏死等改变。

三、临床表现

（一）水痘

水痘潜伏期为10～21天,平均14天。典型水痘可分为两期:

1.前驱期　幼儿前驱期症状常不明显,开始即见皮疹。10岁以上儿童前驱期症状在第一批皮损出现之前约24～36小时出现头痛,有轻、中度发热,咽痛、咳嗽、流涕、全身不适、乏力、食欲不振等,持续1～2天迅速进入出疹期。

2.出疹期　初为红色斑疹,成人可有畏寒、低热、头痛、乏力、咽痛等症状,数小时后变为红色斑丘疹,并发展成为特别痒的疱疹。疱疹为单房性,椭圆形,状似滴露,直径3～5mm,壁薄,易于破损,其周围有红晕。疱液透明,24小时内变混浊,1～2天后从中心开始干枯结痂,红晕消失,痂盖于5～10天脱落,一般不留疤痕。如继发感染则成脓疱,脱痂时间延长,可留有疤痕。皮疹在起病3～5天内分批出现。因此,同一部位同时可见到斑丘疹、疱疹与结痂。

后期出现的皮疹可未形成疱疹即隐退。皮疹呈向心性分布,主要分布在躯干,其次为头面部,四肢相对较少,手掌足底更少。在严重病例,皮疹可能是全身性的。黏膜水痘疹也可发生于口腔、咽喉、眼结合膜、外阴部等,破溃后可成浅溃疡,迅速愈合。若疱疹发生在角膜,则对视力有潜在危险。皮疹数量不一,一般为数十个,多者可达数百个。

水痘多为自限性疾病,急性期通常持续4～7天,一般到第5天不再出现新的皮疹,到第6天大多结痂,常于10天内自愈,起病后大约20天内大部分痂皮脱落。儿童患病后症状较轻,成人患者病情较重,易并发水痘肺炎。少数呈重型,见于体质虚弱的幼小婴儿。有免疫缺陷、或正在使用糖皮质激素等免疫抑制剂治疗者,易出现播散性水痘,病情重,偶可危及生命,临床表现为疱疹数量多,密布全身,往往融合形成大疱型疱疹。疱疹内出血为出血型水痘,此型患者全身症状重,可因严重的血小板减少或弥散性血管内凝血致皮肤黏膜瘀点、瘀斑及内脏出血等,病情危重。少数患者因继发细菌感染致坏疽型水痘,皮肤出现大片坏死,可因败毒症而死亡。妊娠期感染水痘可致胎儿畸形、早产或死胎。产前数天患水痘,其所生的婴儿可发生先天性水痘或新生儿水痘,病情常较严重。

(二)带状疱疹

带状疱疹是水痘－带状疱疹病毒潜伏在人体感觉神经节,经再激活后引起的皮肤损害,主要发生于成年人。发病前数日可有低热、全身不适。随后局部皮肤常有灼痒、疼痛、感觉过敏等。1～3天后沿周围神经分布区域皮肤出现簇状皮疹,先为红斑,数小时后发展为斑丘疹、疱疹。疱疹大小不等,可小至米粒大至绿豆,常分批出现,沿神经支配的皮肤呈簇状,数簇可连接成片而呈带状,故名"带状疱疹"。常伴有剧烈的神经痛。疱疹一般7天内干涸,10～12天结痂,2～3周脱痂,不留疤痕,疼痛也随之消失。带状疱疹可出现于任何感觉神经分布区域,但以脊神经胸段最常见,故皮疹常出现在胸部、腰部,其次为面部等处。多限于身体一侧,很少越过躯干中线。多神经或双侧同时受累罕见。

若水痘－带状疱疹病毒侵及三叉神经眼支,可发生眼带状疱疹,进一步可发展成角膜炎及虹膜睫状体炎,如发生角膜溃疡可致失明。病毒侵犯其他颅神经可引起面瘫、听力丧失、眩晕、咽喉麻痹等。

轻症患者,可不出现皮疹,仅有节段神经痛;如免疫功能缺陷则可发生播散性带状疱疹,伴高热及毒血症状,亦可多发生带状疱疹肺炎、脑炎、脑膜脑炎等,病死率高。

50岁以上患者多发生疱疹后神经痛,可持续数月甚至1年以上。

四、中医辨证

(一)水痘

中医辨证要点在于辨别常证和变证。

1.常证

(1)邪伤肺卫证:全身性皮疹,向心性分布,躯干为多,点粒稀疏,疱疹形小,疹色红润,根盘红晕不显,疱浆清亮,瘙痒感,伴发热,多为低热,头痛、鼻塞、流涕、喷嚏、咳嗽、纳差,偶有轻度腹痛,舌质红、苔薄白或薄黄,脉浮数。

(2)邪炽气营证:全身性皮疹,可呈离心性分布,疹点密布,痘疹形大,疹色红赤或紫黯,疱浆混浊,口腔、睑结膜、阴部亦可见疱疹,壮热,烦躁,口渴欲饮,面赤唇红,目赤,口舌生疮,牙龈肿痛,纳差,大便干结,小便短赤,舌质红绛、苔黄腻,脉洪数或滑数。

2.变证

(1)邪陷心肝证:常发生于水痘后期,发热,头痛,呕吐,甚或喷射状呕吐,烦躁不安,神识不清,嗜睡,谵语,狂躁,昏迷,口噤,项强,角弓反张,四肢抽搐,舌质红绛、苔黄燥或黄厚,脉洪数或弦数,指纹紫。

(2)邪毒闭肺证:发热,咳嗽频作,喉间痰鸣,气急,喘促,鼻煽,胸高胁满,张口抬肩,口唇发绀,舌质红、苔黄腻,脉滑数,指纹紫滞。

(3)毒染痘疹证:发热,疱浆混浊,疱疹破溃,脓液外流,皮肤焮红肿痛,疱疹出血,舌质红绛、舌苔黄,脉数,指纹紫滞。

（二）带状疱疹

1.湿热炽盛证　局部皮肤焮红,皮疹累累如珠,疱壁紧张,灼热刺痛,咽干口苦,舌红或绛,苔黄,脉弦数。

2.湿毒搏结证　皮肤起黄白色水疱,大小不等,疱壁松弛,破烂流水,疼痛略轻,口渴不欲饮,食少便溏,舌淡、苔白腻或黄腻,脉滑数。

3.气滞血瘀证　皮疹消退后疼痛不止,甚或影响睡眠,舌质黯或有瘀斑,苔白,脉弦细或涩。

五、实验室及特殊检查

（一）血常规检查

血白细胞总数正常或略减少,淋巴细胞稍高。

（二）血清学检查

补体结合抗体高滴度或双份血清抗体滴度4倍以上升高可明确病原。

（三）病原学检查

取疱疹液直接接种人人胎羊膜组织培养分离病毒,单纯-免疫荧光法检测病毒抗原。

六、诊断与鉴别诊断

（一）诊断

水痘-带状疱疹病毒原发感染时发病为水痘,病毒潜伏性感染再激活后发病为带状疱疹。根据皮疹特点,临床诊断多较容易,非典型患者需依据实验室检查明确诊断。

（二）鉴别诊断

本病需与脓疱疮、手足口病、丘疹样荨麻疹相鉴别。

1.脓疱疮　多发于夏天炎热季节,疱疹较大,壁较薄,初为疱疹,继成脓疱,内含脓液,不透亮,容易破溃、结痂。多发于头面部及四肢暴露部位。无分批出现特点,不出现于黏膜处,无全身症状。

2.手足口病　系由多种肠道病毒引起的一种小儿急性传染病。多见于学龄前儿童。主要表现为咽痛,口腔疱疹溃疡,四肢远端如手掌、足底或指、趾间及臀部出现斑丘疹和疱疹,具有不痛、不痒、不结痂、不结疤"四不"特征。

3.丘疹样荨麻疹　丘疹样荨麻疹多见于婴幼儿,系皮肤过敏所致,可分批出现,皮疹多见于四肢、躯干,为红色丘疹,顶端有小水疱,壁较坚实,周围无红晕,无结痂,不累及头面及口腔。

4.带状疱疹　应与水痘鉴别。成人多见,疱疹沿一定的神经走行局限性呈带状分布,不对称,局部疼痛明显。

七、治疗

(一)水痘

1.一般治疗及对症治疗　水痘传染性极强,应立即隔离患者至疱疹全部结痂。宜卧床休息,饮食清淡。患儿禁止使用水杨酸制剂和激素,对已长期应用激素而感染的患儿应及时减少至维持量。选用物理降温,注意皮肤清洁,避免搔抓。

皮肤瘙痒者可用 0.25％冰片炉甘石洗剂涂擦,疱疹破裂可用 1％甲紫液涂抹,已经发生继发感染者,应及早应用敏感抗生素治疗。

2.抗病毒治疗　阿昔洛韦为首选抗病毒药物,早期应用有一定的作用。剂量为儿童每次 5～10mg/(kg·次)静脉滴注,每 8 小时 1 次,疗程 10 天;成人每次 0.4mg 口服,每日 5 次,疗程 10 天。水痘出现皮疹 24 小时内使用可控制病情,促进恢复。抗病毒治疗还可减轻带状疱疹后神经痛。新生儿水痘、白血病患儿、器官移植受者、青年及成人水痘、50 岁以上带状疱疹患者等均应进行抗病毒治疗。

(二)带状疱疹的治疗

注意早期卧床休息,避免病变部位摩擦使疱疹溃破,防止继发感染。局部可用阿昔洛韦外敷,每日数次。带状疱疹后神经痛可口服止痛剂或镇静剂治疗。重症患者特别是眼部带状疱疹应采用全身及局部抗病毒治疗(抗病毒治疗同水痘)。可用阿昔洛韦眼药水滴眼,并用阿托品扩瞳,以防虹膜粘连造成视力障碍等。

八、辨证论治

水痘以清热解毒利湿为基本原则。清热宜分清表热、里热,祛湿亦根据湿邪在表、在里不同,目的是使邪热得清,水湿得化,则水痘自除。

(一)常证

1.邪伤肺卫证

治则:疏风清热,利湿解毒。

方药:银翘散合六一散加减。

组成:金银花、连翘、牛蒡子、薄荷(后下)、蝉蜕、桔梗、车前子(包煎)、六一散(包煎)。咽喉肿痛加板蓝根、马勃、山豆根;皮肤瘙痒甚加白鲜皮、地肤子;咳嗽有痰加浙贝母、前胡;素体气虚,疹稀色淡,液少皮皱加黄芪、薏苡仁。

2.邪炽气营证

治则:清气凉营,化湿解毒。

方药:清胃解毒汤加减

组成:黄连、黄芩、生地黄、连翘、升麻、牡丹皮、赤芍、紫草、生石膏(先煎)、栀子、车前草。口舌生疮,大便干结加生大黄(后下)、玄明粉(溶入)、瓜蒌;口干唇燥,津液耗伤加天花粉、麦冬、芦根。

(二)变证

1.邪陷心肝证

治则:清热解毒,镇惊开窍。

方药:清瘟败毒饮合羚角钩藤汤加减

组成:生石膏(先煎)、生地黄、水牛角片(先煎)、黄连、栀子、黄芩、知母、赤芍、玄参、连翘、牡丹皮、紫草、羚羊角粉(吞服)、钩藤(后下)、甘草。壮热不退加柴胡、寒水石(先煎);高热烦躁神昏加服安宫牛黄丸;神昏惊厥加服紫雪丹;神昏谵语痰盛加服至宝丹。

2.邪毒闭肺证

治则:清热解毒,开肺定喘。

方药:麻杏石甘汤合黄连解毒汤加减

组成:麻黄、苦杏仁、生石膏(先煎)、桑白皮、葶苈子(包煎)、紫苏子、黄芩、黄连、栀子、紫草、牡丹皮、甘草。热重者加虎杖、连翘、知母;咳重痰多加前胡、天竺黄、浙贝母、瓜蒌;腹胀便秘加生大黄(后下)、玄明粉(溶入)、枳实、厚朴;喘促而面唇青紫加丹参、赤芍。

3.毒染痘疹证

治则:清热解毒,透脓排毒。

方药:仙方活命饮加减

组成:金银花、当归尾、赤芍、野菊花、紫花地丁、白芷、天花粉、皂角刺、甘草。壮热不退加柴胡、葛根;大便干结者加生大黄(后下)、玄明粉(溶入)。

可另用蒲公英、黄芩、益母草、苦参、黄连、黄柏做水煎剂,外洗1日2次。带状疱疹以清热祛湿解毒为治疗原则。病至后期,常留有疼痛不止,则为气滞血瘀证,治以行气活血止痛。

4.湿热炽盛证

治则:清热泻火,解毒止痛。

方药:龙胆泻肝汤加减

组成:龙胆草、黄芩、栀子、大青叶、连翘、生地黄、牡丹皮、泽泻、木通、延胡索、车前子、生甘草。大便秘结者加大黄通腑泄热;出现血疱坏死者加白茅根、赤芍凉血止血;体虚者可加党参、黄芪扶正。

5.湿毒搏结证

治则:健脾利湿,解毒止痛。

方药:除湿胃苓汤加减

组成:苍术、厚朴、陈皮、猪苓、泽泻、赤茯苓、白术、木通、延胡索、龙胆草、甘草。纳呆食少者加神曲、炒麦芽健脾消食;腹胀便溏者加大腹皮、炒枳壳、木香理气;糜烂重者加六一散、藿香、佩兰祛湿。

6.气滞血瘀证

治则:活血化瘀,行气止痛,兼清余毒。

方药:桃仁四物汤合柴胡疏肝散加减

组成:桃仁、红花、当归、川芎、熟地黄、白芍、珍珠母、柴胡、忍冬藤、延胡索、枳壳、川楝子、甘草。年老体弱者加党参、黄芪以扶正;体实者加酒大黄以破瘀。

九、预防

(一)控制传染源

水痘患儿应立即隔离至全部疱疹结痂。带状疱疹患者应避免与易感儿及孕妇接触。接触水痘患儿后,应医学检疫3周。

(二)切断传播途径

保持室内通风换气。流行期间勿带易感儿童去公共场所。患者呼吸道及皮疹分泌物污染过的各种物品应及时采取消毒措施。

(三)药物和疫苗预防

被动免疫水痘－带状疱疹免疫球蛋白(VZIG)在接触患者后4天内注射有预防作用。可用于无水痘病史的免疫抑制者、产前5天内产后2天内母亲患水痘的新生儿等高危人群,可减轻病情。主动免疫接种减毒活疫苗可有效预防易感者发生水痘。可用于1岁以上未患过水痘的儿童和成人。

(李刚)

第八章 老年病

第一节 老年帕金森病

帕金森病(Parkinson's disease,PD)又名震颤麻痹(paralysis agitans),是老年人中较常见的神经系统变性疾病,临床上以震颤、肌强直、运动迟缓为主要特征,病情可分为原发性和继发性两类,原发性好发于中老年人。

一、病因与分类

1. 原发性 PD　多因素参与,遗传因素使易感性增加,环境因素及年龄老化共同作用。

(1)年龄老化:黑质多巴胺能神经元减少,60 岁以后更明显。

(2)环境因素与毒性暴露:外在环境中某些化学物质可选择性地破坏神经元而诱发 PD,如杀虫剂、除草剂等,重金属铁、锰、铅等有关工业环境暴露作为危险因素。

(3)遗传因素:约 10%PD 有家族史,呈不完全外显率常染色体显性遗传,其遗传易感基因有 CYP2D6B;细胞色素 $P45O_2D_6L$ 型基因突变;谷胱甘肽转移酶 U 基因突变。

目前普遍认为,通过氧化应激、线粒体功能缺陷、钙超载、兴奋性氨基酸毒性、免疫异常、细胞凋亡等机制才导致黑质 DA 能神经元大量变性。

2. 继发性帕金森综合征病因

(1)感染性:如脑炎后、朊蛋白病等。

(2)外伤性:颅脑外伤、拳击性脑病等。

(3)血管性:多发性脑梗死、低血压性休克等。

(4)药物性:如吩噻嗪类药物利血平、抑郁剂等。

(5)中毒性:如汞、一氧化碳、锰、二硫化碳、甲醇、乙醇、毒品等。

(6)其他:如甲状腺功能减退、肝脑变性、脑瘤等。

3. 临床有 PD 症状的疾病　①遗传变性性帕金森综合征(包括弥散性路易体病、脊髓小脑变性、Wilson 病、Huntington 病等);②帕金森叠加综合征(包括多系统萎缩、进行性核上性麻痹、皮质基底节变性等)。

二、病理及发病机制

原发性 PD 主要病变在黑质及黑质纹状体通路,其次为纹状体、蓝斑、中缝核、迷走神经背核、丘脑底核、下丘脑、大脑皮质等。黑质致密部 DA 能神经元大量变性、缺失,胞浆内 Lewy 小体。

三、诊断

1. 临床表现　患者多在 60 岁以后发病,男性略多于女性,起病隐袭、缓慢发展,主要表现为震颤强直、运动障碍三重征。

(1)症状

1)缓慢出现的一侧或两侧肢体震颤、发紧、僵硬感。

2)动作缓慢、笨拙,行走时下肢沉重,不能很快转弯,运动时易疲劳,持久性差,易跌倒,最终卧床不起。

3)强直肌群疼痛,尤以肩周、小腿肌肉、腰肌为甚。

4)其他:语音低钝、情绪低落,主动活动减少,记忆力减退,便秘,小便控制能力差等。

(2)体征

1)震颤:常一侧手部开始,逐渐扩展至同侧下肢及对侧上、下肢,下颌、口唇、舌及头部亦可受累,在静止时出现(静止性震颤),随意运动时减少或消失,紧张时加剧,睡眠时消失。手部震颤以拇指、示指、中指为主,呈搓丸样动作,下肢震颤以踝关节为主。

2)肌强直:多一侧上肢近端开始,以后扩展至全身,强直为伸肌和屈肌肌张力均增高所致,被动运动时因增高的肌张力始终保持一致,所谓阻力均匀,故称为"铅管样强直",若伴有震颤,则如同转动齿轮感,称为"齿轮样强直。"

3)运动障碍:由肌强直及姿势反射障碍所致,表现为随意运动缓慢,动作减少.幅度变小,上肢不能作精细动作,字越写越小,称"写字过小症"。姿势和步态异常:站立时头、躯干向前俯屈,四肢微屈,行走时上肢的前后摆动消失,起步困难,步伐小,但迈步后由于身体前倾、重心前移而越走越快,不能立即停步,称"慌张步态"。面部表情活动减少,常双眼凝视,瞬目动作减少,呈"面具脸"。语音单调、低沉、含糊不清。

4)自主神经紊乱:可有皮脂腺分泌亢进,多汗,唾液分泌过多,便秘,直立性低血压等。

5)眼征:可瞳孔对光反射及眼辐辏反射减弱、会聚麻痹,上视受限。个别有动眼危象,表现发作性眼球固定,上视或向下、并向一侧,瞳孔散大,全身不能活动,持续约数分钟至数小时。

6)精神及智能障碍:可有不同程度的抑郁、焦虑、认知功能障碍、视幻觉等。

2.辅助检查

(1)实验室检查

1)脑脊液:CSF 压力、常规、生化多为正常,DA 代谢产物 HVA 含量降低。

2)尿:DA 及 HVA 含量降低。

3)基因检测 DNA 印迹技术:PCR、DNA 序列分析等在少数家庭性 PD 患者中可能会发现基因突变。

(2)影像检查

1)颅脑 CT 及 MRI:不同程度脑萎缩改变,但无特异性,可与其他疾病相鉴别。

2)功能显像检测:PET 或 SPECT 与特定放射性核素检测,见 PD 者脑内 DAT 功能降低、DA 递质合成减少,D_2 型 DA 受体活性在疾病早期超敏,后期低敏。

3.诊断要点　中老年发病、缓慢进行静止性震颤、肌强直、运动障碍及其特殊的姿势和步态,典型的 PD 诊断并不难。

4.鉴别诊断

(1)老年性震颤特点:①幅度小、频率快;②出现于随意运动中;③肌张力不高;④安坦等药物治疗无效。

(2)特发性震颤:①震颤在随意运动时加重,静止时减轻;②部分病例有家庭史;③肌张力正常;④饮酒可使震颤暂时减轻,普萘洛尔治疗可使震颤减轻;⑤苯海索等药治疗无效。

(3)帕金森综合征以下两点可与 PD 鉴别:①有相应的病因如脑炎、药物、毒物、外伤、脑血管病等病史;②有相应原发病的症状及体征。

(4)其他神经系统变性病并有 PD 综合征

1)橄榄桥脑小脑萎缩(OPCA)疾病:早期即有小脑共济失调,晚期才出现 PD 表现,MRI显示小脑及脑干萎缩。

2)Shy-Drager 综合征:以自主神经症状最为突出如直立性低血压、性功能障碍及排尿障碍,可有共济失调及锥体束征,PD 症状相对较轻。

3)纹状体黑质变性:表现为运动迟缓和肌强直,震颤不明显,可兼有锥体系、小脑、自主神经症状,左旋多巴疗效差。

4)进行性核上性麻痹:运动迟缓、肌强直,早期即有姿势步态不稳、体姿伸直(与 PD 的躯干前倾不同),核上性眼肌麻痹(垂直注视不能),常有假性球麻痹及锥体束征,震颤不明显,对左旋多巴反应差。

5)弥散性路易体病(DLBD):有痴呆、幻觉、锥体外系运动障碍,痴呆出现早且迅速进展,可有肌阵挛。

四、治疗

1. 药物治疗 目前仍以药物治疗为主,恢复纹状体 DA 和 ACh 的平衡以减轻症状。

(1)抗胆碱能药物

1)苯海索(安坦,artane)3~6mg/d,分 3 次口服。不良反应:不安、妄想、幻觉、精神错乱、记忆力减退、口干、便秘、小便排出困难、视物模糊等。禁忌证:青光眼及前列腺肥大等。

2)开马君(kemadrin)开始为 7.5mg/d,分 3 次口服。以后可逐渐至 10~30mg/d。不良反应与苯海索相同。

(2)多巴胺释放促进剂:金刚烷胺(amantadine)200mg/d,分 2 次服用。可促进 DA 在神经末梢释放,一般与苯海索合用。不良反应:不宁腿、神志模糊、下肢网状青斑、踝部水肿等。

(3)补充 DA 制剂:通过血脑屏障,多巴胺前体左旋多巴在脑内转变为多巴胺。

1)美多巴(madopar)第 1 周 62.5~125mg,每天 1 次口服,以后每周增加 125md/d,一般不超过 1000mg/d,分 3~4 次口服。达适宜治疗效果后维持服用。两种片剂:125mg/片(含苄丝肼 25mg,左旋多巴 100mg)和 250mg/片(含苄丝肼 50mg,左旋多巴 200mg)。

2)息宁(心宁美,Sinemet)1 号片 1 片/天,第 1 周用,以后每周增加 1 片/天,达最适宜剂量时维持用。1 号片含卡比多巴 10mg,左旋多巴 100mg;2 号片含卡比多巴 25mg,左旋多巴,2 号片不超过 4 片/天。

常用有息宁控释片(Sinemet CR)和美多巴缓释片(Madopar HBS)可获平稳血浓度,减少每日服药次数。起效缓慢,生物利用度较低,用药剂量要比标准片相应增加 30%,用药次数则相应减少。水溶片有弥散型美多巴,易在水中溶解,吸收迅速起效快(10 分钟左右),作用持续时间与标准片基本相同,适用于有吞咽困难,清晨运动不能,"开期"一般延迟,"关期"延长,剂末肌张力障碍患者。

多巴制剂副作用:周围性,如恶心、呕吐、低血压、心律失常等;中枢性,如症状波动多为远期并发症,表现为疗效减退或剂末恶化,可改用缓释剂或增加用药次数。或出现"开-关"现象。"开期"指症状突然缓解,"关期"指症状突然加重,在两者之间波动,可试用 DA 受体激动剂,运动障碍,又称异动症,表现类似于舞蹈症,手足徐动症不自主运动或肌张力障碍,可发生在剂峰,剂末或清晨服药前,可调整用药剂量或加用 DA 受体激动剂;精神症状,如梦境,抑郁、焦虑、错觉、幻觉、欣快、轻躁狂、精神错乱和意识模糊等。

(4)DA 受体激动剂:多巴胺受体激动剂有两种类型,一是麦角类,药物包括溴隐亭(bromcriptine)、培高利特(pergolide)、α—二氢麦角隐亭(dihydroergodryptine)、卡麦角林(cabergoline)和麦角乙脲(lisuride);二是非麦角类,药物有普拉克索(pramipexole)、罗匹尼罗(ropinirole)、吡贝地尔(piribedil)、罗替戈汀(rotigotine)和阿朴吗啡(apomorphine)。

麦角类多巴胺受体激动剂会导致心脏瓣膜病变和肺胸膜纤维化,现多不主张使用,其中培高利特已停用,应从小剂量开始,逐渐增加剂量至获得满意疗效而不出现不良反应为止。其不良反应与复方左旋多巴相似,症状波动和异动症发生率低,体位性低血压和精神症状发生率较高。

(5)抑制多巴胺分解代谢药

1)单胺氧化酶 B(MAO—B)抑制剂:司来吉兰(selegiline,丙炔苯丙胺,Deprengl,优麦克斯,Jumex)为选择性 MAO—B 抑制剂,阻止 DA 降解或增加脑内 DA 含量,与复方左旋多巴合用有协同作用。用量:2.5～5mg,每天 2 次。副作用有口干、胃纳减退、位置性低血压,有消化道溃疡者慎用。

2)儿茶酚—氧位—甲基转移酶(COMT)抑制剂:托卡朋(tolcapone,答是美,Tasmar,柯丹,Comtan,恩他卡朋,Entacapone)通过抑制左旋多巴在外周的代谢,增加左旋多巴进脑量,阻止脑内 DA 降解,常用量 50～150mg/d,分 3 次口服,一般不超过 200mg/d,需与复方左旋多巴合用。副作用有腹泻、头痛、口干、多汗、转氨酶升高等,用药期应监测肝功能。

(6)增强 DA 传导药:脯—亮—甘酰胺(PLG)可加强 DA 的传导,拮抗神经毒物 MPTP 对黑质细胞的损害作用,与复方 L—Dopa 合用有协同作用,用量 400mg/d,静脉滴注。10 天为一疗程。

(7)增加内源性 DA 合成药:烟酰胺腺嘌呤二核苷酸(NADH),间接提高 TH 的活性,增加 DA 的合成。

(8)兴奋性氨基酸释放抑制剂:拉莫三嗪(lamotrigine)能抑制谷氨酸释放而消除其兴奋性神经毒性作用。

2.外科治疗

(1)脑立体定向手术:通过对丘脑外侧核或苍白球的立体定向手术,阻断来自苍白球、红核、前庭神经核和小脑的纤维投向大脑运动区及运动前区发出的冲动,减轻对侧肢体的肌强直和震颤。应用 MRI、CT 影像学技术及电生理技术(微电制图技术进行重点定位)。

(2)细胞移植:将自身肾上腺髓质细胞,尤其是异体胚胎中脑黑质细胞移植到患者的纹状体,以期移植细胞产生 DA,纠正 DA 递质缺乏,改善 PD 症状。

(3)深部脑刺激术(DBS):利用低电压高频刺激丘脑腹中间核(Vim)、丘脑底核(STN)和苍白球(GB),抑制其神经元的活动。

3.康复治疗 对于改善症状有一定作用,包括语言的锻炼,面部肌肉、手部、四肢及躯干的锻炼,步态及平衡的锻炼,以及各种日常生活的训练等。

五、预后

PD 是种慢性进展性疾病,尚无根治方法。疾病晚期常卧床不起。常见直接死因为肺炎、骨折等各种并发症。

（盛桂君）

第二节　老年痴呆

痴呆(demantia)是在意识清晰的情况下全面持续性的智能障碍,是获得性进行性认知功能障碍的综合征。所谓获得性是与先天性精神发育迟滞相区别,持续性(数月以上)是指应排除急性脑损伤、代谢、中毒等病变所致的意识错乱,智能障碍表现为不同程度的记忆障碍、语言障碍、视空间功能障碍、人格异常及认知能力下降。认知能力包括计算力、判断力、想象力、创造力、思维能力、综合能力、分析解决问题能力等。智能障碍导致患者的生活自理及行使社会职责能力明显减退。

痴呆的发病率和患病率随年龄增长而增加,痴呆病因通常包括变性性和非变性性,前者如阿尔茨海默(Alzheimer)病、Pick病、路易体痴呆等,后者包括血管性痴呆、感染性痴呆、外伤性痴呆等;老年期尤以Alzheimer病、血管性痴呆最为多见,故在本章中着重阐述,其他类型的痴呆仅在鉴别诊断中简单介绍。

一、Alzheimer 病

阿尔茨海默病(Alzheimer's disease,AD)由Alois Alzheimer于1907年首先报道。国际疾病分类诊断标准第9次修订(ICD-9)将本病65岁前起病者称为早老性痴呆,65岁以后发病则称为(Alzheimer型)老年性痴呆,但两组的病理和临床过程相同,故而ICD-10中将其通称为阿尔茨海默病。国内统计65岁以上人口中2%~3%患有AD,且发病率随年龄增加而增高,女性略多于男性。

(一)病因和发病机制

病因及发病机制尚未确定,可能与多种因素有关。

1.遗传　研究证实,人体第1、14、19、21号染色体上都存在有与AD相关基因位点,约15%AD为常染色体显性遗传。

2.外伤　反复头部外伤可能是产生AD危险因素,如从事拳击运动可产生痴呆,患者脑部可观察到AD特征性病理改变如神经原纤维缠结等。

3.中毒　在AD患者神经元胞核中常有铝沉积,实验发现铝可导致神经原纤维缠结;兴奋性毒素如谷氨酸盐可能诱导神经细胞死亡。

4.感染　AD与亚急性海绵状脑病(CJD)、库鲁病(Kurn)等已证实由慢病毒感染所致的疾病在临床和病理上有相似之处。

5.神经递质改变　海马和皮质的胆碱能神经元递质功能紊乱被认为是记忆障碍等认知功能减退的重要原因。5-羟色胺、γ-氨基丁酸等非胆碱能递质也有不同程度下降。

6.其他　病理检查发现AD患者脑内老年斑周围有小胶质细胞增生,为炎性免疫反应的改变,"慢性炎症学说"可能与炎症因子、免疫调节异常有关。实验研究显示钙失调、胆固醇水平升高可能是AD形成诱因。长期暴露于低频电磁场人群AD患病率较高提示发病与环境因素关系密切。

（二）病理

广泛大脑皮质萎缩，脑沟增宽，脑室扩大，以额、顶、颞叶尤为严重，海马显著萎缩。显微镜观察：皮质神经元减少，星形胶质细胞增生，皮质下白质可出现继发性脱髓鞘。特征性的变化为神经原纤维缠结（neurofibrillary tangles，NFT）、老年斑、颗粒空泡变性及血管壁淀粉样蛋白（AP）沉积。

（三）诊断

1.临床表现

（1）症状

1）本病起病隐袭、缓慢进行性发展。

2）首发症状常为记忆力障碍，尤其以近事遗忘明显；继而出现远期记忆障碍、视空间功能受损、命名障碍等，早期人格尚完整，简单工作和社会活动仍能胜任。

3）继续进展可出现精神症状和广泛认知功能障碍，如失语、失用、失认等，部分日常生活需照顾；至疾病晚期，智能严重衰退，大小便失去控制，生活完全不能自理。

4）死亡原因多为全身衰竭和继发性感染。

（2）体征

1）疾病早期神经系统检查无异常发现。

2）疾病进展到一定时期，易引出抓握反射和吸吮反射，活动明显减少或缄默，步履不稳与步幅减小，可查及强直（肌张力增高）、运动减少等锥体外系受累的征象，偶见肌阵挛和舞蹈样多动。

3）晚期患者立行不能，四肢蜷曲，卧床不起。

2.辅助检查

（1）血液、脑脊液无明显异常。

（2）脑电图：正常或呈弥漫性慢波，但无特异性。

（3）诱发电位：部分患者听觉诱发电位潜伏期延长，事件相关电位（P300）可区分皮质型和皮质下型痴呆。

（4）CT：呈脑萎缩改变，以额颞区明显。可用于排除脑梗塞、脑积水及硬脑膜下血肿等可引起痴呆的疾病。

（5）MRI：除了应用于鉴别诊断外，还可用来测量海马体积，患者海马多明显萎缩。

（6）PET：FDG－PET 或 ^{15}O－PET 显像表现为额叶、顶叶、颞叶葡萄糖代谢减少，脑氧利用（$CMRO_2$）降低，而该区域的脑血流无明显下降，呈代谢/血流分离现象。目前 FDA 已批准 Florbetapir F18 注射液用于评估阿尔茨海默病和其他原因发生的认知障碍。该药为 β－淀粉样蛋白显像剂，它能与阿尔茨海默病标志性的淀粉样蛋白斑块结合，通过正电子发射断层扫描平均敏感度为 95%，为该病的诊断和研究提供有力支持。

3.神经心理学检查常用的检查量表

（1）简易精神状态量表（MMSE）：是国内外应用最广泛的认知功能量表，主要用于 AD 的筛查及认知功能障碍严重程度的评估。其优点是操作简便、耗时短，适用于老年人群和流行病学调查等大样本研究，缺点是一些项目设计相对简单，对于轻度和极重度的 AD 患者不够敏感，训练效应及年龄、受教育程度、文化背景等因素对结果有影响。

（2）日常生活能力量表（ADL）：主要用于评估老年人伤残程度或需要帮助的程度。AD

协作研究组(ADCS)将其改良为两个版本(ADCS-ADL19),包括了主要的基本日常生活能力,适用于严重的 AD 患者;而由 23 个项目组成的版本(ADCS-ADL23)包括了更复杂的生活能力,适用于轻、中度 AD 患者的评估。该量表受诸如年龄、性别、肢体运动障碍以及其他伴随疾病(肺气肿、心脏病)等因素的影响。

(3)神经精神科问卷(NPI):是目前应用广泛的神经行为评定量表,评定痴呆患者的精神行为症状。

(4)AD 评定量表-认知部分(ADAS-cog):是 AD 患者专用的认知功能损害的量表,该量表最主要用于 AD 患者药物疗效的评估,被认为是评价中轻度 AD 疗效的"金标准"。但对痴呆早期和晚期患者的认知评价不够敏感,也不能用于痴呆病因的鉴别诊断,部分项目需要受试者有一定的阅读书写能力。

(5)临床痴呆评定(CDR)、总体衰退量表(GDS)和功能评定分期量表(FAST):主要用于全面评估痴呆患者的功能减退,也可用于临床试验时对痴呆病程的分期,描述痴呆的严重程度。

(6)Hachinski 缺血量表(HIS):多用于帮助 AD 和血管性痴呆(vascular dementia,VD)的鉴别。

(7)其他:此外还有严重损害量表(SIB)、临床总体印象量表(CGI)、AD 协作组-临床医生对病情变化总体印象(ADCS-CGIC)、AD 行为病理症状(BEHAVE-AD)、AD 相关生活质量(ADRQL)、AD 生活质量(QOL-AD)、进行性衰退量表(PDS)等多种量表,均需根据不同测试人群和研究目的进行选择。

4.诊断标准　AD 确诊只能通过组织病理学的方法,即脑组织活检或尸检而得到证实,本文节选目前应用较多的 1984 年 NINCDS-ADRDA 制定诊断标准。

(1)AD 临床诊断标准:通过临床检查确定痴呆,如应用 MMSE、BleSSed 痴呆量表等收集资料,通过神经心理学检查验证;两项或多项认知功能的恶化;进行性记忆或其他认知功能的恶化;无意识障碍;40~90 岁发病,最常见于 65 岁以后;没有可导致进行性缺陷的全身性疾病或其他脑部疾病(表 8-1、表 8-2)。

表 8-1　AD 临床评分

• Hachinski 评分法	项目	评分	项目	评分
AD<4 分,VD>7 分	急性起病	2	情感不稳定	1
	阶梯状恶化	1	高血压史	1
	波动性病程	2	卒中史	2
	夜间精神错乱	1	伴动脉硬化	1
	人格保持良好	1	局灶性神经系统症状	2
	抑郁	1	局灶性神经系统体征	2
	躯体疾患	1		
• 改良 Hachinski 评分				
AD<2 分,VD>5 分急性起病	急性起病	2	CT	
	有卒中病史	1	孤立病灶(低密度)	2
	神经系统症状	2	多发病灶(低密度)	3
	神经系统体征	2		

(2)AD 诊断标准:由上述标准加上从活检或尸检所获得的组织病理学证据。

2011年美国国家衰老研究所(National Institute of Aging, NIA)和阿尔茨海默病学会(Alzheimer's Association, AA)对前述诊断标准进行了修订(表8-2),将AD视为包括轻度认知损害(mild cognitive impairment, MCI)在内的连续疾病过程,并将生物标志纳入诊断标准中,但此标准尚未能提出具有可操作性生物标记物诊断分界值。

表8-2　NIA-AA阿尔兹海默病(AD)诊断标准

符合痴呆诊断标准,并具备以下特征:

A. 隐袭起病。症状数月或数年内渐进发展,而非数日内突然发生;并且

B. 通过报告或观察有明确认知功能下降病史;并且

C. 病史和检查有明显认知缺损,表现以下两种类型之一:

a. 遗忘:学习能力及近期所学信息回忆能力受损。至少具备一项前面定义的其他认知领域功能损害

b. 非遗忘

语言障碍:最明显的是找词困难,也可能出现其他认知内容损害

视觉障碍:最明显的是空间认知,包括物体失认、面孔失认、视觉图像组合失认和失读症,也可能出现其他认知内容损害

执行功能障碍:推理、判断和解决问题能力受损,及其他认知内容损害

D. 有以下情形不应使用很可能AD诊断:

a. 存在时间上与认知损害发生或加重相关卒中病,或多发或广泛梗死或严重白质高信号负荷

b. 有路易体痴呆突出特征

c. 行为变异型痴呆(bvFTD)突出特征

d. 语义变异型原发性进行性失语或非流利型/语法缺失变异型原发性进行性失语

e. 可用其他伴随神经系统疾病或影响认知功能药物使用解释

不同确定性水平

确定衰退:基于知情者提供信息和正式神经心理学测试或标准精神状态检查证明

很可能AD,突变基因携带者符合很可能AD的核心临床标准,存在(APP, PSEN1或PSEN2)遗传突变增加了AD病理原因的可能性。apoE ε4等位基因纳入此类的特异性不充分

很可能AD伴AD病理生理学过程

符合很可能AD核心临床标准的人群中生物标志物可以增加是AD病理生理学改变所致临床综合征的可能性。目前不提倡常规诊断中使用AD生物标志物测试,主要基于以下原因:①核心临床标准在大多数患者中具有很好的诊断精确性;②还需要更多的研究确定生物标志物的标准;③不同场所生物标志缺乏标准化;④社区机构的生物标志可获得性存在很大的差异。以下三种情况使用生物标志物可能增加AD病理生理学诊断的确定性;调查研究、临床试验和可获得并能被医生合理的评价

非典型病程

符合AD型痴呆认知损害的特征,或者突然发病,或是缺少充分的病史或客观认知测试结果肯定认知功能的进行性减退

混合表现

符合AD的核心临床标准,但存在:①证据显示有共存脑血管疾病,存在时间关联的卒中史或存在多发或广泛梗死或严重白质高信号负荷;或②存在DLB的特征;或③其他神经疾病、非神经疾病或影响认知的药物使用能够解释

可能AD伴AD病理生理学过程

此分类是为符合非AD的痴呆临床标准而AD病理生理学生物标志物阳性的患者而设,如患者符合LBD或FTD的临床诊断标准,但AD生物标志物阳性或尸检结果符合AD的病理学诊断标准

(四)鉴别诊断

1. 血管性痴呆　多有脑卒中病史,认知障碍发生在脑血管事件3个月内,神经系统体检和影像学检查提示脑血管病病灶,常用Hachinski缺血量表鉴别,Loeb(1988年)对缺血量表进行了修订。有些特殊部位的脑血管病常可导致痴呆,如角回、丘脑前部或旁内侧部等。

2.皮质下痴呆　如慢性进行性舞蹈病、进行性核上性麻痹及帕金森病痴呆等。帕金森病痴呆常见于帕金森病晚期患者,多先有震颤、肌强直等锥体外系症状,以后逐渐出现痴呆;经抗震颤麻痹药物治疗后痴呆症状可随神经系统症状好转而有所改善;病理特点为黑质、蓝斑色素脱失,间脑、脑干的单胺能神经元、脊髓侧角等部位可见 Lewy 小体(胞浆内同心圆性嗜伊红包涵体),而在大脑皮质极少出现 Lewy 小体。慢性进行性舞蹈病、进行性核上性麻痹等常伴构音障碍,早期即有肌张力改变、不自主运动等。

3.路易小体痴呆(Lewy body dementia,LBD)　多见于老年人,呈波动性的认知衰退,可有发作性意识模糊和意识清醒间期,常伴有锥体外系症状及锥体束征;病理特点为黑质、蓝斑、Meynert 基底核及整个大脑皮质神经元内均可见路易小体分布。

4.匹克病(Pickdisease)　较少见,女性发病率高于男性,主要症状为进行性痴呆,特点为缓慢进展的性格改变及社会性衰退,随后才出现智能、记忆等功能的损害,少数患者可有癫痫;CT 和 MRI 显示额叶和(或)颞叶、顶叶萎缩;病理检查可见明显的叶性萎缩及 Pick 小体(胞浆内细小球形嗜银包涵体)。

5.亚急性海绵状脑病(CJD)　又称为皮质纹状体脊髓变性,初表现行为异常、记忆障碍,以后迅速出现进行性痴呆,常伴有肌强直、肌阵挛、肢体瘫痪、腱反射亢进、共济失调等,脑电图可见阵发性三相波。

6.正常颅内压脑积水(NPH)　多发生于蛛网膜下腔出血、头部外伤和颅内感染后,也有特发性 NPH。临床表现为进行性智力衰退、共济失调步态与尿失禁三联征,CT 或 MRI 提示脑室扩大而腰穿脑脊液压力正常。

7.假性痴呆　老年抑郁症患者在接受精神智能状态检查时可能显示认知功能障碍,但其记忆力改变较痴呆患者突然,且程度较轻,不再发展,按抑郁症治疗可获改善(表 8-3)。

表 8-3　AD 鉴别

AD 与抑郁症	痴呆	抑郁症	
	起病	慢	急
	病情经过	情感行为可变动	固定的抑郁
	症状持续时间	长	短
	回答提问	错答	不知道
	对自己评估	未感到能力低下	自感能力低下
	认知障碍	不变	有变动
AD 与意识障碍		痴呆	意识障碍
	起病	慢,进行性加重	急,常可缓解或治愈
	症状	智能低下,低级精神活动保存	全面精神活动降低
	症状波动	不明显	明显
	进展	缓慢	迅速
	体征	无特殊	常有神经系定位征
	脑电图	少特异性	弥漫性慢波

8.其他　AD 尚应与其他可引起痴呆的疾病作鉴别,如脑外伤、脑炎、酗酒、甲状腺功能减

退、维生素缺乏等引起的痴呆有明显的病因病史及相关症状,再如神经梅毒引起的痴呆常合并瞳孔异常、共济失调等体征,血清学和脑脊液也有助于鉴别。

（五）治疗

迄今无特效治疗,通过药物治疗可能延缓部分患者病情进展及改善认知功能。

1.乙酰胆碱酯酶抑制剂 该类药物通过减少突触间隙处胆碱酯酶对突触前神经元释放的乙酰胆碱的水解,增加了此处乙酰胆碱的含量,从而改善症状。常用的有多奈哌齐(donepezil,aricept)5～10mg/d。利伐斯的明(rivastigmine)是双重胆碱酯酶抑制剂,开始可用1.5～3mg/d,以后加至6～12mg/d分次口服。加兰他敏也被FDA批准用于治疗轻中度AD,常用剂量为16mg或24mg/d。还有哈伯因(Huperzine A):100μg,每日3次。

2.NMDA受体拮抗剂 近年来兴奋性氨基酸尤其是谷氨酸(Glu)在AD中的神经毒性作用越来越受到重视。NMDA受体为谷氨酸盐受体亚型,美金刚是一种具有中度亲合力的NMDA受体拮抗剂,能通过拮抗NMDA受体而阻断过多谷氨酸盐的释放而改善AD患者的临床症状。由于其具有良好的耐受性和安全性而被FDA批准用于中重度AD的治疗。是第一个在AD和VD方而有显著疗效的NMDA受体拮抗剂。

3.营养和保护神经药物 抗氧化剂、吡拉西坦、麦角类药物、银杏制剂等。

4.其他药物 如降胆固醇药物、罗格列酮、非类固醇类抗炎药和皮质醇类抗炎药、B族维生素等,因这些药物可能降低相关疾病的血管损害,也在临床研究中。

5.免疫治疗 ①主动免疫,Aβ多肽疫苗刺激产生抗Aβ抗体,促进Aβ清除。②被动免疫,是将体外产生的抗Aβ单克隆抗体应用于患者体内,促进大脑内Aβ转移或清除。

6.基因治疗 将治疗基因(如神经生长因子)转染给靶细胞,再将其移植入脑内,通过其分泌基因产物而达到治疗的目的,此类方法目前尚处于实验阶段。

7.对症及营养支持治疗 根据病情应用抗精神病或抗抑郁药物,如5-羟色胺再摄取抑制剂(SSRI)、氟哌啶醇、劳拉西泮等;进行认知治疗、体育锻炼;加强营养和护理,预防合并症等。

二、血管性痴呆

血管性痴呆(VD)是由脑血管疾病导致的智能及认知功能障碍综合征。

血管性认知功能损害(VCI)指存在临床卒中或亚临床脑血管损伤,引起至少一个认知功能区受损的一组综合征,其中最严重形式是血管性痴呆。VCI组成应包括从轻度认知功能损害(MCI)发展到明显痴呆的所有脑血管疾病相关认知功能损害。血管性因素是老年人群VCI和痴呆重要原因。神经血管单元功能障碍和脑血流量调节机制障碍是VCI进程(从轻度认知功能受损到痴呆)中重要因素。

（一）病因及分类

1.多发性脑梗死性痴呆(MID)较为常见,由多发的、较大的脑动脉梗塞引起,常可同时累及大脑皮质和皮质下组织。

2.单一梗死引起的痴呆 常见于角回、丘脑、额底部及边缘系统等,其中丘脑性痴呆较为多见。单一的大面积脑梗死病灶尤其是额叶和颞叶部位受累者易导致痴呆。

3.小血管病变引起的痴呆　如皮质下动脉硬化性脑病(Binswanger 病)、多发性腔隙性脑梗死、脑淀粉样血管病等。

4.出血性痴呆　慢性硬膜下血肿、蛛网膜下腔出血后遗症和淀粉样血管病性脑出血等均可引起 VD。

5.脑低灌注状态　如继发于心脏停搏或严重持续性低血压的全脑缺血、缺氧等。

6.混合型痴呆　VD 和 AD 或其他类型的痴呆并存或先后发生。

7.其他　各种脑血管炎和先天性脑血管异常等引起。

(二)诊断

1.临床表现

(1)痴呆的精神症状,如记忆力差、计算力、定向力减退;根据病变部位不同可出现各种相关神经精神症状,如大脑优势半球皮层病变可能出现失语、失用、失读等症状,皮质下病变可能出现相应的运动、感觉障碍,还可出现幻觉、木僵、淡漠等精神症状。MID 痴呆病程多呈阶梯式进展,每次发作后可残留一些神经精神症状,反复发作叠加,直到智能全面衰退。

(2)血管病继发的神经损害症状。单一脑梗死多急性起病,常伴明显的神经系统受损症状和体征,如瘫痪、失语等。

2.辅助检查

(1)血液检查:多有血液流变学异常如血黏度、红细胞比容、纤维蛋白原增高及血小板聚集率升高等,此外还常伴有血脂、血糖升高。

(2)经颅多普勒超声(TCD):可了解颅内血管有无狭窄、闭塞及狭窄程度。

(3)头部 CT 和 MRI:可显示单个或多个梗死或出血灶,常伴有不同程度的脑室扩大、白质疏松等,MRI 还可显示 CT 难以分辨的微小病灶。

(4)正电子发射断层扫描(PET):显示脑血流和脑氧利用减低呈局灶性,且与某一特定动脉分布区有关,相应病灶葡萄糖代谢降低,代谢与血流减低呈对应性。

3.诊断标准　目前公认诊断血管性痴呆必须具备 3 个条件。

(1)临床上必须有痴呆症状。

(2)有患脑血管病证据,包括病史、体格检查及影像学等证据或经神经病理检查证实。

(3)痴呆必须与脑血管病有关,即应在脑血管病发生后 3 个月之内出现。

(三)鉴别诊断

1.脑血管病引起的神经精神症状　如各种失语、谵妄、幻觉等,但这些症状持续时间一般较短,可随着脑血管病变改善而好转甚至消失,而且症状单纯,不伴其他认知功能障碍。

2.与 Alzheimer 病、假性痴呆及其他可引起痴呆的疾病作鉴别,详见前部分。

3.CADASIL(常染色体显性遗传性脑动脉病伴皮质下梗死和白质脑病):多见于青壮年,常有家族史,除痴呆症状外还有反复发生的短暂脑缺血发作、皮质下缺血性梗死和腔隙性梗死,常伴有偏头痛、抑郁等,MRI 可见皮质下多发的小梗死灶,脑或皮肤活检可见血管壁增厚、血管平滑肌中层细胞嗜锇颗粒沉积,目前本病可通过基因诊断来鉴别。

(四)治疗

目前尚无特效治疗,关键在于对脑血管病的预防和治疗,及时发现并控制脑血管病危险因素,如高血压、高血糖、高血脂等。可选用改善脑循环、营养和保护神经类药物如二氢麦角碱类、钙通道阻滞剂、吡拉西坦、维生素 E 等,研究表明胆碱酯酶抑制剂如多奈哌齐对血管性痴呆也有较好疗效,还可根据病情适当应用抗抑郁、抗焦虑、镇静、安眠等药物对症治疗,此外,心理治疗、语言训练及营养支持疗法亦很重要。

(盛桂君)

第三节　老年糖尿病

糖尿病(diabetes mellitus)是由胰岛素分泌缺陷或作用缺陷导致高血糖为特征的代谢疾病群。老年人患病率高,包括 60 岁以前诊断延续而来和 60 岁以后新诊断的糖尿病患者。糖尿病是老年人最常见终生性疾病之一。95%以上为 2 型糖尿病。

一、病因

2 型糖尿病是由多基因遗传与环境因素共同作用所致。

1.胰岛素抵抗

(1)老年人体力活动减少,肌肉摄取葡萄糖能力和对胰岛素敏感性下降。

(2)老年人膳食纤维素摄入减少,相对高热量低消耗,易形成肥胖,导致组织胰岛素受体减少或胰岛素受体与胰岛素结合力下降。

(3)老年人释放胰岛素抑制肝糖分解作用仅为胰岛素的 1/10。

(4)老年人肌肉和内脏非脂肪成分相对减少,均促使胰岛素抵抗,并引起代谢性高胰岛素血症,形成临床胰岛素的抵抗综合征(即 X 综合征),久之引起胰岛功能衰竭。

2.胰岛素分泌不足　胰岛 β 细胞老化、胰岛功能障碍、把细胞膜上受体数目减少、结合力下降;长期慢性持续高血糖毒性作用加重胰岛素抵抗和(或)胰岛素 β 细胞功能下降,最终导致糖尿病。

二、临床特点

1.多数起病缓慢,无症状或症状不典型。体检血糖高或糖耐量试验阳性占 30%～40%。

2.早期以餐后血糖增高为主要表现,空腹血糖多正常。

3.少数患者可体温低、多汗、神经性恶液质、肌萎缩和认知功能减退。

4.并发症多且严重,部分以并发症为首发表现。

5.降糖治疗中极易发生低血糖,应高度警惕。

三、诊断

糖代谢状态分类和诊断标准(按 1999 年 WHO 诊断标准):见表 8—4。

表 8-4　糖代谢状态分类和诊断标准

糖代谢状态分类		
糖代谢分类	静脉血浆葡萄糖(mmol/L)	
	空腹血糖(FPG)	糖负荷后 2 小时血糖(2h PPG)
正常血糖(NGR)	<6.1	<7.8
空腹血糖受损(IFG)	6.1~7.0	<7.8
糖耐量减低(IGT)	<7.0	7.8~11.1
糖尿病(DM)	≥7.0	≥11.1
糖尿病的诊断标准(3 项之一)	静脉血浆葡萄糖水平(mmol/L)	
(1)糖尿病症状(高血糖所致的多饮、多食、多尿、体重下降、皮肤瘙痒、视力模糊等急性代谢紊乱表现)加随机糖	≥11.1	
(2)空腹血糖(FPG)	≥7.0	
(3)葡萄糖负荷后 2 小时血糖	≥11.1	
无糖尿病症状者,需改日重复检查		

注:IFG 和 IGT 统称为糖调节受损(IGR,即糖尿病前期)空腹状态指至少 8 小时没有进食热量;随机血糖指不考虑上次用餐时间,一天中任意时间的血糖。

四、并发症

1. 糖尿病非酮症高渗性综合征(diabetic non-ketonic hyperosmotic syndrome,DNHS) 是急性并发症,曾称糖尿病非酮症高渗性昏迷。临床以严重高血糖、高血浆渗透压、严重脱水、无明显酮症伴进行性意识障碍为主要特征。

(1)见于 2 型糖尿病或以往无糖尿病史老年人(后者极易误诊)。

(2)发病多有感染、外伤等诱因。

(3)病情严重。重度脱水、少尿或无尿。无力、心率加快、四肢厥冷。

(4)不同程度意识障碍:淡漠、昏睡或昏迷。严重者灶性或全身性癫痫样发作。

(5)检验有显著高血糖、高血浆渗透压

1)血糖≥33.3mmol/L,甚至高达 83.3mmol/L 以上;血钠增高>150mmol/L;血钾可增高、正常或降低;血尿素氮、血肌酐升高。

2)血浆渗透压明显增高≥350mOSm/L(正常 280~300mOSm/L,或有效渗透压>320mOSm/L)。计算公式:血浆渗透压(mOsm/L)=[2×(钠+钾)mmol/L+血糖(mmol/L)+尿素氮(mmol/L)]。

2. 并发心血管病

(1)并发冠心病:患病率高达 45%~70%。无痛性心肌梗死较非糖尿病者多。急性心肌梗死死亡率高达 44.2%,以急性心力衰竭死亡多。

(2)糖尿病心肌病变:糖尿病引起心肌微血管病所致的心肌损害。临床表现为心脏扩大、心绞痛、心律失常、心功能不全甚至猝死。不易与冠心病鉴别,但冠状动脉造影可正常。

(3)糖尿病心脏自主神经功能紊乱:糖尿病累及迷走神经,以致交感神经相对兴奋,心率增快。休息心率>90 次/分,活动性变化不大(深呼吸每分钟心率差或立卧位每分钟心率差、乏氏动作反应指数等可显示心率较快而变化不大），提示糖尿病心脏自主神经病变，有时心率增快可达 130 次/分。

3. 并发脑血管病

(1)发生率高，以缺血性脑卒中多。

(2)主要为脑血栓形成：临床反复、多发的腔隙性脑梗死（即 CT 或 MRI 梗死灶＜15mm 者），以椎-基底动脉系统支配的小脑和大脑中动脉支配的内层和皮层下部位多见。表现为反复轻度卒中而导致痴呆、偏瘫、交叉瘫、假性延髓性麻痹、小脑共济失调、内囊受累主侧半球时还有运动性失语，非主半球可有失用、失认及体感障碍等，也可在无明显卒中发作者中渐渐出现痴呆、震颤麻痹、小步态等。若发作时间短，24 小时内恢复者，称一过性脑缺血发作(TIA)，表现为一过性的肢体麻木、无力、失语、偏盲、偏身感觉障碍，而数分钟或稍长时间内迅速恢复。

4. 糖尿病肾病　糖尿病微血管病变表现，常与视网膜病变同存。

(1)发病率与病程有关，70 岁以上者明显增多。国内资料报道：糖尿病蛋白尿平均病程17 年，出现蛋白尿后 6 年内约 20％、10 年内约 50％、15 年内约 75％患者发生终末期肾衰，平均生存期为 15 年。糖尿病肾病病理改变包括结节性肾小球硬化、弥漫性肾小球硬化、渗出性病变等。

(2)糖尿病肾病分期及临床特点：见表 8-5。

表 8-5　糖尿病肾病分期及临床特点

分期	临床特点
Ⅰ期　糖尿病肾病初期	肾体积增大；肾血流量和肾小球滤过率(GFR)、肌酐清除率均增高
Ⅱ期	运动后蛋白尿；尿蛋白排泄率(UAER)多正常；GFR 轻度增高 持续性微量蛋白尿；UAER 20～200μg/min；血压可升高；GRF 开始下降
Ⅲ期　早期糖尿病肾病	
Ⅳ期　临床糖尿病肾病	间歇蛋白尿，且逐渐增多；UAER＞200μg/min；尿蛋白排泄量＞300mg/24h，当＞3g/24h，提示病变已进一步加重；血压逐渐增高；GFR 进行性降低；水肿严重时有低蛋白血症。此期病变已不可逆转
Ⅴ期　尿毒症期	GFR 继续下降可达正常 1/3 以下；氮质血症；高血压、水肿、蛋白尿加重；最终以尿毒症昏迷、感染、心功能不全、脑血管意外死亡

(3)诊断依据：糖尿病尿蛋白增多。

1)微量白蛋白尿排泄率(UAER)：糖尿病肾病早期指标。6 个月内连续 2 次 UAER 30～300mg/24h，排除其他可能引起 UAER 增高原因（如酮症酸中毒、泌尿系感染、运动、高血压、心力衰竭等），可诊断早期糖尿病肾病。

2)尿蛋白定量：尿蛋白＞0.5g/d；或尿白蛋白＞300mg/d；或白蛋白排泄率＞200μg/min，排除其他肾病，可诊断为临床糖尿病肾病。

3)血 β₂ 微球蛋白测定：糖尿病肾病肾功能减退敏感指标，其阳性率与内生肌酐清除率近似，明显高于血肌酐及尿素氮。

5. 糖尿病眼病

(1)糖尿病白内障、青光眼及虹膜睫状体病变：老年糖尿病患者有时以白内障或青光眼为首发症状就诊，对已确诊为糖尿病者，应引起注意。糖尿病性老年性白内障与一般老年性白内障相同,但发病率高,发病早,成熟快。是合并老年皮质型白内障。

(2)糖尿病视网膜病变:国内外资料表明,发病率与糖尿病病程的长短呈正相关。老年糖尿患者并发视网膜病变者为27%~41%。强化治疗的研究中,视网膜病变比非强化治疗组明显减少。

1)单纯型(Ⅰ期,微血管瘤+小出血点;Ⅱ期,硬性渗出或+出血斑;Ⅲ期,软性渗出或+出血斑),特点是微血管瘤,无新生血管。软性渗出的棉絮状物,是视网膜血管闭塞性损害的表现。

2)增殖型(Ⅳ期,新生血管或+玻璃体出血;Ⅴ期,新生血管+纤维增殖;Ⅵ期,新生血管+纤维增殖+视网膜脱离)。特点是有新生血管。基本病变是视网膜出血。

6.糖尿病下肢动脉硬化闭塞症(DLASO)

(1)是糖尿病大血管并发症:多发生于40~70岁的中老年2型糖尿病患者,随病程延长、年龄增加,患病危险性亦加大。

(2)临床表现:早期小腿、足部发凉。若影响到神经干的供血,可有麻木、蚁行、针刺感,小腿乏力,行路不能持久。间歇性跛行、疼痛(腘动脉远端小动脉闭塞,仅为足部疼痛;腘动脉远端及近端均受累,则为小腿及足部均有疼痛)等。

(3)若血管已闭塞不能扩张,热疗使疼痛加重:此时可表现有静息痛,即肢体痛夜间休息时加重,疼痛难以入睡,起床行走、局部按摩以减轻疼痛,严重时夜间和白昼均有持续性疼痛与感觉异常(蚁行感、麻木、烧灼、刺痛及肢端发凉等感觉)。应与糖尿病周围神经病变鉴别,后者多为双侧、对称性感觉异常,呈手套、袜套式,肢体远端更明显,但很少有痉挛性疼痛。膝反射、跟腱反射减弱或消失,踝部音叉震动阳性。

(4)糖尿病足是指糖尿病肢端坏疽:是因糖尿病神经病变失去感觉及因出血失去活力合并感染的足。多发生在50岁以后,60~70岁更多见。多为干性坏疽,可突然发生,疼痛剧烈。

但多数为缓慢发病。由于伴有神经损害,也有无疼痛的坏疽,病初由于局部轻微损伤、感染、小水疱而诱发。足坏疽好发部位为足趾及足跟,易受挤压、受重力所致。

(5)老年人低血糖:多发生在进食过少、治疗中用药不当或合并感染等应激情况下。

临床表现:

1)交感神经综合征:饥饿、心悸、手抖、出汗、震颤。

2)大脑皮层功能障碍:反应迟钝、嗜睡、意识模糊、行为失常、语言障碍、轻度偏瘫、抽搐或癫痫样发作,严重者可发生昏迷。

五、治疗

1.老年糖尿病患者 控制高血糖同时要注意避免低血糖,控制标准应适当放宽。空腹血糖允许为6.7~9.0mmol/L,餐后2小时血糖允许为6.7~12.0mmol/L。

2.自我监测及时调控

(1)饮食治疗:至关重要,是终身如一需遵守的原则。控制每天饮食摄入的总热量及控制三大营养的比例。

老年人活动量少,代谢减慢,消耗减少。糖可占总热量的50%~60%。蛋白质摄入量占总热量的15%,脂肪摄入量占总热量的30%,而其中饱和脂肪酸、单不饱和脂肪酸、多不饱和脂肪酸各占10%。老年人还应注意补充多种维生素和矿物质,每天800~1000mg钙剂,以维持骨骼的健康。

糖尿病老年人饮食宜低盐、清淡、高纤维素。高纤维素食物可延缓糖类在小肠的吸收,如高粱面、玉米面、荞麦面或带麸皮的面粉及食用含糖量<5%的蔬菜等。糖尿病肾病的老年人勿过多摄入蛋白。血糖控制不理想者若吃水果时应减少糖类摄入(表8-6)。血糖控制理想者,可在两餐之间吃少量零食。可饮少量含糖量低的酒,但禁忌酗酒、吸烟。

表8-6　25g大米换作水果重量表

水果名称	橘子	苹果	梨	桃	西	香蕉	菠萝	柿子	葡萄	荔枝
可换重量(g)	150	120	150	250	500	90	200	160	180	130

(2)运动治疗:可提高肌组织对胰岛素的敏感性,增强体力,陶冶情操。运动宜适当,贵在坚持。不强求运动量,量力而行,要能在运动中感受乐趣。不参与竞争性运动,逐渐增加运动量,以不疲劳为度。当血糖控制不理想或有急性、严重的慢性并发症时不宜运动锻炼。

3.药物治疗　原则小量开始,逐渐调整剂量;老年人慎用作用时间长的磺脲类药物。

(1)磺脲类(sulfonylureas,SU)

1)适应证:用饮食治疗和体育锻炼不能使病情获得良好控制的2型糖尿病;如已用胰岛素治疗,每天需要量20~30U或以下;对胰岛素有抗药性或不敏感,胰岛素每天用量超过30U,亦可试加用SU类药。

2)禁忌证:合并严重感染、肝肾功能不全、进行大手术以及并发酮症酸中毒或高渗性糖尿病昏迷则不适用。

3)副反应:主要是低血糖(停药后1~2天仍可发生低血糖)。其他有恶心、呕吐、消化不良、胆汁淤积性黄疸、肝功能损害、白细胞减少、粒细胞缺乏、再生障碍性贫血、血小板减少、皮肤瘙痒、皮疹和光敏性皮炎等。副作用出现应立即停药,给予相应的治疗。

(2)格列奈类:为非磺脲类的胰岛素促泌剂,我国上市的有瑞格列奈和那格列奈。本类药物主要通过刺激胰岛素的早期分泌而降低餐后血糖,具有吸收快、起效快和作用时间短的特点。此类药物需在餐前即刻服用,可单独使用或与其他降糖药联合应用(磺脲类除外)。格列奈类药物的常见副作用是低血糖和体重增加,但低血糖的风险和程度较磺脲类药物轻。

(3)双胍类:适应肥胖或超重的2型糖尿病。

1)禁忌证:在肝肾功能不全、低血容量性休克或心力衰竭等缺氧情况。

2)副作用:胃肠道反应表现为口干苦、金属味、厌食、恶心、呕吐、腹泻,偶有过敏。

(4)α-葡萄糖苷酶抑制剂:适用于空腹血糖正常而餐后血糖明显增高者。可与磺脲类、双胍类及胰岛素合用。临床应用的有阿卡波糖(拜糖平)、倍欣片。

(5)噻唑烷二酮类:用于有胰岛素抵抗的患者,可单独使用,也可与磺脲类或胰岛素合用。临床应用的有罗格列酮、匹格列酮等。主要副作用是肝功能损害。

(6)二肽基肽酶-4抑制剂:二肽基肽酶-4(DPP-4)抑制剂通过抑制DPP-4而减少GLP-1在体内的失活,增加GLP-1在体内的水平。GLP-1以葡萄糖浓度依赖的方式增强胰岛素分泌,抑制胰高血糖素分泌。目前在国内上市的DPP-4抑制剂为西格列汀、沙格列汀和维格列汀。单独使用DPP-4抑制剂不增加低血糖发生的风险,也不增加体重。在有肾功能不全的患者中使用时,应注意按照药物说明书来减少药物剂量。

(7)胰高血糖素样多肽 1(GLP-1)受体激动剂:以葡萄糖浓度依赖方式增强胰岛素分泌、抑制胰高血糖素分泌。可单独使用或与其他口服降糖药联合使用。并延缓胃排空,抑制食欲,有显著降低体重作用。目前国内上市的有艾塞那肽和利拉鲁肽,均需皮下注射。常见不良反应如恶心、呕吐等,多为轻到中度,见于初始治疗时,副作用可随治疗时间延长逐渐减轻。有胰腺炎病史患者禁用此类药物。

(8)胰岛素

1)适应证:①糖尿病酮症酸中毒、高渗性昏迷和乳酸性酸中毒伴高血糖时。②合并重症感染、消耗性疾病、视网膜病变、肾病、神经病变、急性心肌梗死、脑血管意外。③因伴发病需要外科治疗的围手术期。④2 型糖尿病患者经饮食及口服降糖药治疗未获得良好控制。⑤全胰腺切除引起的继发性糖尿病。

2)注意事项:①老年人应用胰岛素时应从小剂量开始,逐渐加量,根据监测的指标定最佳剂量。②必须对血糖进行监测,以便及时调整剂量。如活动量大时,血糖可能会降低,胰岛素应适当减量;若有感染、各种应激情况下,血糖可能会升高,应适当加量。③正确的监测方法:不能仅依靠空腹的血糖、尿糖;根据用药时间:如应用短效胰岛素则观察注射后 4 小时的血糖、尿糖,中效胰岛素应观察注射后 10～12 小时的血糖和尿糖的变化;每天记录早餐前、午餐前、晚餐前、睡觉前 4 次血糖和尿糖;查尿糖时应先排空膀胱尿液、待半小时留查尿糖;老年人肾糖阈增高,尿糖不能作为调整用药的参考指标。

3)胰岛素用法:掌握胰岛素的种类和胰岛素开始作用时间、最强作用时间、维持时间(表 8-7)。虽然这些时间只供参考,但对调整、观察、掌握胰岛素的应用非常重要,否则调整胰岛素就很盲目。老年人对胰岛素敏感,易发生低血糖。用药及调整应在医生指导下进行。

表 8-7 常用胰岛素及其作用特点

胰岛素制剂	起效时间	峰值时间	作用持续时间
短效胰岛素(RI)	10～60 分钟	2～4 小时	5～8 小时
速效胰岛素类似物(门冬胰岛素)	10～15 分钟	1～2 小时	4～6 小时
速效胰岛素类似物(赖脯胰岛素)	10～15 分钟	1.0～1.5 小时	4～5 小时
中效胰岛素(NPH)	2.5～3 小时	5～7 小时	13～16 小时
长效胰岛素(PZI)	3～4 小时	8～10 小时	长达 20 小时
长效胰岛素类似物(甘精胰岛素)	2～3 小时	无峰	长达 30 小时
长效胰岛素类似物(地特胰岛素)	3～4 小时	3～14 小时	长达 24 小时
预混胰岛素(HI 30R,HI 70/30)	0.5 小时	2～12 小时	14～24 小时
预混胰岛素(50R)	0.5 小时	2～3 小时	10～24 小时
预混胰岛素类似物(预混门冬胰岛素 30)	10～20 分钟	1～4 小时	14～24 小时
预混胰岛素类似物(预混赖脯胰岛素 30)	15 分钟	30～70 分钟	16～24 小时
预混胰岛素类似物(预混赖脯胰岛素 50)	15 分钟	30～70 分钟	16～24 小时

(盛桂君)

第四节　老年消化不良

消化不良(dyspepsia)是各种疾病所致小肠对各种营养物质(脂肪、蛋白质、糖类、维生素和矿物质)的消化障碍。老年人物质胃肠动力减弱,消化液分泌减少,受凉及饮食不当、疾病时易发生消化不良。

一、病因

1.胰酶缺乏

(1)胰腺功能不足:胰腺炎、胰腺癌、囊性纤维化、胰腺切除。

(2)胃酸过多致脂肪酶失活:胃泌素瘤。

2.胆盐缺乏影响脂肪微粒形成

(1)胆酸合成与分泌受损:严重慢性肝病。

(2)肠肝循环受阻:远端回肠切除,局限性肠炎,胆道梗阻。

(3)小肠细菌过度生长致胆盐去结合:①小肠动力学异常致肠道淤滞、硬皮病、糖尿病性肠病、小肠假性肠梗阻等。②解剖异常致小肠淤滞,憩室病、狭窄。③胃大部切除术后(尤以Billroth Ⅱ式)。④小肠污染:肠瘘。

(4)胆盐与药物结合:新霉素、考来烯胺等。

3.食物和胆汁、胰液混合不匀　胃—空肠吻合术后。

二、诊断

1.临床表现

(1)症状:腹泻为主要表现,多为稀便或溏便,每天 4 次或更多。典型的是脂肪泻,粪便恶臭,量多,排便入便池,水面上漂有油珠。病程长者体重下降,晚期出现多种营养物质缺乏的表现。低蛋白血症出现水肿,铁、维生素 B_{12} 缺乏则出现贫血。钙吸收不良出现骨质疏松、骨折。肾结石患者脂肪泻时,肠液皂钙形成,草酸被吸收,出现高草酸尿,腹泻频繁的患者有尿浓缩,易形成肾结石。

(2)体征:消瘦、水肿、贫血、皮肤粗糙、色素沉着、皮肤出血点、舌炎、肝脾大。

2.实验室检查

(1)化验:排便苏丹Ⅲ染色阳性,凝血酶原低下,电解质紊乱如低血钙,低血磷等。

(2)粪脂测定:粪内脂肪增多,苏丹Ⅲ染色显示粪脂增多。如果连续进食标准试餐(含脂量 60~100g/d),同时测定粪脂含量,取平均值。如粪脂定量>6g/d,可确诊脂肪泻。

(3)脂肪吸收试验:每天摄入脂肪 70g,连续 3 天,收集粪便测定含脂量,计算脂肪吸收率,正常>95%,如<90%为脂肪泻。

(4)氢呼气试验:空腹时口服一定量的双糖或单糖,正常时在小肠被全部吸收,呼气中无或仅有微量的氢气。当呼气中氢气增多时,说明小肠有单糖或双糖消化吸收不良。

三、治疗

老年人吸收不良综合征原因有多方面,多为原发病,需综合治疗。

1.治疗原发病　慢性胰腺炎补充胰酶制剂,如得美通或康彼身440mg,每日3次。胃酸过多用质子泵抑制剂,如奥美拉唑20mg,每天1次。菌群失调予益生素制剂,如丽珠肠乐,1亿活菌,每日3次。

2.饮食治疗　高蛋白、高热量、低脂肪、无刺激性易消化饮食为主,尽可能采用无麦胶食物。

3.补充维生素及电解质　原则口服给予补充,必要时静脉给予补充,尤其注意钙补充。

4.对症治疗　营养不良严重水肿应静脉补充白蛋白。肠道内细菌繁殖过度可用抗生素治疗。贫血者注意补充叶酸和铁剂。

(盛桂君)

第九章　急性创伤的救治

第一节　胸部创伤

胸部创伤所致死亡占美国所有创伤死亡人数的 1/5～1/4。当场死亡的原因多为心脏大血管破裂,早期死亡的原因有气胸、心脏压塞、气道阻塞以及大出血。以上问题多数可以通过胸腔闭式引流和液体复苏等方法缓解病情,避免早期死亡的发生,但进一步确切性的治疗可能需要手术、介入和持续生命支持。常见的胸部创伤如下所述。

一、气胸

气胸是指气体在胸膜腔内的积聚。在胸部创伤的患者中气胸的发生率约为 15%,可分为单纯性、交通性和张力性三种。单纯性气胸是指不与外界大气相通的气胸。根据胸部 X 线片中肺被压缩的程度不同,单纯性气胸被分为 3 级:压缩 15% 以下的为少量气胸,压缩 15%～60% 的为中等量气胸,压缩 60% 以上的为大量气胸。交通性气胸是指外界空气能够随着呼吸运动通过缺损胸壁自由进出胸膜腔的气胸。随着呼吸运动可能会出现纵隔摆动,进而会引起循环障碍。张力性气胸在损伤处形成活瓣,气体随着呼吸运动进入胸膜腔并积累,导致胸膜腔内的压力进行性增高。由于伤侧胸膜腔压力非常高,会导致纵隔显著移位,腔静脉回流障碍。

1.临床表现　气胸最常见的症状为呼吸困难和胸痛。患者的症状不一定与气胸的严重程度呈正相关。查体有伤侧胸廓饱满、呼吸活动度降低、气管移位、伤侧叩诊鼓音、呼吸音降低甚至消失以及皮下气肿等。严重者可以出现口唇发绀、颈静脉怒张、血液回流障碍等。交通性气胸可以出现气体进出胸腔发出的吸吮样的声音,即"吸吮式胸部伤口"。张力性气胸进展非常迅速,几分钟内可以出现心肺衰竭,甚至死亡。主要症状为极度及进行性呼吸困难、发绀、烦躁不安,查体及心电监护可见低血压休克、心动过速、呼吸音消失、伤侧胸廓饱满、肋间隙消失、气管向健侧移位以及颈静脉怒张。气胸可以通过胸部 X 线、CT 以及胸部超声检查诊断。

2.救治措施　单纯性气胸的治疗措施与气胸的原因和肺受压程度有关。一般来说,对于没有症状、不需要正压通气的少量单纯性气胸,可以随访观察。否则应进行胸腔闭式引流术,以排出胸膜腔内气体,促使肺复张。

交通性气胸首先应使用无菌敷料或其他压迫物封盖住伤口,将交通性气胸转化为单纯性气胸。但对于正压通气的患者不要包扎伤口,以防造成张力性气胸。给予吸氧、补充血容量、清创、封闭创口并进行胸腔闭式引流。用抗菌药预防感染,必要时开胸探查。

当怀疑有张力性气胸时,应立即进行胸腔内减压。常用的方法为采用大孔径的导管或针头刺穿胸膜腔以减轻压力,进针位置为锁骨中线第 2 间隙,插入深度为 5cm 以上。穿刺减压可为进一步胸腔闭式引流术赢得时间;紧接着在腋中线第 4 或第 5 肋间隙做胸腔闭式引流,并使用抗菌药预防感染。

二、血胸

血液在胸膜腔内积聚称为血胸。常见的出血来源有肋间动脉、胸廓动脉以及肺门血管等。血胸依据量的多少可分为：血量≤0.5L 为少量血胸，血量在 0.5～1.0L 的为中等量血胸，血量＞1.0L 为大量血胸，胸膜腔内有气血合并者为血气胸。

1.临床表现　血胸的临床表现与出血的量和速度有关。除了失血性休克的表现之外，患者还会出现呼吸急促、肋间隙饱满、气管移位、伤侧呼吸音减弱以及触觉语颤减低等表现。X；线、B 超和 CT 检查对血胸的诊断价值较大。

2.救治措施　血胸的治疗原则包括恢复血容量、保持气道通畅、及时进行胸腔闭式引流以排出胸腔内积血。必要时开胸探查。进行性血胸需要急诊开胸手术干预的指征为：

(1)持续性血压降低，或虽经补充血容量血压仍不稳定，引流出的胸腔积血的血红蛋白量和红细胞计数与周围血相接近(接近新鲜血)。

(2)胸腔闭式引流量每小时超过 200ml，持续 3h。

(3)一次性胸腔闭式引流量＞1000ml。

三、肺挫伤

在严重胸部钝性伤中有 30％～75％患有肺挫伤，主要由车祸伤和高处坠落伤引起。

1.临床表现　肺挫伤患者通常伴有其他胸部外伤，因此其症状通常与其他损伤症状相互影响。例如胸痛、咳嗽、咯血、呼吸困难、发绀、低血压以及心动过速等。听诊会发现湿啰音及呼吸音降低甚至消失。X 线及 CT 检查可帮助诊断。

2.救治措施　主要治疗措施为对症治疗，包括卧床休息、充分镇痛、鼓励患者咳嗽、吹气球等尽量避免气管内插管以防止并发症，必要时可使用无创正压通气。限制液体入量以及气管支气管洗涤、吸痰等方法，会减轻肺水肿。

四、肋骨骨折

肋骨骨折可见于暴力直接作用于肋骨或者前后暴力挤压，其中第 4～7 肋骨骨折最常见。如果出现多根、多处肋骨骨折，即 3 根以上邻近的肋骨在 2 处以上的位置出现骨折，可发生局部胸壁反常运动，称为连枷胸(flail chest)，约占严重胸部创伤的 1/3。

1.临床表现　肋骨骨折常见的症状有明显胸痛，深呼吸、咳嗽时加重。局部出现压痛，可并发血胸、气胸、咯血以及皮下气肿。连枷胸虽然少见但严重，是多根、多段肋骨骨折后胸壁软化的表现，在呼气时局部胸壁向外膨出，而吸气时向里凹陷，形成"胸壁浮动"，继而引发纵隔摆动，引起通气/灌注比值严重失调而表现为严重呼吸困难、发绀，常合并成人急性呼吸窘迫综合征(acute respiratory distress syndrome，ARDS)，暴露患者胸部后视诊有无反常活动常可做出初步判断。但对于气管内插管进行机械通气的患者，由于吸气时为正压通气，连枷胸容易漏诊。大多数肋骨骨折通过胸部 X 线片可以确诊，但不能发现肋软骨骨折，CT 扫描三维重建更精确且不易漏诊。

2.救治措施　治疗原则包括充分镇痛、积极进行物理治疗以及选择性使用正压通气。充分镇痛能够增加患者的潮气量，促进正常呼吸机制的恢复。常用方法有静脉镇痛、肋间神经阻滞、胸膜腔内麻醉以及硬膜外麻醉。物理治疗包括局部胸壁压迫固定，如弹性胸带、宽胶布固定等会限制胸壁的扩张，可能会增加发生肺不张的风险。出现呼吸衰竭时可给予正压通气以维持胸腔内正压，包括持续性气道正压面罩通气以及气管内插管机械通气。连枷胸行开放手术固定的指征为：连枷胸所致胸壁不稳定以及肺功能持续下降、严重胸廓畸形、拔管困难或持续疼痛。

五、胸骨骨折

胸骨骨折的主要原因为前胸壁受到钝性损伤，常见于交通事故时胸部撞击方向盘以及安全带限制胸骨上部。

1.临床表现　胸骨骨折的典型表现为胸痛、咳嗽、压痛、软组织肿胀以及局部畸形，侧位和斜位 X 线片可发现骨折线，结合病史可确诊。但需注意是否合并气管、支气管、心脏以及胸腔内血管的损伤。

2.救治措施　单纯胸骨骨折的治疗主要包括充分镇痛和骨折复位。单纯胸骨骨折经过镇痛治疗后即可安全出院。如果患者表现为严重的胸痛、呼吸抑制、出现骨折错位，在局部麻醉下可行手法复位。对于手法复位困难者或胸骨浮动患者，最好采用手术复位。

六、心脏损伤

心脏大血管损伤的临床表现各异，其早期诊断的重要性在于可能预防严重的并发症，如严重的心律失常、心力衰竭、休克、心脏压塞、大出血等。心脏破裂指心室或心房游离壁穿孔破裂、房室间隔破裂、腱索乳头肌断裂、瓣膜破裂以及心包撕裂或破裂。创伤所致心脏破裂大多数由车祸引起，15％的胸部创伤死亡患者为心脏破裂所致。心脏挫伤是指由原发性心脏破裂或心内结构损伤之外的钝性暴力所致的所有心脏损伤。其诊断、发生率以及治疗措施等方面仍未取得一致的意见。

1.临床表现　心脏破裂常见的临床表现为心脏压塞和大出血。偶尔伴有血胸、进行性低血压、休克等表现。早期有时仅表现为胸骨前青紫。严重的胸部外伤提示有心脏破裂的可能。典型的心脏压塞表现为 Beck 三联征，即低血压、颈静脉怒张和心音遥远。一旦怀疑心脏破裂，任何辅助检查都有可能延误抢救时机。因此，即使患者生命体征平稳，也应立即转送至手术室进行扩创探查。

心脏挫伤的临床表现轻重不一。大多数伴有其他胸部创伤，如胸部皮肤挫伤、肋骨骨折、气胸、血胸和大血管损伤等，但也有患者仅有心脏挫伤。轻者可无症状或仅出现窦性心动过速，重者可出现心功能不全，发生心源性休克。心电图、心肌酶谱、超声心动图和 CT 检查可能对诊断有所帮助。

2.救治措施　心脏破裂的处理原则为扩容、紧急心包减压和控制出血。首先应该建立 2 条以上大口径的静脉输注通路。心包穿刺对心脏破口较小的患者有效，也可用于诊断和手术前治疗。如果患者病情迅速恶化，应在急诊室紧急开胸，先行控制出血后转入手术室行确定性手术。

无症状的心肌挫伤患者不需要入院进行监护治疗。住院的心肌挫伤患者的治疗措施与心肌梗死类似，如卧床、心电监护、吸氧、镇痛、限制液体入量、控制心律失常等，必要时可使用多巴酚丁胺等血管活性药物。

七、胸部大血管损伤

主要为主动脉损伤,通常是由于胸壁受到猛烈的撞击所致,60%～90%的患者在受伤后几小时内出现。最常见的损伤部位为动脉导管韧带附着的主动脉峡部以及主动脉升部靠近头臂干起始处。

1.临床表现　主动脉损伤后大多数患者死于大出血。主动脉损伤患者多合并肺损伤、头面部损伤和腹部损伤,常常掩盖主动脉损伤的表现。应根据外伤的性质、胸痛症状、血胸和进行性低血压等因素分析主动脉损伤的可能性,并通过 X 线、CT、B 超检查以及主动造影术确诊。

2.救治措施　对于怀疑主动脉损伤的患者应卧床休息、进行严密的心电监护、及时建立静脉通路,严格控制血压。对血流动力学不稳定的患者,应紧急开胸探查;对于血流动力学稳定的患者,术前应行增强 CT 或主动脉造影以确定损伤的部位和范围。

八、膈肌损伤

膈肌损伤在严重胸部创伤中的发生率为 1%～6%,分为穿透性膈肌损伤和钝性膈肌损伤,前者多见于火器损伤或刃器损伤,后者多见于车祸伤和高处坠落伤。

1.临床表现　单纯膈肌损伤较少见,穿透性膈肌损伤多伴有大出血、失血性休克、血胸、血气胸、心包积血、腹腔积血、积气以及腹膜炎体征,钝性膈肌损伤常伴有胸腹腔内脏器的损伤以及颅脑、脊柱、骨盆和四肢的损伤。

2.救治措施　穿透性膈肌损伤一经诊断应立即行手术治疗,高度怀疑或确诊为钝性膈肌损伤,在其他脏器损伤稳定的前提下,尽早进行膈肌修补。

九、创伤性窒息

创伤性窒息是一种少见的并发症。它是指胸腔受到严重而持续的压迫,引起胸腔和上腔静脉压力明显增加,使得血液逆流至头颈部,导致头颈部广泛的小静脉和毛细血管扩张破裂,表现为头颈面部弥散性淤血和点状出血。

1.临床表现　创伤性窒息的特征是头颈部青紫色瘀斑、结膜下出血和面部水肿。严重者可出现昏迷、精神错乱、视物障碍或呼吸困难。发生创伤性窒息的患者大多合并有其他的胸部外伤,例如胸骨肋骨骨折、脊柱损伤、气胸、血胸以及心脏损伤。可行 X 线和 CT 检查确诊。

2.救治措施　主要治疗相关的合并伤。对创伤性窒息的处理包括:镇静、吸氧以及预防肺部的并发症。

(刘欣然)

第二节　腹部创伤

腹部创伤的发病率占各种损伤的 0.4%～1.8%。可分为开放性创伤和闭合性创伤两大类。前者多为锐器伤,常见的受损内脏及组织有肝、小肠、胃、结肠、大血管等;后者多为钝器伤,常见的受损内脏及组织为脾、肾、小肠、肝、肠系膜等。对于腹部创伤,及时的诊断和治疗对预后的影响较大。因此,在处理腹部创伤的过程中,需要细心并且系统地处理,通过详细的病史询问、完整的体格检查、特定的程序、局部伤道探查、诊断性腹腔穿刺及腹腔灌洗、B超、CT甚至剖腹探查等手段来制订最佳的治疗方案。常见的腹部创伤如下所述。

一、脾破裂

脾破裂在闭合性腹部创伤中占20%~40%,在开放性腹部创伤中占10%。受到创伤时有慢性病变的脾破裂的可能性更大。脾破裂按照病理解剖可分为3种,即中央型脾破裂、被膜下脾破裂和真性脾破裂。

1.临床表现　脾破裂的临床表现主要为腹痛、腹胀、恶心、呕吐和休克等。腹痛常为持续性左上腹剧烈胀痛,可蔓延至全腹。出现休克多为严重的脾破裂,发生在受伤后的早期。但也可出现在数天、数周后,称为延迟性脾破裂。查体见腹肌紧张,腹部压痛、反跳痛以及移动性浊音。血红蛋白、血细胞比容等实验室检查,诊断性腹腔穿刺、B超、CT以及选择性动脉造影等辅助检查有助于诊断。

2.救治措施　脾破裂的治疗原则为"抢救生命第一,保留脾脏第二"。对于没有休克表现或者仅有容易纠正的一过性休克,影像学检查提示脾裂伤表浅,并且没有其他脏器受伤的患者,可以选择保守治疗。但应密切观察患者的生命体征、实验室以及辅助检查结果的变化。脾破裂的手术治疗指征:①腹腔内继续出血(48h输血量在12单位以上),保守治疗难以控制;②既往有病理性的严重的脾破裂;③延迟性脾破裂;④野战条件下发生脾破裂。脾切除后应预防血液高凝状态,以避免深静脉血栓的形成。

二、肝破裂

肝与脾都属于腹腔实质器官,因此肝破裂与脾破裂有许多相似之处。肝破裂占腹部创伤的15%~20%,多发生在右肝。单纯性肝破裂的病死率为9%,合并其他脏器损伤的肝破裂病死率约为50%。

1.临床表现　被膜下肝破裂较少表现为失血性休克,以腹痛与腹肌抵抗为主,诊断性腹腔穿刺很少出现不凝血。而肝实质或中央型肝破裂可有失血性休克、明显的腹痛及腹膜刺激征以及腹腔穿刺不凝血;如果肝破裂导致较大的胆管破裂,可能有胆汁外溢于腹腔,其症状、体征较脾破裂更为明显;当血液通过胆管进入十二指肠时表现为黑便、呕血。CT及B超检查可明确诊断。

2.救治措施　对血流动力学稳定的的患者,可以进行保守治疗,与脾破裂一样需严密观察症状与生命体征的变化。手术治疗的原则是彻底清创、确切止血、清除胆汁以及建立通畅引流通道。手术方法有清创止血、肝动脉结扎、肝切除术和纱布填塞等。

三、胰腺损伤

胰腺损伤在腹部创伤中占1%~2%,早期容易漏诊且常并发胰瘘,故病死率可达20%。

1.临床表现　胰腺损伤通常发生在上腹部遭到暴力挤压后,表现为上腹明显压痛和肌紧张,还可以出现肩部疼痛。若发生胰瘘可出现弥漫性腹膜炎及胰腺假性囊肿。实验室检查血清淀粉酶水平可升高。B超及CT检查能够对胰腺损伤的诊断提供帮助。

2.救治措施　手术原则为止血、清创、控制胰瘘及治疗合并伤。根据胰腺损伤的不同程度,手术方式有局部引流、胰管修补或吻合术、部分胰腺切除术等;合并十二指肠损伤者,可行胆总管或胰管空肠 Roux－en－Y 吻合术甚至胰头十二指肠切除术。

四、胃损伤

胃壁较厚韧,活动度大,而且有肋弓保护,因此胃损伤在临床上较少见,多是由于上腹或下胸部的穿透伤引起。

1.临床表现　如果损伤没有累及胃壁全层,可无明显临床症状。若出现胃壁破裂或穿孔,则会立即出现剧烈的腹痛和腹膜刺激征,查体可见肝浊音界消失,胃管引流出血性物。腹部立位 X 线片可发现膈下有游离气体。

2.救治措施　发现胃破裂后应手术治疗,手术探查应彻底。根据具体损伤类型的不同,手术方式有止血后直接缝合、边缘修整后缝合以及部分胃切除术。

五、十二指肠损伤

十二指肠损伤占腹部创伤的 3.7%～5%,多见于十二指肠的降部和水平部。

1.临床表现　如果十二指肠损伤发生在腹腔部分,可引起明显的腹膜炎表现;如果发生在腹膜后部分,可以引起右上腹或腰部的疼痛,全身情况进行性恶化。实验室检查可见血清淀粉酶水平升高。腹部 X 线及 CT 检查可帮助诊断。

2.救治措施　十二指肠破裂的治疗原则为抗休克和及时的手术治疗。手术方法根据病变的位置和程度而定,包括十二指肠修补术、损伤肠段切除吻合术、十二指肠憩室化、胰头十二指肠切除术以及浆膜切开血肿清除术。

六、小肠破裂

小肠破裂在开放性与闭合性腹部创伤中均较多见,早期即可发生明显的腹膜炎,部分患者可出现气腹。救治措施:一旦确认应进行手术治疗。应注意仔细探查,手术方式为单纯修补术或者部分小肠切除吻合术。

七、结直肠损伤

结直肠损伤较小肠损伤少见,内容物液体成分少而细菌较多,故会表现出较晚出现的腹膜炎。发生在盆底腹膜折返之下部分的直肠破裂可以引起较严重的直肠周围感染。救治措施:一般可以采用肠造口术或肠外置术,待患者一般情况好转后再行二期手术。若患者一般情况较好,也可以考虑一期修补术或部分肠切除术。

八、腹部大血管损伤

严重创伤常伴有大、中血管损伤,病死率很高。腹主动脉损伤多为腹部锐性伤所致。临床表现为失血性休克以及腹膜刺激征。救治措施:怀疑有腹主动脉损伤的患者,若生命体征不稳定,应立即剖腹探查。生命体征相对稳定的患者,可行腹腔穿刺、腹部 X 线、超声以及 CT、MRI,动脉造影等检查。确诊后尽快行手术治疗。

（刘欣然）

第三节　颅脑损伤

颅脑损伤在平时、灾难及战争中均常见,发生率仅次于四肢损伤。其致死率和致残率高居身体各部位损伤之首。颅脑损伤包括头皮、颅骨、脑等方面的损伤。

一、头皮损伤

头皮损伤均由直接外力所致,损伤类型包括头皮血肿、头皮裂伤和头皮撕脱伤。

1. 头皮血肿　常由钝器伤造成,常见有皮下血肿和帽状腱膜下血肿。前者比较局限、无波动,周边较中心区域硬,易被误认为凹陷骨折,无需特别处理,数日后可吸收。后者较大,可延及头皮全层,触之较软,有明显波动,较小者可加压包扎,较大者可穿刺抽吸,然后加压包扎。

2. 头皮裂伤　多由锐器伤所致。头皮裂伤系开放性损伤,处理原则是尽早实施清创缝合,同时给予抗菌药治疗。

3. 头皮撕脱伤　是最严重的头皮损伤,头皮自帽状腱膜下全层撕脱,甚至累及颜面部位,几乎都是由于头发卷入转动的机器所致。伤后有失血性休克者应尽早进行抗休克治疗,尽早行清创缝合术。

二、颅骨骨折

闭合性颅脑损伤中,颅骨骨折发生率占15%～40%。颅骨骨折按部位可分为颅盖骨折与颅底骨折两类。

1. 临床表现

(1)颅骨X线片可见骨折线呈线状或星形放射状;骨缝分离亦为线形骨折。

(2)CT骨窗平扫及重建图像可清楚显示骨折形态。

(3)颅底骨折:①颅前窝骨折:一侧或双侧眼睑、球结膜下淤血("熊猫眼")或鼻孔流血性脑脊液,常伴有嗅觉丧失;②颅中窝骨折:外耳道或咽部流血性脑脊液,常有面、听神经损伤;③颅后窝骨折:乳突部或枕颈区皮下瘀斑,常伴后组颅神经损伤。

2. 救治措施

(1)线形骨折:不需特殊治疗,应警惕颅内血肿形成,尤其是硬膜外血肿。

(2)凹陷骨折:骨折凹陷直径大于1cm,或位于重要功能区,或骨片刺入脑组织者应手术复位。涉及静脉窦须手术复位者,应备足血源,防止大出血。

(3)颅底骨折:①对脑脊液耳鼻漏者可抬高头位,禁堵耳、鼻。保持鼻孔、外耳道清洁。禁止擤鼻及腰椎穿刺。应用抗菌药预防感染。脑脊液持续外漏1个月以上不愈者,应修补漏口。②颅神经损伤:多采用非手术治疗法。骨折片或血肿压迫视神经者,宜及时行视神经减压术。

三、脑损伤

脑损伤是颅脑损伤的主要组成部分,可分为原发性损伤和继发性损伤。原发性损伤包括脑震荡、脑挫伤和弥散性轴索损伤。继发性损伤包括脑水肿、脑肿胀和外伤性颅内血肿。

(一)脑震荡

脑震荡是脑损伤中最轻度的损伤,多数缺乏器质性损害的证据。特点是头部受伤后立即发生不超过 30min 的短暂的意识丧失,经较短时间可自行恢复。

1. 临床表现 ①明确的头部外伤史。②一般不超过 30min 的意识障碍,醒后可伴有头痛、恶心等。③常伴有逆行性遗忘,清醒后不能回忆受伤经过,对受伤前不久的事也不能回忆。④神经系统检查正常,CT 或 MRI 检查无明显异常,可与轻度脑挫伤鉴别。

2. 救治措施 ①密切观察病情变化,注意意识、瞳孔、肢体活动和生命体征的变化。②急性期头痛、头晕较重时,应卧床休息 1 周左右,症状减轻后可酌情下床活动。③对症治疗,适当给予镇静镇痛处理以及改善神经代谢的药物治疗,可选用高压氧疗。

(二)脑挫伤

脑挫伤有肉眼可见的脑器质性损害。发生在着力部位称冲击伤,发生在着力部位对侧称对冲伤,也常是多发创伤的组成部分。

1. 临床表现 ①意识障碍明显且持续时间长,昏迷时间常超过 30min,甚至为持续性昏迷。若伤后昏迷进行性加深或中间有意识好转期者,多表明颅内有继发性病变,如血肿、脑水肿等。意识状态可用格拉斯哥(Glasgow)昏迷量表评分方法(表 9-1)。②脑挫伤常合并蛛网膜下腔出血,患者清醒后常有头痛头晕、恶心呕吐、记忆力下降和定向障碍等。蛛网膜下腔出血时可有脑膜刺激征,如颈项强直、克尼格征呈阳性等。③局灶症状,如运动区损伤出现对侧瘫痪、语言中枢损伤出现失语等。④可出现癫痫,儿童多见。

表 9-1 颅脑损伤的 Glasgow 昏迷量表评分

分值	睁眼反应	语言反应	运动反应
6			遵嘱动作
5		回答问题正确	疼痛有定位
4	自动睁眼	回答问题错误	刺痛回缩
3	呼唤睁眼	答非所问	刺痛屈曲
2	刺痛睁眼	语言错乱	刺痛伸直
1	不睁眼	无反应	无运动

注:睁眼反应、语言反应、运动反应分别计分,然后相加求和即可得患者意识障碍的客观评分。GCS 总分范围 3~15 分。13~15 分为轻度昏迷,8~12 分为中度昏迷,<7 分为重度昏迷

CT 检查能确定脑组织损伤部位及性质,低密度区为组织水肿,高低密度区为出血。

2. 救治措施 首先要注意合并伤的治疗,及时纠正休克等。

(1)吸氧、保持呼吸道通畅,严密观察神志、瞳孔、生命体征的变化,意识障碍者应收住监护病房以强化监测及护理。

(2)对于重型广泛性挫伤,首先应保持气道通畅,及时清除口腔和吸除呼吸道分泌物及异物,吸氧;对昏迷深、时间长、呼吸道分泌物多者应及时行气管切开。

(3)合并颅内压增高的治疗包括:①保持床头抬高 30°、镇静镇痛、控制体温、维持水及电解质及酸碱平衡、稳定内环境。②脱水治疗,可根据情况采用甘露醇、呋塞米、高渗盐水等,合并蛛网膜下腔出血者进行脱水治疗要慎重。

(4)加强营养支持,预防消化道出血,防治肺部、尿道感染等并发症。

注意:开放性颅脑损伤(颅脑穿透伤)是指颅脑各层组织均损伤,颅腔与外界直接相通。

根据受伤原因,分为火器伤和非火器伤,前者多见于战时,后者多见于平时。损伤程度取决于投射人头部物体的位置、性质、质量及速度,速度越快脑损伤越重。其诊断与处理原则与闭合性颅脑损伤相同。

(三)弥散性轴索损伤

弥散性轴索损伤是头部遭受加速性旋转外力作用的结果,是主要弥散分布于脑白质、以轴索损伤为主要改变的一种原发性脑实质的损伤,影响脑的上行激动系统。表现为持续性的意识障碍,常合并其他部位损伤。占重型颅脑损伤的28%～50%。

交通事故是主要的致伤原因。外伤使颅脑产生旋转加速度和(或)角加速度,以脑神经轴I索肿胀断裂为主要病理特征。

1.临床表现 ①常是严重创伤的一种表现,常合并其他部位损伤如伴发长干骨骨折等;②伤后有持续意识障碍,严重者一直呈现植物状态,瞳孔无特异性改变,无明确的神经系统局灶性损害的定位体征,治疗过程中常有烦躁不安,需行肢体约束;③CT仍是目前诊断的主要手段,CT检查无明显的出血、脑挫伤等证据,意识障碍和CT图像表现不相符,表现为意识障碍重而CT图像无阳性发现。

诊断上要注意与脑干损伤鉴别,后者有下列情况:①伤后立即出现呼吸功能紊乱是脑干损伤的重要特征;②瞳孔变化常见,与损伤累及脑桥、中脑等部位有关;③CT可发现脑干内灶状出血、带片状高密度影,MRI图像更可显示脑干内小出血灶等。

2.救治措施 临床迄今无治疗弥散性轴索损伤的有效措施。①目前主要采取脱水剂减轻脑水肿,巴比妥类药物或咪达唑仑(力月西)控制烦躁不安。②脑神经营养药物及包括高压氧疗在内的综合治疗措施。③积极防治合并伤和并发症,如合并骨折时因为烦躁异常,常常会使

骨折刺破皮肤,将闭合性骨折变成开放性骨折,因此应积极采用内固定法治疗骨折。

(四)外伤性颅内血肿

颅内血肿是颅脑损伤中最常见的继发病变,约占闭合性颅脑损伤的10%,占重型颅脑损伤的40%～50%。血肿位于颅骨内板与硬脑膜之间称为硬脑膜外血肿,位于硬脑膜与蛛网膜之间称为硬脑膜下血肿;位于脑实质内,称为脑内血肿。

血肿按起病后出现症状的时间可分为:①特急性:伤后3h内;②急性:伤后3天内;③亚急性:伤后3天至3周;④慢性:伤后3周以上;⑤迟发性:伤后首次颅脑CT检查阴性,再次检查发现颅内血肿。

1.临床表现

(1)出现头痛、恶心甚或意识障碍,随血肿的形成扩大导致昏迷程度逐渐加深。

(2)注意颅内压增高症状:①头痛、呕吐、躁动,急性出血时表现突出;②生命体征变化:即血压升高、脉搏缓慢、呼吸减慢的"二慢一高",称为库欣(Cushing)反应;③局灶症状:常在伤后逐渐出现,如偏头痛、失语、局灶性癫痫、眼震、共济失调等;④脑疝:表现为意识丧失,以及逐渐产生一侧瞳孔散大,对光反射消失,对侧偏瘫,提示同侧幕上血肿引起小脑幕切迹疝,幕下血肿易导致枕骨大孔疝,引起急性呼吸、循环衰竭而死亡。

颅脑CT为主要诊断手段。硬脑膜外血肿表现为颅骨下双凸形高密度影;急性与亚急性硬脑膜下血肿为新月形高密度区;脑内血肿多显示边缘不整的毛刺状高密度影;脑室内出血多见侧脑室内高密度影。颅脑MRI主要针对慢性硬脑膜下血肿,尤其是双侧性者,有明确诊

断的价值

2.救治措施 ①保守治疗适用于血肿小、临床症状稳定,以及身体状况不宜手术者,应密切观察病情变化,及时进行 CT 复查,有进展情况随时行手术治疗。②手术治疗适用于绝大多数颅内血肿大于 30ml 者。③术后应及时复查 CT,并进行综合治疗。

(刘欣然)

第四节　脊柱与四肢损伤

一、脊柱脊髓损伤

脊柱骨折很常见,多见于男性青壮年,多由间接外力引起,常发生于工矿事故、交通事;故以及高处坠落事故中,占全身骨折的 5%~6%,以胸腰段脊柱骨折多见,其次是颈椎骨折。脊柱骨折可以并发脊髓或马尾神经损伤,据统计高达 70%的颈椎骨折并发脊髓损伤,病情严重者可致呼吸衰竭或截瘫,甚至危及生命。

1.临床表现 与诊断诊断脊柱脊髓损伤时要注意:①是否有脊柱骨折;②是否合并脊髓和神经根损伤;③确定脊髓损伤的平面。

(1)有否脊柱骨折。①有严重外伤史,如高空落下、重物打击头颈或肩背部、塌方事故、交通事故等。②伤后局部疼痛严重,颈腰背部活动障碍,不能翻身起立;骨折局部可扪及局限性后突畸形,有叩击痛。③胸腰段骨折后由于腹膜后血肿对自主神经的刺激,肠蠕动减慢,常出现腹胀、腹痛等症状,有时需与腹腔脏器损伤相鉴别。④辅助检查:应常规摄脊柱正侧位 X 线片,确定骨折部位及类型;CT 检查可判定移位或游离的骨折块侵犯椎管的部位和程度;MRI检查对判定脊髓损伤状况极有价值,可显示脊髓损伤早期的水肿、出血,晚期的脊髓液化、囊性变等。

(2)是否合并脊髓和神经根损伤。①感觉障碍:损伤平面以下的痛觉、温觉、触觉及本体觉减弱或消失。②运动障碍:脊髓休克期,脊髓损伤节段以下表现为软瘫,感觉、运动及反射均消失;脊髓损伤后期,出现肌张力增高,腱反射亢进,肛门括约肌挛缩,出现髌阵挛和踝阵挛及病理反射。③括约肌功能障碍:脊髓休克期表现为尿潴留和排便失禁,系膀胱逼尿肌麻痹形成无张力性膀胱和肛门括约肌松弛而无自主张力所致。

2.救治措施

(1)急救和搬运:①脊柱骨折或合并脊髓损伤,当合并严重的颅脑损伤、胸腹部脏器损伤、四肢血管伤,危及伤员生命安全时应首先抢救休克,必要时进行心肺复苏;②凡疑有脊柱骨折者,应使脊柱保持正常生理曲线,切忌使脊柱做过伸、过屈及扭转的搬运动作,应使脊柱在无旋转外力的情况下,三人用手同时平抬平放至木板上,人少时可用滚动法。

任何外伤患者在没有确认之前,都应按颈椎损伤处理,要有专人扶托下颌和枕骨,沿纵轴略加牵引力,使颈部保持中立位,将患者置于木板上后用砂袋或折好的衣物放在头颈的两侧,防止头部转动,轻抬下颌以保持呼吸道通畅。

(2)脊柱骨折的治疗:①颈椎轻度骨折无脊髓损伤者,可用颌枕带牵引复位,牵引重量为1.5~3kg;也可行颅骨牵引术,牵引重量为 3~5kg。复位后也可用哈罗氏头肩胸架(Halo-vest)固定 3 个月。②颈椎爆裂骨折或骨折脱位者,一般合并脊髓损伤,可根据压迫方向选择颈椎前路椎体切除术减压或颈椎后路椎板成形术减压,甚或前后路联合手术。③胸腰段骨折致轻度椎体压缩小于1/3者属于稳定型。患者可平卧于硬板床,垫高腰部;6～8周后即可在支具保护下下床活动。④胸腰段不稳定型脊柱骨折:椎体压缩超过1/3、畸形角大于20°、合并脊髓压迫或伴有脱位者,可行开放复位椎弓根钉棒系统内固定,同时行椎管减压术,不合并脊髓神经损伤者也可行闭合复位微创内固定。

二、骨盆骨折

骨盆骨折是创伤患者致残和致死的主要原因之一,约占各部位骨折的3%,死亡率在10%～30%;交通事故、高处坠落、重物挤压是骨盆骨折的三个主要原因。骨盆骨折中,常伴发膀胱尿道损伤(5%～20%)、肝脾破裂(12%)以及直肠损伤(4%),还常合并四肢骨折和胸外伤,偶尔合并颅脑损伤及脊柱脊髓损伤。失血性休克是伤后24h内最常见的死亡原因。开放性骨盆骨折约占所有骨盆骨折的5%,常合并感染,其死亡率明显高于闭合性骨盆骨折。

1.临床表现与诊断

(1)病情评估:①病史:详细准确的病史对于判断病情是非常重要的,在采集病史的过程中就可对骨盆骨折的类型和程度作出初步的估计并有助于紧急治疗。②查体:往往受限于伤情,多数情况下需要边抢救边检查,因此需要多次反复的查体。患者应常规导尿,在导尿过程中可观察包括骨盆、腹部及会阴部有无瘀斑,导尿管进入受阻且有尿道口滴血或导尿管流血性尿,提示尿道损伤;膀胱充盈且导尿管进入顺利而尿液流出量少或无尿液流出,则可能存在膀胱破裂,可行膀胱注水试验以证实,情况允许可行膀胱造影加以明确;行直肠或阴道指诊以检查直肠或阴道是否破裂,如果有出血则提示开放性骨折;同时观察骨盆外观是否对称,髂翼有无反常活动,下肢有无异常旋转畸形,双下肢是否等长。由于腹膜后血肿的形成,患者可出现腹胀、腹肌紧张和腹部压痛等体征,易与腹腔内出血或腹内脏器损伤相混淆,应注意鉴别。神经功能的检查常由于伴有颅脑损伤或骨折所致的疼痛及不配合等原因而无法完成。

(2)影像学检查:①X线检查:是诊断骨盆骨折的重要依据,也是骨折患者急诊期间最常用的影像学检查手段。X线片包括前后位、入口位、出口位和骨盆斜位(髂骨斜位和闭孔斜位),单一的前后位片不能显示骨盆环移位的全貌,易造成漏诊。②CT扫描:可以多层面、多角度地提供骨盆骨折的部位、形态及移位方向,它可以清晰地显示在X线片上显示不良或被掩盖的骨盆后环损伤的程度,便于准确评估骨盆环的稳定性。目前的趋势是对于多发伤特别是合并骨盆骨折的患者,进行从头至骨盆部的CT扫描重建,可减少对患者的搬动次数,减少出血和漏诊。

2.血流动力学不稳定型骨盆骨折的救治措施

(1)紧急措施:①对心搏、呼吸停止者立即行心肺复苏术。采取边救治边检查并诊断的方式进行抗休克治疗。②尽快建立2条以上粗大静脉通路补液以进行液体复苏,同时采血(查血型、配血、血常规、血气分析),启动大量输血程序,除非必要一般不采用血管活性药;用自动监护仪监测脉搏、血压、呼吸、心电等生命体征,有条件可做中心静脉压监测以指导输液;液体复苏的理想状态是维持收缩压在90mmHg,心率100次/分。③吸氧,有呼吸困难、发绀、喘鸣等气道阻塞者立即行气管内插管或环甲膜穿刺,进行人工辅助通气。④留置导尿管测尿量,如果不能顺利插入或尿道口有滴血,可能合并尿道断裂;插入导尿管后尿少、无尿或血尿,膀胱注水试验阳性者应高度怀疑膀胱破裂,二者均需要紧急行尿道会师术或膀胱修补术。⑤创伤重点超声检查(focus assessment with sonography for trauma,FAST)快速检测是否合并胸腹脏器出血,合并肝脾破裂者尽早行手术止血。⑥骨盆挤压分离试验阳性患者可以采用骨盆兜、床单做骨盆外捆扎以减小骨盆容积从而减少出血,外固定架和C形钳可以帮助稳定骨盆前后环,急诊条件允许的情况下应尽早实施。⑦对合并肢体骨折或开放性出血者应立即行简单清创包扎、止血和石膏或夹板固定。

(2)控制出血:在进行上述紧急措施后血流动力学依然不稳定的情况下,可移送手术室紧急剖腹行盆腔填塞,可同时做外固定架或C形钳固定;有条件者可在杂交手术室做数字减影血管造影髂动脉栓塞,或联合应用。

(3)优化影像学检查流程:在患者抢救治疗早期,如果生命体征尚稳定,应尽快行全身系列CT检查,既可以明确全身脏器有无损伤,又可以缩短救治过程中患者因行影像学检查形成的"治疗真空时间",缩短由急诊室至手术室的时间。

(4)膀胱、尿道与直肠破裂的处理:骨盆骨折合并膀胱破裂、尿道断裂或直肠破裂的情况,需要行急诊手术剖腹探查并修补破裂的膀胱,进行膀胱造瘘,尿道断裂可以行尿道会师术,直肠破裂后应做乙状结肠单口造瘘,同时清理残余肠腔内的粪便,防止感染,为骨盆骨折的后期处理准备条件。

(5)会阴撕裂的处理:合并会阴撕裂的患者也要行结肠造瘘,要彻底清创,辅以负压封闭引流术(vacuum sealing drainage,VSD 或 vacuum assisted closure,VAC),控制创面感染,同时要反复检查臀部、大转子周围、骨盆前环周围是否合并皮肤撕脱,避免遗漏。

三、开放性骨与关节损伤

开放性骨与关节损伤是指骨折部位/关节腔的皮肤和黏膜破裂使骨折部位/关节腔与外界相通。开放性骨折属高能量创伤,它具有易感染、致残率高等特点。而降低其感染、残疾的发生率,早期处理尤为重要。

开放性骨折的伤口出血绝大多数可用加压包扎止血。大血管出血加压包扎不能止血时,可采用止血带止血。最好使用充气止血带,并应记录所用压力和时间。创口用无菌敷料或清洁布类予以包扎,以减少再污染。若骨折端已戳出伤口,并已污染,又未压迫重要血管、神经,不应将其复位,以免将污物带到伤口深处。应送至医院经清创处理后再行复位。若在包扎时骨折端自行滑入伤口内,应做好记录,以便在清创时进一步处理。

固定是骨折急救的重要措施。凡疑有骨折者,均应按骨折处理。闭合性骨折者,急救时不必脱去患肢的衣裤和鞋袜,以免过多地搬动患肢,增加疼痛。若患肢肿胀严重,可用剪刀将患肢衣袖和裤脚剪开,减轻压迫。骨折有明显畸形,并有穿破软组织或损伤附近重要血管、神经的危险时,可适当牵引患肢,使之变直后再行固定。

复位、固定与功能锻炼是骨折治疗的三大原则。任何的骨折治疗都离不开这三大原则。功能锻炼对于股骨干及远端骨骨折、髌骨骨折、肱骨远端骨折等的功能恢复有着极其重要的作用。

1.临床表现与诊断

(1)开放性骨折的分级评估:开放性骨折按软组织损伤的轻重,可分为三度。

Ⅰ度:皮肤被自内向外的骨折端刺破,肌肉、皮下组织及皮肤的损伤均较轻微。

Ⅱ度:皮肤被自外向内割裂或挤压破碎,皮下组织与肌肉有中等程度损伤。

Ⅲ度:广泛的皮肤、皮下组织和肌肉严重挫灭伤,常合并血管、神经的损伤。

(2)开放性骨折的 Gustilo 分型:

Ⅰ度:伤口长度小于 1cm,一般为比较干净的穿刺伤,骨尖自皮肤内穿出,软组织损伤轻微,无碾挫伤,骨折较简单,为横断或短斜形,无粉碎。

Ⅱ度:伤口超过 1cm 而小于 10cm,软组织损伤较广泛,但无撕脱伤,亦未形成组织瓣,软组织有轻度或中度碾挫伤,伤口有中度污染,中等程度粉碎性骨折。

Ⅲ度:软组织损伤广泛,包括肌肉、皮肤及血管、神经,有严重污染。

ⅢA 型:伤口大于 10cm,有广泛的软组织撕脱,骨折端有污染或有组织瓣形成,骨折处有适当的软组织覆盖。

ⅢB 型:伤口大于 10cm,有广泛的软组织损伤和缺损,伴有骨膜剥脱和骨暴露,骨折端有污染,需要转移皮瓣或植皮覆盖。

ⅢC 型:骨折开放,伴有需要修复的动脉损伤。

(3)开放性关节损伤的分级:

Ⅰ度:锐器刺破关节囊,创口较小,关节软骨和骨骼无损伤。

Ⅱ度:软组织损伤较广泛,关节软骨及骨骼部分破坏,创口内有异物。

Ⅲ度:软组织毁损,韧带断裂,关节软骨和骨骼严重损伤,创口内有异物,或合关节脱位及血管、神经损伤。

2.救治措施 总的治疗原则是将开放的损伤变成闭合损伤,然后重建骨与关节的组织连接。

(1)开放性骨折的救治措施:①Ⅰ~Ⅱ度的开放性骨折,一般可以采用包括局部皮瓣转移、双蒂皮瓣、游离植皮等在内的方法一期闭合伤口,骨折经清创术后可以采用髓内钉或钢板内固定;②Ⅲ度开放性骨折一般先使用外固定架临时固定骨折部位,皮肤软组织缺损者需要经 VSD/VAC 处理,48~72h 后再次清创,待 7~10 天创面无感染后可根据情况改用内固定,此时的皮肤软组织缺损也可以采用局部皮瓣转移、双蒂皮瓣、带蒂/游离皮瓣及游离植皮等在内的方法闭合伤口。

肌腱的缺损可以留待二期闭合伤口时采用转位或游离移植的方法重建,血管的缺损必须行一期修复,可以缝合局部断端,也可以取大隐静脉或就近的静脉行游离移植吻合修复,且要确保畅通以挽救肢体。主干神经的断裂争取行一期修复,缺损较大者可取腓肠神经游离移植修复。

(2)开放性关节损伤的救治措施:清创、关节制动和抗感染是开放性关节损伤的处理原则。若能在 6~8h 内进行彻底清创和合理使用抗菌药,由于韧带、骨膜和关节软骨较肌肉抵抗力强,因此创口多能一期愈合。早期给予合理的制动如跨关节的外固定架固定,有利于观察伤口、控制感染和再出血,不影响关节功能的恢复。

四、急性骨筋膜室综合征

骨筋膜室是指由骨、骨间膜、肌间隔和深筋膜所构成的肢体密闭间隔室,不同的肢体部位骨筋膜室的数量也不同。急性骨筋膜室综合征是间隔室内压力急剧增高的危险事件,导致室内组织如肌肉及神经等的血流量急剧下降,减压不及时会引起组织缺血、坏死以及肌肉屈曲挛缩,引起关节功能障碍及残疾,甚或引致肾衰竭。

1. 临床表现与诊断　骨折是最常见的致伤原因,合并或无骨折的肢体碾压伤、软组织损伤(包括蛇咬伤等)、血管损伤及修复术后也是常见的原因,肢体骨折或伤后采用夹板或石膏固定过紧是常见的非室内压力增高的外部因素。好发于有双骨干的肢体如小腿和前臂。当骨筋膜室压力达到一定程度如前臂 65mmHg、小腿 55mmHg 时,可使供应肌肉的小动脉关闭,形成缺血—水肿—缺血的恶性循环。急性骨筋膜室综合征引起的急剧血流量减少对骨骼肌影响最大,其次是神经组织。另外较长时间的缺血再减压后的血液回流,会引起再灌注损伤。而如果是大腿或小腿肌肉广泛挤压并除去致压物(如石头等)后,则坏死的肌肉蛋白等分解产物回流至血液循环,会堵塞肾小管而引起急性肾衰竭。因此,在遇到类似地震或塌方等肢体挤压伤获救后,要迅速切开减压或捆扎受压肢体近端,防止有害物质回流,以挽救生命。

疼痛是急性骨筋膜室综合征最先出现的主观症状,疼痛症状非常剧烈,常与临床表现不符,一般的镇痛药物不能解除疼痛;疼痛往往伴随着轻微麻木,是不可忽视的主诉;被动牵拉肌肉引起的剧烈疼痛是急性骨筋膜室综合征的早期体征之一;相应骨筋膜室区域压力高、拒触压以及张力性水疱是早期的客观体征。远侧脉搏和毛细血管充盈时间正常并不是可靠的指标,应结合其他临床表现进行观察分析,协助诊断。

2. 救治措施　一旦诊断成立,立即行筋膜切开减压术。切开的长度和深度要足够,长度要覆盖肌肉的全长,深度达到深筋膜下并可直视肌肉纤维,视野中要能看清完整的肌肉以评价其是否有坏死。

减压后辅以 VSD 或 VAC 负压吸引技术可减少术后换药操作,避免和治疗骨髓炎,有利于早期闭合创口。

五、手足外伤

手足部的皮肤外伤、肌腱损伤及骨折脱位是急诊外科的常见病、多发病,约占急诊创伤患者的 26.6%,其中有 66.8% 的患者仅需在急诊科处理。目前很多医院都已设有专门的手足外科或显微外科或手外科来专门治疗此类损伤,已经成为一个独立的学科。各种工伤、生活伤及交通意外伤害等是主要的致伤原因。

现场急救时首先要采取止血措施,按压创口近端进行止血和局部压迫包扎止血是简便有效的办法。选用灭菌敷料或干净的手绢、毛巾或衣服包扎伤口。手的主要动脉损伤而出现大出血时,即喷射性出血,可采用止血带或弹性胶管束缚上臂 1/3 部位以止血。但在送达医院手术时应每隔 1h 松开止血带 5~10min,以免手部缺血坏死。

在医院内要进行常规的清创缝合,一般的皮肤裂伤可以直接在急诊手术室或清创室缝合,遇有肌腱、血管神经损伤者应移送至手术室在臂神经丛阻滞或全身麻醉下清创缝合,合并骨折的要同时行骨折固定;如有断肢或断指,则应用干净塑料袋包装好后放置在冰块中,千万不要直接把断指/肢放在水或冰中,以免污染、冻伤和感染,导致离断的指/肢不能再植。

(刘欣然)

第五节　危重创伤的急救

一、多发伤

多发伤是指机体在单一机械致伤因素作用下,同时或相继遭受 2 个或 2 个以上解剖部位的损伤,其中一处损伤即使单独存在也可危及生命或肢体。其中解剖部位是指按照美国机动车促进会的简略损伤量表(AIS)将人体分为头部、面部(包括眼和耳)、颈部、胸部、腹部和盆腔脏器、脊柱(颈胸腰椎)、上肢、下肢(骨盆和臀部)、体表共 9 个部位(AIS 分值为 1～6 分),这 9 个部位中有 2 处损伤则为多发伤。其中至少一处为严重伤,可能威胁生命或肢体,即 AIS≥3 分。

损伤严重度量表(ISS)是在 AIS 基础上提出的评估多发伤损伤严重度的方法,ISS 值的计算方法为取 3 个最严重损伤部位最大 AIS 值的平方和,即每个区域只取一个最高值,不超出 3 个区域。计算 ISS 时所用的 6 个身体区域:头部或颈部、面部、胸部、腹部或盆腔脏器、四肢或骨盆、体表。一般将 ISS≥16 分定义为严重多发伤。严重多发伤损伤重,生理扰乱大,死亡率更高。

1.临床表现

(1)失血性休克发生率高:严重多发伤伤情复杂,损伤范围广,失血量大,休克发生率不低于 50%。导致休克的原因绝大多数为创伤性失血性休克。有时可能合并由纵隔血肿、心脏压塞、心肌挫伤所致的心源性休克;或由于高位脊髓损伤、疼痛所致的神经源性休克。

(2)低氧血症发生率高:所有多发伤患者都存在不同程度的缺氧,严重多发伤早期低氧血症发生率高。低氧血症的原因包括气道梗阻、胸部创伤,或因颅脑创伤而通气不足,或低血容量等导致组织缺血、缺氧等。

(3)感染发生率高:多发伤后,机体抵抗力急剧降低,后期感染发生率高达 10%～22%。主要原因包括机体防御能力严重下降,广泛的软组织损伤、坏死和早期伤口处理不当,休克时肠道缺血损伤,菌群易位以及监测和治疗时各种侵入性操作等。严重感染造成的死亡占后期死亡总数的 78% 以上。

(4)死亡率高:多发伤涉及多部位、多脏器损伤,损伤范围广且失血多,创伤反应强烈而持久,甚至早期出现多器官功能衰竭(multiple organ failure,MOF)、低体温、酸中毒、凝血功能障碍、急性呼吸窘迫综合征、全身炎症反应综合征(systemic inflammatory response syndrome,SIRS)等严重并发症,导致早期死亡率较高。损伤涉及的部位或脏器越多,死亡率越高。如果合并颅脑、高位脊髓、肝和大血管等重要脏器损伤则死亡率更高。

(5)容易漏诊误诊:多发伤涉及多个部位,伤情重,有时临床表现不典型或相互掩盖,或者被看似严重的表面现象所迷惑,容易出现对危及生命但较隐匿伤情的忽视,漏诊误诊率高达 12%～15%。

2.救治措施　严重多发伤时机体处于生理耗竭临界状态,而损伤控制是针对严重创伤患者进行阶段性修复的外科策略,目的在于减轻或避免由于低体温、凝血病、酸中毒互相促进形成致死三联征(lethal triad)引起的不可逆的生理损伤。损伤控制通过减少由创伤导致的第一次打击和救治过程中的第二次打击的强度,调节创伤炎症反应。损伤控制理念贯穿于多发伤救治的全过程,是一个主动选择的过程,而并非是在手术中无法稳定生命体征才被迫采用的手段。通常包括 3 个不同的阶段:①初次简化手术,包括判断损伤程度、控制出血和空腔脏器泄漏污染;②ICU 复苏,主要针对致死三联征进行处理;③确定性再次手术,通常在 24~72h 后再回到手术室,确定性修复损伤脏器。

损伤控制的适应证:①严重脏器损伤伴大血管损伤,如严重肝及肝周血管伤、开放性骨盆骨折、严重胰及十二指肠损伤;②严重多发伤,ISS≥25 分;③严重失血,估计失血量≥3L,输血超过 10U;④出现严重代谢障碍,体温<35℃,pH<7.30,凝血功能障碍;⑤估计手术时间>90min。

(1)初次简化手术:初次简化手术是损伤控制策略的首要关键技术,有时并不需要第三阶段确定性再次手术。按损伤部位不同具体处理措施如下。

腹部损伤:①控制活动性出血是损伤控制性剖腹术的首要目标。损伤血管结扎可能是唯一可选择的救命手术,损伤动脉结扎可带来缺血性损害。②控制污染是损伤控制性剖腹术的第二目标,目的是控制消化道、泌尿道和开放伤导致的污染,具体方法包括如胃肠吻合、结肠造瘘、输尿管引流或膀胱造瘘等。③利用损伤控制技术行剖腹术时,常规切口闭合往往难以施行,可采用简单皮肤缝合或负压封闭引流技术辅助的切口闭合,维持 24h 负压吸引,不需要常规换药,可维持有效引流 5~7 天。持续负压有利于腹腔渗液的引流、控制炎症。

胸部损伤:损伤控制策略也用于面临死亡威胁的胸部损伤患者,但胸腔内损伤需要初期手术时即行确定性修补术。急诊开胸术主要用于血流动力学不稳定的穿透性胸部损伤,对钝性胸部损伤患者成功率低。其目的是解除心脏压塞、控制胸腔内大出血、控制严重支气管断端漏、胸内心脏按压等。

颅脑损伤:损伤控制性初次手术包括颅内出血控制、颅内血肿清除、颅脑伤口早期手术清创等,预防性或治疗性去骨瓣减压术仅用于大脑水肿存在或可能加重时。对于有明显的颅内血肿,处于昏迷状态、瞳孔散大、GCS 评分低的情况,应争取紧急开颅手术。

四肢损伤:目的是对不稳定型骨折进行早期暂时性固定和出血控制,最常用的是临时应用外固定架,简便、省时,可在急诊室或 ICU 床旁完成。二次手术的时间要避开严重的创伤后炎症反应阶段,降低多器官功能障碍的发生率。

骨盆骨折:伴血流动力学不稳定时可采用单纯的外固定架,通过外固定减小骨盆容积、重建稳定性和骨折断端接触有利于止血、镇痛;在使用外固定架后持续出血的患者可行骨盆填塞,也可行盆腔动脉血管造影和栓塞。

血管损伤:濒死创伤患者或当血管损伤严重而没有重建条件时,可行损伤血管结扎止血。但要注意四肢动脉干结扎可导致肢体坏死。颈内动脉结扎可带来偏瘫的风险。

(2)ICU 复苏:ICU 复苏的根本原则是提供最佳的生理支持,重点逆转低血容量,确保足够的心排血量和氧输送以纠正代谢性酸中毒、凝血病和低体温。

①纠正低体温的措施:采用主动加热设备如温水毯或辐射加热器、预先加温的液体、胃灌洗、膀胱灌洗、腹腔和胸腔灌洗等内源性复温方法;避免输入冷的液体。

②纠正凝血病的措施:动态监测凝血相,用血栓弹力图评价血液凝固动态变化。活化凝血时间被用于评价总体凝血状态。除纠正低体温、维持有效的循环血量和组织氧合外,输新鲜冰冻血浆、冷沉淀、血小板、凝血因子等是关键,血制品应持续输入直到凝血酶原时间和活化部分促凝血酶原激酶时间达到参考值的 1.25 倍,血小板水平大于 100×10^9/L,纤维蛋白原

水平大于 1g/L。应注意补充钙剂和维生素 K 等。

③纠正酸中毒的措施:低灌流状态下代谢性酸中毒治疗的基本原则是扩容,提高血细胞比容和血红蛋白浓度,提高动脉氧分压和碱贮备,可以通过控制出血、有效地输血和输液,使心排血指数>3.5L/min,血细胞比容>0.35。提高吸入氧浓度,采用呼气末正压呼吸,减少肺内分流,使 SaO_2>0.94。出现急性肾衰竭者早期血液净化有益于更快地纠正酸中毒。

④循环和呼吸功能支持:通过对生命体征、尿量、血乳酸、碱缺乏、混合静脉氧饱和度及胃黏膜 pH 等的监测,尽快恢复血容量,维持血流动力学稳定。对需要机械通气的患者,给予合适模式的机械通气。

(3)确定性再次手术:如果患者的代谢性酸中毒、低体温、凝血功能障碍得到纠正,生命体征平稳,则治疗进入第三阶段。包括针对出血、遗漏的损伤及各种创伤或手术后并发症的处理,以及有计划的分期手术。腹部手术多在 24~48h 后进行;骨关节损伤手术则可延至 10天后。

(4)营养支持:创伤后机体出现以高代谢为特征的代谢紊乱。①肠道营养:在钝性伤、锐性伤、严重烧伤和脑外伤等不同种类创伤患者,其代谢和营养支持的效果有明显的差异。对严重创伤、大手术及感染、烧伤患者,机体呈高分解代谢状态,营养需要量增加,可选用高热量膳。不满 6 个月的婴儿应采用母乳或接近的牛奶配方。年龄超过 1 岁的儿童,胃肠道功能正常时,应采用非要素膳,胃肠道功能受损时应该选用要素膳。②肠外营养:使用大量高渗葡萄糖作为单一能源会产生如静息能量消耗增加、高血糖及高渗性并发症,葡萄糖的输注速度不应超过 45mg/(kg·min)。脂肪乳剂是当前较为理想的一种能源,如与葡萄糖合用可提供更多的能量并改善氮平衡。通常脂肪乳剂的总剂量不宜超过 2.5g/(kg·24h)。维生素、矿物质、微量元素对多发伤的恢复有极其重要的作用。

二、复合伤

复合伤(combined injury)是指 2 种或 2 种以上致伤因子同时或相继作用于机体所造成的损伤。解剖部位可以是单一的,也可以是多部位或多脏器,如大面积烧伤合并骨折。

1.临床表现　复合伤的基本特点是"一伤为主"、"复合效应"。"一伤为主"是指复合伤中的主要致伤因素在伤情的发生、发展中起着主导作用,"复合效应"是指机体遭受 2 种或 2 种以上致伤因素的作用后所发生的损伤效应,不是单一伤的简单相加。单一伤之间可相互影响,使原单一伤的表现不完全等同于单独发生的损伤,整体伤情也变得更为复杂。相互加重是复合伤效应的重要表现。但复合伤在有些情况下也可不加重,甚至减轻。复合效应可表现在整体效应、组织脏器和细胞效应或分子水平效应上;也可表现在重要的病理过程中,不同病程、不同脏器的表现可不尽一致。由于伤情复杂,相互影响,某些伤情可以被掩盖,导致漏诊或误诊。

2.救治措施

(1)先抢救后诊断,边抢救边诊断:复合伤的伤情复杂,应根据受伤机制充分推断可能伤及的部位,并结合伤者的生理指标做出抢救顺序安排。

(2)对以下三种可迅速致死的严重情况应立即处理:通气障碍,常见呼吸道梗阻,如果不能及时解除阻塞,任何抢救都将无效;循环障碍,包括低血容量、心力衰竭及心搏骤停、心脏压塞、连枷胸或开放性气胸的纵隔摆动、张力性气胸的纵隔移位及心肌的严重挫伤;未控制的活动性出血。

（3）复合伤往往有一个主要伤因，要抓住主要致伤因素，同时考虑其他致伤因素，全面合理地安排治疗措施，避免治疗顾此失彼。

三、挤压伤

被砸压肢体的伤员出现肢体肿胀、全身循环障碍、酱油色尿和急性肾衰竭（acute renal failure，ARF），并证明尿内色素为肌红蛋白。于1941年首次提出"挤压综合征"这一名称。现代医学将挤压综合征定义为"身体肌肉丰富的部位遭受挤压伤后出现以肌红蛋白尿、高血钾、高血磷、酸中毒和氮质血症等为特点的RF症候群"。

1. 临床表现

（1）局部表现：伤后初期可无明显症状，随后肢体呈渐进性肿胀，皮肤紧张、发亮，出现红斑、水疱、瘀斑，硬而压痛明显；远端皮肤发白，皮温降低。血管搏动早期可触及。受累肌肉收缩无力，被动牵拉剧痛。关节活动受限，神经分布区域感觉减退。

（2）全身表现：解除挤压后，可出现全身代谢及内环境平衡紊乱，主要表现为酸中毒和低血压带来的一系列症状如乏力、腹胀、恶心呕吐、烦躁或意识淡漠。挤压综合征会引发高钾血症、低钙血症、高磷酸盐血症和高尿酸血症，这与大量肌肉细胞破坏有关，持续少尿（<400ml/24h）或无尿（<100ml/24h）48h以上意味着肾衰竭；血中肌红蛋白异常增高、肌酸磷酸激酶增高。患者可因酸碱代谢和水、电解质平衡紊乱而突发心脏停搏。

（3）肌红蛋白尿：肌红蛋白（myoglobin，Mb）尿呈深褐色或者红棕色，尿中Mb浓度在解除挤压12h达到高峰，一般持续12~24h，部分患者同时伴有肾区胀痛。因此，对严重挤压伤患者应密切观察排尿情况，注意每小时尿量、尿色、渗透压、pH等。

2. 救治措施　凡是挤压伤患者，都有发生挤压综合征的可能，发生ARF后的死亡率仍高达40%~50%。因此，挤压综合征的处理除遵循ARF的常规处置原则外，应强调对患者的早期诊断、早期治疗。

（1）现场急救及早期处理：尽早解除压迫、受伤肢体制动、有条件时冷敷、禁止按摩挤压、避免伤肢抬高是首要措施。如肢体迅速肿胀，远端血液循环障碍，应尽早行骨筋膜室切开减压，必要时果断截肢。

（2）抗休克治疗：受伤肢体解除压迫后迅速肿胀，出现"第三间隙异常"。组织大量破坏，代谢产物聚积，毒素吸收，血管扩张，通透性增加，有效循环血量减少，血压下降。应及时补液扩容，纠正低血容量性休克和中毒性休克。

（3）防治感染：挤压伤由于伤口污染、肌肉缺血坏死，极易发生感染。继发感染是仅次于ARF的致死原因，有效防治感染是救治挤压伤和挤压综合征的重要原则之一。及早应用足量有效的抗菌药，避免使用对肾功能有较大影响的药物；预防破伤风和气性坏疽。

（4）碱化尿液：可根据尿pH、血尿素氮、肌酐水平及血气监测结果及时调整滴注5%碳酸氢钠溶液的量与速度，同时注意纠正低钙血症，葡萄糖和胰岛素并用可降低血钾水平。

（5）促进有害物质排泄：挤压伤后肌肉组织破坏，除Mb外还可释放大量其他有害物质。甘露醇除具有利尿作用外，对伤肢亦有保护作用，减轻挤压伤局部临床症状，起到扩充血容量和保护肾功能的作用。

（6）人工肾替代治疗：挤压综合征出现ARF时，血中尿素氮、肌酐、K^+的水平上升速度比一般 ARF 快,因此,提倡及早进行透析或血液净化治疗,迅速清除体内过多的代谢产物,以免肾功能发生不可逆改变。

(7)营养支持:挤压伤、挤压综合征的治疗应强调热量和营养的补充。每日应供氮 0.2～0.24g/kg,热量 40～45kcal/kg。

(8)高压氧疗:挤压伤后,在外科治疗的前提下,合理应用高压氧可使组织血供得到明显的改善,渗出减少,组织压下降,从而加大了动静脉压差,同时可使小动脉重新开放,解除缺氧一组织水肿的恶性循环。

(刘欣然)

参考文献

[1]闫涛,李梵,李克,赵平,王慧芬.乙型肝炎相关慢加急性肝衰竭患者乙型肝炎病毒前C/C区联合突变特点分析[J].临床肝胆病杂志,2013(02):120－123＋127.

[2]高占成,胡大一.呼吸内科[M].北京:北京科学技术出版社,2012.

[3]孙桂珍,李学亮,吉布强,张海燕,徐彧,金北平,张小红.伊曲康唑对恶性血液病患者侵袭性真菌感染的疗效分析[J].中华医院感染学杂志,2012(16):3624－3626.

[4]陈晓平,石应康.心血管系统疾病[M].北京:人民卫生出版社,2012.

[5]张方琪,杨学敏,唐元元,王娟,李志奎.嗜酸性粒细胞在哮喘发病机制中的研究进展[J].中华肺部疾病杂志(电子版),2013(02):162－165.

[6]孙兴国.运动心肺功能鉴别心源性呼吸困难[J].中国实用内科杂志,2013(S1):12－13.

[7]唐承薇,程南生.消化系统疾病[M].北京:人民卫生出版社,2011.

[8]秦福芳.慢性阻塞性肺疾病继发肺部真菌感染诊治与分析[J].中华医院感染学杂志,2013(12):2816－2818.

[9]王清,牟燕.心血管系统疾病[M].北京:中国医药科技出版社,2012.

[10]金赟,李江涛.肝癌细胞侵犯微血管的临床相关因素及分子标志物的研究进展[J].临床肝胆病杂志,2013(07):550－553.

[11]张翔,邢春燕.呼吸系统疾病[M].北京:人民卫生出版社,2012.

[12]刘丹,王星,苏晨,陈艺莉,黄慧玲.高血压患者血压昼夜模式与心率变异性的相关性分析[J].中国实用内科杂志,2011(10):787－788.

[13]马亦林,李兰娟.传染病学[M].上海:上海科学技术出版社,2011.

[14]黄华萍,李羲.慢性阻塞性肺疾病合并原发性支气管肺癌的诊治策略[J].中华肺部疾病杂志(电子版),2012(06):561－564.

[15]徐西元,梁桂林,张冬云.实用临床中医诊疗学[M].天津:天津科学技术出版社,2011.

[16]毛红柳,刘兴元.先天性心脏病相关GATA5基因突变研究[J].国际心血管病杂志,2013(03):173－177.

[17]杨庭树.心血管内科诊疗常规[M].北京:中国医药科技出版社,2012.

[18]刘文虎,张东亮.使用肾内科查房医嘱手册[M].北京:北京大学医学生版社,2012.

[19]何权瀛.呼吸内科诊疗常规[M].北京:中国医药科技出版社,2012.

[20]沈迎,吴宗贵,沈卫峰.冠状动脉侧支循环研究进展[J].国际心血管病杂志,2013(05):265－268.

[21]李德天.泌尿系统与疾病[M].上海:上海科学技术出版社,2008.

[22]邝卫红.肝胆疾病[M].北京:中国医药科技出版社,2013.

[23]施卉,任成山.急性肺损伤/急性呼吸窘迫综合征基础及临床研究进展[J].中华肺部疾病杂志(电子版),2013(04):350－355.

[24]胡红,刘又宁.糖皮质激素在呼吸疾病治疗中的应用[J].中国实用内科杂志,2013(10):764－767.